口腔科学基础理论与应用

俞少杰　靳奉芹　吴晓雪　主编

中国出版集团公司

世界图书出版公司

广州·上海·西安·北京

图书在版编目（CIP）数据

口腔科学基础理论与应用 / 俞少杰, 靳奉芹, 吴晓雪主编. -- 广州 : 世界图书出版广东有限公司, 2022.9

ISBN 978-7-5192-9269-0

Ⅰ.①口… Ⅱ.①俞… ②靳… ③吴… Ⅲ.①口腔科学 Ⅳ.①R78

中国版本图书馆 CIP 数据核字（2021）第 274767 号

书　　名	口腔科学基础理论与应用
	KOUQIANG KEXUE JICHU LILUN YU YINGYONG
主　　编	俞少杰　靳奉芹　吴晓雪
责任编辑	曹桔方
装帧设计	天顿设计
责任技编	刘上锦
出版发行	世界图书出版有限公司　世界图书出版广东有限公司
地　　址	广州市新港西路大江冲 25 号
邮　　编	510300
电　　话	020-84460408
网　　址	http://www.gdst.com.cn
邮　　箱	wpc_gdst@163.com
经　　销	各地新华书店
印　　刷	三河市嵩川印刷有限公司
开　　本	787mm×1092mm　1/16
印　　张	33.25
字　　数	816 千字
版　　次	2022 年 9 月第 1 版　2022 年 9 月第 1 次印刷
国际书号	ISBN 978-7-5192-9269-0
定　　价	288.00 元

主编简介

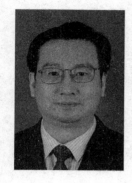

俞少杰，中山大学光华口腔医学院·附属口腔医院牙周病科，副主任医师，硕士研究生导师。

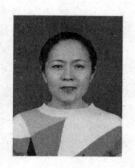

靳奉芹，山东省济南市天桥区人民医院口腔科，副主任医师。

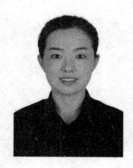

吴晓雪，广州医科大学附属口腔医院正畸科，主治医师。

编 委 会

前　　言

由于现代科学的发展和医学模式的转变，口腔健康的重要性越来越受到人们重视。在临床工作中，口腔医师更多的是面对多种口腔疾病而非单一疾病，口腔科疾病与某些全身系统疾病的关系是局部和整体的关系，常影响彼此的发病和治疗。这种复杂性和特殊性要求口腔医务人员有扎实而丰富的医学基础知识、过硬的临床技能及统筹兼顾的思维能力。

本书以口腔科常见病、多发病为主，重点介绍了牙体牙髓疾病、牙周疾病、口腔黏膜疾病、口腔颌面外科疾病的基础理论及临床应用，同时包括口腔修复、口腔正畸等技术方面内容。全书内容简明扼要，强化同类疾病间的鉴别诊断，突出实用性，重视从症状和体征出发、挖掘知识、提出诊断与处理思路的临床思辨能力和严谨、科学态度的培养，将口腔临床医学最常见的疾病特点与技术操作融为一体，为基层口腔临床医师诊疗规范提供参考。

由于编者水平有限，书中或有遗漏及不足之处，诚恳欢迎广大读者提出宝贵意见。

目　　录

第一章　牙体牙髓病与牙体硬组织损伤

第一节　龋病

一、病因

(一)牙菌斑

牙萌出至口腔后,在很短时间内有一些有机物沉积于牙面,这些后天获得的沉积物含有各种底物,如有机酸、细菌抗原、细胞毒性物质、水解酶等,这些物质可以导致龋病或牙周病。最具有临床意义的牙面沉积物是牙菌斑。

牙菌斑是牙面菌斑的总称,依其所在部位可分龈上菌斑和龈下菌斑。龈上菌斑位于龈缘上方,在牙周组织相对正常的情况下,革兰氏阳性菌占 61.5%。龈下菌斑位于龈缘下方,以革兰氏阴性菌为主,占 52.5%。

1.结构

牙菌斑结构有显著的部位差异,平滑面菌斑、窝沟菌斑的结构各具特征。

(1)平滑面菌斑:为了描述方便,通常人为地将平滑面菌斑分为 3 层,即菌斑-牙界面、中间层和菌斑表层。

①菌斑-牙界面:最常见的排列是细菌位于获得性膜上方。获得性膜可以是完整的一层电子稠密层,并有相当厚度和连续性,细菌细胞呈扇贝状排列于获得性膜表面。获得性膜也可为一菲薄不连续的电子稠密层,有些部位看不见获得性膜,微生物与釉质羟磷灰石晶体直接接触。釉质表面细菌细胞呈扇贝状外观,表明细菌对釉质呈活动性侵犯状态。

②中间层:包括稠密微生物层和菌斑体部。在界面外方有稠密的球菌样微生物覆盖,又称稠密微生物层,该层为 3~20 个细胞深度。虽然有时可见一些细菌细胞壁较厚,表明这些微生物繁殖率很低,但活性分裂细胞多见。有些微生物呈柱形外观,可能是侧向生长受限或营养供应不足,只能垂直生长所致。

稠密微生物层外方为菌斑体部,占菌斑的最大部分。由各种不同的微生物构成,通常呈丛状。有时丝状微生物排列呈栅栏状,垂直于牙面。

③菌斑表层:菌斑表层较其他部分更为松散,细胞间隙较宽,菌斑的表面微生物差异很大,可能是球菌状、杆菌状、玉米棒或麦穗样形式的微生物。

牙菌斑中除了细胞成分外,还有细胞间基质。基质可以呈颗粒状、球状或纤维状,由蛋白质和细胞外多糖构成,其中一些在细菌附着过程中具有重要作用。在菌斑-牙界面,菌斑基质与获得性膜连续。

(2)窝沟菌斑:窝沟中的菌斑与平滑面菌斑显著不同,窝沟中滞留有微生物和食物分子,微生物类型更为有限。在均质性基质中以革兰氏阳性球菌和短杆菌为主,偶尔可见酵母菌。缺少栅栏状排列的中间层,分枝丝状菌罕见,在一些区域仅见细胞躯壳,在细菌细胞内及其周围可能发生矿化。

2.组成

菌斑由约 80% 的水和 20% 的固体物质构成。固体物质包括糖类、蛋白质、脂肪及无机成分,如钙、磷和氟等。蛋白质是其主要成分,占菌斑干重的 40%～50%,糖类占 13%～18%,脂肪占 10%～14%。

(1)糖类:在菌斑的水溶性抽提物中,葡萄糖是主要的糖类成分。另外,可检测出一定数量的阿拉伯糖、核糖、半乳糖和岩藻糖。许多糖类以胞外聚合物形式存在,如葡聚糖、果聚糖和杂多糖。这些多糖均由菌斑微生物合成(表 1-1-1)。

表 1-1-1　形成胞外多糖的微生物

葡聚糖	果聚糖	杂多糖
血链球菌	黏性放线菌	黏性放线菌
变异链球菌	变异链球菌	布赫内乳杆菌
唾液链球菌	唾液链球菌	纤维乳杆菌
轻链球菌	干酪乳杆菌	
干酪乳杆菌		
嗜酸乳杆菌		
奈瑟菌属		

葡聚糖和果聚糖均用作菌斑代谢的糖类贮库,同时,葡聚糖还具有促进细菌附着至牙面及细菌间选择性黏附的功能。除胞外聚合物外,菌斑糖类也以细菌细胞壁肽聚糖和细胞内糖原形式存在。在外源性可发酵糖类缺乏时,微生物通过降解其胞内多糖产酸。

(2)蛋白质:菌斑中的蛋白质来源于细菌、唾液、龈沟液。从菌斑中已鉴定出一些唾液蛋白质如淀粉酶、溶菌酶、IgM、IgA、IgG 和清蛋白等。IgM、IgA 和 IgG 主要来源于龈沟液。

通过免疫荧光抗体技术或菌斑中的酶活性试验已对菌斑中的细菌蛋白质有所认识。细菌酶包括葡糖基转移酶、葡聚糖水解酶、透明质酸酶、磷酸酶和蛋白酶。菌斑中这些酶的意义尚不清楚。抗体可能具有免疫功能,蛋白质有缓冲能力。

(3)无机成分:菌斑中无机成分的含量取决于菌斑的部位和年龄。菌斑中含有钙、磷酸盐和高浓度的氟。菌斑中氟化物浓度为 $14～20ppm$($1ppm = 1mg/L$),大大高于唾液中浓度($0.01～0.05ppm$)和饮水中浓度($0～1ppm$)。大多数氟化物与无机成分或细菌结合。细菌发酵糖类时,菌斑 pH 下降,释放出游离的氟离子,这将阻止 pH 进一步下降和(或)形成氟磷灰石,有利于龋病停滞。

3.形成和发育

菌斑形成过程可分为 3 个阶段:获得性膜形成,细菌初期聚集、迅速生长繁殖,菌斑成熟。这些阶段具有连续性,在实际情况下很难绝然分开。

牙菌斑形成的先驱是获得性膜形成,细菌黏附于获得性膜上形成牙菌斑。

(1)获得性膜

①形成过程:唾液蛋白或糖蛋白吸附至牙面所形成的生物膜称获得性膜。获得性膜的形成部位不仅限于牙,也可在玻璃珠表面、各种修复材料及义齿上。

清洁并抛光牙面后,20 分钟内牙表面即可由无结构物质形成拱形团块,厚度为 $5\sim20\mu m$,这便是获得性膜。1 小时后,拱形沉积物数量增加,并开始互相融合;24 小时后,散在沉积物完全融合,牙面被这些不定形物质完全覆盖。

获得性膜厚度的个体差异很大,为 $30\sim60\mu m$。在羟磷灰石表面形成的获得性膜有 3 种形态,分别为球状、毛状和颗粒状。然而羟磷灰石表面结构与釉质不尽相同,固体表面性质对蛋白吸附类型有重要影响,各种形态学类型与此有关。

牙面获得性膜可人为地分为 2 层:外层为表面膜,其下方为表面下膜。表面下膜由树枝状突起构成,扩散至釉质晶体间隙,进入釉质深度为 $1\sim3\mu m$。

②组成成分:获得性膜由蛋白质、糖类和脂肪组成。获得性膜中蛋白质的总体特征是有高含量的甘氨酸、丝氨酸和谷氨酸,它们占氨基酸总量的 42%;其次有天冬氨酸、脯氨酸、丙氨酸、亮氨酸等。迄今为止,从获得性膜中已鉴定出了 10 余种不同类型的蛋白质,其比例取决于受试者个体情况。典型的唾液蛋白质,如淀粉酶、溶菌酶和 IgA,在获得性膜和牙菌斑中均能恒定地检出。清蛋白、IgG 和 IgM 在获得性膜中也能经常发现。

上述的化学分析结果提示获得性膜组成成分与全唾液或唾液糖蛋白具有相似性。三者之间的相似性从某种程度上证实了获得性膜的来源是唾液蛋白质对牙选择性吸附的结果。

获得性膜的糖类成分包括葡萄糖、半乳糖、葡糖胺、半乳糖胺、甘露糖和岩藻糖。

③功能:获得性膜的功能包括修复或保护釉质表面,为釉质提供有选择的渗透性,影响特异性口腔微生物对牙面的附着,作为菌斑微生物的底物和营养等。

(2)细菌附着:牙面获得性膜形成后,很快便有细菌附着。细菌附着至获得性膜的具体时间,各研究结果报告不一,由数分钟至数小时不等。最初附着至牙面的细菌为球菌,其中主要是血链球菌。不同的菌种以不同的速率吸附至获得性膜上。细菌选择性吸附的部分原因是细菌表面成分中有与获得性膜互补的受体。

由于变异链球菌在龋病发病过程中的重要性,故对变异链球菌早期附着进行了大量研究。变异链球菌的附着包括 2 个反应过程:初期在细菌细胞壁蛋白与获得性膜的唾液糖蛋白之间产生微弱的吸附,此后是由葡聚糖同细胞表面受体以配位体形式结合。口腔链球菌的选择性附着开始是非特异性、低亲和力、非常迅速的结合反应,继之才是特异性、高亲和力、缓慢而强有力的附着。

在细菌附着至牙面的过程中,唾液黏蛋白也发挥了重要作用。目前已证实唾液中有 2 种不同类型的黏蛋白,分别为 MG1 和 MG2。MG1 是构成获得性膜的主要成分。一方面,MG1黏蛋白作为获得性膜的主体形式接受细菌的选择性附着;另一方面,它可以作为营养底物供细菌生长和分裂。但是唾液中的 MG2 黏蛋白能够结合至细菌表面的附着素上，导致细菌凝聚，使细菌从口腔中清除。

牙面经清洁处理后 8 小时至 2 天细菌迅速生长，已在获得性膜上牢固附着的细菌自身繁殖，细菌在局部聚集为若干层。约 2 天后菌斑开始成形，由于细菌团块是不稳定的实体，所以能连续无限制形成，在这一阶段，微生物总量仍然相对恒定，但其组成变得更为复杂。总的模式是早期以链球菌为主，继之有较多更为厌氧的细菌和丝状菌丛，特别是放线菌数量增加。早期菌斑中链球菌、奈瑟菌和放线菌是主要微生物，至第 9 天时链球菌仍然是主体，其次是放线菌，同时 2 种厌氧微生物韦荣球菌和梭状杆菌增加。接着各种革兰氏阴性菌如类杆菌、梭状杆菌和密螺旋体增加，各种细胞类型形成具有高度特异性和有秩序的共集桥。

4.微生物学

口腔中存在着天然菌群，其种类繁多，目前已知有 700 多种。口腔各部位的微生物群体差异很大，牙面沟裂、牙邻面、口腔黏膜表面和牙龈沟均有不同的菌群分布，在口腔疾病发生发展过程中分别起到不同作用。临床观察证实，不是所有的牙面都易受到龋病损害，龋病的产生必须取决于一些重要条件，即在牙表面有比较隐蔽的部位，保持高浓度的致龋菌，能使致龋菌持续发挥损害作用的因素。这一过程只有依靠牙菌斑才能介导和完成。

（1）微生物与龋病：为了阐明微生物的致龋机制，动物实验是重要的方法和手段。1946年，证实了青霉素能抑制大鼠的龋病，这一发现是对龋病细菌学病因的重要支持。

Orland 等于 1954 年首次进行了龋病研究的悉生动物实验。他们的研究表明，使用高糖类饮食，无菌鼠不发生龋病，然而在同样条件下饲养的动物，在饲料中加入细菌后，动物口腔就具有代谢单糖和双糖产酸的能力，并造成磨牙龋病损害。其后又证实了一些产酸的口腔细菌能导致无菌鼠发生龋病（表 1-1-2）。

表 1-1-2　口腔细菌与龋病损程度的关系

病菌种类	龋病损程度
变异链球菌	＋＋＋
唾液链球菌	＋＋＋
米勒链球菌	＋＋－
血链球菌	－＋－
轻链球菌	－＋－
消化链球菌	－＋－
黏性放线菌	－＋＋
内氏放线菌	－＋＋
衣氏放线菌	－＋＋
干酪乳杆菌	－＋－
嗜酸乳杆菌	－＋－

由无菌鼠的实验研究证实:没有微生物存在就不会发生龋病;龋病损害只在饲以糖类饮食的动物中发生;凡能造成龋病损害的微生物均能代谢蔗糖产酸;但不是所有能产酸的微生物均能致龋。

大量的动物实验研究结果证实:动物口腔中具有天然菌群,外源性细菌定居将很困难;能诱发动物产生龋病的微生物主要是变异链球菌,但某些唾液链球菌、黏性放线菌、发酵乳杆菌和唾液乳杆菌、血链球菌也能诱导大鼠产生龋病;这些微生物均能产酸,能与口腔中其他的天然菌群竞争,最后在牙面附着;各菌种诱导龋病形成的能力存在着差异。

另外,大量研究还注意到人类牙菌斑中胞外多糖的合成,其中 α-1,3 链的不溶性葡聚糖又称变聚糖,在龋病发病过程中意义最大。龋活跃患者牙菌斑中分离出的不溶性葡聚糖较无龋患者显著增多。变异链球菌、血链球菌、轻链球菌、黏性放线菌、内氏放线菌均能合成胞外不溶性葡聚糖。不仅如此,上述细菌还具有合成细胞内多糖的能力,这类细菌的比例与龋病发病呈正相关。当外源性糖原长期缺乏时,这类细菌能在牙菌斑内维持生存并继续产酸。

对人类龋病微生物的研究还发现,产碱细菌能减轻牙菌斑中酸的有害影响。例如,牙菌斑中的韦荣球菌能利用其他细菌产生的乳酸,将其转变为丙酸或其他弱酸,反应的结果是导致酸分子总量降低,减少牙脱矿。

(2)菌斑微生物:龈上牙菌斑中大多为革兰氏阳性菌兼性厌氧菌,主要为链球菌属。在链球菌中最常见的是血链球菌,约占细菌总量的 10%。此外,几乎所有标本中均能发现黏性放线菌、内氏放线菌和衣氏放线菌。能规律性分离的其他革兰氏阳性菌株为轻链球菌、变异链球菌、罗氏龋齿菌、消化链球菌和表皮葡萄球菌。革兰氏阴性菌包括有产碱韦荣球菌和口腔类杆菌。成熟牙菌斑菌种组成的百分比见表 1-1-3。

表 1-1-3 成熟牙菌斑细菌比例

病菌种类	百分比(%)
兼性厌氧链球菌	27
兼性类白喉杆菌	23
厌氧类白喉杆菌	18
胨链球菌	13
韦荣球菌	6
类杆菌	4
梭状菌	4
奈瑟菌	3
弧菌	2

菌斑结构和微生物组成受到局部微环境因素影响,平滑面和窝沟内菌斑的微生物组成不尽相同。

(3)致龋微生物:牙菌斑中的微生物与龋病发病密切相关,随着龋病的发生,牙菌斑内细菌比例可不断发生变化,某些菌种数量增加时,另一些细菌数量可能减少。

常见的致龋微生物包括链球菌属、乳杆菌属、放线菌属等。

①链球菌属:口腔中所有部位均能分离出链球菌,该菌群多数为革兰氏阳性菌兼性厌氧菌。在口腔天然菌群中链球菌所占比例很大,链球菌在口腔中各部位所分离到的比例不同,在菌斑内约占 28%,龈沟中约为 29%,舌面约占 45%,唾液中约占 46%。

根据 Colman 和 Williams 的命名学标准,链球菌属均与龋病发病有一定关系,下面对其分别描述。

A.血链球菌:最早在牙面定居的细菌之一,也是口腔中常分离到的链球菌种。目前已证实血链球菌在动物模型中具有致龋性,但人类患龋者口腔中血链球菌的检出率并不高。

B.变异链球菌:于 1924 年由 Clarke 首先描述为致龋菌。经反复研究证实,变异链球菌可以造成啮齿类动物和灵长类动物实验性龋,同时也有证据表明该菌与人类龋病密切相关。变异链球菌的致龋性主要取决于其产酸性和耐酸性。在菌斑中生存的变异链球菌可使局部 pH 下降至 5.5 以下,从而造成局部脱矿,龋病病变过程开始。

C.轻链球菌:可能是牙菌斑中最常分离到的细菌。轻链球菌能储存多糖,这一特征使菌斑在缺乏糖类的情况下继续产酸。但目前尚无报告证实轻链球菌与龋病的正相关关系。

②乳杆菌属:包括一些革兰氏阳性菌兼性厌氧和专性厌氧杆菌,可分为 2 组:一为同源发酵菌种,利用葡萄糖发酵后主要产生乳酸,比例超过 65%,这一类乳杆菌的代表为干酪乳杆菌和嗜酸乳杆菌,这 2 种乳杆菌与龋病密切相关;二为异源发酵菌种,发酵后产生乳酸和较大量的乙酸、乙醇和 CO_2,该菌种的代表为发酵乳杆菌。在唾液样本中最常分离到的菌种为嗜酸乳杆菌,在牙菌斑中最常见者为发酵乳杆菌。

某些乳杆菌在动物实验中具有致龋性,但次于变异链球菌,且仅能导致窝沟龋。乳杆菌对人类的致龋作用较弱,它更多地涉及牙本质龋,在龋病发展过程中作用较大。有些学者认为,乳杆菌数量增加不是导致龋病开始的原因,而是龋病进展的结果。

③放线菌属:在口腔中发现的放线菌种可分为 2 类。一为兼性厌氧菌,包括内氏放线菌和黏性放线菌,二为厌氧菌,包括衣氏放线菌、迈氏放线菌和溶牙放线菌。

所有的放线菌均能发酵葡萄糖产酸,主要产生乳酸,少量乙酸、琥珀酸及痕量甲酸。在悉生动物实验中证实,接种黏性放线菌和内氏放线菌后,可在实验动物中造成根部龋、窝沟龋和牙周组织破坏,因此,目前有关放线菌的研究多集中在这 2 种细菌。黏性放线菌可分为 2 种血清型,内氏放线菌可分为 4 种血清型。

④龋病进程中微生物组成的变化及影响:新清洁过的牙面最初定植者为高度选择性的口腔微生物,主要是血链球菌、变异链球菌和轻链球菌,但还有其他种细菌,如放线菌。无论个体的龋活性如何,变异链球菌在最初定植的链球菌中仅占 2% 或更少。血链球菌和其他的草绿色链球菌常被称为"非变异链球菌性链球菌",以与变异链球菌相区别。釉质出现白垩色病损时,牙菌斑中的变异链球菌比例高于临床上正常的牙面部位。然而,非变异链球菌在白垩色病损中依然是主要微生物。即使在变异链球菌和乳杆菌缺乏的条件下,早期定植的微生物群也可导致釉质溶解。在牙本质龋病损中,包括猖獗龋(猛性龋),变异链球菌约占整个菌群的 30%,提示变异链球菌与龋病的进展密切相关。乳杆菌、普氏菌和双歧杆菌也较常见。

牙菌斑微生物在菌斑形成和成熟过程中不断发生变化,从非变异链球菌和放线菌为主,到以变异链球菌和产酸性非变异链球菌、乳杆菌和双歧杆菌为主。

5.物质代谢

菌斑中的物质代谢,包括糖代谢、蛋白质代谢和无机物代谢。这些代谢活动可能对牙的各种成分造成影响。其中最重要的是糖代谢。

菌斑细菌致龋的基础是糖代谢。变异链球菌等致龋菌以糖作为能源,通过分解代谢和合成代谢2条途径致龋。

(1)糖的分解代谢:口腔及牙菌斑是口腔细菌生长代谢的外环境,饮食中的糖类是其能量代谢的底物。细菌通过酶的作用如α-淀粉酶、糖苷酶等切断多糖链上各单糖之间的糖苷键,将多糖转变为单糖。多糖降解成单糖或双糖后才能被菌体利用。此外,胞外蔗糖酶也可将胞外的蔗糖直接转化为葡萄糖和果糖,以利于菌体细胞提取能源。

口腔细菌通过透性酶转运系统和磷酸转移酶系统(PTS)完成糖的主动转运过程,实现糖的吸收,将糖由胞外转入胞内。

口腔链球菌细胞内糖代谢途径包括有氧氧化和无氧酵解,2种途径有一共同过程是产生丙酮酸。在有氧的条件下,丙酮酸完全氧化生成 CO_2 和 H_2O,并产生大量能量。在无氧条件下,丙酮酸则通过酵解方式最终生成有机酸。牙菌斑中生成的有机酸可为乳酸、乙酸、甲酸、丙酸等,细菌种类不同,发酵的最终产物也不同。

(2)糖的合成代谢

①胞内聚合物:口腔细菌通过分解代谢获得能量的同时,还进行合成代谢,形成细胞内聚合物储存能源。在外源性能源缺乏时,细胞内聚合物便发挥作用,维持细菌细胞生存。口腔细菌的胞内聚合物包括细胞内多糖(糖原)、聚-β羟丁酸、聚磷酸盐等。胞内多糖是变异链球菌的毒力因素之一。缺乏胞内多糖的变异链球菌突变株在定菌鼠的沟裂及平滑面的致龋力明显减弱。

②胞外聚合物:口腔细菌胞外聚合物主要是胞外多糖,包括葡聚糖、果聚糖和杂多糖。葡聚糖和果聚糖是由变异链球菌和其他少数口腔细菌结构酶如葡糖基转移酶(GTF)和果糖基转移酶(FTF),利用蔗糖合成的胞外多糖。

6.致龋性

牙菌斑的致龋作用可以概括为菌斑中的细菌代谢糖类产酸,但由于菌斑基质的屏障作用,这些酸不易扩散,因而导致局部 pH 下降,造成牙体硬组织脱矿,最终形成龋齿。

(1)釉质溶解的化学反应过程:菌斑中的细菌产生的有机酸包括乳酸、乙酸、丙酸等,这些有机酸在菌斑内形成一种浓度梯度,导致氢离子和半解离的酸扩散至釉质表面。电镜观察,釉质与酸接触后在其表面出现一些直径为 $0.1\sim1\mu m$ 的微孔,称之为焦孔。釉质结构的病理通道表现为被扩大了的釉柱连接处和柱鞘。酸可以通过这些病理通道到达釉质晶体表面,并与蛋白质和脂质竞争晶体表面的活性部位,然后使晶体脱矿。

(2)细菌的作用:虽然细菌与龋病发生的密切关系已获公认,但有关菌斑细菌的作用,仍有2种不同的理论,即非特异性菌斑学说和特异性菌斑学说。非特异性菌斑学说认为龋病不是由某些特异性致龋菌引起,而是由所有菌斑细菌产生的毒性物质所致。理由是菌斑中很多微生物均能产酸,能在菌斑中释放乳酸等有机酸和其他毒性产物。推测宿主有一个承受这些毒性产物的阈值或称临界值,若刺激在阈值以下则可被宿主的防御机制如唾液缓冲、免疫反应等抑制,不造成龋病。若刺激超过了宿主防御能力,则会导致龋病发生。与此理论相反,特异性菌斑学说认为只有特异性的致病菌才能引起龋病。特别是变异链球菌具有重要作用。变异链球菌组细菌能较恒定地引起鼠磨牙的点隙沟裂龋、平滑面龋和根面龋,放线菌主要引起根面龋,而血链球菌、唾液链球菌、乳杆菌、肠球菌等仅偶尔引起点隙沟裂龋。大量流行病学调查发现口腔中的变异链球菌组细菌与龋病发生关系密切。目前大多数学者认同特异性菌斑学说。

(二)食物

虽然细菌在龋病发病中的作用是毋庸置疑的,但是在不同地区生活的人群,其患龋率有很大差别;食糖消耗水平与龋病发病率呈正相关关系。这些资料均表明,致龋菌并非导致龋病发生的唯一因素,食物,尤其是蔗糖在龋病发病中具有重要作用。

1.食物与龋病的关系

随着人类进化,食物逐渐精细,精细糖类和食糖的摄入量增加,增加了龋病的发病机会。粗制食物不易附着在牙面,对牙面具有不同程度的清洁作用,因此有一定的抗龋能力。

2.糖的致龋作用与其种类、摄入量和摄糖频率有关

糖的种类、生物性状不同,致龋能力亦不相同,如单糖和双糖易被致龋菌利用产酸,多糖则不易被细菌所利用;黏度大的食糖较糖溶液致龋力强。进食糖类的频率和方式等均对龋病发病具有举足轻重的影响。

蔗糖及其他糖类的致龋作用必须通过牙菌斑这一特定环境才有可能实现,菌斑深层质地致密,氧气稀少,不易被唾液缓冲。糖的代谢过程就是细菌酵解糖的过程,其终末产物是各种酸,如乳酸、甲酸、乙酸、丙酸、丁酸、琥珀酸等,其中乳酸量较多。因此,在菌斑深层可以持续保持低 pH 环境,造成局部牙面脱矿。

目前许多文献将蔗糖称为龋病的"罪魁",认为其致龋性远远超过葡萄糖。虽然葡萄糖扩散进入菌斑和产酸的能力与蔗糖相似,但致龋菌利用蔗糖合成胞外多糖的速度较等价的果糖和葡萄糖混合物要快,其原因是致龋菌的葡糖基转移酶能断裂双糖链,并利用其释放的能量合成葡聚糖。菌斑细菌也能利用饮食中的糖产生并储存糖原类型的细胞内多糖,在糖类缺乏的条件下,细胞内多糖与细胞外多糖一样均可被细菌利用产酸。

有致龋菌和蔗糖存在是否就一定患龋?尽管人类口腔中的天然菌群组成大体相似,但绝不可能找到患龋率为 100% 的人群;即使饲以高糖饮食的实验动物也只有部分动物患龋。因此可以推测,应该考虑的另一因素必然是宿主。

(三)宿主

影响龋病发病的宿主因素主要包括宿主的牙和唾液。发育良好的牙,即使其他致龋因素很强也不会发病。唾液对维持口腔正常 pH,保持牙面完整性,促进已脱矿牙的再矿化等方面具有重要影响。唾液腺因各种因素遭到破坏后,很容易发生慢性龋或急性龋(如放射性龋)。

1.牙

牙和牙弓形态在龋病发病过程中有重要影响,没有缺陷或缺陷很少的牙一般不发生龋齿。例如,在动物试验中,曾试图用狗牙进行龋病研究,但未获成功。其原因是狗牙形态呈圆锥形,缺少窝沟,牙间隙较宽,不易形成滞留区。

临床观察证实,后牙窝沟对龋病高度敏感。深的窝沟无法探入,且窝沟深部有菌斑形成,

不易清除,食物碎片和微生物也容易在窝沟内滞留。牙对龋病的敏感性与窝沟深度呈正相关。

牙各表面对龋的敏感性不尽相同,某些表面易患龋,另一些表面则很少波及。如下颌第一磨牙各表面罹患龋病的顺序为秴面、颊面、近中面、远中面和舌面;而上颌第一磨牙依次为秴面、近中面、腭面、颊面和远中面。对于上颌侧切牙,舌面较唇面更易患龋。这些差别的形成部分是形态学原因所致,如下颌磨牙颊沟、上颌磨牙腭沟、上颌切牙舌窝等部位形成的滞留区易于患龋。下颌第一恒磨牙远中面在萌出后4～5年恒定地受到唾液清洗,直至10岁左右才有第二磨牙,而近中面菌斑于萌出后很快形成,因此近中面患龋概率较高。

凡有滞留区形成的部位则易造成龋病损害。牙排列不整齐、拥挤和牙重叠均有助于龋病发生。

牙的理化性质、钙化程度、微量元素含量等因素也影响龋病的发生发展。矿化良好的牙不易患龋。釉质中氟、锌含量较高时,患龋的概率较低。

釉质表面层较表面下层更具抗龋能力。初期龋损部位的显微放射照片经常发现釉质表层下已显著脱矿,而其表层仅轻度受累。有些理论将这种现象解释为:在龋病发病过程中内层釉质脱矿的矿物质被转运至表层,继而扩散至菌斑液和唾液,一旦菌斑液中的酸被唾液中的碱性缓冲体系所中和,表层所处的液相环境中 pH 上升,钙和磷酸盐达到饱和状态后,矿物质就会在原已脱矿的表层沉积下来发生再矿化,故而表层显得相对完整。另外,由于表层釉质具有更多矿物质和有机物,水含量相对少,一些元素包括氟、氯、锌、铅和铁也多聚集在釉质表面,而其他成分,如碳、镁则相对稀少,这些因素也增强了釉质表层的抗龋能力。釉质在人的一生中可不断发生变化,随年龄增长,釉质密度和渗透性降低,氮和氟含量增加。这些变化是牙萌出后的"成熟"过程。随着年龄增长或时间推移,牙对龋病免疫力随之增加,成年后龋病发病可处于相对稳定状态。此外,饮用氟化水使釉质表层的氟浓度增加,釉质抗酸能力亦随之增强。

2.唾液

唾液是人体最重要的体液之一,是由口腔附近各类大小唾液腺分泌液、龈沟液,以及混悬其中的食物碎片、微生物和口腔上皮脱落细胞等构成的混合性液体。唾液本身的理化性质及成分在不同个体间存在差异,同一个体不同腺体的分泌液在质和量方面均有很大差别。在维持口腔正常生理方面,唾液的质与量的改变、缓冲能力的大小,以及抗菌系统的变化都与龋病发生过程有着密切关系。

(1)唾液流速:在唾液的抗龋作用中最重要的是唾液的清洁和缓冲作用,可用"唾液清除率"或"口腔清除率"来表示,唾液的流速越大,缓冲能力越强,清除效力越高。唾液流量减少可引起口腔防御能力下降,导致严重龋病和黏膜感染的发生。流行病学资料也证实,唾液量过少的患者,如口腔干燥综合征患者、接受放射治疗后唾液腺受到破坏的头颈部肿瘤患者常有很高的龋病发生率,但是唾液分泌率与龋活性以及 DMFS/DMFT 值之间并不存在线性相关关系,仅与龋病发生率微弱相关。

唾液的流速和缓冲能力与龋敏感性呈负相关。老年人由于唾液腺细胞萎缩,唾液流量减少,缓冲能力下降,使老年人对釉质龋及根面龋的敏感性增加。进食后咀嚼口香糖和龋病发生率关系的临床实验证实,由咀嚼口香糖引起的唾液流速增加能减少龋病的发生率。

(2)缓冲系统:唾液中存在的各种缓冲系统使唾液的 pH 处于中性,其中主要有 3 个缓冲系统：重碳酸盐、磷酸盐和蛋白缓冲系统，这3个系统对pH变化有不同的缓冲能力。重碳酸盐缓冲系统和磷酸缓冲系统的pH分别为6.1～6.3和6.8～7.0。在咀嚼和进食时唾液的缓冲能力主要依靠重碳酸盐缓冲系统，其缓冲能力占唾液缓冲能力的64%～90%。在非刺激状态下，唾液中重碳酸盐的浓度很低，唾液的缓冲力弱；若刺激唾液分泌，则重碳酸盐的含量增多，唾液pH上升，当唾液流速增加到1mL/min时，重碳酸盐的浓度上升到30～60mmol/L，此时，重碳酸盐就能有效地发挥缓冲作用。唾液中的重碳酸盐还可扩散入菌斑，中和细菌产生的酸。磷酸盐缓冲系统的作用原理与重碳酸盐缓冲系统相似，但与唾液分泌率的关系不明显。对非刺激性唾液缓冲能力的研究较少。蛋白缓冲系统能力较弱。

唾液的缓冲能力明显受到性别、个体的健康状况、激素水平，以及新陈代谢的影响。男性唾液的缓冲能力强于女性。妇女在妊娠期唾液缓冲力下降，生产后又逐渐恢复，其变化与唾液的流速、流量无关。更年期妇女应用激素替代或口服小剂量避孕药可在一定程度上增加这些妇女的唾液缓冲能力。

（3）碳酸酐酶：碳酸酐酶（CA）通过催化可逆的二氧化碳水合反应参与维持人体各种组织液和体液pH的稳定。现已在哺乳动物的消化道鉴定出11种CA的同工酶，已证实其中至少2种参与了唾液的生理活动。其中CA_{VI}的浓度与DMFT值呈负相关，与唾液的流速、流量呈正相关。无龋儿童唾液中的CA活性明显高于龋活跃儿童，但CA_{VI}对唾液pH及缓冲力无调节作用，唾液CA_{VI}浓度与唾液中变异链球菌和乳酸杆菌的水平无关。

（4）唾液有机成分：唾液主要成分是水，占99%～99.5%，固体成分不足0.7%，其中有机物为0.3%～0.5%。唾液中的有机成分主要包括各种蛋白质、少量脂肪和痕量碳水化合物，其中蛋白质是唾液中最有意义的成分，与龋病发病有密切关系。

不同龋易感性人群唾液蛋白的种类和数量存在差异，不同个体甚至同一个体口腔的不同部位唾液蛋白也存在质和量的差异。唾液蛋白在口腔中可以合成、降解和相互结合。其千变万化的功能状态决定着口腔内细菌的定植，从而影响个体龋病的发生发展。虽然唾液中各种抗菌因子和（或）蛋白浓度较低，单独作用可能不足以对口腔致龋菌系造成很大影响，但它们之间构成一个有机的整体，当相互协同作用时，能有效地抑制或杀灭致龋菌，进而阻止龋病的发生和发展。

①唾液中黏附、凝集相关蛋白与龋易感性：口腔中的细菌除了与牙面黏附致龋之外，还会相互凝聚而从口腔排出，有利于减少龋病的发生。细菌的黏附和凝聚的过程受到某些唾液蛋白的影响。这些与黏附和凝集相关的蛋白主要有凝集素、黏蛋白、α-淀粉酶、酸性富脯蛋白和唾液免疫球蛋白等。它们不但参与获得性膜的形成，还具有修复和保护釉质、降低釉质溶解度、降低细菌酸性产物的脱矿能力等作用，同时具有调节细菌与牙面附着和促进唾液中细菌凝聚以利于细菌排出口腔的作用。目前研究认为，影响变异链球菌与牙面黏附的最主要蛋白是高分子量的腮腺液凝集素和某些小分子量的下颌下腺蛋白。而促进唾液中细菌凝聚的主要蛋白除了来源于腮腺的高分子量凝集素外还有黏蛋白MG1、MG2。MG1属于高分子量黏蛋白，分子量大于1000kDa；MG2为低分子质量蛋白，分子量为200～500kDa。MG1对人工合成的羟基磷灰石（HA）的亲合力大于MG2，故MG1的主要功能是参与获得性膜形成，促进致龋菌与牙面黏附，而MG2能在溶液中与变异链球菌相互作用，导致变异链球菌凝集，有助于细菌

的清除。此外,先天性免疫蛋白 gp-340(亦称为唾液清道夫受体蛋白)的 3 种表型之一 gp-340 I 也有促进变异链球菌与牙面黏附和促进龋病形成的作用,提示 gp-340 I 可能是龋易感蛋白之一,而 gp-340 II、III 作用正好相反。唾液蛋白调节细菌黏附和促进细菌凝聚的能力存在明显个体差异,推测唾液蛋白具有较强的促进细菌凝集能力和较低的促进细菌与牙面黏附能力的个体对变异链球菌的防御能力较强,反之则龋易感性较强。

②唾液抗菌蛋白和多肽与龋易感性:口腔变异链球菌是目前公认的最主要的致龋菌。因此,能抑制或杀灭口腔变异链球菌的因素均有可能影响龋病的发生。唾液中含有大量的抗微生物蛋白和多肽(抗菌肽,AMPs),能杀灭包括变异链球菌等致龋菌在内的多种革兰氏阳性和阴性菌及真菌等,构成先天免疫系统的一部分,影响龋病的发生。唾液中的抗菌蛋白和多肽主要包括上皮来源的 α-防御素(HNPs)、β-防御素(HBDs)和唯一的人组织蛋白酶抑制素(LL-37)等成分,以及唾液腺来源的富组蛋白(HRPs)、分泌型免疫球蛋白 A(sIgA)、黏蛋白、溶菌酶、乳铁蛋白(Lf)、过氧化物酶等。这些抗菌蛋白和多肽与口腔黏膜上皮、中性多核白细胞以及唾液相互配合共同维护着口腔健康。

口腔溶菌酶来源于大小唾液腺、吞噬细胞和龈沟液,是一种水解酶,它能水解细菌细胞壁肽聚糖中 N-乙酰胞壁酸与 N-乙酰葡糖胺之间的 β-1,4-糖苷键,使细胞膜变脆,易于破裂。溶菌酶以细菌的细胞壁为底物,处于口腔疾病防御的第一线。在患者龋病发展的过程中,口腔唾液中溶菌酶的水平下降显著。

口腔乳铁蛋白是中性粒细胞和浆液性腺上皮细胞合成的一种与铁结合的糖蛋白,它广泛存在于人类外分泌液中。乳铁蛋白可通过与铁形成螯合物夺取细菌生长所必需的铁离子而起到抑制细菌生长的作用。乳铁蛋白亦能直接杀灭部分细菌,包括变异链球菌。此外,乳铁蛋白和变异链球菌表面蛋白均可与凝集素 SRCRP2 氨基酸区域特异性结合,故乳铁蛋白可以竞争性地抑制凝集素与变异链球菌的结合,阻止变异链球菌在牙齿获得性膜的定植,预防龋病的发生。

③脂类与龋易感性:研究发现,在致龋性食物中补充脂肪可减少龋病发生,中链脂肪酸及其盐类在 pH<5 条件下具有抗菌性质,但机制尚不清楚。龋病易感者的刺激性腮腺液和全唾液中脂肪种类与无龋者基本相似,但龋易感者刺激性腮腺液和全唾液中脂类总含量明显高于无龋者,而且龋易感者的中性脂肪和自由脂肪酸及三酰甘油的含量显著高于非易感组,提示唾液中脂质水平和脂肪酸成分可能与龋病的发生和发展有关。

(5)唾液无机成分:唾液的无机成分仅占 0.2%,主要是钾、钠、钙、氯化物、重碳酸盐和无机磷酸盐。这些无机成分的存在使唾液能维持牙体组织的完整性,促进萌出后釉质成熟,富含钙和磷酸盐的环境也促进早期龋损害和脱矿釉质的再矿化。

无龋幼儿的离子钙/总钙比值显著高于龋病低危与高危儿童;有患龋史和患龋但未治疗的儿童唾液中铜的浓度明显高于无龋儿童,且铜的浓度随着未治疗的龋齿数增加而升高;而锰的浓度无差异。检测儿童唾液中铁和铝的含量发现,患龋治疗后的儿童比无患龋史的儿童铁和铝的浓度明显升高,且铁的浓度与修复类型及性别有关。

3.免疫

口腔是人体消化道的起始端,常常受到外来抗原侵扰。但在人类进化过程中,逐渐形成了保护自身的免疫体系。这一体系不仅有效地保护口腔本身,抑制疾病损害,同时对预防全身感染亦有重要意义。

口腔免疫可分为特异性免疫和非特异性免疫2类。非特异性免疫指机体与生俱来的防御功能。其作用无选择性,受遗传控制,有很大的个体差异,但相对稳定。特异性免疫则是指个体与抗原物质接触后所产生的针对相应抗原的免疫。这类免疫反应的特异性能包括体液免疫和细胞免疫,不能遗传。

口腔非特异性免疫成分除黏膜屏障外,主要是唾液中的一些抗菌蛋白。

目前已经公认,变异链球菌是龋病的主要致病菌,与人类龋病相关的细菌还有黏性放线菌和乳杆菌。由于致病菌明确,免疫防龋已成为可能。人类自身的免疫状态,以及人工主动免疫和被动免疫都将影响龋病的发生和发展。

(1)变异链球菌抗原:目前已鉴定出大量抗原,包括细胞壁表面抗原和一些蛋白质,如葡糖基转移酶等。

以变异链球菌各种抗原成分作为疫苗主动免疫防龋。在这一领域已进行了大量研究,经历了全菌疫苗、亚单位疫苗,如变异链球菌主要表面蛋白抗原(Ag I / II 或 PAc、SpaA 等)以及葡糖基转移酶等,进一步发展为多肽疫苗、基因重组疫苗以及核酸疫苗。

为了避免疫苗可能产生的不良反应,被动免疫也具有防龋效果。

(2)人体抗龋免疫反应:人体自身的免疫状态对龋病发病有重要影响。通过人工免疫方法增强机体免疫防御能力,亦可影响龋病发病。

①唾液抗体:高龋人群全唾液中 SIgA 浓度显著低于低龋或无龋人群。然而也有报告提出,低龋患者唾液中抗变异链球菌 SIgA 抗体水平并非稳定地升高,而是随着过去龋齿损害数量的增加而升高,因此认为 SIgA 水平仅能反映积累的龋病经历。

以编码 GTF 和 PAC 基因构建的 DNA 疫苗经鼻腔或全身途径免疫后,可使实验动物唾液中特异性 SIgA 抗体水平升高,并能达到预防龋病的效果。相关的临床研究效果尚待证实。

②血清抗体:与变异链球菌细胞、细胞壁、抗原 I / II 和 GTF 相关的血清抗体为 IgG、IgM 和 IgA。血清抗体的免疫学研究结果报告不一,但已有一些证据表明无龋成人或经过治疗的龋病患者,其血清抗体水平与龋病指数呈负相关,而患龋者为正相关。龋病发生时,血清 IgG 和 IgM 有轻度但显著性增加。龋病经充填治疗后,血清抗体水平可能下降而唾液抗体水平上升。在人类研究中未发现抗体水平与血链球菌、黏性放线菌或乳杆菌的关系。

(3)细胞免疫反应:有关细胞免疫反应与龋病关系的报告尚不多见,但变异链球菌可以刺激人类淋巴细胞增殖并释放细胞因子,如巨噬细胞移动抑制因子,说明细胞免疫在龋病过程中具有一定作用。

唾液中的变异链球菌被吞咽后虽然不能在肠道黏膜定植,但仍可通过肠道相关淋巴组织诱导免疫反应。然后,致敏的淋巴细胞可停留在唾液腺,产生 IgA 抗体进入唾液,唾液中抗体水平随龋病指数增加而上升,因此,唾液抗体水平上升并不能反映机体对龋病的抵抗作用,而只能作为变异链球菌感染频率和聚集增加的间接指标。人类对变异链球菌产生有效免疫反应的能力可能取决于免疫相关基因,这种基因只可能在极少数无龋个体中产生。但是,人类有潜力产生抗变异链球菌的细胞免疫和体液免疫反应。只是在自然免疫条件下,其免疫效果不佳。

二、临床表现

龋病是一种慢性破坏性疾病,并不累及所有牙面,对牙的不同解剖部位具有某种倾向性。根据龋病的临床损害模式,从动力学角度,可以根据龋病发病情况和进展速度分类;从形态学角度,可以根据损害的解剖部位分类;也可以按照病变程度进行分类。

(一)按发病情况和进展速度分类

1.急性龋

多见于儿童或青年人。病变进展较快,病变组织颜色较浅,呈浅棕色,质地较软而且湿润,很容易用挖器剔除,又称湿性龋。急性龋因病变进展较快,牙髓组织容易受到感染,产生牙髓病变。

猖獗龋(猛性龋)是急性龋的一种类型,病程进展很快,多数牙在短期内同时患龋,常见于颌面及颈部接受放射治疗的患者,又称放射性龋。Sjogren综合征患者及一些有严重全身性疾病的患者由于唾液分泌量减少或未注意口腔卫生,亦可能发生猖獗龋。

2.慢性龋

进展慢,龋坏组织染色深,呈黑褐色,病变组织较干硬,又称干性龋。一般龋病都属此种类型。

龋病发展到某一阶段时,由于病变环境发生变化,隐蔽部位变得开放,原有致病条件发生了改变,龋病不再继续进行,损害仍保持原状,这种特殊龋损害称为静止龋,也是一种慢性龋。

3.继发龋

龋病治疗后,由于充填物边缘或窝洞周围牙体组织破裂,形成菌斑滞留区,或修复材料与牙体组织不密合,留有小的缝隙,这些都可能成为致病条件,产生龋病,称继发龋。

(二)按损害的解剖部位分类

1.殆面(窝沟)龋和平滑面龋

牙面窝沟是牙釉质的深通道,个体之间的形态差异很大,常影响龋病发生。窝沟发生的龋病损害为Ⅰ型,称窝沟龋。窝沟类型分型如下。

(1)V型,顶部较宽,底部逐渐狭窄,该型占34%。

(2)U型,从顶到底部宽度几乎相同,约占14%。

(3)I型,呈一非常狭窄的裂缝,占19%。

(4)IK型,非常狭窄的裂缝但底部带有宽的间隙,占26%。

(5)其他类型占7%。

有的窝沟龋损呈锥形,底部朝牙本质,尖向牙釉质表面,狭而深的窝沟处损害更为严重,龋病早期,牙釉质表面无明显破坏。具有这类临床特征的龋损又称潜行性龋。

除窝沟外的牙面发生的龋病损害均为Ⅱ型,称平滑面龋。平滑面龋损可进一步分为2个亚类:发生于近远中触点处的损害称邻面龋;发生于牙颊或舌面,靠近釉牙骨质界处为颈部龋。

2.根面龋

龋病过程大多从牙釉质表面开始,但亦有从牙骨质或直接从牙本质表面进入的,如牙根面龋。在根部牙骨质发生的龋病损害被称作根面龋。这种类型的龋病损害主要发生于牙龈退缩、根面外露的老年人牙列。在50～59岁年龄组中60%以上的受检者有根面龋损。根面龋始于牙骨质或牙本质表面,这2种牙体组织的有机成分多于牙釉质,基于这一原因,引起根面龋的菌群可能有别于产生牙釉质龋的菌群。在现代人群中,根面龋最常发生于牙根的颊面和舌面,而在古代人群中,根面龋损害主要在邻面。

3.线形牙釉质龋

线形牙釉质龋是一种非典型性龋病损害,主要发生于上颌前牙唇面的新生线处,或更确切地说是新生带。新生带代表出生前和出生后牙釉质的界限,是乳牙具有的组织学特征。乳上颌前牙釉质表面的新生带部位产生的龋病损害呈新月形,其后续牙对龋病的易感性也较强。

4.隐匿性龋

牙釉质脱矿常从其表面下层开始,有时可能在看似完整的牙釉质下方形成龋洞,因其具有隐匿性,临床检查常易漏诊。隐匿性龋好发于磨牙沟裂下方和邻面。仔细检查可发现病变区色泽较暗,有时用探针尖可以探入洞中。X线摄片可以确诊。

(三)按病变深度分类

根据病变深度可分为浅龋、中龋和深龋。

三、诊断

(一)诊断方法

1.视诊

观察牙面有无黑褐色改变和失去光泽的白垩色的斑点,有无腔洞形成。当怀疑有邻面龋时,可从殆面观察邻近的边缘嵴有无变暗的黑晕出现。

2.探诊

利用尖头探针探测龋损部位有无粗糙、勾拉或插入的感觉。探测洞底或牙颈部的龋洞是否变软、酸痛或过敏,有无剧烈探痛。还可探测龋洞部位、深度、大小、有无穿髓孔等。

邻面的早期龋损,探针不易进入,可用牙线自咬合面滑向牙间隙,然后自颈部拉出,检查牙线有无变毛或撕断的情况。如有,则可能有龋病病变。

3.温度刺激试验

当龋洞深达牙本质时,患者即可能述说对冷、热或酸、甜刺激敏感,甚至有难忍的酸痛。医师可用冷热等刺激进行检查,亦可使用电活力测定。

4.X线检查

邻面龋、继发龋或隐匿龋不易用探针查出,此时可用X线片进行检查。龋病在X线片上显示透射影像。检查龋洞的深度及其与牙髓腔的关系,也借助于X线检查。

5.透照

用光导纤维装置进行,对检查前牙邻面龋洞甚为有效,可直接看出龋损部位和病变深度、范围。

(二)诊断标准

临床上最常使用的诊断标准系按病变程度分类进行。

1.浅龋

浅龋位于牙冠部时,一般均为釉质龋或早期釉质龋,但若发生于牙颈部,则是牙骨质龋和(或)牙本质龋,亦有一开始就是牙本质龋者。

(1)位于牙冠的浅龋又可分为窝沟龋和平滑面龋。前者的早期表现为龋损部位色泽变黑,进一步仔细观察可发现黑色色素沉着区下方为龋白斑,呈白垩色改变。用探针检查时有粗糙感或能钩住探针尖端。

平滑牙面上的早期浅龋一般呈白垩色点或斑,随着时间延长和龋损继续发展,可变为黄褐色或褐色斑点。邻面的平滑面龋早期不易察觉,用探针或牙线仔细检查,配合 X 线片可能作出早期诊断。

(2)浅龋位于釉质内时,患者一般无主观症状,遭受外界的物理和化学刺激如冷、热、酸、甜刺激时亦无明显反应。

早期诊断疑为浅龋时,可定期追踪复查,或借助于其他诊断手段,如用荧光显示法检查,以一种氯化烃类染料涂布牙面,让其浸透 2~3 分钟,后用清水洗净,紫外光照射局部,龋损部位发出的荧光有助于早期诊断。还可采用显微放射摄影方法、氩离子激光照射法帮助诊断。最常使用的常规诊断方法是做 X 线片检查,有利于发现隐蔽部位的龋损。

(3)浅龋诊断应与釉质钙化不全、釉质发育不全和氟牙症相鉴别。

釉质钙化不全亦表现有白垩状损害,表面光洁,同时白垩状损害可出现在牙面任何部位,浅龋有一定的好发部位。

釉质发育不全是牙发育过程中,成釉器的某一部分受到损害所致,可造成釉质表面不同程度的实质性缺陷,甚至牙冠缺损。釉质发育不全时也有变黄或变褐的情况,但探诊时损害局部硬而光滑,病变呈对称性,这些特征均有别于浅龋。

氟牙症又称斑釉症,受损牙面呈白垩色至深褐色,患牙为对称性分布,地区流行情况是与浅龋相鉴别的重要参考因素。

2.中龋

当龋病进展到牙本质时,由于牙本质中所含无机物较釉质少,有机物较多,构造上又有很多小管,有利于细菌入侵,龋病进展较快,容易形成龋洞。牙本质因脱矿而软化,随色素侵入而变色,呈黄褐或深褐色,同时出现主观症状。

中龋的患者对酸甜饮食敏感,过冷过热饮食也能产生酸痛感觉,冷刺激尤为显著,刺激去除后症状立即消失。龋洞中除有病变的牙本质外,还有食物残渣、细菌等。

由于个体反应的差异,有的患者可完全没有主观症状。颈部牙本质龋的症状较为明显,这是由于该部位距牙髓较近之故。中龋时牙髓组织受到激惹,可产生保护性反应,形成修复性牙本质,它能在一定程度上阻止病变发展。

中龋有其典型的临床特征,因此,诊断并不困难。

3.深龋

龋病进展到牙本质深层时为深龋,临床上可见很深的龋洞,易被探查到。但位于邻面的深龋洞以及有些隐匿性龋洞,外观仅略有色泽改变,洞口很小而病变进展很深,临床检查较难发现,应结合患者主观症状,仔细探查。必要时需在处理过程中除去无基釉质然后再进行诊断。

若深龋洞洞口开放,则常有食物嵌入洞中,食物压迫使牙髓内部压力增加,产生疼痛。遇冷、热和化学刺激时,产生的疼痛较中龋时更加剧烈。

深龋时一般均能引起牙髓组织的修复性反应,包括修复性牙本质形成,轻度的慢性炎症反应,或血管扩张、成牙本质细胞层紊乱等。

根据患者主观症状、体征,结合 X 线片易于确诊,但应注意与可复性牙髓炎和慢性牙髓炎相鉴别。

四、治疗

(一)非手术治疗

龋病的非手术治疗,是通过采用药物或再矿化等技术终止或消除龋病。方法包括药物治疗、再矿化治疗、预防性树脂充填术。

其适应范围有限,主要适用于:①釉质早期龋,未出现牙体组织缺损者。②釉质早期龋,形成较浅的龋洞,损害表面不承受咀嚼压力,也不在邻面触点内。③静止龋,致龋的环境已经消失,如𬌗面的点隙内的龋损害,由于𬌗面磨损,已将点隙磨掉,或邻面龋由于邻接牙已被拔除,龋损面容易清洁,不再有牙菌斑堆积。④龋病已经造成实质性损害,牙形态的完整性被破坏,但在口腔内保留的时间不长,如将在 1 年内被恒牙替换的乳牙。⑤患龋牙破坏明显,但属于无功能的牙,如正畸治疗必须拔除的牙,无咬合功能的第三磨牙。

1.药物治疗

(1)常用药物

①氟化物:常用的有 75% 氟化钠甘油糊剂、8% 氟化亚锡溶液、酸性磷酸氟化钠(APF)溶液、含氟凝胶(如 1.5% APF 凝胶)及含氟涂料等。

氟化物对软组织无腐蚀性,不使牙变色,安全有效,前、后牙均可使用。

氟化物的作用主要在于:A.降低釉质的脱矿和促进釉质的再矿化;B.氟对微生物的作用。

②硝酸银:常用制剂有 10% 硝酸银和氨硝酸银。硝酸银对软组织具有较强的腐蚀性,也可造成牙变色,只用于乳牙和后牙,不用于牙颈部龋。

(2)适应证

①釉质早期龋,位于平滑面尚未形成龋洞者。

②乳前牙邻面浅龋和乳磨牙𬌗面广泛性浅龋,1 年内将被恒牙替换。

③静止龋,龋损面容易清洁,不再有牙菌斑堆积。

(3)治疗方法

①用石尖磨除牙表面浅龋,暴露病变部位。大面积浅碟状龋损可磨除边缘脆弱釉质,以消除食物滞留的环境。

②清洁牙面,去除牙石和菌斑。

③隔湿,吹干牙面。

④涂布药物包括以下:

A.氟化物:将氟化物涂于患区,用橡皮杯或棉球反复涂擦牙面 1～2 分钟。若用涂料则不必反复涂搽。

B.硝酸银:用棉球蘸药液涂于患区,热空气吹干后,再涂还原剂,如此重复数次,直至出现黑色或灰白色沉淀。硝酸银有高度腐蚀性,使用时应严密隔湿,避免与软组织接触。

2.再矿化治疗

再矿化治疗是在药物治疗的基础上发展起来的一种治疗早期龋的方法,即采用人工方法使脱矿釉质或牙骨质再次矿化,恢复其硬度,终止或消除早期龋损。

人们很早就注意到了龋病过程中的再矿化现象。1912年Head首先发现龋病病变中的再矿化,并证明这种再矿化是由于唾液的作用。同年,Pickerill用硝酸银处理牙,发现刚萌出的牙容易被硝酸银浸入,而萌出已久者则不易浸入。

再矿化治疗已受到国内外同行的认可,并在临床应用中取得了较好的疗效。

(1)再矿化液的组成:再矿化液的配方较多,主要为不同比例的钙、磷和氟。为加强再矿化液的稳定性,常加入钠和氯。酸性环境可减弱再矿化液对釉质的再矿化作用,再矿化液的pH一般为7。

(2)适应证

①光滑面早期龋,白垩斑或褐斑。

②龋易感者可作预防用:如进行头颈部放疗的患者,在放疗前、中、后行再矿化治疗,可预防放射龋;佩戴固定矫治器的正畸患者,在矫正前、中、后行再矿化治疗,可有效地预防龋齿的发生。

③急性龋、猖獗龋充填修复治疗时的辅助药物。

(3)治疗方法

①含漱:配制成漱口液,每日含漱。

②局部应用:适用于个别牙的再矿化。清洁、干燥牙面,将浸有药液的棉球置于患处,每次放置数分钟,反复3~4次。

3.预防性树脂充填术

预防性树脂充填术是窝沟龋的有效防治方法,该方法仅去除窝沟处的病变釉质或牙本质,根据龋损的大小,采用酸蚀技术和树脂材料充填龋洞并在牙面上涂一层封闭剂,是一种窝沟封闭与窝沟龋充填相结合的预防性措施。

1977年Simonsen提出对小的窝沟龋和窝沟可疑龋进行预防性树脂充填术,为窝沟龋的治疗提供了一种新方法。预防性树脂充填是处理局限于窝沟的早期龋的一种临床技术。

(1)适应证

①𬌗面窝沟和点隙有龋损能卡住探针。

②深的点隙窝沟有患龋倾向,可能发生龋坏。

③窝沟有早期龋迹象,釉质脱矿或呈白垩色。

(2)治疗方法:除了去除龋坏组织和使用黏结剂外,其操作步骤与窝沟封闭相同。

①用手机去除点隙窝沟龋坏组织,不做预防性扩展。

②清洁牙面,彻底冲洗、干燥、隔湿。

③酸蚀𬌗面及窝洞。

④用封闭剂涂布骀面窝沟及窝洞。

⑤术后检查充填及固化情况,有无漏涂、咬合是否过高等。

(二)牙体修复

1.生物学基础

牙这一主要由硬组织构成的器官,一旦遭到破坏,无自身修复的能力,必须借助人工的方法恢复其固有的形态和功能。牙具有感觉功能和代谢活动,充填治疗是在活的器官上实施的手术治疗,必须考虑到牙及其支持组织的特殊生物学特性。

(1)釉质

①理化特性:釉质是人体最硬的组织,其中含有大量的无机物。按重量比,成熟的釉质含95%的无机成分、4%的水和1%的有机物。按体积比,釉质的无机物、水和有机成分则分别占86%、12%和2%。釉质的无机物几乎全部由含钙、磷离子的磷灰石晶体和少量的其他磷酸盐晶体等组成。切割釉质时产热多,必须用高速、锋利的器械钻磨,且用冷水冷却,否则产生的热会使牙体组织焦化并损伤牙髓。釉质的厚度在不同牙、不同部位均有差别。后牙釉质较前牙厚,面和切缘较厚,颈部最薄。对釉质厚度的了解有助于确定窝洞的深度和预计酸蚀黏结的效果。

②组织结构:釉质的基本结构是釉柱。釉柱起自釉牙本质界,贯穿釉质全层而到达牙表面,在较平坦的牙面,釉柱垂直于牙面;在骀面点隙窝沟处,釉柱从釉牙本质界向点隙裂沟底部聚合,呈人字形排列;在牙尖和轴角处,釉柱由釉牙本质界向表面呈放射状伸展。

(2)牙髓牙本质复合体

①理化特性:牙本质的羟基磷灰石晶体较釉质的小,有机物和水较釉质的多(占牙本质重量的30%),硬度是釉质的1/5,外周牙本质较内层牙本质硬。牙本质有一定弹性,对硬而脆的釉质起到良好的缓冲作用,并有利于固位钉的固位。

②组织结构:牙髓和牙本质在胚胎发生上联系密切,对外界刺激的应答有互联效应,是一个生物整体,被称为牙髓牙本质复合体。牙本质主要由牙本质小管构成,小管内有成牙本质细胞突和体液循环。牙髓组织内有神经、血管和各种细胞,通过成牙本质细胞伸入牙本质小管的细胞突与牙本质连为一体。当釉质丧失,暴露的牙本质小管就成为牙髓与口腔环境间的通道。牙本质受到外界的任何刺激,无论是生理或病理的,都能产生感觉,并引起牙髓的相应反应。牙本质的敏感性与其通透性密切相关。在接近牙髓端的内层牙本质与外周牙本质的结构十分不同,这种差异决定了牙本质具有不同的通透性,内层牙本质的面积为外周牙本质面积的8倍。越接近髓腔,单位面积的小管数越多,对外界刺激的反应也越强。从窝洞底到髓腔的牙本质厚度是牙髓免于刺激的最重要因素。

③增龄性改变:牙萌出后,年龄增长及外界因素刺激可引起牙的增龄性变化和牙髓修复性反应。在年轻人,牙本质小管粗大,通透性高,髓腔大,髓角高,神经和血管丰富,细胞多,牙髓活力强,修复能力强。随着年龄增长,牙本质小管钙化,通透性降低,髓腔变小,牙髓组织的纤维成分增多,牙髓活力降低,修复能力减弱。

④反应性改变

A.原发性牙本质和继发性牙本质:牙发育过程中所形成的牙本质为原发性牙本质,构成牙本质的主体;牙根发育完成后,牙本质仍持续形成,此时形成的牙本质为继发性牙本质,继发性牙本质的形成使髓室体积缩小,但形成速度减慢。髓室的形态与牙的外形相似,在年轻恒牙的洞形预备时,应考虑到不同牙髓角的位置有所不同。由于对来自𬌗面的轻、中度刺激产生反应,继发性牙本质更多是沉积在髓角、髓室顶、髓室底,所以随着年龄的增长,髓室的顶底径度变得很小,临床应根据患者的具体情况,了解髓室的大小和位置,因为它们往往是洞形预备的决定因素。

另外一种生理性或增龄性变化是牙本质小管壁的继续矿化,这可能是由成牙本质细胞突所介导的。此种矿化造成牙本质小管壁增厚,牙本质小管变窄。继发性牙本质和管间牙本质的矿化是一种生理性过程。

B.修复性牙本质:当牙表面因磨损、酸蚀、龋病或牙体手术等,使其深部成牙本质细胞突暴露、受损或受到刺激时,牙髓中的成纤维细胞或间充质细胞能转变为具有成牙本质细胞功能的细胞分泌基质,产生矿化作用,在受损伤处相对的髓腔壁上形成修复性牙本质。其形成的速度、厚度与外界刺激的强度和持续时间有关。修复性牙本质的小管数目减少,同时与原有的牙本质小管不连续相通,修复性牙本质对牙髓的保护十分有效,但如果损害没能停止或去除,可造成牙髓的严重炎症,最终导致牙髓坏死。

C.硬化性牙本质:牙本质受到外界刺激后,相应部位的成牙本质细胞突发生变性,变性后矿物盐沉积并封闭牙本质小管,这种矿化的牙本质在磨片上呈透明状,称为透明牙本质,又称为硬化性牙本质。它的形成是牙髓牙本质复合体对外界刺激的防御反应。

D.死区:牙因磨损、酸蚀或龋病而使牙本质小管暴露,小管内的成牙本质细胞突逐渐变性、分解,小管内充满空气,在透射光下观察,这部分牙本质呈黑色,称为死区。死区常见于狭窄的髓角,其近髓端常有修复性牙本质形成。

⑤临床意义:牙本质受到外界刺激,可引起小管内的液体快速流动,导致成牙本质细胞突和细胞移位,激惹神经末梢,引起疼痛。当受到长期弱的外界刺激时,在相应的牙髓端有修复性牙本质形成,是牙髓的保护屏障。若受到急性、强的刺激,则受刺激的成牙本质细胞可发生变性,小管内的细胞突退变,严重时可致成牙本质细胞死亡,甚至造成牙髓发炎、坏死。窝洞制备过程中切忌对牙髓牙本质复合体造成过大刺激。

(3)牙骨质

①理化特性:牙骨质含有 50%～55%(重量)的有机物和水,45%～50% 的无机物,其硬度较牙本质低。

②组织结构:釉质和牙骨质在牙颈部相连,形成釉质牙骨质界。10% 的牙颈部釉质与牙骨质不相接,为牙龈所覆盖,一旦牙龈萎缩,牙本质暴露在口腔环境中,对刺激很敏感。由于牙骨质呈板层结构且矿化程度明显较釉质低,酸蚀黏结效果差。

(4)牙周组织:牙周组织是牙的支持组织,充填体的外形对牙周组织可产生严重的影响。正常的外形使食物有保护牙龈、按摩牙龈的作用,同时能防止牙菌斑的积聚。牙冠突度过小,食物可损伤牙龈;突度过大,牙的自洁作用差,易沉积菌斑。充填体出现悬突,可压迫牙龈,引起牙周组织炎症或继发龋。

充填体正常咬合关系的恢复与牙周组织和颞下颌关节的健康密切相关。过高或过低的咬合都会破坏正常咬合关系,一方面造成创伤或使对颌牙移位,另一方面由于咬合关系紊乱可进一步引起颞下颌关节疾病。

患牙与邻牙正常接触关系的恢复也很重要。首先,触点太紧可撕裂牙周膜,太松则造成食物嵌塞。其次,接触区的大小、位置不当也可引起食物嵌塞和牙移位。牙体手术时,手术器械对牙周组织的直接损伤也不可忽视。

2.修复与材料选择的原则

牙一旦产生实质性缺损便不能复原,只能借助人工方法修复其固有形态和功能,即牙体修复。其过程包括手术和修复2个部分,首先通过手术清除已经破坏、感染的牙体组织,将牙体制备成一定形状的窝洞,以便修复体能长期保持而不松动、脱落,并选用适当的材料,或充填治疗,或选择嵌体、冠修复的方式恢复牙的形态与功能。

(1)牙体修复的基本原则

①去净龋坏组织,消除感染源,终止龋病过程,避免产生继发龋。

②牙体修复是一种生物性治疗技术,必须充分考虑牙体修复的生物学基础,严格遵守保存原则,以保护牙髓牙本质复合体为前提,在最大限度保留健康牙体组织的情况下完成手术。

③采用生物力学和机械力学的基本原理预备窝洞,有适当的抗力形和固位形结构。

(2)充填材料选择的原则

①充填材料的性能要求

A.物理和机械性能:充填材料应具有足够的机械强度,包括抗压强度、抗张强度、抗弯强度和抗冲击强度,且耐磨。弹性模量大,受力后变形小。热膨胀系数与牙体组织相近。绝缘性好,不传导温度和电刺激。色泽与牙接近,抛光性好,X线阻射。

B.化学性能:充填材料必须有稳定的化学性能,在口腔内不溶解、不腐蚀、不变色,固化收缩小,对牙体组织有化学黏结性,充填后在适当的时间固化,固化前可塑性好,操作方便。

C.生物学性能:充填材料必须有良好的生物相容性,对机体无毒、安全。对牙髓、黏膜和牙龈无刺激性。必要时易于去除。价格便宜。

②充填材料的选择

A.牙的部位:前牙充填材料重点考虑美观,应选择与牙颜色一致的牙色材料。后牙注重有足够的机械强度和耐磨性能,可选用银汞合金或后牙复合树脂。对龋易感患者,可选用含氟化物的防龋充填材料。

B.窝洞所在部位和承受的咬合力:后牙𬌗面洞和邻面洞承受咬合力大,可选用银汞合金,前牙Ⅳ类洞应选用复合树脂。颈部Ⅴ类洞、后牙颊舌面点隙Ⅰ类洞不直接承受咀嚼压力,可选用玻璃离子黏固剂或复合树脂。

C.患者情况:根据患者健康状况、经济情况及对美观的要求,选用不同的充填材料。

D.其他因素:考虑所充填的牙在口腔的存留时间以及对颌牙已采用的充填材料的种类。保留时间短的牙选用暂时性充填材料。有金属嵌体或冠修复的对颌牙,原则上不选银汞合金,以防止不同金属充填体接触时产生的电流刺激牙髓。

3.窝洞的分类与结构

经手术的方法去除龋坏组织,并按要求预备成一定的洞形,以容纳和支持修复材料,这一步骤叫窝洞预备,简称备洞。

(1)窝洞的分类:窝洞分类方法较多,临床上常用方法为 G.V.Black(1908 年)分类,即按龋损发生的部位,将窝洞分为 5 类。这是目前国际上普遍采用的窝洞分类法。

①Ⅰ类洞:指发生在所有牙面发育点隙裂沟的龋损所预备的窝洞,包括磨牙和前磨牙的殆面洞、上前牙腭面洞、下磨牙颊面殆 2/3 的颊面洞和颊殆面洞、上磨牙腭面殆 2/3 的腭面洞和腭殆面洞。

②Ⅱ类洞:指发生在后牙邻面的龋损所预备的窝洞,包括磨牙和前磨牙的邻面洞、邻殆面洞、邻颊面洞、邻舌面洞和邻殆邻洞。

③Ⅲ类洞:指发生在前牙邻面未累及切角的龋损所预备的窝洞,包括切牙和尖牙的邻面洞、邻舌面洞和邻唇面洞。

④Ⅳ类洞:指前牙邻面累及切角的龋损所预备的窝洞,包括切牙和尖牙的邻切洞。

⑤Ⅴ类洞为所有牙的唇(颊)、舌面颈 1/3 处的龋损所预备的窝洞,包括前牙和后牙颊舌面的颈1/3洞。

由于龋损多样化,Black 的分类法不能涵盖所有临床需要,临床把前牙切嵴或后牙牙尖发生的龋损制成的窝洞称为Ⅵ类洞。

此外,也可按窝洞涉及的牙面数分类,即单面洞为只波及一个牙面,双面洞为波及 2 个牙面,复杂洞为波及 2 个以上牙面。

(2)窝洞的命名:以其所在牙面命名。如位于殆面的洞叫殆面洞,位于颊面的洞叫颊面洞,位于邻面和殆面的复面洞叫邻殆面洞。为便于临床记录,常以各牙面英文第一个字母的大写表示。如切缘incisal 以 I 表示,唇面 labial 以 La 表示,舌面 lingual 以 L 表示,以此类推,颊面 B、腭面 P、殆面 O、近中面 M、远中面 D。唇面和颊面又统一以 F(facial)表示。比如近中邻殆面洞可记录为 MO。

(3)窝洞的结构:窝洞由洞壁、洞角和洞缘组成。

①洞壁:分侧壁和髓壁。侧壁是与牙面垂直的洞壁。在冠部由釉质壁和牙本质壁组成,在根部由牙骨质壁和牙本质壁组成。侧壁以其所在牙面命名,如位于颊面者叫颊壁,靠近龈缘者叫龈壁。髓壁位于洞底,覆盖牙髓,与洞侧壁垂直。与牙长轴平行的髓壁又叫轴壁,以区别于殆面的髓壁。

②洞角:洞壁相交形成洞角,两壁相交构成线角,三壁相交构成点角。洞角以构成它的各壁联合命名,如颊壁与髓壁相交构成的线角叫颊髓线角,颊、轴、龈三壁相交构成的点角叫颊轴龈点角。

③洞缘:窝洞侧壁与牙面相交构成洞的边缘,即洞缘;侧壁与牙面相交形成的线角,即洞缘角或洞面角。

4.窝洞预备的基本原则

备洞时应遵守生物学原则和力学原则。

(1)生物学原则

①彻底清创:去净病变组织,以颜色、硬度为标准,必要时配合龋蚀检知液染色观察。对近髓较深的龋洞,如去腐质过程中预计可能露髓,可采取 2 次甚至多次去腐法。

②保护牙髓:熟练掌握牙髓腔的解剖形态及其增龄性的变化,备洞时注意避让髓角。备洞过程中尽可能减少操作对牙髓所造成的理化刺激,如 A.切割器械应锐利,高速涡轮机应有冷却装置,慢手机钻磨时应保持术区干燥;B.切割牙齿时应采用间断磨除法;C.中深度龋损应注意垫底;D.深龋备洞时,不向髓腔方向加压。

③尽量保存健康的牙体组织。

④无痛原则:牙体手术过程会造成疼痛反应,术前应做必要的解释工作,缓解患者的紧张情绪,对年老体弱者应注意全身变化,高血压和心脏病的患者最好在局部麻醉无痛下进行。

(2)力学原则:充填术采用机械固位原理,备洞时兼顾抗力形与固位形。

①抗力形:抗力形是使充填体和余留牙体组织能够承受咬合力而不会破裂的特定形状。抗力形的设计应使应力均匀地分布于充填体和余留牙体组织,尽量减少应力的集中。设计原则如下。

A.洞缘外形线圆缓,转折处勿形成锐角,洞缘线应避开咬合接触区,尽量保留尖、嵴等抗力强大的部位。

B.窝洞的深度应达到釉牙本质界下 0.2～0.5mm,以使充填体获得足够的厚度。

C.窝洞洞形应底平、壁直、点线角清晰而圆钝,以使内应力均匀分布,避免洞底及点线角处应力集中而致牙体折裂。

D.鸠尾洞形的峡部宽度不宜过小,并且不能使峡部与轴髓线角处于垂直连线上,以免造成充填体自峡部折断。

E.备洞时应去除无基釉,并避免在制洞过程中产生新的无基釉;脆弱的尖嵴适当降低。

②固位形:固位形是防止修复体在侧向或垂直方向力量作用下移位、脱落的形状。窝洞的固位形必须具有三维的固位作用方能保持修复体的稳定。此外,固位形的要求与窝洞涉及的牙面数有关。单面洞修复体只能从与洞底垂直的方向脱位,而双面洞则可从与洞底呈水平和垂直2个方向脱位,在设计固位形时应视不同情况而做不同的选择。基本固位形有以下几种形式。

A.侧壁固位:各类洞形最基本的固位形,以洞侧壁与充填材料间密合而产生的摩擦力来固位。盒状洞形的侧壁应相互平行并具一定深度,使洞壁和充填体之间产生摩擦固位力。

B.倒凹固位:在侧壁髓线角区平洞底向侧壁做出的潜入小凹,一般应位于厚实坚固的牙尖下方。因牙尖下方正是髓角所在,制作时注意避让。

C.梯形固位:复面洞的邻面部分所采用的固位形,龈侧大于𬌗侧的梯形,防止修复体从梯形底边呈垂直方向脱位。

D.鸠尾固位:复面洞的一种固位形,鸠尾峡部宽度一般为颊舌牙尖间距的 1/4～1/3,并注意整个鸠尾的比例协调性;峡部的位置应在轴髓线角的靠中线侧。

E.辅助固位:固位沟、固位槽、固位钉。

(3)备洞器械:备洞时所用的器械有 2 类,一类是机动器械,一类是手用器械。

①机动器械:目前临床上使用的有电动钻牙机和气涡轮机。前者借助电机转动,后者借助空气压缩机产生的高速气流推动钻牙机内的钻针转动。电动钻牙机由电动机、传动部分和机头组成。

A.机头:又称手机,有直、弯2种。备洞多用弯手机。

B.钻针:用于切割牙体组织,其样式和品种多样,临床根据备洞需要选择。工作时把钻针安装在手机上。a.钢钻:有长柄、短柄2种。长柄钻用于直手机,短柄钻用于弯手机。长柄钻长约45mm,短柄钻长约22mm。钻针分头、颈、柄3部分,头即工作端,由8～12道刃口组成,颈是头和柄之间的狭窄部分,柄是上在机头上的部分。短钻针的末端有一小槽,还有与长柄平行的2.5mm的半截面,可嵌在机头内,其工作头均可分为3类。一是裂钻,裂钻的钻头有柱状和锥状,裂钻的刃口互相平行,平行的刃口有的和钻针方向一致,有的则倾斜,有的呈锯齿状,工作头长4～5mm。裂钻常用于扩大洞形,修整洞壁。二是倒锥钻,倒锥钻的钻头顶端直径大于柄端,侧面有刃达顶端,钻头较短,长0.5～1.5mm,常用于制作倒凹,磨平洞底,扩大洞形。三是球钻,球钻(又称圆钻)有倾斜单刃和锯齿刃2种。球钻常用于去除龋坏,开扩洞口,制作圆弧形倒凹。各种钢钻均有不同的大小和型号。b.石尖:由人造石制成,通常是长柄,有各种形式和大小,可用其磨除边缘嵴和牙釉质。c.金刚石尖:用人造金刚石制成,也有不同式样和大小。硬度大,切割效率高,有球形、柱形、锥形等。

气涡轮机又叫风动钻牙机,它的转速可达20万～50万 r/min,切割效率高,震动轻,扭转力小,有喷水冷却装置,使用钨碳钢钻针。目前应用较普遍。

②手用器械

A.挖器:工作头呈匙形,边缘为刃口。一般是双头,调转工作头的方向则可以左右2个方向进行剔刮。深龋近髓时使用挖器,不易引起穿髓。

B.凿:凿有双面刃和单面刃。单面刃常用于去无基釉,修整邻面洞的龈壁和颊舌壁的锋锐边缘。临床应用少。

5.窝洞预备的基本步骤

(1)窝洞预备

①开扩洞口及进入病变区域:一般病变区域较为隐蔽,为使视野清楚,查清病变的范围和程度,正确设计窝洞外形,便于操作,首先应开扩洞口,寻找便于进入窝洞的通道。咬合面龋常表现为潜行性损害,龋洞口小底大,需先去除洞口的无基釉,扩大洞口;而邻面龋开扩洞口应视具体情况采取不同方式进入。后牙邻面龋,若接触点已破坏,应磨除殆面相应边缘嵴,从殆面进入龋洞。若尚未累及接触点,仅局限于牙颈部,则可从颊或舌侧进入,以避免去除过多牙体组织。前牙邻面龋,为保持唇面的完整和美观,多从舌侧进入。若龋损近唇面,则采用牙色材料修复,可从唇面进入,保持舌侧边缘嵴,利于承受咀嚼力。

②设计和预备窝洞外形:窝洞的洞缘构成了洞外形。外形的建立,应最大限度地保存牙体组织和减少继发龋的发生。其原则为:A.以病变范围为基础设计洞形。B.尽量避开牙尖和嵴等承受咬合力的部位。C.沿点、隙、裂沟扩展,并进行适当预防性扩展。D.外形曲线圆缓,以减少应力集中。E.邻面洞的外形线应达自洁区,防止继发龋。龈缘与邻牙之间至少有0.5mm宽的间隙,不必扩展到龈下。F.不同部位进入牙本质深度不同,一般牙釉质界下深0.2～0.8mm,咬合面不超过0.2mm,平滑面0.5mm,牙根面0.8mm。

③预备抗力形和固位形:在洞外形基本形成侧壁和洞底后,经修整,预备具抗力形和固位形的盒形洞,并用球钻或裂钻预备清晰圆钝的线角和洞底的倒凹。

④预备修整洞缘：洞缘壁的修整和洞角的设计。防止充填体与牙体组织之间出现缝隙，产生微渗漏。同时，洞缘处的充填体和牙体组织应具有足够的强度，防止充填体边缘破裂。

洞缘预备时，要考虑牙面的釉柱方向，使釉质壁的釉柱止于健康的牙本质上，防止折裂。

洞面角的预备取决于所使用的充填材料。银汞合金材料边缘韧性差，易折裂，洞面角应制成90°；复合树脂材料韧性较好，洞缘可制成短斜面，以利于黏固修复。

⑤备洞的过程尽量采用无痛制洞：如选择锋利的器械，间断、带水操作；局部麻醉操作；步骤尽量合并完成，并可变更和省略。

(2)术区的隔湿、消毒

①窝洞隔湿：窝洞预备好后需隔离口腔环境，即隔离唾液，防止唾液渗入，以避免细菌感染，影响消毒药物和充填材料的性能，从而保证洞壁的密合，保证视野清楚，便于充填。常用的隔湿方法包括以下几种。

A.棉卷隔湿：消毒棉卷隔湿简便而有效，临床最常用。将棉卷置患牙的唇（颊）前庭沟处和舌侧口底，吸除术区附近唾液。若同时将棉卷置于腮腺导管口处，则隔湿效果更佳。术中要注意更换棉卷。

B.吸唾器：利用水流和抽气产生的负压，吸出口腔内的唾液。用时将吸唾管置于患者口底，注意勿紧贴黏膜。吸唾器与棉卷隔湿常配合使用。

C.橡皮障隔湿：橡皮障隔湿是用一块橡皮膜经打孔后套在牙上，利用橡皮的弹性紧箍牙颈部，使牙与口腔完全隔离开来。橡皮障隔湿所需器械较多，包括橡皮障、橡皮障打孔器、橡皮障夹、橡皮障夹钳、橡皮障支架等。该法一般需由助手协助进行，操作费时，但效果好，能使手术区视野清楚，防止损伤口腔黏膜及牙龈组织，防止小器械及切削的牙体组织碎屑吞入食管或气管，确保手术安全，减少交叉感染，防止乙肝和艾滋病的传播。

D.选择性辅助隔湿法：龈下和近龈缘的牙颈部龋可用退缩绳，防止术中龈沟液干扰，特别适用于复合树脂修复。方法是将蘸有非腐蚀性收敛剂的退缩绳塞入龈沟内，绳的直径和长度可灵活选择，必要时用阿托品使唾液分泌减少。也可采用开口器，多用于后牙长时间牙体修复中，可维持恒定的张口度，减轻患者开口肌群的疲劳，同时也方便术者操作。

②窝洞的消毒：在窝洞预备完成之后充填之前，可选用适宜药物进行窝洞消毒。理想的窝洞消毒药应具有消毒力强、对牙髓刺激小和不使牙变色等特性。常用的消毒药有25%～50%麝香草酚酒精溶液、樟脑酚溶液及75%酒精等。

对窝洞的消毒一直存在争议。传统的观点认为，窝洞预备好后，洞壁牙本质小管中还残存有少量细菌，为了更好地消除残余感染，防止继发龋，充填前需进行窝洞消毒。另一种观点则认为，窝洞内即使有少量残存细菌也会因充填后环境的改变而不利于其生长，经一定时间后逐渐失去生存能力而死亡，故不必再行窝洞消毒。目前主张只彻底清洗窝洞，通过黏结剂封闭窝洞，尽量减少微渗漏，再加上洞衬剂和垫底材料的抑菌作用及含氟充填材料，进一步防止继发龋。

(3)窝洞封闭、衬洞及垫底：由于窝洞深浅不一，深洞洞底往往不平，而且一些修复材料对牙髓有刺激性，所以，在充填前应根据窝洞的深度和修复材料的性质对窝洞进行适当处理。处理目的是隔绝外界和修复材料的刺激，保护牙髓，并垫平洞底，形成充填洞形。

①窝洞封闭:在窝洞洞壁涂一层封闭剂,以封闭牙本质小管,阻止细菌侵入。目的是隔绝来自修复材料的化学刺激,但因封闭剂很薄,不能隔绝温度刺激。此外,封闭剂能增加修复材料与洞壁的密合性,减小微渗漏,也可减少银汞合金中的金属离子渗入牙本质小管而防止牙变色。封闭剂主要有以下几种。

A.洞漆:采用天然树脂(松香或岩树脂)或合成树脂(硝酸纤维或聚苯乙烯),呈清漆状。涂于釉质壁和牙本质壁上,有机溶剂挥发后留有一层树脂薄膜,一般涂 2 次,以增强充填材料与洞壁的密合性,减少微渗漏。由于洞漆中的有机溶剂可与复合树脂中的树脂成分反应,影响树脂聚合,所以,树脂充填时忌用洞漆。

B.树脂黏结剂:黏结剂能有效地封闭牙本质小管,其减小微渗漏的作用优于洞漆。

②衬洞:在窝洞封闭之后,还要在洞底衬一层能隔绝化学和一定温度刺激且有治疗作用的洞衬剂,其厚度一般小于 0.5mm。常用的洞衬剂有氢氧化钙及其制剂、氧化锌丁香油酚黏固剂、玻璃离子黏固剂。

③垫底:在洞底(髓壁和轴壁)垫一层足够厚度(>0.5mm)的材料,可隔绝外界和修复材料的温度、化学、电流及机械刺激,同时有垫平洞底,形成充填洞形,承受充填压力和咀嚼力的作用。常用的垫底材料有氧化锌丁香油酚黏固剂、磷酸锌黏固剂、聚羧酸锌黏固剂及玻璃离子黏固剂。

A.垫底的适应证:a.深龋近髓的窝洞应垫底护髓;b.去龋后洞底不平者,应垫平;c.洞不深,但充填材料对牙髓有刺激性,应垫底隔绝刺激;d.经完善牙髓治疗后的无髓牙,应垫底使洞形符合要求,应力分布合理再充填永久性修复材料。

B.垫底的方法:有单层和双层垫底法 2 种。浅的窝洞不垫底;中等深度的窝洞,洞底距髓腔的牙本质厚度大于 1mm,可用磷酸锌黏固剂或聚羧酸锌黏固剂单层垫底;深的窝洞,洞底距髓腔很近,为了保护牙髓,需双层垫底,第一层垫氧化锌丁香油酚黏固剂或氢氧化钙,第二层垫磷酸锌黏固剂。

C.垫底的部位:只限于𬌗面髓壁和邻面轴壁,要求底平壁净,留出足够的深度(1.5～2.0mm),使修复体有足够的抗力和固位。

(三)深龋的治疗

龋病发展到牙本质深层,牙髓很容易被外界,包括物理、温度、化学和龋坏牙本质的细菌及其代谢产物所激惹。治疗深龋时,若处理不当,则容易造成牙髓的损害。

1.深龋的治疗原则

(1)停止龋病发展,促进牙髓的防御性反应:去除龋坏组织,消除感染源是停止龋病发展的关键步骤。原则上应去净龋坏组织,尽量不穿通牙髓。由于深龋接近牙髓,去除龋坏组织时应特别小心,必须根据不同年龄的髓腔解剖特点,结合洞底的颜色、硬度和患者反应等具体情况而做处理。例如,年轻人的髓腔大、髓角高,急性龋的软化牙本质多、着色浅、硬化牙本质少,去龋时易穿髓。如果在去净龋坏牙本质后有穿髓可能且患牙无自发痛,可保留洞底近髓处的少量已脱矿的牙本质,采用间接盖髓术,盖以有抑菌和促进修复性牙本质形成的制剂,如氢氧化钙,以达到终止龋病发展和促进牙髓防御性反应的目的。特别是急性龋,牙本质脱矿过程进展快,病变组织中细菌侵入的深度相对较浅,去龋时不必将所有软化牙本质去净,以避免穿髓。

（2）保护牙髓：术中必须保护牙髓，减少对牙髓的刺激。为此，在治疗深龋时应防止对牙髓机械、温度的刺激。去软龋时，用挖器从软龋边缘开始平行于洞底用力，或用较大的球钻间断、慢速磨除，切勿向髓腔方向加压。随时用水冲洗窝洞，棉球拭干，保持视野清楚。用探针探查有无穿髓孔时，应沿洞底轻轻滑动，勿施加压力，以防穿通髓腔。一般需双层垫底，以隔绝来自充填材料和外界的刺激。

深龋治疗时，洞侧壁的软化牙本质应彻底去净，而覆盖髓腔的洞底，包括髓壁和轴壁，去净软化牙本质后，有时可能引起牙髓暴露，特别是在髓角处。在此种情况，可保留少许洞底近髓处的软化牙本质，并做特别处理，以避免牙髓穿通，造成对牙髓的损伤和感染。

（3）正确判断牙髓状况：正确判断牙髓状况是深龋治疗成功的基础。深龋时，牙髓受外界刺激而发生病变的可能性较大，故治疗深龋时，先要对牙髓状况做出正确判断，才能制订出正确的治疗方案。

深龋时，细菌可经牙本质小管进入牙髓而使牙髓感染。研究表明，牙本质厚度小于0.3mm者牙髓可有明显炎症，小于0.2mm则牙髓中可发现细菌，即使未穿通髓腔，牙髓也可能感染。洞底与髓腔之间的牙本质厚度临床上很难估计。细菌的侵入与龋病发展速度也有关。急性龋时，病变发展快，修复反应少，脱矿区较宽，再矿化的硬化牙本质较窄，细菌侵入的深度相对较浅，一般存在于外层腐质区。慢性龋的病程缓慢，脱矿区较窄，硬化牙本质区较宽，细菌可存在于脱矿区。牙髓反应除与牙本质厚度和病变进程有关外，与细菌种类和数量及致病性、牙本质钙化程度、牙髓细胞和微循环状况、患者年龄等因素也有关，这些因素可影响牙本质的通透性和牙髓的反应性。

鉴于深龋时牙髓的反应性可受到以上多种因素的影响，对牙髓状态的判断是较困难的。临床上可通过详细询问病史，了解患牙有无自发痛、激发痛、刺激去除后有无延缓痛。结合临床检查，包括视、探、叩诊等，必要时做牙髓温度测试、电测试及 X 线检查。主要与早期牙髓炎、慢性闭锁性牙髓炎、牙髓坏死等鉴别，不要将已有牙髓病变的患牙误认为单纯的深龋来处理。

2.深龋的治疗方法

在排除了伴不可复性牙髓炎和牙髓穿孔的情况后，根据患牙牙髓是否充血和软龋能否去净，采取不同的治疗方法。

（1）垫底充填：多数情况下可一次完成充填治疗，即窝洞预备好后，立即垫底充填。

①适应证：适用于无自发痛、激发痛不严重、刺激去除后无延缓痛、能去净龋坏牙本质这一类牙髓基本正常的患牙。

②窝洞预备要点：深龋时，龋洞较大，入口容易。一般先去除洞缘的无基釉和龋坏组织即可暴露龋损。深龋的洞较深，在预备外形的同时只去除了大部分龋坏组织，深层的龋坏组织需用挖器或球钻仔细去除。去除深龋坏牙本质后洞底一般不平，或呈圆弧形。在预备窝洞时，只能按备洞原则将侧壁磨平直，切忌将洞底磨平，否则可造成髓腔穿通。不平的洞底可用垫底材料垫平，以弥补洞形的不足。如需做倒凹固位形，应在垫底后做。

深龋造成牙体组织破坏大，如患牙承担的咬合力较大，应适当降低其咬合，磨低脆弱的牙尖和嵴。

③充填治疗：深龋制备的窝洞洞底接近髓腔，一般需双层垫底后再充填。即先用氧化锌丁香油酚黏固剂垫一层，以保护牙髓，再垫一层磷酸锌黏固剂，形成平而硬的洞底，以利于充填。如用聚羧酸锌黏固剂或玻璃离子黏固剂垫底则可只垫一层。垫底后可做倒凹固位增加固位力，应留出足够的深度，以容纳一定厚度的充填材料。选用适宜的充填材料充填，恢复牙的外形和功能。

（2）安抚治疗：将具有安抚、镇痛、消炎作用的药物封入窝洞，使牙髓充血恢复正常，消除临床症状。

①适应证：一些深龋患者，无自发痛，但有明显的激发痛，备洞过程中极其敏感。这类患者应先做安抚治疗，待症状消除后再做进一步处理。

②治疗方法：窝洞清洁后，放置大小合适的丁香油酚棉球或抗生素小棉球，用氧化锌丁香油酚黏固剂封洞，观察 1～2 周。复诊时，若无症状，牙髓活力正常，无叩痛，则取出棉球，再酌情做双层垫底永久充填，或做间接盖髓术。若有症状，则应进一步作牙髓治疗。

在软化牙本质可去净的病例，可直接用氧化锌丁香油酚黏固剂封洞观察。氧化锌丁香油酚黏固剂有安抚作用。第二次复诊时，如无症状，牙髓活力正常，可在隔湿情况下去除部分黏固剂，留一薄层作垫底用，上面用磷酸锌黏固剂垫底，做永久充填。

由于龋洞内的龋坏牙本质中细菌及其代谢产物本身对牙髓就是有害的刺激因素，安抚治疗一定要在不引起穿髓的前提下，尽量去除龋坏组织后再严密封以安抚药物，以停止细菌毒素对牙髓的刺激，并隔绝外界刺激，使牙髓恢复正常。

（3）间接盖髓术：用具有消炎和促进牙髓-牙本质修复反应的盖髓制剂覆盖于洞底，促进软化牙本质再矿化和修复性牙本质形成，保存全部健康牙髓的方法称为间接盖髓术（IPC）。常用的盖髓剂有氢氧化钙制剂。

①适应证：用于软化牙本质不能一次去净，牙髓-牙本质反应能力下降，无明显主观症状的深龋。

②治疗方法：由于慢性龋和急性龋细菌侵入的深度不同，故在治疗方法上不尽相同。

A.急性龋：病程进展快，软化牙本质多，细菌侵入深度相对较浅，未进入深层脱矿层，若去净软化牙本质有穿髓的可能时，在洞底可保留少量软化牙本质。窝洞预备好后，干燥，于洞底盖一薄层氢氧化钙制剂，然后垫底充填。如一次充填把握性不大，可在氢氧化钙间接盖髓后，用氧化锌丁香油酚黏固剂和磷酸锌黏固剂双层封洞，或用聚羧酸锌黏固剂或玻璃离子黏固剂单层封洞，观察 1～3 个月，复诊时若无症状，牙髓活力正常，则可去除部分黏固剂，做永久充填。

B.慢性龋：病程进展慢，脱矿区较窄，再矿化区宽，细菌可侵入脱矿区，若一次去净软化牙本质有穿髓可能时，第一次处理同急性龋，即在洞底保留少量软化牙本质，窝洞干燥后，在洞底盖一薄层氢氧化钙制剂，双层或单层封洞，观察 3～6 个月，等待修复性牙本质的形成。复诊时，若无症状，牙髓活力正常，则应除去全部封物及残余的软化牙本质，因慢性龋时，软化牙本质有细菌感染。去净软化牙本质后，若无穿髓则可盖髓、垫底、永久充填。一旦出现牙髓穿通或有自觉症状则需做牙髓治疗。

3.深龋治疗方案的选择

深龋的治疗要综合考虑龋病的类型、龋洞内龋坏组织能否完全去净、牙髓的状态等因素，来选择治疗方案(表 1-1-4)。

表 1-1-4　深龋的治疗方案

龋病类型	软龋能否去净	牙髓状况	最佳治疗方案
急性龋、慢性龋	能	正常	垫底充填
急性龋、慢性龋	能	充血	安抚→垫底充填
急性龋	不能	正常	间接盖髓→垫底充填
	不能	充血	安抚→间接盖髓→垫底充填
慢性龋	不能	正常	间接盖髓→去净软龋、间接盖髓→垫底充填
	不能	充血	安抚→间接盖髓→去净软龋、间接盖髓→垫底充填

四、龋病治疗并发症及处理

(一)充填后疼痛

充填治疗后出现疼痛，根据引起疼痛的病因和疼痛性质可以分为牙髓性疼痛和牙周性疼痛。

1.牙髓性疼痛

(1)激发痛:充填修复后出现冷、热刺激痛，但无明显延缓痛或仅有短暂的延缓痛，常见原因:备洞过程中对牙髓的物理刺激，如过冷的水冲洗窝洞、连续钻磨产热及钻牙的负压均可激惹牙髓，致牙髓充血;中龋、深龋未垫底直接银汞合金充填可传导冷、热刺激;复合树脂直接充填或深龋直接用磷酸锌黏固剂垫底可造成对牙髓的化学刺激而激惹牙髓。

症状轻者，可观察，若症状逐渐缓解则可不予处理。若症状未缓解，甚至加重者则应去除充填物，经安抚治疗无症状后再重新充填。

(2)与对颌牙接触时疼痛:应用银汞合金充填的牙，在与对颌牙接触时出现短暂的疼痛，脱离接触或反复咬合多次后疼痛消失。这种情况多见于对颌牙有不同的金属修复体，上、下牙接触时，2 种具有不同电位的金属连在一起，形成电位差，产生电流而引起疼痛。

应去除银汞合金充填物，改用非导体类材料，如复合树脂充填，或改做同类金属的嵌体修复。

(3)自发痛:充填后出现阵发性、自发性疼痛，疼痛不能定位，温度刺激可诱发或加重疼痛，此种情况应考虑有牙髓炎的可能。近期出现的原因:对牙髓状况判断错误，小的穿髓孔未被发现;上述引起激发痛的各种因素严重或持续时间长。

远期出现的原因可能是充填材料对牙髓的慢性刺激，导致牙髓逐渐发炎，甚至坏死;洞底留有较多的龋坏组织，致病变继续发展，累及牙髓。此时，应根据患者年龄和牙髓情况选择适当的牙髓治疗方法。

2.牙周性疼痛

(1)咬合痛:充填修复后出现咀嚼疼痛，与温度刺激无关，多因充填物过高，咬合时出现早接触所致。检查时会发现银汞合金充填物有亮点,复合树脂充填物可用咬合纸检查出高点。确定早接触部位,磨除高点,症状即可消除。

(2)自发痛:持续性自发性疼痛,可定位,与温度刺激无关,咀嚼可加重疼痛。主要原因:术中器械伤及牙龈,甚至牙周膜,或酸蚀剂溢至牙龈而致牙龈发炎。充填物在龈缘形成悬突,压迫牙龈,造成牙龈发炎、出血,时间长后可引起牙龈萎缩,甚至牙槽骨吸收。接触点恢复不良,造成食物嵌塞,引起牙龈炎症、牙龈萎缩及牙槽骨吸收。

可针对不同原因做不同处理。操作时轻柔、谨慎,尽量避免牙周组织的损伤。轻度牙龈炎者,局部冲洗上药。接触点恢复不良者,应重新充填,必要时需要做嵌体或全冠,以恢复正常接触关系。

(二)充填体折断、脱落

充填体在口腔内经过一段时间后发生折断或松动脱落,常见的原因如下。

1.窝洞预备缺陷

抗力形和(或)固位形不佳,如窝洞过浅或垫底过厚,导致充填材料过薄;邻面洞的鸠尾与邻面洞的大小不平衡,鸠尾峡过宽、过窄;轴髓线角过钝、过锐;洞底不平、龈壁深度不够等原因可致充填物易于脱落或折裂。

2.充填材料调制不当

充填修复材料调制比例不当、调制时间过长或过短、材料被唾液或血污染等均可使充填材料的性能下降。

3.充填方法不当

未严格隔湿,充填压力不够,材料未填入点线角、倒凹等微小区域,酸蚀黏结不充分等。

4.过早承担咬合力

材料未完全固化前,其机械强度差,如过早受力,易折断。

5.充填物存在高点

咬合关系异常者应去除原残存充填体,针对存在问题,按照备洞原则修整洞形,按正规操作调制材料和完成窝洞充填。

(三)牙折裂

充填后牙折裂包括部分折裂和完全折裂2种情况。主要由牙体组织本身的抗力不足所致。常见原因:窝洞制备时存在无基釉,薄壁弱尖未降低咬合,特别是在承受咬合力大的部位;磨除过多牙体组织,削弱了牙体组织的抗力;窝洞的点、线角太锐,导致应力集中;充填体过高、过陡,引起𬌗创伤;充填材料过度膨胀,如银汞合金在固化过程中与水接触所造成的延缓性膨胀。

对部分折裂者可去除部分充填物后,修整洞形,重新充填。若固位和抗力不够,可行黏结修复术、附加固位钉修复术、嵌体或冠修复。完全折裂至髓底者应给予拔除。

(四)继发龋

继发龋多发生在洞缘、洞底或邻面牙颈部等部位。主要原因:

1.备洞时未去净龋坏组织

残留的龋损或邻近的可疑龋未做处理,致使充填后龋损继续发展。

2.洞缘未在自洁区

洞的边缘在滞留区内,或在深的窝沟处,不便于清洁和维护,易产生继发龋。

3.微渗漏

无基釉受力时易破碎,在洞缘处存在缝隙,菌斑沉积,不易清除。充填材料硬固时,本身的体积收缩小于牙体硬组织的热膨胀系数、充填压力不足及洞缘的垫底黏固剂溶解、材料自身被腐蚀等原因都可造成洞壁与充填材料之间出现微渗漏。充填体的羽毛状边缘和承受咬合力部位洞缘短斜面上的充填体,可在受力时破碎、折裂,而使充填体边缘出现缝隙。

一经诊断继发龋,应去除充填物,清除腐质,修整洞形,重新充填。

洞漆和黏结剂的使用可增加充填材料与洞壁间的密合度,从而降低微渗漏的发生率。最近的研究表明,黏结剂不仅能降低复合树脂充填的微渗漏,也可减少银汞合金充填的微渗漏。在银汞合金充填中,虽然洞漆有一定减少微渗漏的作用,但其作用是对修复体与牙体组织间微间隙的机械封闭,随着修复时间的延长,这种封闭可因温差、老化等因素而逐渐降低。而具有黏结性的各种黏结剂在银汞合金与牙体组织界面间的作用则不同,黏结剂既可起到机械封闭作用,又可与釉质、牙本质、银汞合金形成一定形式的黏结。

第二节 牙体硬组织非龋性疾病与损伤

一、牙发育异常和着色牙

(一)牙发育异常和结构异常

1.釉质发育不全

釉质发育不全指在牙发育期间,由于全身疾患、营养障碍或严重的乳牙根尖周感染导致釉质结构异常。根据致病的性质不同,有釉质发育不全和釉质矿化不全2种类型:前者系釉质基质形成障碍所致,临床上常有实质缺损;后者则为基质形成正常而矿化不良所致,临床上一般无实质缺损。发育不良和矿化不良可单独发病,也可同时存在。

(1)病因

①严重营养障碍:维生素 A、C、D,以及钙磷的缺乏,均可影响成釉细胞分泌釉质基质和矿化。维生素 A 缺乏,对上皮组织的影响很明显,而釉质为上皮组织的成釉细胞所形成;维生素 C 缺乏时,成釉细胞不能分化成高柱状细胞而蜕变成扁平细胞,使釉质发育不全。对天竺鼠的动物实验证明:维生素 C 缺乏首先导致成牙本质细胞变性,不能形成正常的牙本质,而是不规则、没有整齐牙本质小管的钙化组织,严重时甚至使牙本质发育停止。成牙本质细胞变性后可影响釉质正常发育。维生素 D 严重缺乏时,钙盐在骨和牙组织中的沉积迟缓,甚至停止;一旦形成釉质基质,由于得不到及时的矿化,基质不能保持它的形状而塌陷。这些都是釉质表面上形成凹陷和矿化不良的原因。

②内分泌失调:甲状旁腺与钙磷代谢有密切关系。甲状旁腺功能降低时,血清中钙含量降

低,血磷正常或偏高。临床上出现手足抽搐症,其牙也可能出现发育缺陷,肉眼能见到牙面横沟或在镜下才能见到加重的发育间歇线。

③婴儿和母体的疾病:小儿的一些疾病,如水痘、猩红热等均可使成釉细胞发育发生障碍。严重的消化不良,也可成为釉质发育不全的原因。孕妇患风疹、毒血症等也可能使胎儿在此期间形成釉质发育不全。发病急、病程短的疾病,仅使釉质形成一条窄的横沟缺陷,如果正值牙发育的间隙期,则不引起釉质发育不全。

④局部因素:常见于乳牙根尖周严重感染,导致继承恒牙釉质发育不全。这种情况往往见于个别牙,以前磨牙居多,又称特纳牙。1912年,首先由 Turner 报道:一个小男孩因患严重的麻疹,萌出的恒牙在牙面上呈对称性的白色条纹,与相邻釉质截然不同,说明釉质形成时曾受到干扰。另一患者为小女孩,表现为局部釉质发育不良,牙面上有稍淡的黄斑,釉质完整。追问病史,曾有乳牙因根尖周脓肿而拔除的病史。

特纳牙不同于其他釉质发育不全累及口内多数牙,其往往只涉及单个牙齿。若患牙为尖牙或前磨牙,通常是因乳牙感染较重,影响了后继恒牙的发育。若为前牙,则多由创伤因素所致,受创乳牙被推入下方发育中的恒牙胚,从而扰乱了恒釉质的发育。

(2)病理变化:在磨片上,釉质部分有凹陷,凹陷处的釉护膜能经数年而不被磨掉。在凹陷底部,有加重的釉质发育间隙线(芮氏线)。釉丛和釉梭明显且数多。釉质易被染料浸透,故釉质中常有色素沉积。与釉质发生障碍同一时期发生的牙本质部分,也有增多的球间牙本质和牙本质发育间隙线(欧氏线)。

(3)临床表现:根据釉质发育不全的程度可将其分为轻症和重症。

①轻症:釉质形态基本完整,仅有色泽和透明度的改变,形成白垩状釉质,这是由于矿化不良、折光率改变而形成的,一般无自觉症状。

②重症:牙面有实质性缺损,即在釉质表面出现带状或窝状的棕色凹陷。

A.带状(横沟状)缺陷:在同一时期釉质形成全面遭受障碍时,可在牙面上形成带状缺陷。带的宽窄可以反映障碍时间的长短,如果障碍反复发生,就会有数条并列的带状凹陷出现。

B.窝状缺陷:由成釉细胞成组地破坏,而其邻近的细胞却继续生存并形成釉质所致。严重者牙面呈蜂窝状。

另外,还可表现为前牙切缘变薄,后牙牙尖缺损或消失。由于致病因素出现在牙发育期才会导致釉质发育不全,故受累牙往往呈对称性。所以,可根据釉质发育不全的部位,推断致病因素作用的时间。例如 11、13、16、21、23、26、31、32、33、36、41、42、43、46(FDI 记录法)的切缘或牙尖出现釉质发育不全,表示致病因素发生在 1 岁以内。因 12、22 釉质和牙本质在出生后 1 年左右才开始沉积,所以 12、22 的切缘被累及时,可推断致病因素已延续到出生后的第 2 年。若前牙未受累,主要表现在 14、15、17、24、25、27、34、35、37、44、45、47,则致病因素的发生在 2～3 岁以后。若为乳牙尖周感染致继承恒牙的发育不全,则表现为牙冠小,形状不规则,常呈灰褐色着色。

(4)防治原则:釉质发育不全系牙在颌骨内发育矿化期间所留下的缺陷,而在萌出以后被发现,并非牙萌出后机体健康状况的反映。所以对这类患牙再补充维生素 D 和矿物质是毫无意义的。由于这类牙发育矿化较差,往往容易磨耗。患龋后发展较快,应进行防龋处理。

牙齿发生着色、缺陷的可通过光固化复合树脂修复、烤瓷冠修复等方法进行治疗。

2.遗传性牙本质障碍

(1)分类:遗传性牙本质障碍可分为遗传性牙本质发育不全(DGI)及遗传性牙本质发育不良(DD)。

目前认为,遗传性牙本质障碍是一种常染色体显性遗传疾病,1973年,Shields等人根据临床特征及影像学表现提出以下分类:

①牙本质发育不全分3型:

A.牙本质发育不全Ⅰ型(DGI-Ⅰ):患有DGI-Ⅰ型者伴有成骨不全症。乳恒牙通常均呈琥珀色、半透明,显著磨损。影像学表现为牙根又细又短,牙本质肥厚,从而导致萌出前或刚萌出的牙齿牙髓闭锁。但这种现象在同一个体内可能也会有所差异,可能有的牙齿牙髓完全闭锁,而其他牙齿牙本质表现正常。

B.牙本质发育不全Ⅱ型(DGI-Ⅱ):DGI-Ⅱ与DGI-Ⅰ牙齿特征相似,但完全通透且无成骨不全症。该型一个显著特征为牙颈部明显缩窄以致形成一个球根状的牙冠。DGI-Ⅱ型中无正常牙。神经性听力损失也曾作为伴发的罕见特征被报道。

C.牙本质发育不全Ⅲ型(DGI-Ⅲ):该型发现于美国马里兰州和华盛顿特区因Brandywine河而与世隔绝的3个种族人口中。临床表现各异,除了牙齿大小及色泽与DGI-Ⅱ型相似外,该型患者乳牙髓腔增大,大量暴露。影像学上表现为牙齿由于牙本质萎缩而中空,因而称为"壳状牙"。

②牙本质发育不良分为2型:

A.牙本质发育不良Ⅰ型(DD-Ⅰ):DD-Ⅰ型的牙齿临床表现并不明显,色泽、形状、外观均正常。但影像学表现为牙根尖锐,呈圆锥形,根尖缩窄。恒牙萌出前髓腔闭锁,因而剩余的牙髓呈与釉牙骨质界平行的新月形,而乳牙则牙髓完全闭锁。即使未患龋病牙齿也常常出现根尖阴影。

B.牙本质发育不良Ⅱ型(DD-Ⅱ):该型乳牙表现与DGI-Ⅱ型相似。但恒牙可能不受影响或仅在影像学上轻微异常,如髓腔呈枝叶状畸形及髓石。与DD-Ⅰ型不同,DD-Ⅱ型根长正常,无根尖阴影。

现仅讨论第Ⅱ型,即遗传性乳光牙本质。因具有遗传性,牙外观有一种特殊的半透明乳光色而得名。其发病率在1/8000～1/6000。

(2)病因:本病属于常染色体显性遗传病,可在一家族中连续出现几代,亦可隔代遗传。男、女患病率均等,乳、恒牙均可受累。亲代一人患病,子女有半数发病概率,符合常染色体显性遗传规律。

我国科研人员通过对3个遗传性乳光牙本质家系的分析,发现了位于4q21区域染色体长臂的DSPP(牙本质涎磷蛋白)几种不同类型的突变都可导致该病的发生。该基因的突变在其中2个家系还引发了进行性高频耳聋。科研人员不仅鉴定了部分遗传性乳光牙本质的一个新的表型——进行性高频耳聋,还首次发现在牙中特异表达的基因DSPP在内耳中也有表达,表明DSPP基因产物在牙本质发育及内耳正常功能中发挥了极为重要的作用,为该病的诊断和治疗带来了希望。

在这 3 个家系中,其中一个不伴有进行性耳聋的家系为 DSPP 基因内含子 3 的供点处发生了一个 G-A 的改变,在转录过程中可能导致 DSPP 基因外显子 3 的缺失;第二个家系在外显子 2 有一个 G-A 的颠换,造成了 Pro-Thr 的改变;第三个家系在外显子 3 有一个 G-A 的转变,从而造成密码子 Val-Phe 的改变,使蛋白跨膜区中 2 个相邻氨基酸残基发生错义突变,导致了疾病的发生。

近年来随着基因研究的发展,有观点认为遗传性牙本质障碍与成骨不全症是 2 种独立的疾病。

(3)病理变化:釉质结构基本正常,釉牙本质界失去小弧形的排列而呈直线相交,有的虽呈小弧形曲线,但界面凹凸较正常牙为浅。牙本质形成较紊乱,牙本质小管排列不规则,管径较大,数目较少,有的区域甚至完全没有小管,并可见未钙化的基质区域。由于不断较快地形成牙本质,成牙本质细胞蜕变消失,有的细胞被包埋于基质。

遗传性乳光牙磨片内,髓腔也由于被不断形成的牙本质充满而消失。

(4)临床表现:牙冠呈微黄色半透明,光照下呈现乳光。釉质易从牙本质表面分离脱落使牙本质暴露,从而发生严重的咀嚼磨损。在乳牙列,全部牙冠可被磨损至龈缘,造成咀嚼、美观和语言等功能障碍。严重磨损导致低位咬合时,还可继发颞下颌关节功能紊乱等疾病。X 线片可见牙根短。牙萌出后不久,髓室和根管完全闭锁。

(5)治疗原则:由于乳牙列常有严重咀嚼磨损,故需用覆盖面和切缘的骀垫预防和处理。在恒牙列,为防止过度的磨损,可用烤瓷冠,也可骀垫修复。

3.先天性梅毒牙

梅毒是由梅毒螺旋体引起的具有传染性的疾病。先天性梅毒是指胎儿在妊娠期由感染的母体直接传播而感染梅毒,但因胎盘的屏障作用仍然幸存者。被梅毒螺旋体感染的儿童常伴有牙形态发育异常和间质性角膜炎,甚至失明,还可伴中耳炎、耳聋等。梅毒对组织的损害在新生儿期很严重,因此,感染常累及发育中的恒切牙和第一磨牙。

(1)病因:在牙胚形态发生期,由于炎症细胞浸润,特别在成釉期中有炎症渗出,致使成釉细胞受害,部分釉质的沉积停止。又由于牙本质的矿化障碍,前期牙本质明显增多,故而牙本质塌陷,形成半月形损害。

(2)临床表现:先天性梅毒牙主要发生在上颌中切牙、第一磨牙,及下颌切牙、第一磨牙,其表现有以下几种情况。

①半月形切牙:上中切牙及下中切牙切缘较牙冠中部窄,中央部有切迹,两切角圆钝,有如新月形,又称为哈钦森牙。牙齿形态变化使前牙列牙间隙增大。

②桑葚状磨牙:第一恒磨牙咬合面缩小,牙尖萎缩,呈发育不良的结节压挤在一起,釉质呈小颗粒状,似桑葚样。牙冠短小,牙尖向中央聚拢而颈部周径大,牙齿呈暗褐色。

③蕾状磨牙:也有些第一磨牙,牙尖向中央聚合,骀面收缩,牙横径在牙颈部最大,状如花蕾,称之为蕾状磨牙,也是先天性梅毒牙的特征之一。

通过先天性梅毒牙有发现和推断先天梅毒的可能性,但不能单凭牙的特征来诊断,因为其他疾病如结核、佝偻病也可引起类似的形态和结构异常。确诊先天性梅毒最有力的证据应是血清学检查,即梅毒螺旋体的检出。

（3）预防与治疗：妊娠早期治疗梅毒，是预防先天性梅毒的有效方法。妊娠4个月内用抗生素治疗梅毒，95%的婴儿可以避免罹患先天性梅毒，从而防止梅毒牙的发生。

治疗先天性梅毒牙可采用光固化复合树脂或全冠修复，恢复牙冠形态，改善外观，恢复咀嚼功能。

（二）牙形态异常

1.过小牙、过大牙、锥形牙

牙的大小若与骨骼和面部的比例失去协调，就有过大或过小之感。个别牙若偏离了解剖上正常值的范围，且与牙列中其他牙明显不相称时，称为过小牙或过大牙。过小牙多见于上颌侧切牙、第三磨牙和额外牙。若牙为圆锥形时则称锥形牙，即牙的切端比颈部狭窄。有时上颌中切牙牙冠过大，而牙根并不长，过大牙应和临床上更为常见的融合牙相区别。

全口牙都呈过大或过小的情形极少，这种情形可能与遗传或内分泌有关，全口性过小牙，可发生于外胚层发育不良、Down综合征、先天性脑垂体功能减退的患者。单侧牙过大，可见于颜面偏侧肥大者。

前牙区的过小牙常影响美观，如有足够长度的牙根，可用复合树脂或冠修复，以改善美观。

过大牙冠而牙根小者，易导致菌斑积聚和牙周病发生，加上有碍美观，可考虑拔牙后修复。

2.融合牙、双生牙、结合牙

融合牙常由2个正常牙胚融合而成。在牙发育期，可以是完全融合，也可以是不完全融合。引起融合的原因，一般认为是压力所致。若这种压力发生在2个牙钙化之前，则牙冠部融合；若这种压力发生在牙冠发育完成之后，则形成根融合为一，而冠分为二的牙。牙本质总是相通连的。无论是乳牙或恒牙均可发生融合牙，最常见于下颌乳切牙。此外，正常牙与额外牙有时也可发生融合。

双生牙系由一个内向的凹陷将一个牙胚不完全分开而形成的。通常双生牙为完全或不完全分开的牙冠，有一个共同的牙根和根管。双生牙在乳牙列与恒牙列皆可发生。双生乳牙常伴有其继承恒牙的先天性缺失。

结合牙为2个牙的牙根发育完全以后发生粘连的牙。在这种情况下，牙借助增生的牙骨质结合在一起。据认为是由于创伤或牙拥挤，以致牙间骨吸收，使两邻牙靠拢，以后增生的牙骨质将两牙粘连在一起。结合牙偶见于上颌第二磨牙和第三磨牙区，这种牙形成时间较晚，而且牙本质是各自分开的，所以结合牙容易与融合牙或双生牙相区别。

乳牙列的融合牙或双生牙，有时可延缓牙根的生理性吸收，从而阻碍其继承牙的萌出。因此，若已确定有继承恒牙，应定期观察，及时拔除。发生在上颌前牙区的恒牙双生牙或融合牙，由于牙大且在联合处有深沟，所以对美观有影响。对这种病例应用复合树脂处理，一则可改善美观，再则可消除菌斑滞留区。此外，还可做适当调磨，使牙略微变小，以改善美观。

3.畸形中央尖

畸形中央尖多见于下颌前磨牙，尤以第二前磨牙最多见，偶见于上颌前磨牙。常为对称性发生。一般均位于𬌗面中央窝处，呈圆锥形突起，故称中央尖。此外，该尖也可出现在颊嵴、舌嵴、近中窝和远中窝。形态可为圆锥形、圆柱形或半球形等，高度1~3mm。半数的中央尖有髓角伸入。

(1)病因:一般认为发生此种畸形是由于牙发育期,牙乳头组织向成釉器突起,在此基础上形成釉质和牙本质。

(2)临床表现:中央尖折断或被磨损后,临床上表现为圆形或椭圆形黑环,中央有浅黄色或褐色的牙本质轴,在轴中央有时可见到黑色小点,此点就是髓角,但在此处即使用极细的探针也不能探入。圆锥形中央尖,萌出后不久与对颌牙接触,即遭折断,使牙髓感染坏死,影响根尖的继续发育。这种终止发育的根尖呈喇叭形,但也有一些中央尖逐渐被磨损,修复性牙本质逐渐形成,或属无髓角伸入型。这类牙有正常的活力,牙根可继续发育。因此,发现畸形中央尖时,应根据不同情况,及时给予相应的处理。

(3)治疗

①对圆钝而无妨碍的中央尖可不做处理。

②尖而长的中央尖容易折断或被磨损而露髓。牙刚萌出时若发现这种牙尖,可在麻醉和严格的消毒下,将此尖一次磨除,然后制备洞形,按常规进行盖髓治疗。另一种方法是在适当调整对颌牙的同时,多次少量调磨此尖,这样可避免中央尖折断或过度磨损,且可在髓角部形成足够的修复性牙本质而免于露髓。

③中央尖折断,已引起牙髓或根尖周病变时,为保存患牙并促使牙根继续发育完成,可采用根尖发育形成术或根尖诱导形成术。

4.牙内陷

牙内陷为牙发育时期,成釉器过度卷叠或局部过度增殖,深入到牙乳头中所致。牙萌出后,在牙面可出现一囊状深陷的窝洞。常见于上颌侧切牙,偶发于上颌中切牙或尖牙。

(1)分类:根据牙内陷的深浅程度及其形态变异,临床上可分为畸形舌侧窝、畸形根面沟、畸形舌侧尖和牙中牙。

①畸形舌侧窝:牙内陷最轻的一种。由于舌侧窝呈囊状深陷,容易滞留食物残渣,利于细菌滋生,再加上囊底存在发育上的缺陷,常引起牙髓的感染、坏死及根尖周病变。

②畸形根面沟:可与畸形舌侧窝同时出现。为一条纵形裂沟,向舌侧越过舌隆突,并向根方延伸,严重者可达根尖部,甚至有时将根一分为二,形成一个额外根。畸形根面沟尚未引起病变时,一般很难被诊断。有时在X线片上显示线样透射影,易被误认为副根管或双根管。畸形根面沟使龈沟底封闭不良,上皮在该处呈病理性附着,并形成骨下袋,成为细菌、毒素入侵的途径,易导致牙周组织的破坏。

③畸形舌侧尖:除舌侧窝内陷外,舌隆突呈圆锥形突起,有时突起成一牙尖。牙髓组织亦随之进入舌侧尖内,形成纤细髓角,易遭磨损而引起牙髓及根尖周组织病变。

④牙中牙:牙内陷最严重的一种。牙呈圆锥状,且较其固有形态稍大,X线片示其深入凹陷部好似包含在牙中的1个小牙,其实陷入部分的中央不是牙髓,而是含有残余成釉器的空腔。

(2)治疗:对牙内陷的治疗,应视其牙髓是否遭受感染而定。早期应按深龋处理,将空腔内软化组织去净,形成洞形,行间接盖髓术。若去腐质时露髓,应将内陷处钻开,然后根据牙髓状态和牙根发育情况,选择进一步处理的方法。若牙外形也有异常,在进行上述治疗后酌情进行冠修复,以恢复牙原来的形态和美观。

其中,对畸形根面沟的治疗,应根据沟的深浅、长短,以及对牙髓牙周波及的情况,采取相应的措施:

①若牙髓活力正常,但腭侧有牙周袋,则先做翻瓣术,暴露牙患侧根面,沟浅可磨除,修整外形;沟深制备固位形,常规玻璃离子黏固剂或复合树脂黏结修复,生理盐水清洗创面,缝合,上牙周塞治剂,7 天后拆线。

②若牙髓无活力伴腭侧牙周袋,则在根管治疗术后,即刻进行翻瓣术兼裂沟的处理。

③若裂沟已达根尖部,由于相互交通造成了牙周组织广泛破坏,则预后不佳,应予拔除。

5.釉珠

釉珠是牢固附着于牙骨质表面的釉质小块,大小似粟粒,呈球形。它多位于磨牙根分叉内或其附近,或见于釉牙骨质界附近的根面上。

釉珠起因于一小团错位的成釉细胞,或由于上皮根鞘的一小团上皮异常分化,再度出现成釉功能而形成。在显微镜下观察,常见的釉珠完全为釉质所构成,釉珠基底直接附丽在牙本质上。有的釉珠包含有牙本质,但含有牙髓者甚为罕见。釉珠能影响牙龈与牙体之间的良好附着关系,形成滞留区,引起龈炎。它还可能妨碍龈下刮治术。另外,釉珠在 X 线片上可被误为髓石或牙石,故应加以鉴别。釉珠一般不必治疗,必要时可将其磨去。

(三)牙数目异常

牙数目异常主要是指额外牙和先天性缺额牙。正常牙数之外多生的是额外牙,而根本未曾发生的牙是先天性缺额牙。

额外牙的发生可能来自形成过多的牙蕾,也可能是牙胚分裂而成。额外牙可发生在颌骨任何部位,但最多见的是"正中牙",位于上颌两中切牙之间,常为单个,但也可成对。"正中牙"体积小,牙冠呈圆锥形,根短。上颌第四磨牙也较常见,位于第三磨牙远中侧。此外,额外牙还可在下颌前磨牙或上颌侧切牙区出现。额外牙可萌出或阻生于颌骨内,若有阻生,则常影响邻牙位置,甚至阻碍其正常萌出,亦可导致牙列拥挤,成为牙周病和龋病的发病因素。乳牙的额外牙少见。

先天性缺额牙又可分为个别缺牙、多数缺牙和全部缺牙 3 种情况。个别缺牙多见于恒牙列,且多为对称性,最多见者为缺少第三磨牙。其次为上颌侧切牙或下颌第二前磨牙缺失。缺额牙也可为非对称性,在下颌切牙区内缺少个别牙。缺额牙在乳牙列很少见。个别缺额牙的原因尚不清楚,但一般认为有家族遗传倾向。

多数牙缺额或全口牙缺额,称无牙畸形,常为全身性发育畸形的局部表现。无牙畸形常伴有外胚叶发育不全,如缺少毛发、指甲、皮脂腺、汗腺等,若追溯家族史,可能找到遗传关系。

部分无牙畸形比全口无牙畸形多见。

(四)牙萌出异常

牙发育到一定程度,每组牙都在一定的年龄萌出,牙萌出异常有早萌、迟萌等现象。

早萌即萌出过早,多见于下颌乳切牙。在出生时,或出生后不久即萌出,若系正常乳牙,则为牙胚距口腔黏膜过近所致,也可能为多生牙。早萌的牙根常发育不全,甚至无牙根,因而附着松弛,常自行脱落,亦可尽早拔除。

个别恒牙早萌,多系乳牙早脱所致。多数或全部恒牙早萌极为罕见。在脑垂体、甲状腺及生殖腺功能亢进的患者,可出现恒牙过早萌出。

萌出过迟、异位和萌出困难:全口牙迟萌多为系统病或遗传因素的影响,个别乳牙迟萌可能与外伤或感染有关。一般乳牙很少有异位或萌出困难。恒牙迟萌或异位,往往因乳牙滞留,占据恒牙位置,或乳牙过早脱落造成邻牙移位,以致间隙不够。恒牙萌出困难,常见于上颌切牙,因乳切牙过早脱落,长期用牙龈咀嚼,使局部黏膜角化增强,龈质坚韧肥厚所致,必要时需切去部分龈组织,露出切缘以利萌出。

(五)着色牙

着色牙是口腔中常见的疾病,各个年龄的人群均可发生,既可以发生在乳牙,也可以发生在恒牙。根据病因的不同,可以分为内源性着色牙和外源性着色牙2大类。

1.病因

(1)外源性着色:外源性着色由多种原因造成,包括附着在牙表面的菌斑、产色素细菌、饮料、食物等(表1-2-1)。

表1-2-1　外源性牙着色的主要病因

菌斑、产色素细菌	如产黑色素类杆菌
漱口水	如氯己定漱口液
饮料	如咖啡、红酒、可乐等
食物	如油炸食品、咖喱食品等
抗生素	如米诺环素
其他药物	如补铁制剂

(2)内源性着色:内源性着色的病因根据牙萌出情况而有所不同。在牙未萌出前,影响牙胚胎发育及硬组织形成的原因包括系统性疾病如婴幼儿高胆红素血症、血液系统疾病,四环素类药物的应用等;而在牙萌出后,由于化学物质、外伤、抗生素使用等也可引起内源性牙着色(表1-2-2)。

表1-2-2　内源性牙着色的主要病因

		牙萌出前	牙萌出后
疾病	造血系统疾病	如卟啉症	外伤
	肝疾病	如伴有肝功能障碍的高胆红素病	龋损
	严重营养障碍或母婴疾病	如维生素缺乏	牙体的磨损、磨耗,釉质发育不全,牙本质过度钙化等
药物	四环素类药物		米诺环素
	氟化物		牙体修复材料(如银汞充填)

2.临床表现

(1)外源性着色:主要表现为在牙的表面,如牙颈部、牙近远中邻面、下颌牙舌面和上颌牙腭面有条状、线状或者块状的色素沉着。根据着色原因不同,可有多种色素沉着,严重者覆盖整个牙面,极大影响了美观。

(2)内源性着色:由于许多内源性着色均发生在牙萌出前牙冠形成时期,因此,通常为多个牙同时受累,且常伴有牙结构的发育缺陷,如四环素牙、氟斑牙。而外伤引起的牙着色主要是由于创伤时血管破裂,血细胞游离到髓腔,发生溶血,释放出血红蛋白及铁离子,与硫化氢结合形成硫酸铁进入牙本质小管而导致牙着色。

3.治疗

(1)外源性着色牙:一般采用常规口腔卫生清洁措施包括超声波洁牙、喷砂洁牙均可去除,严重者可能需经过多次反复清洁才能去除。

(2)内源性着色牙:内源性着色牙的治疗方法主要包括树脂修复、牙漂白、烤瓷冠修复等,可根据牙着色的程度不同而选择不同治疗方法。

(六)牙发育异常合并着色牙

1.氟牙症

氟牙症又称氟斑牙或斑釉,具有地区性分布特点,为慢性氟中毒早期最常见且突出的症状。氟牙症在世界各国均有报道。氟中毒除了影响牙外,严重者同时患氟骨症,应引起高度重视。

(1)病因:1931年Churchill首先肯定水中氟含量过高是本症的病因。同年Smith用氟化物做大鼠实验,证明氟含量过高可产生此症。一般认为水中含氟量以1ppm(1mg/L)为宜,该浓度既能有效防龋,又不致发生氟牙症。但个体因素及其他生活条件,包括对氟的感受性也有一定差异。饮用水是摄入氟的一个最大来源,水氟摄入是按年龄、气候条件和饮食习惯综合决定的。水氟的最适浓度主要取决于当地的年平均最高气温,我国地域辽阔,南北气温相差甚大,因此不能只有一个适宜浓度,故我国现行水质标准氟浓度为0.5~1ppm应是适宜的。

食物中氟化物的吸收,取决于食物中无机氟化物的溶解度及钙的含量。若加入钙的化合物,则氟的吸收就显著减少。动物实验证实,充足的维生素A、维生素D和适量的钙、磷,可减轻氟对机体的损害。这说明氟含量过高并不是造成氟牙症的唯一原因,因为水中含氟量较高的地区,也不是人人罹患此症。

另外,能否发生氟牙症还取决于过多氟进入人体的时机。氟主要损害釉质发育期牙胚的成釉细胞,因此,过多的氟只有在牙发育矿化期进入机体,才能发生氟牙症。若在7岁之前,长期居住在饮水中含氟量高的流行区,即使日后迁往他处,也不能避免以后萌出的恒牙受累,反之,若7岁后才迁入高氟区者,则不出现氟牙症。

(2)发病机制:碱性磷酸酶可以水解多种磷酸酯,在骨、牙代谢中提供无机磷,作为骨盐形成的原料。当氟浓度过高时,可抑制碱性磷酸酶的活性,从而造成釉质发育不良、矿化不全和骨质变脆等骨骼疾病。

(3)病理表现:柱间质矿化不良和釉柱的过度矿化。这种情况在表层的釉质更显著,表层釉质含氟量是深层釉质的10倍左右。由于氟牙症表层釉质呈多孔性,易于吸附外来色素(如锰、铁化合物)而产生氟斑。重型氟牙症的微孔量可达10%~25%,位于釉柱间,并沿横纹分布。如果这种多孔性所占的体积大,釉质表面就会塌陷,形成窝状釉质发育不全。

(4)临床表现

①在同一时期萌出牙的釉质上有白垩色到褐色的斑块,严重者还并发釉质的实质缺损。

临床上常按其程度而分为白垩型(轻度)、着色型(中度)和缺损型(重度)3种类型。

②多见于恒牙,发生在乳牙者甚少,程度亦较轻。这是由于乳牙的发育分别在胚胎期和婴儿期,而胎盘对氟有一定的屏障作用。但氟摄入量过多,超过胎盘筛除功能的限度时,也能不规则地表现在乳牙上。

③对摩擦的耐受性差,但对酸蚀的免疫力强。

④严重的慢性氟中毒患者,可有骨骼的增殖性变化,骨膜、韧带等均可钙化,从而产生腰、腿和全身关节症状。急性中毒症状为恶心、呕吐、腹泻等。由于血钙与氟结合,形成不溶性的氟化钙,可引起肌痉挛、虚脱和呼吸困难,甚至死亡。

(5)分类:氟牙症的分类由Dean于1934年提出,1942年进行了改良,具体评分体系如表1-2-3所示。

表1-2-3　氟牙症的分类

分类及计分	原始标准(Dean,1934)	改良标准(Dean,1942)
正常 0	牙釉质通常呈半透明状,表面光亮,奶油样白	牙釉质通常呈半透明状,表面光亮,奶油样白
可疑 0.5	较正常牙釉质的通透度轻微异常,有一些直径1~2mm的白色小斑点	较正常牙釉质的通透度轻微异常,有一些白色小斑点。该类别可用于不足以明确诊断为最轻微的氟牙症但又不算正常者
极轻微 1.0	牙面上有条纹或小的、不透明的纸样区域不规则散在分布。主要见于唇颊面,涉及面积小于牙面的25%。小的白色凹坑多见于牙尖。牙釉质无棕色染色	不规则散在分布的小的、不透明的纸样区域不超过牙面的25%。归为此类的牙往往在前磨牙或第二磨牙的牙尖上可见不大于1~2mm的白色斑点
轻度 2.0	白色不透明面积占牙面至少50%。磨牙、前磨牙、尖牙的缺损表面上可见薄的白色磨损层,正常牙釉质下层泛青。棕染多在上切牙有时隐约可见	牙釉质的白色不透明区域更广泛,但不超过牙面的50%
中度 3.0	牙形状无改变,但往往整个牙面受累。牙面磨损显著。唇颊面多见微小的蚀损。往往伴有影响外观的棕染。不同的流行地区棕染的发生率会有所差异,许多无棕染、白色不透明斑驳的牙釉质也被归类为"中度"	整个牙面的釉质受累,有明显磨损,棕染往往影响外观
重度 4.0	釉质发育不全明显,有时牙形状改变,这种情况多发生于较大的儿童,可视为一种轻微的病理性切端-𬌗面磨损。凹坑更深且融合,染色广泛,在有些病例中色泽可从巧克力色至黑色不等	包括了原本的"中等重度"及"重度"。整个牙面釉质受累,发育不全明显,影响牙的整个外形。此分类的主要诊断标志为离散或融合的凹坑。棕染广泛,牙呈锈蚀状

但Dean指数存在4大局限性:A.运用该指数的前提条件未说明;B.部分诊断标准不够精确、敏感;C.使用对象究竟是个人还是群体;D.相关的统计方法及报道有缺陷。

因此又有学者提出了有关氟牙症 TFI 的诊断标准、牙面指数及风险指数，具体分类标准见表 1-2-4。

氟斑牙牙面指数（TSIF）诊断标准及评分体系见表 1-2-5。

表 1-2-4　Thylstrup and Fejerskov 指数（TFI）诊断标准及评分体系

得分	原始标准（1978）	改良标准（1988）
0	持续吹干牙面后釉质透明度正常	牙面经清洁干燥后釉质通透度正常，光亮呈奶油样白
1	釉面横纹处有细小的白色线条	牙面相当于釉质横纹处有薄的白色浑浊线横跨。在有些病例中可见牙尖或切缘有轻微的"雪顶状"表现
2	平滑面：釉面横纹处的浑浊线条更加明显。相邻线条有时融合 𬌗面：散在的不透明区直径<2mm，在尖嵴处明显浑浊	白色浑浊线更明显且常融合形成云雾状区域，散布整个牙面。"雪顶状"改变在切缘及牙尖常见
3	平滑面：融合的不规则云雾状不透明区。不透明区之间的釉质横纹被衬托得更加明显 𬌗面：明显浑浊的区域融合。磨耗区基本正常，但往往与不透明釉质界限分明	白线融合，模糊的云雾状区域布满牙面大部。在云雾状区域间可见白线
4	平滑面：整个牙面明显浑浊或呈粉笔样白。部分磨耗面受影响较小 𬌗面：整个牙面明显浑浊。牙萌出后不久明显磨损	整个牙面显著浑浊或呈粉笔样白。磨耗面可能受较小影响
5	平滑面及𬌗面：整个牙面明显浑浊，伴有直径<2mm 的最外层釉质点状缺损	整个牙面模糊，有直径<2mm 的圆形凹坑（最外层釉质局部缺损）
6	平滑面：融合的凹坑水平排列形成宽度<2mm 的条带 𬌗面：釉质缺损融合的面积直径<3mm。磨损显著	在浑浊的釉质上可见融合的小凹坑形成条带，宽度不超过 2mm。此类别包括了牙尖嵴表层釉质磨损，形成直径<2mm 的缺损
7	平滑面：在不规则区域，最外层牙釉质缺损，累及面积小于整个牙面的 50% 𬌗面：融合的凹坑改变了牙的形态，有显著磨损	不规则区域最外层釉质缺损，累及面积小于整个牙面 50%。残余釉质不透明
8	平滑面及𬌗面：最外层釉质缺损累及面积大于牙面的 50%	最外层釉质缺损面积占整个牙面 50%以上。残余釉质不透明
9	平滑面及𬌗面：牙釉质大部缺损以至于改变了牙面的解剖形态。未缺损的釉质大多有明显的颈部边缘	外层釉质大部缺损导致牙/牙面解剖形态改变。不透明釉质的颈部边缘明显

表 1-2-5 TSIF 诊断标准及评分体系

得分	标准
0	牙釉质无氟斑牙征象
1	牙釉质有明确氟斑牙征象,即羊皮纸样白色区域小于可见牙面的 1/3。该类包括了氟斑牙症状局限于前牙切端及后牙牙尖者
2	羊皮纸样白色病损累及可见牙面的 1/3～2/3
3	羊皮纸样白色病损累及可见牙面的 2/3 以上
4	牙釉质存在上述氟牙症表现伴有染色者。染色是指一个区域明显变色,可从浅至暗棕色不等
5	散在的釉质凹坑状缺损,不伴有完整釉质的染色。凹坑的定义为釉质表面的实质缺损,形成一个底面粗糙四周有完整釉质围绕的结构。凹坑常被染色,与周围釉质存在色差
6	散在的凹坑与完整釉质染色共存
7	釉质表面的凹坑融合。大面积釉质缺损,牙解剖外形可能改变。常可见暗棕色染色

氟斑牙风险指数(FRI):将牙面划分成各个区域,与发育的年龄相关,形成与氟暴露时间相关的狭窄的年龄带。每颗恒牙可划为 4 区段:A.殆面与切缘 1mm 内的范围;B.唇颊面切 1/3 段及殆 1/3 段;C.唇颊面的中 1/3 段;D.唇颊面的颈 1/3 段。

其中涂黑色的区域釉质形成于 1 岁;灰色区域釉质形成于 3～6 岁;白色区域釉质形成的时期不确定或形成于 5 岁以后。

FRI 诊断标准及评分标准见表 1-2-6。

表 1-2-6 FRI 诊断标准及评分标准

分类及计分	标准
阴性 0	完全无氟牙症表现。无任何白点或条纹,牙面色泽正常。符合上述条件者,该区段得分为 0
可疑 1	任意区段有疑似氟牙症表现(如白点、条纹或氟牙症缺损面积达该区段 50% 或以下)
阳性:轻—中度 2	一个光滑面的区段若有 50% 以上区域表现为羊皮纸样白色条纹的典型氟牙症表现则诊断为阳性。切缘及殆面的区段若有 50% 以上区域有明显的雪顶样表现则诊断为氟牙症阳性
阳性:重度 3	区段 50% 以上区域存在凹坑、染色及畸形则诊断为阳性重度氟牙症
非氟牙症的浑浊 7	任何区段存在可能不是氟牙症的釉质浑浊现象
排除 9	一个区段有以下情况者则排除:不完全萌出、正畸装置、冠或其他修复体、大块菌斑及碎屑

(6)鉴别诊断:本病主要应与釉质发育不全相鉴别。

①釉质发育不全白垩色斑的边界比较明确,而且其纹线与釉质的生长发育线相平行吻合;氟牙症为长期性的损伤,故其斑块呈散在的云雾状,边界不明确,并与生长发育线不相吻合。

②釉质发育不全可发生在单个牙或一组牙;而氟牙症发生在多数牙,尤以上颌前牙为多见。

③氟牙症患者有在高氟区的生活史。

(6)防治原则:最理想的预防方法是选择新的含氟量适宜的水源,或分别应用活性矾土(Al_2O_3)或药用炭(活性炭)去除水源中过量的氟,但后者费用昂贵,难以推广。对已形成的氟牙症可用磨除、酸蚀涂层法、复合树脂修复和烤瓷冠修复等方法处理。

2.四环素牙

四环素是由金霉素催化脱卤生物合成的抗生素,早在 1948 年即开始用于临床。1950 年,国外有报道四环素族药物引起牙着色,称四环素牙;其后又陆续报道四环素沉积于牙、骨骼及指甲等,而且还能引起釉质发育不全。国内直至 20 世纪 70 年代中期才引起注意。目前,随着四环素类药物使用的减少,这类疾病的发病已逐渐少见。

(1)发病机制:在牙的发育矿化期,服用的四环素族药物,可被结合到牙组织内,使牙着色。初呈黄色,在阳光照射下则呈明亮的黄色荧光,以后逐渐由黄色变成棕褐色或深灰色。这种转变是缓慢的,并能被阳光促进,所以切牙的唇面最先变色。一般说来,前牙比后牙着色明显;乳牙着色又比恒牙明显,因为乳牙的釉质较薄、较透明,不易遮盖牙本质中四环素结合物的颜色。牙着色程度与四环素的种类、剂量和给药次数有关。一般认为,缩水四环素、地美环素、盐酸四环素引起的着色比土霉素、金霉素明显。在恒牙,着色程度与服用四环素的疗程长短呈正比关系,但是短期内的大剂量服用比长期服用相等总剂量的作用更大。

由于釉质和牙本质同时形成在同一基底膜的相对侧,所以同一次的剂量能在 2 种组织中形成黄色层。但四环素在牙本质中的沉积比在釉质中高 4 倍,而且在釉质中仅为弥散性的非带状色素。这是由于牙本质磷灰石晶体小,总表面积比釉质磷灰石晶体大,故而牙本质吸收四环素的量较釉质为多。又由于黄色层呈波浪形,似帽状,大致相似于牙的外形,所以一次剂量引起的着色能在一个牙的大部分表面看到。在牙着色的同时,还有骨组织的着色,但是后者可随骨组织的生理代谢活动而逐渐去除,然而牙的着色却是永久的。此外,四环素还可在母体通过胎盘引起胎儿乳牙着色。

四环素对牙的影响主要是着色,有时也合并釉质发育不全。四环素分子有螯合性质,可与牙组织形成稳固的四环素正磷酸盐复合物,此物质能抑制矿化的 2 个相,即核化和晶体的生长。

(2)临床表现

①四环素对牙着色和釉质发育不全的影响与下列因素有关:A.四环素族药物本身的颜色,如地美环素呈镉黄色、土霉素呈柠檬黄色。B.降解而呈现的色泽,四环素对光敏感,可以在紫外线或日光下变色。C.四环素在牙本质内,因结合部位的深浅而使牙本质着色的程度有所不同,当着色带越靠近釉牙本质界时,越易着色。因而在婴儿早期,形成外层牙本质时,用药影响最大。D.与釉质本身的结构有关。在严重釉质发育不全、釉质完全丧失时,着色的牙本质明显外露;在轻度釉质发育不全、釉质丧失透明度而呈白垩色时,可遮盖着色的牙本质,反而使牙色接近正常。四环素类药物与牙着色的关系见表 1-2-7。

表 1-2-7　四环素类药物与牙着色

药物	牙着色
金霉素	灰棕色
地美环素	黄色
土霉素	黄色,影响较小
四环素	黄色
多西环素	未见报道有颜色改变
米诺环素	黑色

②根据四环素牙形成阶段、着色程度和范围,四环素牙可以分为以下 4 个阶段。

A.第一阶段(轻度四环素着色):整个牙面呈现黄色或灰色,且分布均匀,没有带状着色。

B.第二阶段(中度四环素着色):牙着色的颜色由棕黄色至黑灰色。

C.第三阶段(重度四环素着色):牙表面可见到明显的带状着色,颜色呈黄灰色或黑色。

D.第四阶段(极重度四环素着色):牙表面着色深,严重者可呈灰褐色,任何漂白治疗均无效。

四环素牙引起牙着色和釉质发育不全,都只在牙发育期才能显现出来。一般说来,在 6～7 岁或 7 岁以后再给药,不致引起令人注目的牙着色。

(3)防治原则:为防止四环素牙的发生,妊娠和哺乳的妇女及 8 岁以下的小儿不宜使用四环素类药物。

着色牙可通过光固化复合树脂修复、烤瓷冠修复或漂白等方法进行治疗。

着色牙的漂白治疗主要用于牙冠比较完整的轻、中度氟斑牙,四环素牙,变色无髓牙。漂白治疗的方法主要分为外漂白和内漂白 2 种。外漂白方法根据操作场所可分为诊室内漂白治疗和家庭漂白治疗。

①漂白剂:目前最常用的漂白剂为过氧化氢,其他还有过氧化脲、过硼酸钠等。

过氧化氢是一种强氧化剂,着色牙漂白时最常用的剂量为 30% 过氧化氢,其确切的漂白机制至今不很清楚,主要为一种氧化反应,当过氧化氢和牙接触时,形成具有巨大氧化能力的游离根,在这个反应过程中被漂白物质向漂白剂提供电子。由于过氧化氢的分子量与水相似,所以,易被吸收进釉质从而氧化牙中的色素。漂白治疗的成功很大程度上取决于牙变色的程度、着色原因及色素进入牙组织时间的长短。过氧化氢不仅对釉质产生作用,而且对牙本质、牙骨质也会产生作用,甚至会对牙髓组织造成损害。

过氧化脲的漂白作用是利用它逐渐分解生成过氧化氢来实现的。过氧化脲分解后可生成过氧化氢、脲、二氧化碳、氨等。

②诊室内漂白术:使用药物大多为强氧化剂,如 30% 过氧化氢、10%～15% 过氧化脲等药物,置于牙冠表面进行漂白。在放置药物的同时还可辅助加用激光照射、红外线照射等方法增加脱色效果。

A.适应证。由于诊室内漂白使用的药物由釉质表面向牙本质渗入,因此,药物的漂白作用是由外向内逐步深入,越到牙本质深层效果越不明显。对于重度的四环素牙等疗效就相对较差。一般适用于完整的氟斑牙,轻、中度四环素牙,外染色牙和其他原因引起的轻、中度变色牙,而且主要是活髓牙。

B.漂白方法。a.由于漂白剂对牙龈及口腔软组织有灼伤,在治疗前可先用凡士林涂布牙龈及软组织表面以保护牙龈及软组织;b.在治疗前应去除牙表面附着的菌斑及色素,然后用小刷子蘸不含氟的漂白粉清洁牙面,冲洗后隔湿,上橡皮障;c.在牙表面放置含过氧化氢漂白液的纱布或凝胶;d.使用漂白灯或激光、红外线等加热装置照射,注意温度不要过多,以免引起组织损伤;e.治疗结束后,冲洗牙面,移去橡皮障及凡士林;f.询问患者是否有牙敏感症状或其他不适,给予适当处理;g.治疗时间一般为每周 1 次,每次 30～45 分钟,根据治疗效果持续 2～6 次。

③家庭漂白术:又称夜间漂白技术或托盘漂白术,该技术采用托盘和 10％～15％过氧化脲进行治疗。它不仅大大缩短了患者的就诊时间和次数,而且可以同时对全口牙进行漂白。

A.适应证。对外源性着色、内源性着色和因增龄所致的颜色改变效果较好,对氟斑牙也有不同程度的漂白效果,但对于四环素牙,尤其是中、重度四环素着色牙效果稍差。

B.漂白方法。a.藻酸盐印模材料取模,灌制石膏模型;b.在石膏模型上加工、修整托盘,托盘达龈下 0.5mm 处;c.经医师指导,在托盘内加入漂白凝胶,戴上后去除多余漂白剂;d.治疗期间勿饮水及漱口,睡觉前戴入,第 2 天早晨取出,再用清水漱口。若在白天使用,平均每 1.5～2 小时更换 1 次漂白剂,但每天使用不超过 12 小时;e.2～6 周为 1 个疗程;f.若有问题及不良反应出现,及时向医师汇报。

家庭漂白技术治疗的效果与漂白的时间和剂量有关,取决于每日戴托盘的时间长短、天数、患者本身的条件及内部颜色对漂白剂的敏感性等因素。根据目前的临床治疗效果分析,没有一种漂白术对所有情况都有效,尤其是四环素着色牙的治疗,因此,诊室内漂白术和家庭漂白术联合应用可能比单独使用一种方法效果更好。

④无髓牙漂白术:最早出现于 1884 年,又称内漂白术或诊间漂白术。主要是将漂白剂置于打开的牙髓腔内进行漂白治疗的一种方法。

A.适应证。主要是完成根管治疗术后的着色牙。

B.漂白方法。a.首先去除根管充填材料至根管口下 2～3mm 处,以光固化玻璃离子黏固剂封闭根管;b.把蘸有漂白药物的棉球封于髓腔内,隔 2～3 天复诊,4～7 次为 1 个疗程;c.漂白结束后,冲洗髓腔,然后用复合树脂充填窝洞。

无髓牙漂白术的主要并发症为牙的再着色和牙颈部外吸收。

经随访发现,内漂白的远期效果与近期效果存在差别,1～5 年或以后明显再着色的发生率为 3％～7％,45％～60％的牙有染色,牙颈部外吸收发生率约为 6.9％。牙颈部外吸收发生的确切机制尚不清楚,大多数学者认为与漂白剂渗出有关。过氧化氢可能通过牙本质小管进入牙颈部牙周膜,使之防御功能减弱,细菌在暴露的牙本质小管中繁殖,引起周围组织感染,继发牙颈部硬组织吸收,如果漂白后发生牙外吸收,只能拔除。

二、牙外伤

牙外伤多由外力所致,也可称为牙的急性损伤,包括牙周膜的损伤、牙体硬组织的损伤、牙脱位和牙折等。这些损伤既可单独发生,亦可同时出现。对牙外伤患者,应先注意查明有无颌骨或身体其他部位的损伤,在受外力打击或遭遇车祸等的情况下,尤其要注意排除脑部的损伤,现将常见的牙急性损伤分述如下。

(一)牙振荡

牙振荡是牙周膜的轻度损伤,通常不伴牙体组织的缺损。

1.原因

较轻外力碰撞,如在进食时骤然咀嚼硬物所致。

2.临床表现

伤后患牙有伸长不适感,轻微松动和叩痛,龈缘还可有少量出血,说明牙周膜有损伤。若做牙髓活力测试,其反应不一。通常受伤后无反应,而在数周或数月后反应开始恢复。3个月后仍有反应的牙髓,则大多数能继续保持活力。伤后一开始牙髓活力测试有反应的患牙,若后来转变成无反应,则表示牙髓已发生坏死,同时牙可变色。

3.治疗

应使患牙休息1~2周。必要时降低咬合以减轻患牙的殆力负担。松动的患牙应固定。受伤后1、3、6、12个月应定期复查。观察1年后,若牙冠不变色,牙髓活力测试正常,可不进行处理;若有牙髓坏死迹象时,应进一步做根管治疗术。必须记住,在年轻恒牙,其活力可在受伤1年后才丧失。

(二)牙脱位

牙受外力作用而脱离牙槽窝者称为牙脱位。由于外力的大小和方向不同,牙脱位的表现和程度不一,轻者偏离移位,称为不全脱位,重者可完全离体,称为全脱位。

1.原因

碰撞是引起牙脱位的最常见原因。在个别情况下,由于器械使用不当,拔牙时亦可发生邻牙脱位。

2.临床表现

根据外力方向,可有牙脱出、向根尖方向嵌入或唇(舌)向移位等情况。牙部分脱位常有疼痛、松动和移位等表现,同时因患牙伸长而出现咬合障碍。X线片示牙根尖与牙槽窝的间隙明显增宽。牙向深部嵌入者,则临床可见牙冠变短,其殆面或切缘低于正常邻牙。牙完全脱位者,则可见牙完全离体或仅有少许软组织相连,牙槽窝内空虚。牙脱位不论是部分还是完全性者,均常伴有牙龈撕裂和牙槽骨骨折。牙脱位后,可以发生以下并发症。

(1)牙髓坏死:其发生率占牙脱位的52%,占嵌入性脱位的96%。发育成熟的牙与年轻恒牙相比,前者更易发生牙髓坏死。

(2)牙髓腔变窄或消失:发生率占牙脱位的20%~25%。牙髓腔内钙化组织加速形成,是轻度牙脱位的反应,严重的牙脱位常导致牙髓坏死。牙根未完全形成的牙受伤后,牙髓常能保持活力,但也更易发生牙髓腔变窄或闭塞。嵌入性脱位牙,其牙髓坏死的发生率很高,故很少出现牙髓腔闭塞。

(3)牙根外吸收:有观点认为坏死牙髓的存在能促使牙根的吸收。牙根吸收最早在受伤2个月后发生。此外,约有2%病例并发牙内吸收。

（4）边缘性牙槽骨吸收：嵌入性和𬌗向性脱位牙特别易丧失边缘牙槽骨。

3.治疗

保存患牙是治疗牙脱位应遵循的原则。

（1）部分脱位牙：应在局部麻醉下复位，再结扎固定4周。术后3、6、12个月进行复查，若发现牙髓已坏死，应及时做根管治疗。

（2）嵌入性的牙脱位：在复位后2周应做根管治疗术，因为这些牙通常伴有牙髓坏死，而且容易发生牙根吸收。对嵌入性脱位牙的年轻恒牙，不可强行拉出复位，以免造成更大的创伤，诱发牙根和边缘牙槽骨的吸收。因此，对症处理，继续观察，任其自然萌出是最可取的处理方法，一般在6个月内患牙能萌出到原来的位置。

（3）完全脱位牙：在0.5～2小时进行再植，90%患牙可避免牙根吸收。因此，牙脱位后，应立即将牙放入原位，如牙已落地污染，应就地用生理盐水或无菌水冲洗，然后放入原位。如果不能即刻复位，可将患牙置于患者的舌下或口腔前庭处，也可放在盛有牛奶、生理盐水或自来水的杯子内，切忌干藏，并尽快到医院就诊。

对完全脱位牙，还应根据患者年龄、离体时间的久暂，做出如下具体的处理方案。

①根尖发育完成的脱位牙：若就诊迅速或复位及时，应在术后3～4周再做根管治疗术。因为这类牙再植后，牙髓不可能重建血循环，势必坏死，进而引起炎症性的牙根吸收或根尖周病变。若再植前做根管治疗术，延长了体外时间，则将导致牙根吸收。一般人牙再植后3～4周，松动度减少，而炎症性吸收又正好于此时开始。所以再植后3～4周做根管治疗是最佳时期。

脱位在2小时以后再就诊者，牙髓和牙周膜内细胞已坏死，不可能期望牙周膜重建，因而只能在体外完成根管治疗术，并经根面和牙槽窝刮治后，将患牙置入固定。

②年轻恒牙完全脱位：若就诊迅速或自行复位及时，牙髓常能继续生存，不要贸然拔髓，一般疗效是良好的。动物实验证明，再植3个月后，93%的牙髓全部被造影液充盈，仅有7%的牙髓坏死。牙髓血管的再生主要由新形成的血管从宽阔的根端长入髓腔，也有与原来的血管发生吻合的，说明这类牙再植后，有相当强的修复力。

当然，若就诊不及时或拖延复位时间，则只能在体外完成根管治疗术，搔刮根面和牙槽窝后再植，预后是欠佳的。

4.牙再植后的愈合方式

（1）牙周膜愈合：牙与牙槽之间形成正常牙周膜愈合。这种情况极少，仅限于牙脱位离体时间较短，牙周膜尚存活，且无感染者。

（2）骨性粘连：牙根的牙骨质和牙本质被吸收并由骨质所代替，发生置换性吸收，从而使牙根与牙槽骨紧密相连。临床表现为牙松动度减少，X线片示无牙周膜间隙。这种置换性吸收发生在受伤后6～8周，可以是暂时性的，能自然停止，也可以呈进行性，直至牙脱落。这个过程可持续数年或数十年。

（3）炎症性吸收：在被吸收的牙根面与牙槽骨之间有炎症性肉芽组织，其中有淋巴细胞、浆细胞和分叶粒细胞。再植前牙干燥或坏死牙髓的存在，都是炎症性吸收的原因。炎症性吸收在受伤后1～4个月即可由X线片显示，表现为广泛的骨透射区和牙根面吸收。若系牙髓坏死引起,则及时采取根管治疗术,常能使吸收停止。

(三)牙折

1.原因

外力直接撞击是牙折的常见原因。也可因咀嚼时咬到砂石、碎骨等硬物而发生。

2.临床表现

按牙的解剖部位可分为冠折、根折和冠根联合折 3 型。就其损伤与牙髓的关系而言,牙折又可分为露髓和未露髓 2 大类。

(1)冠折:前牙可分为横折和斜折,后牙可分为斜折和纵折(图 1-2-1)。

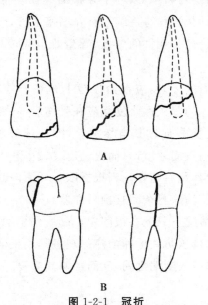

图 1-2-1 冠折
A.前牙冠折 B.后牙冠折

(2)根折:外伤性根折多见于牙根完全形成的成人牙,因为年轻恒牙的支持组织不如牙根形成后牢固,在外伤时常常被撕脱或脱位,一般不致引起根折。引起根折的外力多为直接打击和面部着地时的撞击。根折按其部位可分为颈侧 1/3、根中 1/3 和根尖 1/3。最常见者为根尖 1/3,其折裂线与牙长轴垂直或有一定斜度,外伤性纵折很少见。X 线片检查是诊断根折的重要依据,但不能显示全部根折病例。必要时可进行牙 CT 检查,明确根折的部位及折断的方向。摄片时中心射线必须与折裂线一致或平行,方能在 X 线片上显示折裂线,如果中心射线的角度大于正、负 15°~20°,那么很难观察到折裂线。X 线片不仅有助于根折的诊断,而且也便于复查时比较。

一些患者就诊时,牙髓活力测试无反应,但 6~8 周后可出现反应。据推测,无活力反应是牙髓在外伤时血管和神经受损伤所引起的"休克",随其"休克"的逐渐恢复而再出现活力反应。

根折恒牙的牙髓坏死率为 20%~24%,而无根折外伤恒牙的牙髓坏死率为 38%~59%,其差别可能是根折断端的间隙利于牙髓炎症引流的缘故。根折后是否发生牙髓坏死,主要取决于所受创伤的严重程度、断端的错位情况和冠侧段的动度等因素。根折时可有牙松动、叩痛,如冠侧断端移位可有龈沟出血,根部黏膜触痛等。有的根折早期无明显症状,数日或数周后才逐渐出现症状,这是由水肿和咬合使根折断端分离所致。

(3)冠根联合折:占牙外伤总数的一小部分,以斜行冠根折多见,牙髓常暴露。

3.治疗

(1)冠折:缺损少,牙本质未暴露的冠折,可将锐缘磨光。牙本质已暴露,并有轻度敏感者,可行脱敏治疗。敏感较重者,用临时塑料冠,内衬氧化锌丁香油黏固剂,待有足够修复性牙本质形成后(6~8周),再用复合树脂修复牙冠形态,接近牙髓腔时须用氢氧化钙制剂垫底,以免对牙髓产生刺激。牙髓已暴露的前牙,对牙根发育完成者应用牙髓摘除术,对年轻恒牙应根据牙髓暴露多少和污染程度行活髓切断术,以利于牙根的继续发育,当根端发育完成后,有观点主张还应行根管治疗术,因为钙化过程将持续进行并堵塞根管,而在以后做桩核冠修复需要行根管治疗术时,却难以进行根管预备和桩的置入,导致难以完成桩核冠修复。牙冠的缺损,可用复合树脂或烤瓷冠修复。

应该特别指出,凡仍有活力的牙髓,应在治疗后1、3、6个月,及以后几年中每半年复查1次,以判明牙髓的活力状况。牙的永久性修复都应在受伤后6~8周进行。

(2)根折:根折的治疗首先应是促进其自然愈合,即使牙似乎很稳固,也应尽早用夹板固定,以防活动。除非牙外伤后已数周才就诊,而松动度又较小就不必固定。

一般认为根折越靠近根尖其预后越好。当根折限于牙槽内时,对预后是很有利的,但折裂累及龈沟或发生龈下折时,常使治疗复杂而且预后亦差。

对根尖1/3折断,在许多情况下只上夹板固定,无须牙髓治疗,有可能出现修复并维持牙髓活力。那种认为根折牙应进行预防性牙髓治疗的观点是不正确的。因为根折后立即进行根管治疗常常有可能把根管糊剂压入断端之间,反而影响其修复。但当牙髓有坏死时,则应迅速进行根管治疗术。

对根中1/3折断可用夹板固定,当牙冠端有错位时,在固定前应复位。复位固定后,每月应复查1次,检查夹板是否松脱,必要时可更换夹板。复查时,若牙髓有炎症或坏死趋势,则应行根管治疗术。根管不用牙胶尖充填,而用玻璃离子黏固剂将钛合金或钴铬合金桩黏固于根管中,使断端固定在一起,以利根面的牙骨质沉积。当因治疗需要将根尖部断块用手术方法去除后,因冠侧段过短而支持不足时,常需插入钛合金根管骨内种植体以恢复牙原来的长度,同时牙冠部用夹板固定。这样骨组织会在金属"根"周围生长,从而将病理动度消除(图1-2-2)。

颈侧1/3折断并与龈沟相交通时,将不会出现自行修复。如折断线在龈下1~4mm、断根不短于同名牙的冠长、牙周情况良好者可选用:①切龈术,使埋藏于软组织内的牙根相对延长;②正畸牵引术(图1-2-3);③牙槽内牙根移位术:常规根管预备和充填,根管口用磷酸锌黏固剂暂封。局部黏膜下浸润麻醉,唇侧弧形切口,翻开黏骨膜瓣,用骨凿去除根尖骨壁,暴露根尖,牙挺挺松牙根,再用牙钳将牙根断端拉出至龈缘,将敲下的唇侧牙槽骨骨板置入根尖部间隙,以维持牙根的理想位置,缝合黏骨膜瓣,置牙周塞治剂固定牙根,术后2周去除敷料。术后3个月,行桩冠修复(图1-2-4)。

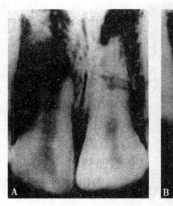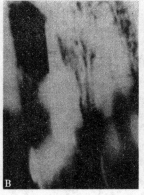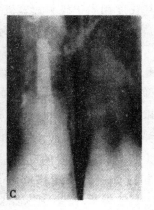

图 1-2-2　根折断端摘除术

A.根折端移位　B.摘除根端,钛钉从根管内插入并恢复根端失去的长度　C.骨组织修复

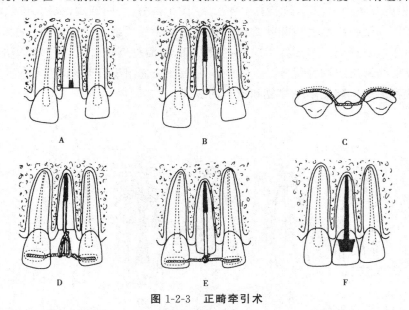

图 1-2-3　正畸牵引术

A.颈侧 1/3 根折　B.根管治疗后,4～8 周根管内置桩钩　C.唇弓预备　D.弹力牵引　E.固定结扎 2～3 个月　F.桩冠修复

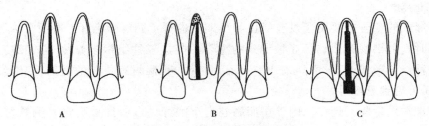

图 1-2-4　牙槽内牙根移位术

A.完成根管充填　B.牙根断端拉至龈缘,凿去根尖骨壁填入根尖间隙　C.完成桩冠修复

黏着夹板技术是固定根折最简便的方法,其步骤如下:①将患牙复位,拭净唇面,并用 95％乙醇擦拭、吹干、隔湿。以同法处理两侧健康牙(至少每侧 1 个牙)。②取 0.4mm 直径不

锈钢丝,其长度相当于患牙冠宽度加上两侧至少各 1 个健康牙的宽度,将其弯成弓形,使其与这些牙的唇面外形相一致。③将牙唇面中 1/3 处酸蚀 15～30 秒(根据不同产品而定),蒸馏水洗净吹干,用黏结剂和复合树脂将夹板固定在两侧健康牙上,黏结后,再以同法将患牙固定在钢丝上,此时应保证患牙位于固有的位置(图 1-2-5)。最后拍 X 线片检查根折断端对位是否良好。在下颌前牙,应将弓形夹板放在牙舌面,以免妨碍咬合。固定 3～4 个月后应重新进行临床检查,摄 X 线片和活力试验,以后应每隔 6 个月复查一次,共 2～3 次。根折愈合后,用金刚砂石磨除复合树脂,并松开钢丝,取下,磨光牙面。

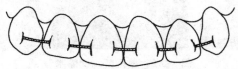

图 1-2-5　黏着夹板固定法

根折(指根尖及根中 1/3)的转归有 4 种形式(图 1-2-6):①两断端由钙化组织联合,与骨损伤的愈合很相似。硬组织是由中胚叶组织分化出的成牙骨质细胞所形成的。在活髓牙的髓腔侧则有不规则牙本质形成。②结缔组织将各段分开,断面上有牙骨质生长,但不出现联合。③未联合的各段由结缔组织和骨桥分开。④断端由慢性炎症组织分开,根端多为活髓,冠侧段牙髓常坏死。这种形式实际上不是修复和愈合的表现。

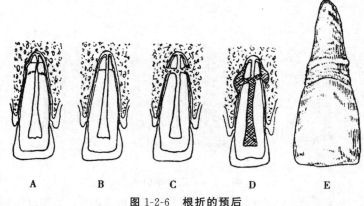

图 1-2-6　根折的预后

A.钙化性愈合　B.结缔组织性愈合　C.骨、结缔组织联合愈合　D.断端被慢性炎症组织分开　E.离体牙显示根折的钙化性愈合

第 1 种形式的愈合主要见于没有错位和早期就进行了固定的患牙。根折牙未作固定或未作咬合调整时则可出现第 2 和第 3 种形式的愈合。与这三种组织学修复形式相应,X 线片也可观察到 3 种修复形式,即看不到或几乎看不到折线,断端间有狭窄的透射区,断端边缘变圆钝,断端之间可见到骨桥等。

根折牙常常发生髓腔钙化。因外伤而髓腔变小的牙髓以胶原成分增加为特征,同时伴有细胞数目减少。

(3)冠根联合折:凡可作根管治疗,又具备桩核冠修复适应证的后牙冠根折,均应尽可能保留。对前牙的冠根折,可参考与口腔相通的牙颈部根折的治疗原则处理。

三、牙慢性损伤

(一)磨损

磨损主要是指由机械摩擦作用造成的牙体硬组织渐进性丧失的疾病。在正常生理咀嚼过程中,随年龄的增长,牙齿咬合面和邻面由于咀嚼作用而发生的均衡的生理性的硬组织丧失,称为生理性磨耗。正常生理性磨耗约为每年 $29\mu m(20\sim38\mu m)$。牙齿组织生理性磨耗的程度与年龄是相关的,垂直向的牙齿磨耗可通过根尖牙骨质增生和被动萌出来代偿。临床上,常由某种因素引起个别牙或一组牙,甚至全口牙的磨损不均或磨损过度,即病理性磨损。

1.原因

(1)牙体硬组织结构不完善:发育和矿化不良的釉质与牙本质易出现磨损。

(2)咬合关系不良,𬌗力负担过重:无𬌗关系的牙齿不发生磨损,甚至没有磨耗;深覆𬌗、对刃𬌗或有𬌗干扰的牙齿磨损重。缺失牙过多或牙齿排列紊乱可造成个别牙或一组牙负担过重而发生磨损。

(3)硬食习惯:多吃粗糙、坚硬食物的人,如古代人、少数民族,全口牙齿磨损较重。

(4)不良习惯:工作时咬紧牙、不良习惯或以牙咬物等,可以造成局部或全口牙齿的严重磨损或牙齿特定部位的过度磨损。

(5)全身性疾病:胃肠功能紊乱、神经官能症或内分泌紊乱等导致的咀嚼功能失调,造成牙齿磨损过度。涎液减少或涎液内蛋白含量减少,降低了其对牙齿的润滑作用,使得牙齿磨损增加。

2.临床表现

磨损常发生在牙与牙接触的地方。牙的磨耗速度比较恒定,对颌牙之间𬌗面或切缘磨损量基本相同。功能尖嵴,如前牙切缘、后牙𬌗面、上颌牙的腭尖、下颌牙的颊尖以及邻面接触点区域易出现磨耗。然而,有些病例的病理性和生理性磨损间无明显界限,开始是在牙的尖或嵴上出现光滑的小平面,随着年龄增加而逐渐加大、加深,牙本质暴露,周围釉质被磨损成刀刃状的边缘,𬌗面正常尖窝沟裂形态消失,呈杯状凹陷,邻面正常触点消失,可引起各种并发症。

(1)牙本质过敏症:通常出现在暴露的釉牙本质界和与对颌牙尖咬合位置相对应的磨损面上。这种酸痛症状可在几个月内逐渐减轻甚至消失,有时可能持续更长的时间而不见好转。敏感程度因人而异,一般来说,磨损速度越快,暴露面积越大,酸痛就越明显。

(2)食物嵌塞:邻面触点因磨损接触面积增大,𬌗方楔状间隙因磨损而消失,导致在行使咀嚼功能时食物嵌塞,促使牙周组织病和邻面龋的发生。

(3)牙髓和根尖周疾病:过度磨损导致髓腔暴露。

(4)颞下颌关节紊乱病:严重的𬌗面磨损可导致颌间垂直距离过短,迫使髁突位置后移,导致颞下颌关节受损。

(5)创伤性𬌗:不均匀磨损遗留高陡牙尖,如上颌牙的颊侧尖和下颌牙的舌侧尖,从而造成创伤性𬌗。

(6)创伤性溃疡:不均匀磨损遗留的过锐牙尖和边缘能刺激颊、舌黏膜,引起局部溃疡。

3.治疗

(1)去除病因：如改变不良习惯、调𬌗、修复缺失牙、治疗引起牙齿磨损的全身疾病等。

(2)对症治疗：磨损引起的牙本质过敏症可行脱敏治疗。个别牙齿重度磨损，与对颌牙之间有空隙、深的小凹面用充填法治疗，已引起牙髓和根尖周疾病者做相应的牙髓治疗。牙齿组织缺损严重者，可在牙髓治疗后用高嵌体或全冠修复；多个牙齿重度磨损，可用𬌗垫适当抬高颌间距离。

（二）酸蚀症

酸蚀症是因长期接触酸或酸酐造成牙体硬组织丧失的疾病。其脱矿过程与酸的关系明确，与细菌无关。若酸来自外环境，则一般破坏前牙的唇面；若酸来自胃部，则会破坏牙齿的腭、舌面。根据酸的种类和破坏程度，可有感觉过敏、染色、质地变软、缺损等临床表现。因牙釉柱被破坏，牙齿极易被磨损，有学者称其为"化学性磨损"。

让牙齿离开酸性环境是预防和阻止该病发展的关键。当牙齿出现了敏感症状、牙髓炎等症状时应做相应处理。

1.病因

酸或酸酐是直接的病因。根据来源，可将酸分为外源性和内源性2类。

(1)外源性酸：研究发现，制酸、汽车电池、电镀材料、化肥、酿酒行业有关人员是酸蚀症的高危人群，表明该病是典型的职业病。随着劳动保护法的贯彻实施，这类患者已明显减少。但长期、大量饮用酸性饮料导致酸蚀症患者增加，酸性饮料包括可口可乐、果汁、醋、酒等。

(2)内源性酸：主要见于各种原因导致的胃液反流，如胃溃疡、食管裂孔疝、妊娠、酗酒等。其特点是酸蚀部位发生在牙齿的内侧，即腭、舌面。

2.临床表现

最初仅有牙齿感觉过敏，以后逐渐出现实质缺损。环境中酸雾或酸酐引起者发生在前牙唇面。酸蚀的表现因酸种的不同有所差异。盐酸所致者表现为自切缘向唇面形成刀削状的光滑斜面，硬而无变色，切端可能因为太薄而折断；硝酸所致者，多发生在牙颈部，表现为白垩状、染色黄褐或灰色的脱矿斑块，质地松软，易崩碎而逐渐形成实质缺损；硫酸所致者，不易引起酸蚀，因二氧化硫气体溶于水后所形成的亚硫酸是弱酸，对牙齿的腐蚀破坏不明显，仅有酸涩感；其他低浓度酸所致者，一般破坏发生在釉牙骨质界，轻者出现沟状损害、敏感、探痛，重者出现大面积深度破坏，如酸性饮料导致的酸蚀症；常有胃酸反流者，可引起后牙的𬌗面与腭面的凹陷性损害。

3.防治原则

(1)预防

①劳动保护：消除和减少劳动环境中的酸雾，是预防酸蚀症的根本方法。戴防酸口罩，定时用弱碱性溶液，如2%苏打液含漱，避免用口呼吸等是个人防护的有效措施。

②注意刷牙：为了减轻对牙齿的磨损，牙刷应为软毛的，牙膏中的颗粒要细。接触酸性饮食后应立即清水漱口，而不要立即刷牙，否则将加速牙齿硬组织的丧失。

③控制饮食：减少酸性饮食的摄入。

④积极治疗消化系统的相关疾病。

（2）治疗

①症状较轻时，可以通过局部用药进行脱敏处理。

②缺损严重者可采用充填法、修复法等进行处理。

③牙髓有病变者，应先做牙髓病治疗，再用充填法、修复法处理。

④定期复查：对高危人群和已治疗者要定期复查，发现异常，及时处理。

（三）楔状缺损

楔状缺损是发生在牙齿唇、颊面颈部的慢性硬组织缺损。典型的缺损由 2 个夹面组成，口大底小，呈楔形。楔状缺损往往发生在同一患者的多个牙。一般上颌牙重于下颌牙，口角附近的牙多于其他区域的牙。

楔状缺损的原因除了刷牙不当外，还包括龈沟液中的酸以及非正中咬合力等。楔状缺损可造成牙齿敏感、牙髓炎，甚至牙齿横折等。调整咬合关系、改善刷牙方法是防治的根本措施。有症状者要进行相应的治疗。

1.原因

楔状缺损是由殆力疲劳、横刷牙和酸蚀 3 个因素综合作用的结果。伤因包括内、外 2 个方面。

（1）内因：牙齿受力时，应力集中于牙颈部。长期应力集中会导致牙齿硬组织疲劳。牙齿舌面受到的主要是压应力，唇颊面是拉应力。因拉应力的破坏性更大，故楔状缺损主要发生在唇颊面；牙颈部的釉质薄，甚至缺如，加之被龈沟包绕，龈沟内有酸性渗出物，这些因素使牙颈部硬组织的破坏更易发生。

（2）外因：刷牙不当与楔状缺损有密切关系。临床流行病学的研究表明：①不刷牙的人很少发生楔状缺损。横向刷牙者，常有严重的楔状缺损；②楔状缺损不发生在牙齿的舌面；③唇向错位的牙楔状缺损常比较严重；④楔状缺损的牙常伴有牙龈退缩，牙根暴露。研究还发现，楔状缺损的严重程度与牙刷毛的硬度、牙膏中颗粒的直径、刷牙的力度呈正相关关系。

3.临床表现

楔状缺损与年龄间存在正变关系，即年龄越大，缺损越重。患者多有横刷牙习惯。罹患的牙齿为多个甚至全口。常以口角附近的牙齿（尖牙、前磨牙）为重。患牙一般没有牙周病。楔状缺损可因深度不同而有不同表现。

（1）浅：损害局限在釉质或牙骨质内，可有轻度的敏感症状，检查发现缺损很浅甚至没有。在此阶段就诊者很少。但有的神经衰弱者，孕期、经期的妇女，虽然缺损不深，却会很敏感。这种敏感程度与缺损的深度不是正比关系的现象足以表明其复杂性。

（2）中：损害深度在牙本质中层或深层。遇到冷热酸甜等刺激时会有明显的不适或激发痛。临床检查可见典型的表现：缺损大致由 2 个夹面组成，口大底小，缺损处质地坚硬，表面光滑，边缘整齐，无染色或轻度染色。

（3）深：可导致牙髓腔暴露甚至牙齿的横向折断。这个阶段会出现牙髓病、根尖周病的相应症状。

4.防治原则

（1）预防

①调整咬合：消除高耸的牙尖、锐利的边缘。必要时通过正畸、修复等方法恢复咬合关系。

②正确刷牙：正确地选用牙膏牙刷,采用正确的刷牙手法。

③注意饮食：避免大量摄取酸性饮食。

④戒除不良习惯：避免咬异物、硬物等不良习惯。

（2）治疗

①缺损不深、症状不明显者可以不做处理。

②有过敏症状可做脱敏治疗。

③缺损较深者可行充填修复。

④缺损达到牙髓腔,有牙髓感染或根尖周病时,应做相应的治疗。

⑤已经或几乎导致牙齿横折者,可在根管治疗术完成后,做桩核冠修复。

（四）牙隐裂

牙隐裂又称不全牙裂或牙微裂。指牙冠表面的非生理性细小裂纹,常不易被发现。牙隐裂的裂纹常渗入到牙本质结构,是引起牙痛的原因之一。由于临床上比较多见,而裂纹又容易被忽略,故临床医师应给予足够的注意。

隐裂牙发生于上颌磨牙最多,其次是下颌磨牙和上颌前磨牙。上颌第一磨牙又明显多于上颌第二磨牙,尤其近中腭尖更易发生,此乃上下颌咀嚼运动时主要的工作尖,承担着最大的𬌗力,且与下颌磨牙中央窝有最合适的尖窝对位关系。上颌磨牙虽有斜嵴,但由于磨耗不均匀的高陡牙尖和紧密的咬合关系,也易在𬌗面的近中或远中窝沟处,两颊尖或两舌尖之间的沟裂处发生隐裂。

1.原因

（1）牙结构的薄弱环节是隐裂牙发生的易感因素。这些薄弱环节不仅本身抗裂强度低,而且是牙承受正常𬌗力时,应力集中的部位。

（2）牙尖斜度愈大,所产生的水平分力愈大,隐裂发生的机会也愈多。

（3）创伤性𬌗力：当病理性磨损出现高陡牙尖时,牙尖斜度也明显增大,正常咬合时所产生的水平分力也增加,形成创伤性𬌗力,使窝沟底部的釉板向牙本质方向加深加宽,这就是隐裂纹的开始。在𬌗力的继续作用下,裂纹逐渐向牙髓方向加深,所以创伤性𬌗力是牙隐裂的重要致裂因素。

2.临床表现

隐裂位置皆与𬌗面某些窝沟的位置重叠并向一侧或两侧边缘嵴伸延。上颌磨牙隐裂常与𬌗面近中舌沟重叠,下颌磨牙隐裂线常与𬌗面近远中发育沟重叠,并越过边缘嵴到达邻面。但亦有与𬌗面颊舌沟重叠的颊舌隐裂,前磨牙隐裂常呈近远中向。

表浅的隐裂常无明显症状,较深时则遇冷热刺激敏感,或有咬合不适感。深的隐裂因已达牙本质深层,多有慢性牙髓炎症状,有时也可急性发作,并出现定点性咀嚼剧痛。凡出现上述症状而未能发现患牙有深的龋洞或深的牙周袋,牙面上探不到过敏点时,应考虑牙隐裂存在的可能性。一般可用尖锐的探针检查,若隐裂不明显,则可涂以碘酊,使渗入隐裂染色而将其显示清楚。有时将探针置于裂隙处加压,可有疼痛感。沿裂隙磨除,可见裂纹已达牙本质深层。将棉花签置于可疑牙的牙尖上,嘱患者咬合,若出现短暂的撕裂样疼痛,则可能该牙已有隐裂。

3.治疗

(1)调𬌗:排除𬌗干扰,减低牙尖斜度以减小劈裂力量。患牙的𬌗调整需多次复诊分期进行,当调𬌗与保存生活牙髓发生矛盾时,可以酌情处理牙髓后再调𬌗。

(2)均衡全口𬌗力负担,治疗和(或)拔除全口其他患牙,修复缺失牙:这项工作常被医师们忽略,只注重个别主诉牙的治疗而不考虑全口牙的检查和处理,故治疗后常达不到预期效果。

(3)隐裂牙的处理:隐裂仅达釉牙本质界,着色浅而无继发龋损者,可采用复合树脂粘接进行修复;有继发龋或裂纹着色深,已达牙本质浅层、中层者,沿裂纹备洞,氢氧化钙糊剂覆盖,玻璃离子黏固剂暂封,2周后无症状则换光固化复合树脂。较深的裂纹或已有牙髓病变者,在牙髓治疗的同时大量调整牙尖斜面,彻底去除患牙承受的致裂力量和治疗后及时用全冠修复是至关重要的。在牙髓病治疗过程中,𬌗面备洞后,裂纹对𬌗力的耐受降低,尽管在治疗时已降低咬合,然而在疗程中由于咀嚼等,极易发生牙体自裂纹处劈裂开。因此,牙髓病治疗开始时可做带环粘上以保护牙冠,牙髓病治疗完毕应及时冠修复。

(五)牙根纵裂

牙根纵裂是指发生在牙根的纵裂,未波及牙冠者。由于肉眼不能发现,诊断比较困难。患者多为中、老年。

1.原因

(1)慢性持续性的创伤𬌗力,对牙根纵裂的发生起着重要作用。在全口牙中,以承受𬌗力最大的第一磨牙发生率最高,其中下颌第一磨牙又高于上颌第一磨牙。侧方𬌗创伤,牙尖高耸,磨耗不均,根分叉暴露皆与患牙承受𬌗力过大有关。

(2)牙根裂可能与牙根发育上的缺陷有关。磨牙近中根发生牙根纵裂的比例明显超过其他牙根,估计与近中根在解剖结构方面的弱点有关。文玲英通过解剖显微镜观察30例牙根纵裂牙,均为扁根,裂缝通过根管腔,贯穿颊舌径,均未波及牙冠,除1例外,全为双根管。

(3)无髓牙是牙根纵裂的又一因素。无髓牙致牙根裂的内因是牙本质脱水,失去弹性,牙变脆,致使牙抗折力降低,其外因则主要是牙胶侧压充填力过大。Meister 分析了牙根纵裂的病例,约84%是牙胶根充时侧向压力过大造成的。根管充填完成后,不合适的桩是造成牙根纵裂的又一因素,锥形桩比平行桩更易引起牙根纵裂,其原因是前者在就位、黏固,特别是受力时产生应力集中,而后者产生的应力分布比较均匀。Cooney 指出,锥形桩不仅使固位能力降低,而且在近根尖处产生楔力更明显。此外,桩的直径愈大,产生应力愈大,致根纵折的可能性增加。

2.临床表现

(1)创伤𬌗力引起的牙根纵裂早期有冷热刺激痛、咀嚼痛,晚期出现自发痛、咀嚼痛,并有牙龈反复肿胀,有叩痛和松动。绝大多数有牙周袋和牙槽骨破坏,牙周袋较深,甚至达根尖,容易探及,也有不少患牙的牙周袋窄而深,位于牙根裂缝相应的部位,须仔细检查才能发现。

(2)根管充填后引起的牙根纵裂无牙髓症状,早期也无牙周袋或牙槽骨的破坏,随着病程延长,感染通过根裂损伤牙周组织可使牙周病变加重,骨质吸收。

(3)X 线检查对诊断牙根纵裂有重要意义。X 线片显示管腔的下段、中下段甚至全长增宽,边缘整齐。这种根管腔影像的变化,不论其长度如何,均通过根尖孔,且在根尖处变宽。根裂方向与根管长轴一致(图 1-2-7)。源于牙周病者,X 线片上可见牙槽骨的吸收;而源于根管治疗后者,早期无牙槽骨的破坏,晚期方有牙槽骨的病变。

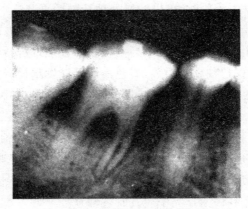

图 1-2-7　牙根纵裂管腔影像的变化

3.治疗

(1)对松动明显,牙周袋宽而深或单根牙根管治疗后发生的牙根纵裂,非手术治疗无效,均应拔除。

(2)对牙周病损局限于裂缝处且牙稳固的磨牙,可在根管治疗后行牙半切除术或截根术。

四、牙本质过敏症

牙本质过敏症(DH)是指牙齿受到生理范围内的刺激,包括机械、化学、温度、渗透压等时出现的短暂、尖锐的疼痛或不适的现象。刺激的类型有机械(摩擦或咬硬物)、温度(冷、热)、化学(酸、甜)、渗透压等。症状特点是随着刺激的来临和离去而迅速出现和消失。一般会累及几个牙,甚至全口牙。DH 是一种症状,而不是一种独立的疾病。

DH 在成人中的发生率为 4%~74%,在口腔门诊患者中占 1/7~1/4。40 岁左右多见,男女无差别。DH 的发生机制还没有得到充分认识。

(一)危险因素

1.牙体硬组织病或损伤

多数情况下,过敏症状者有牙本质暴露。因此,凡能破坏釉质和(或)牙骨质的完整性,使牙本质暴露的各种疾病,如磨损、楔状缺损、牙折、龋病,以及牙周萎缩所致的牙颈部暴露等均是 DH 的危险因素。过敏程度常与牙本质暴露的程度和时间有关。

2.牙周组织病

牙颈部的釉质很薄,有的牙齿(10%)在颈部甚至既无釉质也无牙骨质,一旦有了牙周病,牙龈萎缩或牙周袋形成,则牙颈部的牙本质暴露。

3.医源性

牙齿充填修复时不密合,缝隙处的牙本质暴露。过度的龈下洁治和根面平整术会破坏牙根表面的牙骨质,使牙本质暴露。

4.其他

有的牙齿牙本质暴露明显,却无敏感症状;有的牙齿其牙本质暴露不明显,甚至釉质完整者却有明显的敏感症状,这充分表明了该症的复杂性。因此,有学者认为 DH 与牙本质暴露没有必然联系,主张改称"牙齿感觉过敏"。有研究发现,牙齿的敏感与否、程度如何,还与许多因素有关,如气候、环境的变化,经期,孕期,神经衰弱、紧张焦虑,感冒,疲劳,高血压,胃肠疾患,营养代谢障碍等。但这些观点都还没有足够的证据支持。

(二)病因

凡能使釉质完整性受到破坏,牙本质暴露的各种牙体疾病及损伤,如磨耗、楔状缺损、牙折、龋病及牙周萎缩致牙颈部暴露等均可发生牙本质过敏症。但并不是所有牙本质暴露的牙都出现症状,其通常与牙本质暴露的时间、修复性牙本质形成的快慢有关。虽然临床上多数情况是由牙本质暴露所引起,但还不能解释所有的临床表现,如敏感症状可随健康和气候的变化而经历着从无到有和从有到无的过程,这就不是修复性牙本质形成的速度所能解释的。个别釉质完整的牙也能产生敏感。

(三)发病机制

牙感觉过敏症的发病机制尚不十分清楚,目前有以下 3 种学说(图 1-2-8)。

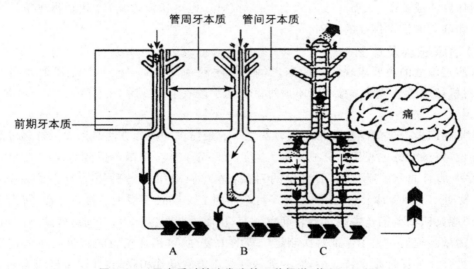

图 1-2-8　牙本质过敏症发病的 3 种假说(仿 Torneck)

A.直接刺激牙本质中的神经纤维　B.成牙本质细胞作为一种介质,位于刺激物与神经纤维之间　C.液体动力学说

1.神经学说

认为牙本质中存在着牙髓神经末梢,故感觉可由牙本质表层传至牙髓。但从形态学和功能方面的观察,目前尚未取得一致的见解。不少学者认为,在牙髓的成牙本质细胞层内的无髓鞘神经,仅有一部分进入前期牙本质和牙本质的内层,且缘于内 1/3 层,而其外 2/3 并未见神经结构。许多实验结果也不支持"神经对各种刺激的反应是直接的"的观点。氯化钾、组胺、乙酰胆碱等作用于表浅牙本质并不产生疼痛,局部麻醉药作用于牙本质表面也不能减轻牙本质的敏感性。

2.牙本质纤维传导学说

认为成牙本质细胞的原浆突中含有乙酰胆碱酶,它在受刺激后能引起神经传导,产生疼痛。持反对意见者认为,试验性干扰人成牙本质细胞,未降低牙本质敏感性,说明成牙本质细胞并不具有感觉器的特性,可能在牙本质过敏中仅起被动作用。

3.流体动力学理论

认为作用于牙本质的外部刺激引起了牙本质小管内容物向内或向外的流动,这种异常的流动被传递到牙髓,从而引起牙髓神经纤维的兴奋,产生痛觉。成牙本质细胞下层、成牙本质细胞层和牙本质内层小管内的神经纤维对液体的流动或突然的压力变化均非常敏感,这也是发生牙本质过敏的原因。在电镜下,成牙本质细胞突只占管腔的1/4,其余3/4均为液体充满。牙本质小管液像玻璃毛细管中的液体一样,任何轻微的移位都会引起它们的流动。成千根小管内的液体同时快速移位,可导致小管内容物的相应移动,以及相邻处牙髓组织的明显移动。不论液体是向外或向内的移动,都可对牙本质小管内或邻近牙髓组织中的Aδ纤维末梢造成一个直接的机械性刺激。同时,小管内液体的移动还可引起成牙本质细胞的伴随移动,刺激与之相接触的神经纤维,引发神经冲动而产生痛觉。

此外,由于牙本质小管内液体的膨胀系数与牙本质小管壁的系数相差甚大,温度刺激可使小管内液体膨胀或收缩,从而导致液体发生相对移位,也可诱发疼痛,这就是临床上牙本质过敏时冷热甜酸刺激诱发疼痛的原因。

(四)临床表现及诊断

牙本质过敏症的主要表现为刺激痛,当刷牙,吃硬物,酸、甜、冷、热等刺激时均可发生酸痛,尤其对机械刺激最敏感。检测牙本质过敏症的手段有下列3种。

1.探诊

探诊是临床检查牙敏感症最常用的方法之一。最简单的探诊方法是用尖探针轻轻划过牙的敏感部位,将患者的主观反应分成4级。0度,无不适;1度,轻微不适或疼痛;2度,中度痛;3度,重度疼痛且持续。为了定量测量的目的,学者们采用了各种更为复杂的探诊手段。Smith等发明了一种探诊装置,该装置有一可弯曲的15mm长不锈钢丝接触牙面,可沿牙面曲度划动,用螺旋钮调节钢丝尖端接近和远离牙面,从而改变探诊压力,直到患者感到疼痛,此时的力值定为敏感阈值。为了保证每次测定位置的重复性,可用牙科材料将该装置固定在数个邻牙上。另外一种探针是手持式的,它的尖探针与压力应变片相联结,并通过显示器来反应探诊的力量。这种探针很容易用来探诊牙的敏感面,在探诊过程中力量可连续地逐渐增加,直到有疼痛感觉,该值定为患牙的敏感阈值。当力量达到80g时仍无反应,则该牙被认为不敏感。

2.温度试验

简单的温度测定方法是通过牙科椅的三用气枪将室温的空气吹向敏感牙面,该方法在临床上很常用。空气刺激方法目前已被标准化,气温为18~21℃,气压为60kPa,刺激时间为1秒。检查时用手指或棉卷隔离邻牙,患者的反应分成4级。接触式金属探头温度测定仪的探头温度可在12~82℃变动,由探头内的热敏电偶测定并显示。检测初始温度为37.5℃,做冷测时,温度每次降低1℃,直到患者感觉不适;热测法与冷测相似,温度从37.5℃按1℃阶梯逐渐增加,用温度的高低来判断牙的敏感程度。

3.主观评价

在临床上,学者们也常用患者的主观评价方法来判断牙的敏感程度,包括疼痛3级评判法(VRS)和数字化疼痛评判法(VAS)。VRS系患者将其日常生活中对冷空气、冷热酸甜食物、刷牙等刺激的敏感进行综合和评价,每次复诊时均采用问卷方式,好转定为(−1),无改变为(0),加重为(+1)。3级评判法所提供的描述词语有时不足以反映患者的真实感受。VAS是用一条10cm长的直线,一端标有"无不适或无疼痛",另一端标有"严重不适或剧烈疼痛",要求患者在直线上做一标记来代表当时的牙敏感程度。只要适当地向患者解释,VAS法很容易被掌握和使用。学者们认为用VAS比VRS重复性更好,能连续地评价疼痛的程度,而且又能满足对敏感刺激不同感受的评价,因此,更适于测定牙的敏感性。

牙本质过敏症可能只对一种刺激敏感,也可能对多种刺激敏感,因此,多数学者认为在临床研究过程中要使用多种手段来测定,其中至少有一种可定量的试验。

(五)治疗

牙本质过敏症的发病机制中,流体动力学说被广为接受。根据这个理论,对过敏的有效治疗是必须封闭牙本质小管,以减少或避免牙本质内的液体流动,由于本症存在着自发性的脱敏过程,对任何药物疗效的评价都是极其困难的。常用治疗方法如下。

1.氟化物

有多种形式的氟化物可用来处理牙本质过敏症。氟离子能减少牙本质小管的直径,从而减少液压传导。体外实验也证明,酸性氟化钠液或2%中性氟化钠液能分别减少24.5%、17.9%的液压传导,用氟化钠电离子透入法所减少的液压传导则高达33%。

(1)0.76%单氟磷酸钠凝胶(pH=6)可保持有效氟浓度,为当前氟化物中效果最好者。

(2)用75%氟化钠甘油反复涂搽敏感区1~2分钟,也可用橘木尖蘸该药摩擦患处1~2分钟。

(3)2%氟化钠液离子透入法:①用直流电疗器。正极握于患者手中,负极以氟化钠液润湿,接触过敏区,电流强度为0.5~1mA,以患者无不适感觉为限度,通电时间10分钟。②电解牙刷导入药物离子,在牙刷柄末端安装一节干电池(1.5V),刷柄为阳极(手握刷柄),刷端为阴极,供透入药物用。用这种牙刷每天刷2~3次,每次3~5分钟即可,应注意经常检查电流的通路是否正常,电池是否耗电将尽。

2.氯化锶

氯化锶为中性盐,高度水溶性,毒性很低。放入牙膏内使用,方便安全。10%氯化锶牙膏在国外应用较广泛,国内也有制品。局部涂搽用75%氯化锶甘油或25%氯化锶液。在被广泛研究的各种药物中,锶显示了对所有钙化组织,包括牙本质在内,具有强大的吸附性。锶对牙本质过敏的作用被认为是钙化锶磷灰石的形式阻塞了张开的牙本质小管所致。

3.氟化氨银

隔湿,38%氟化氨银饱和小棉球涂搽患处2分钟,同法反复1次,共4分钟,擦去药液后漱口。该药有阻塞牙本质小管的作用,同时还能与牙中的羟基磷灰石发生反应,促使牙的再矿化,提高牙的耐脱矿性,防止牙本质小管的再次开放,并使药效持久。经临床观察表明,其稳定性为氨硝酸银的3倍左右。

4.碘化银

隔湿,涂3%碘酊0.5分钟后,再以10%～30%硝酸银液涂搽,可见灰白色沉淀附着于过敏区,0.5分钟后,同法再涂搽1～2次即可。这是利用硝酸银能使牙体硬组织内蛋白质凝固而形成保护层,碘酊与硝酸银作用产生新生碘化银沉积于牙本质小管内,从而阻断了传导。

5.树脂类脱敏剂

主要由甲基丙烯酸羟(基)乙基酯(HEMA)和 GA 构成,也有的由二、三甲基丙烯酸甲基和二季戊四醇-五异丁烯酸磷酸单酯构成。其主要作用机制是使牙本质小管内蛋白质沉淀,阻塞牙本质小管,从而减少牙本质小管通透性而起到脱敏作用。使用时可先用橡皮轮等去除表面食物残渣等,以清洁水冲洗过敏区后隔湿,有条件最好上橡皮障,轻轻吹干,用蘸有脱敏剂的小毛刷涂搽脱敏区,等候 30 秒,然后用气枪吹干至表面液体较干为止。最后以大量流水冲洗,如果疗效不够显著,那么可反复多次进行,也有些使用光固化灯进行照射。

6.激光

Nd:YAG 激光,功率 15W。照射过敏区每次 0.5 秒,10～20 次为 1 个疗程,是治疗牙本质过敏的安全阈值。作用机制可能是该激光的热效应作用于牙本质小管,可在瞬间使暴露的小管热凝封闭,从而达到脱敏治愈的目的。

7.其他药物

4%硫酸镁液、5%硝酸钾液、30%草酸钾液皆可用于牙本质过敏的治疗。

8.修复治疗

对反复药物脱敏无效者,可考虑做充填术或人工冠修复。个别磨损严重而接近牙髓者,必要时,可考虑牙髓病治疗。

第三节 牙髓病和根尖周病

一、牙髓及根尖周组织生理学特点

(一)牙髓

牙髓是牙组织中唯一的软组织,位于由牙本质围成的牙髓腔内,借狭窄的根尖孔与根尖周组织相连。牙髓作为一种疏松结缔组织,所含的细胞、血管和神经对环境变化的反应与其他疏松结缔组织的反应基本一样。

牙髓特点:①被无让性的牙本质包围;②基质富含纤维且具有黏性;③无有效的血液侧支循环。这些特点使牙髓的损伤一般都难以恢复,且易产生疼痛。

1.形态学特点

一般情况下,牙髓不能被直视,仅能通过 X 线观察到它的大致外形。

牙髓由明胶状基质构成,其内富含胶原纤维和纤维束。正常有活力的牙髓呈一个坚实、具有黏性和弹性的实体。用 1 根拔髓针,可将其从髓腔内完整地拔出。牙髓的分层如下。

（1）成牙本质细胞层：位于牙髓的最外层，主要由成牙本质细胞体构成，细胞间含有毛细血管和神经纤维。

（2）无细胞层：也称魏氏层或成牙本质细胞下层，位于成牙本质细胞层下方，宽约 $40\mu m$；该层细胞成分很少，主要由无髓鞘的神经纤维、毛细血管和成纤维细胞的胞质突构成。在牙本质快速形成时，该层可以缩小或暂时消失。

（3）多细胞层：位于无细胞层的下方，主要由大量的成纤维细胞和储备细胞构成。该层在冠髓区较根髓区明显。

（4）中央区：固有牙髓，是牙髓疏松结缔组织的核心和主体，含有较粗大的神经纤维、血管及成纤维细胞。

2.结构特点

牙髓由细胞、细胞间质和细胞间液组成。

（1）细胞：牙髓的细胞成分包括成牙本质细胞、成纤维细胞、防御细胞和储备细胞。

①成牙本质细胞：一种特殊的牙髓结缔组织细胞，可形成牙本质，是牙髓牙本质复合体的特征性细胞。成牙本质细胞在牙髓周边呈并肩的栅栏状排列，在髓角区可呈假复层排列。细胞在髓室区为高柱状，在颈部和根中部呈矮柱状或立方状，在根尖区呈扁平状。细胞的大小与它们的功能状态密切相关。成牙本质细胞不能进行有丝分裂，被认为是分裂后细胞或终末细胞。

成牙本质细胞突是成牙本质细胞伸入牙本质小管中的原浆突，一般仅局限于牙本质内侧 $1/3\sim1/2$，也可贯穿整个牙本质层，到达釉质牙本质界或牙本质牙骨质界。在前期牙本质中，该细胞突完全充满牙本质小管，随后与小管分离，末端形成许多分支。成牙本质细胞突在近牙髓端粗大，近末端细小，平均直径为 $2\mu m$，平均长度为 2mm。原浆突内主要含一些微管和微丝，它们有传递胞内物质和支持细胞突的作用。

②成纤维细胞：牙髓中的主体细胞，又称为牙髓细胞，分布于整个牙髓，特别密布于多细胞层。成纤维细胞可产生明胶状基质和胶原纤维，未成熟的成纤维细胞可分化为成牙本质细胞。成纤维细胞可呈细长的纺锤状或有多个短突起的星状。它们在功能旺盛时胞体较大。一般来讲，成纤维细胞的健康状态可以反映牙髓的年龄和活力及牙髓抵御外来有害刺激的潜能。

③防御细胞：牙髓结缔组织中还有一些具有防御作用的细胞。A.巨噬细胞由血管中单核细胞进入组织形成，也可来源于组织中的间质细胞，具有吞噬细菌、异物或坏死细胞及抗原呈递的作用。B.其他细胞主要有树枝状细胞、淋巴细胞、肥大细胞，可能与牙髓的免疫监视作用有关。发生牙髓炎症时，上述细胞的数目可明显增多。

④储备细胞：指原始、未分化的间质细胞，主要分布在血管附近和多细胞层，胞体较小，胞质不明显。它们是牙髓细胞的储备库，可根据需要分化成不同类型的细胞。

（2）细胞间成分：牙髓细胞间成分包括胶原纤维、不定型基质和细胞间组织液。

①胶原纤维：牙髓中含有丰富的胶原纤维，互相交织成松散、不规则的网状，以支持牙髓组织中的其他结构成分。这些胶原纤维由成牙本质细胞和成纤维细胞合成和分泌，胶原类型主要为Ⅰ型和Ⅲ型。

网状纤维、嗜银纤维和原胶原纤维是正在发育和年轻牙髓中的优势纤维，体积较为细小。

随着牙髓的成熟，这些纤维在长度和直径上逐渐增加，成为成熟的胶原纤维。胶原纤维一旦成熟，就很难被破坏或清除。随着年龄的增长，胶原纤维在牙髓中不断聚积，最后导致牙髓纤维化。在牙髓周边还存在一种特殊排列的胶原束，被称为 von Korff 纤维，它呈螺旋状，从成牙本质细胞间进入牙本质基质。

②基质：细胞间的不定型胶状物质，其主要化学成分是蛋白多糖。蛋白多糖中的多糖成分种类较多，总称为糖胺多糖。牙髓中主要有 2 种类型的糖胺多糖，即透明质酸和硫酸软骨素，它们使基质具有黏性且呈胶状，其中透明质酸是基质中的主要成分。

基质在牙髓组织中起到重要的作用：A.包绕和支持牙髓中的各种有形成分；B.作为血管与细胞之间传递营养物质和废料的重要介质；C.胶状基质是免疫细菌和毒性产物在牙髓组织中扩散的屏障。发生炎症时，基质的黏性使组织压的增加仅局限于受损区局部而不扩散到整个牙髓。在此过程中，胶原纤维的存在使基质的黏性更为增强。但局部组织压的过度增高，可使静脉萎缩，血液淤滞或局部缺血，最终导致局部细胞的坏死。

③组织液：来源于毛细血管，其成分与血浆相似。一般情况下，组织液中的水与基质蛋白多糖相结合，构成液态胶体系统，这有利于可溶性物质来往于基质中。炎症时，基质可以快速释放出游离的水，使组织压增高。

试验表明，正常牙髓内组织压为 0.8～1.3kPa，在可复性牙髓炎时，组织压可上升到 1.7kPa 左右，而在急性牙髓炎时，其组织压可上升到 4.6kPa，故过高的组织压提示牙髓处于不可复状态。

3.功能

牙髓具有 4 种基本功能：①成牙本质细胞形成牙本质；②血管系统向牙髓牙本质复合体提供营养成分；③感觉神经纤维传导痛觉；④成牙本质细胞及结缔组织成分对外界刺激的保护性反应。

（1）成牙本质功能：牙髓在整个生命过程中，能不断形成牙本质，但形成牙本质的速率和形式有所不同。

①原发性牙本质：在牙萌出之前形成。由于此时成牙本质细胞的排列不拥挤，牙也还未开始行使功能，故原发性牙本质呈管状且排列有规律。

②继发性牙本质：在牙萌出之后形成，也呈规则的管状，且牙本质小管与原发性牙本质中的小管相延续。随着成牙本质细胞分泌基质和逐渐后退，它们变得拥挤且排列紊乱，此时形成的继发性牙本质呈波纹状，且形成的速度相对缓慢。

③第三期牙本质：又被称为修复性牙本质、刺激性牙本质或不规则牙本质等。当牙髓受到外界异常刺激如龋病、磨损、酸蚀症和备洞等，牙髓组织受诱发形成第三期牙本质，以保护牙髓免遭不良刺激。

目前认为，第三期牙本质的分类为：A.反应性牙本质，由原来的成牙本质细胞形成，其形成的速率较快，牙本质小管与继发性牙本质中的小管相延续；B.修复性牙本质，由新分化的成牙本质细胞样细胞形成，其牙本质小管形态不规则，数目较少甚至缺乏，也不与继发性牙本质中的小管相延续。若修复性牙本质的形成速度过快，基质中含有细胞或组织，形成类似骨组织样外观，称为骨样牙本质。

（2）营养功能：牙髓通过向成牙本质细胞和细胞突提供氧、营养物质及牙本质液来保持牙本质的活力。牙髓丰富的周边毛细血管网是牙髓行使营养功能的基础。在毛细血管动脉端，血浆中的营养成分经毛细血管进入基质；在毛细血管静脉端，组织液携带废物可再进入毛细血管和淋巴管。

牙髓的血液来源于上、下牙槽动脉。动脉经根尖孔进入牙髓后，在牙髓中央区向冠部行走，沿途向周边发出分支，从小动脉到微动脉，最后形成毛细血管。毛细血管在成牙本质细胞下层形成了密集的毛细血管网，以满足邻近成牙本质细胞层和多细胞层内细胞的功能需要。流经毛细血管的血液回流到毛细血管后静脉和小静脉，出根尖孔后汇入牙槽静脉。多根牙在髓室内有丰富的血管吻合，但由于来源于副根管的交通血管不足或缺乏，牙髓无有效的侧支循环。

牙髓中的毛细淋巴管以盲端状起源于牙髓周边，所收集的淋巴液逐步汇入较大的淋巴管，最后牙髓淋巴管与血管和神经一起出根尖孔，汇入相应的淋巴结。毛细淋巴管内皮细胞的间隙较大，且基底膜不连续，使得大分子物质甚至细菌能够进入管中。炎症时，淋巴管可移走过多的组织液、蛋白成分、细胞碎片和细菌等，因此，它具有降低组织压，缓解早期炎症反应的功能。

牙本质液来源于组织液，其组成与血浆成分相似。组织液经成牙本质细胞间不断进入牙本质小管内，成为牙本质液，后者对维持牙本质的生理功能具有重要意义。

（3）感觉功能：牙髓丰富的神经分布是其行使感觉功能的基础。由于牙髓内仅有伤害感受器或称疼痛感受器，当它们受到各种外界刺激如机械、温度或化学刺激时，其冲动传递到中枢都表现为痛觉，所以，牙髓的感觉功能是产生痛觉。

①牙髓神经

A.神经分布：牙髓的神经主要来源于三叉神经的上颌支和下颌支，其感觉神经纤维束伴随着血管自根尖孔进入髓腔，随着向冠方和周边的走行，逐渐分出越来越细小的分支。在邻近多细胞层处，广泛的神经分支形成了神经壁层，也称为 Raschkow 丛，该神经丛包括有髓鞘的 Aδ 纤维和无髓鞘的 C 纤维。进入多细胞层的有髓鞘纤维开始失去髓鞘，并在无细胞层形成一个密集的纤维网络或游离的神经纤维丛。最后，神经纤维进入成牙本质细胞层，部分纤维还可伸入前期牙本质层及牙本质的内层，形成牙髓感觉神经末梢。牙髓感觉神经末梢为游离的神经末梢，它们是牙髓的疼痛感受器。

B.牙髓感觉神经纤维：Aδ 纤维和 C 纤维，虽然它们都是传递痛觉的纤维，但特点不同。

a.Aδ 纤维：有髓鞘神经纤维，其末梢主要分布在牙髓牙本质交界区，刺激阈值较低，疼痛特征为尖锐刺痛，一般认为它与牙本质敏感有关。

b.C 纤维：无髓鞘神经纤维，末梢遍布整个牙髓，刺激阈值较高，疼痛特征为烧灼样剧痛，一般认为它与牙髓炎疼痛相关。另外，C 纤维对缺氧环境有较强的免疫力，当牙髓组织因缺氧发生坏死时，C 纤维还有活性，这可以解释在预备死髓牙根管时，有时还会发生疼痛的原因。

②牙髓神经分布与牙髓炎疼痛：牙髓神经分布上的一些特点还与牙髓炎时疼痛的特点密切相关。如急性牙髓炎所导致的疼痛常不能定位，且常引起牵涉痛，其原因除了与牙髓内仅有疼痛感受器而无本体感受器有关外，还与神经分布的复杂性相关。有学者对牙髓神经分布的

复杂性做了归纳,主要包括:

A.前牙左、右牙髓神经都可以跨越中线到达对侧三叉神经节内的神经元。

B.上、下颌第一磨牙牙髓神经在三叉神经节内有明显交叉现象。

C.三叉神经节内的 1 个神经元可以控制 2 个牙的感觉。

D.后牙牙髓神经可达到同侧三叉神经节、颈上神经节及耳后神经节内的神经元。

E.三叉神经节内神经元同时支配上、下颌骨,及牙周、头面部较为广泛组织的感觉。

③炎症性疼痛的机制:牙髓炎的主要症状是疼痛,特别是自发痛。牙髓炎疼痛的原因被认为与组织压升高的压迫作用和某些炎症介质直接作用于神经末梢有关,特别是 C 纤维的兴奋与炎症性疼痛关系密切。

A.组织压升高:牙髓在损伤因子的作用下发生炎症反应,可导致局部组织水肿和组织压的升高。牙髓中的感觉神经纤维主要是 C 纤维对压力非常敏感,组织压升高的压迫作用可使 C 纤维的末梢兴奋,冲动传至中枢,最后导致疼痛。随着炎症的发展,大量白细胞所释放的各种酶可导致组织坏死,甚至导致脓肿形成,这使局部组织张力更高,从而引发剧烈的疼痛。

B.炎症介质:炎症中的组织细胞、血浆成分和白细胞可释放各种炎症介质,它们除了可通过升高牙髓内组织压引发疼痛外,部分炎症介质还可直接作用于神经末梢。一般认为,炎症介质可使疼痛感受器的痛阈下降,使它们对环境变化的刺激更为敏感。

实验表明,5-羟色胺能兴奋牙髓 Aδ 纤维,组胺和缓激肽可兴奋 C 纤维而引发牙髓疼痛,白三烯 B$_4$ 对牙髓内神经纤维有持久的致敏作用。临床研究表明,5-羟色胺和前列腺素在有症状牙髓炎中的含量明显高于无症状牙髓炎和正常牙髓,提示它们与牙髓炎疼痛关系密切。

神经多肽亦参与了牙髓炎疼痛的发生。牙髓 C 纤维含有多种神经多肽,如 P 物质、降钙素基因相关肽和神经激肽 A 等,当牙髓受到刺激时,C 纤维可释放这些神经多肽,导致血管扩张和神经末梢的敏感性上升。

④闸门控制学说:关于周围神经冲动能否传入高级神经中枢引起疼痛的问题有多种学说,其中被引用较多的是闸门控制学说。该学说认为,在脊髓灰质区的胶质中有闸门装置,它控制着传入冲动向中枢传递。在闸门开放时,冲动可以通过;而闸门关闭时,则冲动不能通过。同时,较高级的大脑中枢也可向下传出冲动,调节该闸门装置。闸门控制学说的主要内容如下。

A.外周粗纤维(Aα、Aβ 和 Aγ 纤维,主要传递触觉和压觉等)进入脊髓后,其主支直接到达背角区的中枢传递细胞(T 细胞),其侧支中 1 支进入胶质,终止于胶质细胞(SG 细胞),另一支上行至高级中枢。

B.外周细纤维(Aδ 和 C 纤维,主要传递痛觉)进入脊髓后,其主支也抵达 T 细胞,亦有侧支终止于 SG 细胞。

C.SG 细胞发出的轴突进入 T 细胞区,在外周传入纤维到达 T 细胞之前,与传入纤维形成抑制性突触,发挥闸门作用。T 细胞接受外周传入纤维的冲动,将信号传向中枢活动系统,引起痛觉和痛反应。

D.来自粗纤维的冲动只能兴奋 SG 细胞,使后者向 T 细胞发生抑制性冲动,从而阻断外周纤维向 T 细胞传递冲动,故闸门关闭。粗纤维还可通过高级中枢的下行传出冲动,调节闸门系统,这是精神因素(包括情绪、痛觉认识、过去痛觉经历等)影响痛觉的原因。

E.来自细纤维的冲动只能抑制 SG 细胞,使后者不能向 T 细胞发生抑制性冲动,因而闸门开放。

F.当外周纤维受到刺激时,粗纤维的冲动可快速到达 SG 细胞,使 SG 细胞兴奋;细纤维的冲动随后到达 SG 细胞,抑制 SG 细胞。2 种相反作用相互影响,当细纤维的冲动超过粗纤维时,则 SG 细胞受抑制,闸门打开,然后 T 细胞被激活,将伤害性刺激冲动传向大脑;当 T 细胞的冲动达到临界值时,中枢活动系统被触发,导致痛觉和痛反应。当 T 细胞尚未接受来自 SG 细胞的抑制性冲动,并为细纤维冲动激发时,它可自由向大脑传递冲动。

闸门控制学说可用于解释一些临床现象和镇痛机制。例如,应用镇痛催眠药,由于作用了高级中枢,使闸门预先处于关闭状态,不允许伤害性刺激冲动向上传递,因而不会引起疼痛。又如,按摩或加压患处可减轻疼痛,这是压觉兴奋了粗纤维,从而使闸门关闭之故。针刺镇痛的原理也与按摩减痛的原理相似。

闸门控制学说也可被用来解释牙髓炎时的自发性痛和阵发性痛,有学者推测,Aβ 纤维可能是牙髓内的粗纤维,若炎症兴奋了 Aβ 纤维,后者的冲动可使闸门关闭,从而使 C 纤维的冲动不能传向中枢;相反,若 Aβ 纤维未被兴奋,C 纤维的冲动到达一定阈值,就可引发痛觉。2 种纤维兴奋的程度决定了闸门的状态,当细纤维的刺激总和大于 Aβ 纤维时,产生痛觉;当 Aβ 纤维的兴奋过强时,痛觉就会终止。但由于缺乏足够的解剖学依据,闸门控制学说仍有争议。

(4)防御功能:牙髓在受到一定的外界刺激或损伤时,其内的神经、血管及牙髓牙本质复合体会出现相应的反应,发挥防御功能。牙髓的防御功能包括疼痛、第三期牙本质形成和炎症反应等。

4.增龄性变化

牙髓增龄性变化是指随着年龄的增长,牙髓发生的一些生理性变化,主要表现为体积变化、结构变化和功能变化。各种不良刺激可加速牙髓的这些变化。

(1)体积变化:成牙本质细胞具有不断形成继发性牙本质的功能,所以随着年龄的增长,髓腔周围的牙本质会不断增多,牙髓体积不断缩小,髓室由大变小,髓角变低或消失,根管由粗变细,根管走向复杂化,根尖孔变窄。因此,在进行牙髓治疗时,需要拍摄 X 线片以了解髓腔的大小和位置,以及根管的粗细和走向,以利操作,避免髓底或髓腔侧壁的穿孔。

严重的磨损或龋病可诱导牙髓形成修复性牙本质,加速牙髓增龄性变化,使髓腔变小,甚至闭塞。

(2)结构变化:牙髓增龄性变化在结构上的体现如下。

①牙髓内成纤维细胞逐渐变小,数目逐渐减少。

②成牙本质细胞从高柱状变为立方状或扁平状,甚至在磨牙髓室底处消失。

③牙髓基质因逐渐失去水分而变得更黏稠。虽然胶原纤维的形成随细胞成分的减少而逐渐减少,但由于成熟的胶原纤维不能从牙髓中清除,所以其在牙髓内的堆积可使牙髓出现纤维变性。

④在衰老的牙髓中,神经、血管数目的明显减少,可导致牙髓营养不良性钙化的发生。钙盐可沉积在变性或坏死的细胞、血管壁、神经纤维及胶原纤维上,在根管内常形成弥散性钙化,

而较大的钙化物仅见于髓室内。牙创伤和盖髓术常可诱发和加速牙髓组织的钙化,使年轻恒牙的髓腔也会出现钙化性闭塞,增加其根管治疗的难度。

(3)功能变化:随着牙髓中细胞成分的减少,牙髓的各种功能会逐渐降低。

①根尖孔的变窄和血管数目的减少可造成牙髓血流的减少,使牙髓中的细胞缺乏足够的营养物质和氧,从而使牙髓的防御和修复方面功能降低甚至丧失。

②神经纤维数目的减少,导致了牙髓对外界刺激的敏感性降低。

此外,大量继发性和修复性牙本质的形成,也使牙本质通透性下降,从而使牙髓暴露机会减少。但一旦牙髓受损,因其修复能力降低,所以痊愈是不可能实现的。

(二)根尖周组织

生理学特点

根尖周组织是指根尖部的牙周组织,包括牙骨质、牙周膜和牙槽骨,其生理学特点与牙髓有着明显的不同。

(1)牙骨质:牙根冠方 2/3 的牙骨质为薄的板层状结构,而根尖 1/3 的牙骨质为较厚的不规则的板层状,多为细胞性牙骨质。牙骨质的基本功能是将牙周膜的主纤维附着于根面上。除此之外,牙骨质还可行使一些其他的生理功能。

在正常情况下,根尖 1/3 不断有细胞性牙骨质的沉积,以补偿牙冠的磨耗。这种不断沉积的特点使牙根不断增长、根尖孔逐渐缩小。根尖孔过度地缩小将影响血液进入牙髓,诱发牙髓的退行性或增龄性变化。虽然牙根的长度在不断增加,但如果以牙本质牙骨质界为测量标准,根管的工作长度却在不断减少。在根管充填后,根尖牙骨质持续性的沉积将增加牙本质牙骨质界与根尖孔之间的距离。

牙本质牙骨质界是根管最狭窄处,是牙髓与牙周组织的分界,因此,它又被称为组织学根尖孔。在根管治疗中,组织学根尖孔可协助根管预备器械在根尖的定位,同时可预防根充材料超出根尖孔。根管预备的深度应止于牙本质牙骨质界,通常距根尖孔 0.5~1mm,在老年患牙该值大于 1mm。

牙骨质可修复因炎症导致的牙根病理性吸收,也可修复因牙移位导致的牙根生理性吸收,在对后者的修复过程中,可使根尖孔开口更偏向侧方。另外,在根尖诱导形成术后,牙骨质在根端硬组织屏障形成中亦具有重要作用。

(2)牙周膜:牙周膜内分布有触觉(压觉)感受器和疼痛感受器。前者可传导压力和轻微接触牙体的外部刺激,发挥本体感受功能;而后者可传导痛觉,参与防御反应。当根尖周组织发生炎症时,由于炎症介质的释放、血管的扩张和局部组织压力的增加,患者既可感受到痛觉,又能指出患牙所在。

与牙髓相比,牙周膜的侧支循环较为丰富,其血供有 3 个来源:①牙槽动脉在进入根尖孔前的分支;②牙槽的血管(通过筛状孔进入);③牙龈血管的分支。这些血管在牙周膜内形成血管网,能较好地清除炎性产物,使病变在接受合理治疗后易恢复和痊愈。根尖周淋巴管也较丰富,因此,在发生根尖周炎时,所属淋巴结可肿大,扣压时产生疼痛。另外,牙周膜丰富的血液供应还有营养牙骨质的功能。经过治疗的无髓牙或死髓牙仍能保留于颌骨内并行使其咀嚼功能,就是借助于牙周膜的联系和营养。

根尖周牙周膜内含有成纤维细胞、组织细胞和未分化的间质细胞,后者在炎症过程中可分化成各种细胞,如成牙骨质细胞、成骨细胞或破骨细胞等。根尖周牙周膜内还含有来源于上皮根鞘的外胚叶细胞索,即牙周上皮剩余,它受到炎症刺激时可增殖,在根尖周囊肿的形成中起重要作用。

(3)牙槽骨:牙槽骨由固有牙槽骨和支持骨组成。固有牙槽骨为薄层致密骨,构成牙槽窝的内壁,在 X 线片上呈围绕牙根的连续阻射白线,又称为硬骨板。持续性根尖周炎症可导致根尖周硬骨板的吸收,在 X 线片上可表现为阻射白线的模糊、中断,甚至消失。研究表明,硬骨板矿物质被吸收 30%～50% 时,在 X 线片上才能显示出来,因此,早期根尖周病损不一定能被 X 线片检出。

固有牙槽骨上有许多小孔,它们是血管、神经进出的通道,使固有牙槽骨呈筛状外观,因此,又被称为筛状板。

二、病因及发病机制

(一)微生物因素

牙髓病和根尖周病的常见类型均由细菌感染所致。

1890 年,Miller 首次证实了在人坏死牙髓组织中有细菌的存在。此后,许多研究亦相继证实了细菌与牙髓病和根尖周病的密切关系。

目前认为,根管和根尖周的感染是以厌氧菌为主的混合感染,厌氧菌在牙髓病和根尖周病的发生和发展中具有重要作用。

1.各部位优势菌及其代谢产物

(1)炎症牙髓:炎症牙髓中的细菌无明显特异性,细菌的种类与牙髓的感染途径和髓腔开放与否有关。

①继发于龋病的牙髓炎:牙本质深层是一个相对缺氧的环境,有利于兼性和专性厌氧菌的生长和繁殖,因此,该类炎症牙髓中所分离到的细菌主要是兼性厌氧球菌和厌氧杆菌,如链球菌、放线菌、乳杆菌和革兰氏阴性杆菌等。其中龋源性牙髓炎所致的牙髓组织炎症和坏死与牙龈卟啉单胞菌和微小消化链球菌有重要关系。

②开放髓腔的牙髓炎:包括真菌在内的多种口腔细菌都能在此类炎症牙髓中检出,但厌氧菌极少能被检出。

(2)感染根管:厌氧菌尤其是专性厌氧菌是感染根管内的主要细菌。较常见的优势菌有卟啉单胞菌、普氏菌、梭形杆菌、消化链球菌、放线菌、真杆菌、韦荣球菌等。

①原发或继发感染根管:2 种感染根管内的微生物种类有所不同,但均能检出粪肠球菌。

②牙髓治疗失败的根管:占主导地位的是兼性厌氧菌和革兰氏阳性菌。粪肠球菌容易检出,是根管持续感染和再感染的重要微生物之一。

③伴有临床症状及体征的感染根管:卟啉单胞菌和普氏菌、消化链球菌、真杆菌等与根尖部出现疼痛、肿胀、叩痛和窦道形成有关;产黑色素普氏菌、牙髓卟啉单胞菌和牙龈卟啉单胞菌与急性根尖周炎症和根管内恶臭关系密切;顽固性根尖周病变和窦道经久不愈可能与放线菌

感染有关。

（3）根尖周组织：目前已证实根尖周脓肿内有许多种类的细菌，其中检出率较高的细菌包括消化球菌、消化链球菌、米勒链球菌、口腔类杆菌、卟啉单胞菌、普氏菌和梭形杆菌等。它们或单独致病，或与其他微生物协同参与疾病的发生。参与疾病发生或发展的非细菌微生物主要包括真菌（白念珠菌）、古生菌、螺旋体（口腔密螺旋体）及病毒（疱疹病毒）等。

2.感染途径

（1）牙本质小管：牙本质含有大量的牙本质小管，当釉质或牙骨质的完整性被破坏后，细菌可通过暴露的牙本质小管侵入牙髓，引发牙髓感染。

①龋病：引起牙髓感染的最常见原因。细菌在感染牙髓之前，其毒性产物可通过牙本质小管引发牙髓炎症反应。当细菌侵入牙本质的深度距牙髓＜1.1mm时，牙髓即可出现轻度的炎症反应；当细菌距牙髓＜0.5mm时，牙髓可发生明显的炎症反应；当细菌距牙髓≤0.2mm时，牙髓内即可找到细菌。

②非龋性疾病及损伤：楔状缺损、磨损、牙体发育畸形等也可造成釉质或牙骨质的缺损。龋病治疗时，窝洞充填前未去净的细菌亦可通过牙本质小管引发牙髓感染。

（2）牙髓暴露：龋病、牙折、楔状缺损、磨损、牙隐裂及治疗不当等均可引起牙髓直接暴露于口腔环境，使细菌直接侵入牙髓。由于细菌毒力、宿主免疫力、病变范围和引流情况的不同，暴露于口腔菌群的牙髓可以长期处于一种炎症状态，也可以迅速坏死。

（3）牙周袋：根尖孔及侧支根管是牙髓和牙周组织联系的通道。一方面，感染或坏死的牙髓组织、根管内的细菌及毒性产物，通过根尖孔或侧支根管波及根尖周组织，导致根尖周或根侧方的病变；另一方面，在牙周病时，深牙周袋内的细菌可以通过根尖孔或侧支根管侵入牙髓，引起牙髓感染。

（4）血源感染：受过损伤或病变的组织能将血流中的细菌吸收到自身所在的部位，这种现象被称为引菌作用。当机体发生菌血症或败血症时，细菌、毒素可随血行进入牙髓，引起牙髓炎症。牙髓的血源感染途径归于引菌作用，大致过程如下：①牙髓有代谢障碍或受过损伤，如牙外伤使牙髓血液循环受损，备洞造成牙髓的热刺激或充填物刺激牙髓导致其营养障碍等；②当拔牙、洁治、根管治疗甚至刷牙造成一过性菌血症时，血液中的细菌可进入上述牙髓组织；③当牙髓的防御机制不能清除滞留的细菌时，后者即可在牙髓中定居、繁殖，最终导致牙髓感染。

3.发病机制

细菌是否引起组织病变及组织损伤的程度，与细菌的毒力和数量、宿主的防御能力有关。细菌及其毒性产物可直接毒害组织细胞，或者引发非特异性炎症反应和特异性免疫反应间接导致组织损伤。

（1）致病物质：主要包括荚膜、纤毛、胞外小泡、内毒素、酶和代谢产物。

①荚膜：革兰氏阳性菌和革兰氏阴性菌均可产生荚膜，后者的主要功能是保护菌体细胞免遭宿主吞噬细胞的吞噬。此外，荚膜也有利于细菌对组织的附着。

②纤毛：可参与细菌的聚集和对组织的附着，还可在细菌结合时传递遗传信息，如耐药性的传递增强了细菌的免疫力。

③胞外小泡：革兰氏阴性菌可产生胞外小泡，后者具有与母体细胞类似的荚膜结构，胞外小泡上的抗原可中和抗体而起到保护母体菌细胞的作用。胞外小泡还含有酶和其他毒性物质，被认为与细菌的凝集、附着、溶血和组织溶解有关。

④内毒素：内毒素是革兰氏阴性细菌的胞壁脂多糖，可在细菌死亡崩解时释放出来，也可由活菌以胞壁发泡的形式释放。内毒素是很强的致炎因子，可诱发炎症反应，导致局部组织肿胀、疼痛以及骨吸收。它对细胞有直接毒害作用，还可激活 T 细胞、B 细胞，调动免疫反应，加重组织损伤。

⑤酶：细菌可产生和释放多种酶，导致组织的破坏和感染的扩散。一些厌氧菌可产生胶原酶、硫酸软骨素酶和透明质酸酶，这些酶可使组织基质崩解，有利于细菌的扩散。细菌产生的蛋白酶和核酸酶，还可降解蛋白质和 DNA，直接损伤牙髓和根尖周组织内的细胞。一些细菌产生的酶还可中和抗体和补体成分，使细菌免遭杀灭。

⑥代谢产物：细菌生长过程中释放的代谢产物，如氨、硫化氢、吲哚和有机酸等，能直接毒害细胞，导致组织损伤。短链脂肪酸是感染根管中的细菌最常产生的有机酸，它们可影响中性粒细胞的趋化、脱颗粒和吞噬功能。丁酸还可抑制成纤维细胞和 T 细胞的分裂，并刺激白细胞介素-1（IL-1）的释放，后者与骨吸收密切相关。

（2）宿主对细菌的反应：

①炎症反应：牙髓在与细菌直接接触之前就可发生炎症反应。当龋病发生时，细菌还在牙本质内，其代谢产物就可损害成牙本质细胞，引发受损局部的炎症反应。最初渗出的炎症细胞是一些慢性炎症细胞，当龋病终止或有害刺激被清除后，牙髓的损伤可以得到修复；但当龋病进一步发展时，牙髓的慢性炎症状态就会转为急性炎症，大量的中性粒细胞就会进入组织，导致牙髓不可复性的破坏。

牙髓在受到细菌感染时，受损的细胞可释放大量的炎症介质，引起血管扩张、通透性增加，趋化中性粒细胞进入受损部位，中性粒细胞在杀灭细菌时所释放的溶酶体也导致了牙髓组织的变性或坏死。

牙髓炎中增多的多种炎症介质在牙髓炎的病理生理过程中具有重要意义。

A.神经肽。P 物质、降钙素基因相关肽和神经激肽 A 存在于 C 纤维中；多巴胺、β 水解酶和神经肽 Y 产生于交感神经纤维。当牙髓受到刺激时，它们可迅速被释放出来，参与疼痛的传递、血管收缩和扩张的调节，以及促进其他炎症介质的释放。

B.组胺、5-羟色胺和缓激肽。此 3 种炎症介质在牙髓炎症的早期出现，它们可导致血管通透性的增加、血浆成分的渗出，并参与疼痛反应。

C.前列腺素和白三烯。在细胞受损后，细胞膜上的磷脂在各种酶的作用下，可生成前列腺素和白三烯，它们除了可增加血管通透性外，还具有趋化白细胞、促进骨吸收和致痛作用。前列腺素和白三烯是极重要的炎症介质，在炎症后期含量较高，因此，它们可能在炎症后期起重要作用。

D.补体成分。在细菌内毒素等的作用下，补体系统可经替代途径激活，其中 C3a、C5a 是重要的炎症介质。它们可增加血管壁的通透性，趋化白细胞和促使其他炎症介质的释放，同时，还可发挥调节作用，促进白细胞对病原体的吞噬和杀灭。C3a 在炎症牙髓中的出现，表明补体系统参与了牙髓炎的病理过程。

E.细胞因子。在牙髓病和根尖周病中还有许多细胞因子的介入。IL-1、IL-6 和 IL-8 对炎症细胞有趋化作用，IL-1 还可刺激破骨细胞的形成。TNFα 主要由巨噬细胞产生，TNFβ 主要由活化的淋巴细胞产生，它们可活化破骨细胞和抑制胶原的合成，在牙槽骨的吸收中发挥重要作用。

②免疫反应：与身体其他器官或组织一样，根管也可以成为抗原侵入的门户，引发免疫反应。侵入组织的细菌及其产物可作为抗原物质诱发机体的特异性免疫反应。免疫反应在杀灭细菌的同时，也可引起或加重炎症反应，导致组织损伤。除了牙髓和感染根管内的细菌外，许多根管治疗药物也具有抗原特性，同样引起变态反应。

A.抗体介导的免疫反应或变态反应。在牙髓和根尖周病变中，存在各种免疫球蛋白、肥大细胞、K 细胞和补体成分。进入组织中的抗原与附着在肥大细胞上的 IgE 结合，可使肥大细胞脱颗粒，释放组胺、化学趋化因子、前列腺素和白三烯等炎症介质，引发 Ⅰ 型变态反应。抗体如 IgG 和 IgM 与相应的抗原结合后，可中和毒素和协助对抗原的吞噬，但也可能引起 Ⅱ 型和 Ⅲ 型变态反应，造成组织损伤。

B.细胞介导的免疫反应或变态反应。NK 细胞、T 细胞和多种细胞因子也存在于牙髓和根尖周组织中。在根尖周病变活动期，辅助性 T 细胞是优势细胞，占主导地位；在慢性期则主要是抑制性 T 细胞。由 T 细胞产生的细胞因子与根尖周病的临床症状和骨吸收密切相关。

C.巨噬细胞。巨噬细胞在慢性根尖周炎的病变发展、防御反应及炎症的持续等方面起重要作用。巨噬细胞除了吞噬外源物质外，还产生一些生物活性物质，如酶、前列腺素和细胞因子、IL-1β、TNFα 等，表明巨噬细胞主要参与骨吸收反应。另外，巨噬细胞通过抗原的表达，作为抗原递呈细胞直接激活辅助细胞，从而始动免疫反应，刺激淋巴细胞分化，产生抗体。巨噬细胞在与细胞因子发生反应的同时，细胞膜释放出花生四烯酸的代谢产物如前列腺素 E_2、白三烯等。

（二）物理因素

1.创伤

（1）急性创伤

①急性牙外伤

A.原因：交通事故、运动竞技、暴力斗殴或咀嚼时突然咬到硬物等；医疗工作中的意外事故，如牙列矫正治疗时加力过猛使牙移动过快，拔牙时误伤邻牙，刮治深牙周袋时累及根尖部血管等。

B.病理变化：急性牙外伤可造成根尖部血管的挫伤或断裂，使牙髓血供受阻，引起牙髓退变、炎症或坏死。若创伤导致根折，则受损冠髓通常坏死，而根髓仍可保留活力；若发生牙脱位特别是嵌入性脱位，则牙髓几乎都会坏死。

②急性根尖周创伤：牙的急性创伤不仅可引起牙髓病变，还可损伤根尖周组织，导致炎症反应。此外，根管治疗过程中，器械或根充物超出根尖孔，均可以引起根尖周的炎症反应；若根管器械将细菌带出根尖孔，也可导致根尖周的感染。

（2）慢性创伤：创伤性咬合、磨牙症、窝洞充填物或冠等修复体过高都可引起慢性的咬合创伤,从而影响牙髓的血供,导致牙髓变性或坏死。

2.温度

一定范围内温度的逐渐上升不会引起牙髓的病变,但过高的温度刺激或温度骤然改变,会引起牙髓充血,甚至转化为牙髓炎。临床上异常的温度刺激主要与牙体预备产热、充填材料和抛光产热有关。

(1)牙体预备产热:牙体预备特别是未用冷却剂时不可避免地会导致可复性牙髓炎,有时还会导致不可复性牙髓炎,所产生的热被认为是备洞时造成牙髓损伤的主要原因。钻磨牙体组织所产生的热量与施力的大小,是否用冷却剂,钻针的种类、转速及钻磨持续的时间相关。过度用力、无冷却剂、相对低转速和持续的钻磨将会造成牙髓明显的热损伤。

在牙体预备过程中,对牙髓最安全的方式是使用超高速(100 000～250 000rpm)、水冷却系统、低压力和间隙性钻磨。

(2)充填材料和抛光产热:用银汞合金材料充填窝洞时,若未采取垫底及隔离措施,则外界温度刺激会反复、长期地经充填物传至牙髓,可导致牙髓的变性,甚至坏死。

对金属材质的修复体进行高压、高速、长时间、无冷却的抛光时所产生的热也可能刺激牙髓,导致牙髓的损伤。

3.电流

相邻或对颌牙上用了2种不同的金属修复体,咬合时可产生电流,通过唾液传导刺激牙髓,长时间后也可引起牙髓病变。

使用牙髓电活力测验器或进行离子导入治疗牙本质敏感症时,若操作不当,使用过大的电流刺激了牙髓,可导致牙髓组织损伤;行电外科手术时,若不慎接触了银汞合金充填体,有可能导致牙髓的坏死。

4.激光

不同种类的激光对牙髓组织可造成不同程度的损伤。

红宝石激光对牙髓最具破坏性,可以造成牙髓充血、成牙本质细胞局限性坏死,甚至牙髓的凝固性坏死;Nd激光对牙髓的危害程度低于红宝石激光;CO_2激光功能较低,对牙髓的危害最小;选择适当的能量和照射时间及配合使用水气喷雾有助于减少激光对牙髓的破坏。

(三)化学因素

1.充填材料

多年以来,充填材料的毒性作用被认为是引起牙髓病变的主要原因。而近期的研究表明,窝洞充填后充填材料与洞壁之间产生的微渗漏是引起牙髓损伤的重要因素。大多数充填材料本身具有的缺陷(聚合收缩、溶解性大、强度低等)导致充填物与牙体之间产生裂缝,细菌及其毒性产物可通过这些裂缝进入牙髓。此外,牙本质涂层中残留的细菌是牙髓病变的另一根源。但充填材料确实具有一定的毒性作用,研究证实,即使在没有微渗漏细菌存在的情况下,充填后也会发生轻度的牙髓炎症反应,很可能就是充填材料中的有害物质所致。

实验证实,直接用磷酸锌黏固剂做窝洞充填,可引起下方牙髓中度甚至重度的炎症反应。磷酸锌黏固剂在凝固之前所释放的游离酸,被认为是引起牙髓炎症或充填后即刻痛的直接原因,而磷酸锌黏固剂较差的边缘封闭性导致的微渗漏是另一原因。

氧化锌丁香油酚黏固剂对牙髓有镇痛、安抚作用，一直被用作深洞的垫底材料。过去的研究认为，该黏固剂中的氧化锌和丁香油酚对体外牙髓细胞具有很强的毒性作用。因此，很多学者建议，为避免引起牙髓炎症，在用氧化锌丁香油黏固剂做深洞垫底前，应首先垫一层氢氧化钙制剂。近年来大量研究证实，氧化锌丁香油酚黏固剂对牙髓的刺激作用很小，仅产生较少的炎症细胞，但促进产生较多的修复性牙本质。而且丁香油酚可抑制炎症介质因子的释放，对急性牙髓炎和根尖周炎具有良好的抗炎作用，可直接用作深洞垫底材料。

用一些可塑性材料如复合树脂和自凝塑料充填窝洞时，若未采取垫底等保护措施，则这些材料中的单体及树脂颗粒可穿过牙本质小管进入牙髓，降低牙髓的修复反应，甚至引起牙髓的变性或坏死。研究表明，一些过敏体质患者会对直接树脂充填产生严重的过敏反应，引起牙髓迅速分解。

2.酸蚀剂和黏结剂

用酸蚀剂处理洞壁，能有效去掉涂层，增强修复材料的黏结和固位。酸蚀剂最初只用于处理釉质，医生们认为处理牙本质会增加微渗漏而导致牙髓的损伤。实验表明，酸处理牙本质是否会导致牙髓反应与酸的强度、酸蚀的时间和剩余牙本质的厚度等因素相关，如对深洞做了酸蚀处理，会导致暂时的酸痛症状，甚至导致牙髓的损伤。用50％柠檬酸或磷酸处理牙本质1分钟，牙髓对充填材料的反应明显增加；而用酸短时间处理牙本质，一般不会引起牙髓的炎症反应，也不影响牙髓的修复功能。对深洞应先行氢氧化钙制剂垫底，以避免酸对牙髓的刺激。

评价黏结剂好坏的一个重要指标就是看它是否引起牙髓的化学损伤。绝大多数黏结剂中含有树脂成分，其中的化学物质可以刺激牙髓，特别是用在深洞中。随着黏结剂成分的不断改进，第七代黏结体系已经在临床上大量应用，它们集酸蚀及黏结作用于一身，细胞毒性作用不断减少；一般对牙髓仅有温和、短暂的刺激作用和极低的术后过敏，基本不引起牙髓的炎症反应。

3.消毒药物

窝洞在充填之前是否要消毒仍是一个有争议的问题。消毒力强的药物其渗透作用也较强，如硝酸银和酚类药物。有实验表明，用硝酸银处理浅洞时，可严重损伤猴牙髓组织；用酚处理深洞后，会导致牙髓严重的病变。目前认为，做窝洞消毒要使用刺激性较小的药物如乙醇、氟化钠等。

在牙髓病或根尖周病治疗过程中，若药物使用不当，则会成为一种化学刺激，引发根尖周炎，这称为药物性或化学性根尖周炎。例如，在露髓处封亚砷酸时间过长，或将亚砷酸用于年轻恒牙，砷就有可能扩散到根尖孔以外，引起药物性根尖周炎。又如，在根管内放置腐蚀性药物如酚类和醛类制剂过多，特别是在治疗根尖孔较大的患牙时，药物也可能溢出根尖孔而引起药物性根尖周炎。

除上述微生物、物理、化学和免疫因素之外，牙髓病和根尖周病还可由其他一些较少见或尚未明了的原因引起。例如，原因不明的牙外吸收也可引起牙髓的病变；牙内吸收的发生可能与外伤或备洞所造成的创伤有关，但其确切的原因仍不清楚；有些病毒如带状疱疹病毒、人类免疫缺陷病毒可感染牙髓，导致牙髓的病变；放射性骨坏死、发育性囊肿及肿瘤等也可导致根尖周的病变。

三、病史采集和临床检查方法

(一)病史采集

病史采集是医患沟通的重要组成部分,也是牙髓病和根尖周病诊断的重要步骤之一。医师可通过问诊的方式了解疾病的发生、发展、治疗经历,以及患者的全身状况。

在收集病史过程中,不仅要强调问诊的方式、内容和重要性,而且应该重视听的艺术。仔细、耐心地倾听患者对自己病史的叙述,有利于减轻患者的紧张情绪,有助于建立医患之间良好、和睦的关系,加强彼此间的理解和信任,使诊断和治疗得以顺利进行。

病史的询问和记录主要是针对患者的主诉、现病史和全身病史。

1.主诉

主诉通常是患者用自己的语言来描述其迫切要求解决的口腔科问题,也常常是令患者最痛苦的问题。患者在讲述过程中,常用手指出患牙所在的区域。主诉的记录要求简洁、完整,应包括患者就诊时患病的部位、主要症状和持续时间,通常称之为主诉的三要素。

2.现病史

现病史的询问应围绕主诉的内容展开,包括主要症状、体征,发病时间,严重程度,诱发、加重或缓解病情的因素,以及是否做过治疗及其效果如何等,经常需要医师耐心、反复地询问,才能有效地唤起患者的记忆。大多数牙髓病和根尖周病患者均有疼痛的病史,且多以疼痛为主诉就诊,因此,医师可根据患牙疼痛史来协助诊断,其问诊内容主要包括以下几个方面:

(1)疼痛的部位:询问患者疼痛部位,能否指出疼痛的部位或范围。急性根尖周炎患者能正确地指出疼痛的部位或患牙。急性牙髓炎患者往往不能指出患牙所在,可表现为牵涉性疼痛,即患牙产生的疼痛向一定区域放散,如上颌患牙引起下颌牙痛。因此,医师应仔细询问疼痛史,判断患牙所在的部位,勿因患者的误指而导致误诊和误治。

(2)疼痛的发作方式和频率:主要询问疼痛发作时是否存在诱因与疼痛发作的频率。疼痛发作方式主要有自发痛和激发痛。自发痛是指未受到外界刺激而发生的疼痛,而激发痛是指受到某种外界刺激而发生的疼痛。疼痛频率主要用来区分持续性疼痛和间歇性疼痛。急性牙髓炎有显著的自发痛和间歇性疼痛的特点,同时,骤然的温度变化可激发较长时间的疼痛,患者常可说出疼痛的明显诱因。急性根尖周炎除了有自发痛和持续性疼痛外,也可因咬合、咀嚼而诱发明显的疼痛。

(3)疼痛发作时间:询问患者在什么状态下疼痛和发生疼痛的时间。例如,是白天痛还是夜间痛,每次疼痛间隔的时间等。急性牙髓炎常有夜间疼痛发作或加重的特点。在炎症早期疼痛持续时间较短,而缓解时间较长,一天发作2~3次,每次持续数分钟;到炎症晚期则疼痛持续时间延长,缓解时间明显缩短。

(4)疼痛的程度和性质:疼痛的强弱程度可因患者精神状态、耐受程度、疼痛经历和文化修养的差异而有不同的描述。一般急性牙髓炎可引起跳痛、锐痛、灼痛或难以忍受的剧痛;急性根尖周炎常被描述为持续性剧痛、肿痛或跳痛;慢性炎症时,常为钝痛、胀痛、隐痛或仅为不适感等。

（5）加重或减轻疼痛的因素：询问各种可能导致疼痛加重或减轻的因素。温度刺激加重疼痛是牙髓炎的疼痛特点之一，但冷刺激有时可缓解牙髓化脓或部分坏死时的疼痛。急性根尖周炎初期紧咬牙可以缓解疼痛。食物的性质有时会引发牙髓疼痛，比如咬硬物时定点性咀嚼剧痛提示牙隐裂的存在。

（6）治疗对疼痛的影响：询问牙痛患者是否接受过治疗及治疗效果如何。若患牙接受过牙髓治疗而疼痛未缓解，则应考虑牙髓治疗方法不当或误治的可能性；若患牙曾行直接或间接盖髓术，或接受过正畸治疗，或受过撞击等外伤，则牙髓组织可能出现病变。询问患者是否服用止痛药及用药后的效果等。若用药无效，则应避免再开止痛药。

3.全身病史

牙髓病和根尖周病的发生、发展及预后与全身健康状况有关。了解患者的全身病史将有助于医师拟定治疗计划，帮助判断是否有必要在临床检查或治疗前进行会诊或预防性用药。全身病史主要包括系统病史、传染病史、药物过敏史和精神心理病史等几个方面。

（1）系统病史：系统病史的询问应了解以下几个方面：是否患有心脏病、血液病、糖尿病、血压异常、免疫缺陷、风湿热、癫痫、癌症或呼吸系统疾病等。若患者患有风湿热、进行性艾滋病、糖尿病或做过心脏瓣膜手术，则临床检查前应预防性使用抗生素以防止感染。在进行牙髓临床检查和治疗之前，还应该询问患者是否曾有过瘀斑不消或出血不止的病史；对女性患者根据情况还应注意询问是否怀孕或是否在月经期等问题。

（2）传染病史：肝炎、结核、艾滋病等与口腔疾病关系密切的传播性疾病均可经过血液、唾液或呼吸道传播。口腔是一个开放性环境，牙髓治疗可能会成为这些疾病的传播途径，因此，治疗过程中的感染控制非常重要，应做到及早了解患者的患病情况，采取常规性预防控制和必要的防护措施。

（3）药物过敏史：牙髓治疗前应仔细询问患者正在服用的药物（包括处方药物和非处方药物）和对哪些药物过敏，以避免重复用药或发生药物间的拮抗作用，更要避免出现药物过敏反应。

（4）精神和心理病史：观察患者的精神状态，了解患者是否有精神或感情创伤，以及心理病史。患者已有的精神心理问题会增加医患沟通的难度，导致治疗上的困难，医师应有充分的思想准备，必要时应提请相关学科会诊。

（二）临床检查方法

牙髓病和根尖周病的临床检查包括口腔检查和针对牙髓病、根尖周病的选择性检查。选择性检查主要帮助诊断患牙的牙髓状态，在疾病的诊断治疗中起了不可或缺的作用。其重要性可以体现如下。①预防运用选择性检查，辅助牙髓状态的判定，不仅仅可以指导牙髓病和根尖周病的诊断，还能预防根尖周病等疾病。死髓牙在没有临床症状及根尖周病发生的时候，通过牙髓活力测验，可以及早行根管治疗，旨在预防根尖周疾病的发生发展。②协诊选择性检查对牙髓病、根尖周病的诊断提供了重要的临床资料，尤其在各类牙髓病、根尖周病之间的鉴别诊断，以及与其他疾病的鉴别中体现了不可忽视的价值。患者主诉部位有时候与患牙所在并不一致，为了避免误诊，必须行选择性检查，谨慎地结合病史及其他检查结果才可以做出诊断。选择性检查并不是唯一的诊断依据，如果与其他临床资料相矛盾，应警惕其他特殊情况的可能,不可单凭选择性检查贸然诊断。③指导治疗计划。选择性检查可以帮助医师在治疗中了解患牙的牙髓状态等情况,在此基础上更好地制定或根据实际情况调整治疗计划,完善整个治疗过程。比如治疗深龋时,牙髓可能被累及,选择性检查可以在不同治疗方案的选择中作为参照;外科手术刮除颌骨囊肿前对邻近牙行牙髓活力测验,以便确定是否需要术前根管治疗;治疗牙周牙髓联合病变时,若患牙就诊时已经有深牙周袋,而牙髓尚有较好的活力,则可先行牙周治疗,消除牙周袋内感染,观察情况,若牙周治疗效果不佳,则应采用多种手段,以确定是否须进行牙髓治疗。④观察预后选择性检查在判断患牙预后和观察疗效也有一定作用,比如行盖髓术后1～2周复查,可以进行牙髓活力测验了解治疗效果。

1.牙髓活力测验

牙髓状态对牙髓病和根尖周病的诊断非常重要。临床上经常需要通过牙髓活力测验来判断牙髓的状态。评估牙髓状态的方法多样,但不能只依靠一种检测方法来做出诊断,需要综合多种方法的检测结果。

临床上常用的牙髓活力测验有温度测验法、牙髓电活力测验法和试验性备洞等。

由于牙髓只有痛觉,故无论哪种方法,都只会引起牙髓的疼痛反应。不同类型的牙髓病变其痛阈也会发生改变,从而对外界刺激表现反应敏感或迟钝。牙髓活力测验所提供的信息都存在一定的局限性,必须结合临床其他检查才能做出正确的诊断。

(1)温度测验:牙髓温度测验是根据患牙对冷或热刺激的反应来判断牙髓状态的一种诊断方法。其原理是突然、明显的温度变化可以诱发牙髓一定程度的反应或疼痛。正常牙髓对温度刺激具有一定的耐受阈,对 20～50℃ 的水无明显不适反应,以低于 10℃ 为冷刺激,高于60℃ 为热刺激。

①操作方法:温度测验可分为冷诊法和热诊法。其操作前的准备工作主要包括:先向患者说明测验的目的和可能出现的感觉,并请患者在有感觉时举手示意,一旦患者举手,医师应迅速移开刺激源;在测验可疑患牙前,应先测验对照牙,一方面是为了对照,另一方面是让患者能体验被测验的感觉,从而减轻患者的紧张和不安,选择对照牙的顺序为首选对侧正常同名牙,其次为对颌同名牙,最后为与可疑牙处在同一象限内的健康邻牙;测验开始前应将待测牙所在的区域隔湿,放置吸唾器,并用棉球擦干牙面。

A.冷诊法:根据患者对牙齿遇冷刺激的反应来判断牙髓状态的牙髓活力测验法。

a.材料。可选用的刺激物有冰棒、冷水、干冰或者其他化学制冷剂如四氟乙烷等。

b.方法。临床最常用的是冰棒法,方法为剪取直径 4～5mm,长 5～6cm 的一端封闭的塑料软管,小管内注满水后冷冻成冰棒,测验时将小冰棒置于被测牙齿的唇(颊)或舌(腭)侧釉质完整的中 1/3 处,放置时间一般不超过 5 秒,观察患者的反应。冰棒法测验时,要避免融化的冰水接触牙龈而导致假阳性反应。另外,同侧多个可疑患牙测验时,应注意从最后面的牙开始,依次向前检查,以免冰水干扰对患牙的判断。

简易的冷水法为直接向牙冠表面喷射冷水,该方法应注意按先下牙后上牙,先后牙再前牙的顺序测验,尽可能避免因水的流动而出现的假阳性反应。由于冷水法可靠性较差,一般不推荐使用。

干冰或者氟甲烷喷射的棉签比冰棒和冷水更可靠,因为这种方法不会影响邻牙,并且可以较好地再现症状。Richkoff 等发现干冰作用于牙长达 5 分钟之久都不会危害牙髓。

B.热诊法:通过患者对牙遇热刺激的反应来判断牙髓状态的牙髓活力测验法。

a.材料。热诊法可选用的刺激物有加热的牙胶棒、热水、电子加热器等。对已做金属全冠的患牙,也可采用橡皮轮打磨生热做牙髓测验。

b.方法。临床上最常用的热诊法是牙胶棒加热法,其操作步骤如下。为避免牙胶粘于牙面应使牙面保持湿润,将牙胶棒的一端于酒精灯上烤软,但不使其冒烟燃烧(温度为 65～70℃),立即将牙胶棒加热的一端置于被测牙的唇(颊)或舌(腭)面的中 1/3 处,观察患者的反应。电子加热器因可以准确控制其工作尖的温度,与传统的牙胶加热法相比使用更加方便,结果更加可靠。

热诊使用热水能模拟临床表现,也能更有效地透过烤瓷熔附金属冠,检测时用橡皮障隔离牙齿,以便热水仅仅流到可疑患牙上。

无论哪种热诊方法,在牙面上停留的时间都不应超过 5 秒,以免造成牙髓损伤。若热诊时引起患牙剧烈疼痛,则医师应立即给予冷刺激以缓解患者的症状。

②结果的表示方法和临床意义:温度测试结果是被测牙与患者正常对照牙比较的结果,因而不能采用(＋)、(－)表示,具体表示方法如下。

A.正常。被测牙与正常对照牙的反应程度相同,表示牙髓正常。

B.敏感:被测牙与正常对照牙相比,出现一过性疼痛反应,但刺激去除后疼痛立即消失。若患牙无自发痛病史,则表明牙髓可能处于充血状态,这种症状也称为一过性敏感。若温度刺激引发明显疼痛,刺激去除后仍持续一段时间,则表明被测牙髓处于不可复性的炎症状态。若温度测验时引起剧烈疼痛,甚至出现放射性痛,则表示被测牙的牙髓炎症处于急性期。若被测牙对热刺激极敏感,而冷刺激反而缓解疼痛,则牙髓炎症可能处于急性化脓期。

C.迟钝。被测牙以同样程度的温度刺激,但反应比正常对照牙要慢,且轻微得多。这种现象称之为牙髓反应迟钝。牙髓有慢性炎症、牙髓变性或牙髓部分坏死时均可表现为牙髓反应迟钝。被测牙在温度刺激去除数分钟后出现较重的疼痛反应,并持续一段时间,这种症状称之为迟缓性疼痛,表示被测牙牙髓可能为慢性炎症或牙髓大部分已坏死。

D.无反应。被测牙对温度刺激不产生反应,表示牙髓可能坏死或牙髓变性。但下列情况应结合其他检查排除假阴性反应,例如,牙髓过度钙化、根尖孔未完全形成、近期受过外伤的患牙、患者在检查前使用了镇痛药或麻醉药等,有可能导致温度测验时患牙牙髓无反应。

(2)牙髓电活力测验:通过牙髓电活力测验仪来检测牙髓神经成分对电刺激的反应,主要用于判断牙髓"生"或"死"的状态。

①操作方法:牙髓电活力测验仪的种类较多,使用前应仔细阅读产品说明书,熟悉仪器的性能及其具体操作方法。

A.测验前应先向患者说明测验的目的,以消除患者不必要的紧张,并取得患者的合作,同时嘱咐患者当出现"麻刺感"时,即抬手示意。

B.在测验患牙之前,需先测验正常对照牙,以求得相对正常反应值作为对照。

C.隔湿待测验牙,放置吸唾器,吹干牙面。若牙颈部有结石存在,须洁治干净。

D.将牙髓电活力测验仪的测验探头涂上一层导电剂(例如牙膏)或在牙面上放置蘸有生理

盐水的小滤纸片作为电流导体。

E.将探头放在牙面的适当位置,一般认为探头应放在牙唇(颊)面中 1/3 处,也有学者主张探头放在颈 1/3 处,因该处釉质较薄,更接近牙本质,但探头不能接触牙龈,以免出现假阳性结果。

F.调节测验仪上的电流强度,从"0"开始,缓慢增大,直到患者有反应时移开探头,并记录引起反应的刻度值。一般可重复 2 次,取平均值。若 2 次所得值相差较大,则需测第 3 次,然后取其中 2 次相近值的均数。

②注意事项

A.为了刺激牙髓神经,必须形成一个完整的电流回路,从电极到牙,再通过医师回到电极,测试时医师不戴手套,通过手指接触电极和患者面部,可以帮助形成回路。为了在使用橡皮障时也能形成回路,可以让患者把手指放在金属电极柄上,患者可以自己控制回路,当感觉到疼痛时,拿开手指即可切断电流,终止刺激。

B.牙髓电活力测验仪因生产厂家不同,其测量数值有较大差异。牙髓电活力测验的反应值必须与正常对照牙进行对比后才有诊断价值。釉质厚度、探头在牙面的位置及探头尖的横断面积等因素都可以影响反应程度。

③临床意义:若被测牙牙髓存在反应,表示牙髓还有活力;若被测牙无反应,说明牙髓已坏死。因此,牙髓电活力测验主要用于判断牙髓是死髓还是活髓,但不能作为诊断的唯一依据,牙髓电活力测验存在假阳性或假阴性反应的可能。多根牙可能需要把电极放在牙冠的多个位点来测试。若在磨牙的 2 个部位为阴性反应,而另一个部位在正常范围内为阳性反应,则可能表明 2 个根管内的牙髓已坏死,而仍有 1 个根管牙髓存在活力。

④引起假阳性反应的原因

A.探头或电极接触了大面积的金属修复体或牙龈,使电流流向了牙周组织。

B.未充分隔湿或干燥被测牙,以致电流泄露至牙周组织。

C.液化性坏死的牙髓有可能传导电流至根尖周组织,当电流调节到最大刻度时,患者可能会有轻微反应。

D.患者过度紧张和焦虑,以致在探头刚接触牙面或被问及感受时即示意有反应。

⑤引起假阴性反应的原因

A.患者事先用过镇痛药、麻醉药或乙醇饮料等,使之不能正常地感知电刺激。

B.探头或电极未能有效地接触牙面,妨碍了电流传导至牙髓。

C.根尖尚未发育完全的新萌出牙,其牙髓通常对电刺激无反应。

D.根管内过度钙化的牙,其牙髓对电刺激通常无反应,常见于一些老年人的患牙。

E.刚受过外伤的患牙可对电刺激无反应。

⑥禁忌证:牙髓电活力测验仪可干扰心脏起搏器的工作,故该项测验禁用于心脏安装有起搏器的患者。

(3)试验性备洞:指用牙钻磨除牙本质来判断牙髓活力的方法。具体操作是在未麻醉条件下,用牙钻缓慢向牙髓方向磨除釉质和牙本质。若患者感到尖锐的酸痛,则表明牙髓有活力。钻磨时最好不用冷却水,以增加对牙髓的热刺激。

试验性备洞是判断牙髓活力最可靠的检查方法。但由于会造成完好牙体组织或修复体的破坏,该测验只有在其他方法不能判定牙髓活力或不能实施时才考虑使用,例如有金属烤瓷全冠的患牙或 X 线检查发现可能受到邻近根尖周病变累及的可疑患牙。

(4)选择性麻醉:通过局部麻醉的方法来判定引起疼痛的患牙。当其他诊断方法对 2 颗可疑患牙不能做出最后鉴别,且 2 颗牙分别位于上、下颌或该 2 颗牙均在上颌但不相邻时,采用选择性麻醉可确诊患牙。

①操作方法

A.如果 2 颗可疑痛源牙分别位于上、下颌,正确的方法是对上颌牙进行有效的局部麻醉(包括腭侧麻醉)。若疼痛消失,则该上颌牙为痛源牙;若疼痛仍存在,则表明下颌可疑牙为痛源牙。

B.如果 2 颗可疑牙均在上颌,应对位置相对靠前的牙行局部麻醉,其原因是支配后牙腭根的神经由后向前走。

②注意事项:当 2 颗可疑痛源牙分别位于上、下颌时,选择麻醉上颌牙的原因是在上颌通常能获得较深的麻醉,而下牙槽神经阻滞麻醉失败的可能性经常存在,一旦后者失败,就会导致上颌牙的误诊和误治。

2.影像学检查

影像学检查包括拍摄 X 线片和锥形束 CT 检查。影像学检查在牙髓病和根尖周病的诊断和治疗中具有十分重要的意义,可提供一般检查方法所不能提供的信息,如髓腔形态、根尖周病变范围以及根管治疗情况等。

(1)X 线检查:X 线检查是指通过拍摄 X 线片,对牙髓病和根尖周病进行诊断和治疗的检查手段。主要有根尖片、咬合片和咬合翼片。根尖片最常用,咬合翼片可用于检查邻面龋、继发龋和充填体邻面悬突。X 线检查作为牙髓病和根尖周病基本的检查手段,已经被广泛使用。

①诊断方面

A.牙冠情况:X 线检查可以辅助了解牙冠的情况,发现视诊不易检查到的龋坏部位和范围,比如了解有无继发龋和邻面龋,迟牙(智齿)冠周炎有时候需与邻牙的牙髓炎鉴别,通过 X 线检查可以了解邻牙的邻面龋的有无及程度;牙体发育异常,如畸形中央尖和畸形舌侧窝也可在 X 线片上了解。

B.牙根及髓腔情况:牙根及根管数目、弯曲度及特殊变异;牙根的异常,包括牙根内吸收、牙骨质增生、根折及牙根发育不全等;髓腔的特殊情况如髓石、根管钙化及牙内吸收等。

C.根周情况:比如了解根周骨质破坏,鉴别根尖周肉芽肿、脓肿或囊肿等慢性根尖周病变。

D.特殊检查:窦道不一定来自相距最近的牙,它可以来自距其一定位置的牙,定位窦道的病源牙时,用 1 根牙胶尖(即诊断丝)自窦道口顺其自然弯曲插入窦道后拍摄 X 线片,根据 X 线片上牙胶尖的走行可显示与窦道相通的根尖病变部位,以协助鉴定病源牙。

②治疗方面

A.初始:X 线片必须仔细研究,有助于拟定治疗计划,了解髓室的形态,根管离开髓室的方向和角度,牙根和根管的数目、大小和形态,以及根尖周病变的类型和范围、牙周组织破坏程度等。

B.治疗中:X线片可用于测定根管的长度,确认适合的牙胶尖,帮助医师确认临床上的"回拉感"是否正确,还可以了解根管预备是否合适,保证治疗的顺利进行。根管治疗的并发症如器械分离和穿孔等,处理时同样需要X线片辅助。

C.术后确认:X线片在根管充填后可判定根管充填结果,术后定期复查还可观察根管治疗的近、远期疗效。

③局限性

A.X线片不能准确反映根尖骨质破坏的量。在根尖周病变的早期即骨松质有轻度破坏时,X线片上可能显示不出来,只有当骨密质破坏时才显示出透射影像。所以,临床实际的病变程度比X线片上显示的更严重。对于龋坏的牙,实际上的龋坏程度往往比X线片表现更严重。

B.硬骨板完整与否在诊断上具有重要意义,但它的影像在很大程度上取决于牙根的形状、位置、X线投射的方向和X线片的质量。因此,正常牙在X线片上可能无明显的硬骨板。

C.X线片所显示的是三维物体的二维图像,影像的重叠往往会导致误诊。例如将多根误认为单根,将下颌颏孔误认为下颌前磨牙根尖周病变,将上颌切牙孔、鼻腭管误认为上颌中切牙根尖周病变等。有时候为了排除这种误诊的可能性,需要拍摄多张X线片来协助诊断。

D.投射技术或胶片处理不当也可造成X线片图像的失真,从而削弱了X线片检查在诊疗上的价值。因此,提高X线片的质量和医师的阅片能力在X线片检查中具有重要意义。

(2)锥形束CT检查(CBCT):自1996年首次应用以来,经过近20年的发展,已成为一种较为成熟的口腔颌面部检查手段。它是指放射线束呈锥形发出,围绕患者头部旋转360°获得扫描视野内原始图像,以进行轴位、矢状位及冠状位的观察及三维重建的数字容积体层摄影。根据CBCT扫描视野的大小,可分为大视野和小视野2种模式。大视野CBCT可以观察全部颌面部骨骼结构,小视野CBCT扫描与根尖片的高度及宽度相似。由于患者所受到的有效放射剂量与扫描视野的大小成正比,牙髓病和根尖周病大多数涉及范围较小,所以一般较多采用小视野CBCT检查。

①优势

A.三维影像:与传统的X线片检查相比,对牙髓病和根尖周病的病变位置、范围、性质、程度及与周围组织的关系有更加立体的反映,可以有效避免二维影像重叠带来的误诊、漏诊。三维影像的显示更利于了解病变与重要解剖结构如上颌窦、神经管、颏孔等的毗邻关系。

B.早期发现病变:CBCT与根尖片相比,能够更早发现病变。早期骨质破坏在X线片不能准确反映,而CBCT能够更早发现可能的骨质及牙体的破坏;早期牙髓病变可能会体现在牙周膜韧带增宽,而CBCT对牙周膜韧带的改变更敏感,传统对根尖片上牙周膜韧带改变的解读可能不适用于CBCT。

C.后期图像处理:CBCT相应的软件可以对扫描的原始图像进行三维重建及不同角度的切割,显示三维影像及任意方向的二维影像,根据临床需要,十分便捷地分析轴位、冠状位及矢状位的解剖图像,有助于早期发现根尖周病并明确病变在三维空间的范围。

②应用

A.根管形态及数目:根管治疗时对患牙根管形态及数目的把握,保证了治疗的顺利进行,

CBCT优越的三维图像和全面的断层分析可以在变异根管的定位给医师提供更准确的根管信息,尽量避免根管并发症及根管遗漏的发生,可运用于上颌第二磨牙近中颊根第2根管的发现和定位、C形根管的治疗等方面。

B.发现牙折:牙根折裂按照折裂方式可分为纵折、横折及斜折3种类型。一般情况下,牙根折裂不易通过根尖片显现,尤其是纵折因为根尖片影像的重叠,更难发现,而CBCT可以在各个方向清晰地显示根折位置及类型,还可以对根尖片上可疑的根折病例进行直观地展示。

C.了解牙根情况:牙根吸收早期无临床症状,需通过影像学检查发现,而根尖片显示的是重叠的二维影像,很难显示清晰的吸收范围,更难以发现早期的牙外或牙内吸收。CBCT的使用弥补了根尖片的缺点,展现病变的真实形态和部位,给牙根吸收的评估和诊断提供更好的保障,提高了患牙的保存率,此外,还可用于指导一些牙根发育异常的治疗,例如牙根融合。

D.诊断根管侧壁穿孔:CBCT可以用于诊断普通根尖片不能诊断的根管侧壁穿孔。穿孔作为根管治疗并发症之一,早期诊断、早期处理很重要。诊断穿孔的方法还有电子根尖定位仪、手术显微镜等,但它们建立在对未充填根管的直视或探查上,因此,无法如CBCT一般对充填后的根管进行穿孔的诊断。

E.评估根管治疗质量:CBCT可以在各种复杂根管治疗的过程中,随时分析近远中向、冠根向、颊舌向的解剖图像,帮助完善根管治疗,减少遗漏根管、欠填等的发生,对充填质量有更全面的评估。

F.分析根管治疗失败的原因:根管治疗失败的原因有遗漏根管、根管欠填或超填、根管壁穿孔、根管偏移、器械分离等,对治疗失败的根管行CBCT检查,有利于找出根管治疗失败的原因,提高再治疗的成功率。

③局限性

A.口腔内金属桩及修复体、种植体、高密度牙胶常引起伪影,影响CBCT图像质量及准确度,干扰临床医师做出正确诊断。

B.CBCT检查费用及辐射剂量与根尖片相比较高,且临床医师需接受CBCT相关培训后才可正确读片。因此,仅当X线片不能提供所需要的诊疗信息时,才建议进行CBCT检查。

(3)手术显微镜检查:口腔科手术显微镜自20世纪90年代开始应用于牙髓病诊断和治疗。手术显微镜具有良好的放大和照明功能,在光源能够到达的部位,医师能清晰地观察微小的结构变化。

手术显微镜在诊断方面主要用于:①早期龋损的检查;②充填体、修复体边缘密合情况的检查;③穿髓孔的检查;④髓腔形态的检查;⑤根管穿孔的检查;⑥隐裂或牙折的检查;⑦根管内折断器械的检查;⑧根尖孔破坏的确认。

四、牙髓病的临床表现及诊断

牙髓病根据临床表现和治疗预后可进行如下分类。

①可复性牙髓炎。

②不可复性牙髓炎:急性牙髓炎(包括慢性牙髓炎急性发作)、慢性牙髓炎(包括残髓炎)、

逆行性牙髓炎。

③牙髓坏死。

④牙髓钙化：髓石、弥散性钙化。

⑤牙内吸收。

（一）可复性牙髓炎

可复性牙髓炎是牙髓组织以血管扩张充血为主要病理表现的初期炎症表现。若能彻底去除病原刺激因素，同时给予适当的治疗，患牙牙髓可以恢复正常。

1.临床表现

（1）受冷、热、酸、甜刺激时，立即出现瞬间的疼痛反应，对冷刺激更敏感；刺激一去除，疼痛消失。

（2）没有自发性疼痛。

2.检查

（1）患牙常见有接近髓腔的牙体硬组织病损，如深龋、深楔状缺损、深牙周袋、咬合创伤。

（2）患牙对温度测验，尤其是冷测表现为一过性敏感，且反应迅速。去除刺激后，数秒缓解。

（3）叩诊反应同正常对照牙，即叩痛（－）。

3.诊断

（1）主诉对温度刺激一过性敏感，但无自发痛的病史。

（2）可找到能引起牙髓病变的牙体病损或牙周组织损害的原因。

（3）患牙对冷测的反应阈值降低，表现为一过性敏感。

4.鉴别诊断

（1）深龋当冷、热刺激进入深龋洞内才出现疼痛反应，刺激去除后症状不持续。当深龋与可复性牙髓炎难以区别时，可先按可复性牙髓炎的治疗进行安抚处理。

（2）不可复性牙髓炎一般有自发痛病史；有温度刺激引起的疼痛反应，程度重，持续时间长，有时可出现轻度叩痛。在临床上，若可复性牙髓炎与无典型自发痛症状的慢性牙髓炎难以区分时，可采用诊断性治疗的方法，用氧化锌丁香油酚黏固剂进行安抚治疗，在观察期内视其是否出现自发痛症状明确诊断。

（3）牙本质过敏症对探、触等机械刺激和酸、甜等化学刺激更敏感。

（二）不可复性牙髓炎

1.急性牙髓炎

急性牙髓炎的临床特点是发病急，疼痛剧烈。病因包括慢性牙髓炎急性发作，牙髓受到急性的物理损伤、化学刺激及感染。

（1）临床表现

①自发性阵发性的剧烈疼痛：初期持续时间短，晚期持续时间长。炎症牙髓出现化脓时，患者可主诉有搏动性跳痛。

②夜间痛，或夜间疼痛较白天剧烈。

③温度刺激加剧疼痛：若患牙正处于疼痛发作期内，温度刺激可使疼痛更为加剧。如果牙

髓已有化脓或部分坏死,患牙可表现为所谓的"热痛冷缓解"。

④疼痛不能自行定位:疼痛呈放射性或牵涉性,常是沿三叉神经第2支或第3支分布区域放射至患牙同侧的上、下颌牙或头、颞、面部,但这种放射痛不会发生到患牙的对侧区域。

(2)检查

①患牙可查及接近髓腔的深龋或其他牙体硬组织疾病,或有深的牙周袋。

②探诊可引起剧烈疼痛,可探及微小穿髓孔,并可见有少量脓血自穿髓孔流出。

③温度测验时,患牙敏感,刺激去除后,疼痛症状持续一段时间。当患牙对热测更为敏感时,表明牙髓已出现化脓或部分坏死。

④早期叩诊无明显不适,当炎症的外围区已波及根尖部的牙周膜,可出现垂直方向的叩诊不适。

(3)诊断

①典型的疼痛症状。

②患牙肯定可找到有引起牙髓病变的牙体损害或其他病因。

③牙髓温度测验结果可帮助定位患牙,对患牙的确定是诊断急性牙髓炎的关键。

(4)鉴别诊断

①三叉神经痛:表现为突然发作的电击样或针刺样剧痛,有疼痛"扳机点",发作时间短,较少在夜间发作,冷热温度刺激也不引发疼痛。

②龈乳头炎:剧烈的自发性疼痛,持续性胀痛,对疼痛可定位,龈乳头有充血、水肿现象,触痛明显。患处两邻牙间可见食物嵌塞的痕迹或有食物嵌塞史。对冷热刺激有敏感反应,但一般不会出现激发痛。

③急性上颌窦炎:持续性胀痛,上颌的前磨牙和磨牙同时受累而导致两三颗牙均有叩痛,但未查及可引起牙髓炎的牙体组织与疾病。同时可伴有头痛、鼻塞、浓涕等上呼吸道感染的症状,以及在跑、跳、蹲等体位变化时,牙痛症状加重。检查上颌窦前壁可有压痛现象。

2.慢性牙髓炎

慢性牙髓炎是临床上最为常见的一型牙髓炎,有时临床症状很不典型,容易误诊而延误治疗。

(1)临床表现

①无剧烈的自发性疼痛,但有时可出现不甚明显的阵发性隐痛或每日出现定时钝痛。

②患者可诉有长期的冷、热刺激痛病史等,对温度刺激引起的疼痛反应会持续较长时间。

(2)检查

①炎症常波及全部牙髓及根尖部的牙周膜,致使患牙常表现为咬合不适或轻度的叩痛

②一般可定位患牙。

(3)分型

①慢性闭锁性牙髓炎

A.无明显的自发痛,有长期的冷热刺激痛病史。

B.可查及深龋洞、冠部充填体或其他近髓的牙体硬组织缺损。洞内探诊感觉迟钝。

C.去净腐质后无肉眼可见的露髓孔。

D.患牙对温度测验的反应可为敏感,也可由热测引起迟缓性痛,多有轻度叩痛或叩诊不适感。

②慢性溃疡型牙髓炎

A.食物嵌入洞内即出现剧烈的疼痛。当冷热刺激激惹患牙时,会产生剧痛。

B.查及深龋洞或近髓的牙体损害。患牙有大量软垢、牙石堆积,洞内食物残渣大量嵌入。

C.去净腐质、可见有穿髓孔,深探剧痛并有少量暗色液体流出。

D.温度测试敏感。仅有极轻微的叩诊不适。

③慢性增生型牙髓炎

A.无明显的自发痛,患者可诉每进食时患牙疼痛或有进食出血现象,长期不敢用患侧咀嚼食物。

B.患牙大而深的龋洞中有红色、"蘑菇"形状的肉芽组织,又称作"牙髓息肉",可充满整个洞内并达咬合面,探之无痛但极易出血。常可见患牙及其邻牙有牙石堆积。

(4)诊断

①可以定位患牙,长期冷、热刺激痛病史和(或)自发痛史。

②肯定可查到引起牙髓炎的牙体硬组织疾病或其他原因。

③患牙对温度测验有异常表现。

④叩诊反应可作为很重要的参考指标。

(5)鉴别诊断

①深龋:刺激去除后症状立即消失,对叩诊的反应与正常对照牙相同。

②可复性牙髓炎:患牙对温度测验,尤其是冷测表现为一过性敏感,且反应迅速,去除刺激后,数秒缓解;叩诊反应同正常对照牙,即叩痛(-)。

③干槽症:近期有拔牙史,牙槽窝空虚,骨面暴露,出现臭味。可有温度刺激敏感及叩痛,但无明确的牙髓疾病指征。

④牙髓息肉与牙龈息肉、牙周膜息肉的鉴别如下。

A.牙龈息肉:多是患牙邻𬌗面出现龋洞时,由于食物长期嵌塞加之患牙龋损处粗糙边缘的刺激,牙龈乳头向龋洞所形成的空间增生,形成息肉状肉芽组织。

B.牙周膜息肉:在多根牙的龋损穿通髓腔后进而破坏髓室底,根分叉处的牙周膜因外界刺激而反应性增生,肉芽组织由髓底穿孔处长入连通髓腔的龋损内,洞口外观像牙髓息肉。可通过X线片观察患牙根分叉区髓室底影像的连续性,再用探针探查息肉的蒂部及其髓室底的完整性。

3.残髓炎

残髓炎属于慢性不可复性牙髓炎,发生在经牙髓治疗后的患牙,由于残留了少量炎症根髓或多根牙遗漏了未做处理的根管,故而命名为残髓炎。

(1)临床表现

①自发性钝痛、放散性痛、温度刺激痛。

②咬合不适或轻微咬合痛。

③均有牙髓治疗病史。

（2）检查

①牙冠可见牙髓治疗后的充填体或暂封材料。

②对患牙施以强冷、强热刺激，反应可为迟缓性痛或仅诉有感觉。

③叩诊轻度疼痛（－）或不适感（±）。

④去除患牙充填物，用根管器械探查病患根管至深部时有感觉或疼痛。

（3）诊断

①有牙髓治疗史。

②有牙髓炎症表现。

③强温度刺激患牙有迟缓性疼痛，叩诊疼痛。

④探查根管有疼痛即可确诊。

4.逆行性牙髓炎

深牙周袋中的细菌通过根尖孔或侧支根管进入牙髓，引发牙髓感染，这种由牙周途径导致的牙髓感染称为逆行性感染，所引起的牙髓炎称为逆行性牙髓炎。

（1）临床表现

①急性牙髓炎症状（自发痛、阵发痛、冷热刺激痛、放散痛、夜间痛）。

②慢性牙髓炎症状（冷热刺激敏感或激发痛，不典型的自发钝痛或胀痛）。

③均有长时间的牙周炎病史，可诉有口臭、牙松动、咬合无力或咬合疼痛等不适症状。

（2）检查

①患者有深达根尖区的牙周袋或较为严重的根分叉病变。牙龈水肿、充血，牙周袋溢脓，牙有不同程度的松动。

②无引发牙髓炎的深龋或其他牙体硬组织疾病。

③对多根患牙的牙冠不同部位进行温度测试，其反应可不同。

④对叩诊的反应为轻度疼痛（＋）至中度疼痛（＋＋），叩诊呈浊音。

⑤X线片患牙有广泛的牙周组织破坏或根分叉病变。

（3）诊断

①患牙有长期牙周炎病史。

②近期出现牙髓炎症状。

③患牙未查出引发牙髓病变的牙体硬组织疾病。

④患牙有严重的牙周炎表现。

（三）牙髓坏死

牙髓坏死常由各种类型的牙髓炎发展而来，也可因外伤打击、正畸治疗所施加的过度创伤力、修复治疗对牙体组织进行预备时的过度手术切割产热，以及使用某些修复材料（硅酸盐黏固剂、复合树脂）所致的化学刺激和微渗漏引起。当牙髓组织发生严重营养不良及退行性变性时，由于血液供应不足，最终可发展为牙髓坏死。若不及时治疗，则病变可向根尖周组织发展，导致根尖周炎。坏死的牙髓组织更有利于细菌的定植，因此，其比健康的牙髓组织更容易感染。

1.临床表现

(1)患牙一般没有自觉症状,也可见以牙冠变色为主诉前来就诊者。

(2)可有自发痛史、外伤史、正畸治疗史或充填、修复史。

2.检查

(1)牙冠可存在深龋洞或其他牙体硬组织疾病,或是有充填体、深牙周袋等。也可见完整牙冠者。

(2)牙冠变色,呈暗红色或灰黄色,失去光泽。

(3)牙髓活力测验无反应。

(4)叩诊同正常对照牙或有不适感。

(5)牙龈无根尖来源的瘘管。

(6)X线片显示患牙根尖周影像无明显异常。

3.诊断

(1)无自觉症状。

(2)牙冠变色、牙髓活力测试结果和 X 线片的表现。

(3)牙冠完整情况和病史可作为参考。

4.鉴别诊断

慢性根尖周炎:通过拍摄 X 线片,发现有根尖周骨质影像密度减低或根周膜影像模糊、增宽,即可做出鉴别诊断。

(四)牙髓钙化

牙髓的血液循环发生障碍是牙髓钙化的始动因素,循环障碍造成牙髓组织营养不良,引起细胞发生变性,导致钙盐沉积在变性的组织上,形成大小不一的钙化物质。牙髓钙化有 2 种形式:一种是结节性钙化,又称髓石,髓石可以附着在髓腔壁上或是游离于牙髓组织中;另一种是弥散性钙化,甚至可造成整个髓腔闭锁,多发生于外伤后的牙,也可见于经氢氧化钙盖髓治疗或活髓切断术后的患牙。

1.临床表现

(1)一般无临床症状。个别出现与体位有关的自发痛,与三叉神经痛相似,也可沿三叉神经分布区域放射,但无"扳机点",与温度刺激无关。

(2)检查:患牙对牙髓活力测验可表现为迟钝或敏感。X 线片显示髓腔内有阻射的钙化物,或使原髓腔处的透射区消失,呈弥散性阻射影像,该征象是牙髓钙化的重要诊断依据。

2.诊断

(1)了解主诉症状:一般无临床症状,可出现与体位有关的自发痛,或经氢氧化钙盖髓治疗或活髓切断术治疗病史。

(2)确定患牙及牙髓情况:排除引起自发性放射痛的其他病因,且经过牙髓治疗后疼痛症状得以消除,方能确诊。

(3)X 射线检查:发现髓腔内髓石可作为重要的诊断依据。

当临床检查结果表明患牙是以其他可引起较严重临床症状的牙髓疾病(如牙髓炎、根尖周炎等)为主,同时合并有牙髓钙化性病变时,则以引起牙髓症状的牙髓疾病作为临床诊断。

3.鉴别诊断

该病主要与三叉神经痛相鉴别。髓石引起的疼痛虽然也可沿三叉神经分布区域放射,但无"扳机点",主要与体位有关。X 射线检查的结果可作为鉴别诊断的参考。

(五)牙内吸收

牙内吸收是指正常的牙髓组织肉芽性变,分化出的破牙本质细胞从髓腔内部吸收牙体硬组织,致髓腔壁变薄,严重者可造成病理性牙折。多发生于乳牙,见于受过外伤的牙、再植牙及做过活髓切断术或盖髓术的牙。

1.临床表现

(1)一般无自觉症状,多于 X 线片检查时发现。

(2)少数病例可出现自发性阵发痛、放散痛、温度刺激痛和牙髓炎症状。

2.检查

(1)发生在髓室时,肉芽组织的颜色可透过已被吸收成很薄的牙体硬组织层而使牙冠呈现为粉红色。发生在根管内时,牙冠颜色没有改变。

(2)患牙对牙髓测验的反应可正常,也可表现为迟钝。

(3)叩诊检查同正常对照牙或出现不适感。

(4)X 线片显示髓腔内有局限性不规则的膨大透射影区域,严重者可见内吸收处的髓腔壁被穿通,甚至出现牙根折断线。

3.诊断

(1)X 线片的表现为主要依据。

(2)病史和临床表现作为参考。

(六)非牙源性牙痛的鉴别诊断思路

国际疼痛研究学会(IASP)将疼痛定义为:由潜在或实际的组织损伤或类似的损伤引起的一种不愉快的感觉或情感体验。诊断疼痛的关键是要排除器质性病变。

牙髓病的特征性临床表现就是牙痛,尤其是剧烈的自发性放散痛、不能定位的牵涉痛症状,可能与系统其他疾病引起的疼痛混淆,导致误诊误治。临床工作中面对牙痛的患者,首先要做的是判断疼痛的来源。除了考虑牙髓炎,与疼痛牙邻近组织的疾病相鉴别外,还需了解下列系统源性疼痛疾病的特征性临床表现,以提供鉴别诊断的思路。

1.口腔颌面部疾病

(1)颞下颌关节疾病:颞下颌关节持续疼痛,疼痛部位深在,定位不清,疼痛时常发作,出现牵涉痛,可伴有耳疼痛和张口受限。颌面部肌肉痉挛导致肌筋膜疼痛,扪压肌肉或关节可引起或加重疼痛。疼痛持续时间一般超过 6 个月。影像学检查有助于诊断。

(2)涎腺疾病:发生于涎腺的多种疾病,包括导管堵塞、炎症和感染都会引起疼痛和压痛的症状。咀嚼食物时,尤其是刚进食时,诱发或加重疼痛,还可出现肿胀、发热和张口痛。通过扪诊、唾液流量检查和影像学检查可明确诊断。

2.远隔器官疾病

指能引起颌面部牵涉痛的远隔脏器疾病,报道较多的有心绞痛、甲状腺炎、颈动脉痛及颈椎疾病。其中,因主诉牙痛而被确诊为心绞痛或被误诊的病例最令人关注。下面重点介绍心绞痛。

心绞痛表现为左胸部沉重感、紧迫感、左前胸闷痛,常放散到左肩胛或左臂,另有18%的患者牵涉至左侧下颌或牙,出现后牙区牙髓炎样疼痛。

接诊时,应详细了解患者的身体状况和既往病史,以及与心脏病有关的危险因素,如血压、吸烟、肥胖、缺乏锻炼等。在排除牙本身疾病后,应及时将患者转诊至内科进行检查和诊断,以免延误病情。

3.神经性疼痛

神经性疼痛是由周围神经组织结构病变或异常导致的疾病。诱发因素包括遗传代谢紊乱(如卟啉病、糖尿病)、机械创伤(如压迫、外伤、手术)、中毒反应、感染或炎症(如疱疹、肝炎、麻风)等。其特征性表现为单侧剧烈的烧灼痛、撕裂痛或电击痛。

根据疼痛的发作模式,分为发作性神经痛和持续性神经痛2类。发作性神经痛最为常见的是三叉神经痛、Eagle综合征,持续性神经痛主要为疱疹后神经痛和创伤后神经痛。下面将重点介绍Eagle综合征和疱疹后神经痛。

(1)Eagle综合征

①临床表现:当吞咽、转头、大张口,甚至说话时,咽喉部、舌后部出现中、重度的疼痛,也有后牙区疼痛的表现,常伴有吞咽困难、耳痛、眩晕性头痛。

②病因:茎突舌骨韧带钙化,过长的骨突在下颌运动过程中压迫舌咽神经。

③检查:用手指扪压患侧的扁桃体隐窝可产生典型的疼痛。

(2)疱疹后神经痛(PHN)

①临床表现

A.受累神经支配区域出现疱疹之前有不适感或痒感,也有难以忍受的持续性跳痛表现。

B.当疱疹病毒感染三叉神经第2支或第3支时,可出现一个象限内的多颗牙疼痛,症状与牙髓炎相似。在感染潜伏期中,难以鉴别;当皮肤或口腔黏膜出现疱疹后,诊断容易。

C.当疱疹急性发作消退后疼痛不缓解或1～2个月或以后再度出现,又称为疱疹后神经痛。表现为深部钝痛或锐利痛,也可出现感觉异常或皮肤过敏。

②病因:疱疹病毒感染。

③诊断:结合带状疱疹急性发作病史和患区遗留的瘢痕不难做出。

4.血管神经性痛

血管神经性痛通常以非器质性病变为主的一组疼痛性疾病,可能与颅内、外血流变化或缺氧有关。疼痛较深在,呈搏动样、重击样或烧灼样,偶有尖锐痛,多为单侧发作,有缓解期。其中常见的可引起牙痛症状的血管神经性痛为丛集性头痛和偏头痛。

(1)丛集性头痛

①临床表现

A.疼痛反复密集性发作,呈"爆炸样",疼痛剧烈、持续,有搏动感或烧灼感。

B.疼痛部位常见于一侧眶下区、眼旁或眼后,可放散至前额、颞部和上颌骨,也会涉及上颌牙,易与上颌尖牙或前磨牙的牙源性疼痛相混淆。

C.可伴有患侧鼻塞、流涕、流泪、脸红、颊肿、结膜充血,以及前额和面部出汗、上眼睑下垂和瞳孔缩小等交感神经和副交感神经症状。

D.发作期间,常因疼痛剧烈难忍而坐立不安,反复踱步。

E.疼痛可被烟、光、味等刺激激发,也可因紧张、饮酒、服用硝酸甘油而诱发。

F.每次发作30分钟至两三个小时。

G.男性发病率高,多见于35～50岁吸烟者。

②治疗:吸氧15分钟以上可消除疼痛,神经阻滞治疗也有明显效果。

(2)偏头痛

①临床表现

A.20～40岁女性多见,常有家族史。

B.疼痛由单纯的痛感发展为跳痛、重击痛,部位局限在单侧颞部、前额或眼后部,也可发生于面部或单一牙。

C.伴发症状有头晕、呕吐、畏声、畏光或出汗。

D.压力、疲劳、过多含酪胺的食物、乙醇、组胺和血管扩张药可诱发或加重头痛。

E.疼痛发作持续时间在数小时至两三天,间歇期为数天,长则数年。

②诊断:临床尚无特异性检查,诊断主要靠症状和病史。

5.非典型性面痛

当患者颌面部出现超过6个月的持续性疼痛,且定位差,症状表述不清,解剖分布不明确,又查不出器质性病变,各种治疗无效,临床上不能确诊时,可能被冠以"非典型性面痛"的诊断。此类疼痛性质不明,发生于口腔的主要有非典型性压痛和灼口综合征2种。

(1)非典型性牙痛(AO)

①临床表现

A.持续性钝痛、搏动痛、放射痛和烧灼痛,疼痛持续时间长,但不受温度刺激影响。

B.能定位牙痛的位置,但临床和X线片均检查不出任何病变体征,对"痛源牙"摘除牙髓后,疼痛仍不缓解。

C.成年男女均易发病,超过40岁的女性多见。

②分类:心因性痛、血管性痛、神经病理性痛和特发性疼痛。

③诊断:一定要在排除了牙及其邻近结构的病变之后才能给出。

④治疗:目前尚无有效的治疗方法,医师要耐心地告知和解释。

(2)灼口综合征

①临床表现

A.口腔发生持续性的烧灼样疼痛,最常见部位为舌尖和舌缘,也可累及上腭、牙龈和牙。

B.疼痛程度与牙痛相似,烧灼感更为明显,不出现酸痛或跳痛。

C.疼痛在傍晚时最重,随时间推移加剧。

D.伴随症状有口干、味觉异常、头痛、睡眠障碍。

②其他:检查黏膜正常,无器质性病变。

6.孟乔森综合征

孟乔森综合征是一种心理疾病,患者期待接受不必要的医药措施,部分患者有药物依赖倾向。

面对牙痛患者,临床医师应建立正确的诊断思路。收集完整的疼痛史,如疼痛位置、性质、时间特点、相关症状、间歇性疼痛诱发因素、加重因素、缓解因素、疼痛强度,治疗史和牙科病史,家族史,社会因素,系统回顾,并结合检查对可能涉及的疾病进行排除,从最常见的疾病和局部可疑患牙入手,逐步扩大范围,直至罕见、远隔器官的病症。

先从牙源性痛的角度,尤其从牙髓源性角度考虑。对于非牙源性痛,若在临床上盲目开始不可逆的侵入性牙髓治疗,会给患者造成新的损害和更大的痛苦。因此,一定要正确运用检查手段,综合分析所有的临床信息,最终做出正确的诊断。

五、根尖周病的临床表现及诊断

(一)急性根尖周炎

急性根尖周炎(AAP)是从根尖部牙周膜出现浆液性炎症到根尖周组织形成化脓性炎症的一系列反应过程,是一个病变程度由轻到重、病变范围由小到大的连续过程。

急性根尖周炎的进展为一连续过程,由浆液期逐步发展为化脓期的根尖周脓肿、骨膜下脓肿及黏膜下脓肿。由于炎症侵犯组织的范围不同,上述4个阶段的临床表现各有特点,应急处理方法也不尽相同。

成人急性根尖周炎的发生主要是因牙髓感染、坏死后,根管内的感染物质通过根尖孔使根尖周围组织产生局限性的炎症反应;也可由来自根管的机械、化学刺激引起;少数还可由外伤或咬合创伤所致。

乳牙和年轻恒牙罹患牙髓炎时,由于患牙根尖孔较粗大,牙髓组织血供丰富,感染较易扩散,往往在牙髓炎症的早期便可合并根尖周组织的急性炎症。

(二)急性浆液性根尖周炎

1.临床病理

根管内的感染刺激物通过根尖孔感染根尖周组织,主要病理表现为根尖部牙周膜血管扩张、充血、渗出,渗出物以浆液性渗出为主,局部组织出现水肿、炎细胞浸润。此过程经过较短。若根管内的感染刺激物毒力强,机体免疫能力弱,局部引流不畅,则很快发展为化脓性炎症;若根管内的感染刺激物毒力弱,机体免疫能力较强,炎性渗出物得以引流,则可转为慢性根尖周炎。

2.临床表现

(1)初期患牙有伸长、浮起感,此时一般无自发痛。炎症继续发展,牙周间隙内压力升高,患牙出现自发性、持续性疼痛,咬合痛。患者不能咀嚼,影响进食。患者能够明确指出患牙。

(2)早期因渗出物较少,咬合时渗出物被压入牙周膜间隙内,使局部压力降低,患者主诉咬紧患牙稍感舒服。随着病变加重,根尖周膜内渗出物淤积,牙周膜内压力升高,患牙浮起感和伸长感加重,咬紧患牙不但不能使疼痛减轻,反而引起更为剧烈的疼痛。

(3)患牙可见龋坏、充填体或其他牙体硬组织疾病,有时可查到深牙周袋。

(4)牙冠变色。牙髓活力测试无反应。

(5)患牙叩诊疼痛（＋）～（＋＋），触诊患牙根尖部有不适或疼痛感。

(6)患牙可有Ⅰ度松动，根尖部扪诊疼痛。X射线牙片示根尖周无明显异常表现。

3.诊断

(1)患牙有自发性、持续性疼痛和咬合痛。患者能够指明患牙。

(2)叩诊疼痛（＋）～（＋＋），根尖部扪诊疼痛。

(3)牙髓活力测试无反应。

(4)X射线牙片示根尖周无明显异常表现。

(三)急性化脓性根尖周炎

1.临床病理

根尖周组织的浆液性炎症继续发展，则发生化脓性变化。此阶段白细胞，尤其是多形核白细胞浸润增多，根尖周膜中的炎症细胞被细菌及其产生的毒素破坏致死，细胞溶解、液化并积聚形成脓液，分解、坏死的白细胞释放出组织水解酶，致使牙周韧带破坏。脓液最初只局限在根尖孔附近的牙周膜内，炎症细胞浸润主要在根尖孔附近的牙槽骨骨髓腔中。

急性化脓性根尖周炎的发展分为3个阶段：根尖周脓肿阶段、骨膜下脓肿阶段、黏膜下脓肿阶段。

急性化脓性根尖周炎的排脓方式如下。

(1)通过骨髓腔突破骨膜、黏膜或皮肤向外排脓：炎症细胞自根尖附近的牙槽骨骨髓腔迅速在牙槽骨内蔓延，脓肿穿过骨松质到达骨外板，再通过骨皮质上的营养孔到达骨膜下。由于骨膜坚韧、致密，不易穿破，脓液在此处积聚，造成局部压力增高。当骨膜下的脓液积聚达到相当的压力时，骨膜破裂，脓液流注于黏膜下或皮肤下，构成黏膜下脓肿或皮下脓肿。最后，脓肿破溃，脓液排出，急性炎症缓解，转为慢性炎症。

此种排脓方式常见有4种排脓途径：穿通骨壁突破黏膜、穿通骨壁突破皮肤、突破上颌窦壁、突破鼻底黏膜。

(2)通过根尖孔经根管从冠部缺损处排脓：当患牙的根尖孔粗大、根管通畅、冠部缺损呈开放状态时可以此方式进行排脓。这种排脓方式对根尖周组织的破坏最小。

(3)通过牙周膜从龈沟或牙周袋排脓：若患牙同时患有牙周炎，因根尖部的脓灶与牙周袋底接近，脓液易从该薄弱的牙周膜结缔组织处突破而向牙周袋内排放，形成牙周窦道，此种情况通常预后较差。乳牙发生根尖周脓肿时，由于儿童的牙周膜组织疏松，根尖部的脓液可顺牙周间隙扩散，从龈沟排出。

2.临床表现

(1)根尖周脓肿

①患牙出现自发痛、剧烈持续的跳痛，以至咬合时首先接触患牙并引起剧痛，患者因而不敢对合。

②患牙叩痛（＋＋）～（＋＋＋），松动Ⅱ～Ⅲ度。

③根尖部牙龈潮红，但尚无明显肿胀，扪诊感轻微疼痛。

④相应的下颌下淋巴结或颏下淋巴结可有增大及压痛。

(2)骨膜下脓肿

①患牙的持续性、搏动性跳痛更加剧烈，因骨膜坚韧、致密，脓液集聚于骨膜下所产生的压

力很大,病程至此,疼痛达到最高峰,病期多已三五日,患者感到极端痛苦。患牙更觉浮起、松动,即使是不经意地轻触患牙,亦感觉疼痛难忍。患者常诉有因疼痛逐日加剧而影响睡眠和进食,还可伴有体温升高,身体乏力等全身症状。

②患者有痛苦面容,精神疲惫。体温可有升高,约 38℃。末梢血象白细胞增多,计数多在 1.0 万~1.2 万/mm³。患牙所属区域的淋巴结可出现增大和扪痛。

③患牙叩痛(＋＋＋),松动Ⅲ度,牙龈红肿,移行沟变平,有明显的压痛,扪诊深部有波动感。

④严重的病例可在相应的颌面部出现蜂窝织炎,表现为软组织肿胀、压痛,致使面容改变。

(3)黏膜下脓肿

①由于黏膜下组织较疏松,脓液到达黏膜下时,压力已大为降低,自发性肿痛及咬合痛也随之减轻。全身症状缓解。

②患牙叩痛(＋)~(＋＋),松动度Ⅰ度。

③根尖区黏膜的肿胀已局限,呈半球形隆起,扪诊时,波动感明显,脓肿较表浅而易破溃。

3.诊断

主要依据患牙所表现出来的典型的临床症状及体征,由疼痛及红肿的程度来分辨患牙所处的炎症阶段。

4.鉴别诊断

(1)急性根尖周炎各阶段的鉴别,见表 1-3-1。

表 1-3-1　急性根尖周炎各发展阶段的鉴别

症状和体征	浆液期	根尖周肿胀期	骨膜下脓肿期	黏膜下脓肿期
疼痛	咬合痛	持续跳痛	极剧烈胀跳痛	咬合痛缓解
叩痛	(＋)~(＋＋)	(＋＋)~(＋＋＋)	最剧烈(＋＋＋)	(＋＋)~(＋)
扪诊	不适	疼痛	剧烈疼痛＋深波动感	轻痛＋浅波动感
根尖区牙龈	无变化/潮红	小范围红肿	红肿明显,广泛	肿胀明显,局限
全身症状	无	无/轻	可有发热、乏力,血象升高	消退

(2)急性根尖周炎与慢性根尖周炎急性发作的鉴别:急性根尖周炎可以直接继发于牙髓病,即原发性急性根尖周炎;也可由慢性根尖周炎转化而来,又称为慢性根尖周炎急性发作或继发性急性根尖周炎。两者之间的区别在于 X 线片上所显示的影像不同:急性根尖周炎时,X 线片上看不出根尖部有明显改变;而慢性根尖周炎急性发作时,从 X 线片上可见根尖部有不同程度的牙槽骨破坏所形成的透影区。

(四)慢性根尖周炎

慢性根尖周炎是指因根管内长期存在感染及病源刺激物而导致的根尖周围组织慢性炎症反应,表现为炎症性肉芽组织的形成和牙槽骨的破坏。

1.病因病理

(1)根尖周肉芽肿的形成机制:根尖部的牙周膜因受根管内病源刺激物的作用而发生慢性炎症性变化,其正常的组织结构被破坏,代之以炎症肉芽组织。在炎症肉芽组织的周围有破骨细胞分化出来,造成邻近的牙槽骨和牙骨质吸收破坏,骨质破坏的区域仍由炎症肉芽组织所取代。

(2)脓肿的形成机制:随着病变的进展,炎症肉芽组织的体积不断增大,血供难以抵达肉芽肿的中心部,病变中央的组织细胞发生坏死、液化,形成脓液并潴留于根尖部的脓腔内,成为慢性根尖周脓肿。

(3)囊肿的形成机制:关于囊壁形成的确切机制尚不清楚,目前主要有 2 个理论:分解理论与脓腔理论。分解理论认为正常牙的牙周膜内遗留有牙根发育期间的 Hertwig 上皮根鞘细胞,在牙根表面平行排列,呈静止状态,又称 Malassez 上皮剩余。当根尖周围组织形成炎症肉芽组织时,遗留下来的这些上皮细胞在慢性炎症的长期刺激下,可增殖为上皮团块或上皮条索。较大的上皮团中心由于缺乏营养,上皮细胞发生退行性变,甚至坏死、液化,形成小囊腔,腔壁表面由复层鳞状上皮细胞衬里,完整或不连续,形成囊壁。随着囊腔中渗透压的增高,周围的组织液逐渐渗入,成为囊液,小囊腔逐渐扩大或相互融合形成根尖周囊肿。脓腔理论认为根尖周肉芽肿先形成脓肿,脓腔的表面就像身体其他部位的软组织创口一样,修复过程均有周缘的上皮细胞增生、爬入,逐渐将伤口表面覆盖。当牙周膜内的上皮剩余细胞增殖,铺满根尖周脓肿的脓腔表面时,就形成了囊腔。

(4)根尖周致密性骨炎的形成机制:当根尖周组织在受到长期轻微、缓和的刺激,而患者的机体免疫力又很强时,根尖部的牙槽骨并不发生吸收性破坏,反而表现为骨质的增殖,形成围绕根尖周围的一团致密骨,其骨小梁结构比周围骨组织更为致密。这种情况实际上是一种防御性反应,因在增生的骨小梁间有少量慢性炎症细胞分布,故称为根尖周致密性骨炎。

2.临床表现

(1)一般无明显的自觉症状,有的患牙可在咀嚼时有不适感。也有因主诉牙龈起脓包而就诊者。在临床上多可追问出患牙有牙髓病史、反复肿痛史或牙髓治疗史。

(2)患牙可查及深龋洞或充填体,以及其他牙体硬组织疾病。

(3)牙冠变色,失去光泽。深洞内探诊无反应,牙髓活力测验无反应。

(4)患牙对叩诊的反应无明显异常或仅有不适感,一般不松动。

(5)有窦型慢性根尖周炎者可查及窦道开口。

(6)根尖周囊肿的大小不定,可由豌豆大到鸡蛋大。

(7)X 线检查显示出患牙根尖区骨质变化的影像。

3.诊断

(1)患牙 X 线片上根尖区骨质破坏的影像是确诊的关键依据。

(2)患牙牙髓活力测验结果与患者年龄应作为重要的参考。

(3)病史及患牙牙冠情况也可作为辅助诊断指标。

六、牙髓病和根尖周病治疗

(一)治疗原则

牙髓病和根尖周病的治疗原则是保存具有正常生理功能的牙髓或保存患牙。

1.保存活髓

牙髓具有营养、防御、形成和感觉功能,因此,在牙髓病和根尖周病的治疗中,保留活髓具有重要意义,尤其是年轻恒牙,髓腔大,牙根发育尚未完成,根尖呈喇叭口状,牙髓血液循环丰富,修复能力强,在这类牙牙髓病变早期时,尽量考虑保留活髓。

(1)适应证

①可复性牙髓炎。

②意外穿髓。

③年轻恒牙根尖孔未形成的早期牙髓炎。

(2)治疗方法:可采用盖髓术、活髓切断术、安抚治疗。

2.保留患牙

当牙髓病和根尖周病不能保存活髓时,应当去除病变,尽量使患牙健康无害地保存下来,此对维持牙列的完整、维护牙的正常生理功能具有重要意义。牙髓组织富含神经、血管、淋巴管和疏松结缔组织,修复能力较强。因牙髓处于四壁坚硬而缺乏弹性的牙髓腔中,血液循环是通过细小的根尖孔的终支循环,缺乏有效的侧支循环,因此,牙髓炎时炎症渗出物不易引流,髓腔压力较易增高,同时牙髓组织松软,感染很快会扩散至整个牙髓。牙髓炎症可造成牙髓血管扩张和血流缓慢,故易形成血管栓塞而造成牙髓坏死,保留活髓较难,但大多数情况虽然不能保留活髓却能够保留患牙,保留患牙的前提是彻底去除根管内感染刺激物。

(1)适应证

①不可复性牙髓炎。

②根尖周炎。

③外伤性牙髓感染。

(2)治疗方法:根据病情可采用根管治疗术、牙髓塑化术、干髓术。

(二)治疗计划

治疗计划应根据患牙病变的程度、位置、与邻近解剖结构的关系,患者的全身健康状况、依从性和就诊时机,以及医护人员的经验、医疗设备和器械等来制订。

1.治疗程序

牙髓病和根尖周病的治疗首先应缓解疼痛并去除感染物,控制患牙的急性症状后,再进行全面检查和治疗。治疗程序如下:

(1)控制急性牙髓疼痛或根尖周疼痛。

(2)完成主诉患牙的牙髓治疗。

(3)拔除无保留价值的患牙。

(4)治疗其他患牙。

(5)治疗其他牙髓病患牙,再处理根管治疗失败患牙。

(6)开展牙周治疗。

(7)进行修复治疗。

根据患牙条件和患者的健康状况、职业及经济能力可以调整治疗程序,特别要重视主诉患牙的治疗。

2.术前谈话

治疗前,医师和患者需进行良好而有效的交流。医护人员应向患者介绍病情,说明治疗方法,并可提供牙髓治疗有关的读物及画册帮助解释治疗过程,让患者了解治疗的程序、预后和其他相关情况,从而避免患者在治疗中出现紧张、恐惧或不合作等不良情绪,减轻担忧和误解,使患者同意治疗计划并积极配合医护人员。

成年患者或患儿家长可能在了解病情及治疗计划后同意或放弃治疗。患者对治疗的认可必须建立在知情的基础上,尽量避免因未告知治疗的难度和风险而发生医患纠纷。

术前谈话要告知患者:

(1)牙髓治疗通常成功率较高,但也存在失败的可能性,其预后与患者的个体差异有关。

(2)术后可能出现短暂不适或轻度疼痛,偶有剧痛。必要时可服用消炎、止痛药物缓解症状。

(3)保存活髓治疗后,若出现自发痛、夜间痛等急性牙髓炎症状应立即复诊,以调整治疗计划及治疗方法。

(三)病例分析

治疗牙髓病和根尖周病前,应全面分析病例,了解患者及患牙的状态,明确治疗的必要性和可行性,选择有效的治疗方法。

1.患者状态

患者的状态包括生理状态和心理状态。当患者的生理健康或心理健康严重受损时,牙髓病和根尖周病的治疗可能变得复杂化,甚至难以顺利完成。因此,必须重视对患者状态的了解和正确判断。

(1)生理状态

①年龄:牙髓治疗适用于任何年龄的患者,但在治疗中不同年龄段的患者可能存在不同的治疗难点。对于幼儿患者应注意控制他们的拒绝行为,以配合治疗。老年患者的主要难点在于根管口隐蔽、根管钙化和组织修复功能较差等。

②健康状况:牙髓治疗没有绝对的全身禁忌证,但残疾和体质虚弱的患者往往难以承受复杂和长时间的治疗过程,因此,要详细询问系统病史,根据具体情况制订治疗计划。

A.心血管疾病:严重心血管疾病患者的牙髓治疗,应与心血管疾病专家会诊后处理。治疗时注意缓解精神压力,缩短就诊时间,控制疼痛与焦虑。对于风湿性心脏病、先天性心脏病或做过心脏换瓣手术等患者,应防止因根管治疗引起的感染性心内膜炎。近6个月内患有心肌梗死的患者不适于做牙髓治疗。

B.出血性疾病:患者进行牙髓治疗前应做血液检验,并请内科医师会诊。在安置橡皮障夹、活髓摘除等治疗过程中要做好控制出血的准备。根管外科手术前必须进行抗纤溶治疗。

C.糖尿病:牙髓治疗前应预防性用药,以防止急性牙髓感染影响糖尿病患者的病情控制,避免牙髓治疗时间过久影响患者的胰岛素治疗和用餐时间。对于重症糖尿病患者,应注意预防胰岛素性休克或糖尿病性昏迷的发生。

D.癌症:通过询问病史,了解癌症患者病情以选择治疗方法。可采取简单易行的方法缓解患者症状,提高咀嚼能力和改善精神状态。头颈部肿瘤患者放疗后易发生猖獗龋,并很快发展为牙髓病或根尖周病,应选择牙髓治疗保存患牙,提高患者生活质量。

E.艾滋病:艾滋病不是牙髓治疗的禁忌证,对艾滋病患者进行牙髓治疗时,应采取严格的控制措施,防止交叉感染。

F.妊娠:患者妊娠期间的牙髓治疗,应注意控制疼痛与感染,暂缓做根管外科手术。

G.过敏反应:对高度过敏体质的患者,牙髓治疗前可用抗组胺药物,防止发生过敏反应。

（2）心理状态

①恐惧:患者在牙髓治疗过程中由于惧怕疼痛、射线或治疗器械有可能表现出行为异常。对于这类患者要尽量安慰以取得合作。对于因恐惧而不愿按时复诊的患者,应告知贻误治疗可能产生的不良后果。

②焦虑:患者因害怕治疗时疼痛常产生焦虑情绪,在进行牙髓治疗前应判断患者是否焦虑。成人患者在治疗前往往掩饰其情绪,不愿告知医师,在治疗过程中却表现出不合作或其他异常,某些患心血管疾病、呼吸系统或神经系统疾病的患者甚至可能由于过度紧张而危及生命。

患者的焦虑情绪可表现为:A.患者既往病史表明其经常贻误复诊时间,或在初诊后疼痛尚未缓解时即刻复诊;B.紧张地观察医师的行为,坐立不安;C.手掌冰凉、潮湿或大汗并抱怨室温过高等。通过问诊等方法了解患者对既往治疗经历的态度有助于判断患者状态,并采取有效的手段控制患者的焦虑情绪。

焦虑的控制主要包括非药物控制和药物控制2种方法。非药物控制方法是通过医患之间的交流给予患者安慰和鼓励以有效减轻焦虑,如在治疗前对患者讲解将要进行的操作及可能出现的不适,在治疗过程中给予适当的解释和安慰等。非药物控制方法不能取得较好的镇静效果时,可采取药物法控制焦虑,如口服地西泮(安定)类镇静剂。

③心理性疼痛:患者常主诉牙及颌面部疼痛,而临床检查无口腔器质性病变,这种情况提示患者可能心理不适、患有神经官能症或精神异常。医师既要注意避免受患者或其家属的影响,将心理性疼痛诊断为器质性病变进行治疗,又要注意勿擅用精神治疗药物。

2.患牙状态

牙髓治疗前,通过了解患牙的状态,可以判断牙髓治疗的难度和可行性。

（1）可操作性

①牙长度异常:正常恒牙的长度在前牙为 19～25mm,后牙为 18～20mm。牙长度＞25mm 或＜15mm 均为异常,牙长度异常可造成牙髓治疗中操作困难,应注意器械的选择和使用。

②根管形态异常:根管重度弯曲或呈 S 形的患牙,根管治疗时应选用适宜的预备器械和技术,以减少或避免根管预备并发症的发生。根尖孔未完全形成的患牙,需要行根尖诱导形成术。

③根管数目异常:根管治疗中应注意探查是否有多根管及侧支根管,避免遗漏根管。

④髓腔钙化:髓石或弥散型髓腔钙化会阻碍根管治疗器械进入根管,增加治疗的难度。根管显微镜、螯合剂及超声预备器械等的应用有助于发现和处理钙化根管。

⑤牙根吸收:包括内吸收和外吸收,在 X 线片上可见特殊影像。内吸收表现为在髓腔内

出现不均匀的膨大透射区,外吸收则表现为叠加于根管外的阴影。牙根吸收会增加牙髓治疗的难度,影响患牙预后。

⑥邻近的组织结构:治疗中应注意牙根尖区邻近的组织结构,如上颌窦、鼻腔、颏孔及下颌神经管等。上颌牙根尖周炎症可能引起上颌窦或鼻腔感染。下颌牙根管预备超出根尖孔过多或超充填均可导致下齿槽神经感觉异常。颧突、隆凸,以及牙拥挤、牙根重叠可造成 X 线片上根管及根尖区影像模糊,影响临床诊断和治疗。

⑦相关的影响因素:牙在牙弓上的位置、牙萌出的方向,以及张口度可能影响根管治疗的操作。牙位越靠后,根管口的可见度越差,治疗难度越大。牙的颊舌向错位或近远中倾斜会增加操作的难度。颞下颌关节疾病、瘢痕、肥胖,以及系统疾病如硬皮病等引起的张口受限均可增加治疗难度。

(2)可修复性:可修复性是牙髓治疗前应考虑的问题。由于修复材料和技术的不断完善,一般情况下应尽可能保存患牙。患牙因严重龋坏或牙折导致余留牙体结构难以保留及修复时,则无须进行牙髓治疗。

(3)牙周状况:牙髓病治疗的预后与患牙的牙周状况直接相关。对伴有牙周疾病的牙髓病患牙,应进行牙髓牙周联合治疗。牙槽骨严重破坏和Ⅲ度松动患牙的预后较差。

(4)既往治疗:术者治疗前应了解患牙的既往治疗情况。患牙可能在既往治疗中由于根管预备或充填不完善,仍处于炎症状态而需再处理,再次治疗的操作难度往往会增大。

(5)保留价值:所有牙髓病患牙都应尽量通过牙髓治疗保留。临床上可能由于医师对治疗失去信心,或因患者时间或经济问题,影响牙髓治疗的实施或完成。对于无咬合功能的患牙,可考虑拔除。

(四)术前感染控制

无菌指不含活菌的状态,是灭菌的结果。采用物理和化学方法杀灭或清除治疗环境中和器械上的病原微生物,可切断传播途径,防止微生物进入人体及其他物品,这种操作技术称为无菌技术。在牙髓治疗过程中病原微生物可能通过不同途径引起感染,因此,在牙髓治疗时应遵循无菌操作原则,建立防护措施以获得良好的治疗效果。

1.术区的隔离

牙位于口腔唾液环境中,术区的隔离可采用棉卷隔离唾液或安置橡皮障等方法,吸唾器一般与棉卷隔湿或橡皮障联合使用。

(1)棉卷隔离法:置消毒棉卷或棉球于唾液腺开口处及患牙两侧,这种方法简单易行,但对儿童和唾液多的患者隔湿效果差。

(2)橡皮障隔离法:19 世纪纽约口腔科医师 Barnum 在临床使用橡皮障以达到牙体隔离的目的,现在的橡皮障已经发展成为一种保护医师和患者的装置。正确安装橡皮障可以隔离患牙,防止唾液和舌影响手术操作,因此,牙髓治疗中有必要使用橡皮障。

①使用橡皮障的目的

A.提供不受唾液、血液和其他组织液污染的操作空间。

B.保护牙龈、舌及口腔黏膜软组织,避免手术过程中受到意外损伤。

C.防止患者吸入或吞入器械、牙碎片、药物或冲洗液。

D.保持术者视野清楚,提高工作效率。

E.保护术者,避免因患者误吸或误咽发生差错或意外事故。

F.防止医源性交叉感染。

②橡皮障系统

A.橡皮障:多呈方形,尺寸为 15cm×15cm 和 12.5cm×12.5cm。根据厚度分为薄型、中型、厚型、超厚型和特厚型等,牙髓病治疗多选用不易撕裂的中型或厚型。橡皮障有黑、绿、黄、灰、蓝等各种颜色,深色橡皮障可以增加手术视野的对比度,浅色橡皮障的半透明性便于放置 X 线胶片于橡皮障下。安放橡皮障时常规将橡皮障暗面朝向术者,以减少炫光,减轻术者视觉疲劳。

B.橡皮障架:橡皮障架支撑和固定套在牙上的橡皮障,由金属或塑料制成。金属框架因其 X 线阻射性,可能遮蔽胶片上的影像。塑料框架具有透射性,不会遮蔽胶片上的关键影像,牙髓治疗最好选用塑料框架。

C.橡皮障夹:又称固持器,为金属制品,由一个弹性弧形杠连接一对夹片构成,无翼或有翼。夹片前端可以与牙呈四点接触,使固持器保持稳定,防止其自身移动造成软组织损伤。双翼作用是将橡皮障上打好的小孔撑大并套入患牙。根据牙解剖形态不同,橡皮障夹设计呈多种形状。一般治疗中多用有翼型橡皮障夹,包括前牙固持器、前磨牙固持器、上颌磨牙固持器和下颌磨牙固持器。夹片的翼部可以隔离牙龈组织,以最大限度暴露治疗牙。特殊设计的固持器,如夹片向根尖方向加长的固持器可用于冠部牙体组织缺损较大的患牙;锯齿形的 Tiger 固持器可以增加稳定性;S-G 型固持器能放置于患牙的邻牙上,并能隔离牙冠缺损严重的牙。

D.橡皮障打孔器:一种手持钳,头部有特殊圆盘,盘上有不同尺寸的小圆孔,供打孔时选用。

E.橡皮障钳:橡皮障钳用于安放、调整和去除橡皮障夹。

③橡皮障安置方法

方法一:将橡皮障夹套入橡皮障已打好的孔中,撑开小孔,将橡皮障钳前喙插入橡皮障夹的翼孔中,握持橡皮障钳,调节橡皮障夹的张开度,控制橡皮障夹在橡皮障上的位置。用塑料框架支撑橡皮障,并成为一个整体放置于患牙上。橡皮障夹固位于患牙的牙冠后,用器械将小孔周边的橡皮障反折入橡皮障夹翼部下方。

方法二:先将橡皮障夹(通常是无翼型)放置于患牙上,再安放橡皮障和橡皮障架;也可以先安放橡皮障,再放置橡皮障夹及橡皮障架。采用这种方法,术者能清楚地看到橡皮障夹的喙部与牙体接触的部位,避免损伤牙龈组织,可用手指轻压橡皮障夹的颊舌侧板,以检查橡皮障夹的放置是否合适。

方法三:拼合障孔术,用于隔离牙冠大部分缺损的前牙或有烤瓷全冠的患牙。橡皮障夹的安置对烤瓷全冠的颈瓷、牙本质及牙骨质等均有一定损伤,因此,一般不使用橡皮障夹隔离烤瓷全冠修复的牙,而是用牙线结扎固定橡皮障或者将橡皮障夹置于邻牙上。拼合障孔术首先在橡皮障上打 2 个紧连的孔,使 2 个孔拼合成一个孔,将棉卷放于患牙颊侧,再将橡皮障孔拉开套入患牙和相邻牙上,橡皮障的边缘要仔细地反折入两邻牙远中接触点下方,用牙线结扎使橡皮障固定。棉卷的放置和橡皮障的张力使术区保持相对干燥。为防止橡皮障滑动,可以在患牙的邻牙上放置橡皮障夹或在橡皮障上方放置橡皮障夹。

④橡皮障安置的注意事项

A.定位和打孔:先标出垂直中线和水平线,将橡皮障分为 4 个象限,列出常规上下颌牙弓位,确定患牙所在位置并做记号,留出足够边缘。患牙位置越偏远中,小孔越靠近橡皮障水平线。打孔要求边缘整齐,大小合适。

B.橡皮障的安放:安放橡皮障前,必须确定牙间是否有间隙,如果两牙之间的接触点粗糙,接触过紧,或不适当的充填物使相邻牙融合在一起,就会造成橡皮障安置困难。可以用牙线加压使橡皮障通过接触点,还可以用器械插入患牙周围封闭橡皮障边缘。橡皮障应以足够的张力固位于橡皮障架上,不能起褶,也不能张力过大使橡皮障破裂或使橡皮障夹移位。橡皮障要完全覆盖患者的口腔,避免盖住患者的鼻和眼睛。

C.防止渗漏:选用厚度合适的橡皮障,注意孔的位置,要求边缘整齐,正确选择和放置橡皮障夹以及沿牙四周反折橡皮障可以减少渗漏。发现橡皮障有小的破损,可用 Cavit 或牙周塞治剂等修补或更换橡皮障。

D.橡皮障夹的放置:牙形态和位置异常可能导致橡皮障夹放置不到位。牙部分萌出、全冠修复已做牙体预备或牙体大面积缺损情况下,为了使橡皮障夹放置到位,可以调试或修改橡皮障夹的夹片,或在牙颈部置少量树脂,利用树脂凸缘为橡皮障夹固位,待根管治疗完成后再去除树脂凸缘。

E.橡皮障夹的选用:牙体大部分缺损至龈下而牙周组织健康状况良好的患牙,可选用 S-G 型夹或翼端向根方加长的橡皮障夹。

F.预先修复牙体组织:牙体大部分缺损时,可以先部分修复牙体组织,以便安放橡皮障夹。待牙髓治疗后,再重新完成该牙的充填和修复。

2.器械的清洗、消毒和灭菌方法

所有口腔治疗器械使用后必须进行清洁消毒和灭菌处理方可用于其他患者。

(1)清洗:清洗指去除器械上组织和材料等所有外来物质,以减少器械上细菌的数量。一般采用清洁剂和水,通过手工或机械完成。清洗机主要包括超声波清洗机和普通清洗机。目前广泛采用超声波加多酶清洗技术对口腔诊疗器械进行清洗。手机的清洗通过手机清洁机或人工清洗来完成,车针和扩大针等器械以多酶溶液浸泡后,采用手工刷洗或超声波加多酶溶液清洗。

(2)消毒:消毒指利用物理或化学方法灭活器械上的非芽孢微生物,达到无害化状态。口腔器械主要采用物理消毒法,即干热或湿热高温消毒。采用全自动清洗热消毒干燥机可一次性完成车针和扩大针等器械的消毒干燥。化学消毒法用于不耐高温的器械。较长时间的高温消毒对手机的轴承、轴芯、风轮等损耗较大,可用注油机或注油罐对手机内腔进行注油,采用75%乙醇擦拭手机外表面,干燥包装后待灭菌。

(3)灭菌:灭菌指消除所有微生物生命状态的过程,即杀灭器械上包括芽孢在内的所有微生物,达到无菌状态。灭菌方法主要有预真空压力蒸气灭菌、干热 160℃ 及以上灭菌、环氧乙烷灭菌和辐射灭菌(大剂量紫外线照射)等。预真空压力蒸气灭菌最高温度达 134℃,压力206kPa,保持时间为 3～4 分钟,因其灭菌效果稳定、安全而广泛应用,适用于手机及牙髓治疗器械的灭菌。传统的化学浸泡灭菌法因化学消毒剂毒副作用大,灭菌效果不稳定而甚少使用。

3.灭菌程序的监测

对压力灭菌或环氧乙烷灭菌程序,应当进行监测,以确保灭菌的有效性。

(1)工艺监测:指对灭菌过程的压力、温度和持续时间的监测,通过打印或人工记录监测数据,随时检测灭菌炉的工作状态。

(2)化学监测:将化学指示剂与器械同时置于灭菌炉中,灭菌程序完成后,通过其颜色的改变判断是否达到要求。化学指示剂主要有粘贴于器械包外的变色纸带和放入灭菌包内的变色指示卡。每次灭菌必须进行化学监测。

(3)生物监测:选用免疫力较强的非致病性细菌芽孢或酶作为生物指示剂,根据灭菌后芽孢或酶的活力鉴定灭菌程序的灭活能力。灭菌炉每周进行一次生物监测。

4.基本防护措施

临床诊室环境中存在许多潜在的感染源,如唾液、血液、创口分泌物和龋坏牙体组织等。医务人员的手、头发、工作服、治疗器械和设备、手机的气雾等都可能成为传播感染源的媒介,因此,应按预防标准进行个人防护,防止发生院内感染。

(1)医护人员的个人防护:医护人员在治疗中应穿防护工作服、戴工作帽并每天更换,如污染严重须及时更换。在为患者治疗前,彻底洗刷双手,用一次性纸巾或小毛巾擦干双手后戴手套。手套一次性使用,操作中手套破损应及时更换。完成治疗后即时弃去手套,洗刷双手并干燥。注意保持指甲平短,洗手及操作时不戴饰物。整个治疗过程中必须戴口罩,并选择戴护目镜或塑料面罩,防止血液、唾液、冲洗液和手机的气雾等溅射到面部和眼睛。操作中坚持隔离防护,双手戴手套后只接触防污膜覆盖的部位表面。

(2)患者的防护:治疗前嘱患者用0.12%葡萄糖酸氯己定或0.02%醋酸氯己定漱口,减少微生物的污染。使用一次性胸巾隔离,并为患者提供防护眼镜防止飞溅物对眼睛的伤害,推荐使用橡皮障隔离术区。

(3)工作环境的防护:治疗前要求护士了解治疗方案,术前物品应准备齐全,以减少治疗中反复补充物品时护士双手对周围环境或物体表面的污染。通过四手操作避免护士在多椅位间走动扩散污染。使用防污膜覆盖医务人员双手经常接触的物体表面,如综合治疗台照明灯拉手、开关、椅位调节控制或微电脑控制板、光固化灯等,每位患者更换一次防污膜。诊疗中被气雾污染的设备使用300～500mg/L的含氯或含溴消毒剂擦拭消毒,并清洁干燥。诊疗室保持通风并定期进行空气消毒处理,每日使用300～500mg/L的含氯或含溴消毒剂湿拖地面一两次。

(五)疼痛的控制

牙髓组织富含神经纤维,对刺激反应敏感。在牙髓治疗的过程中,各种操作均可能引起疼痛,使患者难以忍受以致惧怕接受治疗。因此,应该施行无痛技术,使牙髓病和根尖周病的治疗在无痛或减少疼痛的情况下进行。

1.局部麻醉

局部麻醉即通过局部注射麻醉药物以达到牙髓治疗无痛的目的。

(1)局部麻醉前准备

①仔细询问患者系统性疾病史、用药史、药物过敏史。对有心血管疾病者,慎用含有肾上

腺素的药物;对有过敏史的患者,慎用普鲁卡因类药物。

②选择合适的麻醉方法,对有牙槽骨和黏膜炎症的牙尽可能不选择局部浸润麻醉。

③对过度紧张的患者,有过度饮酒史的患者,应适当加大局部麻醉药剂量 30%～50%。

④了解各类局部麻醉药的作用特点和药物特性,避免过量用药。

⑤为减少进针时的疼痛,进行注射麻醉前可先对进针部位的黏膜表面麻醉。

(2)常用局部麻醉药物:局部麻醉药主要分为酯类和酰胺类,前者以普鲁卡因为代表,后者以利多卡因为代表。

①普鲁卡因:又称奴弗卡因,盐酸普鲁卡因局部麻醉使用浓度为 2%,1 次用量 40～100mg。可用于局部浸润和传导阻滞,注射后 3～5 分钟起效,维持 30～40 分钟,加入肾上腺素(1:100 000～1:20 000)可增加血管收缩,减缓吸收速率,麻醉效果延长至 2 小时。该药偶有过敏反应,对心肌有抑制作用,严重低血压、心律失常和患有脑脊髓疾病者禁用,1 次最大用量不超过 1g。

②丁卡因:又称地卡因,为长效酯类局部麻醉药,脂溶性高,穿透力强,毒性较大,适用于黏膜表面麻醉。常用浓度 2%,3～5 分钟显效。需注意腭侧龈因角化层较厚,药物穿透效果不佳,应改用其他局部麻醉方式。

③利多卡因:又称赛罗卡因,稳定,起效快,常用于表面麻醉和局部麻醉,1 次用量为 2%盐酸盐 5～10mL,最大用量不超过 400mg。禁用于严重的房室传导阻滞患者及心率<55 次/分患者。对高血压、动脉硬化、心律失常、甲状腺功能亢进症、糖尿病、心脏病患者,应慎用含肾上腺素的利多卡因。

④阿替卡因:常用为复方盐酸阿替卡因注射剂,商品名为必兰麻,含 4%阿替卡因及 1:100000肾上腺素。禁用于 4 岁以下儿童,严重肝功能不全、胆碱酯酶缺乏、阵发性心动过速、心律失常、窄角青光眼、甲状腺功能亢进症患者,慎用于高血压、糖尿病及应用单胺氧化药治疗的患者。

(3)常用麻醉方法

①表面麻醉:适用于黏膜表浅麻醉,常用于局部麻醉前对进针部位黏膜组织的麻醉和阻止患者的恶心反射。操作时应先隔离唾液,用小棉球蘸取药液或将药液喷涂于欲麻醉部位,3～5分钟或以后将药液拭去,漱口。

②局部浸润麻醉:又称骨膜上浸润麻醉,是将麻醉药注射到根尖部的骨膜上,通过麻醉药的渗透作用使患牙在牙髓治疗时无痛的一种方法。由于麻醉药不能渗透密质骨,故骨膜上浸润麻醉仅适用于上、下颌前牙,上颌前磨牙和乳牙。牙髓治疗前,于患牙根尖部骨膜上注射0.6～0.9mL 麻醉药,3～4 分钟或以后起效。当患牙处于急性炎症期时,骨膜上浸润麻醉效果一般不佳,需采用其他麻醉方法。

③阻滞麻醉:将局部麻醉药物注射到神经干或其主要分支附近,以阻断神经末梢传入的刺激,在组织的神经分布区域产生麻醉效果。进行阻滞麻醉时,应熟悉口腔颌面局部解剖,掌握三叉神经的行径和分布及注射标志与有关解剖结构的关系。上颌磨牙常用上牙槽后神经阻滞麻醉,进针点为上颌第二磨牙远中颊侧口腔前庭沟,下颌磨牙及局部浸润麻醉未能显效的下颌前牙常用下牙槽神经阻滞麻醉,进针点为张大口时,上、下颌牙槽骨相距的中点线与翼下颌皱

襞外侧 3～4mm 的交点。

④牙周韧带内注射:适用于牙周组织的麻醉和牙髓麻醉不全时的补充麻醉,某些特殊病例如血友病患者也常做牙周韧带内注射。严重牙周疾病的患牙不宜使用该法。操作中首先严格消毒龈沟或牙周袋,将麻醉针头斜面背向牙根刺入牙周间隙缓缓加压。若注射时无阻力感,药液可能漏入龈沟,应改变位置再次注射,但每个牙根重复注射的次数不应超过 2 次。由于麻醉药不能渗过牙槽间隔,对多根牙每一牙根都应做上述注射,一般每个牙根可注入麻醉药0.2mL,不超过 0.4mL。

⑤牙髓内注射:将麻醉药直接注入牙髓组织,多用于浸润麻醉和阻滞麻醉效果不佳的病例,或作为牙周韧带内注射的追加麻醉。操作时先在髓腔的露髓处滴少许麻醉药,待表面麻醉后将注射针从穿髓孔处插入髓腔,边进入边注射麻醉药,麻醉冠髓至根髓。由于注射时需要一定的压力,故穿髓孔不能太大,以免麻醉药外溢,必要时可用牙胶填塞穿髓孔。

⑥骨内注射和中隔内注射:骨内注射是将麻醉药直接注入根尖骨质的方法。首先做浸润麻醉使牙根尖部软组织和骨麻醉,然后在骨膜上做 1～3mm 切口,用球钻在骨皮质上钻洞直至骨松质,注射麻药。中隔内注射是将针头刺入患牙远中牙槽中隔,缓缓加压,使麻醉药进入骨松质的一种方法。

(4)局部麻醉失败的原因:临床上出现局部麻醉效果不佳时,应考虑以下原因。

①注射点不准确。

②药量不足。

③局部炎症明显。

④部分麻醉药注入血管。

⑤解剖变异或由于患者体位改变没有掌握正确的解剖标志。

⑥嗜酒、长期服用镇静药、兴奋药患者。

(5)局部麻醉并发症及急救:在局部麻醉过程中,患者可能发生不良反应,常见的并发症包括晕厥、过敏反应、中毒、注射区疼痛、血肿、感染、注射针折断、暂时性面瘫等。

严重的并发症需采取急救措施。急救措施主要包括:

①患者卧位。

②基本的生命支持,如空气流通、输氧、心肺复苏等。

③控制生命体征。

2.失活法

失活法是用化学药物制剂封于牙髓创面,使牙髓组织坏死失去活力的方法。失活法用于去髓治疗麻醉效果不佳或对麻醉药过敏的患者。

(1)**失活药**:使牙髓失活的药物称为失活药,多为剧毒药物,常用金属砷、三氧化二砷、多聚甲醛等。金属砷可使牙髓发生溶血反应,对细胞有强烈的毒性,作用无自限性,因此,临床上已逐渐淘汰。多聚甲醛失活药主要成分为多聚甲醛、适量的表面麻醉药(如可卡因、丁卡因等)和氮酮等,作用于牙髓可使血管壁平滑肌麻痹,血管扩张,形成血栓,引起血供障碍而使牙髓坏死。其凝固蛋白的作用,能使坏死牙髓组织无菌性干化,作用缓慢,安全性较高,封药时间为 2 周左右。

（2）操作步骤：若牙髓已暴露，可将失活药直接放在暴露的牙髓表面，并暂封窝洞。需保证失活药不渗透至窝洞以外，保证封闭材料不脱落，同时要求患者按期复诊。对于未露髓或穿髓孔较小的病例，应在局部麻醉下开髓，引流充分后将失活药轻放牙髓表面，在其上放一小棉球，并暂封窝洞。

（3）失活药烧伤的处理：当发生失活药溢出造成黏膜甚至骨组织坏死时，应首先清理坏死组织，避免残留的失活药造成组织进一步损伤。清理后的创面以生理盐水大量冲洗，碘仿糊剂覆盖，3 天后换药，若无新生组织生长，则应继续清除表面坏死组织，直至出现新鲜创面。

（六）应急处理

门诊病例中约 90% 的牙髓病和根尖周病患者需要即刻减轻疼痛，应急处理是初次治疗中需采取的重要措施。

1.开髓引流

急性牙髓炎应急处理的目的是引流炎症渗出物和缓解因之而形成的髓腔高压，以减轻剧痛。在局部麻醉下摘除牙髓，去除全部或大部分牙髓后放置一无菌小棉球后暂封髓腔，患牙的疼痛随即缓解。对于单根牙，拔髓后可以进行根管预备再暂封。患牙暂封后应检查有无咬合高点，避免高点引起牙周膜炎，产生新的疼痛。咬合过高还可能造成暂封物脱落，导致髓腔再次感染。

急性根尖周炎的应急处理是在局部麻醉下开通髓腔，穿通根尖孔，建立引流通道，使根尖渗出物及脓液通过根管得到引流，以缓解根尖部的压力，解除疼痛。

应急处理时应注意：

①局部浸润麻醉要避开肿胀部位，否则将引起疼痛和感染扩散，麻醉效果较差，以行阻滞麻醉为佳。

②正确开髓并尽量减少钻磨震动，可用手或印模胶固定患牙减轻疼痛。

③初步清理扩大根管，使用过氧化氢溶液（双氧水）和次氯酸钠交替冲洗，所产生的气泡可带走堵塞根管的分泌物。

④可在髓室内置一无菌棉球开放髓腔，待急性炎症消退后再做常规治疗。一般在开放引流 1~2 天后复诊。

2.切开排脓

急性根尖周炎至骨膜下或黏膜下脓肿期应在局部麻醉或表面麻醉下切开排脓。黏膜下脓肿切排的时机是在急性炎症的第 4~5 天，局部有较为明确的波动感。不易判断时，可行穿刺检查，如果回抽有脓，即刻切开。脓肿位置较深，可适当加大切口，放置橡皮引流条，每天更换 1 次，直至无脓时抽出。通常髓腔开放与切开排脓可同时进行，也可以先予髓腔开放，待脓肿成熟后再切开。把握切开时机非常重要，切开过早给患者增加痛苦，达不到引流目的；过迟会延误病情，造成病变范围扩大，引起全身反应。

3.去除刺激

对于根管外伤和化学药物刺激引起的根尖周炎，应去除刺激物，反复冲洗根管，重新封药，或封无菌棉捻，避免再感染。若由根管充填引起，则应检查根管充填情况，如根管超充可去除根充物，封药安抚，缓解后再行充填。

4.调𬌗磨改

由外伤引起的急性根尖周炎,应调𬌗磨改使患牙咬合降低、功能减轻,得以休息,必要时局部封闭或理疗。通过磨改,牙髓及根尖周症状有可能消除。死髓牙治疗也应常规调𬌗磨改,以缓解症状及减少牙纵折的发生。

5.消炎镇痛

一般可采用口服或注射的途径给予抗生素类药物或镇痛药物,也可以局部封闭、理疗及针灸止痛。局部可使用清热、解毒、消肿、镇痛类的中草药,以促进症状的消退。口服镇痛药对牙髓炎和根尖周炎有一定镇痛效果。镇痛药可以局部使用,如将浸有丁香油酚镇痛药的小棉球放在引起牙髓炎的深龋洞中。但在剧烈疼痛的急性牙髓炎和急性根尖脓肿,只有局部麻醉下开髓引流或切开排脓才能有效地止痛。

(七)保存活髓治疗方法

1.盖髓术

盖髓术是一种保存活髓的治疗方法,是指在接近牙髓表面或已暴露的牙髓表面覆盖使牙髓病变恢复的药物,以保护牙髓,消除病变。盖髓术包括间接盖髓术和直接盖髓术。覆盖牙髓表面使牙髓病变恢复的药物称盖髓剂,理想的盖髓剂应具备的性能有:①能促进牙髓组织修复再生;②与牙髓组织有良好的生物相容性;③有较强的杀菌或抑菌性及渗透性;④药效稳定、持久;⑤便于操作。临床常用的盖髓剂有氢氧化钙类制剂及氧化锌丁香油类制剂。

氢氧化钙类制剂是最具疗效的盖髓剂之一,呈碱性,能中和炎症产生的酸性产物。具有消炎、止痛作用;能激活成牙本质细胞碱性磷酸酶,促进牙齿硬组织的形成。新型的含钙聚合体(MTA)盖髓剂主要成分有硅酸三钙、硅酸二钙、铝酸三钙、铝酸四钙等,具有良好的密闭性、生物相容性和诱导成骨性,也有与氢氧化钙一样的强碱性及抑菌功能。

氧化锌丁香油类制剂用于间接盖髓。这类制剂具有安抚、镇痛作用,也具有抑菌作用。

(1)间接盖髓术:将盖髓剂覆盖在接近牙髓的洞底上,以消炎、止痛,促进修复性牙本质形成,保存牙髓活力的治疗方法[图1-3-1(1)]。

①适应证:深龋、外伤近髓患牙;可复性牙髓炎;诊断性治疗,无法确定为慢性牙髓炎或可复性牙髓炎。

②操作步骤

A.去龋:在局部麻醉下用球钻低速去除龋坏组织,用挖匙去除近髓牙本质上的软龋,尽量去除干净。为避免穿髓,近髓角处少量的软龋,可以保留。

B.冲洗隔湿:用温生理盐水冲洗窝洞,擦拭吹干窝洞。隔湿患牙。

C.放置盖髓剂:用氢氧化钙糊剂或其他盖髓剂放置于近髓处,调拌氧化锌丁香油黏固剂暂封窝洞。

D.充填:暂封后观察1~2周,如果患者没有自觉症状,且牙髓活力正常,保留部分暂封的氧化锌丁香油黏固剂做第一层垫底,磷酸锌黏固剂第二层垫底,进行永久充填。对于少量软龋不能去净的患牙,暂封后观察6~8周,复诊时去除暂封的氧化锌丁香油黏固剂及盖髓剂,去净软龋。如果患牙去龋时酸痛感不明显,牙髓活力正常,那么可去净软龋,重新垫底,永久充填;如果患牙去龋时酸痛感很明显,那么更换盖髓剂后暂封,直到症状完全消失再做永久充填。

(2)直接盖髓术:用盖髓剂直接覆盖在较小的意外穿髓孔处,以保存牙髓活力的一种方法[图 1-6-1(2)]。

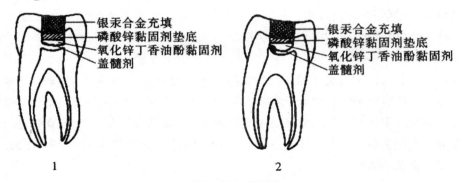

银汞合金充填
磷酸锌黏固剂垫底
氧化锌丁香油酚黏固剂
盖髓剂

银汞合金充填
磷酸锌黏固剂垫底
氧化锌丁香油酚黏固剂
盖髓剂

1   2

图 1-6-1   盖髓术

1.间接盖髓术   2.直接盖髓术

①适应证:根尖孔尚未形成,因机械性、外伤性意外露髓(穿髓孔直径<1mm)的年轻恒牙;根尖孔发育完善,因机械性、外伤性露髓(穿髓孔直径<0.5mm)的恒牙。

②操作步骤

A.预备洞形,去净龋坏组织:无论是机械性露髓还是外伤性露髓的患牙,去龋时应在局部麻醉下进行,动作准确,尽可能直视下操作,避开穿髓孔,及时清理洞内软组织碎屑,保护牙髓。

B.放置盖髓剂:首先用温生理盐水轻轻冲洗,严密隔湿,拭干窝洞。将氢氧化钙盖髓剂直接覆盖在穿髓点处,动作轻柔,避免加压,用氧化锌丁香油黏固剂暂封窝洞。

C.永久充填:暂封后观察 1～2 周,如果患者没有自觉症状,且牙髓活力正常,那么保留部分暂封的氧化锌丁香油黏固剂做第一层垫底,磷酸锌黏固剂第二层垫底,进行永久充填。暂封后观察 1～2 周,如果患牙对温度刺激比较敏感,那么可更换盖髓剂暂封 1～2 周,症状完全消失再进行永久充填。如果暂封后患牙出现自发痛、夜间痛等症状,那么根据情况选择根管治疗。

D.预后:直接盖髓术预后取决于患者的年龄及牙髓暴露的类型、范围、时间等因素。年轻恒牙血液循环好,预后较成熟恒牙好;牙髓暴露时间短、范围小,预后较好。另外,还与术中、术后的感染及全身的健康状况有关。

E.转归:直接盖髓术后,露髓处形成血凝块,然后血凝块机化,形成修复性牙本质,2 个月后封闭穿髓孔,为治疗成功。如果直接盖髓术后,患牙出现自发性疼痛,或者出现牙髓钙化、牙内吸收,为治疗失败。直接盖髓术后,应半年复诊一次,追踪 2 年,根据 X 射线检查及牙髓活力测试判断治疗是否成功。

2.牙髓切断术

牙髓切断术是指切断炎症的冠部牙髓组织,将盖髓剂覆盖于根髓的牙髓断面上,保留部分活髓的治疗方法。

原理:彻底切除髓室内有炎症反应的牙髓,将盖髓剂覆盖于健康的牙髓组织断面上,维持部分牙髓正常的状态和功能(图 1-3-2)。

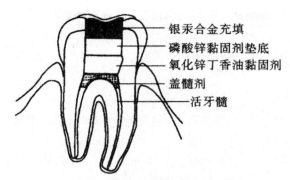

银汞合金充填
磷酸锌黏固剂垫底
氧化锌丁香油黏固剂
盖髓剂
活牙髓

图 1-3-2　活髓切断术

①适应证:牙髓切断术仅适用于病变局限于冠髓的根尖未发育完善的年轻恒牙,外伤性、龋源性或者机械性意外露髓,且范围较大,直径超过 1mm 者可行牙髓切断术,以保存活的根髓,直到牙根发育完成。

②操作步骤

A.术前准备:手术前准备常规治疗器械,严格消毒。拍摄 X 线片了解根尖周组织及牙根吸收情况,牙根吸收 1/2 时不宜做活髓切断术。

B.局部麻醉:患牙采用神经阻滞麻醉。

C.去净龋坏组织:先用温水清洗窝洞,去除表面的食物残渣及表层的软龋,再用小号球钻去除干净洞内的软化牙本质,用温生理盐水冲洗。

D.隔湿,严格消毒:术区要严密隔湿,彻底消毒,整个过程要遵循严格的无菌操作。

E.揭髓顶:按照髓腔侧壁的延长线在牙齿表面的投影线,揭净髓室顶。

F.切除冠髓:冲洗窝洞内残屑,用锐利挖匙或中号球钻去除全部髓室内的牙髓组织,从根管口处切断,去净髓室内的牙髓组织纤维,在根管口处形成整齐的断面。

G.止血:生理盐水冲洗,用消毒棉球轻压止血。如果牙髓断面出血较多,可用小棉球蘸0.1%肾上腺素放置根管口处轻压止血。

H.盖髓:牙髓组织断面止血后,将新鲜调制的氢氧化钙糊剂盖于断面,厚度约 1mm,轻压与根髓密合,用氧化锌丁香油黏固剂暂封窝洞。

I.充填:暂封后观察 1~2 周,如果患者没有自觉症状,且牙髓活力正常,保留部分暂封的氧化锌丁香油黏固剂做第一层垫底,磷酸锌黏固剂第二层垫底,进行永久充填。

③预后和转归:牙髓切断术成功与否,与患者的年龄、病变的程度、盖髓剂的选择及术中预防感染的措施等均有关系,预后常有 3 种情况。

A.牙髓断面出现牙本质桥,封闭根管口,根髓保持正常活力。

B.牙髓断面形成不规则钙化物,形成不规则牙本质。

C.根髓已形成慢性炎症,或发生内吸收,导致治疗失败。

牙髓切断术后要定期复查,根管钙化、牙内吸收和牙髓坏死常是牙髓切断术的潜在并发症。该手术适用于根尖未发育完善的年轻恒牙,保留活的根髓,目的是让牙根发育完善,牙根一旦发育完成,患牙应再行牙髓摘除术。

④并发症及处理:牙髓切断术后的并发症主要是根髓感染,原因多是在操作过程中未执行严格的无菌操作,造成根髓感染,也可能因为患牙病变程度较重而引起感染。根髓感染预防的

关键是术中一定要遵循严格的无菌操作,也要选择好适应证。

(八)安抚治疗

安抚治疗是将具有安抚、镇痛、消炎作用的药物封入窝洞,消除可复性牙髓炎临床症状的一种治疗方法。

1.适应证

患牙深龋无明显自发痛,但有明显激发痛,在洞形预备时极其敏感。

2.治疗方法

尽量去除龋洞内软化的牙本质,但要注意防止穿髓,冲洗窝洞,隔湿,洞内放置蘸丁香油液的小棉球,安抚牙髓,用氧化锌丁香油黏固剂暂封窝洞,观察1～2周。复诊如果没有症状,牙髓活力正常者,去除暂封剂,取出丁香油小棉球,氧化锌丁香油黏固剂做第一层垫底,磷酸锌黏固剂第二层垫底,进行永久充填。若有症状,可采用间接盖髓,若有自发痛,应进行牙髓治疗。

(九)根管治疗术

根管治疗术是治疗牙髓病和根尖周病常用和最有效的治疗方法,其核心是"去除感染,杜绝再感染"。根管治疗术是通过机械或化学的方法预备根管,将存在于根管内的感染刺激物全部清除,以消除感染并使根管清洁成形,再经过药物消毒和严密的根管充填,达到治疗牙髓病和根尖周病的目的。根管治疗包括三大步骤:根管预备、根管消毒、根管充填。

1.适应证

(1)牙髓病:晚期牙髓炎、牙髓坏死、坏疽、牙内吸收。

(2)各型根尖周炎:急性根尖周炎需应急处理后。

(3)外伤牙:冠折或根折可以保留进行修复的牙。

(4)牙周牙髓联合病变。

2.恒牙髓腔的解剖特点和开髓

(1)上颌前牙:上颌切牙髓腔近远中径在切端最宽,唇舌径在颈部最宽,髓室与根管无明显的界限,舌隆突的上方靠近颈1/3处,舌侧窝中央呈圆三角形形状。

上颌尖牙髓腔形态与相应的牙体外形相似,髓腔在颈部最大,髓室与根管无明显的界限(图1-3-3)。

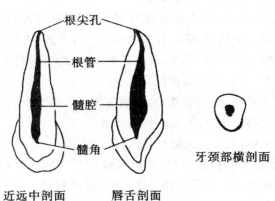

图1-3-3 上颌尖牙髓腔解剖特点

上颌前牙髓腔的特点是髓腔大,根管粗,都是单根管牙,根尖孔多在根尖顶。

①开髓部位:在舌侧窝进行,其形状和大小应与髓室在舌面的投影位置、大小相适应,洞口的外形呈三角形,角较圆钝,三角形的尖朝向根方,但不伤及舌隆突,底端与切缘平行(图1-3-4)。

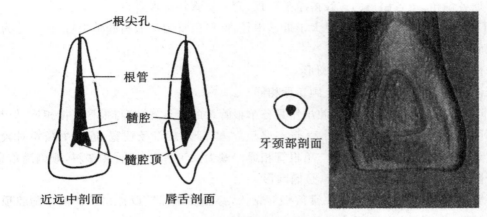

图1-3-4　上颌切牙髓腔的解剖特点及开髓的洞口外形

②开髓方法:应根据髓腔在舌面投影的位置选择入口。起初钻针应与舌面垂直,磨至牙本质时阻力明显减小,此时应调整钻针方向,使之逐渐与牙长轴平行,穿通髓腔时有明显落空感,保证钻针方向,扩大洞口,修整洞壁。当髓腔充分暴露以后,更换球钻将其磨成直线的通道,注意避免形成台阶或造成唇侧侧穿。

(2)上颌前磨牙:髓腔呈长方体形,颊舌径大于近远中径。髓腔顶形凹,最凹处约与颈缘平齐。第一前磨牙双根或单根,多为双根管,第二前磨牙多为单根。颊侧髓角位置高,根分叉位于根中部。

①开髓部位:在𬌗面中央窝偏腭侧进行,呈长卵圆形(图1-3-5)。

②开髓方法:以裂钻钻入后向颊舌方向扩展,并逐渐深入,从颊侧进入髓腔,更换球钻以提拉动作揭净髓腔顶。注意不要损伤髓腔壁,最后用裂钻修整洞形。注意防止形成台阶或侧穿。

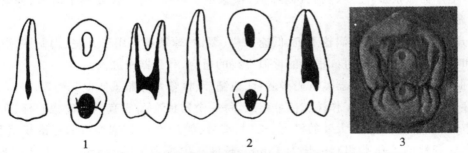

1　　　　　　　　　2　　　　　　　　　3
图1-3-5　上颌前磨牙髓腔解剖特点及上颌前磨牙开髓洞口外形

(3)上颌磨牙:髓腔呈立方体形,髓腔顶上有4个髓角与相应的牙尖对应,颊侧髓角高于舌侧髓角,近中髓角高于远中髓角,髓腔底可见3个或4个根管口。为多根管牙,腭侧根呈扁平状,根管比较粗大。

①开髓部位:在上颌磨牙𬌗面,依据髓腔顶在𬌗面投影的位置开髓。髓腔顶在𬌗面投影的位置呈三角形,略偏近中,三角形的底向着颊侧,尖朝向腭侧,颊舌径略宽于近远中径,远中不

过斜嵴。

②开髓方法：开髓时根据投影的形状，用裂钻磨一深洞，沿腭根方向进入，到达髓腔可有落空感。穿通各髓角，按各髓角的连线揭净髓腔顶，充分暴露颊腭根管口。

(4)下颌前牙：体积最小，唇舌径大于近远中径，90％根管为窄而扁的单根管，10％分为唇、舌 2 个根管。根尖孔多位于根尖顶。

①开髓部位：舌侧窝正中，呈椭圆形。

②开髓方法：具体开髓方法与上颌切牙相同。

(5)下颌前磨牙：下颌前磨牙髓腔虽然具备单根管牙的特点，髓腔与根管直接相连，但与前牙髓腔不同，表现在髓腔体积明显增大，形态略呈立方体形，颊舌径较宽，近远中径相对较窄，髓腔顶有颊、舌 2 个髓角，髓腔向下与单根管相通。颊尖大于舌尖，向舌侧偏斜，颊侧髓角高。

①开髓部位：在𬌗面偏颊尖进行，呈椭圆形。

②开髓方法：用裂钻从𬌗面中央窝偏颊侧钻入，穿髓后换球钻以提拉动作揭净髓腔顶，用裂钻修整洞壁，使窝洞与根管呈直线关系。

(6)下颌磨牙：髓腔呈矮立方形，近远中径大于颊舌径大于髓腔高度；髓腔顶最凹处与颈缘平齐，近舌髓角与远舌髓角接近牙冠中 1/3，髓腔底可见 2～4 个根管口，87％的近中根管为双根管，40％远中根管为双根管，咬合面中央偏颊侧，近中边稍长，远中边稍短。

①开髓部位：在下颌磨牙𬌗面，依据髓腔顶在𬌗面投影的位置开髓。髓腔顶在𬌗面的投影的位置也呈三角形，略偏近中，略靠颊侧。三角形的底位于近中，尖朝向远中，较为圆钝，近远中径长于颊舌径。

②开髓方法：开髓时根据投影的形状，用裂钻磨一深洞，以斜向远中的方向进入髓腔，暴露远中根管口后即向近中方向扩展，揭去髓室顶。注意下颌第一磨牙因髓腔顶与髓腔底相距较近，开髓时应防止穿通髓腔底。

3.根管治疗的器械

根管治疗器械很多，主要包括开髓器械、根管预备器械、根管长度测量器械、根管冲洗器械、根管充填器械等。

(1)开髓器械：包括高速涡轮手机、低速手机、裂钻、球钻等。用于开髓、揭髓腔顶，充分暴露髓腔和根管口位置，形成进入根管的近似直线的通道，利于器械进入。

(2)根管预备器械：手用器械有光滑髓针、拔髓针、根管切削器械如根管锉等。

根管锉由手柄、颈部和工作端三部分组成，每一个器械在颈部有一个硅橡胶标记片，用以标记工作长度。根管锉和扩大针的锥度、长度、编号、颜色均有 ISO 规定的标准规格和尺寸，所有扩大针和锉的工作端切割刃长为 16mm，长度从尖端到手柄的末端有 21、25、28、31mm 4 种规格，锥度一致为 0.02，器械号码为 15#、20#、25#、30#、35#、40#。

机用器械包括回旋手机、G 型钻和 P 型钻。

(3)根管长度测量器械：目前常用的有 ProPex 根尖定位仪和 Raypex 5 根尖定位仪。

(4)根管冲洗器械：如冲洗用注射器、超声根管治疗仪。用于根管冲洗、根管预备和去除根管内异物。

(5)根管充填器械：输送糊剂的器械主要是螺旋充填器；充填牙胶的器械主要有侧向加压

器、垂直充填器等。

4.根管治疗步骤

根管治疗包括根管预备、根管消毒和根管充填3大步骤。

(1)根管预备:根管治疗术的关键步骤,根管治疗术的成功很大程度上取决于根管预备的成功。

①开髓:以无痛技术开髓,揭尽髓腔顶,将洞壁修整光滑,使根管器械尽可能循直线方向进入根管口。用光滑髓针或小号根管扩大针探根管口。

②拔髓:根管扩大前,根管内有牙髓组织,另外还有细菌及代谢产物附着于根管壁上,因此,先选择合适的器械去除牙髓,成形的牙髓可用拔髓针插入根管达根尖1/3,缓慢旋转将牙髓拔出;不成形坏死或坏疽的牙髓,先向髓腔内滴入2%氯亚明,用根管锉在根管内轻轻捣动,然后冲洗。

③根管工作长度的测定:根管工作长度是指从切缘或牙尖到根尖止点的距离。比实际牙根短0.5~1.0mm,因为临床预备只需达到根尖部牙本质-牙骨质界,距根尖0.5~1.0mm。测量方法有如下几种。

A.指感法:根据术者的手感和患者的痛感来确定器械是否到达根尖孔的一种方法。此法简便,但需操作者有丰富的临床经验,不适合根尖孔敞开的患者。我国人恒牙牙根长20mm左右。按照参考长度将小号根管扩大针插入根管内,手感有阻力,再稍用力,有落空感或患者有轻痛感,阻力处即为根管的工作长度。

B.X射线照射法:将根管锉插入根管内,利用X射线直接观察其是否到达牙本质-牙骨质界;也可根据牙片来测量根管的工作长度,用以下公式来计算:

$$根管工作长度 = \frac{器械在牙内的长度 \times 牙在X线片上的长度}{器械在X线片上的长度}$$

C.电测法:利用根尖定位仪测量,此法准确、迅速、简便,但需先预备髓腔。

④根管扩大:根管预备的关键步骤。根管扩大的方法有手用器械扩大法、超声扩大法和化学扩大法。

A.手用器械扩大法:最基本的根管扩大的方法。该法有常规法、逐步后退法、弯曲根管扩大法几种。

a.常规法:也称标准法,适用于直根管,不宜在弯曲根管中使用。开髓后清理髓腔,测定根管工作长度,然后选择根管扩大器械,从小号到大号逐号依次使用,要求每号在根管内完全达到根管工作长度。

b.逐步后退法:用于直根管或轻、中度弯曲的根管。开髓后首先测定根管工作长度,选择一根既能深入根管达根管工作长度,又稍有摩擦感的根管锉为初锉,插入根管旋转推进,紧贴管壁一侧向外提拉,如此反复处理各壁直到标记的工作长度。当进入根管无阻力时,更换大一号的根管锉,直到比初锉大3个型号为止。从大于初锉第四个型号开始,器械进入根管的深度较前一型号递减1mm,再连续扩大3~4个型号,使根管形成圆锥状。优点:器械不易损伤根尖周组织,充填时不易超填。

c.弯曲根管扩大法:适用于弯曲根管,扩大较难。最新的方法用SW器械,它是由Senia和

Wildey 设计制造的一种韧性器械。将其插入根管内拍摄 X 线片,明确根管弯曲的方向,然后进行扩大。

B.超声扩大法:使用超声根管治疗仪,将电能转化为机械能,同时冲洗,具有高效冲洗及清理效果。该法省时省力,常与手用器械联合使用。

C.化学扩大法:机械预备的一种辅助方法,用于根管狭窄、钙化或有异物的根管。化学物质具有杀菌、溶解、润滑等作用,常用 EDTA。近年来常用的化学药物配方为 15% EDTA、10%过氧化脲、75%聚乙二醇。EDTA 对牙本质有溶解作用,溶解根管壁的牙本质,可节省机械预备的时间,也可协助扩大狭窄的根管;过氧化脲有杀菌作用;聚乙二醇起润滑作用。该处方是根管预备时有效的润滑剂、清洁剂和溶解剂。

⑤根管冲洗:贯穿于根管扩大的过程中,根管冲洗与根管扩大交替进行,反复多次。冲洗的目的是消毒灭菌,溶解坏死组织;润滑根管壁,减少器械折断概率;软化牙本质,利于根管预备。冲洗药物常用 2.00%～5.25%次氯酸钠和 3%过氧化氢溶液,二者交替使用,溶解和发泡作用相结合,增强冲洗效果。2%氯亚明也具有较好的溶解和杀菌作用。冲洗方法:常用注射器冲洗,针头侧孔最好,避免冲洗液直接对准根尖冲洗。

(2)根管消毒:目的是清除细菌毒素,控制微生物;缓解疼痛;减少根尖周组织的炎性渗出。根管消毒的方法有药物消毒、电解消毒、超声消毒、微波消毒、激光消毒等,临床常用药物消毒。

①常用药物及使用方法:

A.氢氧化钙制剂:目前较为理想的根管消毒剂,包括氢氧化钙甘油糊剂和氢氧化钙水糊剂。临床使用时,将其调成糊状,用螺旋充填器送入根管内,上面放置一小棉球,暂封,封药时间为 7 天。

B.樟脑氯酚薄荷合剂:杀菌力强,对根尖周组织有轻度刺激性,用于感染较轻的根管消毒。临床使用时,用棉捻蘸少许药物置于根管内,封药 5～7 天。

C.甲醛甲酚(FC):杀菌力强,对根尖周刺激较大,用于感染较重的根管消毒。临床使用时,用棉捻蘸少许药物置于根管内,封药 5～7 天。

D.木馏油:用于中度感染的根管消毒,封药 5～7 天。

E.抗生素:洗必泰根管控释药物系统,是一种新型的根管消毒药物,作用时间长,一般封药 7 天,效果较为理想。

②电解消毒、微波消毒、激光消毒和超声消毒:因其设备和耗材昂贵,临床应用较少。

(3)根管充填:根管治疗术的最后一步,也是直接关系到根管治疗成功与否的关键步骤。其最终的目标是以生物相容性良好的材料严密充填根管,消除无效腔,封闭根尖孔,为防止根尖周病变的发生和促使根尖周病变的愈合创造一个有利的生物学环境。

①目的和作用:封闭根管系统,防止细菌侵入。

②时机:无自觉症状,无明显叩痛,无严重气味,无大量渗出,无急性根尖周炎症状。具备以上条件即可进行充填根管。

③性能要求:根管充填后有持续消毒作用;与根管壁能密合;能促进根尖周病变愈合;根管充填后不收缩;易于消毒、使用和去除;不使牙变色;对机体无害;X 射线阻射,便于检查。

④临床常用材料：

A.固体类：牙胶尖、银尖、塑料尖等。牙胶尖有压缩性，可填压较紧，X射线阻射，有一定的组织亲和力，必要时易于取出，临床最常用。银尖不收缩，对根尖周组织无刺激性，X射线阻射，但充填后难以取出。塑料尖有弹性，对根尖周组织无刺激性，使用方便，但X射线不阻射。

B.糊剂类：此类充填材料很多，由粉、液组成，有氧化锌糊剂、丁香油氧化锌碘仿糊剂、氢氧化钙糊剂、碘仿糊剂等。

⑤方法：侧方加压充填法、垂直加压充填法及热压充填法等。

A.牙胶和糊剂混合侧方加压充填法：临床常用的根管充填方法。充填前首先要进行试尖，即按根管工作长度和所预备的根管大小选择一合适的主牙胶尖；用螺旋形根管充填器将糊剂送入根管内；将已选好消毒的主牙胶尖蘸上糊剂插入根管，直至应到达的长度；再加用一根或数根副牙胶尖，在原来的牙胶尖旁侧插入并压紧，拍X线片检查；用热器械将髓腔内的牙胶尖末端切去，并去净多余的糊剂；永久充填。

B.垂直加压充填法：此种方法操作较困难，费时，不适应细小的根管，在临床应用较少，适合于充分预备的根管。操作时将一根牙胶尖的尖端剪去3～4mm，插入根管内，用加热器将根管内牙胶软化，垂直充填器加压使根尖1/3根管完全密合，再加入牙胶段，加热，直到完成。

5.疗效评定

疗效评定的内容包括患者的症状、临床检查及X射线表现等方面。

(1)患者的症状：根管治疗后患牙无自发痛和咬合痛，咀嚼功能良好。

(2)临床检查：患牙无叩痛，有瘘型根尖周病治疗后瘘管消失，软组织颜色及结构正常。

(3)X射线表现：根管充填严密，无欠填和超填，无根管侧穿及器械折断。

根管治疗后疗效评估的观察时间应为术后的2年，术后2年内随访，患牙无症状及体征，咬合关系正常，X线片显示根尖周透射区缩小或消失，硬骨板完整，以上征象表示治疗后成功。如果根管治疗后1～3个月，瘘管仍然没有封闭，或又出现新的瘘管，X线片显示根尖透射区扩大，那么表示治疗失败。

6.并发症及处理

(1)急性炎症反应：根管治疗过程中或治疗后，患者出现局部肿胀、咬合痛、自发痛等症状，为根管治疗急性炎症反应。

①原因：患牙未确定好工作长度，操作时器械穿出根尖孔；根管预备方法不当；用3%过氧化氢根管冲洗时向根尖孔施加压力，超出根尖孔；根管充填时机不当或方法不当，超填过多。

②治疗：一旦发生要仔细检查，确定原因后，针对原因进行处理。轻微疼痛可先给予消炎止痛药物，观察1～3天，适当调整咬合，利于患牙休息。如果3天后仍然疼痛明显，考虑去除根管内充填物或封的药物，引流后重新进行根管治疗。

(2)器械折断于根管内

①原因：器械多次使用，金属疲劳；操作方法不当，用力过大、旋转角度不合适、遇到阻力强行用力等。

②预防：使用前要检查器械有无损坏，避免长期反复使用；使用时不要盲目施力，遇到阻力不要强行用力，器械旋转角度不超过180°。

③治疗：一旦出现器械折断于根管内的情况，应尽量将其取出，取出的方法步骤如下：拍摄X线片，断端在根管口，可用小球钻将根管口扩大，用镊子取出，也可用超声取出法。如果折断物在根管中部，那么可将其推至根尖部，塑化治疗；如果折断物在根尖部，那么应考虑做根尖切除手术。

（3）髓腔穿孔：易发生在髓腔狭窄部分和根管弯曲处。髓腔穿孔的部位上前牙多见于唇面，下前牙多见于牙颈部侧穿，前磨牙多见于牙颈部邻面侧穿。

①原因：不熟悉髓腔解剖，未掌握好开髓和根管扩大的方法；开髓时医生责任心差，思想上麻痹大意。

②治疗：一旦出现髓腔侧壁或髓腔底穿孔，应探查部位，可在充分止血后用氢氧化钙糊剂或氧化锌丁香油糊剂覆盖穿髓孔处。

③预防：开髓时一定要注意力高度集中，熟悉每一颗牙的解剖特点，操作规范，合理使用器械，尽量避免这类事故的发生。

（4）器械落入消化道及呼吸道：此并发症虽然极为少见，但也极为严重。

①原因：客观原因是操作中未安置橡皮障，未使用安全链等防护措施。主观原因是医生操作时注意力不集中，手指握持器械不牢或用器械夹持力量不当，加之患者体位过于后仰，落入口内的器械引起患者吞咽，或患者用口呼吸。

②治疗：一旦出现此并发症，一定要针对具体情况冷静处理。

A.器械落入消化道：立即做X射线检查，明确器械所在位置，要让患者住院观察，吃纤维素丰富的食物，卧床休息，直至从大便中排出器械为止。落入胃内的器械，也可通过纤维胃镜取出。

B.器械误入呼吸道：患者出现剧烈呛咳、憋气，应立即让患者平卧，请耳鼻咽喉科和呼吸科医生会诊，拍X线片明确部位，争取用纤维气管镜取出。

③预防：操作时尽量用橡皮障隔湿，医生要注意力集中，手指握紧器械，保持正确的体位和头位。若器械落入口腔内，则让患者赶快低头。

（5）牙折：进行牙髓治疗后的患牙，因无牙髓供给营养，牙齿脆性较大，加之治疗操作中磨除了一定的牙体组织，牙折在临床上时有发生，因此，做过牙髓治疗的患牙，均应做好预防。

①治疗：尽量保存患牙，根据牙折的类型，选择不同的处理方法。

②预防：开髓或根管预备时应尽量少切割牙体组织；治疗后对患牙适当降低咬合，减少咬合压力；对缺损较大的患牙，可做预防性冠修复。

（十）牙髓塑化治疗术

牙髓塑化治疗术是20世纪50年代末，由王满恩等学者根据我国的国情提出的，其操作简便、有效，易于掌握。目前牙髓塑化治疗术存在一些问题，不作为牙髓病和根尖周病的首选治疗方法。

牙髓塑化治疗术是将未聚合的塑化液注入已拔除大部分牙髓的根管内，塑化剂聚合前能够渗入侧支根管、牙本质小管及感染坏死组织中，当塑化剂聚合时，能将上述物质包埋、塑化成为一个整体，并保持长期的无菌状态，从而达到彻底清除病原刺激物、治疗牙髓病和根尖周病的目的。

1.适应证

(1)晚期牙髓炎。

(2)牙髓坏死、坏疽。

(3)慢性根尖周病,除外根尖周囊肿和根尖周病变过大的患牙;急性根尖周炎应急治疗后。

(4)根管形态复杂、细小、弯曲,及存在异物的根管。

(5)根管治疗器械折断于根管内,无法取出,又没有超出根尖孔的患牙。

2.禁忌证

根尖孔粗大的根管,易致塑化液的流失。前牙、乳牙及年轻恒牙不能做牙髓塑化治疗术;因塑化剂聚合后极难自根管中取出,需做桩冠修复的患牙不适应做塑化治疗术。

3.塑化剂

塑化剂的主要成分是甲醛、甲酚和间苯二酚。塑化剂可通过其塑化作用、渗透作用和抑菌作用达到消除感染刺激物、堵塞根管的目的。

(1)塑化作用:塑化剂对活组织、坏死组织及组织液均有塑化作用,能够将其塑化为一个整体。使用时要注意塑化剂的体积必须大于被塑化物的体积才能塑化。

(2)渗透作用:塑化剂未聚合前具有较强的渗透性,能够渗入侧支根管、牙本质小管及坏死组织中。

(3)抑菌作用:塑化剂聚合前对常见感染病源菌有强抑菌作用,对口腔致病菌厌氧菌和感染根管的优势菌也有抑菌作用和杀菌作用。

(4)体积改变:酚醛树脂聚合后,当其暴露空气中,有体积收缩,但在密闭环境中无体积改变。因此,塑化治疗后必须将塑化剂严密地封闭在根管内。

(5)刺激作用:塑化剂聚合前对组织有刺激性,操作时忌超出根尖孔及接触口腔软组织。

(6)生物相容性:聚合后的酚醛树脂不具溶血活性,不会引起系统免疫反应。

(7)毒理学性能:聚合后的酚醛树脂无急性细胞毒反应。

4.操作方法

(1)根管准备:以无痛技术开髓,揭尽髓腔顶,暴露根管口,使根管器械能顺利找到根管口。吹干窝洞,先向髓腔内滴入 2%氯亚明,选择合适拔髓针,插入根管应尽量接近根尖部,但忌超出根尖孔,无须根管扩大。

(2)配置塑化剂:严格按照比例将塑化剂置于较浅的塑料瓶盖内,调拌均匀至液体黏稠、发热。按照比例配置的塑化剂在外聚合时间为 5～15 分钟,便于临床操作。

(3)塑化:用注射器抽取新鲜配制的塑化液滴入髓腔内,将小号根管扩大针插入根管旋转并上下捣动以利根管内的空气排出及塑化剂进入。重复上述操作 3～4 次。用同样的方法进行其他根管的操作,避免遗漏根管。取适量氧化锌丁香油黏固剂置于髓腔内根管口处,用蘸有塑化剂的小棉球将其轻轻推压,完全覆盖于根管口表面,使塑化剂严密封闭在根管内。

(4)充填窝洞:7 天后无异常,磷酸锌黏固剂垫底后,银汞合金永久充填。

5.注意事项

(1)根尖部保留少量残髓,可以防止塑化剂流出根尖孔,但残留的组织不能太多,必须将塑化剂导入该处,使残髓得以包埋、固定。

（2）塑化时患牙要严格隔湿，随时警惕塑化剂流出从而导致口腔软组织的损伤。

（3）操作时器械与根尖孔保持约 1mm 距离，切忌超出根尖孔。

6.并发症及处理

（1）塑化剂烧伤：塑化剂聚合前有刺激性，操作时不小心将塑化剂接触口腔软组织，可导致塑化剂烧伤，局部可出现颜色改变、充血、水肿，局部有麻木涩胀感，严重者局部可出现糜烂、溃疡，有烧灼样疼痛。

①预防：在操作时，只要注意操作方法，本并发症完全可以预防。

②治疗措施：一旦发现塑化剂流出，接触软组织，立即用棉球擦去，或用生理盐水冲洗干净，局部涂 3% 碘甘油。

（2）化学性根尖周炎：由于操作不规范或适应证选择不当，塑化剂超出根尖孔，对根尖周组织造成化学性刺激，引起化学性根尖周炎。临床多在治疗后近期，患牙出现持续性咬合痛，检查患牙可有叩痛。

①预防：选择好适应证，对前牙、乳牙及年轻患牙不能选择此种方法；操作时器械与根尖孔保持约 1mm 距离，切忌超出根尖孔。

②治疗：调整咬合，观察，一般可以自行缓解。若患牙疼痛较重，可口服消炎止痛药物。

（十一）失活干髓术

失活干髓术是除去感染的冠髓，保留干尸化的根髓，保存患牙的一种治疗方法。因该种治疗方法适应范围小且远期效果差，现已经较少采用。

1.适应证

（1）牙髓病变早期，不能行保存活髓治疗的成年恒磨牙。

（2）换牙期的乳磨牙，早期牙髓炎。

2.失活剂

（1）多聚甲醛：作用缓和，使用安全，封药时间 2 周左右。

（2）亚砷酸：剧毒，0.8mg 可使牙髓失活，临床已少用。因亚砷酸剧毒，对血管、神经、细胞都有强毒性，使用亚砷酸失活时一定要严格掌握封药的剂量及时间。封药时间不能超过 48 小时。因亚砷酸失活牙髓无自限性，时间过长可对深部组织造成破坏，为防止对周围组织造成损害，一定要将药物严密地封入窝洞内。乳牙、年轻恒牙不宜使用亚坤酸失活。

（3）金属砷：作用缓慢而温和，常用于乳牙失活。一般封药时间 5～7 天。

3.干髓剂

能对根髓或残髓产生防腐作用，并使之凝固、干化，长期无害固定于根管中。临床最常用的干髓剂是多聚甲醛。

4.操作方法

失活干髓术包括牙髓失活和干髓 2 大步骤。

（1）牙髓失活（第一次就诊）：急性牙髓炎应紧急处理，开髓引流 2 天后，可直接在穿髓点处封失活剂；慢性牙髓炎，先穿通髓角，再封入失活剂。取 5 号球钻大小的亚砷酸失活剂，用棉絮包好后，放置于穿髓点处，贴紧而不能有压力，上面放置小棉球，调拌氧化锌丁香油黏固剂暂封。

（2）干髓（第二次就诊）：先询问病史，患牙无疼痛，检查患牙无叩痛，局部消毒，去除暂封材料，将失活剂完全取出，冲洗窝洞，轻探穿髓点，无疼痛即可揭净髓腔顶，并预备洞形。用锐利挖匙自根管口下 1mm 处切断冠部牙髓，用温生理盐水冲洗窝洞，吹干，隔湿，将蘸有甲醛甲酚的小棉球放置于根髓断面上，行"甲醛甲酚浴"，取出小棉球，吹干窝洞，将干髓糊剂放置于根髓断面，以盖满根管口为宜，垫底，充填窝洞。

5.预后及转归

失活干髓术后，已经失活的根髓在干髓剂的作用下，保持无菌干化，牙骨质逐渐沉积，1～2 年封闭根尖孔治疗成功。若根髓在干髓剂的作用下，未完全无菌干化，则可引起根尖周炎，治疗失败。

6.并发症及处理

（1）封失活剂后疼痛：封失活剂数小时后，患牙可出现轻微疼痛，属正常现象。治疗前告诉患者，如果出现剧烈疼痛，应及时复诊处理。

①原因：多因封失活剂时压迫过紧，髓腔压力高，或者急性牙髓炎未引流，直接封失活剂引起。

②治疗：立即清除暂封物，温生理盐水冲洗窝洞，放置丁香油小棉球，引流 1～2 天，重新封失活剂。如果患者仍然疼痛严重，可在局部麻醉下拔除根髓，做牙髓摘除术。

（2）根尖周炎：治疗后，患牙出现自发性咬合痛，患牙叩痛。

①原因：患者未按时复诊，失活剂继续作用，引起化学性根尖周炎；病例选择不当，由于判断冠髓病变程度非常困难，有些感染的根髓可能留在根管内，成为感染源；干髓术时牙髓是有炎症的活髓，经失活后牙髓坏死，干髓剂的药力在尚未杀死细菌固定组织之前，近根部的牙髓分解，其分解的产物可引起慢性根尖周炎；干髓剂渗透性强，可能作为抗原，引起根尖周组织免疫反应导致慢性根尖炎。

②治疗：针对不同原因，采用不同的治疗方法。封失活剂时间长，引起化学性根尖周炎，应立即拔净牙髓，用生理盐水反复冲洗根管，封入碘仿糊剂，2～3 周后复诊，行根管治疗术。其他原因引起的根尖周炎，应拔除根髓，做根管治疗术。

（3）残髓炎：治疗后，患牙出现冷热刺激痛、自发痛，引起了残髓炎。

①原因：失活不彻底；干髓剂过稀，置干髓剂后黏固剂垫底，易使干髓剂移位；放置干髓剂量太少，未盖满根管口；放置的干髓剂配制时间长，药效降低。

②治疗：患牙重新放置失活剂，失活牙髓后再行干髓术或直接行根管治疗术或牙髓塑化治疗术。

（4）牙折

①原因：干髓术后牙本质失去来自牙髓的营养，不可能形成修复性牙本质，致使牙脆性明显增加；干髓术后未降低咬𬌗，加上患者咬过硬食物，从而造成牙折。

②治疗：部分冠折根尖无病变，可用充填材料恢复牙体外形后全冠修复。冠折面积大，可保留牙根者，经根管治疗后行桩核全冠修复或做覆盖义齿。冠折面积大，不可保留牙根者，可拔除患牙。

（5）牙周组织坏死：邻面窝洞封闭不严或取出失活剂时未去干净，可导致牙龈乳头及深部组织坏死，重者可见牙龈呈灰白色，牙槽骨坏死，局部牙髓炎。

（十二）根尖诱导形成术

当年轻恒牙牙根尚未发育完成，而大部分牙髓已感染、坏死分解，没有办法保留活髓时，应保护牙乳头的活力，使其根尖继续发育完成。这种患牙可采用根尖诱导形成术。

根尖诱导形成术可控制根管感染和消除根尖周炎，保护和保留未发育完全的、开放的根尖部牙髓和根尖周组织。其使用根尖诱导剂，促进根尖的形成和封闭。

1.适应证

根尖诱导形成术适用于年轻恒牙下列几种情况。

（1）由中央尖折断或外伤冠折后，引起的牙髓坏死。

（2）因龋病导致的牙髓坏死或坏疽。

（3）外伤脱位，再植后的牙髓处理。

2.操作方法

同根管治疗的 3 大步骤：根管预备、根管消毒、根管充填。每一步操作又要注意以下几点。

（1）术前准备：术前拍 X 线片，以便了解牙根发育的长度和根端有无病变及病变的范围。

（2）根管预备：去除根管内感染牙髓和坏死组织，依据 X 线片上根管的长度，控制拔髓针进入的深度，尽量不损伤牙乳头。稍微扩锉根管，冲洗、干燥根管。

（3）根管消毒：选择刺激性小的药物放置根管口处。

（4）根管充填：只用糊剂充填，可选氢氧化钙糊剂，其诱导根尖形成效果好。

（5）定期复查：术后定期复查，待 X 线片显示牙根发育完善后，再进行常规的根管充填。

（十三）根管外科手术

在牙髓病和根尖周病的治疗中，有些患牙仅用根管治疗难以治愈，必须辅助根管外科手术才能使患牙得以保留。临床上将根管治疗术和根管外科手术结合起来治疗牙髓病和根尖周病，扩大了保存患牙的范围，提高了疗效。根管外科手术包括根尖切除术、根尖倒充填术和根尖刮治术。

1.根尖切除术

根尖切除术是通过刮除根尖周的病变组织，并切除感染的根尖，促进根尖周病变愈合的一种手术方法。

（1）适应证：慢性根尖周炎，经完善的根管治疗或者塑化治疗后，根尖周病变久不愈合或病变扩大的患牙；外伤致牙根尖 1/3 处折断并继发慢性根尖周炎的患牙。

（2）操作方法

①术前准备

A.了解患者的全身健康状况，详细询问病史，排除手术禁忌的全身性疾病。

B.做好常规的术前检查。

C.女性须避开月经期。

D.患牙进行完善的根管治疗并拍 X 线片，了解患牙牙根的形态、大小、位置、与邻近组织的关系及根管治疗的情况。

E.进行口腔卫生宣教，治疗牙龈炎和牙周炎。

F.术前讨论手术方案并向患者进行必要的说明。

G.术前半小时给予术前用药。

②手术步骤

A.消毒、铺巾:常规消毒、麻醉、铺无菌巾。

B.切口:在患牙根尖部做弧形切口,切口的设计以能充分显露病变部位为准,切口必须保证龈瓣复位后有足够的血液供应和足够的邻近组织,下方应有健康的骨组织支持,切开时应深达骨面,切口整齐,避开牙龈乳头和唇颊系带。

C.翻瓣、去骨:用骨膜分离器翻起黏骨膜瓣,长期慢性根尖周炎的,根尖可有骨质缺损,容易暴露根尖;若根尖骨质完整,则确定患牙根尖位置,用骨凿除去根尖骨质,暴露根尖。

D.刮治:显露根尖后,用挖匙彻底刮净根尖周的肉芽组织及病变。

E.根尖切除:用裂钻或凿切断、除去根尖约 2mm,成一个斜向唇侧的断面,并将牙根断面锉磨平滑。为了牙齿的稳固,至少要保留牙根的 2/3。

F.根管充填:在根尖切除的断面处预备洞形,充填根管。

G.检查、冲洗及缝合:用温生理盐水将创面彻底清洗干净,黏骨膜瓣复位、缝合。

H.医嘱:告诉患者注意事项,术后注意保护创口,不用患侧咀嚼食物,用漱口剂保持口腔卫生。

I.拆线:5～7 天拆除缝线。

2.根尖倒充填术

根尖倒充填术是由于根管钙化不通,不能进行常规的根管治疗术,且需要保留患牙,在根尖部开窗后,充填根管末端的治疗技术。此法常与根尖切除术同时进行。

(1)适应证:髓腔钙化不通并患有根尖周病变的患牙、牙根发育不全根尖孔呈喇叭口形的患牙、根管治疗器械折断超出根尖孔的患牙。

(2)操作方法

①消毒、麻醉、切口、翻瓣、去骨等步骤同根尖切除术。

②根尖切除:用裂钻或凿切断、除去根尖约 2mm,成一个斜向唇侧的断面。

③根尖倒充填:用 5 号球钻,从根管末端钻入,向四周扩大,使之形成烧瓶状洞形,冲洗隔湿干燥后,调拌充填材料将窝洞严密充填,充填材料以玻璃离子黏固剂较为理想,因为玻璃离子黏固剂具有良好的边缘封闭性和生物相容性,且凝固后无细胞毒性。

④检查、冲洗及缝合伤口。

3.根尖刮治术

根尖刮治术是将根尖周病变的软组织、坏死组织及感染的牙骨质彻底刮除干净而不切除根尖,可以保证根尖孔的严密封闭的一种技术。本手术的优点是保留了牙根的长度,牙齿的稳定程度没有受到影响。

(1)适应证:广泛的根尖骨质破坏或根尖周囊肿较大的患牙,根管充填超填的患牙。

(2)操作方法

①消毒、麻醉、切口、翻瓣、去骨等同根尖切除术。

②根尖刮治:显露根尖后,用挖匙彻底刮净根尖周病变的软组织、坏死组织及感染的牙骨质。刮治一定要耐心彻底。

③缝合:检查、冲洗及缝合伤口。

第二章 牙周疾病

第一节 牙周组织的应用解剖和生理

牙周组织病是指发生在牙周支持组织(牙龈、牙周膜、牙槽骨和牙骨质)的疾病,包括牙龈病和牙周炎2大类。牙龈病是指只发生在牙龈组织的疾病,而牙周炎则是累及4种牙周支持组织的炎症性、破坏性疾病。

牙周组织病是人类口腔最常见的疾病之一,为中老年人失牙的主要原因,在世界范围内均有较高的患病率。调查资料显示,儿童和青少年牙龈炎的患病率可达70%～90%,到青春期达高峰;而牙周炎一般从35岁开始发生,随着年龄的增加,其患病率升高,病情逐渐加重,40～50岁时达高峰。随着我国进入老龄化社会,牙周组织病更将成为突出的口腔保健问题。WHO提出健康人的十大标准之一是"牙齿清洁,无龋齿,不疼痛,牙颜色正常,无出血现象"。要达到此标准,我国民众还有较大的差距。现有的研究表明,牙周组织病可以通过有效地控制菌斑预防,且早期治疗效果也较好。因此,口腔医务工作者应以此为目标,运用各种牙周组织病的防治知识对人们进行健康教育,重视早诊断、早治疗,使牙周组织病得到有效预防和控制。

一、牙龈

牙龈位于整个牙周组织的最外部,表面为角化层或不全角化层,含有致密的纤维束,坚韧而微有弹性,能适应咀嚼作用所加的压力和摩擦力,具有稳定牙、保护牙周膜、牙槽骨和牙骨质的作用。

(一)牙龈的表面解剖标志

牙龈是指覆盖在牙槽骨表面和牙颈部周围的口腔咀嚼黏膜,由上皮及其下方的结缔组织组成,可分为游离龈、附着龈和龈乳头3部分。

1.游离龈

游离龈,又称边缘龈,是指牙龈边缘不与牙面附着的部分,宽约1mm,正常时呈淡粉红色,呈领圈状包绕在牙颈部,表面覆以角化的复层鳞状上皮。它与牙面之间的狭窄间隙称为龈沟,临床上健康的牙龈龈沟深度为0.5～2mm,平均为1.8mm。正常探诊深度不超过3mm。龈沟底位于釉牙骨质界处(即结合上皮的龈方)。龈沟内壁衬里的上皮为沟内上皮,该上皮为角化的复层鳞状上皮。

2.附着龈

附着龈与游离龈相延续,紧密附着于牙槽嵴表面,以游离龈凹痕或游离龈沟分界(图2-1-1)。

临床检查发现,只有 30%～40% 的成人口腔中存在游离龈凹痕,在唇颊侧组织中最明显,尤其常见于下颌前牙和前磨牙区域,在下颌磨牙和上颌前磨牙区最不明显。

由于附着龈的上皮为角化的复层鳞状上皮,上皮下方没有黏膜下层,而由固有层直接紧密地附着于牙槽骨表面的骨膜上,血管较少,因此,附着龈呈粉红色、坚韧、不能移动。少数人可在附着龈上有色素,肤色黝黑者及黑种人较常见。40% 的成人附着龈的表面有呈现橘皮样的点状凹陷,称为点彩。它是由数个上皮钉突合并向结缔组织内突起所形成的,将黏膜表面擦干或吹干后较易看到。牙龈上皮角化的程度越高,点彩越明显。点彩的多少因人、因部位而异,唇颊面多于舌面,部分人可以没有点彩。其还可因年龄而变化,婴儿时期缺乏,5 岁左右开始在部分儿童中出现,至成人最多,但到老年,点彩逐渐消失。点彩是功能强化或功能适应性改变的表现,是健康牙龈的特征。在上皮和结缔组织水肿发炎时,点彩消失,经过治疗后点彩可以重现,说明组织恢复健康。

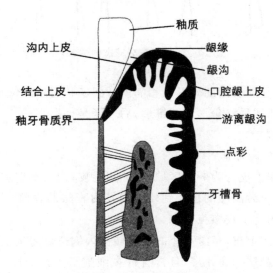

图 2-1-1　牙龈的解剖学标志

附着龈向根方与牙槽黏膜相连,两者之间有明确的界限,称为膜龈联合(MGJ)或称为膜龈线。其位置在人的一生中基本是恒定的。由于牙槽黏膜的角化度较差,结缔组织较为疏松,其中血管丰富,故临床表现为颜色较红,动度大。牵拉唇颊观察黏膜的动度,即可确定附着龈的宽度。

附着龈的宽度是指从 MGJ 至正常龈沟底的距离,是一个重要的临床指标。游离龈和附着龈均为角化上皮,合称为角化龈。附着龈的宽度因人而异,在各个牙位也不同,范围为 1～9mm。前牙唇侧最宽(上前牙区 3.5～4.5mm,下前牙区 3.3～3.9mm),后牙区较窄,第一双尖牙区最窄(1.8～1.9mm),有学者报道最小正常值为 1mm。在上牙的腭侧,附着龈与腭部的角化黏膜相连,无明确界限。在下颌舌侧,附着龈终止于与其舌侧的牙槽黏膜交界处。上颌牙的附着龈较下颌同名牙宽。附着龈的宽度随年龄的增长而增宽。以前认为,附着龈的宽窄与牙周病的发生有关,但现在认为意义不大。

3.龈乳头

龈乳头,又称为牙间乳头。呈锥形充满于相邻两牙接触区根方的楔状隙中,由游离龈和部分附着龈所构成。每个牙的颊、舌侧龈乳头在邻面的接触区下方汇合处略凹下,称为龈谷。该处上皮无角化、无钉突,对局部刺激物的免疫力较低,牙周病易始发于此(图 2-1-2)。

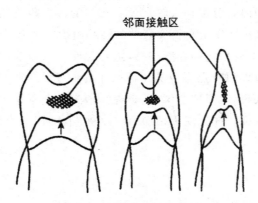

图 2-1-2　龈谷与牙形态的关系
↑为龈谷

龈乳头的形态取决于邻牙表面的外形及相邻两牙间楔状间隙的位置和形态。磨牙区龈乳头的高度较前牙区低,前牙区呈三角形或圆锥形,后牙区呈梯形。

(二)牙龈的组织结构

1.牙龈上皮的结构与代谢特征

按照形态和功能,牙龈上皮分为 3 个区域:口腔龈上皮、沟内上皮和结合上皮。

(1)口腔龈上皮:覆盖于游离龈的顶端到外表面及附着龈的表面,为角化或不全角化的复层鳞状上皮,其中以不全角化上皮多见。

(2)沟内上皮:亦称龈沟上皮,是游离龈的边缘转向内侧覆盖龈沟壁而形成的,为无角化上皮,有上皮钉突,但缺乏颗粒层和角化层,且常有许多细胞呈水样变性。龈沟上皮不能免疫机械力而易破裂,在固有层常有白细胞浸润,是由龈沟内细菌和食物分解产物刺激引起的。

(3)结合上皮:呈领圈状附着于牙冠或牙根的上皮,由缩余釉上皮演变而来。靠基底板和半桥粒与釉质相附着(图 2-1-3)。这种有机的附着结构亦称为上皮性附着。结合上皮是人体唯一附着于无血管、无淋巴管、表面不脱落的硬组织上的上皮组织。

结合上皮由非角化的复层鳞状上皮构成,无角化层,也无上皮钉突。儿童时期其厚度仅 3～4 层细胞。随着年龄的增长,细胞层数增加至 10～15 层。细胞的长轴与牙面长轴平行,无上皮钉突,但若受到慢性刺激,则上皮钉突可增生成网状并伸入到结缔组织中。电镜下,结合上皮通过内侧基板和外侧基板分别与牙面和牙龈的结缔组织附着(图 2-1-3D)。

(4)结合上皮的位置与牙的萌出:结合上皮的位置可以位于牙冠、釉牙骨质界或牙根上。这取决于患者的年龄、牙萌出的阶段和牙周组织的健康状况。当牙初萌时,结合上皮附着于牙冠;牙完全萌出时,结合上皮位于釉牙骨质界处;当牙龈发生退缩使牙根暴露或有牙周附着丧失时,结合上皮则位于牙根。

(5)生物学宽度(BW):指龈沟底与牙槽嵴顶之间约 2mm 的恒定距离。它包括结合上皮

（宽约 0.97mm）及结合上皮的根方和牙槽嵴之间的纤维结缔组织（宽约 1.07mm）（图 2-1-4）。牙槽骨沉积与牙的主动萌出相伴随，从而使结合上皮附着水平与牙槽嵴的关系及生物学宽度保持不变（图 2-1-5）。随着年龄增大或在病变情况下，上皮附着向根方迁移，牙槽嵴顶亦随之下降，但沟（袋）底与嵴顶间的生物学宽度不变。

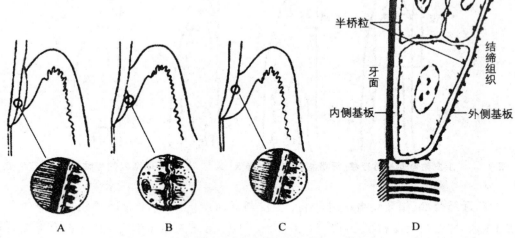

图 2-1-3　结合上皮的形成及其与牙面的附着

A.牙初萌时，釉质表面的缩余釉上皮以基板和半桥粒与牙釉质表面相附着；B.牙釉质表面的缩余釉上皮逐渐由结合上皮替代，缩余釉上皮与牙龈组织间以桥粒连接；C.缩余釉上皮完全被结合上皮替代，结合上皮与牙面靠基板和半桥粒连接；D.电镜下，结合上皮通过内侧基板和外侧基板分别与牙面和牙龈的结缔组织附着

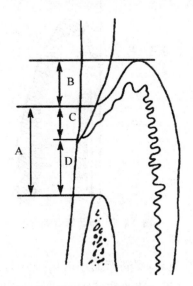

图 2-1-4　生物学宽度

A.从龈沟底到牙槽嵴顶，为生物学宽度；B.龈沟深度 1～2mm；C.结合上皮宽约 0.97mm；D.牙槽嵴上方的结缔组织，约 1.07mm，生物学宽度＝C＋D，约为 2mm

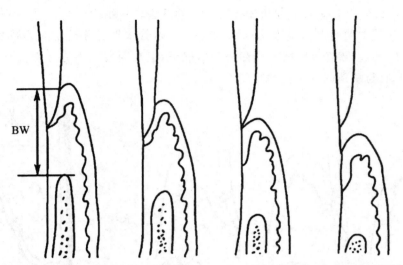

图 2-1-5　上皮附着向根方迁移,牙槽嵴顶亦随之降低,但沟(袋)底与嵴顶间的生物学宽度(BW)仍保持不变

(6)龈牙结合部:指牙龈组织通过结合上皮与牙面连接,良好地封闭了软硬组织的交界处(图 2-1-6)。将结合上皮和牙龈纤维视为一功能单位,称之为龈牙单位。由于结合上皮无角化且无上皮钉突,细胞与细胞间空隙较大,桥粒数目较小,细胞间联系较松弛,上皮通透性较高,因此,较易被撕裂、渗透和穿通。结合上皮在牙周组织疾病的发生中有着至关重要的作用。

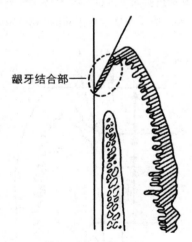

龈牙结合部——

图 2-1-6　龈牙结合部

2.牙龈上皮的更新和分化

口腔上皮在一生中不断进行更新,更新所需的时间分别为:牙龈上皮 10～12 天;腭、舌和颊部为 5～6 天;结合上皮为 1～6 天。上皮更新的时间与厚度相关。

结合上皮通过基底层细胞的有丝分裂,不断地自我更新。当切除牙龈连同结合上皮时,口腔表面上皮可向牙面爬行生长,重新分化出结合上皮,并分泌基底膜物质,重新形成上皮附着,其结构与原始结构一样。这种上皮再附着可出现于釉质、牙骨质或牙本质的表面。

牙龈上皮的细胞组成包括角质形成细胞,以及黑色素细胞、朗格汉斯细胞、梅克尔细胞等非角质形成细胞。

3.固有层

牙龈的结缔组织称为固有层,分为乳头层和网状层。乳头层邻接上皮;网状层与牙槽骨骨膜相邻。胶原约占牙龈结缔组织中蛋白质总量的 60%。Ⅰ型胶原构成固有层的大部分。Ⅳ型胶原束在Ⅰ型胶原之间分布,并与基底膜和血管壁的Ⅳ型胶原相连续。

固有层为致密结缔组织,为丰富的胶原纤维,成束排列。由Ⅰ型胶原组成的牙龈纤维具有束紧游离龈、保持牙龈硬度、使游离龈与牙骨质和附着龈相连接的作用。根据牙龈纤维排列方向分为 4 组(图 2-1-7)。

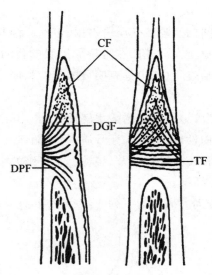

图 2-1-7　牙龈纤维

DGF 龈牙纤维;DPF 牙骨膜纤维;CF 环行纤维;TF 越隔纤维

(1)龈牙纤维(DGF):起自结合上皮根方的牙骨质,向游离龈的颊、舌和邻面方向呈扇形散开,终止于游离银和附着龈的固有层。

(2)牙骨膜纤维(DPF):起自牙颈部的牙骨质,在颊舌面,沿根方走行,连接并融入牙槽骨骨膜的外侧,或终止于附着龈。

(3)环行纤维(CF):位于游离龈和牙龈乳头的结缔组织中,在牙颈周围环行排列。

(4)越隔纤维(TF):起于龈牙纤维的根方牙骨质,呈水平方向越过牙槽间隔,止于邻牙相对应的部分。

在正常牙龈结缔组织中,细胞成分约占总体积的 8%,而成纤维细胞约占细胞总体积的 65%。此外,还有基质。

二、牙周膜

牙周膜,又称牙周韧带,是围绕牙根并连接牙根与牙槽骨的致密结缔组织,同时也与牙龈相通,并通过根尖孔与牙髓相连。牙周膜由细胞、基质和纤维组成,其中大量的胶原纤维将牙固定在牙槽窝内,起着免疫和调节牙齿所承受咀嚼压力的作用。

(一)牙周膜的组织结构

1.细胞

牙周膜内的细胞包括结缔组织细胞(成纤维细胞、成骨细胞、破骨细胞及未分化间充质细胞)、Malassez上皮剩余细胞、防御细胞(巨噬细胞、肥大细胞和嗜酸粒细胞),及与神经、血管相关的细胞等。成纤维细胞又称牙周韧带细胞(PDLC),是牙周膜中最主要的细胞。牙周膜中的成纤维细胞具有较强的合成胶原的能力,在一生中不断形成新的主纤维、牙骨质,并改建牙槽骨。近年来,已从牙周膜中成功分离出具有多向分化潜能的干细胞——牙周韧带干细胞。牙周韧带干细胞是牙周炎治疗后牙周组织与牙根面之间形成新附着的主要细胞来源。

2.基质

细胞、纤维、血管、神经之间的空隙被基质所占据,包括纤维和纤维之间的空隙。基质由2种主要成分构成:糖胺多糖和糖蛋白。基质在维持牙周膜的代谢、保持细胞的形态、运动和分化方面起着重要的作用;在咀嚼过程中,也具有明显的支持和传导咬合力的作用。

3.纤维

牙周膜的纤维主要是Ⅰ型胶原纤维和耐酸水解性纤维。其中Ⅰ型胶原纤维数量最多。主纤维排列呈束,具有一定的方向性,一端埋入牙骨质,另一端埋入牙槽骨,从而起到联接牙和牙槽骨的作用,并对牙受到的各种压力进行调节、缓冲。主纤维的末端埋入牙骨质和牙槽骨的部分称之为Sharpey纤维或穿通纤维。

根据主纤维束的位置和排列方向分为下列5组(图2-1-8):

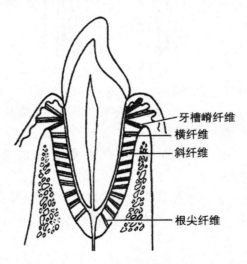

图2-1-8 牙周膜主纤维

(1)牙槽嵴纤维:起自结合上皮根方的牙骨质,斜形进入牙槽嵴,其功能是将牙向牙槽窝内牵引,并对抗侧方力。切断该组纤维不会明显增加牙的松动度。

(2)横纤维:该组纤维在牙槽嵴纤维的根方,呈水平方向走行,一端埋入牙骨质,另一端埋入牙槽骨中。

(3)斜纤维:牙周韧带中数量最多、力量最强的一组纤维;起于牙骨质,斜行向冠方进入牙槽嵴。可将咀嚼压力转化为牵引力均匀传递到牙槽骨上。

（4）根尖纤维：位于根尖区，从牙骨质呈放射状进入牙槽窝底部的骨内。具有固定根尖，保护根尖部血管和神经的作用。在牙根未完全形成的牙内，无此纤维。

（5）根间纤维：只存在于多根牙各根之间，有防止多根牙向冠方移动的作用。

（二）牙周膜的功能

牙周膜具有支持、感觉、营养、形成和稳定功能。

1.支持功能

牙周膜的主纤维一端埋于牙骨质，一端埋入牙槽骨，将牙齿固定于牙槽窝中。

2.感觉功能

牙周膜中有丰富的神经和末梢感受器，对疼痛和压力的感觉敏锐。通过神经系统的传导和反射，支配着颌骨、肌肉和关节的运动，具有缓冲和调节咀嚼力的作用。

3.营养功能

牙周膜内丰富的血供带来合成代谢所需要的物质，不仅营养牙周膜本身，还营养着牙骨质和牙槽骨。

4.形成和稳定功能

牙周膜具有不断更新和改进的能力，维持着内环境的稳定。

牙周膜的宽度（厚度）随年龄及功能状态而异，正常情况下为 0.15～0.38mm，以牙根中部处最窄，牙槽嵴顶及根间孔附近较宽。但这种微小的差异在 X 线片上不能显示，整个牙周韧带呈现为围绕牙根的窄黑线。由于牙周膜的存在，牙齿具有微小的生理性动度。

三、牙槽骨

牙槽骨是上、下颌骨包绕和支持牙根的部分，也称为牙槽突。它的高度、密度及形状均随牙的形态和功能状态变化而变化。随着牙的萌出，牙槽骨亦逐渐增高；牙脱落后牙槽骨随之吸收、消失。牙槽骨是牙周组织中，也是全身骨骼系统中代谢和改建最活跃的部分。

（一）牙槽骨的结构

临床上采用 X 线片来观察牙槽骨的形态和功能。容纳牙根的窝称牙槽窝。牙槽窝的内壁称固有牙槽骨，牙槽窝在冠方的游离端称牙槽嵴，两牙之间的牙槽骨部分称牙槽间隔。固有牙槽骨在 X 线片呈围绕牙根连续的致密白线，称为硬骨板。当牙槽骨因炎症或创伤发生吸收时，硬骨板消失或模糊、中断。

（二）牙槽骨的变化

牙槽骨的改建受局部和全身因素的影响。主要表现在 3 个区域：与牙周膜邻接区、颊舌侧骨板的相应骨膜区和骨髓腔的骨内膜表面。随着牙的萌出，牙槽骨亦逐渐增高；牙脱落后牙槽骨随之吸收、消失。在受到侧方压力时，受压侧牙槽骨发生吸收，受牵引侧则有牙槽骨新生。生理范围内的𬌗力使牙槽骨的吸收和新生保持平衡，使其形态和高度保持相对的稳定。

（三）骨开窗、骨开裂

若牙位置特别偏向颊侧或舌侧，则该侧的牙槽骨很薄甚至缺如，致使牙根面的一部分直接与骨膜和牙龈结缔组织相连，称为"骨开窗"。如果 V 型缺口直达牙槽嵴顶，则为"骨开裂"（图2-1-9）。

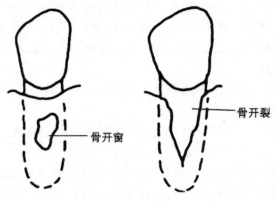

图 2-1-9 骨开窗和骨开裂

四、牙骨质

牙骨质覆盖在牙根表面,虽然具有板层骨的特点,但没有血管、神经和淋巴管,终生可不断沉积。

(一)牙骨质的组织结构

牙骨质有 2 种结构形式,即无细胞牙骨质和有细胞牙骨质。前者自牙颈部到近根尖 1/3 处,紧贴牙本质表面,不含牙骨质细胞,Sharpey 纤维构成其大部分结构,对牙起主要的支持作用;后者位于无细胞牙骨质的表面。但在根尖部可以全部为有细胞牙骨质,而在牙颈部则可全部为无细胞牙骨质。

牙骨质内的纤维主要是成牙骨质细胞分泌的胶原纤维,以 Ⅰ 型胶原为主,排列方向与牙根表面平行。牙骨质中还有来自牙周膜的 Sharpey 纤维,与牙根表面垂直并穿行其中。

牙骨质中 45％～50％为无机盐,50％～55％为有机物和水。无机物主要是钙、磷,以羟基磷灰石的形式存在。有机物主要为蛋白多糖和胶原。

(二)釉牙骨质界

牙骨质与牙釉质在牙颈部交界处称为釉牙骨质界(CEJ),有 3 种交界形式:60％～65％的牙为牙骨质覆盖牙釉质,约 30％为两者端端相接,另 5％～10％为两者不相连接(见图 2-1-10)。在后一种情况,当牙龈退缩而牙颈部暴露时,易发生牙本质敏感。牙骨质内只有少量的细胞,无血管、神经及淋巴,代谢很低。它的新生有赖于牙周膜中的成纤维细胞分化成成牙骨质细胞。已与牙分离的病变牙龈要发生新的附着比较困难。

(三)牙骨质的功能

(1)牙骨质的主要功能是为牙周膜附着于牙和牙槽骨提供中介,牙周韧带借助牙骨质附着于牙根,并使牙固定在牙槽窝内。

(2)牙骨质具有不断新生的特点,具有修复和补偿的功能。与骨组织不同的是:牙骨质在正常情况下是不发生吸收的,但有新的牙骨质持续性沉积,主要是在根尖区和根分叉区,以代偿牙切端和验面的磨耗;牙髓病或根尖周病治疗后,牙骨质能新生并覆盖根尖孔,重新建立牙周与牙体的连接关系。

（3）牙骨质持续新生以适应牙周韧带的不断改建和附着。

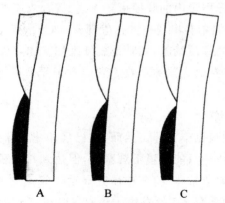

图 2-1-10　牙骨质与牙釉质交界的 3 种形式

A.牙骨质覆盖牙釉质；B.牙骨质与牙釉质端端相接；C.牙骨质与牙釉质不相接

（四）牙骨质吸收和修复

牙骨质发生吸收可能由于局部或系统原因，或无明显的病因（如特发性牙骨质吸收）。在局部因素中，牙骨质吸收主要发生于殆创伤、正畸治疗、再植牙、移植牙及牙周炎或根尖周病变。

牙骨质的新生主要依赖于牙周膜中的细胞分化的成牙骨质细胞及在原有的牙根表面沉积新的牙骨质。但牙骨质的新生需要有活力的结缔组织存在，当上皮增殖进入吸收的牙骨质区域，牙骨质的新生将不再发生。

若牙骨质和牙槽骨融合在一起，其间的牙周膜消失，则称之为牙固连。牙固连可伴发于牙骨质的吸收全过程，是一种异常的牙骨质修复形式。

五、牙周组织的动态变化

（一）牙龈上皮的更新

口腔上皮在人的一生中不断地进行着自我更新。通过在基底层和棘层形成新的细胞以及表层衰老细胞的脱落维持正常上皮厚度。细胞有丝分裂的周期为 24 小时，表现为早晨活跃、晚上迟缓。非角化区域及牙龈炎症时上皮细胞的有丝分裂率较高，与性别无关。目前，对于随着年龄的增加，有丝分裂率是增加或者减少还存在争议。

在实验动物中，颊黏膜、硬腭、沟内上皮、结合上皮、边缘龈的外层上皮及附着龈的有丝分裂率依次递减。腭侧、舌部及颊部口腔上皮的更新时间为 5～6 天，牙龈上皮的更新时间为 10～12 天，结合上皮为 1～6 天。

（二）牙周膜的代谢和形成功能

当牙齿发生生理性移动、承受咬殆外力以及创伤修复时，牙周膜细胞通过酶活性的变化而参与牙骨质、牙槽骨的形成和吸收。同时，牙周膜也在持续不断地进行着改建和更新。其中衰老的细胞和纤维被分解，代之以新生的部分。成纤维细胞和内皮细胞中可见明显的有丝分裂现象。成纤维细胞形成胶原纤维，牙周膜内剩余的间充质细胞分化、发育为成骨细胞和成牙骨质细胞。所以,成骨细胞、成牙骨质细胞和成纤维细胞分化和形成的速度影响着骨、牙骨质和胶原的形成。实验研究显示牙周膜内的胶原更新率高,其合成速率是牙龈胶原的 2 倍,皮肤的 4 倍。当牙周膜受到损伤后,偶尔会出现一种化生现象,即牙周膜中软骨的形成。

大量研究显示牙周膜中的基质细胞,尤其是成纤维细胞和成骨细胞,对维持牙周膜的各项功能既有信号传导的作用,又有效应器的功效。它们对于受力后牙槽骨的改建和内平衡有至关重要的作用。

(三)牙骨质的吸收和增生

一般情况下,生理性吸收只见于乳牙。然而,在已经萌出或未萌出的恒牙,其牙骨质经常会发生轻微吸收。此类吸收往往只能在镜下观察到,但达到相当程度后也能在 X 线片上显现出来。根面牙骨质的吸收现象非常普遍,一项研究显示,261 颗牙中有 236 颗(90.5%)的根面发生了牙骨质吸收,平均每颗牙有 3.5 处发生了吸收。其中,76.8%位于根尖 1/3,19.2%位于根中 1/3,4%位于颈 1/3。大约 70%的吸收仅局限于牙骨质而不累及牙本质。

牙骨质吸收可能是局部或系统因素造成的,或无明显病因(如特发性牙骨质吸收)。在局部因素中,牙骨质吸收可发生于殆创伤、正畸治疗、囊肿、肿瘤、无功能咬殆的牙、埋伏牙、再植或移植牙、根尖周病或牙周病等。系统因素则包括缺钙、甲状腺功能减退、遗传性纤维性骨营养不良和 Paget 病等。

牙骨质吸收在显微镜下表现为牙根表面凹坑样破坏,吸收区域及附近可见多核巨细胞和单核细胞。几个吸收区域可相互融合。吸收可深入牙本质甚至牙髓,但通常不发生疼痛。牙骨质吸收并非持续不断,而是吸收和新生交替发生。当牙周膜纤维因适应牙功能的需要发生改变和更替时,牙骨质可以通过不断地增生沉积而形成继发性牙骨质,从而使新的牙周膜纤维重新附着至牙根。当牙的切缘与殆面受到磨损时,也可通过根尖部继发性牙骨质的形成而得到一定的补偿。新形成的牙骨质与牙根面有一深染的分界线。

若牙骨质和牙槽骨融合在一起,其间的牙周膜消失,则称为牙固连。牙固连可伴发于牙骨质的吸收过程中,这提示牙固连是一种异常的牙骨质修复形式。牙固连也可发生于慢性根尖周炎、牙再植、殆创伤及埋伏牙周围。牙固连时,与牙骨质相邻的牙槽骨表面,排列的破骨细胞可导致牙根的吸收。所以,牙固连的再植牙将在 4～5 年后失去牙根而脱落。

钛种植体植入颌骨时,骨直接与种植体发生愈合。无结缔组织介入其间。由于金属种植体不会被吸收,且上皮不会沿着种植体表面向根方增殖,所以不会有真性牙周袋的形成。

(四)牙槽骨的塑形改建

牙槽骨具有高度可塑性,是牙周组织中代谢和改建最活跃的部分。它不但随着牙的生长发育、脱落替换和咀嚼压力而变动,而且也随着牙的移动而不断改建。当牙萌出时牙槽骨开始形成、增高,并提供形成中的牙周膜的骨性附着面。而在牙丢失、脱落后,牙槽骨则逐渐吸收、消失。牙槽骨的改建是通过其内部骨的吸收和形成而实现的,受一些局部因素和全身因素的影响。局部因素如牙功能需要的改变以及骨细胞因为年龄而发生的改变,系统因素往往是激素的变化(如甲状旁腺素、降钙素或者维生素 D_3)。牙槽骨的改建影响着其高度、外形和密度,主要表现在以下 3 个区域:与牙周膜邻接区、颊舌侧骨板的相应骨膜区以及骨髓腔的骨内膜表面。正常时,牙槽骨的吸收与新生处于动态平衡,牙槽骨的形态和高度保持相对稳定。

牙槽骨的吸收与形成涉及一系列复杂的过程。目前,对于牙槽骨改建的认识主要还集中在细胞水平。

骨包含了身体大约99％的钙离子。所以,当机体血钙水平下降时,骨就成为钙质释放的主要来源。这一过程是由甲状旁腺监控的。血钙水平下降后,位于甲状旁腺细胞上的受体感受到变化,分泌出甲状旁腺素(PTH)。甲状旁腺素刺激成骨细胞释放白介素1和白介素6,它们能刺激单核细胞向骨组织迁移。由成骨细胞分泌的白血病抑制因子(LIF),结合单核细胞后使其成为多核的破骨细胞,进而产生骨吸收、从羟磷灰石中释放钙离子进入血液,使血钙水平维持正常。而血钙水平正常后,又可以反馈作用于甲状旁腺,使其停止甲状旁腺素的分泌。在破坏羟磷灰石的同时,破骨细胞也吸收破坏有机基质。其中,胶原的分解会释放出许多成骨物质,这些物质进一步刺激成骨细胞的分化,最终引起骨的沉积。成骨细胞和破骨细胞之间的相互倚赖关系称作偶联。

由成骨细胞分泌的骨基质是没有矿化的类骨质。当有新的类骨质沉积时,位于骨表层下的类骨质开始矿化。

骨吸收是一个复杂的过程,在骨表面往往出现蚕食状的骨吸收陷窝(Howship陷窝)和多核巨细胞(即破骨细胞)。破骨细胞来源于造血组织,由多种异源的单核细胞融合而来。当破骨细胞被激活时,其边缘出现皱褶缘并由此分泌水解酶。这些酶消化吸收骨的有机成分。通过破骨细胞胞膜上的受体,许多激素如甲状旁腺素、降钙素等都可以对它的形态和功能进行调节。

另外,破骨细胞内的质子泵可以通过其胞膜达到皱褶缘而在骨面产生酸性环境,从而导致骨的矿物成分的吸收、溶解。当有骨肿瘤、局部压力发生时,其骨的破坏都可以通过破骨细胞的这一分泌活动而实现。

Ten Cate描述了骨吸收过程所发生的系列事件:①破骨细胞附着于骨的矿化表面。②通过破骨细胞的质子泵活动,产生密闭的酸性环境,使得骨脱矿、暴露出有机基质。③由于一些酶,如酸性磷酸酶和组织蛋白酶的释放,进一步降解暴露的有机基质为氨基酸。④将降解的矿物离子和氨基酸螯合进入破骨细胞内。

通过塑形改建,牙槽骨可以改变形状、免疫外力、修复创伤,以及调整机体钙盐和磷酸盐内平衡。牙槽骨具有受压力被吸收,受牵引力能增生的特性,临床上利用此特性可使错𬌗畸形的牙得到矫正治疗。如加一定强度压力于牙上,一定时间后,受压侧骨吸收,牙的位置随之移动;而牵引侧骨质增生,来补偿牙齿移位后所留下的位置。同时,当牙发生𬌗向和近中向生理性移动时,牙槽骨也不断进行着吸收和增生的改建。比如,当牙近中移动时,牙根远中面的牙槽骨,因受到牙周膜传递的牵引力而刺激骨质增生,镜下可见到束状骨成层地与根面平行的沉积,骨面有成骨细胞。而近中面的牙槽骨受压而吸收,骨面有吸收陷窝和破骨细胞。这样,牙就连同牙槽窝一起,逐渐向近中移动。

六、牙周组织的增龄性变化

器官的增龄性变化是脏器成熟后的生理性改变,是随着时间的进展其组织功能逐渐减弱的过程。但必须区别因环境因素累积造成的牙周组织改变和因为内在或年龄因素导致的牙周组织退行性变。

（一）牙龈上皮的变化

随着年龄的增加，牙龈缘位置退缩至根方使牙根暴露，严重者可发生牙槽骨的吸收。过去认为这是一种增龄性变化，但许多报道显示老年人健康的牙龈无明显退缩。因此，普遍认为牙龈退缩是由于牙周组织长期受到各种损伤、刺激而累积造成的，如刷牙不当、不良修复体压迫龈缘、食物嵌塞、不正常的咬合力等。在牙周病治疗后，也会有牙龈退缩。牙龈上皮随着年龄增加逐渐变薄和去角化，上皮对细菌通透性增加，对创伤的免疫力减弱，同时影响远期结果。然而也有学者认为人和犬不存在牙龈上皮的增龄性变化。

关于结合上皮位置与年龄之间的关系有众多推测。一些研究报道认为结合上皮随着牙龈退缩一起向根方迁徙，同时，附着龈宽度随着年龄增加而变窄。而另一些学者认为结合上皮的位置向根方迁徙是由于牙齿的被动萌出所造成的。但所有的研究都一致认为牙龈退缩是可以避免的，它可能是由炎症的累积或作用于牙周组织的创伤引起的。

（二）牙周膜的变化

对牙周膜宽度的增龄性变化，有 2 种不同的认识。一种认为牙周膜将逐渐变宽。因为研究者发现随着年龄增加，牙齿逐渐脱落，余留牙受到更多的咬𬌗压力。牙齿长期处于过大的负荷状态，牙周膜随之变宽。而另一种观点则认为，牙周膜厚度随着年龄的增长逐渐变薄。这种变化可能是咀嚼肌的强度下降，或牙齿长期处于废用或非功能状态，导致相应的牙周功能降低所致。

（三）牙骨质及牙槽骨的变化

从牙齿萌出后，牙骨质不断沉积，特别是在根尖和舌侧。随着年龄的增加，牙骨质厚度可以有 5~10 倍的累积。炎症可以造成牙骨质吸收，同时有牙骨质生理性的沉积，造成牙根表面形成不规则的牙骨质界面。

随年龄的增长，牙槽骨嵴的高度降低。而且，与身体其他骨组织一样，可出现生理性的骨质疏松，骨密度逐渐减低，骨的吸收大于骨的形成。目前认为，种植体的骨整合情况与患者年龄无关。但最近的研究发现，年龄大于 50 岁的供者提供的骨移植物（冷冻脱钙骨），其骨形成能力比年轻供者提供的骨移植物差。所以关于年龄与成骨能力的关系还有待进一步研究。

七、牙周组织的局部防御机制

口腔是一个开放的环境。一方面，牙周组织不断受到细菌及其产物的侵袭；另一方面，口腔内唾液的冲洗、龈沟液的流动，以及口腔黏膜上皮细胞的自我更新、脱落等都有清除局部细菌的作用。微生物的量及致病性与宿主的防御功能是一对矛盾的 2 个方面。牙周组织涉及软硬组织，其中牙龈结合上皮与牙齿表面连接，良好地封闭了软硬组织的交界处。龈牙结合部是龈上、龈下菌斑积聚处，是机体防御系统与外部致病因子相互抗争的场所，也是牙周病的始发部位。牙周组织的防御机制主要包括以下几个方面。

（一）上皮屏障

口腔上皮在人的一生中不断地进行着自我更新。表层的衰老细胞脱落的同时，也去除了附着或侵入结合上皮的细菌。这是龈牙结合部的重要防御机制之一。

以往认为牙周上皮对下方的结缔组织只起到机械性屏障作用,且能使一些抗原成分通过,引发牙周组织的炎症反应。但近年大量的研究表明,牙周上皮组织除了具有物理性屏障功能外,还具有以下功能:①上皮细胞不断与细菌及其代谢产物接触,分泌出包括 IL-1、IL-8 等细胞因子和血小板衍生生长因子、黏附分子等,这些分子的活动都与中性粒细胞的黏附、趋化等活动有关。②上皮可对菌斑细菌应答产生抗菌肽。抗菌肽是先天免疫的一部分,可以帮助清除入侵的微生物。③位于上皮内的抗原递呈细胞如朗格汉斯细胞等可以参与机体获得性免疫的形成。总之,牙周上皮一方面对菌斑细菌产生效应,分泌各种细胞因子,同时,它又起着"传感器"的作用,通过各种途径将细菌信号传递至下方的组织,激活炎症和免疫反应。

(二)吞噬细胞

1.中性粒细胞

龈沟内的中性多形核白细胞(PMN)是对抗牙周致病菌的第一道防线,在牙周病的致病机制中扮演了重要角色。致病微生物及其产物作用于牙周组织后,刺激多种细胞产生各种信号分子。PMN 在细胞因子、黏附分子和趋化因子的调节下,通过黏附贴壁和趋化等系列活动穿越血管内皮,到达细菌侵入部位,吞噬细菌。继而通过释放溶酶体酶或呼吸爆发等机制杀灭细菌。任何可能影响以上环节的因素都将削弱 PMN 清除致病菌的功能。而某些伴有 PMN 数目和功能异常的疾病,如周期性白细胞缺乏症、Chediak-Higashi 综合征等常常导致严重牙周炎的发生。

但是,PMN 对牙周组织的健康起到双刃剑的作用。一方面,它有杀灭致病菌、调节炎症的作用;另一方面,PMN 对致病菌的清理作用没有特异性。一旦对病源刺激物的反应过强,将会扩大炎症反应,导致免疫损伤。

2.单核-巨噬细胞

单核-巨噬细胞是宿主防御系统的重要组成部分。牙周组织局部的单核-巨噬细胞的防御功能主要体现在以下三个方面:①向感染部位移出和聚集,清理杀灭感染微生物。②吞噬衰老或死亡的 PMN,将其移出炎症区域。这就可以大大减少这些细胞无控制地释放大量致炎物质,从而避免炎症反应的进一步扩大和组织损伤。③在致病菌侵入后,发挥抗原递呈作用,进一步激发机体的免疫反应。

当然,巨噬细胞在行使功能时释放的一些细胞因子如 IL-1β 和 PGE$_2$ 等都能刺激破骨细胞,促进骨的破坏。所以,它对牙周组织的健康有双重作用。

(三)龈沟液

龈沟液(GCF)是指从牙龈结缔组织通过龈沟内上皮和结合上皮渗入到龈沟内的液体。其主要成分与血清相似,包括补体-抗体系统的成分、各种电解质、蛋白质、葡萄糖、酶等。其他还有来自邻近牙周组织的白细胞、脱落的上皮细胞等。另外,龈沟内还包括细菌和其他微生物。

牙龈健康者有极少量的龈沟液。牙龈炎症早期和炎症明显时,龈沟液量明显增多。若细菌或其他颗粒性物质进入龈沟,则在数分钟后随龈沟液的流出而被清除。龈沟液这种清洗作用是牙周组织局部防御机制的一种重要方式。

龈沟液中的免疫球蛋白与口腔防御功能有关,具有抗特异性致病菌的功能。特异性抗体通过阻止细菌附着、调理吞噬和杀伤细菌等作用来阻止细菌的入侵。国内外的研究表明,牙周炎患者血清和龈沟液内抗牙周致病菌的特异抗体 IgG 水平显著高于牙周健康者,龈沟液特异抗体水平的升高与该部位牙周袋内特异细菌的感染有较强的相关性。

白细胞是龈沟液中的重要防御细胞。这些白细胞通过发挥杀灭和清理作用,构成了一个防御外源性微生物进入龈沟的主要防线。

从全身途径进入体内的某些药物如四环素等,也可进入龈沟液,并达到高而持久的浓度,有利于帮助杀灭和清除牙周组织局部的致病菌。

除了具有上述的防御机制,如“冲洗”龈沟内的细菌物质、包含可增进上皮附着于牙面的血浆蛋白、具有抗微生物成分、所含补体可以促进抗体的活化等,龈沟液中也包含许多造成局部组织损伤的酶、能提供龈下细菌丰富的营养成分、提供牙石矿化的矿物质。研究龈沟液的量及内容的变化,对了解牙周疾病的发生、发展及治疗均有重要意义。

(四)唾液

唾液是维持口腔健康的重要体液,由三对大涎腺和许多小涎腺分泌,也有龈沟液的渗入。唾液具有润滑、缓冲、清洁、抗微生物、凝集、薄膜形成、消化等多种功能,是宿主口腔免疫防御系统的重要组成部分之一。

有效的唾液流量/流速可以提供必要的润滑作用,清除细菌和脱落的上皮并不断补充新鲜的抗菌成分。

唾液中含有丰富的抗微生物成分,如溶菌酶、过氧化物酶、乳铁蛋白、分泌型免疫球蛋白 A(SIgA)以及 IgG 和 IgM 等。它们通过各种不同的机制杀灭和抑制致病微生物,增强机体免疫力。

总之,上皮附着的封闭作用、结合上皮的快速更新和修复能力,以及上皮组织的先天免疫防御;唾液的冲洗,IgA 的保护作用;龈沟液的冲洗、调理和 IgG 的免疫作用;白细胞的吞噬和杀菌作用等,都构成了牙周组织的多重防御机制。此防御机制对免疫菌斑细菌向龈沟深处侵袭、保护牙周组织免受破坏起了至关重要的作用。

第二节 牙周病的分类和流行病学

一、牙周病的分类

牙周病的分类建立在对牙周病认识不断深入的基础上,转而指导临床诊断、预后判断和治疗。准确统一的分类,有助于人们对该病的病因、病理进行深入研究与认识。尽管从 20 世纪 20 年代以来,牙周病的分类原则和分类方法不断演变和改进,但由于牙周病的复杂性和对该病认识的局限性,目前仍缺乏统一而公认的牙周病分类方法。

（一）分类原则

纵观历来的牙周病分类方法,可总结为以下几个原则。

按病理学分类,分为炎症、退行性变、萎缩、创伤、增生等。

按病因分类,分为内因性牙周病(包括营养性、药物性、特发性牙周病)及外因性牙周病(包括感染性、创伤性牙周病)。

按临床表现分类:按病程分类,可分为急性、慢性、快速进展性牙周病;按病情分类,可分为单纯性、复合性、复杂性牙周病;按疾病累及牙齿的范围分类,可分为局限型和广泛型牙周病。

（二）国际分类方法

从历史上牙周病的主要国际分类中可以看到,随着人们对牙周组织病的认识不断深入,以及分类原则的不同,牙周病的分类方法在逐渐改变。早期多按病理学改变分类,现在逐渐过渡到临床表现与病因相结合的分类,如早年多将咬合创伤和牙周萎缩列为单独牙周疾病,目前认为它们可发生在各类牙周炎的不同阶段,因而已经不再作为独立的疾病。

由于牙周病分类的复杂性,以下介绍几种在历史上曾起过较重要作用的分类法。

1.1928 年 Gottlieb 分类

(1)炎症性。

(2)变性或萎缩,包括弥散性牙槽萎缩和牙周脓漏。

2.1949 年 Orban 分类

(1)炎症状态,包括牙龈炎和牙周炎。

(2)变性状态。

(3)萎缩状态。

(4)牙周创伤。

(5)牙龈肥大。

3.1957 年美国牙周病学会分类

(1)炎症,包括牙龈炎和牙周炎,其中牙周炎又分为原发性(单纯性)和继发性(复杂性)。

(2)营养障碍,包括咬合创伤、牙周废用性萎缩、龈变性和牙周变性。

4.1973 年世界卫生组织分类

(1)急性牙龈炎,包括急性坏死性龈炎、疱疹性龈口炎、急性冠周炎等。

(2)慢性牙龈炎,包括单纯性、肥大性、溃疡性和脱皮性慢性龈炎等。

(3)牙龈退缩。

(4)急性牙周炎,包括急性牙周炎、急性牙周脓肿和急性冠周炎。

(5)慢性牙周炎,包括复杂性、单纯性慢性牙周炎以及慢性冠周炎。

(6)牙周变性。

(7)牙面积聚物。

5.1979 年 Carranza 分类

(1)慢性破坏性牙周病。

(2)牙周炎,包括单纯性、复合性(慢性进展和快速进展)和青少年性(弥漫型和局限型)。

(3)殆创伤。

(4)牙周萎缩。

6.1982 年 Page 和 Schroeder 分类

(1)青春前期牙周炎（弥漫型和局限型）。

(2)青少年牙周炎。

(3)快速进展性牙周炎。

(4)成人牙周炎。

7.1989 年世界临床牙周病学讨论会分类

(1)成人牙周炎。

(2)早发性牙周炎,包括青春前期(弥漫型和局限型)、青少年(弥漫型和局限型)和快速进展性牙周炎。

(3)伴有全身疾病的牙周炎,包括 Down 综合征、Papillon-Lefevre 综合征、Ⅰ 型糖尿病、艾滋病、其他疾病。

(4)坏死溃疡性牙周炎(顽固性牙周炎)。

8.1993 年欧洲牙周病学研讨会分类

(1)成人牙周炎。

(2)早发性牙周炎。

(3)坏死性牙周炎。

9.1999 年美国牙周病学会牙周病国际研讨会分类

该分类建立在大量文献回顾和世界各地牙周病学者充分讨论的基础上,增加了对牙龈病的详细分类,否定了以往以年龄对牙周炎分类的方法,废弃了顽固性牙周炎的单独分类;将坏死溃疡性牙龈炎与坏死溃疡性牙周炎合并称为坏死溃疡性牙周病,并将牙周脓肿、牙周-牙髓合病变、软硬组织的先天或后天形态异常等单独列出。即便如此,该分类也有待在实践中评价和充实。

(1)牙龈病

①菌斑引起的牙龈病,包括龈缘炎、青春期牙龈炎、妊娠期牙龈炎、药物性牙龈病、营养缺乏性牙龈病)。

②非菌斑引起的牙龈病(特殊菌、真菌、病毒、螺旋体等的感染,系统病的表征,遗传病,化学及物理性损伤,异物反应等)。

(2)慢性牙周炎(局限型和广泛型)。

(3)侵袭性牙周炎(局限型和广泛型)。

(4)全身病表征的牙周炎,包括血液病、遗传性疾病,及其他疾病。

(5)坏死性牙周病,包括坏死性溃疡性龈炎(NUG)、坏死性溃疡性牙周炎(NUP)。

(6)牙周脓肿,包括龈脓肿、牙周脓肿、冠周脓肿。

(7)伴牙髓病变的牙周炎,如牙周-牙髓联合病损。

(8)先天或后天畸形,包括促进菌斑性龈病或牙周炎的局部牙齿因素、牙齿周围的膜龈异常、无牙区的膜龈异常、咬合创伤。

(三)我国的分类方法

目前我国牙周病的分类方法采纳了 1999 年美国牙周病学会牙周病分类国际研讨会分类法,而牙龈病部分尚未采纳。

1.1986 年口腔内科学(第二版)分类

(1)牙龈病,包括急性牙龈炎、慢性牙龈炎和牙龈增生。

(2)牙周病,包括牙周炎、咬合创伤、牙周萎缩和牙周病继发病。

2.1993 年口腔内科学(第三版)分类

(1)牙龈炎,包括急性牙龈炎、慢性牙龈炎。

(2)牙龈增生。

(3)牙周炎:其中成人牙周炎包括单纯性和复合性;青少年牙周炎包括局限型和弥漫型。

(4)快速进展性牙周炎。

(5)青春前期牙周炎。

(6)伴有全身性疾病的牙周炎。

3.2000 年牙周病学(第一版)分类

(1)牙龈病。

(2)牙周炎,包括成人牙周炎、青春前期牙周炎(局限型和广泛型)、青少年牙周炎(局限型和广泛型)、快速进展性牙周炎、伴全身疾病的牙周炎。

4.2003 年牙周病学(第二版)分类

(1)牙龈病。

(2)牙周炎,包括慢性牙周炎、侵袭性牙周炎(局限型和广泛型)、反映全身疾病的牙周炎。

5.2007 年牙周病学(第三版)分类

(1)牙龈病。

(2)牙周炎,包括慢性牙周炎、侵袭性牙周炎(局限型和广泛型)、反映全身疾病的牙周炎。

二、牙周病的流行情况

牙周病是人类最古老、最普遍的疾病之一。在世界各地的原始人颅骨上均可见到牙槽骨吸收及牙缺失。我国发现的新石器时期(距今 8000～9000 年)的人颅骨上,牙槽骨破坏发生率为 42.3%。

(一)牙周病流行病学常用的研究方法

1.描述性研究

描述性研究是指通过观察而正确、详细地描述牙周病或牙周健康状态在时间、空间及人群中的分布特征和规律的研究方法。它可分为相关性研究、横向调查及个例研究 3 类。

2.分析性研究

分析性研究是指在描述性研究的基础上,分析牙周疾病和牙周健康状态与可能的致病因素之间的关系,从而进行牙周病致病因素或危险因素的筛选并验证所提出的病因假说。通过已发生的牙周疾病(结果)去探寻牙周病发病原因的方法称为病例对照研究;从有无可疑病因开始去观察是否发生结果（牙周病）的研究方法称为队列研究。

3.试验性研究

试验性研究是指以某一特定人群为对象，通过试验或干预手段，观察效果，验证假设或学说的一种研究方法。它包括临床试验、现场试验和社区干预试验。

（二）牙周病流行状况及经典研究

牙周病是由菌斑微生物所引起的牙周支持组织的慢性感染性疾病。尽管缺乏统一、规范的指标和调查方法，但大量流行病学调查研究均表明：人群中约 90.0％患有牙周疾病；在 15～19 岁年龄组中，50.0％的人群至少有 1 个牙周袋。据我国第三次口腔健康流行病学调查报告显示，我国 12 岁少年组牙龈出血为 57.7％，牙石为 59.0％。35～44 岁成年组的牙石为 98.0％；牙龈出血为 82.8％；牙周袋检出率为 40.9％，其中浅牙周袋（PD 4～6mm）检出率为 40.6％，深牙周袋（PD≥6mm）检出率为 4.7％。65～74 岁老年组牙石为 88.7％；牙龈出血为 68.0％；牙周袋检出率为 52.2％，其中浅牙周袋（PD4～6mm）检出率为 51.2％，深牙周袋（PD≥6mm）检出率为 10.1％；没有牙龈出血、没有牙周袋，也没有重度牙周附着丧失的比率仅为 14.1％。

牙周病学界一致认为，对牙周病的发生和发展进行自然史的研究是十分有价值的，它可以进一步发现和了解牙周病的亚型。以下是一些有关牙周病流行病学的经典研究。

Loe 等于 1986 年对斯里兰卡采茶区缺乏口腔卫生保健措施的工人进行了长达 15 年的纵向观察。结果发现：8％的人群牙周炎的发展速度很快，在 40 岁前，这些人因牙周疾病丧失了近 20 颗牙，在 45 岁时，他们的全口牙缺失；81％的人牙周炎发展速度较缓慢，在 45 岁时，每个人因牙周疾病平均缺失 7 颗牙；11％的人尽管有牙龈炎，但是没有牙周组织破坏，没有一颗牙因为牙周病而缺失。

1973 年，瑞典对 13％的国民进行了第一次口腔调查。1988—1991 年对这些人的牙周情况进行了复查。结果表明：20％以上的受检者有 6 个或 6 个以上解剖位点存在重度牙周炎，重度牙周炎主要累及上颌前磨牙（18％）及下颌前磨牙（12.8％），其次累及第一磨牙（13.5％）。同时本调查还发现，存在龈下菌斑、基线时探诊深度超过 4mm 的牙数、吸烟、年龄、遗传、压力、社会因素及患有系统性疾病等，均为促进牙周病发展的相关危险因素。

1989 年，美国的研究人员也做了类似的调查。他们发现在所调查的人群中，只有 15％的人无牙周病症状；50％的人患有牙龈炎，但无牙周炎；33％的人患有中度牙周炎，其探诊深度为 4～6mm；8％的人患有重度牙周炎，其探诊深度＞6mm；仅有 4％的人因牙周组织严重破坏导致最终拔牙。同时调查还发现，容易获得口腔卫生保健者、居住在经济发达地区者牙周炎患病率低。

2001 年，Craig 等对居住在美国城市的亚裔美国人、非洲裔美国人及西班牙裔美国人 3 个不同的少数民族人群牙周炎的患病率进行调查比较，发现非洲裔美国人牙周炎的患病率最高，且病变程度也较严重。通过进一步分析，发现牙周炎的高患病率与其较难接受私人牙科保健以及较高吸烟率有关；家庭收入较低者牙周病症状也较重。

Detienville 综述文献后认为，在因菌斑控制不良而出现菌斑和牙石堆积的患者中可能产生的变化如下：

（1）8％～15％可能会发展成为重度牙周炎,如果缺乏牙周治疗,疾病将会侵犯整个牙列。

（2）60％会出现中度牙周病损。

（3）15％～30％尽管有牙龈炎症,但无牙周支持组织破坏。

（三）牙龈炎的流行情况

虽然各调查报告的具体数字不一,但总的规律是牙龈炎在儿童和青少年中较普遍,患病率为70％～90％。在西方发达国家中患病率低于发展中国家。牙龈炎最早可发生于3～5岁儿童,以后随着年龄增长而明显增高,至青春期(12～14岁)达高峰。然后逐渐下降,在16岁前下降最明显。此后牙龈炎随年龄增长而缓慢减少,但牙周炎的患病率却逐渐升高。

（四）牙周炎的流行情况

牙周炎在儿童极少见,青春期以后发病仍较少。因而牙周炎通常被认为是成人的疾病,患病率和严重程度随年龄增长增加,35岁后患病率明显增高,在40～50岁时达高峰。此后患病率有所下降,这可能是一部分重度牙周炎患牙被拔除之故。多数人罹患的牙周炎为轻至中度,重度牙周炎仅累及少数人群,重度牙周炎只占人群的5％～20％。随着人们口腔卫生保健措施的实施和口腔卫生状况的改善,牙龈炎和轻到中度的牙周炎患病率将逐渐下降。但随着我国人均寿命的延长,龋病的预防和治疗成功保存更多天然牙,以及种植牙的普及开展,牙周治疗和维护的需求将继续增加。

（五）牙周病损具有部位特异性

同一口腔内各个部位的牙对牙周疾病的易感程度不同。牙周炎具有部位特异性。从牙位讲,下颌中、侧切牙,上颌磨牙,其次是下颌磨牙、尖牙,及上颌中、侧切牙,双尖牙,最少受累的为上颌尖牙和下颌双尖牙。从部位讲,最多见为邻面。

（六）牙周病和龋病的关系

两者之间的关系不甚明了,龋病和牙周病虽然都以牙菌斑为共同病因,但细菌的组成不同,主要致病菌所在的菌斑位置不同,发病机制和临床表现也迥异,为独立疾病。但总的情况是易患龋病的人,似乎不易患牙周病,反之亦然。

（七）影响牙周病流行的因素

世界卫生组织调查表明影响牙周病流行的因素有以下几点。

1.年龄

大量流行病学调查资料表明,牙周病的患病率及严重程度与年龄之间有着密切的关系,年龄愈大,患病率及病情严重程度均增加。老年人牙周附着丧失重于年轻人,单纯的牙龈炎多见于年轻人及儿童。随着人们平均寿命的延长,老年人口的增多,牙周炎的患病率将继续增高,人们对牙周治疗的需求将继续增加。

2.性别

一般来说,牙周病患病率是男性高于女性,而病情亦重于女性,但青少年牙周炎则女性多于男性。

3.口腔卫生

口腔卫生是影响牙周病患病率及严重程度的重要因素。牙菌斑、牙石量与牙周病成正相关。大量流行病学调查表明,口腔卫生差者牙周病重。

4.地区和种族

经济文化落后的地区,其牙周病的患病率及严重程度均高于较发达地区。亚洲及非洲一些国家的患病率也高于北美、北欧国家。但将这些资料按口腔卫生水平来分组进行比较时,则地区和种族之间的差别即消失,说明主要的影响因素是口腔卫生水平。青少年牙周炎有较明显的种族性,黑种人患病率较高。

5.社会经济状况

低收入、低学历、吸烟重者,牙周病情较重。在我国由于健康教育不普及,此因素不明显。

6.吸烟

牙周病发生和牙丧失的独立危险因素。

7.咀嚼槟榔等不良习惯

可加重牙周炎。

8.某些全身系统疾病

如糖尿病、代谢综合征等,可加重牙周炎。

9.某些微生物

如伴放线聚集杆菌、福赛坦菌等。

10.既往史

过去有牙周炎病史,未能定期接受治疗者。

11.基因背景

如白细胞介素-1(IL-1)基因多态性等,即宿主的易感性在牙周病的发生发展过程中起重要作用。

第三节　牙周病的主要症状和临床病理

一、牙龈的炎症和出血

牙龈炎和牙周炎是一类由微生物引发的感染性疾病,牙菌斑微生物及其产物长期作用于牙龈,引起机体的免疫反应,导致牙龈的炎症反应。牙龈炎的病变局限于牙龈上皮组织和结缔组织内。当炎症波及深层牙周组织,引起牙周膜胶原纤维溶解破坏、牙槽骨吸收,导致牙周袋的形成,即为牙周炎。并非所有牙龈炎都会发展成牙周炎。两者在牙龈组织中的病理和临床表现十分相似,均为慢性非特异性炎症,只是炎症的范围有所不同。

(一)临床表现

1.牙龈色形质的改变

(1)牙龈颜色的改变:牙龈颜色的改变是牙龈炎和牙周炎的重要临床体征之一。健康牙龈呈粉红色,患牙龈炎时游离龈和龈乳头呈鲜红或暗红色,龈炎持续加重和牙周炎患者的炎症充血范围可波及附着龈,与牙周袋的范围一致。当血管减少、纤维增生或上皮角化增加时,牙龈颜色可能变浅或苍白。

（2）牙龈外形的改变：正常的龈缘菲薄而紧贴牙面，附着龈有点彩。炎症时牙龈组织肿胀，龈缘变厚，牙间乳头圆钝，与牙面分离。由于组织水肿，点彩可消失，牙龈表面变光亮。但有些轻度炎症的牙龈，点彩仍可部分地存在，也有的正常牙龈根本无点彩。病变以炎症和渗出为主要，牙龈松软肥大，表面光亮，龈缘有时糜烂；以纤维增生为主的病例，牙龈则坚韧肥大，有时可呈结节状并盖过部分牙面。

（3）牙龈质地的改变：炎症时，结缔组织内炎症浸润及胶原纤维破坏，使原来质地致密坚韧的牙龈变得松软脆弱，缺乏弹性。长期慢性炎症的患者，牙龈表面上皮增生变厚，胶原纤维增生，使牙龈表面变坚实肥厚，而龈沟和牙周袋的内壁仍有炎症，探诊仍有出血。

2.牙龈出血

牙龈炎症的最初临床表现为龈沟液量的增多和龈沟探诊出血。健康的牙龈即使稍用力刷牙或轻探龈沟均不引起出血，而在初期或早期龈炎阶段，轻探龈沟即可出血，它比牙龈颜色的改变出现得早些。绝大多数牙龈炎和牙周炎患牙均有探诊后出血。有些患牙的炎症局限于龈沟或牙周袋的上皮侧，牙龈表面的红肿不明显，而探诊后却有出血，这是判断牙龈有炎症的重要指标之一，对判断牙周炎的活动性也有很重要的意义。

牙龈出血常为牙周患者的主诉症状，多在刷牙或咬硬食物时发生，偶也可有自发出血。

组织学观察见牙龈结缔组织中毛细血管扩张和充血，沟（袋）内上皮增生，但上皮也可因溃疡而变薄，连续性中断，致使上皮的保护功能下降，微小刺激即引起毛细血管的破裂和出血。经过治疗的牙周炎在定期复查时，如果多次出现探诊后出血，有可能疾病进入活跃期及发生牙周组织的进一步破坏。

3.龈沟液

龈沟渗出增加是牙龈炎症的重要指征之一。测定龈沟液的量可作为炎症程度的一个较敏感的客观指标。常用的方法是将小滤纸条放入龈沟内 30 秒之后取出，用龈沟液测量仪测定或用精密天平称重；也可用茚三酮染色，根据染色的面积来判断龈沟液量的多少。

4.龈沟深度及附着水平

牙周健康者的龈沟深度（从龈沟底到龈缘的距离）一般＜2mm，但临床上探测龈沟时，探针可能会超过组织学的沟底，进入结合上皮，因此健康牙龈的龈沟探诊深度不超过 3mm。牙龈炎时，由于牙龈肿胀或增生，龈沟探诊深度可超过 3mm，此时结合上皮开始向根方和侧方增殖，尚未与牙面分离形成牙周袋，上皮附着水平仍位于正常的釉牙骨质界处，没有发生结缔组织附着的丧失，故又称为龈袋或假牙周袋，这是区别牙龈炎和牙周炎的一个重要标志。

（二）临床病理

Page 等根据临床和组织学观察，将牙周疾病从健康牙龈到牙周炎的发展过程分为"初期病损、早期病损、确立期病损、晚期病损"4 个阶段。

1.初期病损

指龈炎的初期。牙菌斑一旦在牙面沉积，牙龈炎症很快就会发生。菌斑沉积的 24 小时内结合上皮下方的微血管丛即出现明显的变化，显微镜下观察可见牙龈血管丛的小动脉、毛细血管和小静脉扩张。毛细血管的内皮细胞之间形成细胞间隙，液体和血浆蛋白渗出到组织中，并通过上皮进入龈沟形成龈沟液。

龈沟液的量与牙龈炎症程度成正比。龈沟液中含有来自血浆的防御性成分，如抗体、补体、蛋白酶抑制物等。

在菌斑堆积的第2～4天，在趋化物质的作用下，白细胞穿过结缔组织到达结合上皮和龈沟区聚集，此期的炎症浸润区约占结缔组织的5%。

这种初期病损在临床上肉眼观察为健康的牙龈。上述防御反应若能有效地抵御微生物的挑战，则疾病状态不会发生。

2.早期病损

指龈炎的早期。一般发生在菌斑堆积后第4～7天。组织学观察可见结合上皮下方的血管扩张，数目增加。淋巴细胞和中性粒细胞是此期的主要浸润细胞，浆细胞很少见。炎症细胞浸润约占结缔组织体积的15%，病损内成纤维细胞退行性变，有较多的白细胞浸润。同时，浸润区的胶原纤维继续破坏达70%。结合上皮和沟内上皮的基底细胞增生，出现上皮钉突，此时临床上可见炎症表现，牙龈发红，探诊出血。

由此期进入确立期病损所需的时间因人而异，可能反映个体易感性的差异。

3.确立期病损

指龈炎已确立。随着菌斑的不断堆积，牙龈的炎症状况也进一步加重，牙龈组织和龈沟内的渗出和白细胞移出增加。临床上已有明显的炎症表现，牙龈色暗红，水肿明显，龈沟加深，牙龈不再与牙面紧贴，此期也可视作慢性龈炎阶段。

此时，大量的浆细胞浸润，围绕着血管，位于近冠方结缔组织内。当炎症不断向根方延伸，组织深处也发生胶原丧失和白细胞浸润。此期沟内上皮和结合上皮继续增生，钉突向结缔组织深处延伸，但上皮附着的位置不变。沟内上皮有大量白细胞浸润，中性粒细胞穿过上皮向龈沟移出。

确立期病损可能有2种转归。一种是病情稳定长达数月或数年；另一种则发展为活动型，成为进行性破坏性病损。

4.晚期病损

也可称为牙周破坏期。随着炎症的扩展和加重，上皮继续向根方生长，冠方的上皮与牙面剥离，形成牙周袋，菌斑也继续向根方延伸，并在袋内的厌氧生态环境下繁殖。炎细胞浸润向深部和根方的结缔组织延伸。牙周炎病损除了具有确立期病损的所有特征外，与牙龈炎的区别是结合上皮从釉牙骨质界向根方迁移，冠方与牙面分离形成牙周袋，牙槽嵴顶开始有吸收，牙龈结缔组织内的胶原纤维破坏加重，并有广泛的炎症。一般认为浆细胞是此期病损的主要浸润细胞。临床上探及牙周袋和附着丧失，X线片可见牙槽骨的吸收。

二、牙周袋形成

龈沟病理性加深形成牙周袋。牙周袋的形成是牙周炎最重要的病理改变之一。牙龈炎时，龈沟的加深是由于牙龈的肿胀或增生使龈缘位置向牙冠方向移位，结合上皮的位置并未向根方迁移。疾病发展到牙周炎时，结合上皮向根方增殖，其冠方与牙面分离形成牙周袋。这是真性牙周袋。

牙龈边缘部的慢性炎症逐步扩展到深部牙周组织，成为牙周炎。牙周炎都是由牙龈炎发展而来的，但并不是所有的牙龈炎都必然发展为牙周炎。这种从牙龈炎转化为牙周炎的机制尚不十分清楚。

（一）临床表现与病理

1.软组织壁

牙周袋一旦形成，大量的细菌堆积在牙周袋内，袋上皮是细菌生物膜和结缔组织之间的唯一屏障。袋上皮薄，表面常有糜烂或溃疡，使细菌及其毒素得以进入结缔组织和血管。中、重度牙周炎患者直接与龈下生物膜接触的袋上皮面积非常大，相加起来可能相当于一个成人手掌面积。有证据表明，大量活的革兰氏阴性菌及 LPS 和其他可溶性细菌成分能进入结缔组织和血液循环。

牙周袋的内(侧)壁发生严重的退行性变，袋内壁上皮显著增生，上皮钉突呈网状突起伸入结缔组织内并向根方延伸。这些上皮突起及内壁上皮水肿、白细胞密集浸润。上皮细胞发生空泡变性，持续退行性变和坏死导致内壁溃疡，暴露下方明显的炎性结缔组织。浸润的白细胞坏死后形成脓液。牙周袋壁退行性变的严重性与袋的深度不一定一致。内壁溃疡可发生在浅袋，偶尔也可观察到深袋的内壁上皮相对完整，只有轻微的变性。

牙周袋壁的结缔组织也可能水肿及退行性变，浆细胞和淋巴细胞浸润，也有散在的中性粒细胞。血管数目增加，扩张、充血，进而导致循环阻滞。除了渗出和退行性变，结缔组织还可以有细胞增生，新形成的毛细血管、成纤维细胞和胶原纤维。

牙周炎是慢性炎症病损，在组织破坏的同时也不断在进行修复。牙周袋壁的状况是组织破坏和修复相互作用的结果。炎症与修复过程何者占优势，决定着牙周袋软组织壁的颜色、质地和结构。若炎症、渗出占优势，则龈色暗红或鲜红，质地松软，表面光亮。若修复过程占优势，则袋壁坚韧，表面呈粉红色，牙周袋内壁仍可有溃疡或炎症、坏死，这时探牙周袋后会有出血，这对了解袋内壁的炎症状况很有帮助(表 2-3-1)。

表 2-3-1　牙周袋的临床表现与组织病理学改变

临床表现	组织病理学
牙龈呈暗红色	慢性炎症期局部血循环阻滞
牙龈质地松软	结缔组织和血管周围的胶原破坏
牙龈表面光亮，点彩消失	牙龈表面上皮萎缩，组织水肿
有时龈色粉红，且致密	袋的外侧壁有明显的纤维性修复，但袋内壁仍存在炎性改变
探诊后出血及有时疼痛	袋内壁上皮变性、变薄，并有溃疡。上皮下方毛细血管增生、充血。探痛是由于袋壁有溃疡
有时袋内溢脓	袋内壁有化脓性炎症

2.根面壁

根面壁是指暴露于牙周袋内的牙根面。牙周炎患牙的根面均有牙石沉积，其上覆有龈下菌斑。牙石附着的根面牙骨质结构、性质也发生了变化。

(1)结构改变:由于菌斑内细菌产酸及蛋白溶解酶使 Sharpey 纤维破坏、牙骨质脱矿、软化,易发生根面龋。龈下刮治时,软化的牙骨质易被刮除,而引起根面敏感。严重时,坏死的牙骨质可以从牙根表面剥脱,使根面凹凸不平。当牙龈退缩、牙根暴露于口腔时,脱矿的牙根面也可发生再矿化。

(2)化学改变:牙周袋内根面的牙骨质脱矿,钙、磷含量降低,而暴露于口腔中的牙根面则钙、磷、镁、氟等均可增多。

(3)细胞毒性改变:细菌及内毒素均可进入牙骨质内并可深达牙骨质牙本质界。

3.袋内容物

牙周袋内容物复杂,有菌斑、软垢、龈沟液、渗出物、食物碎渣、唾液黏蛋白、脱落上皮和白细胞等,白细胞坏死分解后可形成脓液。袋壁软组织受根面龈下牙石的刺激,引起袋内出血。牙周袋内容物具有较大的毒性。

(二)分类

1.根据牙周袋的形态以及袋底与牙槽骨嵴顶的位置关系,可分为 2 类

(1)骨上袋:指牙周袋底位于釉牙骨质界的根方、牙槽骨嵴顶的冠方的牙周袋,牙槽骨一般呈水平型吸收。

(2)骨下袋:指牙周袋底位于牙槽骨嵴顶的根方,牙槽骨一般呈垂直型吸收。骨下袋根据骨质破坏后剩余的骨壁数目,可分为下列几种。

①一壁骨袋。牙槽骨破坏严重,仅存一侧骨壁。这种袋常见于邻面骨间隔区,因该处的颊、舌侧和患牙的邻面骨壁均被破坏,仅有邻牙一侧的骨壁残留。一壁骨袋若发生在颊、舌侧,则仅剩颊或舌侧的 1 个骨壁。

②二壁骨袋。即骨袋仅剩留 2 个骨壁。最多见于相邻两牙的骨间隔破坏而仅剩颊、舌 2 个骨壁。此外,亦可有颊邻骨壁或舌邻骨壁。

③三壁骨袋。袋的 1 个壁是牙根面,其他 3 个壁均为骨质,即邻、颊、舌侧皆有骨壁。这种三壁骨袋还常见于最后 1 个磨牙的远中面,由于该处牙槽骨宽而厚,较易形成三壁骨袋。

④四壁骨袋。牙根四周均为垂直吸收所形成的骨下袋,颊、舌、近中、远中四面似乎均有骨壁,牙根"孤立地"位于骨下袋中央,而骨壁与牙根不相贴合。因此,虽称四壁袋,实质上相当于4 面均为一壁袋,治疗效果很差。

⑤混合壁袋。垂直吸收各个骨壁的高度不同。在牙周手术中,常可见骨下袋在近根尖部分的骨壁数目多于近冠端的骨壁数。例如,颊侧骨板吸收较多,则可在根方为颊、舌、远中的三壁袋,而在冠端则仅有舌、邻的二壁袋,称为混合壁袋。

2.根据累及牙面的情况可分为 3 类

(1)简单袋:只累及 1 个牙面。

(2)复合袋:累及 2 个及 2 个以上的牙面。

(3)复杂袋:袋底与袋口不在同一个牙面,是一种螺旋形袋,涉及 1 个以上的牙面或根分叉区。

三、牙槽骨吸收

牙槽骨吸收是牙周炎的另一个主要病理变化。由于牙槽骨的吸收，牙齿的支持组织丧失，牙齿逐渐松动，最终脱落或被拔除。牙槽骨是人体骨骼系统中代谢和改建最活跃的部分。在生理情况下，牙槽骨的吸收和新生是平衡的，因此，牙槽骨的高度保持不变，当骨吸收增加或骨新生减少，或二者并存时，牙槽骨密度或高度将降低，即发生骨丧失。

(一)临床病理

患牙周炎时，牙槽骨的吸收主要由局部因素引起。引起牙槽骨吸收的局部因素是指慢性炎症和咬合创伤。炎症和创伤可单独作用或合并作用，从而决定骨吸收的程度和类型。

1.慢性炎症

慢性炎症是骨破坏的最常见原因。当牙龈的炎症向深部牙周组织扩展达到牙槽骨附近时，骨表面和骨髓腔内分化出破骨细胞和单核细胞，发生陷窝状骨吸收，使骨小梁吸收变细，骨髓腔增大。在距炎症中心较远处，可有骨的修复性再生。在被吸收的骨小梁的另一侧，也可见有类骨质及新骨的沉积。在牙周炎过程中，骨吸收和修复性再生常在不同时期、不同部位出现。新骨的形成可缓解牙槽骨丧失的速度，也是牙周治疗后骨质修复的生物学基础。

2.咬合创伤

患牙周炎时，常伴有咬合创伤。受压迫侧的牙槽骨发生吸收，受牵引侧则发生骨新生。一般认为创伤引起的牙槽骨吸收常为垂直型吸收，形成骨下袋；而炎症引起的牙槽骨吸收多为水平型吸收，形成骨上袋。也有学者认为，垂直型骨吸收也可发生于无咬合创伤但有菌斑及慢性牙周炎的牙齿。

(二)破坏形式

牙槽骨的破坏形式可表现为如下几种。

1.水平型吸收

为最常见的骨破坏形式。牙槽间隔、唇颊侧或舌侧的骨嵴边缘呈水平吸收，而使牙槽嵴高度降低，常形成骨上袋。

2.垂直型吸收

也称角形吸收，是指牙槽骨发生垂直方向或斜行方向的吸收，与牙根面之间形成一定角度的骨缺损，牙槽嵴高度轻度降低，而牙根周围的骨吸收较多。垂直吸收大多形成骨下袋。

3.凹坑状吸收

指牙槽间隔的骨嵴顶吸收，其中央与龈谷相应的部分破坏迅速，而颊舌侧骨质仍保留，形成弹坑或火山口状骨缺损(图 2-3-1)。

4.其他形式的骨变化

由于各部位牙槽骨吸收不均匀，骨边缘参差不齐，当牙间骨骼破坏而下凹，而颊舌面骨嵴未吸收时，骨缘呈现反波浪形的缺损(图 2-3-2)。

由于外生骨疣或附壁骨形成、适应性修复等而使唇、颊面的骨增生，牙槽嵴呈"唇"形或骨架状增厚。

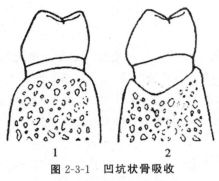

图 2-3-1　凹坑状骨吸收

1.正常骨嵴　2.凹坑状吸收

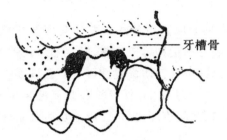

图 2-3-2　反波浪形骨吸收

（三）临床表现

牙槽骨吸收的方式和程度,可以通过 X 线片来观察,但 X 线片主要显示牙近远中的骨质情况,而颊舌侧骨板因牙与骨组织重叠而显示不清晰。牙周炎的骨吸收最初表现为牙槽嵴顶的硬骨板消失,或嵴顶模糊呈虫蚀状。嵴顶的少量吸收使前牙的牙槽间隔由尖变平或凹陷,在后牙则使嵴顶由宽平变为凹陷,随后牙槽骨高度降低。正常情况下,牙槽嵴顶到釉牙骨质界的距离为 1～2mm,若超过 2mm 则可视为有牙槽骨吸收,牙槽骨量减少 30％以上时,才能在 X线片上看到高度的降低。骨吸收的程度一般按吸收区占牙根长度的比例来描述。如吸收为根长的 1/3、1/2、2/3 等。邻面的垂直吸收在 X 线片上很容易发现,大多数垂直吸收都形成骨下袋,但在 X 线片上难以确定是几壁骨袋,只有在手术翻开牙龈后才能确定。凹坑状吸收也难以在 X 线片上显示。应该指出,良好的 X 线片投照条件及正确的投照角度是正确诊断的保证。

四、牙松动和移位

（一）牙松动

正常状态下牙有一定的生理动度,主要是水平方向,也有极微小的轴向动度,均不超过0.02mm,临床上不易觉察。牙周病变时,牙松动超过生理范围,这是牙周炎的主要临床表现之一。引起牙松动的原因如下。

1.牙槽骨吸收

牙槽骨吸收使牙周支持组织减少,是牙松动最主要的原因。由于牙周炎病程进展缓慢,早期牙并不松动。一般在牙槽骨吸收达根长的 1/2 以上时,特别是牙各个面的牙槽骨均有吸收时,临床冠根比例失调,牙松动度逐渐增大。单根牙比多根牙容易松动,牙根短小或呈锥形者比粗而长的牙容易松动。

2.殆创伤

咬合创伤可使牙槽骨发生垂直吸收,牙周膜间隙呈楔形增宽,牙松动,但单纯的创伤不会引起牙周袋的形成。过大的殆力消除后,牙槽骨可以自行修复,牙动度恢复正常。当患有牙周炎的牙同时伴有殆创伤时,牙的动度明显增加。临床上若见到牙槽骨吸收不严重而牙周膜增宽,且牙较明显地松动时,应考虑创伤存在的可能性。常见者如夜磨牙、紧咬牙、早接触及牙尖干扰、过高的修复体及正畸加力过大等。外伤也可使牙松动。

3.牙周膜的急性炎症

急性根尖周炎或牙周脓肿等可使牙明显松动,这是由牙周膜充血水肿及渗出所致。急性炎症消退后牙可恢复稳固。

4.牙周翻瓣手术

由于手术的创伤及部分骨质的去除,组织水肿,牙有暂时性动度增加。一般在术后数周牙即能逐渐恢复稳固。

5.女性激素水平变化

妊娠期、月经期及长期口服激素类避孕药的女性可有牙动度增加。

其他如生理性(乳牙替换)或病理性牙根吸收(如囊肿或肿瘤压迫等)也可使牙松动。

(二)牙的病理性移位

引起牙病理性移位的主要因素有以下 2 点。

1.牙周支持组织的破坏

牙在牙弓中的正常位置有赖于健康的牙周支持组织及其足够的高度。当牙周炎使牙槽骨吸收,支持组织减少后,该牙所受到的力之间失去平衡,即发生了继发性创伤,使牙向受力的方向发生移位。牙周肉芽组织也会使患牙向殆方挺出或移位。有些牙周炎患牙在经过治疗消除牙周袋后,可以自行复位。

2.殆力的改变

施加于牙上的各种力的改变。正常的接触区、良好的牙形态及牙尖斜度、牙列的完整性、唇颊舌肌力的平衡等都是保持牙正常位置的重要因素。若有上述因素的异常,可对牙周组织产生侧向的异常力,使牙齿发生移位。邻牙缺失后长期得不到修复也会使牙向缺牙间隙倾斜,以及对颌的牙伸长。这些都可导致食物嵌塞、龋齿和牙周炎等。

病理性移位好发生于前牙,也可发生于后牙。一般向殆力方向移位较多见,常伴有牙扭转。侵袭性牙周炎患者常在患病早期即可发生上、下前牙的唇向移位,出现较大的牙间隙,称为扇形移位。

第四节 牙周病的检查和诊断

对牙周组织病患者进行认真、细致、全面的检查，并将检查结果以文字及表格的形式进行详细记录，有利于医生对牙周组织病进行综合分析，给出正确诊断并制订合理的治疗方案，也是观察治疗效果的可靠依据。

一、病史采集

（一）系统病史

询问患者的全身健康情况，尤其是与牙周组织病有关的系统性疾病，如血液病、心血管病、糖尿病、其他内分泌疾病及免疫功能缺陷等。

（二）口腔病史

询问牙周组织以外的口腔疾病情况，如根尖周病可在牙龈出现窦道，颌骨外伤可直接造成牙松动，一些肿瘤因压迫和破坏骨质而使牙松动、移位。另外，对有正畸治疗史的年轻患者应考虑牙周组织病是否与不合理的正畸有关。

（三）牙周组织病史

详细询问并记载患者发病的时间、主要症状、可能的诱因，及疾病的发展过程、治疗经过及疗效，同时，还应了解患者所采取的口腔卫生措施。怀疑有遗传倾向的疾病时，应问家族史。

（四）家族史

询问父母、兄弟姐妹或其他直系亲属的牙周健康状况，尤其是一些与遗传有关的牙周组织病，如侵袭性牙周炎、牙龈纤维瘤病等。

二、牙周组织检查

牙周组织的检查器械除了常规使用的口镜、牙科镊和尖探针，还须备有牙周探针、牙线、咬合纸和蜡片等。通过视诊、探诊、扪诊、叩诊、取研究模型和X线牙片等进行检查。

（一）口腔卫生状况

初诊患者，首先要进行口腔卫生状况的检查，内容包括牙菌斑、软垢、牙石和色渍沉积情况，有无食物嵌塞和口臭等。

菌斑的检查，可采用目测或用2%碱性品红溶液作为菌斑显示剂辅助观察，临床上一般只需了解患者口腔卫生的好坏，可将每牙的唇、颊侧和舌侧牙面记录有或无菌斑，并计算出有菌斑的牙面占总牙面数的百分比，一般以有菌斑的牙面不超过总牙面数的20%为口腔卫生较好的指标，这种方法可以用作患者自我检查菌斑控制效果。若菌斑作为临床研究的观察指标，则应按菌斑指数分级记录。

1.菌斑指数

菌斑指数（PLI）是采用目测加探查的方法，主要记录龈缘附近菌斑的厚度及量，而不单纯看菌斑的分布范围。比较适合于一般的临床检查或流行病学调查。菌斑指数及记分方法如下。记分标准:0,龈缘区无菌斑;1,龈缘区的牙面有薄的菌斑,但视诊不易见,若用探针尖的侧面可刮出菌斑;2,在龈缘或邻面可见中等量菌斑;3,龈沟内或龈缘区及邻面有大量软垢。

2.简化口腔卫生指数(OHI-S)

由 Greene 和 Vermillion 所提出并简化。包括软垢指数(DI)和牙石指数(CI)2 部分,将牙面自龈缘至切(殆)缘 3 等分,用菌斑显示剂着色,目测菌斑、软垢、色素或牙石占据牙面的面积,只检查 6 个代表牙(16、11、26、31 的唇颊面和 36、46 的舌面)。该指数较为客观、简便、快速,且重复性好,已被广泛用于流行病学调查。

(二)牙龈状况

1.牙龈炎症

可通过观察牙龈色、形、质的变化和探诊后是否出血来判断牙龈是否有炎症。正常牙龈呈粉红色,边缘呈贝壳状,紧贴在牙颈部,牙龈质地坚韧而富有弹性,用探针探测龈沟时不会出血。牙龈有炎症时,龈色变暗红或鲜红色,质地松软而失去弹性,牙龈肿胀,边缘厚钝,甚至肥大增生,探诊检查时,牙龈易出血。

牙龈炎症的程度可用指数记分。

(1)牙龈指数(GI):按牙龈病变的程度分级,检查是仅将牙周探针放到牙龈边缘龈沟开口处,并沿龈缘轻轻滑动。共分为 4 级,0 为正常牙龈,1 为牙龈略有水肿,探针探之不出血,若探之出血则记为 2,若有自发出血倾向或溃疡形成则记为 3。

(2)出血指数(BI):由 Mazza 在 1981 年提出的。用钝头牙周探针轻探入龈沟或袋内,取出探针 30 秒后,观察有无出血及出血程度。分为 6 级:0＝牙龈健康,无炎症及出血;1＝牙龈颜色有炎症性改变,探诊不出血;2＝探诊后有点状出血;3＝探诊出血沿牙龈缘扩散;4＝出血流满并溢出龈沟;5＝自动出血。

(3)龈沟出血指数(SBI):此指数由 Muhlemann&Son 提出,共分 6 级:0＝牙龈健康,探诊无出血;1＝探诊出血,龈乳头和边缘龈无水肿及颜色改变;2＝探诊出血,龈乳头和边缘龈有颜色改变,无水肿;3＝探诊出血,龈乳头和边缘龈颜色改变,轻度水肿;4＝探诊出血,龈乳头和边缘龈颜色改变,明显水肿;5＝探诊出血,有自发出血和颜色改变及水肿。

(4)探诊出血(BOP):根据探诊龈沟底或袋底后有无出血,记为 BOP 阳性或阴性,这已被作为牙龈有无炎症的较客观指标。

在维护期中,定期做 BOP 检查,其结果可以帮助临床医师制订治疗决策,探诊不出血者的牙位提示牙周组织处于较健康状态,而 BOP 阳性部位则提示需要继续治疗以消除炎症。虽然 BOP 并不能作为疾病活动期或预测附着丧失的可靠客观指标,但如果 BOP 阳性的位点比例很高,则表明炎症并未控制,疾病仍在进展,其附着丧失的可能性就会增加。Lang 等报道,在连续 1 年每隔 3 个月的定期复查中,每次均为 BOP 阳性的位点,以后发生附着丧失的概率大于 BOP 阴性的位点。

2.牙龈缘位置迁移

牙龈缘的位置受生理和病理改变影响。生理情况下,随着年龄的增长,结合上皮位置逐渐地向根方迁移,牙龈缘的位置也发生相应的根向移位。如牙齿刚萌出时,牙龈缘位置是在牙釉质上,随着年龄的增长,龈缘位置可移至釉牙骨质界,到老年时龈缘可位于釉牙骨质界的根方,在外观上出现牙龈退缩。在病理情况下,如牙龈的炎症、肿胀、增生等,使牙龈缘向冠方延伸,甚至可位于牙冠的中 1/3 或更多。此时若结合上皮的位置不变,则没有附着丧失;而在牙周炎的情况下,结合上皮移向根方,实际上已有附着丧失发生,但牙龈缘仍可位于牙冠上,这就需要进行牙周探诊来探明附着丧失的程度。

3.牙龈色泽变化

除了局部炎症或全身因素可引起牙龈的充血发红或苍白外,还有其他一些原因可使牙龈有色泽的改变。

(1)吸烟:烟草燃烧物的长期作用,使吸烟者牙龈或口腔黏膜上出现深灰或棕黑色的色素沉着,牙面上也会沉积棕褐色的斑渍。

(2)重金属着色:某些重金属如铋和铅等,经不同方式进入体内后可能被吸收或使人体出现中毒,除可引起机体的一系列反应外,还可在牙龈缘出现颜色改变,如含铋的药物进入体内后,常在牙龈出现"铋线"。尤以上、下颌前牙的龈边缘上,出现宽约 1mm、灰黑或黑色、边缘清晰整齐的线条为多。有的患者在牙颈部银汞充填物附近的牙龈中可有银颗粒沉积,呈灰黑色斑点。

(3)牙龈黑色素沉着:生理情况下,有一些皮肤较黑的人,其牙龈常出现黑色或褐色的色素沉着斑,并可互相融合成片,对称分布,不高出黏膜,成年后色素更加深。

(4)白色病损:一些出现白色病损的口腔黏膜病也可发生于牙龈组织,如白斑和扁平苔藓。

4.牙龈剥脱性病损

牙龈的剥脱性病损主要表现为牙龈乳头、龈缘和附着龈的上皮剥脱并出现炎症,肉眼可见牙龈呈鲜红色,因此,过去也有人称之为剥脱性龈炎。牙龈的剥脱性病损可以是糜烂型扁平苔藓、寻常型天疱疮或良性黏膜类天疱疮在牙龈上的一种表现。

(三)牙周深度与附着水平

牙周探诊是牙周病检查中最重要的方法,其主要目的是了解有无牙周袋或附着丧失,并探测其深度和附着水平。牙周袋是指龈缘至袋底的距离,附着水平是指釉牙骨质界至袋底的距离,可用普通牙周探针或电子探针进行探测。

牙周探针带刻度,每个刻度为 1mm 或 2～3mm,工作端为圆柱形,尖端逐渐变细,有利于插入牙周袋,尖端处钝头,直径为 0.5mm。

牙周探针应沿着牙长轴在各个面进行探查,通常分别在牙的颊(唇)、舌面的远中、中央、近中测量,每个牙要记录 6 个位点的探诊深度。在探诊过程中应沿着牙周袋底的宽广度提插式行走,以便探明同一牙面上不同深度的牙周袋。

在测量牙周袋时,牙周探针尖应始终紧贴牙面,探针与牙的长轴平行,提插式按一定顺序进行探测。探诊压力应掌握在 20～25g。探测邻面时,可允许探针紧靠接触点并向邻面中央略为倾斜,以便探得邻面袋的最深处。

除了测量袋的深度外,还应探测龈下牙石的量及分布,根分叉受累情况,观察探诊后是否出血。同时还应检查龈缘的位置,即有无牙龈退缩或增生、肿胀等。

附着丧失是反映牙周组织破坏程度的一个重要指标。在测量牙周袋深度后,当探针尖沿牙根面退出时,探寻釉牙骨质界位置,测得釉牙骨质界到龈缘的距离,将袋深度减去该距离即为附着丧失的程度。若两数相减为零,或不能探到釉牙骨质界,则说明无附着丧失;若牙龈退缩使龈缘位于釉牙骨质界的根方,则应将 2 个读数相加,得出附着丧失的程度。

(四)牙的松动度

牙周健康的情况下,牙有轻微的生理性动度,主要是水平方向的动度。单根牙的生理性动度略大于多根牙。牙周炎时,牙槽骨吸收、咬合创伤、急性炎症及其他牙周支持结构的破坏使牙的动度超过了生理性动度的范围,出现了病理性的牙松动。

牙松动度的检查,常采用牙科镊或口镜柄进行。分为以下 3 度:

Ⅰ度松动:松动超过生理动度,但幅度在 1mm 以内。

Ⅱ度松动:松动幅度在 1～2mm。

Ⅲ度松动:松动幅度在 2mm 以上。

另一种牙松动度的分类法是根据牙松动的方向确定,颊(唇)舌方向松动者为Ⅰ度,颊(唇)舌和近远中方向均松动者为Ⅱ度,颊(唇)舌、近中远中和垂直方向均松动者为Ⅲ度。

牙的松动度受多种因素的影响:牙根的数目、长度和粗壮程度,以及炎症程度都影响牙的松动度。一般情况下,牙槽骨吸收的程度相同时,多根牙的动度要小于单根牙,牙根长而粗壮的尖牙其动度要小于其他单根牙。若有急性炎症或咬合创伤存在,则牙的松动度也会加重,所以检查牙的松动度应在炎症和𬌗创伤消除后进行,并应根据具体情况综合判断。

三、𬌗与咬合功能的检查

𬌗创伤是指因早接触、𬌗干扰过大的𬌗力或侧向力,所造成的神经、肌肉、颞颌关节等,以及牙周组织的损伤。此外,𬌗创伤还指牙周组织在过大的𬌗力作用下发生的病理改变。创伤性𬌗力可成为牙周炎的促进因素。因此,对咬合的检查是牙周病诊断中的重要内容,通过调整异常的咬合关系和功能,消除咬合创伤,有利于减少牙的松动度,有利于牙周组织的修复再生,巩固牙周治疗的疗效。

(一)𬌗的检查

在下颌的各种功能运动中,上、下颌牙的接触现象称之为𬌗或咬合,这种接触关系亦称为𬌗关系或咬合关系。牙周病患者的𬌗检查主要包括以下几种情况。

1.正中𬌗关系的检查

正中𬌗又称牙尖交错𬌗(ICO),正常情况下,在吞咽闭口时下颌处于正中位置,上、下牙为最密切广泛的接触。检查时观察下颌位置是否在正中位,上、下颌牙是否达到最广泛且密切接触的𬌗关系,属于何种𬌗类型。上、下前牙的中线是否一致,牙排列是否正常,有无拥挤或牙错位、扭转等错𬌗。覆𬌗及覆盖程度是否正常,有无深覆𬌗、深覆盖或反𬌗、对刃𬌗、锁𬌗等。

2.检查𬌗磨耗程度是否均匀

如前牙磨耗明显,多为内倾型深覆𬌗,如后牙呈杯状磨耗,可能有紧咬牙;如前牙的切缘磨成尖锐不齐或后牙牙尖的功能斜面(如下牙颊尖的颊侧斜面)有光亮的磨损小平面,提示有磨牙症等。

3.其他

检查有无牙松动或移位、牙缺失、牙倾斜等。

（二）早接触的检查

当下颌从息止𬌗位移动到正中𬌗位，如果只有少数牙甚至个别牙接触，而不是广泛的密切接触，这种个别牙的接触，称为早接触。检查咬合有无异常时，先要检查有无早接触以及早接触的位置。

（三）𬌗干扰的检查

在前伸咬合达到前牙切刃相对的过程中，后牙一般无接触，若后牙有𬌗接触，则称为𬌗干扰。检查时可用牙线或用镊子夹玻璃纸条放在后牙区，若前伸时后牙能咬住牙线或玻璃纸，则说明后牙有𬌗干扰。

侧向𬌗时，工作侧牙接触，非工作侧牙一般无接触，若有𬌗接触，则为𬌗干扰。检查时按上述方法用牙线或玻璃纸放在非工作侧，当下颌侧向运动时，若非工作侧能咬住牙线或玻璃纸，说明非工作侧有𬌗干扰。

（四）𬌗检查的方法步骤

在检查前必须先调节好椅位，使患者坐正，双眼正视前方，视线与地面平行。还应教会患者正确地进行各种咬合运动，以便获得正确的检查结果，具体方法步骤如下。

1.视诊

𬌗关系、早接触或𬌗干扰等均可先通过视诊初步确定，再用其他方法进一步确定准确位置。

2.扣诊

用示指的指腹轻按于上颌牙的唇（颊）面近颈部，让患者做咬合动作，手指感到有较大的震动或动度的牙，可能有早接触的存在。

3.咬合纸法

擦干牙的𬌗面，将薄型的咬合纸放于下牙𬌗面上，令患者做正中咬合，然后取出咬合纸检查，一般在𬌗面的蓝色印迹比较均匀，若有浓密蓝点且范围较大，甚至将纸咬穿，该处牙面可呈中心白点而周围蓝色，即为早接触点。

4.蜡片法

用厚度均匀的薄型蜡片，烤软后放在被检查牙的𬌗面，令患者做正中咬合，待蜡片冷却后取出，然后对光透照检查蜡片上的咬合印迹。若有菲薄透亮甚至穿孔区，即为早接触点。

5.研究模型

对复杂而一次不易查清的创伤性𬌗，可制备研究模型，将𬌗关系转移到𬌗架上做进一步的检查分析。

6.光𬌗法

即用一种光敏材料做成的咬合印记膜，此膜在受到咬合力后变形，根据受力大小，变形部位在偏振光下可显示不同的色彩。根据色彩的变化，通过计算机检测系统可以计算出咬合接触部位受力的大小，此法的缺点是膜上出现的受力部位很难准确地在牙上定位。

7.𬌗力计

𬌗力计是测定咬合时最大𬌗力的仪器。

上述各种检查方法可根据需要综合应用，并根据各自的结果进行综合判断。

（五）食物嵌塞的检查

在咀嚼过程中，咬合压力和唇颊舌肌的运动使食物碎块嵌入相邻两牙的牙间隙内的情况，称为食物嵌塞。水平型食物嵌塞可有牙龈乳头退缩，龈外展隙中有团块状食物残渣，或有龈缘充血肿胀。垂直型食物嵌塞时，患者能指出牙位。检查食物嵌塞并不困难，重点应放在检查食物嵌塞的原因。在嵌塞的部位检查嵌塞的原因，要检查𬌗面及边缘嵴有无磨损，邻面接触区是否增宽，颊舌外展隙是否变窄，对𬌗牙有无充填式牙尖或尖锐边缘嵴，有无牙松动、移位、缺失或排列不齐等情况，并用探针检查嵌塞部位有无纤维性食物残渣，牙有无邻面龋。

牙线检查：取一段牙线放在𬌗面加压通过接触区压向龈缘，若牙线能无阻挡地通过邻面接触区，则表示接触区不紧密；若通过有一定阻力，则表示接触区紧密。牙线还可查明邻面接触区的位置和大小。根据检查结果，可做适当处理。

四、X 线片检查

X 线片检查是一项重要而常用的检查方法，对牙周炎的诊断和疗效的评价有重要意义。但它只是牙周炎的辅助诊断手段，应该结合临床检查，综合分析判断，不能单凭 X 线片做出诊断或治疗计划。观察牙周病损以平行投照的根尖片为主，或者拍摄曲面断层片，这种 X 线片可以在一张片子上显示全口牙及牙周组织，但显示的牙周组织其清晰程度及精确性不如根尖片。

（一）正常牙周组织的 X 线像

1.牙槽骨

在牙根周围的固有牙槽骨表现为连续阻射的线状致密影，称为骨硬板或叫骨白线。骨松质的骨髓腔呈透射，骨小梁呈阻射、互相交织成网状。正常情况下，牙槽嵴顶到釉牙骨质界的距离约为 1.5mm，不超过 2mm，这是确定有无骨吸收的重要参照标志。

2.牙周膜

牙周膜在 X 线片上占据一定的空隙，称为牙周膜间隙，为宽 0.18～0.25mm 的连续而均匀的线状黑色透射带，其宽度的变化对牙周病的诊断有重要意义。

（二）牙周炎时的 X 线像

患牙周炎时，由于牙槽骨的破坏，骨硬板常不完整或消失，而牙周膜间隙也相应显示增宽或明显增宽。

在 X 线片上主要显示牙近、远、中的骨质情况，而颊舌侧牙槽骨因与牙重叠而显示不清晰。在标准根尖片上，当牙槽嵴顶到釉牙骨质界的距离超过 2mm 时，可认为有牙槽骨吸收。

在 X 线片上牙槽骨吸收的类型表现为水平型吸收和垂直型吸收。

水平型吸收：牙槽骨高度呈水平状降低，骨吸收面呈水平状或杯状凹陷。前牙因牙槽嵴窄，多呈水平型吸收。

垂直型吸收：X 线片显示骨的吸收面与牙根间形成一定的角度，也称角形吸收，多发生于牙槽间隔较宽的后牙。

骨吸收的程度一般按吸收区占牙根长度的比例来描述，通常分为 3 度。Ⅰ度：牙槽骨吸收在牙根的颈 1/3 以内；Ⅱ度：牙槽骨吸收超过根长 1/3，但在根长 2/3 以内，或吸收达根长的 1/2；Ⅲ度：牙槽骨吸收占根长 2/3 以上。

有时在 X 线片上可以看到牙槽嵴的高度虽然已降低，但吸收的边缘整齐，骨嵴顶端有致密的硬骨板，骨小梁致密且排列整齐，表明牙槽骨的破坏已经停止或有修复。

X 线片的可靠性受多种因素的影响，如牙体和牙周组织本身的三维性只是以二维表现，就难以全面观察，颊舌侧牙槽骨因与牙本身重叠而显示不清；投照角度的不恒定使片子的重复性减低；一些解剖因素如上颌颧突常易与上颌后牙根尖部重叠、外斜线常易与下颌第二磨牙和第三磨牙部位重叠，从而使 X 线片的病损表现通常轻于临床检查。鉴于上述原因，X 线片观察结果必须结合临床检查，综合分析判断，方能做出准确的诊断。

五、牙周病历的特点及书写要求

牙周病的病历主要内容应围绕牙周疾病的演变过程和治疗及与口腔其他疾病的关系进行记录，与牙周病相关的全身病也应予以记述。

1.病史内容

以牙周病史为主，也应包括相关的口腔病史及系统病史，包括主诉、现病史、既往史、家族史。主诉是指患者主要病症的部位、症状和持续时间，力求简明扼要。现病史是对主诉的进一步描述，包括主诉及其相关的自觉症状，记述从发病到就诊时的病情演变过程，着重在现阶段的情况及患者自己认为可能的病因及诱发因素，曾做何种治疗及其疗效等。在既往史、家族史及系统病史中，则要求有选择性地记录与主诉及牙周病有关的内容。

2.检查内容

(1)牙周组织：病历书写中的主要检查内容。

(2)口腔黏膜：除了牙龈黏膜外，其他部位的口腔黏膜也应进行检查记录。

(3)牙及其周围组织：龋齿、牙髓的病变及根尖周围病都应记录。

(4)颞下颌关节：是否有疼痛、弹响等症状及不适。

(5)其他检查：根据病情需要可做其他检查，如血液化验，即血细胞分析、血凝分析、血糖、血脂等生化指标的检测，及牙龈的活体组织检查等。

在牙周病历中，牙周检查记录表非常重要。

六、牙周炎的辅助诊断方法

(一)微生物学检查

牙周炎是以厌氧菌感染为主的疾病。对一些重度牙周炎患者，或对常规治疗反应不佳者，或怀疑患牙处于疾病活动期者，可以先检测牙周袋内的优势微生物，然后选择敏感的药物进行治疗，或者在某种治疗前后进行微生物学检测以评价或监测疗效。

1.培养技术

细菌培养是微生物学检测最基本、最可靠的方法，是微生物学检查的"金标准"，分离培养后的细菌可进行抗菌药的敏感试验，以便有针对性地选择药物进行治疗。但需要特殊条件和设备及专业技术人员,且周期长,过程比较烦琐,还可能出现假阴性结果。

2.椅旁显微镜检查

将菌斑样本在载玻片上涂成薄层,直接在显微镜下观察,以便从形态学或运动性方面初步了解牙周袋内不同形态细菌的组成及各自的比例,可以在诊疗椅旁操作。涂片的方法较培养法简便而快速,缺点是不能鉴别出细菌的种属和性质。常用的方法如下。

(1)暗视野显微镜检查法:取含 1%明胶的生理盐水 1 滴,置于载玻片上,取菌斑置于玻片液体内,混匀后立即在暗视野显微镜或相差显微镜下观察微生物并计数。一般数多个视野的微生物共 100 个或 200 个,分别按形态计数各类微生物的百分比。常分为球菌、短杆菌、螺旋体、丝状菌、弯曲菌及能动菌等。由于此法是观察活菌,要求在 30 分钟内完成观察。

(2)刚果红负性染色法:在载玻片上滴 2%刚果红水溶液 1 滴,将刮取的菌斑置于刚果红溶液内混合均匀并推成薄层,自然干燥后,在盛有 37%浓盐酸的广口瓶上熏至涂片变深蓝色,置油镜下观察,并计算出每种形态细菌的百分比。本法在显微镜下可看到深蓝色背景中显示出清晰的白色菌体,便于计数和记录,不受时间限制,涂片还可保存相当长的时间,缺点是不能观察能动菌。

3.免疫学技术

免疫学技术如间接免疫荧光法或酶联免疫吸附实验(ELISA)对检测牙周特异致病菌很有意义。

4.DNA 探针

DNA 探针(DNA probe)即利用核苷酸碱基顺序互补的原理,用特异的 DNA 片段,通过核酸杂交技术来检测未知细菌的 DNA,若两者能杂交形成 DNA 双链结构则可认定该菌为与探针相同的细菌,并根据杂交物形成的多少能使其定量或半定量。

DNA 探针可以特异而敏感地检测细菌 DNA,易于操作,而且快速、省力。

(二)压力敏感探针检查

压力敏感探针是牙周探针的一种,通过某些装置来恒定地控制探诊的力量,以保证每次探查时均使用统一的压力,可以避免因压力差异所造成的探诊结果的误差,因而重复性较好。这种探针的种类比较多,如 Florida 探针、Alabama 探针等,有的还能自动定位釉牙骨质界,所以能较精确地测量附着水平。目前这种探针已逐步用于临床和科研工作。

(三)X 线片数字减影技术检查牙槽骨吸收

数字化减影 X 线技术(DSR)是 20 世纪 80 年代应用于牙周病领域的,用来作为检查牙槽骨动态变化的客观手段,具有其优越性。基本原理是在计算机辅助下,对同一部位不同时间拍摄的一系列 X 线片进行处理,将有意义的图像从不相关的影像(如正常无变化的组织影像)中分离,使特征性的结构变化显示出来。

牙片是观察牙槽骨变化最常用的检查手段,为了进行纵向观察比较,要求在同一部位不同时间所摄的一系列牙 X 线片具有高度的重复性,DSR 的特点是定位投照,即 X 线球管、被照牙及 X 线片三者的相对位置恒定,从而使投照角度和距离固定,通过计算机辅助的图像处理系统自动减影,最终显示出骨量的微细变化。它克服了普通 X 线技术所摄的 X 线牙片因其投照角度、曝光、冲洗条件等的不一致而造成的重复性差、难以进行比较的缺点,是牙周病诊断和治疗中观察牙槽骨变化的重要手段。

（四）牙动度仪检测牙的松动度

采用常规的牙科镊子和口镜检查牙的松动度带有很大的主观性，且重复性较差，故在临床研究中需要借助仪器来测定，以取得客观数据。动度测量计是一种精确测量牙动度的电子仪器。用仪器测量松动度较为客观，重复性好，对牙周临床的纵向研究有一定帮助。

（五）𬌗力计检查咬合力

𬌗力计是测量𬌗力的仪器，种类较多。

𬌗力的大小也可反映牙周组织的健康状况，牙周炎患牙由于牙周组织的破坏、牙松动而使其𬌗力明显减小。

（六）龈沟液的检查

龈沟液是牙龈组织的渗出液，其成分来源于血清和局部牙龈结缔组织。正常情况下龈沟内液量极少，牙龈有炎症时不但液量增加，其成分也发生变化。对龈沟液的成分和量的检测，可作为牙周炎诊治中的辅助手段，对牙周炎的诊断、疗效的观察和预测疾病的发展有重要意义。

1.龈沟液的采集方法

有滤纸条法、龈沟冲洗法和微吸管法，滤纸条法是目前最常用的方法。

2.龈沟液的定量方法

有茚三酮染色定量法、称重法和用龈沟液测定仪检查法。以上 3 种方法都要先用一定宽度和长度（一般为 2mm×8mm 或 2mm×10mm）的滤纸条（可用 Whatman 3 号滤纸）放入龈沟中一定时间（一般为 30 秒），然后测定滤纸条上的龈沟液量。其中以龈沟液仪的测量最为精确而方便。

3.龈沟液的成分

血清中的绝大部分成分都可在龈沟液中检出，包括参与免疫反应的补体和抗体、电解质、蛋白质、酶、糖类、白细胞和各种细胞因子、炎症介质。研究还表明，多种细菌和细菌产物如脂多糖内毒素、胶原酶、透明质酸酶和破骨因子等，还有组织和细胞的破坏产物如天冬氨酸转氨酶、溶酶体酶、β-葡萄糖醛酸酶、碱性磷酸酶等均能在龈沟液中被检出。

某些药物通过全身给药途径进入体内后，也可进入龈沟液，而且达到较高而持久的浓度，如口服四环素后，龈沟液内的药物浓度可为血清的 2～7 倍。

龈沟液取样简便无创伤，又能重复采样，易为患者所接受。又由于龈沟液内含有多种可作为诊断指标的成分，所以目前对龈沟液成分的研究非常活跃。龈沟液取样对牙周炎活动期的诊断、治疗指导、疗效评价和疾病发展预测有非常重要的意义。

（七）危险因素的评估

牙周病是多因素疾病，菌斑微生物是疾病发生的始动因素，但单有微生物不一定导致牙周病，牙周病的发生发展还可能与宿主先天或后天的因素及某些环境因素和社会因素相关，包括遗传特征、种族、年龄、性别、基因型、先天免疫缺陷、吞噬细胞数量或功能缺陷、个人行为或生活方式如吸烟、酗酒、心理因素、环境因素和某些全身疾病等。其中吸烟和糖尿病是牙周组织破坏最重要和最常见的危险因素，因此，在牙周病的检查程序中，评估危险因素是极为重要的。

第五节　常见牙周组织疾病

一、牙龈病

牙龈病是指一组发生于牙龈组织的病变,包括牙龈组织的炎症及全身疾病在牙龈的表现,病损仅侵犯牙龈而未侵犯深层牙周组织。该病分为菌斑引起的牙龈病和非菌斑引起的牙龈病,多为炎症,也可为增生、坏死及瘤样病变。

(一)慢性龈炎

慢性龈炎又称边缘性龈炎或单纯性龈炎,是牙龈病中最常见的疾病。病损主要位于游离龈和龈乳头,是最常见的牙龈病。

1.病因

龈缘附近牙面上堆积的牙菌斑是引起慢性龈炎的主要原因。此外,软垢、牙石、食物嵌塞、不良修复体及牙错位拥挤等可促进菌斑的积聚,促使龈炎的发生和发展。

2.临床表现

牙龈的炎症一般局限于游离龈和龈乳头,严重时也可波及附着龈,以前牙区为主,尤其是下前牙区最为显著,也可波及全口牙。

(1)自觉症状:慢性龈炎的患者常在刷牙或咬硬物时牙龈出血,这也是患者就诊的主要原因。一般无自发性出血,可伴牙龈发痒、发胀、不适及口臭等症状。

(2)局部检查

①牙龈色泽:游离龈和龈乳头变为鲜红色或暗红色。

②牙龈外形:牙龈肿胀,光滑发亮,点彩消失,龈缘变钝,不再紧贴牙面,龈乳头变得圆钝肥大。

③牙龈质地:松软脆弱,缺乏弹性,重者可有龈缘糜烂、肉芽增生。

④龈沟深度:龈沟可因龈缘水肿或增生而加深,形成假性牙周袋,探诊深度可达 3mm 以上。

⑤龈沟探诊出血:用牙周钝头探针轻探龈沟即可引起出血,即探诊后出血,可帮助诊断早期龈炎。

⑥龈沟液量增多:炎细胞也明显增多,可出现龈沟溢脓。龈沟液量的增加可作为评估牙龈炎症的一个客观指标。

3.诊断与鉴别诊断

(1)诊断:根据主诉、临床表现及龈缘附近牙面有明显的菌斑、牙石堆积等刺激因素即可诊断。

(2)鉴别诊断

①与早期牙周炎鉴别:出现附着丧失和牙槽骨的吸收,X 线片可以确定诊断。

②血液病引起的牙龈出血:白血病、血小板减少性紫癜、血友病、再生障碍性贫血等血液系统疾病均可引起牙龈出血,血液学检查可以协助诊断。

③坏死性溃疡性龈炎:牙龈自发性出血,龈乳头和边缘龈坏死,疼痛明显。

④艾滋病相关性龈炎:艾滋病感染者较早出现的口腔症状之一。游离龈呈明显的火红色线状充血带,称牙龈线形红斑,血清学检测有助于确诊。

4.治疗

(1)去除病因:消除局部刺激因素,龈上洁治术可彻底清除菌斑和牙石,消除造成菌斑滞留和刺激牙龈的因素,牙龈炎症可在数日内消退。牙龈炎症较重者,可配合局部药物治疗,常用的局部药物有1%过氧化氢溶液、0.12%~0.20%氯己定(洗必泰)及碘制剂。

(2)手术治疗:对少数牙龈纤维增生明显,炎症消退后仍不能恢复正常牙龈形态的患者,可施行牙龈成形术,以恢复牙龈的生理外形。

(3)防止复发:积极开展口腔卫生宣教,指导患者学会控制菌斑的方法,保持良好的口腔卫生状况,定期(每半年到一年)进行复查和预防性洁治。

(二)妊娠期龈炎

妊娠期龈炎是指妇女在妊娠期间,由于体内雌激素水平的变化使原有的牙龈慢性炎症加重,发生牙龈肿胀、肥大或形成龈瘤样病变。分娩后病损可自行减退或消失。

1.病因

(1)局部因素:菌斑及局部刺激物是妊娠期龈炎的直接原因。口腔卫生良好者本病发生率低,反之则增高。

(2)全身因素:妊娠本身不是引起牙龈炎的直接原因,如果没有菌斑及局部刺激物的存在,妊娠不会引起牙龈炎,妊娠只是加重原有牙龈炎的一个因素。妊娠时性激素(主要是黄体酮)水平增高,使牙龈毛细血管扩张、瘀血,炎细胞和渗出液增多,牙龈对局部刺激的反应增强,使原有的慢性牙龈炎症反应加重或改变了特性。妊娠期龈炎患者的牙菌斑中,中间普氏菌数量明显增多,成为优势菌,随妊娠月份增加及黄体酮水平增高,该菌数量增多,临床症状加重。

2.临床表现

(1)龈炎:患者在妊娠前即有不同程度的牙龈炎,从妊娠2~3个月后出现明显症状,至8个月时达到高峰,分娩后龈炎可减轻至妊娠前水平。病损可发生于少数牙龈或全口牙龈,以前牙为重,牙间乳头最明显。牙龈呈鲜红或暗红色,质地松软,表面光滑,触之极易出血。一般无疼痛,严重者龈缘出现溃疡和假膜时,可有轻度疼痛。

(2)妊娠瘤:又称妊娠期龈瘤或孕瘤,发生于单个牙的牙间乳头,尤其是下前牙唇侧乳头较多见。通常开始于妊娠第3个月,直径一般不超过2cm,色鲜红光亮或呈暗紫色,表面光滑,质地松软,极易出血,有蒂或无蒂。一般无症状,瘤体过大可妨碍进食。妊娠瘤非真性肿瘤,分娩后能逐渐自行缩小。

3.诊断

育龄妇女牙龈出现鲜红色,高度水肿肥大,明显出血倾向,若已怀孕,便可诊断。妇女长期服用激素类避孕药也可出现类似症状。

4.治疗

同慢性龈炎，尽量避免使用抗生素等全身药物治疗，以免影响胎儿发育。

（1）去除一切局部刺激因素：去除菌斑、牙石、不良修复体等。操作时应认真仔细，动作轻柔，尽量减少出血。

（2）口腔卫生宣教：严格控制菌斑。

（3）局部药物治疗：病情严重的患者，如龈袋溢脓，可用1%过氧化氢液和生理盐水冲洗，可使用1%过氧化氢液等刺激性小、不含抗菌药的含漱液。

（4）手术治疗：妊娠瘤体积较大妨碍进食者，在彻底清除局部刺激因素后，可于妊娠期的第4至第6个月之间手术切除。

（三）青春期龈炎

青春期龈炎指发生在青春期少年的慢性非特异性牙龈炎。该病与内分泌变化有关，男女均可患病，但女性稍多。

1.病因

（1）局部因素：菌斑和软垢是主要致病因素，牙齿不易清洁，口腔卫生差，易造成菌斑滞留。

（2）全身因素：青春期少年体内性激素水平的变化易导致牙龈炎。牙龈是性激素的靶器官，由于内分泌的改变，牙龈对致炎物质的易感性增加，会加重牙龈对菌斑等局部刺激的反应，引起牙龈炎或使原有的慢性龈炎加重。

2.临床表现

青春期发病，好发于前牙唇侧的龈乳头和龈缘，患者主诉症状常为刷牙或咬硬物出血、口臭等。检查见牙龈呈鲜红或暗红色，肿胀明显，龈乳头呈球状突起，色泽光亮，质地松软，探诊易出血。牙龈有龈袋形成，但附着水平无变化，无牙槽骨吸收。

3.诊断

（1）年龄：该病多为青春期发病。

（2）炎症情况：牙龈组织的炎症反应较强，即牙龈的炎症反应超过了局部刺激物所能引起的程度。

4.治疗

（1）去除局部刺激因素：通过龈上洁治术去除菌斑、软垢及牙石等，此是治疗青春期龈炎的关键，必要时配合局部药物治疗。

（2）口腔卫生宣教：养成良好的口腔卫生习惯，正确控制菌斑。

（3）手术治疗：病程长、牙龈过度肥大增生者，青春期后需手术切除增生的牙龈。

（四）白血病的牙龈病损

白血病的牙龈病损指发生在白血病患者牙龈的病损。儿童及青年多见。白血病是一种造血系统的恶性肿瘤，血液中大量不成熟的异常白细胞浸润在身体各脏器和部位，包括牙龈。不少白血病患者以牙龈肿胀和牙龈出血为首发症状而就诊于口腔科，口腔科医师应全面考虑和检查，做出正确诊断，以免延误病情。

1.病因

白血病患者末梢血中的幼稚、无功能白细胞在牙龈组织内大量浸润积聚，致使牙龈肿大，甚至出血。患者口腔自洁作用差,使菌斑大量堆积,又加重了牙龈的炎症。

2.临床表现

(1)全身情况:起病急,全身乏力、发热、贫血等。

(2)口腔情况:牙龈肿大,常为全口性,可波及边缘龈、龈乳头和附着龈,外形不规则,呈结节状,重者可覆盖部分牙面。牙龈发绀呈暗红或苍白色,组织松软脆弱,龈缘处组织可有坏死、溃疡和假膜覆盖。牙龈有明显的出血倾向,龈缘常有渗血,且不易止血,牙龈和口腔黏膜可见瘀点或瘀斑。可伴有疼痛、口臭、局部淋巴结肿大等。

(3)实验室检查:血象和骨髓检查异常。

3.诊断

临床表现及骨髓检查可明确诊断。

4.治疗

(1)全身治疗:及时与内科医师配合进行全身系统治疗。

(2)口腔治疗:保守为主,切忌手术或活组织检查,以免发生出血不止或感染、坏死。出血不止时,可采用局部压迫或局部及全身药物止血,必要时可放牙周塞治剂。无出血时,可用3%过氧化氢液轻轻清洗再敷抗菌药或碘制剂,用0.12%~0.20%氯己定溶液含漱有助于减少菌斑、消除炎症。全身条件允许时,可行简易洁治,加强口腔护理并保持口腔卫生。

(五)药物性牙龈增生

药物性牙龈增生是指长期服用某些药物而引起牙龈的纤维性增生和体积肥大。

1.病因

(1)药物因素:本病发生的主要原因。长期服用某些药物,如抗癫痫药(苯妥英钠)、钙拮抗剂(硝苯地平)、免疫抑制剂(环孢菌素 A)可使牙龈发生纤维性增生。

(2)局部刺激:此非药物性牙龈增生的原发因素,但菌斑、牙石、食物嵌塞等引起的牙龈炎症能加速和加重药物性牙龈增生的发展。

2.临床表现

常发生于全口牙龈,以上下前牙区较重,且只发生于有牙区,拔牙后增生的牙龈组织可自行消退。增生起始于唇、颊侧或舌、腭侧龈乳头,呈小球状突起于牙龈表面,病变继续发展,和龈缘连在一起,严重时波及附着龈。增生的牙龈呈淡粉红色,质地坚韧,略有弹性,一般不易出血,表面呈桑葚状或分叶状,基底与正常牙龈之间可有明显的沟状界线。牙龈增生严重者,可覆盖部分或全部牙冠,妨碍进食,也影响美观和口腔卫生。增生的牙龈还可将牙齿挤压移位,多见于上前牙。多数患者无自觉症状,无疼痛,合并牙龈炎症时牙龈呈深红或暗红色,质地松软,易出血。停药后增生的牙龈组织可逐渐消退。

3.诊断与鉴别诊断

(1)诊断:据牙龈实质性增生的特点及长期服用相关药物史较易诊断,但应仔细询问全身病史。

(2)鉴别诊断

①白血病引起的牙龈肥大:常为全口性牙龈肿大,且易出血,骨髓检查可明确诊断。

②遗传性牙龈纤维瘤病:此病无长期相关服药史,可有家族史,牙龈增生范围广、程度重。

③以牙龈增生为主要表现的慢性龈炎:无长期相关服药史,炎症一般较明显,好发于前牙唇侧牙龈和龈乳头,增生程度较轻,覆盖牙冠一般不超过1/3,有明显局部刺激因素。

4.治疗

(1)停用或更换引起牙龈增生的药物是最主要、最根本的治疗。

(2)局部治疗:去除局部刺激因素,牙龈有明显炎症的患者,可用3%过氧化氢液冲洗龈袋,并在袋内置入抗菌消炎药。

(3)手术治疗:牙龈增生明显的患者,虽经上述治疗,增生的牙龈仍不能完全消退,在全身病情稳定后行牙龈成形术。

(六)遗传性牙龈纤维瘤病

遗传性牙龈纤维瘤病又名家族性或特发性牙龈纤维瘤病,为牙龈组织的弥散性纤维结缔组织增生。该病较为罕见。

1.病因

病因不明,可能为常染色体显性或隐性遗传,但也可无家族史。

2.临床表现

牙龈广泛增生,可累及全口的边缘龈、龈乳头和附着龈,甚至达膜龈联合处,以上颌磨牙腭侧最严重。增生的牙龈常覆盖牙冠2/3以上,重者可覆盖整个牙冠,妨碍咀嚼,影响恒牙萌出,牙可因增生的牙龈挤压移位。增生的牙龈颜色正常,质地坚韧,表面光滑,有时也呈颗粒或结节状,点彩明显,不易出血。

3.诊断与鉴别诊断

(1)诊断:据典型临床表现或有家族史,可给出诊断。

(2)鉴别诊断

①药物性牙龈增生:有相关服药史,无家族史。牙龈增生主要累及龈缘和龈乳头,一般不波及附着龈,增生牙龈一般覆盖牙冠1/3左右,伴发慢性龈炎者较多。

②以牙龈增生为主要表现的慢性龈炎:局部刺激因素明显,多伴有炎症,主要侵犯前牙的龈乳头和龈缘,牙龈增生程度较轻,覆盖牙冠一般不超过1/3。无家族史和相关服药史。

4.治疗

(1)手术治疗:以牙龈成形术为主,恢复牙龈原有的外形和生理功能,但术后易复发,与口腔卫生有关。

(2)局部治疗:龈上洁治术配合药物治疗,控制菌斑。

(七)急性龈乳头炎

急性龈乳头炎是指病损局限于个别牙龈乳头的急性非特异性炎症,是一种较为常见的牙龈急性病损。

1.病因

牙龈乳头受到理化刺激为直接原因。

(1)食物嵌塞造成牙龈乳头的压迫及食物发酵产物的刺激。

(2)不恰当地使用牙签或其他剔牙工具,过硬、过锐的食物刺伤。

(3)修复体的不良边缘或不良修复体刺激龈乳头。

2.临床表现

牙龈乳头发红肿胀,探触和吸吮时易出血,有自发性胀痛和明显探触痛。疼痛有时可表现为明显的自发痛和中等度的冷热刺激痛,牙可有轻度叩痛。

3.诊断

据临床表现和病史可给出诊断。

4.治疗

(1)彻底去除病因:去除局部刺激因素,如食物嵌塞、充填物悬突等。

(2)消除急性炎症:局部使用抗菌消炎药,如1%～3%过氧化氢液、碘制剂等。

(八)急性坏死性溃疡性龈炎

急性坏死性溃疡性龈炎(ANUG)是指发生于龈缘和龈乳头的急性坏死性炎症。1898年Vincent首次报道此病,故又称Vincent(文森)龈炎。因在患处发现大量梭形杆菌和螺旋体,故又称为梭杆菌螺旋体性龈炎。

1.病因

(1)基础病变:已存在的慢性龈炎或牙周炎是本病发生的重要条件。深牙周袋内或冠周炎的牙龈适合螺旋体和厌氧菌的繁殖,当存在某些局部组织的创伤或全身因素时,细菌大量繁殖,并侵入牙龈组织,导致发病。

(2)微生物的作用:19世纪末,Vincent和Plaut提出本病是由梭形杆菌和螺旋体引起的特殊感染,随后研究发现,中间普氏菌也是此病的优势菌。目前普遍认为坏死性溃疡性龈炎是一种由多种微生物引起的机会性感染,有局部免疫力降低的组织和宿主,才能使这些微生物的毒力造成损害。

(3)吸烟的影响:绝大多数患者有大量吸烟史。吸烟可使牙龈小血管收缩,影响牙龈局部的血液循环,使口腔内白细胞的趋化功能和吞噬功能有所降低,这些因素会加重牙龈的病变,易发生此病。

(4)身心因素:身心因素与本病的发生密切相关,如精神紧张、过度疲劳、睡眠不足者常易发生本病。在上述各种因素的作用下,通过增强皮质激素的分泌和自主神经系统的影响,改变了牙龈的血液循环、组织代谢等,使局部组织免疫力降低而引发本病。精神压力又可能使患者疏忽口腔卫生、吸烟增多等。

(5)其他因素:如营养不良,特别是缺乏维生素C;某些全身性消耗性疾病,包括恶性肿瘤、血液病、严重的消化道疾病及艾滋病等,这些疾病可使机体免疫功能降低,从而易诱发此病。

2.临床表现

(1)好发人群:多见于青壮年男性吸烟者,多发生在经济不发达或贫困区。

(2)病程:发病急,病程短,常为数天至2周。

(3)症状

①出血:患处牙龈极易出血,甚至有自发性出血。

②疼痛:牙龈自发痛,且疼痛感明显,或有牙齿撑开感或胀痛感。

③口臭:由于组织坏死,常有特殊的腐败性口臭。

④全身不适:轻者无明显的全身症状,重症患者可有低热、疲乏、淋巴结肿大等全身症状。

(4)特征性损害:以龈乳头和边缘龈坏死为其特征性损害,以下前牙多见。初期龈乳头充血水肿,在个别牙龈乳头的顶端发生坏死性溃疡,上覆有灰白色污秽的坏死物,去除坏死物后可见牙龈乳头的颊、舌侧尚存,而中央凹下如火山口状。病变迅速沿牙龈边缘向邻牙扩展,使龈缘如虫蚀状,坏死区出现灰褐色假膜,易于擦去。去除坏死组织后,其下为出血创面,龈乳头被破坏后与龈缘呈一直线,如刀切状。病损一般不波及附着龈,在坏死区与正常牙龈间常有一窄"红边"为界。

(5)并发症

①坏死性龈口炎:急性期若未能及时治疗且患者免疫力低,则坏死还可波及与牙龈病损相对应的唇、颊侧黏膜,而成为坏死性龈口炎。

②走马牙疳:机体免疫力极度低下者还可合并感染产气荚膜杆菌,使面颊部组织迅速坏死,甚至穿孔,称为走马牙疳。此时患者有全身中毒症状,甚至可导致死亡。

③慢性坏死性龈炎:由急性期治疗不彻底或反复发作所致。临床表现为牙龈乳头严重破坏,甚至消失,乳头处的龈高度低于龈缘高度,呈反波浪形,牙龈乳头处颊舌侧牙龈分离,甚至可从牙面翻开,其下的牙面上有牙石和软垢,牙龈一般无坏死物。

④坏死性溃疡性牙周炎:对治疗不及时,或本身带有某些免疫缺陷的患者,病损可波及深层牙周组织,引起牙槽骨吸收、牙周袋形成和牙齿松动。

3.诊断与鉴别诊断

(1)诊断:根据该病临床表现,包括起病急、牙龈疼痛、自发性出血、腐败性口臭及龈乳头和龈缘坏死,诊断较易。病变区的细菌学涂片检查若见大量梭形杆菌和螺旋体与坏死组织及其他细菌混杂,有助于诊断本病。慢性期的诊断主要根据反复发作的牙龈坏死、疼痛和出血、龈乳头消失、腐败性口臭等。

(2)鉴别诊断

①慢性龈炎:该病慢性过程,病程长,虽有龈乳头和边缘龈的红肿,探诊易出血和轻度口臭,但无自发痛,无自发性出血,牙龈无坏死,无特殊的腐败性口臭。

②疱疹性龈(口)炎:为单纯疱疹病毒感染所致,好发于 6 岁以下儿童。该病起病急,开始有 1～2 天发热的前驱期。牙龈充血水肿波及全部牙龈而不局限于边缘龈和龈乳头。典型的病变表现为牙龈和口腔黏膜发生成簇状小水疱,溃破后形成多个小溃疡或溃疡相互融合。假膜不易擦去,无组织坏死,无腐败性口臭。病损可波及唇和口周皮肤。

③急性白血病:该病的牙龈组织中有大量不成熟的白细胞浸润,使牙龈广泛明显肿胀、疼痛,可伴有坏死。有自发性出血和口臭,全身有贫血及衰竭表现。血象检查白细胞计数明显升高并有幼稚白细胞,是诊断该病的重要依据。

④艾滋病:由于患者细胞免疫和体液免疫功能低下,常由各种细菌引起机会性感染,可合并坏死性溃疡性龈炎和坏死性溃疡性牙周炎。

4.治疗

(1)局部治疗

①去除坏死组织:去除牙间乳头及龈缘的坏死组织,并初步去除大块龈上牙石。

②局部使用氧化剂和抗菌剂:用 1％～3％过氧化氢液局部擦拭、冲洗和反复含漱,放置甲

硝唑药膜。

（2）全身治疗

①支持治疗：给予大量维生素 C、易消化的蛋白质等全身支持疗法，充分休息。

②药物治疗：重症患者可口服或肌内注射甲硝唑、替硝唑等抗厌氧菌药物 2～3 天。

（3）口腔卫生指导：立即更换牙刷，保持口腔清洁，养成良好的口腔卫生习惯。

（4）对因治疗：对全身性因素进行矫正和治疗，劝其戒烟等。

（5）急性期缓解后的治疗：急性期过后，对原已存在的慢性牙龈炎或牙周炎应及时治疗。

二、慢性牙周炎

慢性牙周炎是最常见的一种牙周炎（约占牙周炎患者的 95%），常见于成年人。微生物是慢性牙周炎的始动因子，而牙石、不良修复体、食物嵌塞、牙齿排列不齐、解剖形态异常等局部促进因素利于菌斑滞留，加速牙周炎的进展。糖尿病对牙周炎有负面影响，吸烟、精神压力和遗传因素等对牙周炎的严重程度有影响。

1.临床表现

（1）刷牙或进食时牙龈出血或口内有异味，晚期出现牙齿松动、咀嚼无力或肿胀、疼痛。

（2）病变可累及全口多数牙或一组牙，病程较长，活动期和静止期交替出现。发病有一定的牙位特异性，磨牙、下前牙区及邻接面为好发部位。

（3）主要牙周症状

①牙龈炎症：牙龈充血、肿胀，探诊后出血。

②牙周袋形成：探诊深度＞3mm，探及附着丧失。

③牙槽骨吸收。

④晚期出现牙齿松动和移位，甚至脱落。

⑤若牙龈退缩，牙根暴露时，牙齿对冷热刺激敏感。

⑥累及根分叉处，可发生根分叉病变。

（4）晚期牙周炎，可引发逆行性牙髓炎，出现冷热痛、自发痛和夜间痛等急性牙髓炎症状。

（5）机体免疫力降低时，深牙周袋内脓液引流不畅可发生牙周脓肿。

（6）根据疾病的范围和严重程度，慢性牙周炎分为局限型和弥漫型。全口牙中有附着丧失和骨吸收位点数占总位点数少于或等于 30% 为局限型，若大于 30% 的部位受累则为弥漫型。

（7）慢性牙周炎的严重程度

①轻度：牙龈炎症和探诊出血，牙周袋深度≤4mm，附着丧失 1～2mm，X 线片显示牙槽骨吸收不超过根长的 1/3。

②中度：牙龈炎症和探诊出血，也可有溢脓。牙周袋深度≤6mm，附着丧失 3～5mm，X 线片显示牙槽骨水平型或角型吸收超过根长的 1/3，但不超过根长的 1/2。牙齿可能有轻度松动，轻度的根分叉病变。

③重度：明显牙龈炎症或发生牙周脓肿。牙周袋＞6mm，附着丧失≥5mm，X 线片示牙槽骨吸收超过根长的 1/2，多根牙有根分叉病变，牙多有松动。

2.辅助检查

X线片检查,牙槽骨呈不同程度的水平骨吸收或垂直骨吸收。

3.治疗

(1)治疗目标

①清除菌斑、牙石和消除牙龈炎症。

②牙周袋变浅和改善附着水平。

③促进牙周组织再生。

④保持疗效的长期稳定。

(2)努力去除、改变或控制慢性牙周炎的危险因素如戒烟、控制糖尿病等。尽早拔除不能保留的患牙。

(3)指导患者控制菌斑,强化口腔卫生宣教。

(4)清除局部致病因素(如菌斑和牙石),龈上洁治、龈下刮治和根面平整是去除菌斑和牙石最为有效的方法。

(5)全身和局部的药物治疗

①轻、中度慢性牙周炎患者,洁治和刮治的临床疗效好,一般不需使用抗菌药物。

②重度慢性牙周炎患者,单纯机械治疗效果不佳或深牙周袋部位,机械治疗难以使炎症得到控制,可采用全身药物或牙周袋内放置抗生素和控制菌斑药物。

③药物如甲硝唑、四环素及其同族药物如二甲胺四环素和多西环素、氯己定等。但药物治疗只能作为机械治疗的辅助手段。

(6)去除或控制慢性牙周炎的局部致病因素(去除悬突、修改不合适义齿,治疗殆创伤等)。

(7)手术治疗,基础治疗后2~3个月,若仍有5mm以上的牙周袋,探诊仍有出血,则应考虑牙周手术。牙周手术目的如下:

①直视下彻底刮除根面或根分叉处的牙石及肉芽组织。

②术中修整牙龈和牙槽骨的外形、植骨或截除病变严重的患根,以控制病情进展和(或)纠正解剖学上缺陷。

③通过牙周组织引导性再生手术,形成新附着。

(8)建立平衡的殆关系

①调殆:消除殆干扰,解决继发咬合创伤。

②松动牙粘接固定、牙周夹板等消除创伤而减少牙齿动度,改善咀嚼功能。

③需修复缺失牙的患者,可利用固定式或可摘式修复体上的附加装置固定松动牙。

④正畸治疗矫正错殆或病理移位的牙齿,建立美观和合理的殆关系。

(9)拔除无保留价值的重度牙周炎患牙

①利于消除微生物聚集部位。

②利于邻牙的彻底治疗。

③避免牙槽骨的继续吸收,保留牙槽嵴的高度和宽度,有助于良好的修复。

④避免牙周脓肿的反复发作。

⑤避免因患牙松动或疼痛而使患者偏侧咀嚼。

（10）牙周维护期，长期疗效有赖于患者坚持有效的菌斑控制，以及定期的复查、监测和必要的重复治疗。

三、侵袭性牙周炎

侵袭性牙周炎（AgP）是一组在临床表现和实验室检查（包括微生物学检查）均与慢性牙周炎有明显区别的牙周炎，发生于全身健康者，具有家庭聚集性，疾病进行迅速。它包含了旧分类中的 3 个类型，即青少年牙周炎（JP）、快速进展性牙周炎（RPP）和青春前期牙周炎（PPP），一度曾将这 3 个类型合称为早发性牙周炎（EOP）。旧的命名过分强调发病年龄及疾病进展速度，实际上这类牙周炎虽多发于青少年，但也可见于成人。本病一般来说发展较迅猛，但也可转为间歇性的静止期，因此，在 1999 年的国际研讨会上建议更名为侵袭性牙周炎。侵袭性牙周炎按其患牙的分布可分为局限型和广泛型。局限型侵袭性牙周炎（LAgP）相当于过去的局限型青少年牙周炎（LJP），广泛型侵袭性牙周炎（GAgP）相当于过去的广泛型青少年牙周炎（GJP）和快速进展性牙周炎（RPP）。但两者并不是直接对应的转变，例如：有些过去被诊断为 GJP 的患者，在新分类法中，可能被诊断为慢性牙周炎或 GAgP。那些原先被归入 RPP 的患者，则可依据患者的其他临床特征被归入 GAgP 或慢性牙周炎。对于有牙周组织破坏而不伴有全身疾病的青春前期儿童，则可按其特征诊断为慢性牙周炎或 AgP，而对那些伴有全身疾病的患者，则归为反映全身疾病的牙周炎。

LAgP 和 GAgP 可具有一些共同的临床表现：①菌斑堆积量与牙周组织破坏的严重程度不相符；②伴放线放线杆菌比例升高，在一些人群中牙龈卟啉单胞菌比例可能升高；③吞噬细胞异常；④巨噬细胞过度反应，包括 PGE_2 和 IL-1β 水平升高；⑤附着丧失和牙槽骨吸收有自限性。然而，诊断 AgP 并非具备所有的特征，可根据临床、X 线表现、病史等资料，实验室检查虽有帮助，但不是诊断所必需的。

（一）局限型侵袭性牙周炎

Baer 在 1971 年提出本病的定义为"发生于全身健康的青少年，有 1 个以上恒牙的牙槽骨快速破坏。牙周破坏的程度与局部刺激物的量不一致"。1989 年世界牙周病研讨会将其定名为局限型青少年牙周炎，并归入早发性牙周炎，1999 年的国际新分类则进一步明确了局限型侵袭性牙周炎的定义："牙周病变局限于切牙和第一恒磨牙，至少 2 颗恒牙有邻面附着丧失，其中 1 颗是第一磨牙，非第一磨牙和切牙不超过 2 个。"

1.病因

侵袭性牙周炎的病因虽未完全明了，但某些特定微生物的感染以及机体防御能力的缺陷可能是引起本病的 2 个主要因素。

（1）微生物：大量的研究表明伴放线放线杆菌（Aa）是侵袭性牙周炎的主要致病菌，其主要依据如下：

①从侵袭性牙周炎患者的龈下菌斑中可分离出 Aa，阳性率可高达 90％～100％，而同一患者口中的健康牙或健康人则检出率明显地低（<20％），慢性牙周炎的检出率也低于局限型青少年牙周炎。经过有效的牙周治疗后，Aa 消失或极度减少；当病变复发时，该菌又复出现，

但也有些学者报告未能检出 Aa,而分离出牙龈卟啉单胞菌、具核梭杆菌、腐蚀艾肯菌、中间普氏菌等。可能由于深牙周袋改变了微生态环境,一些严格厌氧菌成为优势菌,而 Aa 不再占主导。

②Aa 对牙周组织有毒性和破坏作用:产生一种叫白细胞毒素的外毒素,可杀伤白细胞使其产生溶酶体酶,对牙周组织造成损伤;抑制中性多形核白细胞(PMN)的趋化;产生内毒素;产生胶原酶,破坏结缔组织和骨的胶原纤维;产生成纤维细胞抑制因子、破骨细胞激活因子等。Aa 的表面可形成膜泡,内含毒素,膜泡的脱落可使毒素播散。

③引发宿主的免疫反应:局限型侵袭性牙周炎(LAgP)患者的血清中有明显升高的抗 Aa 抗体,牙龈局部也产生大量的特异抗体,并进入牙周袋内,使龈沟液内抗体水平高于血清的水平。研究还表明与 Aa 的糖类抗原发生反应的主要是 IgG_2 亚类,起保护作用。近年还有学者报道中性粒细胞和单核/吞噬细胞对细菌过度反应,产生过量的细胞因子、炎症介质,可能导致严重的牙周炎症和破坏。

(2)全身背景:已有一些研究证明本病患者有周缘血的中性粒细胞和(或)单核细胞的趋化功能降低,有的学者报道吞噬功能也有障碍,这种缺陷带有家族性,患者的同胞中有的也可患 LAgP,或虽未患牙周炎,却也有白细胞功能缺陷。吞噬细胞的趋化反应异常主要集中在非裔美国 LJP 患者。英国学者对欧洲白种人患者的研究未发现白细胞趋化异常。国内较大样本的研究亦未发现外周血中性粒细胞和单核细胞趋化功能的异常,进一步分析趋化因子 N-甲酰肽的受体基因(FPR)与 LAgP 的关系,则未发现 FPR 基因单核苷酸多态性与疾病的易感性明显相关,从基因水平上提示我国侵袭性牙周炎患者可能不存在吞噬细胞趋化缺陷的遗传基础。由此可见,不同的地区和人种可能具有吞噬细胞功能的差异。AgP 存在家族聚集性,有家系研究显示,AgP 先证者的家属中患 AgP 的概率明显增高。一些研究报道 FcγRⅡ基因多态性、维生素 D 受体基因多态性等可能为本病的易感因素。LAgP 可能有种族易感性的差异,如黑种人中患局限型青少年牙周炎的概率远高于白种人和亚洲人。然而,AgP 是多因素的复杂疾病,不可能用某一危险因素概括所有 AgP 的病例,而每一个病例可能是不同的危险因素共同作用的结果。宿主自身的易感因素可降低宿主对致病菌的防御力和组织修复力,也可加重牙周组织的炎症反应和破坏。

Gottlieb 早在 1928 年曾提出本病的原因是牙骨质的不断形成受到抑制,妨碍了牙周膜纤维附着于牙体。此后有少量报道发现局限型青少年牙周炎患者的牙根尖而细,牙骨质发育不良,甚至无牙骨质,不仅已暴露于牙周袋内的牙根如此,在其根方尚未发生病变处的牙骨质也有发育不良,说明这种缺陷不是疾病的结果,而是发育中的问题。国内最近的研究显示,AgP 患者有较多的牙根形态异常牙(如锥形根、弯曲根、冠根比过大和融合根),且牙根形态异常的牙牙槽骨吸收程度重,牙根形态异常牙数与重度骨吸收牙数呈正相关。

2.病理

局限型侵袭性牙周炎的组织学变化与慢性牙周炎无明显区别,均以慢性炎症为主。免疫组织化学研究发现本病牙龈结缔组织内仍为浆细胞浸润为主,但其中产生 IgA 的细胞少于慢性牙周炎者,游走到袋上皮内的中性粒细胞数目也较少,这 2 种现象可能是细菌易于入侵的原因之一。电镜观察到袋壁上皮、牙龈结缔组织,甚至牙槽骨的表面可有细菌入侵,主要为革兰氏阴性菌及螺旋体。

3.临床特点

能够按照严格定义诊断的局限型侵袭性牙周炎患者在我国很少见。近7年来,某医院牙周科收集了来自全国各地近300例侵袭性牙周炎患者的临床资料,其中仅有数例被诊断为LAgP,但病变以切、磨牙为重的广泛型侵袭性牙周炎相对较多,约占AgP患者的25%。

(1)年龄与性别:发病可始于青春期前后,因早期无明显症状,患者就诊时常已20岁左右。女性多于男性,但也有学者报道性别无差异。

(2)口腔卫生情况:本病一个突出的表现是早期患者的菌斑、牙石量很少,牙龈表面的炎症轻微,但却已有深牙周袋,牙周组织破坏程度与局部刺激物的量不成比例。牙龈表面虽然无明显炎症,实际上在深袋部位是有龈下菌斑的,而且袋壁也有炎症和探诊后出血,晚期还可以发生牙周脓肿。

(3)好发牙位:1999年新分类法规定,局限型侵袭性牙周炎的特征是"局限于第一恒磨牙或切牙的邻面有附着丧失,至少波及2个恒牙,其中1个为第一磨牙。其他患牙(非第一磨牙和切牙)不超过2个"。简言之,典型的患牙局限于第一恒磨牙和上、下切牙,多为左右对称,但早期的患者不一定波及所有的切牙和第一磨牙。

(4)X线片所见:第一磨牙的邻面有垂直型骨吸收,若近远中均有垂直型骨吸收则形成典型的"弧形吸收",在切牙区多为水平型骨吸收。有的文献报道还可见牙周膜间隙增宽、硬骨板模糊、骨小梁疏松等。

(5)病程进展快:本病发展很快,有学者估计本型患者的牙周破坏速度比慢性牙周炎快3~4倍,在4~5年内,牙周附着破坏可达50%~70%,患者常在20岁左右即已需拔牙或牙自行脱落。

(6)早期出现牙松动和移位:在炎症不明显的情况下,切牙和第一恒磨牙可出现松动,自觉咀嚼无力。切牙可向唇侧远中移位,出现牙间隙,多见于上切牙,由于力的影响呈扇形散开排列。后牙移位较少见,可出现不同程度的食物嵌塞。

(7)家庭聚集性:家族中常有多人患本病,患者的同胞有50%患病概率。其遗传背景可能与白细胞功能缺陷有关,也有学者认为是X连锁性遗传或常染色体显性遗传/隐性遗传等。另有一些学者认为是牙周致病菌在家族中的传播所致。

(二)广泛型侵袭性牙周炎

广泛型侵袭性牙周炎(GAgP)受累的患牙广泛,新分类法规定其特征为"广泛的邻面附着丧失,侵犯第一磨牙和切牙以外的牙数在3颗以上"。广泛型和局限型究竟是2个独立的类型,抑或前者是后者发展和加重的结果,尚不肯定,但有不少研究结果支持两者为同一疾病不同阶段的观点。例如:①年幼者以局限型较多,而年长者患牙数目增多,以广泛型为多;②局限型患者血清中的抗Aa特异抗体水平明显地高于广泛型患者,起保护作用的IgG_2亚类水平也高于广泛型。可能机体对致病菌所产生的免疫反应使感染局限,而广泛型患者的抗体反应较弱;③有些广泛型侵袭性牙周炎患者的第一磨牙和切牙病情较重,且有典型的"弧形吸收",提示这些患者可能由局限型病变发展而来。然而,"对病原菌的血清抗体反应较弱"这一GAgP的特异性表现在国内的数项研究中尚未得到证实。国内近期的研究显示,切磨牙型AgP患者抗 Aa 血清 c 型抗体滴度与非切磨牙型 AgP 患者无显著性差异。

1.临床特点

①通常发生于 30 岁以下者,但也可见于年龄更大者;②广泛的邻面附着丧失,累及除切牙和第一磨牙以外的恒牙至少 3 颗;③有严重而快速的附着丧失和牙槽骨破坏,呈明显的阵发性;④在活动期,牙龈有明显的炎症,呈鲜红色,并可伴有龈缘区肉芽性增殖,易出血,可有溢脓。但有些病变虽有深牙周袋,牙龈表面炎症却不明显。可能处于静止期;⑤菌斑牙石的沉积量因人而异,多数患者有大量的菌斑和牙石,也可很少;⑥部分患者具有中性粒细胞及(或)单核细胞的功能缺陷;⑦患者有时伴有全身症状,包括体重减轻,抑郁及全身不适等;⑧一般患者对常规治疗如刮治和全身药物治疗有明显的疗效,但也有少数患者经任何治疗都效果不佳,病情迅速加重直至牙丧失。

临床上常以年龄和全口大多数牙的重度牙周破坏,作为诊断广泛型侵袭性牙周炎的标准,也就是说牙周破坏程度与年龄不相称。但必须明确的是,并非所有年轻患者的重度牙周炎均可诊断为本病,应先排除一些明显的局部和全身因素,如:①是否有严重的错𬌗导致咬合创伤,加速了牙周炎的病程;②是否曾接受过不正规的正畸治疗,或在正畸治疗前未认真治疗已存在的牙周病;③有无食物嵌塞、邻面龋、牙髓及根尖周病、不良修复体等局部促进因素,加重了菌斑堆积和牙龈的炎症;④有无伴随的全身疾病,如 1 型糖尿病、白细胞黏附缺陷、HIV 感染等。上述①～③的存在可以加速慢性牙周炎的牙槽骨吸收和附着丧失;如有④则应列入反映全身疾病的牙周炎中,其治疗也不仅限于口腔科。若有条件检测患者周缘血的中性粒细胞和单核细胞的趋化、吞噬功能,血清 IgG_2 水平,或微生物学检测,则有助于诊断。有时阳性家族史也有助于诊断本病。

在部分年轻人和青少年,有个别牙齿出现附着丧失(牙数不多),但其他方面不符合早发性牙周炎者,可称之为偶发性附着丧失,例如个别牙因咬合创伤或错𬌗所致的牙龈退缩、拔除智齿后第二磨牙的附着丧失等,这些个体可能为侵袭性牙周炎或慢性牙周炎的易感者。

2.诊断

侵袭性牙周炎应抓住早期诊断这一环,因初起时无明显症状,待就诊时多已为晚期。如果年轻患者的牙石等刺激物不多,炎症不明显,但发现有少数牙松动、移位或邻面深袋,局部刺激因子与病变程度不一致等,则应引起重视。重点检查切牙及第一磨牙邻面,并摄 X 线片或(和)咬合翼片有助于发现早期病变。有条件时,可做微生物学检查发现伴放线放线杆菌,或检查中性粒细胞有趋化和吞噬功能的异常,有助于本病的诊断。早期诊断及治疗对保留患牙极为重要。对侵袭性牙周炎患者的同胞进行牙周检查,有助于早期发现其他病例。

3.治疗

(1)早期治疗,防止复发:本病常导致患者早年拔牙,因此,特别强调早期、彻底的治疗,主要是彻底消除感染、治疗基本同慢性牙周炎,洁治、刮治和根面平整等基础治疗是必不可少的。多数患者有较好的疗效,病变转入静止期,但因为伴放线放线杆菌可入侵牙周组织,单靠机械刮治不易彻底消除入侵细菌,有的患者还需用翻瓣手术清除入侵组织的微生物。本病治疗后较易复发(国外报道复发率约为 25%),因此,应加强定期的复查和必要的后续治疗。根据每位患者菌斑和炎症的控制情况,确定复查的间隔期。开始时为每 1～2 个月 1 次,6 个月后若病情稳定可逐渐延长。

(2)抗菌药物的应用:由于 AgP 存在与菌斑堆积情况不相符的牙周破坏,AgP 的病原微生物的控制,不只是减少菌斑的数量,更重要的是改变龈下菌斑的组成。不少学者报道,单纯用刮治术不能消除入侵牙龈中的伴放线放线杆菌,残存的微生物容易重新在牙面定植,使病变复发。因此,主张全身服用抗生素作为洁治和刮治的辅助疗法。四环素在国外使用较多,0.25g,每日 4 次,共服 2~3 周。但在我国,由于 20 世纪四环素的滥用导致耐药菌株,四环素对国内患者效果不理想。也可用小剂量多西环素,50mg,每日 2 次。该两药除有抑菌作用外,还有抑制胶原酶的作用,可减少牙周组织的破坏。近年来的研究和临床实践证明,甲硝唑和阿莫西林配伍使用可有效抑制 Aa 和厌氧致病菌,对一些单纯洁治和刮治甚至手术效果不佳的病例也有效。考虑到菌斑生物膜对细菌的保护作用,局部或全身用药应作为机械治疗的辅助,建议在机械治疗或手术治疗后立即口服甲硝唑和阿莫西林,此时龈下菌斑的数量最少且生物膜也被破坏,能发挥药物的最大疗效。理想的情况下,应先检查龈下菌斑中的微生物,有针对性地选用药物,在治疗后 1~3 个月时再复查龈下微生物,以判断疗效。在根面平整后的深牙周袋内放置缓释的抗菌制剂如甲硝唑、米诺环素、氯己定等也有良好疗效,文献报道可减少龈下菌斑的重新定植,减少病变的复发。

(3)调整机体防御功能:宿主对细菌感染的防御反应在侵袭性牙周炎的发生、发展方面起重要的作用,近年来人们试图通过调节机体的免疫和炎症反应过程来减轻或治疗牙周炎。例如,多西环素可抑制胶原酶,非甾体类抗炎药可抑制花生四烯酸产生前列腺素,抑制骨吸收,这些均有良好的前景。中医学强调全身调理,国内有些学者报道用六味地黄丸为基础的固齿丸(膏),在牙周基础治疗后服用数月,可明显减少复发率。服药后,患者的白细胞趋化和吞噬功能及免疫功能也有所改善。吸烟是牙周炎的危险因素,应劝患者戒烟。还应努力发现有无其他全身因素及宿主防御反应方面的缺陷。

(4)牙移位的矫正治疗:病情不太重而有牙移位的患者,可在炎症控制后,用正畸方法将移位的牙复位排齐,但正畸过程中务必加强菌斑控制和牙周病情的监控,加力也宜轻缓。据Baer 等介绍,青少年牙周炎患者如果第一磨牙破坏严重,而第三磨牙尚未萌出,X 线片显示其牙根已形成 1/3~2/3,则可将患病的第一磨牙拔除,而将发育中的第三磨牙移植于第一磨牙的拔牙窝内,可期望获得移植牙的牙根继续形成的效果,避免了用义齿修复第一磨牙。

(5)疗效维护:在牙周炎症控制后,长期疗效由患者的依从性和维护治疗的措施决定。此二者对 AgP 患者维护期中的菌斑控制尤为重要,应采用各种必要的手段,而且医师在维护期所采取的措施应更积极,适时而详尽的再评价可为及时采取有效治疗提供依据。

四、反映全身疾病的牙周炎

在 1989 年制定的牙周炎分类法中,有一项"伴有全身疾病的牙周炎"。它是指一组伴有全身性疾病、严重而迅速破坏的牙周炎。1999 年的分类法基本保留了此范畴,而将名称改为"反映全身疾病的牙周炎"。这个改动似乎更强调了它所涵盖的是一组以牙周炎作为其突出表征之一的全身疾病,而不仅仅是"相伴"或牙周炎受某些全身因素的影响而改变病情,例如内分泌、药物等对牙周病的影响。现已知道,过去大多数被诊断为广泛型青春前期牙周炎的患儿实际上都患有某种全身疾病,这些疾病能影响患者对细菌的免疫力,因而大大增加了牙周炎的易感性。这些全身疾病包括白细胞黏附缺陷、先天性原发性免疫缺陷、周期性白细胞减少症、慢性中性粒细胞缺陷、掌跖角化-牙周破坏综合征、低磷酸酯酶症、朗格汉斯细胞组织细胞增生症(LCH)、粒细胞缺乏症、白血病、糖尿病、Down 综合征、埃勒斯-丹洛斯综合征和 Chediak-Higashi 综合征等。新分类法将这些患者归类为"反映全身疾病的牙周炎"。

如上所述,属于本范畴的牙周炎主要有 2 大类,即血液疾病(白细胞数量和功能的异常等)和遗传性疾病。

(一)掌跖角化-牙周破坏综合征

本病又名 Papillon-Lefevre 综合征,由该 2 位学者于 1924 年首次报道本病。其特点是手掌和足掌部位的皮肤过度角化、皲裂和脱屑,牙周组织严重破坏,故得名。有的病例还伴有硬脑膜的异位钙化。本病较罕见,人群中的患病率为百万分之一至百万分之四。

1.病因

(1)细菌学研究:对本病患者的龈下菌斑培养发现菌群与慢性牙周炎的龈下菌群相似,而不像青少年牙周炎,在牙周袋近根尖区域有极大量的螺旋体,在牙骨质上也黏附有螺旋体。曾有学者报道发现有支原体的小集落形成,还有学者报道患者血清中有抗伴放线放线杆菌的抗体,袋内也分离出该菌。

(2)本病为遗传性疾病,属于常染色体隐性遗传:父母不患该症,但可能为血缘婚姻(约占23%),双亲必须均携带常染色体基因才使其子女患本病。患者的同胞也可患本病,男女患病概率均等。国内外均有学者报道本病患者的中性粒细胞趋化功能降低。有学者报道本病与角质素基因的突变有关。最近的研究显示,组织蛋白酶 C(CTSC)基因的突变可能是掌跖角化-牙周破坏综合征(PLS)的致病基础。组织蛋白酶 C 是一种含半胱氨酸蛋白酶,它的主要功能是降解蛋白和活化一些酶原物质,比如它对来源于骨髓和淋巴系统的一些细胞中的丝氨酸蛋白酶的活化有着重要的作用,而这种蛋白酶包含在很多免疫和炎症反应过程中,包括细菌的吞噬破坏,局部细胞因子和其他炎症介质的活化和去活化。

2.病理

与慢性牙周炎无明显区别,牙周袋壁有明显的慢性炎症,主要为浆细胞浸润,袋壁上皮内几乎见不到中性多形核白细胞。破骨活动明显,成骨活动很少。患牙根部的牙骨质非常薄,有时仅在根尖区存在较厚的有细胞的牙骨质。X 线片见牙根细而尖,表明牙骨质发育不佳。

3.临床表现

皮损及牙周病变常在 4 岁前共同出现,有学者报道可早在出生后 11 个月发生。皮损包括手掌、足底、膝部及肘部局限性的过度角化及鳞屑、皲裂,有多汗和臭汗。约有 25% 患者易有身体其他处感染。患儿智力及身体发育正常。

牙周病损在乳牙萌出不久即可发生,有深牙周袋,炎症严重,溢脓,口臭,牙槽骨迅速吸收,在 5～6 岁时乳牙即相继脱落,创口愈合正常。待恒牙萌出后又按萌出的顺序相继发生牙周破坏,常在 10 多岁时即自行脱落或拔除。有的患者第三磨牙也会在萌出后数年内脱落,有学者则报道第三磨牙不受侵犯。

4.治疗

本病对常规的牙周治疗效果不佳,患牙的病情继续加重,往往导致全口拔牙。有学者报告对幼儿可将其全部已患病的乳牙拔除,当恒切牙和第一恒磨牙萌出时,再口服 10～14 天抗生素,可防止恒牙发生牙周破坏。若患儿就诊时已有恒牙萌出或受累,则将严重患牙拔除(也有学者主张将已萌出的恒牙全部拔除),重复多疗程的口服抗生素,同时进行彻底的局部牙周治疗,每 2 周复查和洁治 1 次,保持良好的口腔卫生。在此情况下,有些患儿新萌出的恒牙可免于罹病。这种治疗原则的出发点是基于本病是伴放线放线杆菌或其他致病微生物的感染,而且致病菌在牙齿刚萌出后即附着于牙面。在关键时期(如恒牙萌出前)消除一切患牙,造成不利于致病菌生存的环境,以防止新病变的发生。这种治疗原则取得了一定效果,但病例尚少,须长期观察,并辅以微生物学研究。患者的牙周病损控制或拔牙后,皮损仍不能痊愈,但可略减轻。

(二)Down 综合征

Down 综合征又名先天愚型,或 21-三体综合征,为一种由染色体异常所引起的先天性疾病,分为标准型、易位型和嵌合型 3 型。Down 综合征的发病率与母亲的年龄有关。据调查母亲年龄越大发病率越高,究其原因可能是由于卵细胞在母体内减数分裂过程较长,卵子老化,且受环境因素的影响,易产生染色体的不分离。

1.病因

患者的龈下菌斑细菌与一般牙周炎者并无明显区别,有学者报道产黑色素拟杆菌群增多。牙周病情的快速恶化可能与细胞介导和体液免疫缺陷及吞噬系统缺陷有关,如中性多形核白细胞的趋化功能低下。也有报告白细胞的吞噬功能和细胞内杀菌作用也降低。

2.临床表现

患者有发育迟缓和智力低下。约 50% 患者有先天性心脏病,约 15% 患儿于 1 岁前夭折。面貌特征为面部扁平,眶距增宽,鼻梁低宽,颈部短粗。常有上颌发育不足,萌牙较迟,错𬌗畸形,牙间隙较大,系带附着位置过高等。几乎 100% 患者均有严重的牙周炎,且其牙周破坏程度远超过菌斑、牙石等局部刺激的量。全口牙齿均有深牙周袋及炎症,下颌前牙较重,有时可有牙龈退缩,病情迅速加重,有时可伴坏死性龈炎。乳牙和恒牙均可受累。

3.治疗

对本病的治疗无特殊。彻底的牙周基础治疗和认真控制菌斑,可减缓牙周破坏。但由于患儿智力低下,常难以坚持治疗。

(三)家族性和周期性白细胞缺乏症

家族性和周期性白细胞缺乏症是一种罕见的血液系统疾病,美国医师 Leale 于 1910 年首先报道。这种疾病的特征是中性粒细胞周期性减少,粒细胞减少期一般持续 3～10 天,周期为 21 天左右。

1.病因

本病病因不明。有学者报道此病具有家族性,为常染色体显性遗传;也有学者认为是常染色体隐性遗传,与基因的缺陷有关,但只有 1/3 病例有家族史;此外,也有特发和散发的报告。大多数患者在婴幼儿期发病,但也有发病于成年期的。患者的男女比例无明显差别。

2.临床表现

在婴幼儿期就开始反复出现发热、食欲减退、咽炎、细菌感染等症状,几乎所有患者都有口腔表现,常伴有唇、舌、颊侧黏膜和牙龈反复发作的溃疡及皮肤、胃肠道和泌尿生殖系统的溃疡,症状的出现与粒细胞的减少相一致。患者的牙周病损可累及乳牙列和恒牙列。典型病例表现为快速破坏的牙周炎,牙龈红肿出血、牙周袋形成、牙槽骨广泛吸收、牙松动,最终导致牙早失。患者牙周组织破坏的程度高于因口腔卫生不良而导致组织破坏的慢性牙周炎患者,有时伴有乳牙和年轻恒牙牙龈的重度退缩。还有些患者可发生不典型的溃疡性龈炎,并伴有牙龈痕斑。在 2 个粒细胞缺乏期之间,牙龈炎症减轻。

3.实验室检查

(1)血常规检查:粒细胞计数呈慢性周期性波动,计数低谷为零至低于正常,且持续 3～10 天;在粒细胞减少期常伴有单核细胞、网织细胞的数目增高和血小板计数减少。

(2)骨髓穿刺:粒细胞减少前骨髓晚幼粒细胞减少,不但表现为粒细胞增生低下,且有成熟停滞,但骨髓变化有时与外周血不一致。

4.治疗

(1)牙周治疗

①口腔卫生指导:强化刷牙和建议每日用牙线;在粒细胞减少期由于口腔溃疡和牙龈的肿痛可以暂时用 0.12％～0.2％氯己定漱口水代替机械性菌斑控制。

②牙周基础治疗和定期维护:在粒细胞恢复期进行专业的菌斑清除比较理想,同时可局部应用米诺环素作为辅助治疗,尤其是在粒细胞减少期能取得较好的效果。

③一般不建议手术:因为易发生术后感染,但也有龈切术去除深牙周袋的报道。

(2)全身治疗:抗生素控制全身感染;请血液病专家提出治疗方案,如注射粒细胞集落刺激因子促进粒细胞的生成或脾切除减少粒细胞在脾的滞留。

(四)粒细胞缺乏症

粒细胞缺乏症又称恶性中性粒细胞减少症,是继发性粒细胞减少症。在儿童中少见,主要见于 25 岁以上成人,由循环粒细胞突然减少引起。

1.病因

50％的发病者有用药史,有些病因不明,也有先天性发生。中性粒细胞减少可能由骨髓中性粒细胞产生减少引起,或是脾或白细胞凝集引起周围中性粒细胞的破坏增加所致。不同的药物以不同的作用方式引起白细胞减少,如由免疫机制通过白细胞凝集引起周围白细胞的破坏,氯丙嗪以毒性剂量直接作用于骨髓。已知与粒细胞减少有关的药有镇痛药、吩噻嗪、磺胺、磺胺衍生物、抗甲状腺素药、抗癫痫药、抗组胺药、抗菌药、咪唑类等。其他因素如某些细菌、病毒、立克次体、原虫、支原体等感染,放射线照射,系统性红斑狼疮、类风湿关节炎等免疫性疾病,原发或继发脾大、脾功能亢进,白血病、再生障碍性贫血等造血系统疾病均可发生继发性粒细胞减少症。

2.临床表现

口腔病损是粒细胞缺乏症的重要诊断症状。牙龈可出现多处溃疡或坏死病损。本病损与坏死性龈炎不同,并不局限于龈乳头尖或附着龈,可见于口腔其他部位如扁桃体和腭。口腔病损伴有剧烈疼痛,存在坏死组织时呼吸有恶臭。非特异性的系统反应有寒战、不适、高热、喉痛和头痛。

3.实验室检查

白细胞总数$< 2 \times 10^9$/L(2 000/mm³),几乎无多形核白细胞。红细胞和血小板计数在正常范围。骨髓显示缺乏粒细胞和浆细胞,但淋巴细胞和网织细胞可增加。

4.治疗

药物引起的本病虽然表现为急症,但预后较好,停药后大部分可恢复。牙周治疗和全身治疗同周期性白细胞缺乏症。

(五)白细胞功能异常

牙龈炎和牙周炎的主要病因是微生物感染,机体完善的防御反应起着平衡和调节的作用,使个体免于发病或长期处于牙龈炎而不发展为牙周炎,或处于牙周炎的静止期。当菌斑中的微生物改变,或机体的防御能力下降时,牙周炎便发生,或进入活动进展期。中性多形核白细胞(PMN)是机体抵御细菌感染的第一道防线,在牙周炎的结缔组织、结合上皮、袋内壁上皮和牙周袋内均有大量的 PMN 以及其他防御细胞。因此,当 PMN 功能异常时,牙周炎的发生便不足为奇了。此类疾病多为遗传性疾病。

白细胞行使功能包括如下步骤:白细胞贴壁、黏附于血管壁、移出管壁并趋化至感染部位、识别并吞噬细菌,最后在细胞内将细菌杀死和消化。上述任何功能的削弱均会妨碍对菌斑微生物的免疫,从而增加牙周炎的发生和严重程度。

1.白细胞黏附缺陷病

白细胞黏附缺陷病(LAD)是一种少见的遗传性疾病,目前记录在案的患者不足 100 人。患者常出现在近亲结婚的家族中。临床常表现为发生于皮肤、黏膜的反复性细菌性感染,无脓肿形成,组织愈合差,病变的严重程度取决于白细胞黏附分子的表达水平,表达越低病变往往越严重,但除表面黏附分子与该病有关外,细胞活化通路有无缺陷与该病也有关。

LAD 分为两型:Ⅰ型常染色体疾病(位于 21q22.3),特征为缺乏白细胞整合素白细胞功能相关抗原-1(LFA-1)和 p150/95 的 β_2 亚单位(CD18),此种缺陷非常明显,患者的白细胞整合素水平不足正常值的 6%。纯合子表现为弥漫型青春前期牙周炎,可影响乳牙列和恒牙列,而杂合子则青春前期的牙周状况正常。Ⅱ型为选择素-配体缺陷,如白细胞缺乏 sialyl-lewis X 或 gp150-Lewis。此型患者易患复发性细菌感染、中性粒细胞增多症和重度早发性牙周炎。

2.白细胞趋化和吞噬功能的异常

Down 综合征患者的牙周组织破坏可能与中性多形核白细胞的趋化功能低下有关,也有报道该病患者白细胞的吞噬功能和细胞内杀菌作用也降低。掌跖角化-牙周破坏综合征患者牙周组织的严重破坏可能与中性粒细胞的趋化功能抑制有关。此外,非洲裔的侵袭性牙周炎患者中常有这些功能异常中的一种或数种。

(六)糖尿病

糖尿病是与多种遗传因素有关的内分泌异常。胰岛素的生成不足、功能不足或细胞表面缺乏胰岛素受体等,引起患者的血糖水平升高,糖耐量降低。糖尿病与牙周病有着密切的关系,这是人们长期研究的课题。早期的研究由于研究对象的糖尿病类型及病情控制情况不一致、牙周诊断指标不统一等原因,使各研究的结论不易比较。近年来由于有严格设计、较大样本的临床及基础研究,得出较明确的结论。临床对照研究结果表明,在局部刺激因素相似的情况下,有糖尿病患者的牙周病发生率及严重程度均大于无糖尿病者。有学者提出将牙周炎列为糖尿病的第 6 个并发症。糖尿病本身并不引起牙周炎,而是由于该病的基本病理变化,如小血管和大血管病变、免疫反应低下、中性多形核白细胞功能低下、胶原分解增加而合成减少等,在引起肾、视网膜和神经系统病变之外,也可使牙周组织对局部致病因子的免疫力下降,因而破坏加重、加速。大量流行病学研究表明糖尿病患者的牙周炎范围和程度均高于无糖尿病者。一项多因素分析的结果在校正了年龄、性别、口腔卫生等干扰因素后显示,糖尿病患者患牙周炎的危险性要比无糖尿病患者高 2.8~3.4 倍。2 型糖尿病是仅次于年龄、牙结石的第三位牙周炎危险因素。

1999 年的牙周病新分类研讨会上,专家们认为糖尿病可以影响牙周组织对细菌的反应。他们把"伴糖尿病的牙龈炎"列入"受全身因素影响的菌斑性牙龈病"中,然而在"反映全身疾病的牙周炎"中却未列入糖尿病。事实上,在临床上看到糖尿病主要是影响牙周炎的发病和进程,尤其是血糖控制不良的患者,其牙周组织的炎症较重,龈缘红肿呈肉芽状增生,易出血和发生牙周脓肿,牙槽骨破坏迅速,导致深袋和牙松动。血糖控制后,牙周炎的情况会有所好转。近年来国内外均有报道,彻底有效的牙周治疗可使糖尿病患者的糖化血红素显著降低,胰岛素的用量可减少。这从另一方面支持牙周炎与糖尿病的密切关系。

(七)艾滋病

艾滋病的全称为获得性免疫缺陷综合征(AIDS),在受到人类免疫缺陷病毒(HIV)感染后,血清可以呈现对 HIV 的抗体阳性,但临床上尚无症状,此阶段为 HIV 携带者,从感染到发病的潜伏期可持续数年乃至 10 年。约有 30% 的艾滋病患者首先在口腔出现症状,其中不少症状位于牙周组织。关于牙周病变的发生率尚缺乏一致的报道。

1.病因

HIV 感染者由于全身免疫功能的降低,容易发生口腔内的机会性感染,包括真菌、病毒、细菌等。不少研究表明 HIV 阳性者的龈炎或牙周炎处的微生物与 HIV 阴性者无明显差别,主要为伴放线放线杆菌、牙龈卟啉单胞菌、中间普氏菌和具核梭杆菌等。龈下菌斑中白色念珠菌的检出率显著高于非 HIV 感染的牙周炎患者。对本病患者的牙周炎使用抗生素和龈下刮治有效,也支持微生物为主要病原。

2.临床表现

Winkler 等在 1987 年首先报道 AIDS 患者的牙周炎,患者在 3~4 个月内牙周附着丧失可达 90%。目前认为与 HIV 有关的牙周病损有 3 种。

(1)线形牙龈红斑(LGE):在牙龈缘处有明显的鲜红的宽 2~3mm 的红边,在附着龈上可呈瘀斑状,极易出血。对常规治疗反应不佳。此阶段一般无牙槽骨吸收。近年来已知 LGE 与口腔白色念珠菌感染有关。对 LGE 的发生率报道不一,它有较高的诊断意义,可能为坏死性溃疡性牙周炎的前驱。但此种病损也偶见于非 HIV 感染者,需仔细鉴别。

(2)坏死性溃疡性龈炎(NUG):AIDS 患者所发生的坏死性溃疡性龈炎临床表现与非 HIV 感染者十分相似,但病情较重,病势较凶。需结合血清学等检查来鉴别。

（3）坏死性溃疡性牙周炎（NUP）：可以是由于患者免疫力极度低下而从 NUG 迅速发展而成，也可能是在原有的慢性牙周炎基础上，NUG 加速和加重了病变。在 HIV 感染者中 NUP 的发生率为 4%～10%。NUP 患者的骨吸收和附着丧失特别重，有时甚至有死骨形成，但牙龈指数和菌斑指数并不一定相应地高，换言之，在局部因素和炎症并不太重，而牙周破坏迅速，且有坏死性龈病损的特征时，应引起警惕，注意寻找其全身背景。最近有学者报道 NUP 与机体免疫功能的极度降低有关，T 辅助细胞（CD4$^+$）的计数与附着丧失程度呈负相关。正常人的 CD4$^+$ 计数为 600～1000/mm^3，而 AIDS 合并 NUP 的患者则明显降低，可达 100/mm^3 以下，此种患者的短期病死率较高。严重者还可发展为坏死性溃疡性口炎。

AIDS 在口腔中的表现还有毛状白斑、白色念珠菌感染、复发性溃疡等，晚期可发生 Kaposi 肉瘤，其中约有 50% 可发生在牙龈上，必要时可做病理检查证实。

如上所述，LGE、NUG、NUP、白念感染等均可发生于正常的无 HIV 感染者，或其他免疫功能低下者。因此，不能仅凭上述临床症状就做出艾滋病的诊断。口腔科医师的责任是提高必要的警惕，对可疑的病例进行恰当和必要的化验检查以及转诊。

3.治疗

NUG 和 NUP 患者均可按常规进行牙周治疗，如局部清除牙石和菌斑，全身给予抗菌药。首选为甲硝唑 200mg，每日 3～4 次，共服 5～7 天，此药比较不容易引起继发的真菌感染。还需使用 0.12%～0.2% 的氯己定含漱液，其对细菌、真菌和病毒均有杀灭作用。治疗后，疼痛常可在 24～36 小时消失。LGE 对常规牙周治疗的反应较差，难以消失，常需全身使用抗生素。

五、牙周牙髓联合病变

牙周炎和牙髓根尖周病的发病因素和病理过程虽不完全相同，但牙周袋内和感染的牙髓内都存在以厌氧菌为主的混合感染，二者所引起的炎症和免疫反应有许多相似之处，其感染和病变可以互相扩散和影响，导致联合病变的发生。国际牙周病分类研讨会上对牙周牙髓联合病变的界定为："同一个牙并存着牙周病和牙髓病变，且互相融合连通。感染可源于牙髓，也可源于牙周，或两者独立发生，然而是相通的。"它们不同于单纯的牙槽脓肿，也不同于牙周脓肿。了解两者的相互关系和疾病的相互影响，对临床诊断和治疗设计有重要意义。

1.解剖学

牙髓组织和牙周组织在解剖学方面是互相沟通的，在组织发生学方面均来源于中胚叶或外中胚叶。两者之间存在着以下的交通途径。

（1）根尖孔：牙周组织和牙髓的重要通道。血管、神经和淋巴通过根尖孔互相通连，而感染和炎症也易交互扩散。

（2）根管侧支：在牙根发育形成过程中，Hertwig 上皮根鞘发生穿孔，使牙囊结缔组织与牙髓组织相通，形成根管的侧支（也称侧支根管）。这些侧支在牙成熟后，逐渐变窄或封闭，但仍有一部分残存下来。在乳牙和年轻恒牙中较多见，成年后也可有直径10～250μm 的侧支，数目不等。De Deus观察 1140 个离体牙，发现 27.4% 的牙根有根管侧支，以根尖 1/3 处最多，占总牙数的 17%。故在深牙周袋到达近根尖 1/3 处时，牙髓受影响的概率就大大增加。另外，在多根牙的根分叉区也有 20%～60% 的牙有侧支,有时同一个牙可有多个根管侧支。有学者报道,在狗的磨牙上造成人工牙髓炎,牙髓中的感染可通过髓室底处的副根管扩散到根分叉区,显微镜下看到与副根管开口处相应的牙周膜内有炎症细胞浸润及牙槽骨吸收。

(3)牙本质小管:正常的牙根表面有牙骨质覆盖,其通透性较低,但约有 10% 的牙在牙颈部无牙骨质覆盖,牙本质直接暴露。此外,牙颈部的牙骨质通常很薄,仅 15～60μm,很容易被刮除或被硬牙刷磨除,使下方的牙本质暴露。牙本质小管贯通牙本质的全层,其表面端的直径约 1μm,牙髓端为 2～3μm。菌斑细菌的毒性产物、药物及染料等均可双向渗透而互相影响。

(4)其他:某些解剖异常或病理情况如牙根纵裂、牙骨质发育不良等。

2.临床类型

(1)牙髓根尖周病对牙周组织的影响:生活的牙髓即使有炎症,一般也不引起明显的牙周破坏,可能仅引起根尖周围的牙周膜增宽或局限的阴影。有少数的牙髓坏死是无菌性的,它们一般不会引起明显的牙周病变。但大多数死髓牙均为感染性的,其中的细菌毒素及代谢产物可通过根尖孔或根管侧支引起根尖周围组织的病变或根分叉病变,这些病变可以急性发作形成牙槽脓肿。

①牙槽脓肿若得不到及时的根管引流,脓液可沿阻力较小的途径排出

A.多数情况下根尖部的脓液穿破根尖附近的骨膜到黏膜下,破溃排脓,形成相应处黏膜的瘘管或窦道,不涉及牙周组织。

B.少部分病例(多见于年轻恒牙和乳磨牙)脓液可沿阻力较小的途径向牙周组织排出。脓液向牙周引流的途径有二:一是沿牙周膜间隙向龈沟(袋)排脓,迅速形成单个、窄而深达根尖的牙周袋。多根牙也可在根分叉处形成窄而深的牙周袋,类似Ⅲ度根分叉病变。二是脓液由根尖周组织穿透附近的皮质骨到达骨膜下,掀起软组织向龈沟排出,形成较宽而深的牙周袋,但不能探到根尖。此种情况多见于颊侧。此时临床上见到的"牙周探诊深达根尖"实际是探到了根尖周的脓腔里,并非病理性牙周袋,而牙松动、牙槽骨密度降低等临床表现均是急性炎症所致的一过性表现。通过及时彻底的牙髓治疗,牙周组织即可迅速愈合,牙不松动,不遗留牙周病变。

C.牙槽脓肿反复发作且多次从牙周排脓而未得治疗,在炎症长期存在的情况下,终使牙周病变成立(有深牙周袋、骨吸收、牙可松动也可不松),此为真正的联合病变,有学者称此为逆行性牙周炎。治疗必须双管齐下。因此,不应将这种情况简单地诊断为牙槽脓肿。

上述 B、C 2 种情况在临床上易被诊断为牙周脓肿或单纯的牙槽脓肿,但仔细检查可发现如下特点:患牙无明显的牙槽嵴吸收,或虽有广泛的根尖周围骨密度降低,但在有些 X 线片上还能隐约见到牙槽嵴顶的影像,此为急性炎症所造成的骨密度降低;邻牙一般也无严重的牙周炎。

上述 B 情况,若患牙能在急性期及时得到牙髓治疗,除去感染源,则牙周病损能很快愈合,因为它只是一个排脓通道。但 C 情况因病情反复急性发作,牙周排脓处有牙龈上皮向根方增殖形成袋上皮,并有菌斑长入龈下,则牙周炎病变成立,表现为深牙周袋、出血溢脓、牙槽骨吸收、牙松动,可有黏膜瘘管、叩诊不适等,典型病例的 X 线片表现为根尖区阴影与牙槽嵴的吸收相连,形成典型的"烧瓶形"或"日晕圈"状病变,即阴影围绕根尖区并向牙槽嵴顶处逐渐

变窄。临床上见到有牙髓病变或不完善的牙髓治疗及修复体的牙,若有根尖区或根分叉区阴影及牙周袋,而其他部位无明显牙周病变者,也提示有牙髓源性的牙周牙髓联合病变的可能性。

②牙髓治疗过程中或治疗后造成的牙周病变也不少见,如根管壁侧穿或髓室底穿通、髓腔或根管内封入烈性药(砷制剂、戊二醛、塑化液、干髓剂等),均可通过根分叉区或根管侧支伤及牙周组织。

③根管治疗后的牙,有的可发生牙根纵裂,文献报道平均发生在根管治疗后 3.25 年(3 天至 14 年)。其原因多由于过度扩大根管、修复体的桩核不当、过大的 粉力、死髓牙的牙体发脆等。还有不少发生于活髓牙的牙根纵裂,也可伴发局限的深牙周袋和牙槽骨吸收。临床表现患牙有钝痛、咬合痛(尤其是局限于某一个牙尖的咬合痛)、窄而深的牙周袋。X 线片在早期可能仅见围绕牙根一侧或全长的牙周膜增宽,或窄的"日晕"状根尖阴影。活髓牙的根纵裂还可见到典型的根尖部根管影像变宽。根裂的患牙可反复发生牙周脓肿,出现窦道。本类型的共同特点:牙髓无活力,或活力异常;牙周袋和根分叉区病变局限于个别牙或牙的局限部位,邻牙的牙周基本正常或病变轻微;与根尖病变相连的牙周骨质破坏,呈烧瓶形。

(2)牙周病变对牙髓的影响

①逆行性牙髓炎:临床较常见。由于深牙周袋内的细菌、毒素通过根尖孔或根尖 1/3 处的根管侧支进入牙髓,先引起根尖 1/3 处的牙髓充血和发炎,以后,局限的慢性牙髓炎可急性发作,表现为典型的急性牙髓炎。临床检查时可见患牙有深达根尖区的牙周袋或严重的牙龈退缩,牙一般松动达Ⅱ度以上。牙髓有明显的激发痛等,诊断并不困难。

②长期存在的牙周病变:袋内的毒素可通过牙本质小管或根管侧支对牙髓造成慢性、小量的刺激,轻者引起修复性牙本质形成,重者或持久后可引起牙髓的慢性炎症、变性、钙化甚至坏死。国内有学者报道因牙周炎拔除的无龋牙中,64％有牙髓的炎症或坏死,牙髓病变程度及发生率与牙周袋的深度成正比,其中临床表现牙髓活力迟钝的牙,80.6％已有牙髓的炎症或坏死,这些牙可能一时尚未表现出牙髓症状,但实际已发生病变。

③牙周治疗对牙髓也可产生一定影响:根面刮治和平整时,将牙根表面的牙骨质刮去,常使牙本质暴露,造成根面敏感和牙髓的反应性改变。牙周袋内或根面的用药,如复方碘液、碘酚、枸橼酸等均可通过根管侧支或牙本质小管刺激牙髓,但一般情况下,牙髓的反应常较局限且为慢性,临床无明显症状。

(3)牙周病变与牙髓病变并存:这是指发生于同一个牙上各自独立的牙髓和牙周病变。当病变发展到严重阶段时,例如牙髓病变扩延到一个原已存在的牙周袋,使两者互相融合和影响,可将这种情况称为"真正的联合病变"。

3.治疗

有牙周牙髓联合病变时,应尽量找出原发病变,积极地处理牙周、牙髓 2 方面的病灶,彻底消除感染源。牙髓根尖周的病损经彻底、正规的根管治疗后大多预后较好;而牙周病损疗效的预测性则不如牙髓病。因此,牙周牙髓联合病变的预后在很大程度上取决于牙周病损的预后。只要牙周破坏不太严重,牙不是太松动,治疗并保留患牙的机会还是较大的。

(1)由牙髓根尖病变引起牙周病变的患牙,牙髓多已坏死或大部坏死,应尽早进行根管治疗。病程短者,单纯进行根管治疗后,牙周病变即可完全愈合。若病程长久,牙周袋已存在多时,则应在拔髓和根管内封药后,同时或尽快开始常规的牙周治疗,消除袋内的感染,促使牙周组织愈合。较合理的顺序是,清除作为感染源的牙髓→清除牙周袋内的感染→做完善的根管充填。应强调对此种患牙的牙髓治疗务求彻底消除感染源,并严密封闭根管系统,做完善的根管充填。在上述双重治疗后,可观察 3～6 个月,以待根尖和牙周骨质修复。若数月后骨质仍无修复,或牙周袋仍深且炎症不能控制,可再行进一步的牙周治疗如翻瓣术等。本型的预后一般较好,根尖和牙周病变常能在数月内愈合。

(2)有的患牙在就诊时已有深牙周袋,而牙髓尚有较好的活力,则也可先行牙周治疗,消除袋内感染,必要时进行牙周翻瓣手术和调殆,以待牙周病变愈合。但对一些病程长且反复急性发作、袋很深、根分叉区受累的患牙,或虽经彻底的牙周治疗仍效果不佳者,应采用多种手段检测牙髓的活力,以确定是否进行牙髓治疗。然而,应指出的是,牙髓活力测验的结果仅能作为参考依据,因为"活力测验"的结果实际上只反映牙髓对温度、电流等刺激的反应能力,而不一定反映其生活力。尤其在多根牙,可能某一根髓已坏死,而其他根髓仍生活,此时该牙对活力测验可能仍有反应;有些牙髓存在慢性炎症或变性,甚至局部发生坏死,但仍可对温度或电流有反应性。因此,对牙周袋较深而牙髓活力虽尚存但已迟钝的牙齿,不宜过于保守,应同时做牙髓治疗,这有利于牙周病变的愈合。然而,这方面的观点有分歧,有的学者认为在前牙有 X 线片显示垂直吸收达根尖周者,决定治疗方案的唯一依据是牙髓活力测验,若牙髓有活力,则只需做牙周治疗,包括翻瓣手术。

(3)逆行性牙髓炎的患牙能否保留,主要取决于该牙牙周病变的程度和牙周治疗的预后。若牙周袋能消除或变浅,病变能得到控制,则可先做牙髓治疗,同时开始牙周炎的一系列治疗。若多根牙只有 1 个牙根有深牙周袋引起的牙髓炎,且患牙不太松动,则可在根管治疗和牙周炎症控制后,将患根截除,保留患牙。若牙周病变已十分严重,不易彻底控制炎症,或患牙过于松动,则可直接拔牙止痛。

总之,应尽量查清病源,以确定治疗的主次。在不能确定的情况下,死髓牙先做根管治疗,配合牙周治疗;活髓牙则先做系统的牙周治疗和调殆,若疗效不佳,则视情况行牙髓治疗。

六、牙周脓肿

牙周脓肿并非独立的疾病,而是牙周炎发展到晚期,出现深牙周袋后的一个较常见的伴发症状。它是位于牙周袋壁或深部牙周结缔组织中的局限性化脓性炎症,一般为急性过程,也可有慢性牙周脓肿。

1.病因

(1)深牙周袋内壁的化脓性炎症向深部结缔组织扩展,而脓液不能向袋内排出时,即形成袋壁软组织内的脓肿。

(2)迂回曲折的、涉及多个牙面的复杂型深牙周袋,脓性渗出物不能顺利引流,特别是累及根分叉区时。

(3)洁治或刮治时,动作粗暴,将牙石碎片推入牙周袋深部组织,或损伤牙龈组织。

(4)深牙周袋的刮治术不彻底,袋口虽然紧缩,但袋底处的炎症仍然存在,且得不到引流。

(5)有牙周炎的患牙(或无牙周袋的牙)遭受创伤,或牙髓治疗时根管及髓室底侧穿、牙根纵裂等,有时也可引起牙周脓肿。

(6)机体免疫力下降或有严重全身疾病,如糖尿病等,易发生牙周脓肿。

2.病理

在牙周袋壁内有大量生活的或坏死的中性多形核白细胞积聚。坏死的白细胞释出多种蛋白水解酶,使周围的细胞和组织坏死、溶解,形成脓液,位于脓肿的中心。在脓液周围有急性炎症区,表面的上皮高度水肿,并有大量白细胞进入上皮。有学者报告在脓肿的组织中有革兰氏阴性厌氧菌入侵,优势菌为牙龈卟啉单胞菌、中间普氏菌、具核梭杆菌、螺旋体等。

3.临床表现

牙周脓肿一般为急性过程,并且可自行破溃排脓和消退,但若不积极治疗,或反复急性发作,可成为慢性牙周脓肿。

急性牙周脓肿发病突然,在患牙的唇颊侧或舌腭侧牙龈形成椭圆形或半球状的肿胀突起。牙龈发红、水肿,表面光亮。脓肿的早期,炎症浸润广泛,使组织张力较大,疼痛较明显,可有搏动性疼痛;因牙周膜水肿而使患牙有"浮起感",叩痛,松动明显。脓肿的后期,脓液局限,脓肿表面较软,扪诊可有波动感,疼痛稍减轻,此时轻压牙龈可有脓液自袋内流出,或脓肿自行从表面破溃,肿胀消退。

急性牙周脓肿患者一般无明显的全身症状,可有局部淋巴结大,或白细胞轻度增多。脓肿可以发生在单个牙,也可同时发生于多个牙,或此起彼伏。此种多发性牙周脓肿时,患者十分痛苦,也常伴有较明显的全身不适。

慢性牙周脓肿常为急性期过后未及时治疗,或反复急性发作所致。一般无明显症状,可见牙龈表面有窦道开口,开口处可以平坦,需仔细检查才可见有针尖大的开口;也可呈肉芽组织增生的开口,压时有少许脓液流出。叩痛不明显,有时可有咬合不适感。

4.鉴别诊断

牙周脓肿的诊断应联系病史和临床表现,并参考 X 线片。主要应与牙龈脓肿和牙槽脓肿相鉴别。

(1)牙周脓肿与牙龈脓肿的鉴别:牙龈脓肿仅局限于龈乳头及龈缘,呈局限性肿胀,无牙周炎的病史,无牙周袋,X 线片无牙槽骨吸收。一般有异物刺入牙龈等明显的刺激因素,在除去异物,排脓引流后不需其他处理。牙周脓肿是牙周支持组织的局限性化脓性炎症,有较深的牙周袋,X 线片可显示牙槽骨吸收,在慢性牙周脓肿,还可见到牙周和根侧或根尖周弥漫的骨质破坏。

(2)牙周脓肿与牙槽脓肿的鉴别:两者的感染来源和炎症扩散途径不同,因此,临床上表现如下的区别(表 2-5-1)。

表 2-5-1　牙周脓肿与牙槽脓肿的鉴别

症状与体征	牙周脓肿	牙槽脓肿
感染来源	牙周袋	牙髓病或根尖周病变

症状与体征	牙周脓肿	牙槽脓肿
牙周袋	有	一般无
牙体情况	一般无龋	有龋齿或非龋疾病，或修复体
牙髓活力	有	无
脓肿部位	局限于牙周袋壁，较近龈缘	范围较弥漫，中心位于龈颊沟附近
疼痛程度	相对较轻	较重
牙松动度	松动明显，消肿后仍松动	松动较轻，但也可十分松动。治愈后牙恢复稳固
叩痛	相对较轻	很重
X线像	牙槽骨嵴有破坏，可有骨下袋	根尖周可有骨质破坏，也可无
病程	相对较短，一般3～4天可自溃	相对较长。脓液从根尖周向黏膜排出需5～6天

表 2-5-1 所列只是一般情况下的鉴别原则，有些时候两者容易混淆。如牙周牙髓联合病变时，根尖周炎症可向牙龈沟内排脓；长期存在的深牙周袋中的感染可逆行性引起牙髓坏死；牙周炎症兼有殆创伤时，即可形成窄而深的牙周袋，又可影响根尖孔区的血供而致牙髓坏死；有的牙周脓肿可以范围较大，波及龈颊移行沟处，或因脓肿张力较大，探诊时疼痛严重，使牙周袋不易发现和探入，易被误诊为牙槽脓肿；有些慢性牙槽脓肿形成的瘘口位于靠近龈缘处，易误诊为牙周脓肿等。有时用牙胶尖插入瘘口，摄X线片可根据牙胶尖走行方向来判断脓肿部位是在根尖周围还是在牙周袋软组织内。总之，两者的鉴别诊断应依靠仔细地询问病史，牙体、牙髓和牙周组织的检查及X线片的综合分析。

5.治疗

急性牙周脓肿的治疗原则是镇痛、防止感染扩散，以及使脓液引流。在脓肿初期脓液尚未形成前，可清除大块牙石，冲洗牙周袋，将防腐抗菌药放进袋内，必要时全身给予抗生素或支持疗法。当脓液形成且局限，出现波动时，可根据脓肿的部位及表面黏膜的厚薄，选择从牙周袋内或牙龈表面引流。前者可用尖探针从袋内壁刺入脓腔；后者可在表面麻醉下，用尖刀片切开脓肿达深部，以使脓液充分引流。切开后应彻底冲洗脓腔，然后敷防腐抗菌药物。过早地切开引流会造成创口流血过多和疼痛。切开引流后的数日内应嘱患者用盐水或氯己定等含漱。对于患牙挺出而咬合接触疼痛者，可将明显的早接触点调磨，使患牙获得迅速恢复的机会。

慢性牙周脓肿可在洁治的基础上直接进行牙周手术。根据不同情况，做脓肿切除术，或翻瓣手术。有学者报道在急性阶段脓液引流后的短期内，可尽早进行翻瓣术，因为急性炎症改变了组织的代谢，有利于骨的新生，此时进行手术有利于术后组织的修复和愈合，形成新附着的概率较高。

七、牙周炎其他伴发病变

（一）根分叉病变

根分叉病变是指牙周炎的病变波及多根牙的根分叉区，在该处出现牙周袋、附着丧失和牙槽骨破坏,可发生于任何类型的牙周炎。下颌第一磨牙的发生率最高,上颌前磨牙最低。发生率随年龄增大而上升。

1.病因

(1)本病是牙周炎向深部发展的一个阶段,其主要病因仍是菌斑微生物。只是根分叉区一旦暴露,该处的菌斑控制和牙石清除十分困难,将使病变加速或加重发展,不易控制。

(2)𬌗创伤是本病的一个促进因素。因为根分叉区是对𬌗力敏感的部位,一旦牙龈的炎症进入该区,组织的破坏会加速进行,常造成凹坑状或垂直骨吸收。尤其是病变局限于1个牙或单一牙根时,更应考虑𬌗创伤的因素。

(3)牙根的解剖形态

①根柱的长度:多根牙的牙根由根柱和根锥体2部分构成。根柱是指牙根尚未分叉的部分,其长度为从釉牙骨质界至2根分开处的距离。在同一个牙上,各个牙面的根柱长度不同,也就是说分叉的位置可以在不同高度。以上颌第一磨牙为例,近中面的根柱约长3mm,颊侧为3.5mm,而远中面则约为5mm。下颌第一磨牙的颊侧根柱比舌侧短。根柱较短的牙,根分叉的开口离牙颈部近,一旦发生牙周炎,较易发生根分叉病变;而根柱长者(例如40%的上颌第一前磨牙可有颊舌二根,其根分叉可以在近根尖1/3处)则不易发生根分叉病变,但一旦发生则治疗较困难。

②根分叉开口处的宽度及分叉角度:牙根分叉的角度由第一磨牙向第二磨牙和第三磨牙依次减小。分叉开口处的宽度差异较大,Bower报道有58%的第一磨牙根分叉开口处的宽度<0.75mm,尤以颊侧为著,一般龈下刮治器的宽度为0.75mm,难以进入分叉区内。

③根面的外形:上颌磨牙的近中颊根和下颌磨牙的近中根均为扁根,其颊舌径明显地大于近远中径,它们向着根分叉的一面常有沿冠根方向的犁沟状的凹陷,牙根的横断面呈"沙漏状",其他牙根也可有程度不同的凹陷。一旦发生根分叉病变,牙根上的沟状凹陷处较难清洁。

(4)牙颈部的釉质突起:约有40%的多根牙在牙颈部有釉质突起(也称釉突),多见于磨牙的颊面,约13%的牙釉突较长,伸进分叉区甚至到达根分叉顶部。该处无牙周膜附着,仅有结合上皮,故在牙龈有炎症时,该处易形成牙周袋。有学者报道患根分叉病变的磨牙中,59.2%有釉突,而健康的对照牙中仅9.8%有釉突。

(5)磨牙牙髓的感染和炎症:可通过髓室底处的副根管扩散蔓延到根分叉区,造成该处的骨吸收和牙周袋。

2.病理

根分叉区的组织病理改变并无特殊性,与慢性牙周炎相同。牙周袋壁有慢性炎症,骨吸收可为水平型或垂直型。牙根表面有牙石、菌斑,也可见到有牙根吸收或根面龋。

3.临床表现

正常情况下,根分叉区充满着牙槽骨间隔,从龈沟内是探不到分叉区的,一旦牙周袋和骨吸收波及根分叉区,便可从临床上探查到。主要根据探诊和X线片来判断病变的程度。Glickman将其分为4度,此种分类法有利于指导治疗和判断预后。

Ⅰ度:属于病变早期。根分叉区的骨质吸收很轻微,虽然从牙周袋内已能探到根分叉的外形,但尚不能水平探入分叉内,牙周袋属于骨上袋。由于骨质吸收轻微,通常在X线片上看不到改变。

Ⅱ度:在多根牙的1个或1个以上的分叉区内已有骨吸收,但尚未与对侧相通,因为根分叉区内尚有部分牙槽骨和牙周膜存在。用牙周探针或弯探针可从水平方向部分地进入分叉区内,有时还可伴有垂直吸收或凹坑状吸收,增加了治疗的难度。X线片一般仅显示分叉区的牙周膜增宽,或骨质密度有小范围的降低。

Ⅲ度:根分叉区的牙槽骨全部吸收,形成"贯通性"病变,探针能水平通过分叉区,但它仍被牙周袋软组织覆盖而未直接暴露于口腔。下颌磨牙的Ⅲ度病变在X线片上可见完全的透影区,但有时会因牙根靠近或外斜线的重叠而使病变不明显。Ⅲ度病变也可存在垂直型的骨吸收。

Ⅳ度:根间骨隔完全破坏,且牙龈退缩而使病变的根分叉区完全暴露于口腔。X线片所见与Ⅲ度病变相似。

另一种分度法是Hamp等提出的,它根据水平探诊根分叉区骨破坏的程度来分度。

Ⅰ度:用探针能水平探入根分叉区,探入深度未超过牙齿宽度的1/3。

Ⅱ度:根分叉区骨质的水平性破坏已超过牙宽度的1/3,但尚未与对侧贯通。

Ⅲ度:根分叉区骨质已有"贯通性"的破坏。探针已能畅通。

上颌磨牙的颊侧以及下颌磨牙的颊、舌侧分叉一般较易探查,但上颌磨牙邻面的分叉病变较难探测,且开口偏腭侧,可用弯探针从腭侧进入,分别探测近中腭分叉及远中腭分叉。有时因邻牙的干扰,难以准确区分Ⅱ度和Ⅲ度病变,需在翻瓣术中确诊,X线片只能起辅佐作用。总的说来,X线片所见的病变总是比临床实际要轻些,这是投照角度、组织影像重叠以及骨质破坏形态复杂所造成的。例如,在上颌磨牙颊侧根分叉区的病变常因与腭根重叠而不被显示。必要时可改变投照角度,以助诊断。

根分叉区易存积菌斑,故该处的牙周袋常有明显的炎症或溢脓,但有时表面似乎正常,而袋内壁却有炎症,探诊后出血常能提示深部存在炎症。当治疗不彻底或其他原因使袋内引流不畅时,可能发生急性牙周脓肿。

当病变使牙根暴露或发生根面龋或牙髓受累时,患牙常可出现对温度敏感直至自发痛等症状。早期牙尚不松动,晚期可出现牙齿松动。

4.治疗

根分叉区病变的治疗原则与单根牙病变基本一致,但由于分叉区的解剖特点,如分叉的形态,2根(或3根)之间过于靠拢而妨碍刮治器械的进入,根面的凹沟,骨破坏形态的复杂性等因素,使分叉区的刮治难度大大提高,疗效也受到一定影响。治疗的目标有三:一是清除根分叉病变区内牙根面上的牙石、菌斑,控制炎症;二是通过手术等方法,形成一个有利于患者自我控制菌斑并长期保持疗效的局部解剖外形,阻止病变加重;三是对早期病变,争取有一定程度的牙周组织再生,这方面尚有一定难度。

(1)Ⅰ度病变:牙周袋一般不太深,且为骨上袋。若根分叉相应处牙槽骨的外形尚佳,则仅做龈下刮治使牙周袋变浅即可。若袋较深,且牙槽骨隆突,不符合生理外形,易造成局部菌斑堆积,则应在基础治疗后,行翻瓣手术消除牙周袋和修整骨外形,以达到上述第2项目标。

(2)Ⅱ度病变:根据骨破坏的程度、牙周袋的深度及有无牙龈退缩等条件,选用如下治疗方法。

①对骨质破坏不太多，根柱较长，牙龈能充分覆盖根分叉开口处的下颌磨牙Ⅱ度病变，可以在翻瓣术清除根面牙石及病变区肉芽组织后，以自体骨或人工骨制品填入分叉区，还可加用屏障性膜，然后将龈瓣复位至原高度，完全覆盖根分叉开口处，并严密缝合。此法也可适用于上颌磨牙的颊侧病变，其目的是获得根分叉处的牙周组织再生，形成新的附着。虽然成功率和再生组织的量尚有待提高，但前景看好。

②对于骨质破坏较多、牙龈有退缩，术后难以完全覆盖分叉区者，可以做根向复位瓣手术和骨成形术，术后使根分叉区充分暴露，有利于患者控制菌斑。一般不宜只做牙周袋切除术，因为会使该区的附着龈变窄，而且切除后牙龈因保持生物学宽度而仍易重新长高，使牙周袋复发而再度覆盖根分叉区。有学者主张做牙成形术，磨除牙颈部牙冠过突处和釉质突起，或隧道形成术在根柱较短的下颌磨牙根分叉处磨除部分牙体组织，以扩大根分叉开口处。但该两法应慎用，因易造成牙齿敏感和根面龋。

（3）Ⅲ度和Ⅳ度病变：治疗目的是使根分叉区充分暴露，以利于菌斑控制。颊侧的深牙周袋若有足够宽的附着龈，可行袋壁切除术；若附着龈较窄，则应行翻瓣术。在刮净根面及修整骨缺损后，将龈瓣根向复位并缝合于牙槽嵴水平，下颌牙的舌侧一般可切除袋壁。

若多根牙仅有1个根病变较重，有深牙周袋和骨吸收，另一个或2个根病情较轻，且患牙尚不太松动，则可在翻瓣术中将该患根截除，使根分叉区充分暴露，余留的牙根得以彻底清洁，该处的深牙周袋也可消除。截根术对上颌磨牙颊根的病变效果甚佳。下颌磨牙当根分叉区病变较重，而近、远中根分别还有一定的支持组织时，也可用分根术，将患牙分割为近中和远中2个"单根牙"。然后分别做冠或做连冠修复，可取得较好的治疗效果。若某一根病变已严重，另一根尚好，则可行半牙切除术，将严重的一半连冠带根一起摘除，保留另一半侧。

在做截根术、分根术或半牙切除术前，均应先做完善的根管治疗，还应进行调𬌗，以减轻患牙的咬合负担。多数患牙在术后还要以冠、桥等修复，这些修复体应根据牙的特点设计，以符合保护牙周组织的要求。半个世纪前，人们普遍认为根分叉病变的患牙由于疗效不佳，应给予拔除。但由于上述治疗方法的建立，使很多患牙得以保存并长期行使功能。

（二）牙龈退缩

牙龈退缩是指牙龈缘向釉牙骨质界的根方退缩致使牙根暴露。在严重的牙龈退缩处当然也发生牙槽骨相应的吸收。此临床现象相当多见，尤其在老年人中更为普遍。过去将它称为牙周萎缩，认为是生理性的增龄变化或病理现象，然而所谓"萎缩"是指组织、器官或其细胞成分在达到正常成熟之后，又减退、缩小，并失去其应有的功能。牙龈退缩并不属于此范畴，也不一定是增龄变化，因为有证据表明一些牙周健康的高龄者并不发生牙龈退缩。因此，目前已不再使用牙龈萎缩一词。有学者估计成年人的健康牙周组织也有缓慢而微小的附着丧失，每10年约为0.17mm，到70岁时，牙周组织的退缩仅为0.5mm，临床上不易察觉，且无症状。这可能是由于牙周组织长期受到各种机械性损伤、刺激的作用累积而造成的。

牙龈退缩有各方面的原因，常见的情况如下。

（1）刷牙不当：使用的牙刷过硬、牙膏中摩擦剂的颗粒太粗、拉锯式的横刷法等。多见于牙弓弯曲处，如尖牙、前磨牙部位，因这些牙根较突出，唇（颊）侧骨板较薄，易因机械摩擦而发生牙槽骨的吸收及牙龈退缩。

(2)不良修复体:如低位卡环、基托边缘压迫龈缘等。有学者报道全冠边缘进入龈缘以下者,比起冠缘位于龈缘以上者更易发生龈缘的炎症和牙龈退缩。

(3)解剖因素:牙的唇(颊)向错位使唇侧牙槽骨板很薄,甚至有骨开窗或骨开裂,在受到殆创伤或正畸加力时,骨板很容易吸收,并随即发生牙龈退缩。有学者认为附着龈过窄和唇、颊系带的高位附着也是牙龈退缩的原因之一,但也有学者根据临床试验或动物实验的结果予以否认,这可能与牙龈是否同时存在菌斑所引起的炎症有关,在炎症存在的情况下,较易发生牙龈退缩。还有学者认为牙龈结缔组织的厚度有重要关系,在不利因素存在的条件下,较薄的牙龈容易发生退缩。

(4)正畸力与殆力:在牙受到过度的咬合力时,或正畸治疗中使牙向唇颊向移动时,常易发生牙龈退缩,这也是与唇侧骨板和牙龈组织较薄有关。有学者报道当牙在牙槽突范围内移动或向舌侧移动时,较少发生牙龈退缩,若向唇侧移动范围超过牙槽突时,牙龈结缔组织的厚度就相当重要了。因此,在正畸治疗开始前,应仔细检查受力牙部位的牙龈组织及骨的质量。

(5)牙周炎治疗后:牙周炎经过治疗后,炎症消退,牙周袋壁退缩,或牙周手术切除牙周袋,致使牙根暴露。

轻度、均匀的牙龈退缩一般无症状,不需处理。若牙龈退缩持续进展,则应仔细寻找原因,并针对原因进行治疗,如改变刷牙习惯、改正不良修复体、调整咬合力或正畸力等。无论有无明确的原因,一旦发生较广泛的牙龈退缩后,较难使其再生而恢复原有的高度,治疗主要是防止其加重。

对于个别牙或少数前牙的牙龈退缩而影响美观者,可用侧向转位瓣手术、游离龈瓣移植术、结缔组织移植等膜龈手术来覆盖暴露的根面。牙槽骨板太薄或骨裂开者,也可用引导性骨再生(GBR)手术来治疗。

(三)牙根敏感及根面龋

牙根表面覆盖着牙骨质,其中无神经、无血管,因此,理论上讲,即使牙根暴露在口腔中,对外界刺激也是不会发生疼痛反应的。然而由于牙颈部的牙骨质很薄(一般厚 $16\sim50\mu m$),而且有约 10% 的牙颈部缺乏牙骨质覆盖,加上在牙周刮治过程中,常将根面的牙骨质刮除,使牙本质直接暴露于牙周袋内或口腔内,会使温度、机械或化学刺激等直接通过牙本质小管传入牙髓,产生敏感症状。此种症状常在洁治术或龈下刮治术后的当天即发生,这种疼痛是激发性的,且每次持续时间极短,刺激除去后,疼痛即消失。随着髓腔内相应部位的修复性牙本质形成,这种敏感症状大多能逐渐消失,时间 2 周至 1 个月。根据患者个体敏感性、刮治操作的程度,症状的轻重程度也不同。有的患者有咬合创伤或原本已有牙髓病变,则症状可能更明显些。一般情况下,牙周治疗后一过性的牙根敏感不需特殊处理,应事先向患者解释清楚。少数症状严重、影响进食者,可用氟化钠糊剂(或 2% 溶液)、含钾的制剂等局部涂布,含氟矿化液含漱等,尽量避免使用烈性脱敏药物。

牙龈退缩的结果会使牙根暴露,当伴有牙龈乳头的退缩时,牙间隙增大,常导致水平型食物嵌塞。若不及时取出食物或患者未进行适当的邻面菌斑控制,则暴露的牙根面容易发生根面龋,有时甚至是环状龋,多发生于口腔卫生不良的老年牙周炎患者。1995 年我国第二次全国口腔健康流行病学调查的结果表明,35～44 岁人群中牙龈退缩的发生率为 82.12％,人均 15.05 个患牙,人均有根面龋 0.08 个;65～74 岁的人群患牙龈退缩者占 97.24％,人均患牙 16.98 个,有根面龋 0.45 个。根面龋的预防主要是良好的菌斑控制,可建议患者使用牙间隙刷、牙线、牙签等工具。此外,医生在对深牙周袋治疗时应尽量采用保留牙龈高度促使牙周组织再生的方法,减少牙根面的暴露。

第六节 牙周病的治疗

一、基础治疗

牙周组织病的基础治疗是每位牙周组织病患者都适用的最基本的治疗,目的是消除致病因素,使炎症减轻到最低程度,并为下一阶段的治疗做准备。

(一)菌斑控制

菌斑控制是用物理或化学的方法消除或阻止菌斑的形成,控制牙周的炎症,从而恢复牙周的健康和维持牙周治疗的效果。菌斑控制是治疗和预防牙周组织病的必需措施,是牙周组织病基础治疗的重点。菌斑控制的方法包括机械和化学的方法,以机械方法清除菌斑效果较好。

1.刷牙

刷牙是自我清除菌斑的主要手段,一般主张每天早晚各刷一次,清除菌斑的重点为龈沟附近和邻间隙。刷牙方法有很多,以水平颤动法和竖转动法较常用。

2.邻面清洁措施

用于清除牙面邻面余留的菌斑。

(1)牙线:对清除牙邻面的菌斑很有效,尤其对牙间乳头无明显退缩的牙间隙最为适用。

(2)牙签:在牙周治疗后牙间乳头退缩或牙间隙增大的情况下,可用牙签来清洁邻面菌斑和根分叉区。对于无牙龈乳头退缩者,不宜使用牙签。

(3)牙间隙刷:专刷牙间隙牙(根)面的菌斑,适用于牙龈退缩、根分叉贯通性病变及牙邻面外形不规则或有凹面的患牙。

3.化学药物控制菌斑

用有效的化学药物来抑制菌斑的形成或杀灭菌斑中的细菌。

(二)龈上洁治术

龈上洁治是指用洁治器械去除龈上菌斑、牙石和色渍并磨光牙面,以延迟菌斑和牙石再沉积。龈上洁治术是去除龈上菌斑和牙石的最有效方法,是治疗牙龈炎和牙周炎的最基本措施。

其适应证为:①牙龈炎:洁治术是牙龈炎的主要治疗方法,洁治后绝大多数慢性牙龈炎患者可以治愈。②牙周炎:洁治术是牙周炎治疗的第一步,牙周炎是在洁治术的基础上再做龈下刮治术及其他治疗的。洁治术是各型牙周组织病最基本的治疗方法。③预防性洁治:定期(半年至一年)做洁治以除去未曾清除干净的菌斑、牙石,是维持牙周健康、预防龈炎和牙周炎发生或复发的重要措施。④口腔内其他治疗前的准备：如修复缺失牙，在取印模前先做洁治，印模更准确，义齿更合适。正畸前或期间做洁治可消除原有的牙龈炎，并预防正畸过程中发生龈炎。

目前，用于龈上洁治的器械有手用洁治器和超声洁治器。

1.手用器械洁治术

手用洁治器需依靠手腕的力量来刮除菌斑、牙石，比较费时费力，手工洁治是基本的方法，是牙周专业医师的基本功。

（1）洁治器结构与分类：基本结构分为工作端、颈部、柄部。有以下几种类型。

①镰形洁治器：工作端的外形如镰刀，刀口的横断面为等腰三角形，使用的有效刀刃是镰刀前端的两侧刃口。适宜刮除牙齿各个面的菌斑、牙石，较细的尖端可伸进牙周袋内，刮除浅在的龈下牙石。前、后牙各2件，前牙镰形器的工作头呈直角形或大弯形，工作端与柄呈直线。后牙镰形器在颈部呈现2个角度，似牛角形，左右成对，方向相反。

②锄形洁治器：工作端外形如锄，左右成对，为线形单侧刃，呈锐角，使用时锐角置于牙石下方的龈沟内，主要用于去除光滑面上的菌斑、牙石、色渍等。

③磨光器：有橡皮杯、杯状刷、细砂纸片等，可将洁治后的牙面打磨光滑。

（2）基本方法

①器械执握方法：改良握笔式握持洁治器，将洁治器的颈部紧贴中指腹（而不是中指的侧面），示指弯曲位于中指上方，握持器械柄部，拇指腹紧贴柄的另一侧，并位于中指和示指指端之间约1/2处。这样拇指、示指、中指三指构成一个三角形力点，有利于稳固地握持器械，并能灵活转动器械的角度。

②支点：以中指与无名指贴紧一起共同为支点或以中指为支点。将指腹放在邻近牙齿上，支点位置应尽量靠近被洁治的牙齿，并随洁治部位的变动而移动。除此之外，口内支点还有同颌对侧支点、对颌牙支点、指-指支点。指-指支点是将左手的示指或拇指深入口内，供右手中指和无名指作支点。还可采用口外支点，此时，应尽量采用多个手指的指腹或指背靠在面部，以增加稳定性。

③器械的放置和角度：将洁治器尖端1～2mm的工作刃紧贴牙面，放入牙石的根方，洁治器面与牙面角应<90°，>45°，以80°左右为宜。注意，紧贴牙面的是工作刃尖端，而不是工作刃的中部，这样才能避免损伤牙龈。

④除牙石的用力动作：握紧器械，向牙面施加侧向压力，再通过前臂和腕部的上下移动或转动发力，力通过手部以支点为中心的转动而传至器械，从而将牙石整体向冠方刮除，避免层层刮削牙石。用力的方向一般是向冠方，也可以是斜向或水平方向。用力方式主要是前臂-腕部转动发力。单纯用指力来拉动工作刃，动作比较精细，易于控制，但易使指部肌肉疲劳，不能持久，一般只用于轴角处或窄根的唇舌面。必要时可辅助使用推力。

⑤器械的移动：完成一次洁治动作后，移动器械至下一个洁治部位，部位之间要有连续性，即每一次动作应与上一次动作部位有所重叠。当洁治工作从颊（或舌）面移向邻面时：应靠拇指推或拉的动作来转动洁治器柄，使工作端的尖端始终接触牙面，避免刺伤牙龈。

⑥分区进行：将全口牙分为上下颌的前牙及后牙左右侧6个区段，逐区进行洁治。

⑦检查：用探针仔细检查龈沟、邻面，有无残留牙石、牙龈有无损伤和渗血，若有则进行相应的处理。

⑧磨光：全口牙洁治完毕后，将磨光器（橡皮杯轮或杯状刷）安置在低速手机上，邻面以细纸砂片，蘸磨光砂或磨光膏等磨光牙面。

⑨冲洗、上药：3％过氧化氢溶液冲洗、漱口，擦干后上2％碘甘油于龈沟或牙周袋内。

2.超声器械洁治术

超声波洁牙机是一种高效去除牙石的设备，超声波洁治已广泛应用于临床。该法省时、省力且效果好，尤其对去除大块龈上牙石效果较好。

（1）洁牙机主要结构及原理：超声波洁牙机由超声波发生器（主机）与换能器（手机）组成。工作原理是将高频电能转换成超声振动能，通过换能器上工作头的高频振荡去除菌斑和牙石。每台超声波洁牙机配有多种工作头，如扁平形、尖圆形、细线形等，可依据牙石的部位和大小来选择更换。其喷水装置能减少工作头产热、冲洗牙面。

（2）操作方法

①手机及工作头的消毒：一人一机，防止交叉感染。

②排水、冲洗：每次使用前拆下手机，打开水阀流水冲洗2分钟以上，以排除管中积水的大量细菌，防止空气污染。

③调整椅位、光源并进行口内消毒：上颌𬌗平面与地面呈45°～60°，下颌𬌗平面与地面平行。让患者用3％过氧化氢或0.2％洗必泰溶液含漱1分钟，然后用清水漱口，并在洁治区涂布1％碘酊。

④开机及调节功率：术者踩动开关，检查手机是否有喷水、工作头是否振动并使喷水呈雾状，若无喷雾则不能工作。根据牙石多少适当调节输出功率，过大功率可造成牙面损伤，过小则效率低。

⑤开始工作：洁治时以握笔式将手机工作头前部侧缘对着牙面，与牙面平行或呈<15°角，轻触牙石下方，且有支点，来回移动，利用工作头顶端的超声振动击碎并震落牙石。按一定顺序去除全口牙的牙石，避免遗漏。

⑥漱口并检查：嘱患者漱口，将牙石漱去。探针仔细检查，必要时用手用洁治器去除遗漏的菌斑、牙石。

⑦洁治后处理：牙面抛光、冲洗、上药。

（3）注意事项

①超声洁治术禁用于放置心脏起搏器的患者。

②不宜用于传染性疾病患者，如肝炎、肺结核、艾滋病等。

③工作时工作头只能震击在牙石或烟斑上，不宜在牙釉质或牙骨质表面反复操作，不要施过大压力。要不断地移动工作头，不能将工作头停留在某一点，也不能将工作头垂直放于牙面。

④医护人员应有一定防护措施，如戴口罩、帽子、眼罩、手套等。

⑤消毒所使用的器械，避免交叉感染。

（三）龈下刮治术及根面平整术

龈下刮治术是用比较精细的龈下刮治器刮除位于牙周袋内牙根面上的菌斑和牙石。在做龈下刮治时，必须同时刮除牙根表面感染的病变牙骨质及嵌入其内的牙石，使刮治后的牙根面光滑平整，以利于牙周新附着形成，此即根面平整术。龈下刮治术也有超声波刮治和手工刮治2种方法。超声刮治法基本同超声龈上洁治术，只是术前要先探明牙周袋深度与形态、根面及根分叉情况、牙石部位与多少，选用龈下工作头操作时应使工作头与根面平行，以中低档功率做水平向有重叠的迂回运动，从根方逐渐移向冠方。以下主要介绍手用器械及操作方法。

1.器械及用途

（1）尖探针：探查龈下牙石的数量、位置。

（2）牙周探针：有刻度、钝头，可探测牙周袋位置及深浅。

（3）刮治器：常用匙形刮治器，工作端为匙形，工作刃位于工作端的一侧或两侧，顶端为圆形。断面为半圆形或新月形，底部呈圆滑的凸面，底部侧边与工作面相交形成工作刃。刮治器的弯曲设计使工作端能抱住根面，适应牙根面的外形，因而能进入深牙周袋，并对软组织的损伤很小。其分通用型和 Gracey 型 2 种。锄形刮治器前、后牙各 1 对，共 4 件，用于刮除牙根各面的龈下牙石和菌斑。根面锉前、后牙各 1 对，分别用于近远中面和颊舌面，将牙根面锉平、锉光。

2.方法与步骤

（1）常规消毒和探查：术区 1‰碘酊消毒，并用探针探查龈下牙石的形状、大小和部位，同时了解牙周袋的深度、位置、形状等。深牙周袋刮治前应行局部浸润麻醉或阻滞麻醉。

（2）操作方法：改良执笔法握持刮治器。以中指与无名指紧贴在一起作为支点或中指作为支点，指腹放在邻近牙齿上，支点要稳固。根据所刮治牙位区域的不同，正确地选择刮治器械。将刮治器工作面与根面平行，缓缓放入袋底牙石基部，然后改变刮治器角度，使工作面与牙根面呈 45°～90°角，以 80°为最佳。若角度＜45°，则刮治器的刃不能"咬住"牙石，会从牙石表面滑过；若角度＞90°，则与牙面接触的是刮治器的侧面，而不是刮治器的刃。工作端前 1/3 向根面施加压力，借助前臂一腕的转动，产生爆发力，将牙石去除。也可运用指力，但只是个别牙部位使用。每一下刮治的范围不要过长、过大，为 2～4mm，在刮治过程中由袋底向冠方移动，工作端不要超出龈缘。以冠向为主，在牙周袋较宽时，可斜向或水平向运动。刮治器应放在牙石与牙面结合部，整体刮除，避免层层刮削牙石。每一动作的刮除范围，要与前次有部分重叠，连续不间断，呈叠瓦式，并有一定次序，不要遗漏。刮除龈下牙石的同时，工作端另一侧刃可将袋内壁炎症肉芽组织及残存的袋内上皮刮掉。注意不要遗漏残存的肉芽组织，否则易造成术后出血。刮除牙石后，要继续刮除腐败软化的牙骨质层，将根面平整，直到根面光滑坚硬为止。但也应注意不要过多刮除根面，以免刮治之后敏感。

（3）检查、冲洗、上药：刮治完后用探针检查，以确定龈下牙石是否已去净、根面是否光滑坚硬。检查后用 3‰过氧化氢液冲洗牙周袋，清除袋内牙石残渣、炎性肉芽组织等。上碘甘油或抗生素类缓释剂，并压迫牙龈，使之与根面贴合。刮治术后 6～8 周不探查牙周袋。

（四）咬合调整

咬合调整是指通过多种手段达到建立平衡的功能性咬合关系，有利于牙周组织的修复和健康。咬合调整的方法有多种,如磨改牙齿的外形(选磨法)、牙体牙列的修复、正畸矫治、正颌外科手术调整等。

选磨法咬合调整也称牙冠成形术,是对牙齿外形选择性施行的重塑形过程。通过咬合调整可以完全或部分消除引起牙周病变的病因,改善牙周组织的修复愈合环境,促进牙周组织的恢复重建。

1.目的和意义

咬合调整的主要目的在于通过改善牙体外形和对殆状态,建立平衡稳定、无创伤的咬合关系。可以提高咀嚼系统的效能、对口-颌系统形成功能刺激,由此维护牙周组织行使生理功能,促进牙周组织的正常更新与修复。

对牙周组织而言,适当的功能刺激有利于维护其健康、保持其修复能力。正常情况下,多向咬合动作对牙面有自洁作用,可减少菌斑堆积。某些牙尖关系失调可能导致殆道受限,造成部分牙齿咀嚼刺激的不均匀,从而形成咬合面的不均匀磨耗、食物嵌塞和菌斑堆积。咬合调整可以使殆道多元化,改善牙体、牙列的功能关系,提高咀嚼效能,使牙齿及其支持组织接受均匀的功能刺激,确保咬合面得到均匀的生理磨耗。

咬合创伤、食物嵌塞等是牙周病发病的局部促进因素,对牙周炎的破坏进程有加速作用,对牙周组织的修复也有负面影响。所以,牙周炎的治疗应尽可能消除造成创伤性殆和食物嵌塞的原因,促进牙周组织修复。当然,并非所有的殆紊乱者均需咬合调整。只有因殆干扰或早接触而引起了咬合创伤的病理改变者,才需要进行咬合调整,纠正殆关系。

必须强调的是选磨法咬合调整对牙体硬组织具有不可逆的损伤,其治疗和损伤之间差别细微,须审慎对待。尽量做到少量多次调整,边调整边检查。

2.要点和注意事项

(1)时机:由于在经过完善的龈上洁治、龈下刮治后,绝大部分患牙牙周组织的炎症都能得到有效控制,故通常将咬合调整的时间放在牙周组织炎症得到有效控制后、牙周手术以前。

(2)准确定位:磨改前一定要对早接触点准确定位。对于涉及范围较广、对咬合关系和牙体外形影响重大的咬合调整行为,应该事先在精确的诊断性模型上进行试验性调殆,在患者知情同意后方可实施咬合调整。

(3)准备工作:咬合调整前应先教会患者做各种咬合运动(正中合、侧方合和前伸合运动),然后通过视诊、扪诊、咬合纸、蜡片、牙线等检查方法,确定具体进行咬合调整的部位。

(4)注意事项:由于选磨法会造成牙体外形不可逆的改变,所以牙体磨改前要反复做正中殆与非正中殆的检查,确定造成早接触、殆干扰或食物嵌塞等的原因,在兼顾正中殆与非正中殆关系的前提下进行磨改。

殆间早接触是造成咬合创伤最常见的原因,消除早接触点以选磨法为主。由于侧向力对牙周组织的损伤大,磨改中应注意使侧向力转为垂直力,并消除过大的殆力。

功能性牙尖是保持垂直距离、维持正常咬合功能的关键,对其进行磨改一定要慎重。对于维持垂直距离的咬合支持点应予保留,这样才能保持正中殆时稳定的咬合关系。

调殆应选择大小、形状合适的磨改工具如金刚砂轮等进行。磨改过程中要注意冷却散热以免产热刺激牙髓。磨改应间断进行,在磨改过程中随时检查,防止因过度磨改出现新的早接触点或𬌗不平衡。磨改后观察数天并复查,以确定是否需要再次选磨。

对松动牙齿进行磨改时,可以左手手指固定松牙以减少磨改产生的不适与创伤。急性炎症使牙体松动、伸长,最好待急性炎症消退后再行磨改。

长时间、多牙位的选磨可造成患者咀嚼肌的疲劳,影响咬合运动的正确性,妨碍对早接触、𬌗干扰点的准确判断,磨改过程可分次完成。磨改过程出现牙齿敏感症状,则应对敏感部位进行脱敏处理。

选磨过程中应尽可能恢复牙齿的球面外观,减少或避免牙齿形成扁平外形,减少形成牙间接触面的可能,尽量恢复牙齿的球面外形,由此避免食物嵌塞和咬合创伤,提高咀嚼效率。

磨改结束后,可对牙面进行抛光,以免遗留粗糙牙面积聚牙菌斑或使患者产生不适感。

3.创伤性𬌗的咬合调整

上下颌牙齿间的早接触、𬌗干扰常使之不能均匀接触,造成个别牙因承受过度垂直力或侧向力而造成损伤。

牙周组织适应能力很强(这种适应能力因人而异),某些情况下即使有早接触、𬌗干扰等情况也并无不适感,并不出现𬌗创伤的症状,此时不建议做预防性调𬌗。只有因𬌗干扰、早接触等造成咬合创伤,出现病理后果的情况,才需要进行调𬌗治疗。

(1)早接触点的选磨原则:如正中𬌗协调,而非正中𬌗不协调,说明患牙牙尖沿相应斜面滑行时比其他牙齿先与相对牙接触,但当回复到正中𬌗时,尖窝关系以及与其他牙齿的关系是协调的。此时应保持其正中𬌗的正常咬合,只处理非正中𬌗的不协调。磨改只限于与该牙尖相对应的斜面。在前牙,应磨改上颌牙舌侧面中处于正中𬌗接触区以下的斜面;在磨牙,应磨改上颌磨牙颊尖的舌斜面和下颌磨牙舌尖的颊斜面。

若正中𬌗有早接触,而非正中𬌗时协调,说明仅有个别牙尖与舌窝或𬌗窝在正中𬌗时比其他牙齿先接触,但当牙尖沿斜面滑行时,咬合协调无早接触。此时应磨改其相对应的舌窝或𬌗窝的早接触区而不应磨改牙尖。在前牙应磨改上颌牙的舌窝,后牙应磨改与牙尖相对应的𬌗窝。

若正中𬌗和非正中𬌗都存在不协调,则说明功能性牙尖或切缘与对颌牙的窝和斜面均有早接触,此时应磨改出现早接触的牙尖或下颌前牙的切缘。磨改检查后再进一步调整。

(2)𬌗干扰牙的选磨原则:前伸𬌗时,前牙应保持多个牙接触而后牙一般不应有接触。若前伸𬌗时后牙有接触,则应对有接触的后牙进行磨改,消除上颌磨牙舌尖的远中斜面和下颌磨牙颊尖的近中斜面上的𬌗干扰点。

侧向𬌗时工作侧有多个牙接触,非工作侧一般不应有接触。若侧向𬌗时非工作侧有接触,则可对非工作侧有接触的牙进行适当磨改,消除上牙舌尖颊斜面和下牙颊尖舌斜面上的𬌗干扰点。

由于𬌗干扰的选磨部位均位于磨牙的功能性牙尖上,故磨改时应十分小心,避免降低牙尖高度和影响正中𬌗。

(3)不均匀或过度磨损牙的选磨:磨牙不均匀磨损可在其非功能尖如上颌后牙的颊尖和下颌后牙舌尖上形成高尖陡坡,这些高陡的牙尖在咬合运动中易产生过大的侧向力,导致咬合创伤。而磨牙的重度磨损可使𬌗面成为平台状,不但失去了原有的生理性尖窝形态,也使𬌗面的颊舌径增宽,咬合运动时会产生过大咬合力或扭力,造成咬合创伤。

对不均匀或过度磨损的牙齿进行磨改时,应降低其高陡牙尖的高度,缩减𬌗面的颊舌径,尽量恢复𬌗面的牙尖、颊(舌)窝沟的生理外形,使之保持正常的咬合功能。在所有选磨工作中,均应注意恢复牙齿的球面外形,减少扁平外形出现,同时应注意勿随意降低牙尖的高度。

4.食物嵌塞的𬌗治疗

造成食物嵌塞的原因很多,咬合调整适于垂直型食物嵌塞的治疗,对水平型食物嵌塞则无效。主要适用于有𬌗面过度磨损、边缘嵴或溢出沟磨平、外展隙变窄或有充填式牙尖存在且邻面接触关系基本正常的情况。

𬌗面过度磨损可使边缘嵴变平、消失或斜向邻面,甚至出现相邻两牙边缘嵴高度不均,由此造成食物嵌塞。后牙𬌗面严重磨损时,原有食物溢出沟消失,食物易嵌入邻间隙中。磨牙的不均匀磨损常形成高陡锐利的充填式牙尖,使食物在咀嚼运动过程中易受挤压而嵌入对𬌗牙的牙间隙。上颌最后磨牙的远中尖有异常分力(即形成悬吊牙尖)时,磨牙易向远中移动而造成食物嵌塞。邻面的过度磨损使接触区变宽,颊舌侧外展隙则随之变窄,食物易被塞入邻面。

对垂直型食物嵌塞,可通过重建或调整边缘嵴高度、重建食物溢出沟、恢复牙尖生理形态及加大外展隙等方法解决。

(1)重建或调整边缘嵴:通过磨改使边缘嵴斜向𬌗面形成𬌗面内聚,使相邻两牙的边缘嵴高度尽可能保持一致。

(2)重建食物溢出沟:在边缘嵴和𬌗面磨出发育沟形态,建立食物的溢出通道。

(3)恢复牙尖的生理形态:磨牙的不均匀磨损常使非功能尖形成高陡锐利的牙尖,如上颌磨牙的颊尖和下颌磨牙的舌尖。对此类牙尖应予以磨改降低,使之尽可能恢复正常生理外形,以消除作为充填牙尖的条件。对于磨牙远中的悬吊牙尖,应将远中尖磨低,消除分力,避免咬合运动中游离端牙向远中移动而造成食物嵌塞。

(4)加大外展隙:采用刃状砂轮将邻面和轴面角磨改以加大外展隙、缩小过宽的邻面接触区,利于食物的溢出。

在过度磨损情况下磨改牙齿,容易因牙本质暴露而出现敏感情况。磨改动作应十分轻巧,对高度敏感的患牙可间断或分次进行磨改,必要时须进行脱敏处理。咬合调整对食物嵌塞矫治是否有效需经进餐验证,应预约患者复查并根据检查结果决定继续磨改或补充其他处理的必要性。

咬合调整对创伤或食物嵌塞的治疗作用均有一定的限制,不应强求以咬合调整解决所有的创伤和食物嵌塞。临床上还可通过修复缺失牙、正畸矫治、松动牙固定、充填体或冠的修复甚至拔牙等其他治疗手段对牙周病变中的咬合问题加以解决。

(五)临时牙周夹板

牙齿松动的主要原因是牙槽骨等支持组织的丧失,而炎症是造成组织破坏的主要机制,但咬合创伤在病变过程中也有重要影响。对于破坏比较明显的牙周组织,即便正常的咬合力量也会因支持组织不足而导致咬合创伤。

处理松动患牙应该首先消除炎症和创伤,多数松动牙经基础治疗后其动度可明显降低。但某些动度较大的患牙即使经牙周清创和咬合调整也很难恢复,由此可能因继发性咬合创伤而影响咀嚼功能。对符合保留和固定条件的松动患牙加以临时或永久固定,有助于这些患牙在病变后继续行使咀嚼功能,是牙周治疗的重要组成部分。牙周夹板视功能及保留时间长短不同,可分为临时性和永久性牙周夹板。临时性牙周夹板由牙周科医师完成,而永久性夹板则多为口腔修复科医师制作。

1.牙周夹板的应用基础和原理

(1)牙周组织对不同方向𬌗力的反应:牙周组织对不同方向𬌗力的反应不尽相同。牙周膜自身的纤维结构和排列方式使之更适于垂直方向的𬌗力,此时的咬合承受力也最强。垂直𬌗力有利于牙周组织健康,水平方向的𬌗力可损害牙周组织。旋转力或扭力则对牙周组织损害最大,可导致使牙周膜撕裂和牙槽骨吸收,引起牙齿松动。

(2)夹板的生物学原理:牙周组织本身存在一定的储备,在必要时可承受超出其常态一倍的咬合压力。通过牙周夹板将多个松动患牙相互连接或固定于健康而稳固的邻牙之上,可使之相连形成一体即咀嚼组合体,由此松动牙可得到固定。

牙周夹板范围内,一颗牙受力时,咬合力可同时传导至组合体其他牙的牙周组织,共同负担咬合力量,从而达到分散𬌗力、为松动患牙减负的目的。

牙周临时夹板通过对松牙的固定,可以在特定时期缓解或消除牙周病患牙的松动,为牙周组织修复和松牙行使正常功能创造条件。

2.松牙固定的应用原则

牙周病变经基础治疗后,患牙松动程度多有不同程度的降低。对其中具备适应和代偿功能的松牙不必固定。某些患牙虽经牙周清创和咬合调整,但剩余支持组织仍不能承受正常𬌗力,可因继发性𬌗创伤而继续松动或移位,妨碍咀嚼或引起咀嚼不适。

根据松动牙的功能状况、松动程度和病变进展状态可考虑进行松动牙夹板固定。通过固定,增强或改善松动患牙的功能,阻止病情加重。

松牙固定须在牙周软组织炎症受到控制、𬌗干扰得到消除的情况下进行。要避免对无保留价值的松牙无原则地滥用夹板。

3.临时牙周夹板

牙周炎患牙经基础治疗后仍有明显松动和咀嚼不适等,可借助固定材料连接,形成临床夹板,以利牙周组织的修复再生。临时夹板可在牙周手术之前完成,减少术后牙齿松动造成的损伤。

临时性夹板制作简便,价格便宜,修理和拆除均比较方便。但固定材料为钢丝、玻璃纤维和树脂等,在牙体外侧增加了明显的附加物,可增加患者菌斑控制难度,同时也要求患者对牙体外形变化有必要的心理和生理适应能力。

临时牙周夹板多利用不锈钢细丝或玻璃纤维将松牙结扎、固定于健康的邻牙,再通过外覆复合树脂使松牙得以临时固定。一般可维持数周、数月或更长。当牙周组织反应良好,有骨组织修复,松动程度明显降低时,可拆除夹板或换成永久性夹板。

根据制作材料不同,可将临时夹板分为不锈钢丝复合树脂联合夹板、光敏树脂黏合夹板和玻璃纤维夹板。

(1)不锈钢丝联合复合树脂夹板:通常选用直径 0.25mm 的不锈钢钢丝从相邻健康牙(固

定基牙)的远中牙间隙穿过,然后环绕基牙和需要固定的松牙进行"8"字交叉结扎,直至另一侧固定基牙,最后拧紧钢丝末端,将所有结扎牙形成一个咀嚼组合整体。牙间隙较大时可以钢丝在间隙处多绕几圈,使钢丝占据牙间隙,从而防止松牙在结扎后发生近远中向的松动和移位。

钢丝的固定位置应位于牙体邻接区与舌隆突之间。为防止结扎钢丝滑向牙颈部,可在基牙远中轴面角做牙体预备,即在结扎丝通过的部位磨出沟槽以利于结扎固定,结扎后以复合树脂覆盖钢丝,完成后打磨抛光。

该夹板通过不锈钢钢丝和复合树脂进行双重固定,比较牢固。夹板维持时间较长,一般可达 1 年左右,适用于牙周治疗后牙松动仍较明显者,尤其适用于下前牙。但使用时须防止钢丝结扎对松动牙体的侧向加力造成新的创伤。

(2)光敏树脂黏合夹板:直接以复合树脂覆盖或充填固定邻牙和松动牙的邻接面,经修整外形后固化并抛光使外形接近自然。这种夹板适合于外伤松动牙或牙周治疗前的临时固定,无须牙体预备,固定数周后即可拆除,固定作用较弱。

(3)玻璃纤维夹板:玻璃纤维具有很高的抗挠曲强度,化学结合牢固,可使松动牙稳固。由于牙面没有明显的附加物,外形美观易为患者接受,适合于前牙区的固定。此类临时夹板的维持时间可达半年至 1 年。

4.应用临时牙周夹板的注意事项

松牙固定时应保持牙齿原有位置,避免出现牵拉、移位力量造成新的创伤。固定后应做即刻检查和随访,防止早接触和新的咬合创伤的出现。注意临时牙周夹板的邻面形态,避免形成悬突压迫牙龈乳头或妨碍菌斑控制。应强调和加强口腔卫生保健,积极控制菌斑,教会患者如何保护好牙周夹板,不用其咬过硬的食物等。

二、手术治疗

牙周炎发展到较严重阶段后,单靠基础治疗不能解决全部问题,需要通过手术的方法对牙周软、硬组织进行处理,才能获得良好的疗效,从而保持牙周组织健康,延长患牙寿命,维持牙列的完整性。手术治疗主要目的是彻底消除感染,恢复牙周的健康与功能。手术必须在牙周基础治疗后进行,应据病变情况和全身状况综合考虑。

(一)袋壁刮治术

用手术的方法清除牙周袋壁的感染病变组织,并尽可能保留牙龈组织、减轻创伤程度,促进牙周新附着形成。

1.适应证

(1)牙周袋深 4～5mm,不需行骨修整或骨成形者。

(2)牙周袋涉及牙面少者。

2.手术方法

(1)将刮匙伸入牙周袋底,以一侧刃缘紧贴袋内壁,由袋底向冠方刮除袋壁的感染肉芽组织。

(2)术中用另一手指抵紧牙周袋壁外的牙龈组织面,作为支撑和保护,既利于刮治操作,又可通过指感掌握刮治的深浅、厚度,以避免刮穿牙龈,造成损伤。

(3)对刮至袋壁冠方但仍与牙龈相连的感染肉芽组织,可用眼科小弯剪伸入袋内少许,进行修剪。

(4)用生理盐水反复冲洗,去除袋内刮下的细小肉芽组织,减少出血,清洁术野。

(5)压迫牙龈,使刮除后的袋内壁与牙根面紧贴,外敷牙周塞治剂,保护创面。

3.术后处理

术后1周内勿用术区牙齿咀嚼食物,使用含漱剂,保持口腔卫生。术后1周复诊,拆除牙周塞治剂,加强自我口腔保健,定期复查。

(二)牙龈切除术

用手术方法切除增生、肥大的牙龈组织或浅牙周袋,重建牙龈的正常生理外形和龈沟,以利于菌斑控制。

1.适应证

(1)牙龈增生、肥大,有龈袋形成,经基础治疗未能消除者。

(2)后牙区浅或中等深度的骨上袋,袋底不超过膜龈联合,附着龈宽度足够者。

(3)冠周龈片覆盖在位置基本正常的阻生牙殆面上,可切除龈片以利牙萌出。

(4)牙龈瘤和妨碍进食的妊娠瘤,在全身状况允许的情况下可手术切除。

2.非适应证

(1)未进行牙周基础治疗,牙周炎症未消除者。

(2)深牙周袋,袋底超过膜龈联合者。

(3)牙槽骨形态不佳及缺损,需行骨手术者。

(4)前牙的牙周袋,牙龈切除术会导致牙根暴露,影响美观者。

3.手术方法

(1)常规麻醉、消毒、铺巾。

(2)测定牙周袋的深度,并在牙龈表面做标记。

(3)用切龈刀在距标记线2～3mm的根方牙龈处切开,与牙长轴呈45°角斜向切至龈袋底,并切断龈乳头,完整去除切断的牙龈组织,刮除残留的肉芽组织和牙石,修整龈缘接近正常生理外形。

(4)冲洗,压迫止血,置牙周塞治剂。

4.术后处理

24小时内手术区不刷牙,可进软食。可用0.12%氯己定含漱,以控制菌斑。一般不用内服抗菌药,5～7天复诊,除去牙周塞治剂。若创面较大,尚未愈合,必要时可再敷牙周塞治剂1周。

(三)翻瓣术

用手术方法切除部分牙周袋及袋内壁,并翻起牙龈的黏骨膜瓣,在直视下刮净龈下牙石和肉芽组织,必要时可修整牙槽骨,再将牙龈瓣复位、缝合,达到消除牙周袋或使牙周袋变浅,促进新附着形成的目的。在基础治疗后1～2个月复查,确定是否需要做翻瓣术。

1.适应证

(1)深牙周袋或复杂性牙周袋,经基础治疗后牙周袋仍在 5mm 以上,且探诊出血者。

(2)牙周袋底超过膜龈联合,不宜做牙周袋切除者。

(3)有骨下袋形成,需行骨修整或行植骨术者。

(4)根分叉病变伴深牙周袋或牙周牙髓联合病变患者,需直视下平整根面,并暴露根分叉或需截根者。

2.手术方法

(1)常规麻醉、消毒、铺巾。

(2)切口:应根据手术目的、需暴露牙面和骨面的程度、复瓣水平来设计。

①水平切口:指沿龈缘及龈沟底所做的近远中向的切口,一般需包括术区患牙加左右各一颗健康牙。

②纵形切口:为更好暴露牙根和骨面,常在水平切口的近中端或两端做纵形切口,切口应位于邻牙轴角处的附着龈或超过膜龈联合。一般将龈乳头包括在龈瓣内,以利于术后缝合及愈合。

(3)翻瓣:翻起全厚黏骨膜瓣,暴露病变区,用宽的镰形洁治器刮除已被分离的领圈状袋内壁和肉芽组织,然后在直视下刮除根面的牙石,仔细平整根面。

(4)修整软组织并复位:修剪掉龈瓣内面尤其是龈乳头内侧残留的肉芽组织和上皮,生理盐水冲洗创口,将龈瓣复位。

(5)缝合与塞治:龈乳头用间断缝合或悬吊缝合法缝合,纵形切口多采用间断缝合,缝合后创面以牙周塞治剂覆盖。

3.术后护理

术后可用冰袋置术区 6 小时,以减轻术后水肿。刷牙勿刷手术区,可含漱,适当应用抗生素。1 周后除去塞治剂并拆线,术后 6 周内勿探测牙周袋,以免破坏新附着形成。

(四)牙周再生性手术

牙周组织再生是指重建被牙周炎症破坏的牙周组织,形成新生牙骨质、牙槽骨及新附着,形成新的结合上皮位于治疗前牙周袋底的冠方。以获得牙周组织再生为目的的手术治疗方法称为牙周再生性手术,主要包括引导性组织再生术(不涉及骨移植)和植骨术,也可两者联合应用或与其他一些促进再生的方法如根面的生物处理、使用生长因子等联合应用。

1.引导性组织再生术

对于一些深在的三壁骨袋,经过合理适当的治疗,即使不使用骨材料移植也能使部分牙周组织得以重建,特别是对于一些由于牙周脓肿或牙髓来源的感染引起的急性牙槽骨破坏,当病因消除、炎症控制后,牙周再生潜力较大。

(1)原理及相关注意事项

①彻底清除结合上皮及牙周袋内壁上皮。残余的上皮细胞能阻碍结缔组织与根面的附着,影响形成新附着,因此,必须彻底清除上皮组织。以往医师们尝试用以下几种方法:A.通过刮治、超声、激光等手段去除上皮组织,但效率仅有 50%;B.使用化学试剂如硫化钠、樟脑酚

及次氯酸钠等,但这些试剂的作用范围不可控,现已淘汰;C.目前推荐使用手术方法去除上皮组织,如切除性牙周膜新附着术及改良 Widman 翻瓣术均能很好地去除袋内壁上皮。

②阻止或延缓上皮迁移速度。创口边缘的上皮细胞能快速增殖并占据根面,妨碍新附着形成,因此,要采取必要的措施以减缓上皮迁移。目前推荐使用的方法为冠向复位瓣术,能增加切口边缘至根面的距离,此方法常配合使用柠檬酸处理根面。

③稳定血凝块、保护术区及创造再生空间。研究表明根面上的血凝块能有效阻止牙龈上皮细胞的长入,有利于愈合早期结缔组织新附着的形成。此外,使用钛金属增强的聚四氟乙烯膜覆盖骨缺损区能有效防止组织塌陷,为牙周再生创造空间。

④引导性组织再生术是在牙周手术中利用膜性材料作为屏障,阻挡牙龈上皮在愈合过程中沿根面生长及牙龈结缔组织与跟面接触,同时提供一定的空间引导牙周膜细胞优先占领根面,有利于新附着的形成。目前用于 GTR 的膜性材料分为 2 类:不可吸收性膜和可吸收性膜。

不可吸收性膜在人体内不能降解吸收,需要手术后 6~8 周时第 2 次手术将膜取出。产品主要成分为聚四氟乙烯(PTFE)。其分子结构稳定,不引起任何组织反应,是临床应用最早最多的膜材料,临床效果肯定。

可吸收性膜在手术愈合过程中可降解、吸收,不需要第 2 次手术取出。这类膜有胶原膜、聚乳酸膜、聚乙醇酸与聚乳酸和碳酸三甲烯共聚膜等,其中应用最广的是 BioGuide,为猪来源的双层胶原膜。

(2)适应证

①骨内袋。窄而深的骨内袋为 GTR 的适应证,骨袋过宽则效果差。三壁骨袋因牙周膜细胞来源丰富且易于提供牙周膜细胞生长的空间,故效果最好,窄而深的二壁骨袋也是较好适应证。

②根分叉病变。Ⅱ度根分叉病变为适应证,但需有足够的牙龈高度,以便能完全覆盖术区。尤以下颌牙的Ⅱ度根分叉病变效果好。有学者报道Ⅲ度根分叉病变的早期有一定的疗效,但结果不确定。

③仅涉及唇面的牙龈退缩,邻面无牙槽骨吸收且龈乳头完好者。

符合上述适应证者,需经过牙周基础治疗,包括口腔卫生指导、洁治、刮治和根面平整、调𬌗等,将牙周感染控制之后,才能进行 GTR 术。若患者为吸烟者,则会影响术后的愈合,应劝导患者戒烟否则不应该进行手术。

(3)手术方法:局部麻醉时注意在龈缘及牙间乳头处不应过度浸润麻醉,以减轻边缘组织的局部缺血。术前患者用 0.12%氯己定含漱 1 分钟。口周常规消毒。采用保留龈乳头切口,尽量保存牙龈组织,内斜切口切入的位置靠近龈缘。水平切口应向患牙的近远中方向延伸1~2 个牙,以充分暴露骨病损。在需要增加瓣的移动性时,可在颊侧做超过膜龈联合的垂直松弛切口。翻起全厚瓣,充分暴露骨缺损及邻近骨质 3~4mm。去除袋内所有肉芽组织、彻底刮净根面牙石等刺激物,并行根面平整,清除牙骨质内的内毒素,有利于新附着的形成。根据骨缺损的形态选择合适形状的膜,并对膜进行适当修剪,膜放置时应将骨缺损全部覆盖,并超过缺损边缘 2~3mm。膜材料应与缺损周围的骨质紧密贴合,避免折叠,还应注意防止膜向骨病损内塌陷,在膜的下方应保留一定的间隙,给具有形成新附着能力的组织细胞提供生长的空间。聚四氟乙烯膜需通过悬吊缝合将其固定于牙上,保证膜在龈瓣下的稳定。龈瓣复位应将膜完全覆盖,并避免瓣的张力过大,必要时可做冠向复位。缝合时应先在龈乳头处做纵向褥式缝合,以保证邻面颊、舌侧瓣的闭合,使用牙周塞治药,术后 10～14 天拆线。

若使用不可吸收性膜,在术后 6～8 周应做第 2 次手术将膜取出。切口的范围仅包括治疗牙,轻翻起软组织并用锐切除法将膜分离。二次手术过程中尽量不损伤新生组织,龈瓣复位时应将创面完全覆盖。

(4)术后护理:术后 1～2 周预防性全身使用抗生素(如甲硝唑及阿莫西林),并用 0.12％氯己定含漱 4～12 周,控制菌斑,防止感染。二次取膜手术后,用 0.12％氯己定含漱 2～3 周。术后 8 周内每 1～2 周复查 1 次,清除菌斑。患者术后 1～2 周用软毛牙刷刷牙,术后 2～3 周可恢复刷牙和牙间清洁措施并定期复诊维护。

2.植骨术或骨替代品的置入术

牙周植骨术或骨替代品的置入术是采用骨或骨的替代品等移植材料来修复因牙周炎造成的牙槽骨缺损的方法。属于再生性牙周手术,目的在于通过移植材料促进新骨形成,修复骨缺损,恢复牙槽骨的解剖形态,以达到理想的骨再生或新附着性愈合。适用于二壁及三壁骨下袋或Ⅱ度根分叉病变且牙龈瓣能覆盖骨面及根分叉区者。

(1)置入材料

①骨生成潜力指植骨材料中含有的细胞能形成新骨。

②骨诱导潜力指植骨材料中的分子(例如骨形成蛋白)能使邻近的细胞转化为成骨细胞,从而形成新骨,是一种化学过程。

③骨引导潜力指植骨材料的基质形成支架以利于邻近组织中的细胞进入植骨材料,从而形成新骨,是一种物理过程。

选择骨材料时还应考虑材料的生物相容性、临床可操作性、手术损伤的大小、术后并发症的多少、术后效果的可预测性和患者的接受度等。

(2)手术方法:常规消毒,受骨区及供骨区麻醉。受骨区的切口设计要保证黏骨膜瓣对受骨区能完全覆盖,可考虑采用保留龈乳头切口。有学者认为不用内斜切口而使用沟内切口。翻瓣充分暴露病变牙槽骨。刮净骨袋内的病理性组织及结合上皮,清除牙石,平整根面。注意观察骨袋的形态、类型及骨缺损范围。将取到的骨组织或其他置入材料送入骨袋内,平齐骨袋口。龈瓣必须将置入材料严密覆盖,必要时做冠向复位。可使用水平或垂直褥式缝合加强龈瓣的贴合。放置牙周塞治药保护术区。

(3)术后护理:术后护理极为重要,尤其是维护龈瓣的稳定性及预防术后感染最为重要。术后可给予抗生素口服 1 周,并用 0.12％氯己定含漱,至少 4 周。一般术后 10～14 天拆线,之后仍需每 1～2 周复查,密切观察并清除菌斑。

3.生长因子促进牙周再生

(1)血小板衍生生长因子:目前众多学者尝试使用生长因子来促进牙周组织中的细胞增殖及分化,以促进牙周组织再生。其中血小板衍生生长因子(PDGF)表现出良好的促进牙周组织再生的功能。美国食品药品监督管理局(FDA)已批准重组人 PDGF(rh-PDGF)-BB 应用于牙周再生治疗,其商品名为 GEM 21S,其主要成分为 $0.25\sim1.0$mm 的 β-磷酸三钙颗粒及 0.5mL PDGF-BB(0.3mg/mL)。在 180 例患者的临床研究中,GEM 21S 用于治疗骨下袋缺损,经组织学研究表明确实有新附着的形成。一些学者还尝试将 PDGF-BB 与脱钙冻干骨结合使用,也取得了良好的疗效。

（2）骨形态蛋白:骨形态蛋白 BMPs 在骨骼及牙发育过程中起重要作用,现已明确 BMP-2 具有强效促进骨生成的作用,而 BMP-7 和 BMP-3 也能促进成骨过程。目前经美国 FDA 批准使用的商品化的 BMP 为重组人 BMP-2 与牛Ⅰ型胶原海绵的结合物,BMP-2 能从胶原海绵中缓慢释放,有效浓度持续 $2\sim3$ 周,能诱导骨髓中的间充质干细胞分化为成骨细胞,从而促进骨再生。

（3）釉质基质蛋白:釉质基质蛋白（EMP）主要成分为釉原蛋白,在牙发育过程中由 Hertwig 上皮根鞘分泌,能诱导无细胞牙骨质的形成,因而被认为能促进牙周组织再生,目前已有商品化的产品 Emdogain,为从牙胚提取的 EMP 与液态聚丙烯的混合物,通过注射到达骨缺损部位。根据 Mellonig 的描述,Emdogain 使用方法如下:①翻起全厚瓣,尽可能保存牙龈组织;②去除肉芽组织,充分暴露骨缺损区,彻底地根面平整;③缺损区严格控制出血;④使用 pH1.0 的枸橼酸（柠檬酸）或 24% 的 EDTA（pH6.7）处理根面 15 秒,以去除玷污层,有利于 Emdogain 的附着;⑤生理盐水冲洗骨缺损区,Emdogain 凝胶充分覆盖根面,此过程严格隔绝血液和唾液的污染;⑥龈瓣复位,严密缝合,术后推荐使用抗生素 $10\sim21$ 天。

Froum 等研究报道使用 Emdogain 能使 74% 的缺损部位的探诊深度减少4.94mm,附着获得 4.26mm 及骨再生 3.83mm。Heijl 等对 33 例患者 3 年随访观察中发现使用 Emdogain 组的骨增量比对照组高 2.6mm。然而我们关心的是这种附着获得是否真正意义上的新附着,在 2 个以狒狒作为研究对象的实验中,经组织学证实,单独使用 Emdogain 或 Emdogain＋自体骨移植均能取得真正意义上的新附着。

4.联合应用

单一的牙周组织再生技术都有其各自的优缺点,从组织工程学的观点出发,倘若将细胞、支架材料及生长因子三者联合应用,会获得更好的结果。目前有学者将 GTR 与植骨术联合应用,骨材料可防止 GTR 的膜塌陷,并作为支架材料诱导或引导骨再生。现在有学者尝试将 Emdogain 与 Bro-Oss 及可吸收膜联合使用,能增加牙周新附着形成的概率。

（五）根分叉病变的手术治疗

根分叉病变手术治疗的目标包括去除根分叉部位的牙石、菌斑,建立便于患者进行自我菌斑控制和维护治疗的良好的解剖结构。对不同程度的根分叉病变应选用不同的手术方法。

对于下颌的Ⅱ度根分叉病变,应优先考虑再生性手术以获得新附着,若综合考虑患牙不适合做再生性手术,则可选用根向复位瓣术以暴露根分叉区域,利于菌斑控制。

1.截根术

截根术是指将患根分叉病变的多根牙中破坏最严重的 1 个牙根或 2 个牙根截除,消灭分叉区病变,同时保留牙冠和其余的牙根,继续行使功能。常用于磨牙的Ⅲ度或Ⅳ度根分叉病变。

（1）适应证:多根牙某一牙根出现了不可治愈的牙体或牙周疾病,而其余牙根能进行彻底的根管治疗且牙周状况足以支持剩余牙体时,可采用截根术去除不能保留的牙根,以保存患牙。

牙周治疗的目的在于维持长期稳定的牙周健康,因此,在评估患牙是否适合做截根术时,必须考虑以下几点。

①剩余的牙根是否能支持患牙剩余牙根的形态,患牙是否超过Ⅱ度松动,牙根周围牙槽骨的质和量,承担的力大小等。

②是否具有可操作性。A.根分叉的角度是否足够大;B.根柱长度是否过长,导致根分叉位置过低;C.牙根之间有否融合;D.剩余牙根是否能行完善的根管治疗。

③治疗后是否能实行有效的菌斑控制,牙缝刷等清洁用具是否能进入根分叉区域。

术前应对患牙做牙髓治疗,并调𬌗以减轻该牙的负担,也可缩减牙冠的颊舌径。患者必须已经掌握正确的菌斑控制方法,否则手术的长期疗效必定不佳。

(2)手术方法:做内斜切口及垂直切口,常规翻瓣,充分暴露分叉区,彻底清创、根面平整。用灭菌的涡轮手机,安装细裂钻,在根分叉的水平将患根截断并取出。修整截根面的外形,使从分叉区到牙冠接触区处形成流线型斜面,以利于术后保持口腔卫生。在断面暴露的根管处备洞,用银汞合金倒充填,也可以在术前行牙髓治疗时完成该步骤。清除拔牙窝内的病变组织,修整不规则的骨嵴外形。清洗创面后,将龈瓣复位缝合。放置塞治药。

如果在进行翻瓣等手术过程中,临时发现有重度受累的牙根必须做截根术,而术前未能、预先进行根管治疗者,此时可先行截根术,摘除断根,将余留断面做固位形,用氢氧化钙糊剂直接盖髓后充填,术后定期复查牙髓状态或术后做根管治疗。

(3)术后护理:截根术后即刻,患牙会有较明显的松动,应嘱患者尽量不用患牙咀嚼,3~4周后患牙将逐渐恢复到术前的稳固度。有研究显示,截根术后的牙通过恰当的牙周维护治疗能长期保留,并能成功地行使功能。成功治疗的关键是明确的诊断、适应证的选择、患者良好口腔卫生的维护及正确的手术操作和修复。

截根术后最可能发生的并发症是余留牙根的牙周破坏继续加重或根折。根折的主要原因:①患牙支持作用减少,受力方向改变,原有的轴向力变为侧向力,对患牙造成创伤;②术前未做调𬌗;③根管治疗过程中过度根管预备造成根管壁过薄或根管有内吸收后导致牙根脆弱而根折。

2.分根术

分根术仅适用于下颌磨牙。手术方法为将下颌磨牙连冠带根从正中沿颊舌方向截开,使其分离为近中、远中2部分,形成2个独立的类似单根牙的牙体。这样能消除原有的根分叉病变及牙周袋,较彻底地清除根分叉区深在的病变组织,有利于菌斑控制和自洁。2个独立的"单根牙"可做全冠修复体覆盖。

(1)适应证

①下颌磨牙根分叉区Ⅲ度或Ⅳ度病变,局部的深牙周袋不能消除者。

②患牙2个根周围有充分的支持骨,牙无明显松动。

(2)手术方法

①患牙在术前先进行根管治疗,髓室内用银汞合金充填。

②内斜切口尽量保留龈缘组织尤其是根分叉处,以利于形成术后 2 个"单根牙"间的龈乳头。可在近、远中做垂直切口。

③翻开全厚瓣,充分暴露分叉区,并刮除病变组织。

④使用金刚砂钻或涡轮裂钻,从正对根分叉部位沿患牙牙冠的颊舌向发育沟切开,形成近、远中 2 个独立的"单根牙",修整牙体的外形。

⑤彻底清创,刮除深部的病变组织。冲洗、止血,龈瓣复位、缝合。放置牙周塞治药。切口愈合期间制作暂时冠,有利于形成牙间乳头,待 6~8 周后进行牙冠修复。

3.牙半切除术

牙半切除术是将下颌磨牙的牙周组织破坏较严重的 1 个根连同该半侧牙冠一起切除,而保留病变较轻或正常的半侧,成为 1 个"单根牙",从而消除根分叉病变的手术。

(1)适应证

①下颌磨牙根分叉病变,其中 1 根受累,另一侧较健康,有支持骨,不松动,并能进行根管治疗者。

②或需留作基牙的患牙,尤其当患牙为牙列最远端的牙时。

(2)手术方法:与分根术相似,应注意的是将患牙从牙冠向根分叉部位分为近、远中 2 部分时,切割的位置可稍偏向患侧,多保留健侧的冠根。拔除患侧冠根,刮净拔牙窝及原根分叉区的病变组织。

(六)牙冠延长术

牙冠延长术通过手术的方法,降低龈缘位置、暴露健康的牙结构,建立正常的生物学宽度,从而利于牙的修复或解决美观问题。

正常情况下,从龈沟底到牙槽嵴顶的距离是恒定的,称为生物学宽度,一般为 2mm。若修复体边缘距牙槽嵴顶的距离少于 2mm,则会引起牙周组织的炎症及牙槽骨的吸收。由于健康龈沟深度约为 1mm,所以,为了保证术后修复体边缘(齐龈)不侵犯生物学宽度,术中应至少将牙槽骨降至修复体边缘的根方 3mm。

1.适应证

(1)牙折裂达龈下。

(2)龋坏达龈下或根管侧穿或牙根外吸收在颈 1/3 处,而该牙尚有保留价值者。

(3)破坏生物学宽度的修复体,需暴露健康的牙结构,重新修复者。

适合上述 3 种情况的患牙应有一定的牙根长度,在手术切除部分牙槽骨后,仍能保证术后冠根比不超过 1:1,否则不适宜行牙冠延长术。

(4)因牙被动萌出不足或牙龈过长引起露龈笑,需改善美观者。

2.禁忌证

(1)牙根过短,冠根比失调超过 1:1 者。

(2)牙折断达龈下过多,为暴露牙断缘做骨切除术后,剩余的牙槽骨高度不足以支持牙行使功能者。

(3)为暴露牙断缘需切除的牙槽骨过多,会导致与邻牙不协调或明显地损害邻牙者。

(4)全身情况不宜手术者。

3.手术方法

(1)术前应消除牙龈炎症,并能较好地控制菌斑。

(2)牙龈炎症消退后,应嘱患者复诊以进一步检查牙周状况并制订治疗方案。术前应检查患者的牙龈生物型及附着龈的宽度,以判断是否需行根向复位瓣术。涉及前牙美学修复的,还需注意患者的笑线位置,双侧牙及牙龈的对称性和协调性(上颌侧切牙的龈缘应在中切牙与尖牙龈缘连线的冠方 0.5~1mm)。可使用树脂贴面制作临时导板,模拟术后修复体的形态,既让患者了解术后修复效果,也能指导术中去骨和龈缘位置的确定。此外,还应注意唇、颊系带的附着位置,若其附着位置过低则应在术中一并处理。

(3)根据术后龈缘的新位置确定内斜切口的位置,翻瓣范围一般涉及近、远中各 1 个邻牙,若为前牙美学修复区,则应视情况适当扩大术区范围以保证双侧对称性。若附着龈宽度不足,则需采用根向复位瓣术。

(4)翻瓣,并除去被切除的牙龈,暴露根面或牙根断面。

(5)进行骨修整,切除部分支持骨,使骨嵴高度位置能满足术后生物学宽度的需要,骨嵴顶至牙断缘的距离至少 3mm。在骨修整时,骨嵴高度与其他部位及邻牙的骨嵴逐渐移行,不应有明显的悬殊,以利于术后获得良好的牙龈外形。理想情况下邻面骨高度应比唇面骨边缘高 2.0~2.5mm,并且邻面牙槽骨嵴顶至术后修复体接触点距离最好控制在 5mm,以免术后产生黑三角。骨切除常使用高速涡轮钻 8 号圆钻或骨凿。若为改善露龈笑的美容手术,则骨嵴应在釉牙骨质界下方 2mm,使得术后牙龈缘位于釉牙骨质界的冠方 1mm。

(6)彻底进行根面平整,去除根面残余的牙周膜纤维,防止术后形成再附着。

(7)修剪龈瓣的外形和适宜的厚度,龈瓣过厚会影响术后牙龈缘的外形,如过薄会出现牙龈退缩。采用牙间间断缝合将龈瓣复位缝合于牙槽嵴顶处水平。若为根向复位瓣术,则需采用悬吊缝合。

(8)观察龈缘的位置及牙暴露情况,然后放置牙周塞治剂。

4.术后修复的注意事项

牙冠延长术后修复体的制作,应待组织充分愈合、重建后再开始,不宜过早。一般在术后 4~6 周组织愈合,龈缘位置基本稳定,在术后 6 周至 6 个月时,仍可有<1mm 的变化。因此,最好能够在手术后 1~2 周时先戴临时冠,通过精密临时冠的诱导作用能使邻面龈乳头逐渐生长,应适时调改临时冠的邻接点位置,以让出龈乳头生长的空间。待龈乳头高度稳定后再根据此临时冠的外形和邻接关系制作永久修复体,可最大限度地避免修复后黑三角的产生。永久修复体不应早于 6 周进行,涉及美容的修复应适当延长修复时间,起码在术后 2 个月以后,部分学者将修复时机延迟至术后 6 个月。如果过早修复,往往会干扰组织的正常愈合,并在组织充分愈合后导致修复体边缘的暴露或压迫牙龈。

对于修复体边缘位置的放置,国外学者研究表明若修复体边缘位于龈下0.7mm 以内,患者能较好地清除修复体表面的菌斑。但当修复体边缘位于龈下超过 0.7mm,则患者不能自洁。因此,建议当龈沟深度<1.5mm 时,修复体边缘不应超过龈下 0.5mm;当龈沟深度在 1.5~2mm 时,修复体边缘不应超过龈下 0.7mm;当龈沟深度超过 2mm 时,建议行牙龈切除术以减少龈沟深度后再行修复治疗。

（七）膜龈手术

膜龈手术这一名词最早由 Friedman 于 1957 年提出，是多种牙周软组织手术的总称，涉及附着龈、牙槽黏膜、系带或前庭沟区。这些手术也包括在牙周成形手术之内。膜龈手术的目的：①增加附着龈的宽度，以支持龈缘。附着龈的宽度因人而异、因牙位而异，其正常范围在 1～9mm。附着龈表面为角化上皮，有保护作用，并有利于口腔卫生措施和菌斑控制。附着龈过窄还常伴有前庭过浅，有碍口腔卫生的保持和佩戴可摘义齿，可通过手术方法增宽附着龈或加深前庭沟。②用龈瓣覆盖因牙龈退缩造成的个别牙的裸露根面。③用系带成形术矫正系带或肌肉的附着异常。

1.游离龈移植术

游离龈移植术是将自体健康的角化牙龈组织移植到患区，以增加附着龈宽度及前庭沟深度的手术。较多用于下前牙多个牙的唇侧。

（1）适应证

①附着龈过窄，附近牙槽黏膜及肌肉的牵拉使龈缘与牙面分离者。

②附着龈过窄并伴有前庭过浅，有碍口腔卫生的保持和佩戴可摘义齿者。

③个别牙唇侧龈退缩致附着龈过窄或几乎无附着龈者。

（2）手术方法

①常规消毒，局部麻醉时注意勿将麻醉药注入受植区，可用传导阻滞麻醉或术区四周浸润麻醉。

②受植区准备。沿膜龈联合做水平切口，切口长度应根据所需治疗的牙位数决定，可长达 3～4 个牙位。翻起半厚瓣，并将半厚瓣推向根方，瓣的边缘缝合固定于根方的骨膜上，形成一个受植区的创面。测量受植区大小及形状，并注意保护创面。

③供区取龈组织。选择上颌前磨牙至第一磨牙腭侧的角化牙龈，距龈缘 2～3mm 处，用 15 号刀片按受植区大小及形状做浅切口，深度 1～1.5mm 为宜，包括角化上皮及其下方少许结缔组织，通过锐剥离切取龈组织。移植后最初期组织瓣依靠受区的组织液提供营养，因此，薄的游离牙龈组织更容易存活。若切取的游离牙龈组织较厚，应进行修剪，除去组织上带有的腺体和脂肪组织。

④游离牙龈组织的移植与缝合。清除受植区的血凝块，将获得的游离的牙龈组织移植并使用细针细线(5-0)缝合于受植区冠方的骨膜上。尽量减少移植组织的操作，避免损伤。用湿纱布轻压排除组织下方的积血和空气，表面放置锡箔，然后放置牙周塞治药。必须保证移植的牙龈组织有良好固位，以利愈合。供区也可放锡箔后用塞治药保护切口。

⑤术后 3 天内应避免唇（颊）部的剧烈活动，以免移植组织移位，妨碍愈合。术后 10～14 天拆线，必要时可再放塞治药 1 周，指导患者保持良好的口腔卫生。

（3）术后愈合：游离牙龈组织的成活取决于结缔组织能否在短期内与受植区的组织愈合。在术后即刻游离牙龈组织靠受植床处的血浆渗出物来维持营养和水分。第 2～3 天时开始有血管长入移植组织内并与残存的部分毛细血管吻合，10 天左右移植组织中心的血管生成。术后 14 天开始，移植组织中的血管数目逐渐减少至正常，组织逐渐成熟，大多数病例的游离组织在移植后初期上皮发生退行性变和坏死，由受植区边缘处的上皮爬行将其覆盖。显微镜下组织的完全愈合需 10～16 周。游离移植组织在愈合后均会有一定程度的收缩。最初 6 周收缩最为明显,术后 24 周时,覆盖牙根面的组织收缩约 25%,覆盖于骨膜上者则可收缩约 50%。

2.侧向转位瓣术

侧向转位瓣术是利用相邻牙的健康牙龈形成带蒂的龈黏膜瓣,向牙龈退缩病变区转移,以覆盖裸露根面的手术方法。用于治疗个别牙较窄的牙龈退缩。

(1)牙龈退缩的分度:牙龈退缩可造成个别牙或多个牙牙根裸露,影响美观,还伴有附着丧失,角化龈变窄。Miller 于 1995 年将牙龈退缩使牙根暴露的病损进行了分度(表 2-6-1)。

表 2-6-1　Miller 牙龈退缩分度

Miller 牙龈退缩分度	邻面牙槽骨或软组织水平	龈缘退缩水平
Ⅰ度	无丧失	龈缘退缩未达到膜龈联合
Ⅱ度	无丧失	龈缘退缩达到或超过膜龈联合
Ⅲ度	有丧失但仍位于唇侧退缩龈缘的冠方	龈缘退缩达到或超过膜龈联合
Ⅳ度	丧失已达到唇侧龈退缩的水平	龈缘退缩超过膜龈联合

对于Ⅰ度和Ⅱ度龈退缩,可采用 GTR 治疗、侧向转位瓣术或上皮下结缔组织移植术来治疗,若达到预期的效果,可获得根面的完全覆盖;对于Ⅲ类龈退缩,根面可获得部分覆盖;Ⅳ度龈退缩则不是适应证。

(2)适应证:个别牙的唇侧龈裂或牙龈退缩,部分牙根暴露但暴露面较窄,邻牙的牙周组织健康,附着龈较宽,牙槽骨有足够高度和厚度,前庭沟深度足够,可供给龈瓣,并能侧向转移以覆盖裸露的根面。

(3)手术方法

①受瓣区的准备。沿着牙龈缺损区的龈边缘 0.5～1mm 处的健康组织上做 V 形或 U 形切口,将暴露根面周围的不良龈组织切除。刮除根面与骨之间的一部分牙周膜,开放牙周膜间隙,以利细胞爬行附着根面。对凸度较大的牙根面,可稍调磨平缓,以利瓣膜贴合。

②供瓣区的准备。测量受瓣区缺损的宽度,在患牙的近中或远中形成一个相当于受瓣区 1.5～2 倍宽的半厚瓣,若牙龈较薄也可为全厚瓣,高度与受瓣区相同。一般在距受瓣区创面包括 2 个牙龈乳头处,在健康牙龈上做垂直于骨面的纵行切口,翻起黏骨膜瓣并侧向转至受瓣区覆盖根面。若瓣的张力较大,可在切口的基底远端处稍延长做松弛切口,以增加带蒂瓣的活动性,便于转移。

③清洗创口,修剪牙龈乳头使与受瓣区的舌侧龈乳头相对应,可采用悬吊缝合防止瓣膜移位。在受瓣区及供瓣区遗留的裸露创面或骨面表面放置油纱布、碘仿纱布或锡箔后,放置塞治药。

若牙根暴露区的近远中径太宽,单侧瓣太窄不能完全覆盖,则可在近中和远中邻牙各转一带乳头瓣,两瓣在受瓣区中线处缝合。此法也称为双乳头转位瓣术。

3.上皮下结缔组织移植术

上皮下结缔组织移植术简称为结缔组织移植术。是 20 世纪 80 年代提出的一种旨在覆盖裸露根面的膜龈手术。其特点是将带蒂的半厚瓣与自体的游离结缔组织相结合,治疗单个牙或多个牙的宽而深的牙龈退缩。将取自腭部的结缔组织移植于受植区翻起的半厚瓣的下方，有利于移植物的成活，并提高覆盖成功率。供区的创面小，愈合快。

这种手术的操作难度较大，然而成功率较高，术后牙龈退缩较少。有研究报道，这种手术与游离龈移植术相比，造成的腭侧切口小，术后牙龈的颜色与邻牙区也更相近，美观效果更好。因此，这种手术的应用逐渐增多。

(1)适应证：单个牙或多个牙的 Miller Ⅰ度和Ⅱ度牙龈退缩，尤其是上颌牙。Ⅲ度龈退缩，根面只能获得部分覆盖。牙龈有一定的厚度，能做半厚瓣，且具有充足的血供。

(2)手术方法

①受植区：在被治疗牙的唇侧距龈乳头顶部约 2mm 做一水平切口，应注意不包括龈乳头。在水平切口的近、远中末端做 2 个斜向纵切口，切口超过膜龈联合。锐分离制备半厚瓣，直至半厚瓣能无阻力地复位至釉牙骨质界处。彻底刮净受植区的根面，降低其凸度。

②供区：从上颌前磨牙及磨牙的腭侧供区牙龈处切取上皮下结缔组织。在切取前评估黏膜可获得的厚度。在供区做矩形的 3 个切口，并翻起半厚瓣，从瓣下方切取一块大小合适的结缔组织，其表面可带一窄条上皮，随结缔组织移植至受植区。

③将带窄条上皮的结缔组织立即放在受植区，覆盖根面，将窄上皮放在患牙的釉牙骨质界处或其冠方，用可吸收缝线将其缝合固定在骨膜和被保留的龈乳头处，随即将受瓣区的半厚瓣冠向复位，覆盖移植的结缔组织瓣至少 1/2～2/3，缝合固定。

④将供瓣区翻起的半厚瓣复位缝合。

⑤术区覆以锡箔和牙周塞治剂，以保护术区切口。

⑥术后 2 周拆线。

4.术式选择策略

(1)在进行膜龈手术前，医师必须明确引起软组织异常的病因并去除相关的促进因素。在此基础上才能确保手术的长远稳定性，减少复发可能。根据不同的手术目的，选择适宜的治疗策略。

(2)若手术目的以增加角化龈宽度为主，则可以选择众多的手术方式，如根向复位瓣术、游离龈移植术、侧向转位瓣术和上皮下结缔组织移植术等。要注意若采用上皮下结缔组织移植术，则术区软组织需要 12 周的时间才能转化为角化牙龈。

(3)若手术目的以增加软组织厚度为主，则可采用脱细胞真皮基质移植术(ADM)、上皮下结缔组织移植术或骨增量技术。

(4)若手术目的以覆盖裸露根面、改善美观为主，则应先判断牙龈退缩的程度(Miller 分度)。接下来要根据牙龈组织的厚度、角化龈的宽度及前庭沟的深度来判断采取何种治疗策略。

三、药物治疗

目前公认，牙周病是一种多因素的慢性感染性疾病。牙周病的病因和病理机制十分复杂。但可以肯定的是，堆积于龈缘周围的细菌菌斑及其代谢产物是牙周病发病的始动因子。研究表明，单纯使用抗菌药物并不能取得理想的治疗效果。但是，在对牙周病病因及发生、发展规律深入了解的基础上，在牙周基础治疗、手术治疗同时配合运用药物，可以帮助清除致病因子或阻断牙周病的病理过程,以达到治疗牙周病的目的。

1.分类

(1)针对病原微生物的药物治疗:菌斑微生物及其产物是牙周病发病的始动因子,清除牙菌斑、防止或迟滞其在牙面的再形成是治疗牙周病、防止其复发的核心手段。机械性清除牙菌斑仍是迄今为止治疗和预防牙周病最行之有效、应用最广泛的方法。但在某些情况下,借助化学药物控制牙周组织感染,作为基础治疗、手术治疗的辅助措施,仍有极为重要的意义。

①存在一些器械难以达到的部位。中重度牙周炎患者多有深在的牙周袋、深而窄的骨下袋以及根分叉感染等病变,常规的菌斑清除工具在非手术条件下很难到达牙周袋底、分叉穹窿等深在的感染部位,应用药物控制残留的细菌、菌斑进而遏制牙周炎症和牙槽骨吸收可以对治疗起到重要的辅助作用。

②微生物可以侵入牙周组织。由于牙周炎症过程中,牙周袋壁上皮和牙龈结合上皮经常有糜烂和溃疡,细菌可直接侵入牙周组织。洁治、刮治和根面平整等基础治疗方法多难以彻底清除组织内的入侵细菌。药物治疗有助于消除组织内的细菌进而控制牙周炎症。

③口腔内其他部位的微生物。口腔内存在大量的共生细菌,是牙周菌斑细菌的来源和贮池。即使在牙周治疗过程中,牙周环境的绝大部分细菌被清除,但存在于舌苔、扁桃体、颊黏膜、龋洞内部,甚至义齿孔隙内的细菌将极易重新定植于牙周袋内,导致疾病的复发。应用化学药物辅助菌斑控制可能防止和延缓炎症的复发。研究表明,在洁治、刮治等治疗后,对某些牙周疾病的易感个体辅以牙周袋内用药,有利于疗效巩固,防止牙周炎症复发。

④牙周组织的急性感染。发生多发性龈脓肿、牙周脓肿和急性坏死溃疡性牙周病等急性感染时,应根据病情给予局部或全身的抗菌药物治疗,借以控制炎症范围、防止全身感染,为后续的常规治疗创造条件。

⑤某些全身疾病。一些全身疾病患者如糖尿病、风湿性心脏病患者并非牙周治疗的绝对禁忌。但在长时间的牙周检查、洁治和刮治过程中,可能因一过性菌血症而发生全身感染或其他并发症。对此类患者,在术前、术中或术后使用抗菌药物,可预防或控制感染,避免全身并发症的发生。

⑥术后口腔护理。在口腔手术等造成患者暂时不能、不利采用口腔卫生措施的情况下,使用含漱类型的化学药物等,可预防或减少菌斑形成,有利于组织愈合。

虽然,牙周治疗过程中使用化学制剂或抗菌药物,能在一定时间内减少或预防菌斑的形成,从而达到控制牙周组织炎症的目的,但随着对耐药菌株的产生及危害认识的深入,牙周治疗中抗菌药物使用已逐渐趋于理性。由于牙菌斑的形成是个持续的过程,化学药物控制菌斑只能作为机械性清除菌斑的辅助,或在某些特定条件下使用。而不宜长期依赖药物来控制牙周菌斑。

(2)调节宿主防御功能的药物治疗:牙周病是在细菌侵袭和宿主防御之间的平衡被打破时发生的疾病,宿主的免疫和防御反应在病变发生、发展过程中有重要作用。随着对牙周病免疫学本质的深入认识,通过药物调节宿主的防御功能、阻断疾病的发展,已成为牙周病药物治疗的又一重要探索方向。研究表明,金属基质蛋白酶的形成、花生四烯酸的代谢等与牙槽骨吸收存在密切联系,在这方面研究药物对宿主防御产生的作用,也可能影响牙周疾病进程。另外,祖国医学在这方面也有一些探索,其目的是通过中医药的使用,调节机体免疫力,纠正细菌和宿主之间的不平衡状态。

2.治疗原则

牙周基础治疗和手术治疗是牙周治疗的基本治疗方法和核心手段,药物治疗只是作为前2种治疗方法的辅助手段。长期以来,牙周病治疗中普遍存在滥用抗生素和药效不佳的情况。一般而言,牙周病的药物治疗应该遵循如下原则。

(1)循证医学原则:临床医生对患者的一切治疗都应该基于患者所患疾病的具体表现。一般情况下,菌斑性牙龈炎和轻、中度牙周炎的治疗并不需要使用抗菌药物,彻底的牙周洁治、刮治和切实有效的菌斑控制方法即能治愈牙龈炎或控制牙周炎症。抗生素的全身使用可以考虑用于侵袭性牙周炎的患者和重度牙周炎患者特别是对常规牙周治疗反应不佳者。

(2)牙周药物治疗前应清除菌斑、牙石:牙周药物治疗前应首先进行龈上洁治、龈下刮治,清除牙龈和牙体组织周围的菌斑和牙石,尽量破坏菌斑生物膜的结构,以便药物能直接作用于残留细菌,达到辅助治疗目的。牙周药物治疗只能作为基础治疗的辅助手段。

(3)牙周药物治疗前的细菌学检测:牙周药物治疗前,应尽量做细菌学检查及药敏试验,尽量选择抗菌谱较窄的药物,防止或减少其对口腔微生态环境造成的干扰及菌群失调。用药后也应做细菌学复查,观察细菌的变化以指导临床用药。但是,这种检测既昂贵又存在技术困难。所以,临床医师往往凭借经验和临床指征进行药物选择。

(4)用药时机:一些间接的证据表明,全身性抗生素使用的最佳时机为洁治、刮治完成后即刻使用。而且,用药的时间不宜超过7天。

(5)尽量采用局部给药途径:从公共卫生安全出发,应尽可能严格限制全身性抗生素的使用。尽量采用局部给药途径。

3.牙周治疗中的全身药物

牙周治疗过程中可作全身应用的药物主要有抗生素、非甾体类消炎药和中药,这些药物的给药途径以口服为主。

(1)全身使用抗生素的利弊

①优点:全身使用抗生素常作为机械性菌斑控制的辅助手段,其作用可直达深在的牙周袋袋底及根分叉区等治疗器械难以到达的区域,最大程度地清除这些部位的细菌;抗生素也可深入牙龈、结合上皮和结缔组织内部,杀灭牙周袋壁内的微生物;抗生素还可清除口腔内舌背、扁桃体和颊黏膜等特殊组织结构中潜藏的病原微生物,防止其在牙周袋内重新定植。

②缺点:全身使用抗生素的途径多为口服,经胃肠吸收和血液循环后,其在牙周组织、牙周袋内的药物浓度相对较低,常难以发挥抗菌和抑菌作用;低浓度抗生素不仅难以达到杀灭细菌的目的,还容易诱发耐药菌株形成;全身大剂量、长时间地使用抗菌药物并不一定能消除牙周组织的炎症,反而易引起菌群失调,造成白念珠菌等的叠加感染;另外,口服抗生素经胃肠吸收,还易产生胃肠道反应和全身过敏等不良反应。

(2)全身使用抗生素的疗效及影响因素:疗效取决于药物本身的药代动力学和局部环境因素,体外药敏试验的结果并不能完全反映体内的药物效能。影响疗效的因素有药物的药代动力学、药物的配伍、药物对组织的吸附、感染的类型、耐药性、菌斑生物膜等多个环节。

①药代动力学对药物的疗效有决定性影响。抗生素在药代动力学上可分为 3 类,即浓度依赖型、时间依赖型和抗菌后效应型。

浓度依赖型药物具有首次接触效应,药效取决于药物浓度,与药物作用时间无关,常采用大剂量、间断给药的方式,以提高药效。甲硝唑类属于此类药物。时间依赖型药物的疗效与药物作用时间的长短相关,药物在保证血药浓度高于最小抑菌浓度的条件下即可有效杀菌,进一步提高血药浓度并不能增加杀菌能力。这类药物使用时应在维持有效血药浓度的前提下确保足够的作用时间,此类药物以青霉素类最为典型。抗菌后效应型药物血药浓度降至最小抑菌浓度后的一段时间内,仍具有抑菌作用。此类药物在使用时应延长给药的间隔时间,典型药物为四环素族药物。

②药物对组织的吸附能力对药物疗效有重要作用。不同的药物对组织的吸附能力不同,四环素等药物对钙化组织有较强的吸附力,可吸附于牙齿、骨等组织,然后再向牙周袋缓慢释放,可延长药物的作用时间。

③组织的感染类型对药物作用的强弱也有明显影响。牙周袋内有革兰氏阳性和阴性细菌、兼性和专性厌氧菌及致病菌和非致病菌等多种细菌存在,是典型的混合感染。各种细菌间存在着复杂的共生关系,非致病菌群利用结合、降解等机制可消耗、消除抗菌药物的活性,降低药物在龈沟液中的有效浓度,使牙周致病菌逃避被彻底消除的结局。如粪链球菌通过使甲硝唑失活,可保护脆弱杆菌等的生存。

④耐药性是细菌对抗菌药物产生的免疫和适应。多种牙周致病菌对常用抗生素可产生耐药性。耐药菌株的产生,可使抗菌药物的效能下降甚至完全失效。牙龈卟啉单胞菌、中间普氏菌、具核梭形杆菌等多种细菌都可产生 β-内酰胺酶而使青霉素类药物失去活性。

⑤菌斑生物膜是细菌利用细胞外多糖-蛋白质复合物及其他一些物质将多种微生物黏附在一起形成的微生态环境。细菌凭借这一独特的生物膜结构可抵御抗菌药物的渗入,使抗菌药物在菌斑内部不能形成有效浓度,从而降低抗菌药物杀灭致病微生物的能力。

牙周病是多种细菌的混合感染,临床上经常采取 2 种或 2 种以上抗生素配伍,进行联合治疗。但联合用药时,应考虑药物之间的配伍问题,避免产生药物间的拮抗。药物使用时配伍得当,可使发挥药物间的协同作用,提高疗效。杀菌剂只能杀灭处于分裂期的细菌,同期使用抑菌剂会抑制细菌分裂,减低杀菌剂的作用效果。因此,杀菌和抑菌药物只能采用序列治疗方法,如先用四环素、强力霉素抑菌,再用青霉素、甲硝唑杀菌,避免药物间产生拮抗作用。

在牙周炎患者的治疗中,若能合理地全身使用抗生素,并与机械性清除菌斑相结合,可产生良好的近期疗效。临床表现为探诊出血部位明显减少,牙周探诊深度变浅。牙周袋内细菌的组成也可发生变化,牙龈卟啉单胞菌、伴放线菌嗜血菌、螺旋体、能动菌等牙周可疑病原菌的比例明显下降或消失,革兰氏阳性球菌比例增加,牙周袋内的微生态平衡转向健康方向。但药物治疗只是机械性菌斑清除不足部分的辅助和补充,常规牙周治疗中全身应用抗菌药物并不值得提倡。

抗菌药物的作用基本上都是短期的。合理应用药物可使病变区的牙槽骨密度和高度有所增加,降低牙周炎症的程度,牙周治疗的远期疗效主要依赖于定期复查和必要的支持治疗。

(3)牙周病治疗中常用的抗生素

①硝基咪唑类药物

A.甲硝唑:第一代硝基咪唑类衍生药物,最初用于滴虫性阴道炎的治疗,后发现对厌氧菌感染造成的坏死性溃疡性牙龈炎有效,遂逐渐应用于牙周治疗。甲硝唑能有效杀灭病变组织中存在的牙龈卟啉单胞菌、中间普氏菌、具核梭形杆菌、螺旋体及消化链球菌等,改善牙龈出血、牙周袋溢脓等牙周症状。

甲硝唑具有廉价高效、无明显毒副作用的特点,能杀灭专性厌氧菌,使用中不易产生耐药菌株或引起菌群失调。甲硝唑对兼性厌氧菌、微需氧菌无效,但可以结合使用其他抗生素如阿莫西林(青霉素羟氨苄)或螺旋霉素等,以提高疗效。如对优势菌为伴放线菌嗜血菌等微需氧菌引起的侵袭性牙周炎和常规治疗无效的病例,联合用药可改善治疗效果。

部分患者服用甲硝唑后可出现恶心、胃痛、厌食、呕吐等多种消化道反应。偶有腹泻、皮疹、口内金属味等不良反应。长期服用可能出现一过性白细胞减少、周围神经病变等。有报道大剂量使用可能有致癌、致畸倾向,故妊娠或哺乳期妇女禁用;甲硝唑在体内经肝脏代谢后大部分由肾脏排出,血液病、肾功能不全者慎用;因其可抑制乙醇代谢,服药期间应忌酒。

用法:每次口服片剂200mg,3～4次/天,一个疗程为5～7天。

B.替硝唑:第二代硝基咪唑类衍生物。比甲硝唑半衰期更长、疗程更短,因而疗效也更高,但同时不良反应也更多。替硝唑的不良反应与甲硝唑相似,主要表现仍然是胃肠道不适等。另外,与抗高血压药合用时可能引起血压升高。

用法:替硝唑有片剂和胶囊剂型。片剂,每片250mg,首日口服2g,1～2次服完,以后2次/天,每次0.5g,3天为一疗程。

C.奥硝唑:第三代硝基咪唑类衍生物。具有良好抗厌氧菌作用且不良反应小,疗效优于替硝唑和甲硝唑。它主要以具有细胞毒作用的原药和中间产物作用于细菌DNA,使其螺旋结构断裂或阻断其转录复制而导致死亡,达到抗菌目的。

用法:剂型有片剂、胶囊剂和注射剂等。片剂,每片250mg,每次500mg,2次/天,4天为一疗程。

②四环素族药物:广谱抗生素,对革兰氏阳性菌、革兰氏阴性菌及螺旋体均有抑制作用,可抑制多种牙周可疑致病菌的生长,对伴放线菌嗜血菌的抑制作用最为突出。药物口服后经血液循环在体内广泛分布,但对钙化组织的亲和力比较突出。而且,药物在牙周组织内可形成较高浓度,龈沟液的药物浓度可达血药浓度的2～10倍。

A.四环素:本药在治疗侵袭性牙周炎中的作用较为突出。侵袭性牙周炎的牙周袋壁内多含有侵入的伴放线菌嗜血菌,机械治疗难以完全消除。在刮治后结合应用四环素,能有效杀灭组织内的细菌。同时,研究表明四环素族药物还能抑制胶原酶及其他基质金属蛋白酶的活性,抑制结缔组织的破坏,阻断骨的吸收,从而有利于牙槽骨修复。

用法:片剂,每片250mg,每次250mg,4次/天,2周为一疗程。

B.米诺环素:又名二甲胺四环素,为半合成四环素族药物,抑菌谱广而强,其体内抑制螺旋体和能动菌的药效可长达3个月。

用法:2次/天,每次100mg,1周为一疗程。

C.多西环素：又称为强力霉素。其疗效优于四环素，在胃肠道中的吸收不受钙离子或抗酸剂的影响，此优点在四环素族药物中比较突出。

用法：多西环素的用法是首日100mg，分2次服用，以后2次/天，每次50mg，1周为一疗程。若以小剂量作抗胶原酶使用则可1～2次/天，每次口服20mg，3个月为一个疗程。

四环素族药物可造成胃肠道反应，肝、肾损害等毒副作用，最为突出的不良反应是造成齿和骨骼等硬组织的着色。由于四环素类药物对钙化组织有较强亲和力，药物可随钙离子沉积于发育中的硬组织，故孕妇及7岁前的儿童禁用。

③阿莫西林：又名称羟氨苄青霉素或阿莫仙。是β-内酰胺类半合成广谱抗生素，对革兰氏阳性菌及部分革兰氏阴性菌有强力杀灭作用。可与甲硝唑等联合使用以增强疗效，用于治疗侵袭性牙周炎。但阿莫西林对能产生β-内酰胺酶的中间普氏菌、具核梭杆菌等无抗菌作用，需与能降解β-内酰胺酶的克拉维酸联合使用，才能发挥杀菌作用。其副作用较少，偶有胃肠道反应、皮疹和过敏反应。对青霉素过敏者禁用。

用法：每次口服500mg，3次/天，7天为一疗程。

④螺旋霉素：大环内酯类抗生素，对革兰氏阳性菌有强力抑菌作用，对革兰氏阴性菌也有一定抑制效果。能有效地抑制黏放线菌、产黑色素类杆菌群及螺旋体等。螺旋霉素进入体内后可广泛分布，但以龈沟液、唾液、牙龈和颌骨中的浓度较高，龈沟液中的药物浓度为血药浓度的10倍。螺旋霉素在唾液腺和骨组织中滞留的时间可达3～4周，释放缓慢，对牙周病治疗有利。螺旋霉素毒副作用较小，仅偶有胃肠道不适。

用法：每次口服200mg，4次/天，5～7天为一疗程。与抗厌氧菌药物有协同作用。

红霉素、罗红霉素也属大环内酯类抗生素，其作用与螺旋霉素相似，对衣原体和支原体也有一定效果。

(4)调节宿主防御反应的药物：大量临床和实验研究显示牙周组织的破坏与机体防御机制间存在密切联系。尽管现有的提高机体防御能力、阻断牙周组织破坏的治疗方法在理论上并不成熟，但在针对机体免疫和炎症反应、基质金属蛋白酶形成、花生四烯酸的代谢及牙槽骨吸收几个环节的尝试上已经取得了某些进展，为从调节宿主防御反应着手，对牙周炎患者进行全身治疗积累了一定的资料。

①机体免疫和炎症反应的调节药物：研究表明，炎症反应过程有多种细胞因子的参与，阻断其中的某些或全部环节可有效减轻组织炎症，也抑制了牙槽骨的吸收和牙周附着丧失，对减缓疾病进展有一定作用。细胞因子IL-1、IL-11、TNF-α、和NO的受体拮抗剂可能在调节机体免疫和炎症反应方面有一定的应用前景。

②胶原酶和基质金属蛋白酶的抑制药物：胶原酶和基质金属蛋白酶在牙周组织的破坏过程中有重要作用。四环素族药物可抑制胶原酶及基质金属蛋白酶活性，从而抑制牙周组织的酶解和骨组织的吸收。四环素族药物抑制胶原酶的作用与其抗菌作用并无关联，失去有效抗菌基团的四环素，仍具有抑制胶原酶活性的能力。四环素族药物中以多西环素的抗胶原酶活性最强，对牙周炎患者进行小剂量、长疗程的多西环素治疗有良好临床疗效。糖尿病患者的胶原酶活性增高，治疗中联合应用多西环素也有明显治疗作用。但其安全性及长效性还有待进一步的研究证实。

③花生四烯酸代谢的抑制药物:前列腺素可刺激牙槽骨发生吸收,是牙周炎症过程中最重要的炎症因子,在病变的进展中有重要作用。前列腺素由花生四烯酸经生物代谢形成,其中环氧化酶的催化作用是其关键环节。非甾体类抗炎药物(即消炎镇痛类药物)可阻断花生四烯酸代谢过程中的重要媒介——环氧化酶的活性,因此,非甾体类抗炎药物有可能阻断花生四烯酸代谢而抑制前列腺素合成,由此阻止牙周病变时牙槽骨的吸收。

非甾体类抗炎药可能抑制环氧化酶和脂氧化酶的活性,降低花生四烯酸的代谢,通过减少前列腺素和白三烯的产生,最终抑制炎症过程,减轻牙槽骨的吸收。另外,非甾体类抗炎药还可能减弱 IL-1、TNF-α 等细胞因子对前列腺素合成的诱导作用。

临床实验表明非甾体类抗炎药物对治疗牙周炎症确有一定作用。有的研究探讨了氟比洛芬、吲哚美辛、布洛芬等多种非甾体类抗炎药物用于牙周病治疗的意义。但在实际应用时,要注意权衡这些药物的不良反应和实际疗效。

④骨质疏松的预防药物:牙周炎的牙槽骨破坏可能与骨质疏松有关,预防和控制骨质疏松可能对牙周骨组织丧失起到抑制作用。研究显示,双磷酸盐等骨质疏松预防药物可抑制骨丧失、减缓与牙周炎相关的牙槽骨吸收,但其治疗牙周炎的临床疗效尚待证实。

⑤中药的全身应用:中医认为"肾主齿,肾虚齿豁,肾固齿坚"。自古以来,历代医家都有用于牙周病治疗的中药复方,这些复方主要是补肾、滋阴、凉血、清火。众多研究显示,这些中药作为一种辅助治疗手段,有一定改善牙周炎症的作用。同时,能调节宿主免疫力、减缓牙槽骨的吸收。但是,中药辅助治疗牙周炎的有效性,其发挥作用的有效成分等都有待进一步的研究和探索。

4.牙周病的局部药物治疗

局部用药是牙周病药物治疗的重要方面。局部用药在辅助牙周器械治疗,预防或减少菌斑的重新聚集方面有突出效果。局部药物治疗直接作用于病变部位,药物在组织内可形成较高的局部浓度,同时也可避免全身用药的诸多不良反应。但是这种治疗方式的最大劣处在于其对临床效果的改善基本都是临时性的。这种治疗不能完全消除牙周致病菌,治疗部位往往会发生细菌的再定植。

牙周局部用药的疗效取决于药物到达病变区域的难易程度、病变部位的药物总量和浓度是否达到治疗要求、药物在病变部位的作用时间是否足够。

牙周的局部药物治疗可有多种给药途径,如含漱、冲洗、局部涂布及牙周袋内缓释、控释给药等。局部应用的药物按用药途径和剂型可分为含漱药物、涂布药物、冲洗药物和控缓释药物。

(1)含漱药物:应用含漱剂的主要目的是清除和显著减少口腔内的细菌。通过含漱剂的使用应明显减少牙面、舌背、扁桃体、颊黏膜等处的细菌总量,限制龈上菌斑的堆积和成熟,阻止致病菌在龈沟、牙周袋的重新定植,预防牙龈炎、牙周炎的复发。

由于含漱液自身的剂型和使用特点,它在口腔内停留时间短暂,进入龈沟或牙周袋的深度也不超过 1mm,理论上这些含漱液只是针对口腔表面和龈上菌群产生作用,对牙周袋内的菌群并无直接影响。常用的含漱药物有以下 2 种。

①氯己定:双胍类广谱抗菌剂,也称为洗必泰。对革兰氏阳性菌、革兰氏阴性菌和真菌有

较强的抗菌作用,是已知效果最确切的菌斑对抗药物。其作用机制为吸附于细菌胞浆膜的渗透屏障,使细胞内容物漏出而发挥抗菌作用。低浓度有抑菌作用,高浓度则有杀菌作用。对因某些原因暂时不能行使口腔卫生措施者,采用氯己定含漱液能有效地控制菌斑。牙周手术后含漱可减少菌斑形成,有利组织愈合。

临床上,一般使用浓度为 0.12%～0.2% 的葡萄糖酸氯己定溶液。含漱后部分药物可吸附于口腔黏膜和牙面,在 8～12 小时内以活化方式逐步释放,持续发挥药物作用。

氯己定长期使用安全,不易产生耐药菌株。全身不良反应小,主要不良反应为味觉异常、牙面及舌背黏膜的着色,偶有口腔黏膜烧灼感。氯己定宜在饭后或睡前使用,牙面的着色可以洁治术清除。由于牙膏发泡剂可增加液体表面张力,不利于氯己定阳离子表面活性剂的作用,建议使用氯己定类含漱剂的时间尽量与刷牙时间错开,至少间隔 1 小时。

用法:0.2% 氯己定每日含漱 2 次,每次 10mL,含漱 1 分钟。用 0.12% 浓度的氯己定 15mL 可保持同样疗效而减少不良反应的发生。

②西吡氯铵:也称西吡氯烷、氯化十六烷基吡啶,是一种阳离子季铵化合物。它是一种阳离子表面活性剂,可与细菌细胞壁上带负电荷的基团作用以杀灭细菌。使用 0.05% 的西吡氯烷溶液含漱,可使菌斑的量减少 25%～35%。其抗菌作用不如氯己定强,但不良反应也小于后者。作为辅助治疗措施,可以比氯己定使用更长的时间。

(2)涂布药物:牙周组织处于唾液、龈沟液等体液环境中,涂布药物的实际效果经常受到质疑。龈上洁治、龈下刮治和根面平整术等基础治疗过程能使牙龈炎症消退、牙周袋变浅。通常情况下,牙周治疗后并不需要涂布药物。涂布药物只有在牙龈炎症较重、牙周袋有肉芽增生或牙周急性脓肿时,出现能够暂时容留涂布药物的龈袋、牙周袋或类似组织结构的情况下,才能发挥作用。

①碘伏:碘与聚醇醚复合而成的广谱消毒剂,能杀死病毒、细菌、芽孢、真菌、原虫。可用于皮肤消毒、黏膜的冲洗或手术前皮肤消毒,也可用于皮肤、黏膜细菌感染,以及器械、环境消毒。是一种安全、低毒、刺激性小的消毒剂,脓肿引流后可将碘伏置于患牙牙周袋内,有较好的消炎作用。

②四环素:在溶液条件下呈酸性,具有螯合金属离子的能力,可用于病变根面的处理。手术条件下用四环素溶液对裸露的根面进行药物处理可使根面轻度脱矿、牙本质小管开放、胶原纤维裸露,并刺激牙周膜细胞在根面迁移,从而直接促进细胞附着与生长。但这种作用取决于应用时的局部药物浓度和持续作用时间,浓度过高、使用时间过长反而抑制成纤维细胞生长。

③乙二胺四乙酸:中性金属离子螯合剂。手术条件下处理病变根面,可使根面轻度脱矿、牙本质小管开放、胶原纤维裸露。由于药物本身呈中性,对周围组织的影响少,有利于潜能细胞的增殖和分化。24% 乙二胺四乙酸膏体的药物作用比较典型。

(3)冲洗药物:牙周病的局部冲洗治疗以水或抗菌药液对牙龈缘或牙周袋进行冲洗,以达到清洁牙周组织、改善牙周袋局部微生态环境的目的。加压冲洗对菌斑有一定机械清洁作用,但冲洗(药)液在牙周袋等组织内的停留时间短暂,也不能形成较高药物浓度。无论是机械清除还是药物作用,由冲洗达到的牙周治疗效果是短暂的。

抗菌药液的龈上冲洗并不能去除已形成的菌斑,但可抑制或减缓菌斑的形成。洁治后进行的龈上冲洗,可清除牙间隙和较浅牙周袋中残留的牙石碎片,稀释和减少细菌及其毒素残留数量,减少菌斑重新附着和成熟的机会。

常用的牙周冲洗药物有过氧化氢、氯己定和聚维酮碘。

过氧化氢在治疗急性坏死性溃疡性龈炎、急性牙周感染时有较好的疗效。洁治、刮治和根面平整后,以 3％过氧化氢液做牙周局部冲洗,有助于清除袋内残余的牙石碎片及肉芽组织。氯己定可吸附于细菌表面,改变细胞膜的结构,破坏其渗透平衡而杀菌,0.12％～0.2％氯己定对革兰氏阳性菌、革兰氏阴性菌及真菌有很强的杀灭作用。但应注意处于病变活动期的牙周袋内经常存在脓血,可能影响氯己定作用的发挥。

聚维酮碘是碘与表面活性剂的结合物,对革兰氏阳性菌、革兰氏阴性菌、病毒、真菌、螺旋体等有杀灭作用。以 0.5％聚维酮碘用于牙周冲洗,可改善局部的牙龈炎症,使龈下微生物的组成向有益的方向转化。

(4)牙周缓释及控释药物:缓(控)释药物是指能将药物的活性成分缓慢地或控制性地释放,在特定时间和作用部位内形成并维持有效药物浓度的药物制剂。

抗菌缓(控)释药物的应用正符合牙周病变中牙周袋和菌斑的结构特点,可在牙周袋内形成较高的药物浓度,作用时间延长。相对全身用药而言,它可显著减少用药剂量和给药频率,避免或减少了药物的毒副作用。

牙周缓释药物的应用也可能带来某些问题,如现有的此类药物多通过牙周袋途径给药,对已侵入袋壁组织内的伴放线菌嗜血菌、螺旋体等并无疗效,对位于舌背、扁桃体或其他口腔黏膜等部位的细菌也无作用。并且由于给药缓慢,可能导致牙周袋内形成耐药菌株。

牙周缓释抗菌药物的应用对象多为龈下刮治后仍有明显炎症特征的牙周袋、急性牙周脓肿、脓肿窦道和某些不宜全身用药的牙周炎患者。

现有牙周用途的缓释抗菌药物中比较典型的有盐酸二甲胺基四环素、甲硝唑和四环素等。

盐酸二甲胺基四环素的缓释剂型包括可吸收的 2％盐酸二甲胺基四环素软膏和不可吸收的 5％米诺环素薄片 2 种。盐酸二甲胺基四环素软膏为目前最常见的牙周缓释抗菌剂,药物呈膏状,贮于特制注射器内。使用时膏体通过纤细针头注入牙周袋深部,软膏遇水固化成黏性凝胶。通过在牙周袋内缓慢释放其成分,药物软膏可在较长时间内保持较高的局部药物浓度,通常注射 1 次软膏可维持有效抗菌浓度约 1 周。由于盐酸二甲胺基四环素还有抑制胶原酶活性的作用,故可用其缓释软膏在洁治和根面平整后进行牙周袋注射作为基础治疗的辅助。

25％的甲硝唑凝胶和甲硝唑药棒也是常用的牙周局部缓释药物,其载体是淀粉和羧甲基纤维素钠。对牙周脓肿和深牙周袋的治疗效果良好,但在牙周袋内有效药物浓度维持时间较短。

此外四环素药线、四环素纤维及氯己定薄片、强力霉素凝胶等也有一定应用。

目前牙周袋内控释药物的开发尚处于研制阶段,牙周局部缓释、控释制剂的广泛应用尚需时日。

第三章　口腔黏膜疾病

第一节　复发性阿弗他溃疡

复发性阿弗他溃疡(RAU)又称复发性口腔溃疡(ROU)、复发性阿弗他口炎(RAS)、复发性口疮。是最常见口腔黏膜病,其患病率高达 20％左右。因具有明显的灼痛感,故冠以希腊文阿弗他——灼痛。本病呈周期性复发且其有自限性,为孤立的、圆形或椭圆形的浅表性溃疡。

一、病因

病因复杂,存在明显的个体差异。研究报道的发病因素甚多,尚无统一的说法,推测 RAU 的发生可能是多种因素综合作用的结果。

(一)免疫因素

1.细胞免疫异常

细胞免疫主要指 T 淋巴细胞介导的免疫应答反应。一些研究结果表明,在溃疡前期、溃疡发作期和间歇期,CD3(总 T 淋巴细胞)、CD4、CD8 及 CD4∶CD8 均有不同程度的异常变化,证实了 T 淋巴细胞及其亚群之间的构成关系失去平衡,介导了免疫应答反应。也有研究报道 RAU 患者的 T 淋巴细胞增殖能力显著低于正常人。

2.体液免疫异常和自身免疫

体液免疫是通过 B 淋巴细胞产生的特异性免疫球蛋白来实现的。自身免疫是抗体对来自自身抗原的一种应答反应。有人应用直接免疫荧光法对 RAU 患者进行免疫球蛋白和补体测定,发现有 45％的患者的基底膜有荧光效应。采用间接免疫荧光抗体测定,有 66％的患者的血循环中存在抗口腔黏膜抗体。

3.免疫功能低下和免疫缺陷

有人证实 RAU 患者的淋巴细胞对 PHA 和伴刀豆球蛋白 A(ConA)的反应在溃疡各个阶段都比正常人低下。用胸腺病毒作抗原刺激机体时,RAU 患者的刺激反应也低下。HIV 感染的 RAU 患者病情往往较重,说明 RAU 可能与免疫功能低下或免疫缺陷有关。

(二)遗传因素

对 RAU 的单基因遗传、多基因遗传、遗传标记物和遗传物质的研究表明,RAU 的发病有遗传倾向。

（三）心理环境因素

包括心理环境、生活工作环境、社会环境等。临床上当精神紧张、情绪波动、周围环境急剧变化、处于严峻的考试期时常有口腔溃疡的发生，或以上因素可促使原有复发性口腔溃疡的患者复发频繁。

（四）系统性疾病因素

临床实践经验和流行病学调查发现 RAU 与胃溃疡、十二指肠溃疡、溃疡性结肠炎、局限性肠炎、肝炎、肝硬化、胆道疾病有密切关系。

（五）感染因素

有人从病损中分离出腺病毒，从患者循环免疫复合物中发现了单纯疱疹病毒（HSV）的DNA 或从溃疡表面培养出 L 型链球菌。

（六）其他因素

（1）超氧自由基能和脂质发生过氧化反应，产生具有细胞毒性的过氧化脂质从而引发疾病。正常情况下，体内超氧化物歧化酶（SOD）有清除超氧自由基作用。一些研究表明 RAU 患者 SOD 活性有下降趋势，而过氧化脂质（LPO）水平明显升高，说明体内超氧自由基的生成和清除率不平衡与 RAU 发病有关。

（2）有人采用放免法测定 RAU 患者血浆中 TXB_2 和 6-K-PGF1α，发现两者均明显低于正常对照组，推测两者比例失调和总体水平下降与血管内皮细胞损伤有关，从而导致 RAU。

（3）对 RAU 患者的甲皱、舌尖、唇黏膜等部位的微循环观察发现，患者毛细血管静脉端曲张、丛数变少，管袢形态异常，血补充速度减慢，血流量减少。血液流变研究显示黏度增高等改变。

二、临床表现

（1）轻型或疱疹型复发性阿弗他溃疡：溃疡小，呈圆形或椭圆形，好发于角化较差区域，边缘光整，基底柔软，中心凹陷，周围红晕，表面可覆有黄色假膜。轻型复发性阿弗他溃疡常为数枚，疱疹型复发性阿弗他溃疡常为数十枚。

（2）重型复发性阿弗他溃疡：溃疡单发，直径＞1cm，好发于黏膜腺体丰富的区域，深及黏膜下层或肌层，周围红肿，边缘隆起，基底偏硬，愈合后留有瘢痕。溃疡可数月不愈。

（3）有明显的复发规律，并有初期→峰期→后期→愈合期→间歇期→复发期的周期性变化病程。

（4）患者有灼热、疼痛和刺激痛。重型或口炎型可伴有淋巴结肿大、低热等全身症状。

三、诊断

（1）溃疡具有明显的复发规律或有明显的复发史。

（2）除重型外，溃疡呈圆形或椭圆形，边缘光滑不隆起，基底软，面积小，疼痛明显。

（3）长期不愈、溃疡边缘隆起、基底硬结疑为癌性溃疡者应做活检。重型后期可见到腺泡破坏、腺导管扩张、腺小叶结构消失、肌束间水肿、炎症细胞浸润等病理特征。

(4)实验室检查包括内分泌、血液、免疫、微循环检查等作为辅助,有助于了解病因。

四、治疗

局部治疗与全身治疗相结合,能达到缩短溃疡发作期,延长间歇期,减轻疼痛和减少溃疡数量的疗效。

(一)局部治疗

以消炎、止痛、促进愈合为原则。

1.消炎剂

可用曲安奈德口腔软膏、外用溃疡散、锡类散、冰硼散、珠黄散、青黛散等散剂局部涂布;或用2%～4%碳酸氢钠溶液、复方氯己定含漱液、0.1%依沙吖啶溶液、复方硼砂含漱液等含漱或应用有消炎作用的药膜、含片等。

2.止痛剂

如复方苯佐卡因凝胶、复方甘菊利多卡因凝胶、达克罗宁液、普鲁卡因液、利多卡因液等,溃疡局部涂布,饭前使用。

3.浸润注射剂

如曲安奈德注射液等,行溃疡下局部浸润,适用于重型复发性阿弗他溃疡。

4.理疗

激光、微波辐射、紫外线灯照射等可用于重型复发性阿弗他溃疡。

(二)全身治疗

以对因治疗、减少复发为原则。

(1)针对可疑的系统性疾病做病因治疗。

(2)糖皮质激素及其他免疫抑制剂:对有免疫功能亢进者,可视病情轻重选用此类药物,如泼尼松、地塞米松等。剂量较大时,应注意电解质平衡及其他不良反应,对高血压、动脉硬化、糖尿病、胃溃疡、骨质疏松、青光眼、癫痫等患者慎用。长期使用应注意停药反应。

病情较重者,可口服沙利度胺片,每日50～100mg,疗程视病情而定。应注意生育期的复发性阿弗他溃疡患者慎用,孕妇禁用。

此外,可考虑对重症病例少量使用细胞毒类药物,如环磷酰胺、甲氨蝶呤、硫唑嘌呤等。连服一般不超过4～6周。应注意长期大量使用可能有骨髓抑制、粒细胞减少、全血降低、肾功能损伤、出现恶心呕吐、皮疹、皮炎、色素沉着、脱发、黄疸、腹水等不良反应。使用前必须了解肝肾功能和血象,使用中注意不良反应。一旦出现,立即停药。

(3)免疫增强剂:对于有免疫功能低下者可考虑选用此类药物,如转移因子、胸腺素等。

(4)中医中药治疗:可辨证施治。如实热型凉膈散加减;虚热型六味地黄汤加减;血瘀型桃红四物汤加减;气虚型补中益气汤加减等。

本病经局部与全身综合治疗能有一定疗效,但易复发。

第二节 创伤性溃疡

创伤性溃疡是由口腔内尖硬物长期刺激引起的溃疡。

一、病因

1.机械性刺激

（1）自伤性刺激：指下意识地咬唇、咬颊或用铅笔尖、竹筷等尖锐物点刺颊脂垫等不良习惯。

（2）非自伤性刺激：指残根残冠、尖锐的边缘嵴和牙尖对黏膜的长期慢性刺激；由尖或较硬食物、设计或制作不当的义齿、刷牙不慎引起的损伤；婴儿吮吸拇指、橡胶乳头、玩具等硬物刺激腭部翼钩处黏膜，中切牙边缘过锐与舌系带过短引起的摩擦等不良刺激。这些刺激常引起相应部位的溃疡。

2.化学性灼伤

因误服强酸强碱等两性化合物；或因口腔治疗操作不当，造成硝酸银、三氧化二砷、碘酚、酚醛树脂等腐蚀性药物外溢而损伤黏膜。偶见因牙痛而口含阿司匹林、因白斑用视黄酸液涂布过度或贴敷蜂胶引起溃疡。

3.热冷刺激伤

因饮料、开水、食物过烫引起黏膜灼伤；或因口腔内低温治疗（如液氮）操作不当引起冻伤等。

二、临床表现

不同原因引起的创伤性溃疡有不同的病名，临床表现也有所不同。

1.压疮性溃疡

由持久的非自伤性机械性刺激造成，多见于老年人。残根残冠或不良修复体长期损伤黏膜，溃疡深及黏膜下层，边缘轻度隆起，色泽灰白，疼痛不明显。

2.Bednar 溃疡

由婴儿吮吸拇指或过硬的橡皮奶头引起。固定发生于硬腭、双侧翼钩处黏膜表面，双侧对称性分布。溃疡表浅，婴儿哭闹不安，拒食。

3.Riga-Fede 溃疡

专指发生于儿童舌腹的溃疡。因过短的舌系带和过锐的新萌中切牙长期摩擦引起，舌系带处充血、肿胀、溃疡。久不治疗则转变为肉芽肿性溃疡，扪诊有坚韧感，影响舌活动。

4.自伤性溃疡

好发于性情好动的青少年或患多动症的儿童。患者常有用铅笔尖捅刺黏膜的不良习惯。溃疡深在，长期不愈，基底略硬或有肉芽组织，疼痛不明显。有时有痒感。

5.化学灼伤性溃疡

组织坏死表面有易碎的白色薄膜，溃疡表浅，疼痛明显，因治牙引起者，常发生于治疗过程中患牙的附近黏膜。

6.热灼伤性溃疡

有确切的热灼伤史,初始为疱,疱壁破溃后形成糜烂面或浅表溃疡,疼痛明显。

三、诊断

(1)有明确机械、物理、化学的致病因素。

(2)溃疡与致病因子在发生部位、外形上相吻合。

(3)长期不愈的溃疡,病理特征为非特异性炎症。

四、治疗

(1)尽快去除刺激因素避免接触不良物理、化学刺激因素,拔除残根残冠,调磨尖锐的牙体边缘,纠正不良习惯,改变婴儿喂食方式,手术纠正舌系带过短等。

(2)防止局部继发感染可用复方氯己定含漱液、0.1%依沙吖啶溶液、复方硼砂含漱液等含漱;局部涂布曲安奈德口腔软膏、外用溃疡散、养阴生肌散等。

(3)有全身症状和严重继发感染者内服或注射抗生素。

第三节　口腔念珠菌病

口腔念珠菌病是真菌念珠菌属感染引起的口腔黏膜疾病。近年来,由于抗生素和免疫抑制剂在临床上的广泛应用,发生菌群失调或免疫力下降,而使内脏、皮肤、黏膜被真菌感染者日益增多,口腔黏膜念珠菌病的发病率也相应增高。

一、病因

念珠菌为酵母样菌,属条件致病菌,是正常人口腔、肠胃道、呼吸道及阴道黏膜常见的寄生菌,以孢子形式存在,并不致病。但在某些诱因作用下,其由孢子型变为菌丝型,即可造成感染。目前发现对人类有致病作用的 7 种念珠菌,以白色念珠菌致病性最强,致病力可达 90%以上,是口腔念珠菌病的主要致病菌。

1.白色念珠菌毒力

白色念珠菌的毒力主要在于侵袭力,其中黏附力和细胞外酶作用较肯定,由孢子型转成菌丝型,抗吞噬作用等也可能增强其侵袭力。

2.宿主防御功能降低

年老体弱或长期患病、新生儿、原发性或继发性免疫缺陷(如胸腺萎缩及艾滋病患者存在先天或后天免疫功能缺陷),易伴发念珠菌感染。

3.内分泌功能异常或紊乱

如患有糖尿病、甲状旁腺功能低下症、肾上腺皮质功能低下症等均易感染念珠菌。

4.药物的影响

长期大量应用广谱抗生素,念珠菌病的发病率显著增高。皮质类固醇激素、免疫抑制剂及细胞毒性抗代谢药物的应用,化疗和放疗可抑制炎症反应,降低吞噬功能。机体的细胞免疫及体液免疫功能下降,导致机体抗感染能力下降而引起感染。

5.局部因素

如戴义齿患者、过度吸烟等易使念珠菌滋生繁殖,造成局部黏膜感染。

6.白色念珠菌感染与口腔白斑病的关系

多数学者认为白色念珠菌感染在形成口腔白斑病中起着原发性的作用。这是因为:①白色念珠菌性白斑病对抗真菌治疗反应迅速;②白色念珠菌性白斑病理变化恒定,且与口腔雪口病类似;③白色念珠菌白斑中可以有白色念珠菌抗原和菌体的存在;④白色念珠菌病的患者可能伴有复合性免疫缺陷,对白色念珠菌的免疫反应力降低;⑤在实验室可以在大鼠及鸡胚上利用白色念珠菌诱发与口腔白色念珠菌性白斑病病理改变相类似的病损。

有关白色念珠菌性白斑形成及其癌变的机制,目前较一致的意见是,由于白色念珠菌的感染,其内毒素或代谢产物使口腔黏膜上皮中抑制细胞增殖的物质(如第二信使 cAMP)等受到影响,从而导致口腔黏膜上皮的过度角化,细胞异常增生,甚至趋向癌变。

二、临床表现

1.假膜型念珠菌病

好发于新生儿,表现为黏膜充血,表面有白色或蓝白色小斑点或丝绒状斑片,稍用力可擦掉。患儿烦躁不安、啼哭、哺乳困难,有时有轻度发热,全身反应一般较轻。成人长期应用抗生素或免疫抑制剂或患有艾滋病者可表现为假膜型。

2.急性红斑型念珠菌病

表现为口角黏膜充血糜烂及舌背乳头呈团块萎缩,周围舌苔增厚。念珠菌病常有黏膜灼痛、口腔干燥、口角疼痛或溢血。

3.慢性红斑型念珠菌病

常见于上颌义齿腭面接触的腭、龈黏膜,黏膜呈亮红色水肿或有黄白色的条索状或斑点状假膜。

4.慢性增殖性念珠菌病

多见于颊黏膜、舌背、腭部,颊黏膜损害常对称地位于口角内侧三角区,损害呈结节状或颗粒状增生或为固着紧密的白色角质斑块。

5.慢性黏膜皮肤念珠菌病

是一组特殊类型的念珠菌感染,目前已证实是一种与自身免疫调节基因缺陷相关的疾病,病变范围累及口腔黏膜、皮肤及甲床等。

三、诊断

依靠病史和临床表现,结合实验室检查诊断。

1.病史

有抗菌药物、皮质激素用药史,放射治疗史,义齿戴用史,贫血等血液系统疾病,糖尿病史及免疫功能低下等病史。

2.临床症状和体征

口干、疼痛、烧灼感,口腔黏膜出现白色凝乳状假膜,舌背乳头萎缩、口角炎、口腔黏膜发红(红斑型),或有白色角化斑块及肉芽肿样增生(增殖型)。

3.实验室检查

病损区或义齿组织面涂片可见念珠菌菌丝及孢子,唾液或含漱浓缩液培养或棉拭子真菌培养阳性。

4.活体组织检查

用 PAS 染色可见菌丝垂直地侵入角化层,其基底处有大量炎细胞聚集,并能形成微脓肿。

四、治疗

1.去除各种刺激因素

如去除牙垢、牙石,保持口腔卫生,调整咬合,去除不良刺激因素,注意清洁义齿等。

2.局部治疗

(1)2%～4%碳酸氢钠溶液漱口。轻症患儿可不使用其他药物,病变在 2～3 天内即可消失,但仍需继续用药数日,以预防复发。

(2)氯己定:选用 0.02%～0.2%溶液冲洗或含漱。

(3)西地碘:3～4 次/日,1 片/次,含化后吞服。

(4)制霉菌素:局部用(5 万～10 万)/mL 的水混悬液涂布,每 2～3 小时 1 次,涂布后可咽下。

(5)咪康唑:散剂可用于口腔黏膜,霜剂适用于舌炎及口角炎,疗程一般为 10 日。

3.全身治疗

(1)氟康唑片口服首次 200mg,以后一次 100mg,1 次/日,疗程 7～14 日。

(2)伊曲康唑片口服一次 100mg,1 次/日,疗程为 15 日。

(3)免疫力低下或长期应用免疫抑制剂者,需调节机体免疫功能。

4.手术治疗

慢性增殖性口腔念珠菌病经抗真菌药物治疗效果不佳者可考虑手术治疗。

第四节　带状疱疹

带状疱疹是由水痘-带状疱疹病毒所引起的皮肤黏膜损害。可发生在任何年龄,春秋季多见,愈合后不再复发。

一、病理

镜下呈网状变性与气球样变性,核内可见包涵体,上皮下见水疱,固有层炎性细胞浸润。

二、临床表现

(1)前驱症状:低热、乏力,将发疹部位有疼痛、烧灼感,三叉神经带状疱疹可出现牙痛。

(2)颜面部皮肤初起呈不规则或椭圆形红斑,数小时后在红斑上发生密集成群的透明小水疱,可融合为大疱、血疱、脓疱。数日后,疱液变混浊,逐渐吸收,终呈痂壳,1~2周脱痂,遗留色素可能逐渐消退,一般不留瘢痕,损害不超越中线。老年人的病程常为4~6周,也有超过8周者。

三叉神经第一支感染除累及额部皮肤外,还可累及角膜,甚至失明;第二支累及唇、腭及颊下部、颧部、眶下皮肤;第三支累及舌、下唇、颊及颏部皮肤。此外,病毒感染膝状神经节可出现外耳道或鼓膜疱疹,表现为耳痛、面瘫及外耳道疱疹三联症,称为 Ramsay-Hunt 综合征。

(3)口腔常累及唇、颊、舌、腭黏膜,表现为三叉神经分布区呈带状排列的红斑上有丛集成簇的小水疱,疱破裂后留下糜烂和溃疡,不超过中线。

(4)疱疹后神经痛持续较久,特别是老年患者,可能持续半年以上。

三、诊断

(1)特征性的单侧皮肤黏膜疱疹,沿三叉神经分支分布,不超过中线。

(2)剧烈的疼痛。

(3)可有前驱症状如发热、倦怠、全身不适及食欲减退,患部皮肤和黏膜有灼热、瘙痒、疼痛,以及牙痛等。

(4)夏秋季发病率较高,病程一般为2~3周。

四、治疗

1.局部治疗

(1)抗病毒药物:皮肤和唇红部病损区可涂阿昔洛韦软膏等。

(2)消炎防腐类药物:复方氯己定含漱液,0.1%依沙吖啶溶液漱口或湿敷。

(3)散剂:如锡类散、养阴生肌散、西瓜霜粉剂等均可局部使用。

(4)继发感染时可以用5%的金霉素甘油糊剂。

(5)物理疗法:微波、毫米波、氦氖激光、紫外线局部照射。

2.全身治疗

(1)抗病毒治疗:早期足量抗病毒治疗,特别是50岁以上的患者,有利于减轻神经痛,缩短病程。阿昔洛韦片,常用量一次800mg,5次/日,共7~10日;盐酸伐昔洛韦片,成人一次300mg,2次/日,共10日;泛昔洛韦片,一次250mg,每8小时1次,共7日。

（2）止痛：可服用卡马西平片，初时每次 50mg，逐渐增至 3 次／日，每次 100mg.。

（3）神经营养药物：口服维生素 B₁，一次 10mg，3 次／日。

（4）糖皮质激素：应用有争议。主要用于无禁忌证的老年人，口服泼尼松，一次 30mg，1 次／日，共 7 日。

（5）还可采用中成药或辨证施治加以治疗。

第五节 口腔白斑病

口腔白斑病（OLK）是指发生口腔黏膜上的白色斑块或斑片，不能以临床和组织病理学的方法诊断为其他任何疾病的。新近的定义为口腔白斑是口腔黏膜上以白色为主的损害，不具有其他任何可定义的损害特征；一部分口腔白斑可转变为癌。

临床上可将白斑分为临时性诊断和肯定性诊断 2 个阶段。发现白色的黏膜斑块，又不能诊断为其他疾病时，即可下临时性诊断，此种临时性诊断可能包括白色角化病的一部分病例。如果去除某些局部因素后，经 1～3 个月的观察某损害仍持续存在，则可做肯定性诊断，此时的诊断为一种纯粹的临床诊断，不包括组织学含义。进一步的诊断须根据组织活检结果做出组织学诊断。本病多发生在 40 岁以上中年人，并随年龄的增加而增高，男性患者多于女性，儿童和少年罕见。

一、病因

白斑的发病与局部因素的长期刺激和某些全身因素有关。

1.吸烟等理化刺激

流行病学的调查显示，白斑的发生率与吸烟史的长短及吸烟量呈正比关系，证明了吸烟与白斑发病关系密切。同时喜欢饮酒、喜过烫或酸辣食物、嚼槟榔等局部理化刺激与白斑发生有关。

2.念珠菌感染

流行病学的调查显示口腔白斑患者中，白色念珠菌阳性率为 34％左右。其中除白色念珠菌外，星状念珠菌和热带念珠菌可能与白斑发生也有密切关系。

3.全身因素

包括微量元素、微循环改变、易感的遗传素质等。研究发现，机体中的微量元素锰（Mn）、锶（Sr）和钙（Ca）的含量与白斑发病呈显著负相关。其中 Mn 的含量与白斑的关系更为密切。Mn 与酶的形成有关，而白斑的发生与组织代谢异常有关。白斑患者黏膜病损处有微循环障碍，在使用活血化瘀方法治疗，改善微循环状况后，病变缓解或消失，因此考虑白斑与机体微循环状况有关。上皮代谢与维生素关系密切，维生素 A 缺乏可引起黏膜上皮过度角化，维生素 E 缺乏能造成上皮的氧化异常，使之对刺激敏感而易患白斑。

二、临床表现

口腔白斑分为均质型和非均质型 2 大类。

（一）均质型口腔白斑

1.斑块状

白色或灰白色均质型斑块，微高出黏膜表面，质软。

2.皱纹纸状

表面粗糙，高低起伏如灰白皱纹纸。

（二）非均质型口腔白斑

(1)颗粒状：在充血的红色区域内点缀着白色颗粒状突起物，有刺激痛。

(2)疣状：高于黏膜面呈刺状或毛绒状突起的白色损害，粗糙感明显，质地稍硬。

(3)以上各型发生溃疡或糜烂者称为溃疡型，以上各型均可出现溃疡型，可有疼痛。

三、诊 断

(1)口腔白斑的诊断需依据临床和病理表现综合性判断而完成。各型临床表现以白色病变为主，但排除局部刺激因素引起的白色角化病。

(2)口腔白斑的病理变化主要为上皮增生，可表现为上皮过度正角化或过度不全角化，粒层明显和(或)棘层增厚，上皮钉突伸长或变粗，伴有或不伴有固有层和黏膜下层炎细胞浸润。上皮增生又可明确分为 2 种情况：无上皮异常增生或伴有上皮异常增生(又分为轻度异常增生、中度异常增生、重度异常增生)。世界卫生组织建议，在口腔白斑病的病理诊断报告中，必须注明是否伴有上皮异常增生。

四、治 疗

(1)去除局部因素如除去残根残冠，不良修复体等。尽量避免不同种类的金属修复体同处口腔之内，必要时可拆除原修复体，更换金属材料。

(2)避免不良饮食习惯，例如吸烟，嗜酒，咀嚼槟榔，嗜烫食，摄入辣、醋、麻等刺激性调味品等。

(3)根据病情选用消斑防癌药物内服，例如维 A 酸片口服，但应注意其可能的不良反应，此外，还可选用维生素 E 胶囊口服等。

(4)局部治疗可考虑选用 0.2%维 A 酸液，局部涂布，1～2 次/日，该药切勿涂于正常黏膜或充血糜烂病损。或用鱼肝油涂擦白色斑块，2～3 次/日。有一定疗效，但白色损害不易除尽，且易复发。

(5)对有重度异常增生或位于癌变危险区的口腔白斑病应考虑手术切除治疗。

(6)中医中药治疗，辨证施治，可采用活血化瘀、健脾化痰、补气益血等治则，选用有关中药方剂或成药。

(7)终身随访，定期复查、及时评价和处理，是防止口腔白斑癌变的重要手段。

第六节　天疱疮

天疱疮是一种慢性复发性以表皮内大疱形成为特点的自身免疫性疾病。临床上根据皮肤损害的特点可分为寻常型、增殖型、落叶型和红斑型，其中口腔黏膜损害以寻常型天疱疮最为多见，且最早出现，故口腔医生能够早期诊断对治疗具有重要的意义。

一、病因

尚不清楚，目前有多种学说：病毒学说、细菌学说、中毒学说、代谢障碍学说、精神创伤学说、内分泌失调学说。确定的是自身免疫病血清中抗棘细胞抗体（IgG）阳性，直接免疫荧光染色，棘细胞周围显示荧光环。

二、临床表现

（一）寻常型天疱疮

（1）口腔：口腔是早期出现病损的部位，有大小不等的水疱，疱壁薄而透明；疱易破，破后留有残留的疱壁，出现不规则的鲜红色糜烂面，边缘扩展阳性，揭疱壁试验阳性。周围看似正常的口腔黏膜呈白色云雾状水肿。

水疱可出现在牙龈、软腭、硬腭、咽旁及其他易受摩擦的任何部位，亦可见于唇、颊黏膜，口腔疱损可先于皮肤或与皮肤同时发生。

口腔糜烂面不易愈合，患者咀嚼、吞咽和说话均有困难，有非特异性口臭、淋巴结肿大、唾液增多并带血丝。

（2）皮肤：前胸、躯干、头皮、颈、腋窝及腹股沟等易受摩擦处的正常皮肤上突然出现大小不等的水疱，疱壁薄而松弛，疱液清澈或微浊。用手在疱顶加压，疱液向四周扩散。疱易破，破后露出湿红的糜烂面，感染后可化脓而形成脓血痂，有臭味，结痂，愈合并留下较深的色素。若疱不破，则可逐渐混浊而后干瘪。

用手指轻推外观正常的皮肤或黏膜，即可迅速形成水疱或用舌舐及黏膜，可使外观正常的黏膜表层脱落或撕去，称为尼氏征阳性。

皮肤轻度瘙痒，糜烂时疼痛，可有发热、无力、食欲缺乏等全身症状。由于大量水、电解质和蛋白质从疱液中消耗，患者可出现恶病质，若并发感染不能及时控制，可死亡。

（3）鼻腔、眼、外生殖器、肛门等处黏膜均可发生与口腔黏膜相似的病损。

（二）增殖型天疱疮

（1）口腔：与寻常型相同，在唇红缘常有显著的增殖。

（2）皮肤：常见于腋窝、脐部和肛门周围等皱褶部位，表现为大疱，尼氏征阳性，疱破后基底部发生乳头状增殖，其上覆以黄色厚痂及渗出物，有腥臭味，自觉疼痛，周围有狭窄的红晕。损害常成群出现，并可融合，范围大小不定，继发感染则有高热。病情时轻时重，身体逐渐衰弱，常死于继发感染。

（3）鼻腔、阴唇、龟头等处均可发生同样损害。

三、诊断

（1）临床损害特征：口内水疱或糜烂性损害，尼氏征阳性或揭疱壁试验阳性。

（2）慢性病程，反复不愈。

（3）细胞学检查：轻刮疱底组织，刮取脱落细胞涂于载玻片上，用吉姆萨染色，可见典型的棘层松解的上皮解体细胞，又名天疱疮细胞。

（4）活体组织检查：完整切取疱损标本或外观正常黏膜，病理表现为上皮内疱，棘层松解。

（5）免疫学检查：直接免疫荧光法，表现为棘细胞间有荧光抗体沉积，多个细胞周围的荧光环组成鱼网状改变。

（6）酶联免疫吸附试验检查外周血清，出现 Dsg_1 或 Dsg_3 水平的增高。

四、治疗

1.支持疗法

给予高蛋白、高维生素饮食，进食困难的可由静脉补充，全身衰竭者须少量多次输血。保证睡眠充足和精神愉快，防止受凉和继发感染。

2.糖皮质腺皮质激素

糖皮质腺皮质激素为治疗该病的首选药物，根据用药的过程，可动态地分为起始、控制、减量、维持 4 个阶段。在起始及控制阶段强调"量大、从速"，在减量与控制阶段则侧重"渐进、忌躁"。例如泼尼松的起始量为 $60\sim100mg/d$ 或 $1\sim2mg/kg$，具体用量可视病情调整，但切忌由低量再递加。起始量用至无新的损害出现即病情控制后 $1\sim2$ 周即可递减，每次递减 5mg 或减原量的 10%，$2\sim4$ 周减 1 次，至剂量低于 $30mg/d$ 后减量更应慎重，减量时间也可适当延长，直到 $10\sim15mg/d$ 为维持量。长期大剂量应用皮质激素，要注意各种不良反应，常见的有消化道溃疡、糖尿病、骨质疏松、各种感染，以及血压、眼压升高等，应注意观察并请相关科医生做相关的检查和处理。同时补钾或服用钙剂和治疗消化道溃疡的药物以预防不良反应。

3.免疫抑制剂

环磷酰胺、硫唑嘌呤或甲氨蝶呤，与泼尼松等肾上腺皮质激素联合应用，可减少后者的用量，降低后者的不良反应，但应注意患者的耐受性。

4.抗生素

长期应用皮质激素时应注意加用抗生素以防止并发感染，在皮质激素与抗生素合用时要防止念珠菌感染。

5.局部用药

口内糜烂疼痛者，在进食前可用利多卡因液涂布，用抗生素或小苏打、制霉菌素等含漱液有助于保持口腔卫生。局部可使用促愈合药物等。

第七节　口腔扁平苔藓

扁平苔藓(LP)是一种伴有慢性浅表性炎症的皮肤-黏膜角化异常性疾病,皮肤及黏膜可单独或同时发病。口腔病损称口腔扁平苔藓(OLP),是口腔黏膜病中最常见的疾病之一,其患病率约为 0.51%。该病好发于中年人,女性多于男性。

一、病因

病因不明,与精神因素、内分泌因素、免疫因素、感染因素等有关。

1.精神因素

研究证明 50%左右的 OLP 患者有精神创伤史(如失业、亲属亡故、婚姻纠纷等),患者发病前多有不愉快生活事件,其人格特点倾向不稳定型,易焦虑忧郁。对这类患者进行心理治疗,自我身心调节后,病情多可缓解或痊愈。

2.内分泌因素

女性患者月经期及绝经期血浆雌二醇(E_2)及睾酮(T)含量降低,临床上可见到女性 OLP 患者在妊娠期间病情缓解,哺乳后月经恢复时病损又有复发的现象。

3.免疫因素

OLP 上皮固有层有大量淋巴细胞呈带状浸润是其典型的病理表现之一,因而考虑 OLP 与免疫因素有关。临床上使用皮质类固醇及氯喹等免疫制剂治疗有效,也证明本病与免疫因素有关。

4.感染因素

病毒可能是致病因素之一,Lipschutz 曾发现病损内有包涵体存在,并认为是病毒感染的证据。国内有学者提出扁平苔藓发病与幽门螺杆菌(Hp)感染有关。

5.微循环障碍因素

对 OLP 患者及正常人的唇、舌黏膜,舌菌状乳头,眼球结膜等血管微循环的观察发现,OLP 患者微血管形态改变明显,其扩张、淤血者显著高于正常组,其微血管的流速亦较正常组明显减慢。

6.系统疾病因素

扁平苔藓病情与糖尿病、甲亢、肝炎、高血压、消化不良等病情有关。

7.局部刺激因素

牙源性刺激、不同金属修复体电位差等。

二、临床表现

(1)口腔黏膜病损呈珠光白色条纹,表面光滑,相互交错成网状、树枝状、环状、条索状,或融合为斑状等多种形态。口腔黏膜可同时发生红斑、充血、糜烂、溃疡、萎缩、水疱、色素沉着等病损,多种病损会互相重叠和转变。黏膜柔软,弹性无明显改变。多发于颊、舌、龈、腭等部位,常左右对称。

（2）自觉有粗糙、木涩、牵拉痛或刺激痛。

（3）皮肤有散在或成簇的针头或绿豆大紫红色多角形扁平丘疹，周界清晰，触诊较韧，融合如苔藓状，剧烈瘙痒，多有抓痕。陈旧性损害为暗紫红色或褐色色素沉着。多发于四肢、颈、腰腹、生殖器。指（趾）甲损害多见于拇指，甲板萎缩变薄，无光泽，有沟裂形成。

三、诊断

（1）一般根据病史及典型的口腔黏膜白色损害即可做出临床诊断，典型的皮肤或指（趾）甲损害可作为诊断依据之一。

（2）建议结合组织活检，必要时辅以免疫病理等实验室检查进行确诊，这也有助于鉴别其他白色病变并排除上皮异常增生或恶性病变。其典型病理特征为上皮过度正角化或不全角化，棘层增生或萎缩，基底细胞层液化变性，固有层淋巴细胞呈带状浸润。

四、治疗

（1）调整全身情况，如精神心理状态、睡眠、月经等。积极治疗系统性疾病。

（2）去除残根残冠、不良修复体、牙垢牙石，调磨牙体尖锐边缘，消除牙龈炎，戒烟禁酒，避免过度酸、辣、烫等理化刺激因素。

（3）局部治疗需对糜烂、充血等病损进行控制。消除继发感染，改善充血，可选用 0.1％依沙吖啶溶液、复方氯己定含漱液等含漱。对有唇部糜烂结痂者，用含漱剂湿敷，使覆盖于痂皮的药液纱布始终保持湿润，直至痂皮软化脱落为止；对局部反复糜烂或充血者，采用曲安奈德注射液、醋酸泼尼松龙注射液或复方倍他米松注射液局部浸润注射。或用外用溃疡散、曲安奈德口腔软膏等局部涂布。

（4）全身治疗可根据病情选用口服药物。例如雷公藤多苷片口服，长期服用应定期复查血象，孕妇忌用，心血管疾病患者和小儿慎用。或昆明山海棠片口服，但肾功能不全者慎用。或硫酸羟氯喹片，饭后服用，当白细胞低于正常值或有听、视觉变化时应立即停药。或维 A 酸片口服，但应注意其可引起多种不良反应。药物治疗会有一定疗效，但白色病损不易消除。

（5）糖皮质激素以局部应用为主。但长期反复多灶性糜烂者可考虑全身用药。例如泼尼松片口服，临床多采用小剂量治疗，一日 15～30mg，疗程一般为 1～2 周。

（6）有免疫功能低下者可采用免疫增强剂如胸腺素、转移因子等。

（7）可酌情进行中医中药治疗，辨证施治。例如肝肾阴虚，用六味地黄汤加减；气血两亏，用八珍汤加减；肝气郁结，用柴胡疏肝汤加减；肝经实火，用龙胆泻肝汤加减等。

（8）此外，可酌情试用物理疗法如 PUVA、激光。

（9）病情顽固或持续发展者，必要时活检，定期随访，防止癌变。

第八节 地图舌

地图舌是一种非感染性炎症性疾病。为浅层慢性剥脱性舌炎,舌面同时出现舌乳头的萎缩和恢复,损害的形态和位置经常变化。

一、临床表现

(1)多发生于儿童,但成人患者比例不小,其中女性多于男性。

(2)病损主要发生于舌背,舌尖及舌腹亦可发生。为不规则的环状红斑,单个或多个,很快扩大或融合,形似地图。

(3)病损中央丝状乳头萎缩,黏膜充血,表现为表面光滑的剥脱样红斑,红斑周围有丝状乳头增生,宽约 2～3mm,黄白色微隆起,黄白色边缘互相衔接呈弧形,丝状乳头角化并伸长。正常组织与病变组织形成轮廓鲜明的中心凹陷周围高起的不规则图形。病损常突然出现,持续数周,亦有一昼夜发生变化者,病损消退的同时有新病损出现,这种萎缩与修复同时发生的特点,使病损位置及形态不断变化。

(4)患者一般无自觉症状,或遇刺激性食物有烧灼感。

二、诊断

儿童多发,女性发病多于男性。病变好发于舌尖、舌背和舌缘,具有形态不断变化的游走性特征。

三、鉴别诊断

1.舌部扁平苔藓

以白色斑块或者条纹损害为主,呈灰白珠光色,由细小白纹构成,无昼夜间游走变位特征。

2.萎缩性念珠菌感染

舌乳头萎缩多在舌背中、后方,逐渐发展到整个舌背,周边无明显高起的舌乳头。往往伴口干、烧灼感、口角炎,病损区涂片可见念珠菌菌丝。

四、治疗

(1)无症状者一般无须治疗。心理疏导比药物治疗更重要,以消除患者恐惧心理为主要治疗目标。

(2)伴发沟纹舌或者念珠菌感染者,局部抗炎和对症治疗,用 3%～5%碳酸氢钠、0.05%氯己定等含漱控制感染,并保持口腔清洁。

(3)要避免食用热、辣、酸及干咸坚果等可对局部产生刺激作用的食物。

第九节 口角炎

口角炎是上下唇联合处口角区各种炎症的总称。可单侧或双侧同时发生,病损由口角黏膜皮肤连接处向外扩展。其发病与细菌或真菌感染、维生素 B 缺乏等因素有关。

一、感染性口角炎

1.病因

球菌、真菌、病毒感染等。

2.临床表现

口角处潮红、糜烂,可见水平状浅表皲裂,常呈底向外、尖向内的楔形损害。裂口由黏膜连至皮肤,可结有黄色痂皮或血痂。口角区皮肤因溢出的唾液长期浸渍而发白,可伴有糜烂。有舐唇习惯的儿童,除口角区炎症外,口周皮肤常发红发痒,并可见圈形色素沉着。

3.诊断

口角区炎症表现,结合细菌、真菌涂布及培养等微生物学检查,有助于明确诊断。怀疑有白色念珠菌感染者应尽早进行念珠菌涂片检查及 PAS 染色,查见念珠菌菌丝方可确诊。

4.治疗

(1)去除局部诱因,如纠正过短的颌间距离,纠正舐唇等不良习惯。

(2)注意口唇的保暖保湿。

(3)细菌感染者可用氯己定清洗局部,配合含有广谱抗生素的软膏使用,必要时全身服用抗生素。

(4)真菌感染者可用 2%～4%碳酸氢钠溶液清洗局部,配合使用制霉菌素糊剂或其他抗真菌药物软膏涂敷。

二、接触性口角炎

1.病因

(1)接触变应原如唇膏、油膏、香脂等化妆品,以及可能引起变态反应的某些食物、药品等。

(2)患者为过敏体质。

(3)接触某些化学毒性物质。

2.临床表现

(1)接触变应原或毒物后急性发作。

(2)口角局部充血、水肿、糜烂、渗出液增多、皲裂、疼痛剧烈。

(3)除口角炎外,可伴有唇红部水肿、口腔黏膜糜烂等其他部位黏膜过敏反应症状。

(4)病情严重者,也可有皮疹、荨麻疹等皮肤表现,以及流涕、喷嚏、哮喘、呼吸困难、恶心、呕吐、腹痛、腹泻等全身症状。

3.诊断

(1)可疑化妆品接触史或食物、药品内服史。

(2)有些患者有既往过敏史。

(3)临床表现与其他类型口角炎相似,但发病迅速。

(4)血常规检查可见有白细胞和嗜酸粒细胞增高。

4.治疗

(1)去除过敏原,停止使用可疑药物或物品后,损害一般会明显消退或消失。

(2)局部渗出明显者可采用局部湿敷,待渗出减少后再用糖皮质激素软膏涂擦。

(3)症状严重时可口服抗过敏药物。

三、创伤性口角炎

1.病因

由急性创伤、严重的物理刺激或某些不良习惯引起,如口腔治疗时牵拉口角时间过长,或磨牙时不慎伤及口角,或用手指、铅笔等异物摩擦嘴角。

2.临床表现

(1)主要表现为口角区的皲裂,常为单侧,裂口长短不一。

(2)创面常有渗血或血痂,或表现为水肿糜烂、皮下瘀血,继发感染时疼痛明显。

(3)机械刺激可诱发口角区静止的疱疹病毒活跃,进而诱发疱疹性口角炎。

3.诊断

有明确的局部损伤史,发病突然,常为单侧发病。

4.治疗

(1)用消炎抗感染药物局部洗涤、湿敷。

(2)因外伤而致创口过深过大而不易愈合者,可充分清创后手术缝合。

(3)继发感染者可全身使用抗生素。

四、营养不良性口角炎

1.病因

(1)由营养不良、维生素缺乏引起,尤其是维生素 B_2(核黄素)缺乏达 1 年之久者,可因体内生物氧化过程长期不正常或脂肪代谢障碍发生口角炎。

(2)继发于糖尿病、贫血、免疫功能异常等全身疾病引起的营养不良。

2.临床表现

(1)双侧口角对称性发生糜烂,出现放射状裂纹,其上覆盖黄色痂壳。

(2)裂口大小、深浅、长短不等,皲裂区可有渗出液或渗血。

(3)一般无明显自发性疼痛,但过度张口或继发感染时疼痛明显。

(4)可同时伴发唇、舌炎。

3.诊断

根据口角区的临床表现,结合舌部、唇部损害表现及全身症状可做出诊断。

4.治疗

(1)全身治疗:补充维生素、叶酸等。

（2）局部治疗：口角区病损用 0.1％依沙吖啶溶液或 0.02％的氯己定液湿敷，去除痂皮后，涂布甲紫，保持清洁干燥，也可用抗生素软膏局部涂擦。

第十节 艾滋病的口腔表征

一、病因

由 HIV 感染所致。

二、临床表现

多数 HIV 感染者都有口腔表现，与 HIV 感染密切相关或有关的口腔病损如下。

1.口腔念珠菌病

口腔念珠菌病在 HIV 感染者的口腔损害中最为常见，而且常在疾病早期就表现出来，是免疫抑制的早期征象。其特点如下。

（1）发生于无任何诱因的健康年轻人或成人（指无放疗、化疗史，无长期用激素、抗生素史，以及无其他免疫功能低下疾病史）。

（2）常表现为红斑型或假膜型白色念珠菌病，病情反复或严重。

（3）红斑型多发生于上腭和舌背，假膜型表现为黏膜上白色或黄色的膜状物，可擦去，留下红色基底和出血。累及附着龈、咽部、软腭、悬雍垂的假膜型和累及颊部的红斑型白色念珠菌病具有高度提示性。具备上述特征者，应给予高度重视，应进行血清学检查以排除 HIV 感染的可能性。

2.毛状白斑

此是 HIV 感染者的一种特殊口腔损害，发生率仅次于口腔念珠菌病，对艾滋病有高度提示性。病损特点如下。

（1）双侧舌缘呈白色或灰白斑块，有的可蔓延至舌背和舌腹。

（2）在舌缘呈垂直皱折外观，如过度增生则呈毛茸状，不能被擦去。

（3）毛状白斑的组织学表现为上皮增生，过角化或不全角化，细胞空泡样变，上皮下缺乏淋巴细胞浸润。

（4）与 HIV 男性感染者比较，女性感染者很少罹患毛状白斑。

3.Kaposi 肉瘤

为 AIDS 最常见的口腔肿瘤，在 HIV 感染人群中的发生率仅次于白色念珠菌病和毛状白斑，其发展阶段分为斑块期和结节期。其特点如下。

（1）最多发于腭部和牙龈，呈单个或多个褐色、红色、蓝色或紫色的斑块或结节。初期病变平伏，逐渐发展高出黏膜，可有分叶、溃烂或出血。

（2）组织病理学表现为交织在一起的丛状梭形细胞，血管增生，淋巴细胞、浆细胞浸润。

4.HIV 相关性牙周组织病

(1)牙龈线形红斑:又称 HIV 相关龈炎,表现为沿游离龈出现界限清楚的火红色充血带,宽 2~3mm,附着龈可呈瘀斑状,极易出血。无牙周袋及牙周附着丧失,对常规治疗无效。

(2)HIV 相关性牙周炎:牙周附着短期内迅速丧失,进展快,但牙周袋不深,主要是牙周硬、软组织同时破坏所致,牙松动甚至脱落。

(3)急性坏死性溃疡性牙龈炎:口腔恶臭,以前牙牙龈单个或多个乳头坏死最严重,牙龈红肿,龈缘及龈乳头有灰黄色坏死组织,极易出血。

(4)坏死性牙周炎:以牙周软组织的坏死和缺损为特点,疼痛明显,牙齿松动。

5.坏死性口炎

表现为广泛的组织坏死,骨外露和坏死,严重者与走马牙疳相似。

6.溃疡性损害

如复发性阿弗他溃疡,口腔非角化黏膜出现单个或多个反复发作的圆形疼痛性溃疡。由于 AIDS 患者抗感染和修复功能低下,可无明确原因地发生口腔溃疡(非特异性溃疡),病损范围较大,不易愈合,且易并发机会性感染。

7.非霍奇金淋巴瘤

为确诊 AIDS 的指征之一。常以无痛性颈、锁骨上淋巴结肿大为首要表现,病情发展迅速,易发生远处扩散。口内好发于软腭、牙龈、舌根等部位,表现为固定而有弹性的红色或紫色肿块,伴有或不伴有溃疡。需通过病理学、免疫组化、分子生物学等技术进行确诊。

8.涎腺疾病

该病多累及腮腺,其次为颌下腺。单侧或双侧大涎腺弥散性肿胀,质地柔软,常伴有口干症状。

9.乳头状瘤/局灶性上皮增生

属口腔疣状损害,前者表现为口腔黏膜局部的外生性菜花状、指状或乳头状新生物,后者表现为多发性小丘疹呈颗粒状外观,有成团趋势,边缘不规则。

三、诊断

伴有严重的机会性感染,少见性肿瘤及 CD4$^+$ 细胞数明显下降,均应考虑本病可能,并进一步进行 HIV 抗体或抗原检测。高危人群存在下列情况 2 项或以上者,应考虑艾滋病可能。

(1)体重下降 10% 以上。

(2)慢性腹泻或咳嗽 1 个月以上。

(3)间歇或持续发热 1 个月以上。

(4)全身淋巴结肿大。

(5)反复出现带状疱疹或慢性、播散性单纯疱疹。

(6)口咽部念珠菌感染,应做进一步实验室确诊。

四、鉴别诊断

1.口腔白斑病

白斑好发于颊部、软腭、口底或舌腹,临床表现皱纸型、疣状结节型及颗粒型,活体组织检查可伴有不同程度的上皮异常增生。

2.白色角化病

多与烟草和局部刺激相关,损害呈平伏、柔软的灰白色斑块,不能被擦去,多发生于颊部、舌背及受刺激部位。戒烟和去除局部刺激因素后,损害多在2周内消退或减轻。

3.舌部斑块型扁平苔藓

肉眼观为蓝白色,通常不高出黏膜,常伴舌背丝状乳头萎缩,触诊无粗糙感,颊部损害常为网纹型,质地无改变,不能擦掉,病程较长。病理检查可见基底细胞液化变性、上皮钉突呈锯齿状、固有层内淋巴细胞呈带状浸润等特征性病理表现,HIV抗体阴性。

4.白色念珠菌病

一般多见于老人和婴幼儿,有一定诱因。

五、治疗

目前对AIDS尚无根治疗法,其治疗包括以下几方面。

(1)抗病毒治疗:坚持早期、规范、联合用药的原则,核苷类抗转录酶抑制剂NRTI、非核苷类抗转录酶抑制剂NNRTI、蛋白酶抑制剂PI联合运用能够有效地抑制HIV繁殖、蔓延。

(2)增强免疫功能。

(3)针对机会性感染和肿瘤进行治疗。

(4)支持、对症治疗。

(5)提供健康和心理咨询,给予人文关怀,增强患者与疾病斗争的信心。

六、预防

目前尚不能完全或永久性地抑制HIV在患者体内复制,即使在进行有效治疗的患者血液和体液中,仍携带有传染性较强的HIV。

1.控制传染源

注意隔离患者及无症状病毒携带者,对患者的血液、排泄物、分泌物进行消毒,污染的物品、医疗器械也应严格消毒。

2.切断传播途径

严禁贩毒、吸毒,严格选择供血人员,检查血液制品,使用合格的一次性用品和用后消毒、毁形。

3.加强对高危人群监测

HIV疫苗研制在将来可能对HIV的预防起到积极的作用。

4.加强防护

增加对口腔医护人员的防护。

第四章　口腔颌面外科疾病与损伤

第一节　口腔颌面部感染

一、牙槽脓肿

牙槽脓肿主要是牙髓的炎症通过根尖部牙周组织向牙槽骨扩散而引起的,也可由牙周炎急性发作或急性智齿冠周炎引起。由于牙槽骨骨质疏松、骨皮质薄,牙槽中的脓液极易穿破皮质到骨膜下形成骨膜下脓肿或穿破骨膜形成黏膜下脓肿。牙槽脓肿多出现在下颌。

(一)临床表现

(1)脓肿形成前常有牙髓炎、根尖周炎,或急性牙周炎、急性冠周炎的症状。

(2)根据脓肿形成的部位不同,其表现不同。

①脓肿局限于牙槽骨内时,患牙出现自发性持续性剧烈疼痛、伸长感、咬合痛,不敢咬合,患牙有叩痛、松动。

②脓肿位于骨膜下时,患牙疼痛更剧烈。患者表情痛苦,患牙叩痛、松动明显,局部黏膜红肿、压痛,深部有波动感。

③脓肿位于黏膜下时,患牙有轻度自发痛或咬合痛;患牙叩痛、松动减轻,黏膜肿胀明显,有明显波动感;脓肿区面部肿胀、压痛,脓肿区颊(唇)侧前庭丰满。

(3)若为牙髓或根尖周炎引起时,可见龋坏的病灶牙;若为冠周炎引起时,可伴有张口受限并可见阻生牙;若为牙周来源时,可探及牙周袋。

(4)相应区域淋巴结可出现肿大、压痛。可伴发低热及全身不适。

(二)诊断

(1)患牙有牙髓炎、根尖周炎,或牙周炎、冠周炎病史。

(2)口内病变处可查见伴有叩痛、龋坏的患牙,阻生牙,或可探及牙周袋的病灶牙。

(3)面部不同程度肿胀、压痛。

(4)病变牙的相应部位肿胀、颊(唇)侧前庭沟变浅、丰满、压痛,可有波动感。

(5)可出现区域性淋巴结肿大、压痛,可伴有全身不适症状。

(6)X线片检查可发现患牙根尖部骨质稀疏或吸收阴影、牙槽骨吸收影像或阻生牙影像。

(三)治疗

(1)对脓肿已达黏膜下,触诊口内有明显波动感或穿刺有脓者,应立即在口内前庭丰满波动处行脓肿切开引流术,并留置引流条。

(2)脓肿局限于牙槽骨内或骨膜下未穿破骨膜时,若为牙髓根尖周炎引起的,则行开髓引流术;若为牙周炎急性发作引起的,则行牙周相应治疗以开放牙周引流通道;若为智齿冠周炎引起的,则从冠周组织处切开引流。

(3)局部疼痛明显或伴有全身症状时,可联合使用抗菌及镇痛药物。

(4)炎症缓解后,针对病因,制订治疗计划,彻底处理或治疗相关病灶牙。

(5)对无保留价值的病灶牙,若患者全身情况良好,也可在抗菌药物控制下通过拔除患牙进行引流。

二、干槽症

干槽症是局限性牙槽骨骨炎,病因不明,可能是由感染、创伤、吸烟、解剖等因素引发的局限性牙槽窝骨壁炎症。在组织病理学上主要表现为牙槽骨壁的骨炎或轻微的局限性骨髓炎。

(一)临床表现

(1)牙拔除2~3天后出现剧烈疼痛,并可向耳颞部、下颌区或头顶部放射,一般镇痛药不能止痛。

(2)分类

①非腐败型干槽症:拔牙窝内空虚,有时可见食物残渣等异物。

②腐败型干槽症:拔牙窝内空虚或可见腐败变性的血凝块,牙槽骨壁覆盖灰白色假膜,有明显腐臭味。

(3)拔牙窝周围牙龈略红肿,有明显触痛。

(4)局部淋巴结可肿大、压痛。

(5)可伴发张口受限、低热及全身不适。

(二)诊断

(1)牙拔除2~3天后出现剧烈放射性疼痛,镇痛药不能止痛。

(2)拔牙窝内空虚,若为腐败型,窝内可存在腐败、恶臭的分泌物。

(三)治疗

1.腐败型干槽症的处理

局部麻醉后,用3%过氧化氢溶液棉球反复擦拭去除腐败坏死物质,直至牙槽窝清洁、干净无臭味(不要用刮匙搔刮牙槽骨壁),用生理盐水冲洗牙槽窝后将碘仿纱条(含丁香油和2%丁卡因)依次叠放严密,填满牙槽窝,为避免纱条松脱可缝合两侧牙龈,10天后去除碘仿纱条。

2.非腐败型干槽症的处理

局部麻醉下用生理盐水冲洗牙槽窝,用棉球蘸干牙槽窝后填入蘸取少量丁香油的碘仿纱条或治疗干槽症的可吸收膏剂。

三、拔牙后感染

常规拔牙术后急性感染少见,多为牙片、骨片、牙石等异物和残余肉芽组织引起的慢性感染。拔牙后急性感染主要发生在下颌智齿拔除术后,特别是急性炎症期拔牙选择、处理不当时。拔牙时间长、机体免疫力低下者更易发生。

(一)临床表现

1.拔牙创慢性感染

(1)患者常有创口不适,全身症状不明显。

(2)检查可见伤口愈合不良,充血,有暗红色、疏松、水肿的炎性肉芽组织增生,可有脓性分泌物。

(3)X线检查常可显示牙槽窝内有高密度的残片影像。

2.拔牙后急性感染

(1)拔牙后急性感染会引起颌面部间隙感染,尤其应当注意咽峡前间隙感染。

(2)咽峡前间隙感染的主要症状是开口受限和吞咽困难。

(3)主要见于下颌后牙,特别是阻生第三磨牙和上颌第三磨牙拔除后,可出现面部肿胀、张口受限、全身发热等咬肌间隙、翼下颌间隙、颞下间隙的急性感染症状。

(二)诊断

1.慢性感染

拔牙创愈合不良,局部不适,有炎性肉芽组织或脓性分泌物,X线片可见残留异物。

2.急性感染

(1)拔牙创红肿、触痛明显,出现相应间隙感染的局部红肿热痛体征,张口受限。

(2)患侧下颌下淋巴结肿大、压痛。

(3)伴间隙感染患者可出现体温38℃以上、白细胞计数增加和核左移。

(三)治疗

(1)对慢性感染者,局部麻醉下彻底搔刮冲洗,去除异物及炎性肉芽组织,使牙槽窝重新形成血凝块而愈合。

(2)对急性感染者,主要为全身应用足量有效抗生素,保持口腔卫生,若并发间隙脓肿应按间隙脓肿处理。

四、智齿冠周炎

智齿冠周炎是指智齿萌出不全或阻生时,牙冠周围软组织发生的炎症。多见于18~25岁的青年,临床上以下颌智齿冠周炎常见。食物残渣和细菌极易嵌塞于盲袋内,一般很难通过漱口或刷牙被清除干净,有利于细菌生长。当局部咬合损伤,黏膜发生糜烂和溃疡时,局部免疫力降低,可发生冠周软组织炎症。全身免疫力较强时,症状不明显或很轻微;全身免疫力降低时,可引起冠周炎的急性发作。

(一)临床表现

智齿冠周炎常以急性炎症形式出现。

1.早期

(1)患者自觉患侧磨牙后区胀痛不适,当咀嚼、吞咽、开口活动时,疼痛加重。

(2)一般无明显全身反应。

(3)检查可发现智齿萌出不全,冠周有一盲袋;局部牙龈稍红肿、触痛。

2.急性期

(1)智齿冠周局部肿痛加重、面部肿胀,疼痛向耳颞部放射,可伴不同程度张口受限,咀嚼、吞咽困难。

(2)出现全身症状,如畏寒、发热、头痛、全身不适、影响睡眠等。

(3)局部检查可发现智齿冠周牙龈红肿明显,龈瓣边缘糜烂,触痛明显,也可见龈瓣下有脓液溢出,并可在智齿颊侧或远中龈袋内形成脓肿;患侧下颌下、颈深上淋巴结肿大、压痛。

(4)智齿冠周炎可并发相邻筋膜间隙感染,出现相应症状。

3.慢性期

多无自觉症状,仅局部偶有轻度压痛、不适。长期多次冠周脓肿,可在咬肌前缘和颊肌后缘间形成皮下脓肿,也可穿破皮肤出现经久不愈的面颊瘘。在全身免疫力下降时,可反复急性发作。

(二)诊断

(1)局部检查探及未完全萌出或阻生的智齿牙冠。

(2)X线片可发现智齿的存在。

(3)冠周牙龈红肿、触痛,盲袋内可有脓性分泌物,出现不同程度的张口受限。

(4)可伴有下颌下及颈深上淋巴结肿大、压痛。

(5)伴有全身症状,如发热、头痛、全身不适、食欲减退、白细胞总数相对升高等。

(三)治疗

在急性期应以消炎、镇痛、切开引流、增强全身免疫力的治疗为主。当炎症转为慢性期后,若为不可能萌出的阻生牙则应尽早拔除,以防感染再发。

1.急性期

(1)局部治疗:可用生理盐水、1∶5 000 高锰酸钾液、0.1%氯己定液等反复交替冲洗龈袋至溢出液清亮为止。擦干局部,用探针蘸2%碘酒或碘甘油或少量碘酚液入龈袋内,每日1～3次,并用温热水等含漱剂漱口。

(2)切开引流术:如龈瓣附近形成脓肿,应及时切开并置引流条。

(3)全身治疗:根据局部炎症及全身反应程度和有无其他并发症,选择抗菌药物及全身支持疗法。

2.慢性期

(1)冠周龈瓣切除术:当急性炎症消退,对有足够萌出位置且牙位正常的智齿,可在局部麻醉下切除智齿冠周龈瓣,以消除盲袋。

(2)下颌智齿拔除术:下颌智齿牙位不正、无足够萌出位置、相对的上颌第三磨牙位置不正或已拔除者,以及为避免冠周炎的复发,均应尽早予以拔除。伴有颊瘘者,在拔牙的同时切除窦道,刮尽肉芽,缝合面部皮肤瘘口。

五、化脓性中央型颌骨骨髓炎

化脓性中央型颌骨骨髓炎多在急性化脓性根尖周炎及根尖周脓肿的基础上发生。病灶牙炎症先在骨松质内发展,继而由颌骨中央向外扩散,可累及骨密质、骨膜,炎症穿过骨密质、骨膜,可形成皮下、黏膜下脓肿、瘘口,有时累及颌周软组织,甚至形成颌周间隙感染。中央型颌骨骨髓炎临床发展分为急性期和慢性期。

(一)诊断

(1)往往有病原灶的发病史。

(2)急性期:因患者基本状况和局部炎症的严重程度不同,临床表现不一。全身反应一般有畏寒、发热、乏力、食欲减退、白细胞计数增高等。

炎症早期局部表现为疼痛。患者自觉病变区域剧烈疼痛,可出现放射性疼痛;炎症继续发展出现病变区域牙龈红肿、牙齿松动、龈袋溢脓,病变范围不断扩大,神经受累可出现相应症状,肌肉受到炎症刺激可出现张口受限,黏膜、皮肤形成瘘管。

炎症在急性期未得到有效控制,可进入慢性期。

(3)慢性期:常在发病2周以后由急性期逐渐向慢性期过渡,死骨逐步形成及分离;局部表现为牙龈红肿,牙齿松动,皮肤、黏膜形成瘘管,溢脓,有时可见小死骨片从瘘口排出,触之易出血,严重的可发生病理性骨折,咬合错乱。

不同阶段X线表现不一。骨质破坏初期,骨小梁密度降低,边界不清;骨质继续破坏,形成坏死灶,X线表现为以病灶牙为中心的单发或多发、大小不等、边界不清的低密度区域;炎症进一步发展,逐渐形成死骨,X线表现为低密度区域内不规则的界限清楚的高密度死骨块等。

(二)治疗

1.急性期

(1)全身药物治疗:包括抗菌药物的应用及全身支持疗法(同间隙感染)。

(2)外科治疗:引流排脓去除病灶。切开形成的骨膜下脓肿、颌周间隙脓肿;拔除病灶牙,拔牙窝也可起到引流目的;凿除部分骨外板以引流骨髓腔内脓液。

2.慢性期

进行死骨摘除及病灶清除术。

(三)注意要点

(1)X线检查:了解骨质破坏情况,一般在发病2～4周颌骨已有明显破坏后,X线检查才有意义。儿童一般发病7～10天后开始有死骨形成。

(2)死骨摘除及病灶清除术的手术时机,由病程与X线表现结合确定,一般在发病3～4周,死骨与周围骨质分离时进行。病变广泛者需要更长的时间。

六、化脓性边缘型颌骨骨髓炎

化脓性边缘型颌骨骨髓炎多为下颌智齿冠周炎引起。下颌智齿冠周炎形成骨膜下脓肿、间隙蜂窝织炎,继续发展出现骨密质溶解破坏、骨膜反应、反应性成骨,炎症向骨质深层发展可累及骨松质。化脓性边缘型颌骨骨髓炎临床发展分为急性期和慢性期。

（一）诊断

（1）往往有病原灶的发病病史。

（2）急性期：其临床表现与颌周间隙感染的临床表现基本相同。

（3）慢性期：病变区域呈弥散性肿胀，局部组织坚硬轻微压痛，多有不同程度的张口受限，进食困难。

（二）治疗

1.急性期

（1）全身药物治疗：包括抗菌药物的应用及全身支持疗法（同间隙感染）。

（2）外科治疗：引流排脓去除病灶，控制病灶炎症。间隙感染及时切开引流，控制病灶牙的炎症。

2.慢性期

进行病灶清除术。

（三）注意要点

化脓性慢性边缘型颌骨骨髓炎，若急性炎症基本稳定，并已明确骨质破坏的部位和范围，则一般在病程 2～4 周后，即可实施病灶清除术。

七、放射性颌骨骨髓炎

放射线能对恶性肿瘤细胞产生杀伤和抑制作用，同时对正常组织也会产生不同程度的作用。头颈部恶性肿瘤进行放射治疗的同时，放射线对颌骨组织或多或少也会产生影响，在此基础上口腔局部的任何创伤（如拔牙、手术、外伤等）、局部的感染（如根尖周炎、牙周炎等）均可能诱发颌骨骨髓炎的发生。

（一）诊断

（1）有头颈部放射治疗史。

（2）有口腔卫生差、病灶牙，以及拔牙、手术等口腔创伤和感染的因素和病史。

（3）患者有较剧烈的持续疼痛。

（4）皮肤、黏膜萎缩干燥，皮肤黏膜溃疡。

（5）可出现颌周红肿，皮肤、黏膜形成瘘管，长期溢脓不愈。

（6）死骨与正常骨之间长期不能分离脱落，骨外露于口腔，反复感染，长期不愈。

（7）常有张口受限，甚至出现牙关紧闭。

（8）全身常表现为消瘦、衰弱、贫血等全身慢性消耗症状。

（9）X 线特点主要为不同程度的骨质吸收破坏、死骨形成的表现，病程发展不同阶段，可出现不同的 X 线表现。早期呈现弥散性骨质疏松，进而呈现边界模糊不清，不规则点状、片状虫蚀样密度减低区，骨质破坏加重，可出现大小不等、形状不一的死骨，死骨不易分离，大的死骨形成可出现病理性骨折。

（二）治疗

（1）全身支持：治疗视患者情况可给予全身营养支持治疗。

（2）高压氧治疗：在不影响肿瘤治疗，排除肿瘤存在时，可考虑给予高压氧治疗。

（3）全身抗菌药物应用。

（4）局部冲洗：用 1‰～3‰过氧化氢（双氧水）溶液、生理盐水、0.1‰氯己定溶液等交替冲洗。

（5）咬除暴露死骨，表浅清创，死骨没有分离、不具备死骨摘除术指征时，可用咬骨钳对已露死骨分次逐步咬除，清创，减少对局部软组织的刺激。

（6）疼痛剧烈的患者可给予镇痛药物。

（7）死骨摘除清创术，死骨形成、死骨分离可行手术摘除死骨，局部清创。

（三）注意要点

放射性颌骨骨髓炎的口腔预防措施。

（1）放射治疗前

①放疗前常规牙周洁治，保持口腔卫生。

②处理患牙：有保留价值的患牙应进行治疗，无保留价值的病灶牙、残根予以拔除。

③去除口腔内的金属修复体。

（2）放射治疗中

①及时发现口腔内疾病并处理，如口腔溃疡、各种感染疾病的早期发现与处理。

②牙周炎的维护治疗，防止放疗中牙周炎加重。

③口腔卫生的维持，放疗过程中停止佩戴活动义齿。

④牙齿表面预防性应用氟化物，可降低放射性龋的发生。

（3）放射治疗后

①定期口腔检查及时发现与治疗口腔疾患。

②保持口腔清洁，进行口腔护理以预防口腔疾病发生。

③必须拔除患牙及行口腔内手术时应慎重，术前、术后应用抗菌药物，尽量减少手术创伤。

八、双膦酸盐相关性颌骨坏死

双膦酸盐类药物是 20 世纪 80 年代开发的一类新型骨吸收抑制剂，用于骨质疏松症、多发性骨髓瘤、恶性肿瘤骨转移等的治疗。Marx 自 2003 年首次报道使用唑来膦酸导致颌骨坏死以来，双膦酸盐性颌骨坏死引起了广泛的重视。

（一）诊断

（1）多有拔牙、颌骨手术等创伤病史，但伤口长期不愈，局部反复肿胀，有较剧烈疼痛。

（2）局部红肿，可见死骨暴露，触及疼痛明显，瘘管形成并溢脓，下颌骨病变可出现下唇麻木。

（3）X 线特点：随着病程发展，可出现不同 X 线表现。

①病变早期：X 线检查往往无明显的阳性表现，若有拔牙史，则清楚可见不愈合的拔牙窝。

②骨小梁结构改变：骨小梁增粗，结构紊乱，可见散在死骨，骨皮质侵蚀，骨质破坏区与正常骨质无明显界限。

③在低密度溶骨破坏区及周围可出现不同程度的高密度骨质硬化。

④可出现广泛骨硬化,下颌管变窄,甚至出现石骨症样改变。

⑤有时可见牙周间隙增宽。

(4)符合以下3点,可诊断为双膦酸盐相关性颌骨坏死。

①出现颌骨坏死无好转持续8周以上,往往病变骨暴露,若有拔牙、颌骨手术等创伤,则创口长期不愈。

②正在接受双膦酸盐药物治疗或有双膦酸盐药物治疗史。

③无头颈部放疗史。

(二)治疗

双膦酸盐相关性颌骨坏死的治疗主要是控制疼痛,控制和预防感染,防止坏死病灶的扩展及新病灶产生。根据疾病发展不同时期可选择以下治疗:

(1)在允许的情况下(如肿痛的患者不影响肿瘤治疗),首先暂时停止使用双膦酸盐药物。

(2)保持口腔卫生,局部冲洗,抗菌药物含漱液含漱。

(3)必要时全身应用抗菌药物,双膦酸盐相关性颌骨坏死并发感染,按颌面部感染抗菌药物临床应用指导原则,全身使用抗菌药物。

(4)死骨表面表浅清创,用咬骨钳对已暴露死骨分次咬除,表面清创,减少对周围软组织刺激。

(5)死骨切除,局部外科清创,摘除死骨。

(6)控制疼痛,局部创面处理与保护以减少刺激,必要时服用镇痛药物。

(7)口腔其他病变的处理,如牙体牙髓病变、牙周疾病、黏膜疾病等。

(8)怀疑恶性变时应及时行活检术。

(三)注意要点

双膦酸盐相关性颌骨坏死的预防。

(1)加强宣传,建议准备接受双膦酸盐类药物治疗的患者,在接受治疗前应进行全面的口腔检查与评估,治疗病变牙,拔除无保留价值的患牙,对已有的修复体进行评价及调整,对缺失牙进行修复,使口腔处于良好状况后再接受双膦酸盐类药物治疗。

(2)在接受治疗期间,定期口腔检查,及时处理治疗患牙,维护好口腔卫生,保持口腔处于良好状况。

(3)服药期间需进行口腔手术,如牙拔除术,应尽量在术前停用双膦酸盐类药物。有报道停服3个月是必需的,其有助于预防颌骨坏死发生。

九、颜面部疖痈

颜面部疖痈为皮肤、毛囊及皮脂腺周围组织的化脓性感染,单发者称为"疖",多发性的毛囊和皮脂腺的急性化脓性感染称为"痈"。

(一)病因

当全身(机体衰竭、营养不良、代谢障碍等)或局部(皮肤损伤、不清洁及经常的刺激)出现某些不利因素时,寄生于皮肤表面及毛囊和皮脂腺的病原菌活跃而引起炎症。

(二)诊断

1.局部症状

初起为一圆形微红突起的小结节,数日后呈一锥形隆起,结节中央部出现脓头,周围发红。脓头及周围有坏死组织可形成一个"脓栓";局部出现高起的紫红色浸润块,较硬,表面可形成多数脓头,脓头周围皮肤坏死可形成多数小脓腔。

2.全身症状

疖一般无明显全身症状,痈则往往全身症状明显,如畏寒、发热、头痛、白细胞计数升高等。严重时可并发败血症、脓毒症或海绵窦化脓性血栓性静脉炎等。

(三)鉴别诊断

牙源性间隙感染:往往与牙及牙周组织有关。

(四)治疗

1.局部治疗

疖初起时用1%～2%碘伏涂布患处,每日数次,脓肿形成后应及时切开排脓;痈初起时的治疗与疖相同。痈中央部坏死组织多,局部可用高渗盐水或1:5 000呋喃西林液湿敷,脓肿形成后应及时切开排脓;鼻唇部危险三角区的疖、痈切勿挤压。

2.全身治疗

应用抗生素控制炎症,若出现并发症,应采取措施,积极抢救。

第二节　口腔颌面部损伤

一、软组织损伤

(一)损伤类型

口腔颌面部软组织伤可单独发生,也可与颌骨骨折同时发生。根据损伤原因和伤情的不同可分为擦伤、挫伤、切割伤、刺伤、挫裂伤、咬伤及火器伤等。各类损伤的临床症状和处理方法也各有其特点。

1.擦伤

(1)诊断:皮肤表层破损,创面常附着泥沙或其他异物,有点状或少量出血。

(2)治疗:主要是清洗创面,去除附着的异物,防止感染。可用无菌凡士林纱布覆盖或任其干燥结痂,自行愈合。

2.挫伤

(1)诊断:皮下及深部组织遭受力的挤压损伤而无开放性伤口。局部皮肤变色、肿胀和疼痛。

(2)治疗:主要是止血、止疼、预防感染、促进血肿吸收和恢复功能。早期可用冷敷和加压包扎止血。血肿较大可抽出淤血后再加压包扎。形成血肿 1～2 天后用热敷、理疗或中药外敷,促进血肿吸收及消散。血肿若有感染应予切开,建立引流,应用抗生素控制感染。

3.刺、割伤

(1)诊断:皮肤和软组织有裂口。刺伤的创口小而伤道深,多为非贯通伤。切割伤的创缘整齐,伤及大血管时可大量出血。

(2)治疗:应早期行清创缝合术。清创缝合术是预防伤口感染,促进组织愈合的基本方法。在麻醉下用生理盐水或 1‰～3‰ 的过氧化氢液反复冲洗伤口,检查组织损伤的范围和程度;清理伤口时应尽可能去除异物并保留颌面部组织;在伤后 24～48 小时内均可行严密缝合,对可能发生感染者,可放置引流条;对已发生明显感染者,不应做初期缝合,可采取局部湿敷,待感染控制后再行处理。缝合伤口时,要先关闭与口、鼻腔和上颌窦等腔窦相通的伤口。

清创缝合术中常用的缝合技术有间断缝合、连续缝合、褥式缝合。

清创时应注意探查面神经分支和腮腺导管有无断裂,防止漏诊。

4.撕裂或撕脱伤

(1)诊断:撕脱伤的伤情重,出血多,疼痛剧烈,易发生休克。伤口边缘多不整齐,皮下及肌肉组织均有挫伤,常有骨面裸露,时有组织缺损。

(2)治疗:若完全撕脱的组织有血管可吻合,则应立即行血管吻合组织再植术;若无血管可吻合,则伤后 6 小时内将撕脱的皮肤清创后,切削呈全厚或中厚皮片做再植术。撕裂的组织应及时清创,复位缝合。

5.咬伤

(1)诊断:大动物咬伤可造成面颊部或唇部组织撕裂、撕脱或缺损,常有骨面裸露,外形和功能损毁严重,污染较重。

(2)治疗:处理咬伤时应根据伤情,清创后将卷缩、移位的组织复位、缝合。彻底清创对减少术后感染概率有极其重要的作用。若有组织缺损则用邻近皮瓣及时修复。缺损范围较大者,先做游离植皮消灭创面,待后期进行整复。若有骨面裸露且无软组织可覆盖者,可行局部湿敷,控制感染,待肉芽组织覆盖创面后再行游离植皮。

(3)注意要点:狗咬伤的病例应及时注射狂犬疫苗,预防狂犬病。

6.烧伤

颌面部因暴露在外,不论在平时或战时,遭受烧伤的机会比全身其他部位多。可因各种火焰烧伤、过热物体灼伤、过热液体烫伤或一些化学物质烧伤。

(1)临床表现

①可为物理性烧伤也可为化学灼伤。

②可伴呼吸道灼伤。

③化学烧伤局部组织肿胀、破溃、糜烂。

④烧伤可分为 3 度:Ⅰ度红斑、出血、肿胀及灼痛;Ⅱ度水疱或苍白;Ⅲ度坏死呈暗黑色,形成焦痂。

(2)诊断

①应明确烧伤面积。

②应明确烧伤程度。

（3）治疗

①抗休克、止痛、抗感染。

②有呼吸道烧伤者，需做气管切开。

③局部清创

A.轻度烧伤局部不需特殊处理。

B.小水疱可自行吸收，大水疱可在消毒下抽吸放液，表面涂以抗生素油膏，纱布加压包扎；对不易摩擦和污染的部位，也可暴露，使其干燥结痂。

C.深Ⅱ度、Ⅲ度烧伤愈后可形成瘢痕，应在伤后10天左右逐渐剪去焦痂，表面移植断层皮片。若痂下感染，则应提前切痂，抗生素湿敷，消除感染后再植皮。

D.化学烧伤应大量生理盐水冲洗。碱烧伤可用2％醋酸或柠檬酸中和；酸烧伤可用2％碳酸氢钠中和，苯酚（石炭酸）烧伤可用酒精中和。

7.火器伤

口腔颌面部火器伤多为枪弹伤、破片伤及爆炸伤。一般伤情较重，同时常有软组织贯通伤及粉碎性骨折，伤道内多有异物及污染，由于瞬时空腔效应，颌面部火器伤伤口一定是被污染的。

（1）临床表现

①可伴口鼻出血、呼吸困难等体征。

②创口多不规则，可同时有软、硬组织伤，可有多处伤口，高速枪弹伤入口小、出口大，多有软、硬组织缺损及咬合紊乱，伤口内可有污染及异物。

③可见软、硬组织哆开，器官功能障碍，如视觉、听觉障碍，张口、咀嚼困难，及面瘫等。

（2）诊断

①有火器伤史，面部可有哆开伤口。

②伤口常不规则，可有多个出入口。

③X线、特别是CT可显示骨折部位、骨块移位、骨缺损范围以及异物存留等情况。

④除机械性创伤外，局部可伴烧伤。

（3）治疗

①保持呼吸道通畅，止血、镇痛、抗休克。

②全身情况稳定后，可及时行清创术，清创要求彻底，清除伤道周围0.5cm的软组织及与软组织不相连的碎骨片。洞穿性缺损应尽量先关闭口内缺损，隔绝口内的污染环境。

③异物（包括二次弹片、骨碎片）应在清创时尽量去除，对深在的与重要神经血管相邻的异物应先定位，不可盲目摘除。

④尽早应用抗生素及破伤风抗毒素。

⑤若条件允许，彻底清创后的软硬组织缺损可行一期修复；骨折坚固内固定，尽量恢复并稳定咬合关系；全身情况差、软硬组织缺损严重者，也可延期修复。

8.异物

口腔颌面部异物多为火器伤或各种致伤物打击所致，异物的种类很多，诸如金属（磁性、非磁性）、木质、竹质、石质、玻璃、塑料、火药及煤渣等。

（1）临床表现

①除微小异物外，多可见入口，伤口大小不一，可有渗血或渗液。

②局部肿胀、疼痛，重要部位如知名血管附近的异物可能使组织高度肿胀。

③由于异物所在部位不同，还可有特异症状。

A.鼻腔及鼻窦异物可引起鼻阻塞、鼻出血。

B.眶内异物可致眼球活动受限、"眼镜"状淤血。

C.下颌下、口底、咽旁异物可导致呼吸障碍。

D.咬肌、翼下颌间隙、颞下颌关节异物可导致张/闭口受限。

E.腮腺异物可致涎瘘。

④可伴有相应部位的颌骨骨折。

（2）诊断

①有异物击入或火器伤创伤史。

②有局部肿痛及各间隙的特异症状。

③表浅异物，如唇、颊舌等部位可触摸、透照定位。

④定位拍片，插针 X 线定位或三维 CT 定位。

⑤对 X 线非阻射者可行 B 超或磁共振成像检查。

（3）治疗

①原则上应尽量取出异物，若在体内存留时间较长，异物小、无症状或位置深，手术可伤及重要组织和器官者可暂不取出。

②异物摘除手术

A.定位。

B.采取切口隐蔽、距离异物最近、创伤小、不伤及重要组织器官的进路。

C.磁性异物可采用高能磁体或电磁体吸出。

D.有神经、唾液腺导管创伤者应同时修复。

E.伤道应用 3% 过氧化氢液、抗生素及生理盐水冲洗。

F.常规注射破伤风抗毒素。

③金属异物或影像学检查可视异物，可借助手术导航技术取出。

（二）不同部位软组织伤的处理特点

1.舌损伤

治疗：①舌组织有缺损时，应将伤口按前后纵行方向进行缝合，尽量保持舌的长度，切忌将舌尖向后折转缝合。②若舌的侧面或舌腹与邻近的组织（如牙龈或口底黏膜）都有创面时，应先缝合舌的伤口，以免发生粘连而影响舌的运动。③由于舌组织较脆，缝合易撕裂，建议采用大圆针、较粗的丝线（4 号线）进行缝合。进针距创缘要大，深度要深，力争多带组织。适当延后拆线时间。

2.颊部贯通伤

治疗：①无组织缺损或缺损较少时，可将口腔黏膜、肌和皮肤分层缝合，优先缝合黏膜伤口,再次冲洗伤口之后,缝合肌肉和皮肤。②口腔黏膜无缺损或缺损较少而皮肤缺损较大者,应严密缝合口腔伤口,颊部皮肤缺损应行皮瓣转移或游离植皮修复或定向拉拢修复,遗留缺损待后期修复。③较大的全层洞穿型缺损,可直接将创缘的口腔黏膜与皮肤相对缝合,消灭创面,后期修复洞穿缺损。

3.腭损伤

治疗:硬腭软组织撕裂做黏骨膜缝合。软腭贯通伤应分别缝合鼻腔侧黏膜、肌和口腔黏膜。若缺损较大,可在邻近做黏骨膜瓣转移。若缺损过大,不能立即修复者可做暂时腭护板,使口、鼻腔隔离,以后再行手术修复。

4.唇、舌、耳、鼻及眼睑断裂伤

治疗:伤后时间不超过 6 小时,应采用细针、细线将离体组织尽量缝回原处。缝合前,将离体组织充分冲洗,浸泡于抗生素溶液中备用。术后妥善固定,注意保温。全身应用抗生素。若修复失败,可于瘢痕软化后再采用其他技术修复。

5.腮腺、腮腺导管损伤

治疗:单纯腮腺腺体损伤,清创后对暴露的腺体做缝扎,然后分层缝合。术后加压包扎约10 天,期间可辅助抗唾液分泌药物。

腮腺导管损伤,可用 5-0～7-0 缝合线立即做端端吻合。若清创术时未发现导管断裂或进行吻合,可在后期进行处理。

6.面神经损伤

治疗:尽早进行神经端端吻合术。

二、硬组织损伤

(一)牙槽骨骨折

外力直接作用于牙槽骨或牙列。多见于上颌前部,也常与颌面部其他损伤同时发生。

1.诊断

口唇肿胀,牙龈撕裂,摇动伤区一个牙时邻近的几个牙与折裂的牙槽骨一起活动,损伤牙的移位可引起咬合错乱,常与牙折、牙脱位、牙脱落同时发生。

2.治疗

局部麻醉下先将移位的牙槽突和牙齿复位到原来的解剖位置,然后利用两侧的健康邻牙作支撑,用钢丝将受伤的牙与未受伤的牙共同结扎到金属弓丝(牙弓夹板)上或采用正畸的托槽弓丝固定,也可采用多牙黏结固定。至少固定 4 周。

(二)下颌骨骨折

下颌骨呈"U"形,位于面部的突出位置,具有人体唯一的双侧联动关节,当受到各向的撞击力时,很容易发生骨折,其发生率约占颌面部骨折的一半。按下颌骨的解剖特点,骨折发生频率最高的是髁突和髁颈部,依次为下颌角部、颏孔区、正中联合、下颌体部、下颌支。

1.诊断

(1)下颌骨骨折的主要体征有骨折处压痛、肿胀、出血、咬合错乱、咬合无力、骨折段异常活动和移位、张口受限等。骨折线通过牙列的部位可见牙龈撕裂、牙槽突骨折、牙折、牙脱位、牙脱落。面下部可有开放性伤口,甚至骨折断端暴露。

(2)正中联合和一侧颏孔区单发的线性骨折,骨断端移位可能不明显,但双侧颏孔区以内的颏部双发骨折或粉碎性骨折均可发生局部明显变形、下颌牙弓变窄、舌后坠、上呼吸道梗阻的表现。该区骨折要特别注意双侧髁突有无同时发生的骨折。

(3)下颌角部骨折,若骨折线位于咬肌和翼内肌附着之前,则近中骨断端可能向后下移位,远中骨断端向前上移位。由于下牙槽神经血管束的断裂,常见下唇麻木。骨折线上的阻生智齿影响骨断端对位时常发生颌周血肿。

(4)髁突骨折占下颌骨骨折的27%~50%,分为囊内骨折、髁颈骨折和髁颈下骨折(后两者又可合称为囊外骨折)。一侧囊内骨折时,受伤侧耳屏前区压痛明显,张口受限,若骨断端被压缩嵌顿,下颌支高度变短,可出现咬合错乱。一侧囊外骨折常因升颌肌群作用,骨断端错位,下颌支常变短而出现咬合错乱,不能做向健侧的侧颌运动。双侧囊外骨折可出现后牙早接触、前牙开𬌗、下颌不能前伸、侧颌运动受限。

(5)X线平片、曲面断层片和CT是主要的影像学检诊手段。其中,CT冠状位对髁突矢状或斜行骨折的诊断价值最大,CT轴位片对下颌体部斜行劈裂的骨折具有重要的诊断意义。CT三维成像对骨折线和骨折段移位的显示更清楚。

2.治疗

(1)恢复下颌骨的连续性、弓形、咬合关系和下颌支高度。

(2)及时处置。一经确诊下颌骨骨折,应首先进行手法复位以减少出血、减轻疼痛、防止窒息。若患者全身情况不好,伴有重要脏器损伤,应首先抢救生命,视具体情况同期或延期进行专科处理。

(3)关闭软组织伤口。彻底清创后应先关闭穿通口腔的伤口,再进行骨折的复位固定,冲洗止血后关闭外部伤口。若软组织有缺损可采用皮瓣覆盖修复,勿使骨折断端暴露。

(4)处理骨折线上的牙。位于骨折线上的牙若无松动应尽量保留,有利于骨折的复位固定。若牙已松动、大面积龋坏、根折、牙根裸露、存在炎症或影响骨折的复位,则应予拔除。

(5)正确复位和固定骨折段。骨折断端的解剖复位要达到裸眼观上下颌牙齿广泛接触后才能进行固定。对简单的稳定型骨折可以采用单颌牙弓夹板、颌间弹性牵引等非手术方法进行外固定。对不稳定的骨折,有条件的医院应尽可能通过口内入路进行功能稳定性内固定。对开放性骨折、粉碎性骨折、污染严重的骨折、有骨质缺损的骨折常需通过口外入路进行复位和完全负载式内固定,必要时可同期植骨,适当放置引流。要特别注意恢复下颌骨弓的宽度。对无牙颌骨折,有明显错位者一般采用内固定。对髁突骨折,原则上要恢复下颌支的高度,保护好关节盘。对囊外骨折应尽量采用功能稳定性内固定,对囊内骨折应尽可能多地恢复髁突的关节面,将关节盘复位。对陈旧性错位愈合的骨折通常按照正颌外科的原则进行处理。

功能稳定性内固定材料多采用各种类型的小型、加压型或再造型接骨板,及螺钉、拉力螺钉。

（6）康复治疗术后适当使用抗生素预防感染。采用功能稳定性内固定的患者一般在术后1周内停止颌间牵引，进行开闭口训练，半流或软质饮食，保持口腔清洁。4周后可拆除牙弓夹板。采用非手术固定的患者可在术后4～6周酌情拆除牙弓夹板。

（三）上颌骨骨折

上颌骨骨折多因作用于面中部的正面或侧方撞击力造成。骨折的类型和复杂程度依撞击力的大小、速度和方向决定。在闭合性损伤中，较大的瞬间作用力常造成粉碎性骨折，骨折移位可能不明显；相对缓慢释放的作用力则造成明显的骨折移位和面部变形。

1.诊断

（1）上颌骨骨折可分为低位骨折和高位骨折，双侧同时发生较多见，两侧的骨折平面可不一致，也可同时伴有沿腭中缝或中缝旁的骨折。

（2）症状和体征有疼痛、张口受限、骨折处压痛、肿胀、口鼻腔出血、咬合无力、咬合错乱、骨折段异常活动和移位等。

（3）低位骨折涉及眶下孔时可出现眶下区麻木，高位骨折常常发生在上颌骨与相邻骨连接的骨缝处，常与鼻骨骨折、颧骨骨折、眶底骨折、鼻中隔骨折同时发生，在眶下缘可触及台阶感，眶周出现特征性的眼镜状瘀斑，睑、球结膜下出血，眼球移位和复视。

（4）同时发生翼突骨折时，上颌骨整体向后下方移位而出现后牙早接触，前牙区开𬌗，严重的可阻塞上呼吸道。

（5）骨折线通过颧颌缝、颧颞缝、鼻额缝时常造成颅面分离，使面中部被拉长、凹陷。

（6）上颌骨高位骨折还常与颅底骨折、颅脑损伤同时发生，可出现脑脊液耳漏或鼻漏。

（7）X线瓦特位、鼻颏位平片、CT是主要的影像学检诊手段。其中，CT三维成像对骨折线走行方向、数量和骨折段移位的显示更清楚。

2.治疗

（1）恢复咬合关系，恢复面部高度、突度和宽度，除非有可以利用的原伤口，否则一般不在面部正面作切口。

（2）及时处置：一经确诊上颌骨骨折，可用直径1cm左右的圆木棍横置于后牙区托住上颌骨，并用绷带固定于颅骨上以减少出血、减轻疼痛、防止窒息。要特别注意患者有无颅脑损伤的症状和体征。

（3）对错位不明显的闭合型骨折，可采用颌间弹性牵引加颅颌悬吊等非手术治疗。

（4）对低位横断型骨折一般采用经口内入路进行复位和功能稳定性内固定。固定部位一般选择在双侧梨状孔旁和颧牙槽嵴处。

（5）对高位复杂性骨折通常需要通过口内外联合入路进行复位和功能稳定性内固定。

（6）对陈旧性上颌骨骨折的处理通常按照正颌外科和牵引成骨的原则进行整复。

（7）内固定材料多采用微型或小型接骨板和螺钉，对有骨质缺损的病例还可使用钛网。

（8）康复治疗：术后适当使用抗生素预防感染。采用功能稳定性内固定的患者一般在术后一周内停止颌间牵引，进行开闭口训练，半流或软质饮食，保持口腔清洁。4周后可拆除牙弓夹板。非手术固定的患者可在术后4周左右酌情拆除牙弓夹板。

（四）颧骨、颧弓骨折

颧骨和颧弓处于面部比较突出的位置，正面或侧方的外力可造成颧骨和(或)颧弓骨折。

1.诊断

(1)颧骨体骨折常出现眶周瘀斑，眶外侧缘和眶下缘可触及台阶感，骨断端处压痛明显。

(2)骨折段发生明显移位时至少应有 3 条骨折线。骨折线常见于颧额缝、颧颌缝、颧颞缝、颧牙槽嵴和眶底，还要注意颧蝶缝的骨折线。

(3)当骨折段向外下后移位时，颧突部不对称，面宽增加，严重时眼球移位；骨折段向内下后移位常造成骨折段嵌顿、眶下神经损伤、眼球运动受限等症状。单纯颧弓骨折在肿胀发生前或消退后常见面侧方的凹陷，骨折断端向内错位可压迫颞肌和喙突引起张口受限。

(4)颧骨骨折还常与颧弓、眶周诸骨的骨折同时发生。颧骨的粉碎性骨折多有局部的开放性伤口。

(5)X 线平片常采用瓦特位、鼻颏位、颧弓切线位，CT 三维重建片对了解骨折线的部位、方向、骨折移位情况和指导治疗都有重要价值，CT 冠状位和矢状位可以观察到眶内软组织向眶底疝出或嵌顿情况。

2.治疗

(1)恢复张口功能，恢复面中部突度和宽度的对称，恢复眼球位置和运动功能。

(2)单纯颧弓骨折若无明显功能障碍和凹陷畸形者可在局部使用塑胶夹板包扎固定，防止骨折段移位。骨折段有明显移位引起张口受限者，可经口内或发际内切口用器械复位，辅助上述外固定。对粉碎性或开放性颧弓骨折，通常需实施手术复位和内固定，术中要特别注意保护面神经颧支和颞支。

(3)有明显移位的颧骨体骨折一般需要通过手术复位和固定。手术入路常联合使用冠状切口、下睑缘切口和上颌前庭沟切口，在颧额缝、颧颞缝和眶下缘等部位用微型接骨板连接和固定骨折段，在颧牙槽嵴处用小型接骨板固定。

(4)眶底骨折伴有眶内容物疝出者，应先将眶内容物复位，再用钛网或植骨修复眶底。

(5)对错位愈合的颧骨颧弓骨折，通常需经周密的术前设计再实施整复手术，若患者没有明显的功能障碍，也可植骨或人工代用品进行整复。

（五）鼻骨骨折

鼻骨是高突于面中部较菲薄的骨块，与周围骨骼连接较多，易遭受损伤而发生单纯骨折或联合其他部位的骨折，如眼眶、上颌骨及额骨的骨折，且多见双侧粉碎性骨折。

1.临床表现

(1)鼻梁有塌陷呈鞍鼻畸形或偏斜畸形。

(2)鼻腔出血，鼻骨骨折常伴有鼻腔黏膜撕裂。

(3)鼻呼吸障碍，鼻骨骨折可因骨折移位，鼻黏膜水肿，鼻中隔断裂、移位或血肿而发生鼻阻塞。

(4)鼻根及眼睑内侧淤血。

(5)脑脊液鼻漏，同时伴有筛骨骨折或颅前窝骨折时，可发生脑脊液鼻漏。

(6)X 线或 CT 可见骨折线及骨折移位。

2.诊断

(1)有鼻部外伤史。

(2)有外鼻畸形、出血、鼻阻塞等体征。

(3)头颅 X 线正侧位片或 CT 即可确诊。

3.治疗

(1)闭合性骨折

①鼻外复位:适用于侧方移位的骨折。局部麻醉下双手拇指手法推移按压复位。

②鼻内复位:适用于内陷骨折。局部麻醉下或鼻腔表面麻醉下用鼻骨复位钳、剥离子或长血管钳,套以橡皮管插入鼻腔骨折部位,向上将骨折片抬起。

(2)开放性骨折清创同时将骨折复位,可用细的医用不锈钢丝或微型接骨板做固定。

(3)陈旧性鼻骨骨折应及早复位,因血运丰富,易错位愈合。此时若有外形或功能障碍可采用局部切口或头皮冠状切口,显露骨折处,复位并内固定。若鼻梁外形不满意或有骨缺损时,也可行鼻背植骨。

(4)术后固定

①外固定:可用印模膏作外鼻成形夹板,用胶布固定 1 周。

②内固定:可用碘仿纱条填塞鼻腔,1 周后抽出。有脑脊液鼻漏者禁用。

(六)鼻眶筛骨折

鼻眶筛骨折是一种累及鼻骨、额骨鼻突、上颌骨鼻突,并涉及眼眶及眼眶内、外、下壁的骨折,常与上颌骨、颧骨联合骨折。

1.临床表现

(1)鼻背有塌陷,眼眶骨折,因内眦韧带的断裂或撕脱,常伴有内眦角圆钝或内眦间距增宽等畸形,可触及骨折后的台阶畸形。

(2)眶周、眼球、睑结膜及鼻出血。

(3)常有眼球移位,如下陷、内陷,可伴有复视、眼球运动受限。

(4)神经障碍,可出现眶下区感觉麻木、视力障碍。

(5)骨折可造成鼻泪管断裂或阻塞,故可伴有溢泪。

2.诊断

(1)有明显外伤史。

(2)有鼻眶筛区的塌陷、歪斜,眼眶骨折致眼球下陷、眼球内陷等畸形,可伴有复视、眼球运动受限等功能障碍。

(3)鼻眶筛骨折最好采用 CT 检查,可见鼻眶筛区的复合骨折,如上颌骨鼻突、额骨鼻突、鼻骨的骨折移位,眶内、下壁的塌陷移位,眶腔容积增大。眶内侧壁骨折片可向筛窦移位,眶下壁骨折片可向上颌窦内移位。

3.治疗

(1)手术入路可采用冠状切口、局部切口即睑缘下切口、口内前庭沟切口,显露鼻骨、眶缘、眶内侧壁及上颌骨鼻突。

（2）复位鼻骨，及其与上颌骨、额骨的连接，恢复鼻骨突度；复位眶下缘、眶内、眶下侧壁的塌陷，恢复眼眶的容积与眼球突度；以医用不锈钢丝、微型钛板内固定，眶壁骨折可以钛网、自体薄骨皮质或生物材料作衬垫。

（3）寻找到断裂的内眦韧带，重新复位并固定，恢复内眦韧带的附着及内眦角的形态。

（4）若有脑脊液鼻漏，术后可不做鼻腔填塞。

（七）全面部骨折

全面部骨折是指同时涉及面部多个解剖部位和相邻部位骨骼的骨折，如上、下颌骨，颧骨、颧弓，鼻眶筛等部位的骨折，甚至伴有颅底骨折，这种骨折曾称为多发性骨折，伤后早期往往症状比较重，也可以伴有脑脊液鼻漏、脑脊液耳漏等症状。该类型骨折通常多由交通事故伤造成。

1.临床表现

（1）早期患者可伴有颅脑损伤，患者可处于昏迷、嗜睡或者表情淡漠等状态。

（2）全身专科处理后患者面部可有高度肿胀，出现"熊猫眼"、结膜淤血，可伴有开放性伤口及出血。

（3）肿胀消退后，面部常有塌陷、扭曲或偏斜畸形，伴有反𬌗、开𬌗等咬合紊乱，不同程度的张口受限。

（4）常有牙槽嵴骨折、牙龈撕裂。

（5）可出现眶下区皮肤感觉异常、眼球运动障碍或视力障碍。

（6）硬腭可出现创伤性腭裂，牙弓变宽。

（7）可伴有鼻泪管断裂，导致溢泪。

（8）伴有颅底骨折时常出现脑脊液耳漏或脑脊液鼻漏。

2.诊断

（1）有明确的外伤史，如交通事故，跌落伤。

（2）面部明显肿胀，伴有眶周淤血、结膜淤血等体征，部分伤员由于舌后坠可能出现呼吸困难。

（3）注意有无脑脊液鼻漏或脑脊液耳漏。

（4）肿胀消退期就诊者，可见面部塌陷、鼻根塌陷、颧面部塌陷、内眦距增宽、睑裂高度不一致、眼球运动受限、眼球内陷、复视等症状。

（5）咬合错乱，不同程度的张口受限，可见开𬌗、牙列中断等畸形，伴有牙龈撕裂、牙齿松动等体征。

（6）在多个部位触诊可触及骨连续性中断、台阶感、骨摩擦音等。

（7）影像学检查多采用三维 CT 方法，包括矢状位与冠状位，可明确面中部及下颌骨骨折的部位、数量、移位方向，应注意上颌骨的矢状骨折、颅底骨折，以及鼻眶筛等隐匿部位的骨折。

3.治疗

（1）紧急情况如呼吸困难时，应明确梗阻部位，并给予相应处理，解除呼吸困难。

（2）早期面部高度肿胀，伴有意识不清时，不应急于实施手术治疗，可给予相应的对症治疗，如止血、消肿等措施。

（3）禁止做脑脊液鼻漏和脑脊液耳漏的填塞。

（4）手术应在全身情况稳定的情况下实施。

（5）手术入路应根据骨折类型、部位的不同，选择不同切口组合，如冠状切口、口内前庭沟切口、睑缘下切口，局部切口和口外切口组合，并应充分利用原有创伤伤口。

（6）骨折复位固定的顺序应遵循以下原则，先复位固定容易恢复咬合关系的部位，以此为基础再复位固定其他部位的骨折。固定物可根据骨折部位采用小型、微型钛板、钛网，并可结合其他材料。

（7）全面部骨折复位时，应注意由于上颌骨的矢状骨折、下颌骨髁突与下颌正中联合骨折时造成的面部变宽问题。

（8）术后应做适当的颌间牵引固定，方法可采用牙弓夹板或者颌间牵引钉技术。

第三节　口腔颌面部肿瘤

一、口腔颌面部囊肿

（一）皮脂腺囊肿

皮脂腺囊肿又称"粉瘤"，主要是由皮脂腺排泄管堵塞，皮脂腺囊状上皮被逐渐增多的内容物膨胀所形成的潴留性囊肿，囊内有白色凝乳状皮脂腺分泌物。

1.诊断

（1）皮脂腺囊肿常见于面部，小的如豆，大则可至小柑橘样，囊肿位于皮内，并向皮肤表面突出，一般无自觉症状。

（2）肿物呈球形，单发或多发，中等硬，有弹性，高出皮面，与皮肤有粘连，中央可有一小色素点，临床上可根据这个主要特征与皮样囊肿做出鉴别。

（3）有时在皮肤表面有破溃，挤压可出现豆腐渣或面泥样内容物，可在皮肤表面形成瘘口，挤压可出现脓液及豆腐渣或面泥样内容物。

2.治疗

确诊后应手术将囊肿完整切除。手术是根治皮脂腺囊肿的唯一方法。手术中沿着皮纹方向设计梭形的皮肤切口，连同囊肿一起摘除。

3.注意要点

由于囊壁很薄，分离时应特别小心，尽量完整地摘除。若残留囊壁，则易复发。

（二）皮样、表皮样囊肿

皮样囊肿、表皮样囊肿为胚胎发育时期遗留在组织中的上皮细胞逐渐发展而形成的囊肿，后者也可因损伤、手术导致上皮细胞植入而形成。皮样囊肿囊壁较厚，由皮肤和其附件构成。囊壁中无皮肤附件者为表皮样囊肿。

1.诊断

(1)多发于 15~35 岁,表皮样囊肿以口底、颏下等部位多见;皮样囊肿好发于口底正中区,引起口底及颈部肿胀。

(2)生长缓慢为圆形或卵圆形,触诊有生面团样感。

(3)面部表皮样囊肿应与皮脂腺囊肿相鉴别,后者与皮肤紧密相连,中央可见小的色素点。

(4)穿刺可抽出乳白色豆渣样内容物,感染时为棕褐色液或脓液。镜检可发现上皮细胞。

2.治疗

手术切除治疗。

3.注意要点

位于舌下的口底皮样囊肿经口内进路(口底黏膜切口)摘除囊肿,位于颏下的口底皮样囊肿则经口外进路(颏下皮肤切口)摘除囊肿。

(三)甲状舌管囊肿

甲状舌管囊肿是一种先天性、发育性囊肿,源于甲状舌管的残余上皮,囊肿可通过未退化的甲状舌管与舌盲孔相通。

1.诊断

(1)多见于 1~10 岁儿童。

(2)发生于颈正中线,自舌盲孔至胸骨切迹的任何部位,但以舌骨上、下部位最为常见。

(3)质软,周界清楚,与表面皮肤及周围组织无粘连。位于舌骨以下的囊肿,舌骨体与囊肿之间可能扪得坚韧的索条与舌骨体粘连,因此,可随吞咽及伸舌等动作而移动。

(4)穿刺可见透明的黏稠液体或微混浊的黄色液体,偶见脱落的上皮细胞。

2.治疗

手术切除治疗。应彻底,否则容易复发。手术关键在于除囊肿外一般应将舌骨中份一并切除,即柱状整块切除,避免副管或分支残留,防止复发。

3.注意要点

注意术前和异位甲状腺相鉴别,必要时做同位素检查。

(四)鳃裂囊肿

鳃裂囊肿又名淋巴上皮囊肿。囊壁厚薄不等,含有淋巴样组织。

1.诊断

(1)常见于 20~50 岁。

(2)多发生于肩胛舌骨肌水平以上的第二鳃裂囊肿,其次是发生于下颌角以上及腮腺区的第一鳃裂囊肿。发生于颈根区的第三、第四鳃裂囊肿较少见。

(3)肿块大小不定,生长缓慢,无自觉症状。触诊时质地较软,有波动感。鳃裂囊肿继发感染穿破皮肤或切开引流后可长期不愈,形成鳃裂瘘。

(4)超声检查显示内部无回声,后方回声增强。通常表现为沿胸锁乳突肌上、下走行,类圆形或椭圆形软组织块影,中心密度低,不强化,但囊壁(边缘)可强化,境界清楚。

(5)穿刺可见黄色或棕色,清凉或微混浊的液体,含或不含胆固醇结晶。

2.治疗

手术彻底切除。若遗留有残存组织,可导致复发。

3.注意要点

(1)第一鳃裂囊肿或瘘手术中需避免损伤面神经。第二鳃裂囊肿或瘘手术时应注意勿损伤副神经、颈内静脉、颈内及颈外动脉。复发多见于第一鳃裂囊肿或瘘术后,与切除不彻底有关。

(2)颈淋巴结转移癌发生液化坏死时,可能误诊为鳃裂囊肿。

(五)根尖周囊肿

根尖周囊肿是由于根尖周肉芽肿、慢性炎症刺激,引起上皮残余增生,增生的上皮团中央发生变形与液化,周围组织液不断渗出,而逐渐形成的囊肿。

1.诊断

(1)多发生于前牙,一般无自觉症状。可有创伤史、正畸史,牙齿变色,灰黄无光泽。可见有残根、死髓牙、深龋。较大囊肿可在根尖牙龈处扪及球状隆起。

(2)X线片显示根尖界限清楚,有一白色致密线包绕的低密度区。

(3)穿刺囊液一般为清亮或淡黄色液体,囊液内有时可以看到胆固醇晶体。

2.治疗

以手术刮除治疗为主,原则是彻底干净。病灶牙或残根若无保留价值可同时拔除。

3.注意要点

对有保留价值的患牙可以先一次性根充,后再进行囊肿手术。

(六)始基囊肿

始基囊肿发生于成釉器发育的早期阶段,釉质和牙本质形成之前,在炎症和损伤刺激后,成釉器的星网状层发生变性,并有液体渗出,蓄积其中而形成囊肿。

1.诊断

(1)多发生于乳、恒牙交替时期的青少年,好发于下颌第三磨牙区及升支部,可伴缺牙或有多余牙。逐渐长大,骨质出现膨隆变薄,扪之有乒乓球弹性感。

(2)X线检查见其为单囊性或多囊性,均匀一致,不含牙,周围界线清楚。

(3)穿刺可见草黄色囊液,在显微镜下可见到胆固醇结晶。

2.治疗

以手术刮除治疗为主,原则是彻底干净。

3.注意要点

对囊腔巨大、严重引起升支部畸形者,若未发生病理性骨折需行截骨术,其余可考虑先由口内行囊肿开窗术,待囊液引流,囊腔减压,囊肿自行缩小后再行刮除术。

(七)含牙囊肿

含牙囊肿又称滤泡囊肿。发生于牙冠釉质形成之后,在缩余釉上皮与牙冠之间出现液体渗出和蓄积而形成囊肿。可来自一个牙胚(含一个牙)或多个牙胚(含多个牙)。

1.诊断

(1)好发于下颌第三磨牙及上颌尖牙区,可引起颌骨缓慢膨胀,使骨皮质显著变薄,一般无痛。牙齿延期萌出可能是提示病变的唯一临床特征。

(2)X线片上可显示出一清晰圆形或卵圆形的透光阴影,边缘清晰,周围有白色骨质反应线,囊壁包于牙颈部,牙冠朝向囊腔。

(3)穿刺可得草黄色囊液,囊肿若有继发感染,则出现炎症现象,穿刺可抽出脓液。

2.治疗

手术治疗,手术原则为完整摘除囊肿和挖除埋藏的牙齿。

3.注意要点

在儿童牙齿萌出时期,如果囊肿包含的牙齿有萌出希望,那么可将囊肿开窗,刮除囊壁保留牙齿待萌。

(八)球上颌囊肿

球上颌囊肿发生于上颌侧切牙与尖牙之间,牙齿被推挤而移位,属非牙源性囊肿。其由胚胎发育过程中残留的上皮发展而来,故亦称为非牙源性外胚叶上皮囊肿。

1.诊断

(1)多见于青少年。

(2)主要表现为颌骨骨质膨胀。

(3)发生于上颌侧切牙与尖牙之间。牙齿被推挤而移位。

(4)X线片显示,囊肿阴影在牙根之间,而不在根尖部位。

2.治疗

一般从口内进行手术,若伴有感染,则须先控制炎症后再做手术治疗。

(九)鼻腭囊肿

鼻腭囊肿较为常见,约占全部颌骨囊肿的10%。

1.诊断

(1)大多发生在30~60岁。

(2)男性多见。

(3)X线检查可见上颌骨中线有呈圆形、卵圆形或心形透亮区。

(4)一般可分为2型:发生于切牙管内者,称为切牙管囊肿;发生于切牙管口的腭乳头部者,称为腭乳头囊肿。

2.治疗

手术治疗。若伴有感染,则须先控制炎症后再做手术治疗。

(十)正中囊肿

正中囊肿是较少见的非牙源性囊肿。

1.诊断

(1)位于切牙孔之后,腭中缝的任何部位,亦可发生于下颌正中线处。

(2)X线片可见腭中缝间有圆形囊肿阴影。

2.治疗

确诊后应及早手术治疗,以免引起邻牙的继续移位和造成咬合紊乱。

（十一）鼻唇囊肿

鼻唇囊肿是较少见的非牙源性发育囊肿。

1.诊断

(1)位于上唇底和鼻前庭内。

(2)X线片示骨质无破坏现象，仅在鼻底口腔前庭可扪及囊肿的存在。

2.治疗

一般从口内进行手术，若伴有感染，则须先控制炎症后再做手术治疗。

（十二）血外渗性囊肿

血外渗性囊肿又称为损伤性骨囊肿、孤立性囊肿，主要为损伤后引起骨髓内出血、机化、渗出而形成的囊腔，内含陈旧性血或血清液，为非真性囊肿。

1.诊断

(1)多发生于男性青年人。

(2)以下颌骨前磨牙区及骨联合处为好发部位；上颌骨较少见，可发生于颌骨前部。此外，血友病也可引起颌面骨的血外渗性囊肿，称为血友病甲瘤。

(3)X线片表现无特异性，常可见圆形透射区，边缘不清晰。

(4)穿刺若为空腔，则可确诊；若抽出液体，则镜下可见少量红细胞和类组织细胞。

2.治疗

手术治疗，以免日久而引起相邻牙根受累，造成牙移位，咬合关系紊乱。

3.注意要点

对血友病囊肿治疗应按血友病患者手术原则进行处理。

二、口腔颌面部良性肿瘤及瘤样病变

（一）色素痣

色素痣又称为黑色细胞痣，可分为交界痣、复合痣和皮内痣。

1.病因

来源于表皮黑色素细胞，有人认为是发育上的畸形。

2.诊断

(1)多见于面部皮肤，偶见于口腔黏膜。

(2)病损一般较小，边界清楚，表面光滑，平坦或高于皮肤，颜色多呈棕色或深棕色。口腔黏膜黑色素痣比交界痣及复合痣为多见。

(3)各型痣在体表存在数年不变，一般无自觉症状。若突然增大，颜色加深，周边发红，表面结痂、溃疡或附近淋巴结增大，周围有卫星痣出现，伴疼痛、发痒等症状，则应怀疑恶变可能。

3.鉴别诊断

恶性黑色素瘤。

4.治疗

手术切除，较大者切除后行皮瓣修复。

（二）纤维瘤

纤维瘤是纤维组织发生的良性肿瘤，有包膜，结节状，质坚韧。实际上口腔内这种真性纤维瘤非常少见，往往是纤维性增生。

1.病因

来源于纤维结缔组织。

2.诊断

（1）可见于任何部位，多见于颊、舌、下唇及牙龈。

（2）发生于面部皮下者，质地较硬，大小不等，表面光滑，边缘较清楚；发生于口内者，肿块较小，呈圆形突起，有蒂或无蒂，边界清楚，表面覆盖正常黏膜。

（3）纤维瘤若处理不当极易复发，多次复发后易恶变。

3.鉴别诊断

低度恶性的纤维肉瘤。

4.治疗

手术完整切除。

（三）牙龈瘤

牙龈瘤原意是指"龈上包块"。目前在应用该名称时有 2 种不同的见解：一指牙龈上的一切肿块；二指牙龈上特定内涵的病损。

1.病因

现在多数学者认为是机械、慢性炎症刺激引起的增生物，妊娠性牙龈瘤与内分泌有关。

2.诊断

（1）常见于中、青年女性。

（2）多见于唇、颊龈乳头部。

（3）多无症状，生长缓慢，但妊娠期可迅速增大。

（4）瘤体大小不一，直径数毫米至数厘米不等，呈分叶状，有蒂者呈息肉状，无蒂者则基底较宽。

（5）瘤体呈淡红色或深红色，质地因其类型不同而有所差别。较大者瘤体表面可有对颌牙的齿痕或咬伤感染。

（6）X 线摄片可见骨质吸收、牙周膜增宽的阴影。

3.治疗

（1）去除局部刺激因素，彻底手术摘除。

（2）妊娠性牙龈瘤只有在分娩后仍不消退时才行手术处理。

（四）脂肪瘤

脂肪瘤是指发生于脂肪组织的一种良性肿瘤。

1.病因

发生的真正原因不明，有人认为可能与神经内分泌失调有关。

2.诊断

（1）多见于成人的多脂肪区。

(2)病程较长,生长慢,无自觉症状。

(3)瘤体大小不一,边界不甚清楚,呈扁圆形或分叶状,质软,位于黏膜下者可泛黄色。

(4)穿刺细胞学检查为脂肪细胞。

3.鉴别诊断

(1)囊肿。

(2)血管瘤。

4.治疗

手术摘除。

(五)乳头状瘤

乳头状瘤由覆盖上皮发生,向表面呈外生性生长,形成许多手指样或乳头状突起,并可呈菜花状或绒毛状外观。

1.病因

多因慢性刺激和慢性炎症引起。

2.诊断

(1)皮肤和黏膜均可发生,呈乳头状突起。

(2)瘤体多为单发,有蒂或无蒂,边界清晰,与周围组织无粘连,基底无浸润,表面皮肤或黏膜也很柔软,但感染时表面破溃。

(3)发生在白斑基础上的乳头状瘤容易恶变,表现为瘤体迅速增大,出现溃疡、出血、疼痛、基底浸润。

3.鉴别诊断

痣状瘤:与吸烟有关,好发于口腔前庭与颊黏膜,表面有较多的角蛋白,呈白色病变。

4.治疗

(1)去除慢性刺激。

(2)手术切除。

(六)神经纤维瘤

神经纤维瘤是指发生于口腔颌面部周围神经任何部位的良性肿瘤,可单发或多发,多发性神经纤维瘤又称神经纤维瘤病。

1.病因

源于神经内膜、神经束膜或神经外膜。多发性者常为染色体异常所致的遗传性疾病。

2.诊断

(1)多见于青少年男性。

(2)常见于颧、颞、头皮部、鼻、颈、腮腺区,口内少见。

(3)瘤体区皮肤呈大小不一的棕色或灰黑色小点状或片状病损,肿瘤扪之柔软。边界不清,可扪及念珠或丛状物。

(4)巨大瘤体可引起颜面畸形、功能障碍,也可压迫骨质引起骨质吸收。

3.鉴别诊断

淋巴管瘤。

4.治疗

手术切除。

（七）颈动脉体瘤

颈动脉体瘤为发生于颈内、外动脉分叉处化学感受器的良性肿瘤。

1.病因

尚不清楚。

2.诊断

（1）多发生于20～50岁成人，无男女性别差异。

（2）生长缓慢，一般无自觉症状。

（3）瘤体呈卵圆形，瘤体周界尚清，质地中等硬度，可左右活动，不能上下移动。

（4）瘤体有传导性搏动，部分肿瘤自身亦可触到搏动。听诊有吹风样杂音。

（5）血管造影见颈动脉分叉处增宽、充盈缺损或瘤体自身有造影剂充盈。

（6）禁忌活检。

3.鉴别诊断

颈部神经鞘瘤：瘤体椭圆形，质坚韧，边界清楚，瘤体可沿神经长轴侧向移动，不能上下移动，瘤体表面可见动脉搏动，听诊无杂音。

4.治疗

手术完整摘除。

（八）血管瘤及血管畸形

血管瘤、血管畸形系来源于血管的肿瘤或畸形。按临床和组织学特点，血管畸形分为以下4种。①微静脉畸形：包括中线型微静脉畸形与微静脉畸形2类。②静脉畸形。③动静脉畸形。④混合畸形：含静脉-淋巴管畸形及静脉-微静脉畸形。其中，只有血管瘤为真性肿瘤，其他均属脉管畸形。

1.病因

血管瘤为血管内皮细胞异常增生所致。血管畸形无明显的血管内皮细胞异常增生，主要为血管异常扩张、血窦形成所致。

2.诊断

（1）血管瘤：多发生于面、颈部皮肤、皮下组织，可自行消退。临床上可分为增生期、消退期及消退完成期。增生期表现为由毛细血管扩张形成的红斑，高出皮肤并高低不平，似杨梅状。一般1年后进入消退期，病损由鲜红变为暗紫、棕色，皮肤可呈花斑状。消退完成期在10～12岁。消退后可遗留色素沉着、浅瘢痕、皮肤萎缩下垂等。

（2）静脉畸形：又称海绵状血管瘤。表浅者皮肤或黏膜呈蓝色或紫色，形状不规则，质软，可扪及静脉石，可以被压缩，体位移动试验阳性，穿刺有血液。

（3）微静脉畸形：又称葡萄酒色斑。多发于三叉神经分布区域的皮肤上，病损呈鲜红或紫红色，界清，与皮肤表面平，外形不规则。压迫病损，表面颜色可退去，解除压力后，立即恢复原来的大小及色泽。

（4）动静脉畸形：又称蔓状血管瘤或葡萄状血管瘤。多发于颞浅动脉供血区域内，病损高起呈念珠状,表面皮温高,扣诊有震颤感,听诊有吹风样杂音。病变广泛者可累及肌肉、骨质及其他器官。

3.鉴别诊断

动静脉畸形应与动脉瘤相鉴别,后者多为损伤后局部动脉扩张,甚至破裂通入伴行静脉所致,一般位于较深部,范围较局限。

4.治疗

(1)手术治疗。

(2)硬化剂注射疗法:适用于静脉畸形。

(3)激素治疗:适用于血管瘤。

(4)氩(Ar)离子激光或氪(Kr)离子光化学疗法:用于面部微静脉畸形。

(5)YAG 激光或低温治疗:适用于黏膜下静脉畸形。

(6)平阳霉素瘤腔内注射法:主要适用于静脉畸形,近期疗效较好,远期疗效及不良反应有待观察。

(7)介入治疗:适用于静脉畸形及动静脉畸形。

(九)淋巴管畸形

淋巴管畸形系来源于淋巴管的畸形。其分类如下:①微囊型淋巴管畸形。②大囊型淋巴管畸形。③混合型:静脉-淋巴管畸形、微静脉-淋巴管畸形。

1.诊断

(1)微囊型:又称毛细血管型淋巴管瘤或海绵型淋巴管瘤。多见于唇、颊、舌及下颌下区,皮肤或黏膜上呈现孤立或多发性散在的小圆形囊性结节状或点状病损,无色,柔软,边界不清,无压缩性。口腔黏膜的淋巴管畸形与微静脉畸形可同时存在,表现为黄、红色小疱状突起。发生于舌部的微囊型淋巴管畸形常呈巨舌症。

(2)大囊型:又称囊肿型或囊性水瘤。多见于颈部锁骨上区、下颌下区及上颈部。病损大小不一,皮肤色泽正常,扣诊柔软,有波动感,压之无体积变化,体位移动试验阴性,有时透光试验阳性。穿刺可见淡黄色清亮液体,内含淋巴细胞。

2.鉴别诊断

海绵状血管瘤。

3.治疗

(1)手术治疗:适用于任何类型。

(2)硬化剂注射治疗:适用于穿刺可抽出淡黄色清亮液体的微囊型淋巴管畸形。

(3)激光和冷冻治疗:适用于微囊型淋巴管畸形。

(十)嗜酸性淋巴肉芽肿

嗜酸性淋巴肉芽肿表现为发生于颜面部的无痛性肿块。

1.病因

尚不完全清楚,有人认为本病属变态反应性疾病。

2.诊断

(1)多见于 20～40 岁成年人,以男性为多。

（2）肿块进展缓慢，周界不清，质软，无压痛，可时大时小，自觉局部皮肤有瘙痒。

（3）病程长，肿块可逐渐坚韧，似橡皮状，皮肤瘙痒加重，并可见皮肤粗厚及色素沉着。

（4）区域淋巴结可肿大，但无压痛。

（5）血常规检查嗜酸粒细胞明显增高。

3.治疗

（1）放射治疗。

（2）化疗或激素治疗。

（3）手术切除。

（十一）成釉细胞瘤

成釉细胞瘤是常见的牙源性上皮性良性肿瘤，但可有局部浸润性生长。

1.病因

成釉细胞瘤由牙源性上皮发生，可能发生成釉细胞瘤的上皮包括成釉器、牙板上皮剩余、缩余釉上皮、牙源性囊肿的衬里上皮。此外，口腔黏膜上皮也可增生于颌骨内而发展成此瘤。

2.诊断

（1）多见于青壮年，常见于下颌体及下颌角部。

（2）肿块生长缓慢，早期无自觉症状，过大者可造成面部畸形，咬合关系错乱，牙移位、松动，晚期可侵犯周围软组织，甚至发生病理性骨折。

（3）骨质吸收变薄，按之有乒乓感。

（4）穿刺无液体或有棕褐色液体。

（5）X线摄片可表现为单囊型、多囊型及蜂窝状型3类。边缘呈切迹状，可含牙或不含牙。

（6）该瘤有局部浸润性。

3.鉴别诊断

临床上与颌骨囊肿相似，需依靠病理检查明确诊断。

4.治疗

手术治疗。

（十二）牙源性黏液瘤

牙源性黏液瘤是指发生于颌骨的一种局部浸润性生长的良性牙源性肿瘤。

1.病因

来自牙胚的间充质部分，即牙乳头和牙囊，亦可来自牙周膜。由于黏液瘤好发于颌骨，而身体他处骨骼很少发，在肿瘤内往往有成牙上皮的残余，因此，认为颌骨黏液瘤多属牙源性。

2.诊断

（1）多见于青壮年，好发于双尖牙区或磨牙区。

（2）肿瘤生长缓慢，颌骨膨胀。

（3）X线摄片见骨质膨胀，伴多房小腔状病损，似蜂房状或火焰状，房隔较细，边缘不整齐。

（4）病理检查明确诊断。

3.鉴别诊断

（1）成釉细胞瘤。

(2)巨细胞瘤。

4.治疗

手术治疗。

(十三)牙瘤

牙瘤是成牙组织的发育异常或畸形,而非真性肿瘤。根据牙体组织排列结构不同,有混合性牙瘤和组合性牙瘤之分。

1.病因

由一个或多个牙胚组织异常增生而形成。

2.诊断

(1)多见于青年人。

(2)生长缓慢,早期无症状,增大后使骨质膨胀,表面仅覆盖软组织,当损伤后引起溃疡或拔牙,继发感染或压迫神经引起疼痛时发现牙瘤存在。

(3)X线摄片见颌骨内有形状不同、大小不等的多个牙齿影像,为组合性牙瘤;若呈圆形或椭圆形的近似牙齿组织的一团影,则为混合性牙瘤。

3.鉴别诊断

(1)牙源性钙化囊肿:大多见于颌骨内,少见于颌周软组织内,穿刺有黏稠的含颗粒状物的黄色液体,X线摄片见囊状密度减低影像,含清晰可见的点状钙化灶。

(2)牙源性钙化上皮瘤:可见于任何年龄,性别无差异,下颌骨多见,瘤体与未萌出牙有关,肿瘤生长缓慢,无痛,X线摄片为冠周密度减低影及密度减低区存在弥散性密度增高影。

4.治疗

手术摘除。

(十四)畸胎瘤

畸胎瘤是一种发生于口腔颌面部的良性肿瘤。

1.病因

由胚胎期异位组织所形成。

2.诊断

(1)常见于婴幼儿,好发于腭部、口底区。

(2)肿瘤内可含有多种组织,如皮肤、毛发及牙齿等。

(3)X线摄片可见钙化的不透光影。

3.鉴别诊断

多形性腺瘤。

4.治疗

手术切除。

(十五)骨化纤维瘤

骨化纤维瘤为颌面部骨组织比较常见的一种良性肿瘤,根据其中所含纤维组织的多少及钙化程度的差异,可称为纤维骨瘤或骨纤维瘤。

1.诊断

（1）多见于青年人，大多在儿童即已发病。

（2）上、下颌骨均可发病，下颌骨多见。

（3）瘤体生长缓慢，一般无自觉症状，瘤体增大引起颌骨膨胀、面部畸形及牙移位，导致殆关系紊乱，引起眼球突出或移位而致复视。

（4）肿瘤质硬，大多数边界不清楚。

（5）X线摄片见界限清晰的圆形或卵圆形的密度减低影。

2.鉴别诊断

骨纤维异常增殖症：不是真性肿瘤，与骨化纤维瘤很相似，主要靠临床、X线和组织病理确诊。

3.治疗

手术切除。

（十六）骨巨细胞瘤

骨巨细胞瘤发生于骨髓内非成骨性结缔组织的间质细胞，根据间质细胞和多核巨细胞的异型程度分为良性、临界和恶性。

1.病因

组织来源尚无定论，可能来自未分化的间质细胞。

2.诊断

（1）多见于20～40岁成年人，男女无明显差别。

（2）上、下颌骨均可发病。

（3）一般生长缓慢，若生长较快，则有恶变可能。

（4）一般无自觉症状，偶尔有局部间歇性隐痛。

（5）瘤体增大，可使骨质膨胀，牙移位、松动、局部畸形，殆关系紊乱，肿瘤穿破颌骨可呈暗紫色或棕色。

（6）X线摄片病变骨质呈单房状囊性影，周界清晰，囊内可见骨样或骨小梁影。

3.鉴别诊断

巨细胞性肉芽肿：多见于20岁以下女性，好发于下颌第一磨牙区。X线摄片病变呈肥皂泡沫样蜂窝状囊肿性影，周界清楚。

4.治疗

（1）手术治疗。

（2）不能手术者，可放射治疗。

三、口腔颌面部恶性肿瘤

（一）舌癌

1.诊断

（1）舌癌是最常见的口腔癌，男性多于女性。大多数为鳞癌，特别是在舌前2/3部位；腺癌比较少见，多位于舌根部；舌根部有时可发生淋巴上皮癌或未分化癌。

（2）好发于舌侧缘中1/3部位。发生于舌根部时，常有明显自发痛及触痛，疼痛可放射至耳颞部。肿瘤常波及舌肌，可致舌运动受限；波及舌神经及舌下神经，可有舌感觉与运动障碍。晚期可蔓延到口底及颌骨，使全舌固定。向后发展可以侵犯腭舌弓及扁桃体，出现说话、进食及吞咽困难。

（3）舌癌常早期发生颈部淋巴结转移，且转移率较高。位于舌前部的癌肿多向下颌下及颈深淋巴结上、中群转移；舌尖部癌可以转移至颏下或直接至颈深中群淋巴结；位于舌根部的癌不仅转移到下颌下或颈深淋巴结，还可能向茎突后及咽后部的淋巴转移；发生在舌背或越过舌体中线的舌癌可以向对侧颈淋巴结转移。此外，舌癌可发生远处转移，一般多转移至肺部。

（4）确诊需病理检查。原发灶侵及口底、口咽等区域者，为明确侵及范围，一般需做 MRI 检查；波及颌骨者需做曲面断层检查。颈部淋巴结转移者也需影像学评估，根据具体情况可做 B 超、MRI、CT、PET-CT 检查。

2.治疗

（1）早期位于舌侧缘的病变，无论采取外科手术切除或放射治疗都能获得良好的局部治疗效果，但是外科切除显然更简单而方便。离开病变 1cm 在正常组织内切除，术后一般不致引起语言及其他功能障碍。

（2）中晚期病例则应先手术治疗，对波及口底及下颌骨的舌癌，应施行一侧舌、下颌骨及颈淋巴联合清扫术；若对侧有转移，则应做双侧颈淋巴清扫术。

（3）舌癌的颈淋巴结转移率较高，发生较早，所以临床上触不到肿大的淋巴结，并不等于没有转移，一般主张行选择性、功能性颈淋巴清扫术。

（4）舌缺损超过 1/2 以上应行一期舌再造术。

（5）中晚期患者原则上需术后放疗。

（6）化学药物治疗可作为手术前后的辅助治疗。

（二）牙龈癌

1.诊断

（1）牙龈癌多为高分化的鳞状细胞癌。

（2）下牙龈较上牙龈多发，肿瘤生长较慢，男性多于女性，临床可表现为溃疡或乳头状突起，以溃疡型为最多见。

（3）肿瘤侵犯牙槽突及颌骨，出现牙齿松动、移位，甚至脱落。上颌牙龈癌可侵入上颌窦；下颌牙龈癌可侵及口底及颊部；癌瘤向后侵及磨牙后区及咽部时，可引起张口困难。

（4）下颌牙龈癌一般先转移至下颌下及颏下淋巴结，上颌牙龈癌则先转移到患侧下颌下及颈深淋巴结。

（5）确诊需病理检查。一般需进行颌骨 X 线片检查，明确颌骨受累情况。原发灶侵及口底、口咽、上颌窦等区域者，为明确侵及范围，一般需做 CT 或 MRI 检查。颈部淋巴结转移者也需影像学评估，根据具体情况可做 B 超、MRI、CT、PET-CT 检查。

2.治疗

（1）原发癌的治疗

①早期病变（T_1 期）：下颌牙龈癌若病变仅限于牙槽突而未超过根尖水平，可作保存下颌

下缘的矩形或牙槽突切除。上颌者可作根尖水平以下的低位上颌骨及患侧腭骨切除,保存鼻腔底黏膜。病变接近或超过根尖水平应作节段性下颌骨切除。

②中等大小病变($T_{2\sim3}$期):常常需要作半侧下颌骨切除。下颌前部病变根据病变及 X 线显示的骨质破坏范围来决定,手术同时常需要气管切开,术后面容畸形显著,功能障碍大。因此,此种手术同时常需考虑修复问题。

③晚期病变(T_4期):能否手术切除决定于肿瘤向颊、舌侧软组织,向后对颞下窝扩展的情况。颊、舌侧扩展而能手术切除的病例,组织缺损可用皮片或皮瓣修复。晚期病变常需综合治疗,以术后放射治疗较佳。

上颌牙龈癌根据病变扩展范围作次全(保留眶板)或全部上颌骨切除。手术前或手术后配合放射治疗皆可。

(2)颈淋巴结的处理:临床检查有肿大淋巴结,应做治疗性颈清扫术;未触及肿大淋巴结(N_0期)、原发病变属 T_2 期或 T_3 期者,可做选择性颈清扫术。

(三)颊癌

1.诊断

(1)多为高中分化的鳞状细胞癌,少数为腺癌及恶性混合瘤等。

(2)颊癌肿块呈溃疡型或外生型,生长较快,向深层侵袭。向外可穿过颊肌及皮肤,发生溃破;向后发展波及软腭和翼颌韧带,引起张口受限。

(3)淋巴结转移途径为下颌下淋巴结及颈深淋巴结。

(4)确诊需病理检查。原发灶侵及周围结构,尤其是后颊癌侵及颞下区或口咽部者,为明确侵及范围,一般需做 CT 或 MRI 检查。颈部淋巴结转移者也需影像学评估,根据具体情况可做 B 超、MRI、CT、PET-CT 检查。

2.治疗

(1)早期颊癌可以单纯局部扩大切除或放射治疗。

(2)对放射治疗不敏感以及较大的肿瘤,应以手术治疗为主,术前可辅以化疗或放疗。对侵及颌骨者,并有颈淋巴结转移时,应行颊颌颈联合根治术。

(3)可根据切除范围用游离植皮、游离皮瓣或其他组织瓣转移修复缺损。

(4)中晚期颊癌一般应行颈淋巴清扫术。

(四)腭癌

1.诊断

(1)发生在硬腭部分的腭癌以腺癌为主,软腭部位多为鳞癌。

(2)腺癌早期黏膜无破溃,鳞癌则多为菜花状溃疡。硬腭鳞癌发展一般比较缓慢,常侵犯腭部骨质,引起腭穿孔。侵犯上颌窦时可出现上颌窦癌症状。软腭癌常可出现耳部症状,如重听、耳鸣等。软腭部鳞癌较硬腭部鳞癌恶性程度高,常侵犯咽部及翼腭窝,引起吞咽疼痛及张口受限,且淋巴结转移较早。

(3)淋巴转移主要累及颈深上淋巴结,双侧转移较口腔其他部位癌常见,特别是肿瘤波及软腭及超越中线者。

(4)确诊需病理检查。原发灶侵及鼻腔、上颌窦、口咽等区域者,为明确侵及范围,一般需做 CT 或 MRI 检查。颈部淋巴结转移者也需影像学评估,根据具体情况可做 B 超、MRI、CT、PET-CT 检查。

2.治疗

(1)硬腭鳞癌的细胞分化较好,一般采用手术切除。局部缺损可用修复体整复。

(2)软腭的鳞癌可先采用放疗,若放疗不敏感则应施行手术切除,并立即行软腭再造术。

(3)硬腭鳞癌若已证实颈淋巴结有转移者则应同时行颈淋巴清扫术;未证实转移且病灶较小者,则严密随访,一旦出现颈淋巴有转移,应行颈淋巴清扫术。软腭鳞癌一般应同期行颈淋巴清扫术或同期同原发灶一起行放疗。

(五)口底癌

1.诊断

(1)口底癌系指原发于口底黏膜的恶性肿瘤,多发生于舌系带两侧,易向邻近组织侵袭。侵犯到舌体,导致舌活动受限;累及颌骨引起骨质破坏并可伴牙齿松动。

(2)口底癌常早期发生淋巴结转移,一般转移至颏下、下颌下及颈深淋巴结,并常发生双侧颈淋巴结转移。

(3)确诊需病理检查。原发灶侵犯到舌体、累及颌骨等邻近结构者,为明确侵及范围,一般需做 MRI、CT、曲面断层片检查。颈部淋巴结转移者也需影像学评估,根据具体情况可做 B 超、MRI、CT、PET-CT 检查。

2.治疗

(1)早期浅表的口底癌可用放射治疗或手术治疗。

(2)中晚期的病例,以手术治疗为主。当肿瘤侵及下颌骨时,应施行口底部、下颌骨及颈淋巴联合切除术。

(3)口底的缺损应同期行整复手术。

(4)口底癌的颈淋巴结转移率高,一般需行选择性颈淋巴清扫术。早期 T_1 期病变 N_0 期病例,也可做颈部选择性放射治疗以治疗亚临床转移灶。口底前部癌尚需考虑双侧颈淋巴结的处理,一侧病变显著者可做传统性颈淋巴清扫术,对侧做肩胛舌骨肌上颈淋巴清扫术。

(5)中晚期患者常需术后放疗。

(六)唇癌

1.诊断

(1)唇癌常发生于下唇中外 1/3 间的唇红缘部黏膜。

(2)早期为疱疹状、结痂的肿块,随后出现溃疡或菜花状肿块。以后肿瘤向周围皮肤及黏膜扩散,同时向深部肌组织浸润。晚期可波及口腔前庭及颌骨。

(3)淋巴结转移较晚,下唇癌常向颏下及下颌下淋巴结转移;上唇癌则向耳前、下颌下及颈深淋巴结转移。

(4)确诊需病理检查。原发灶侵犯颌骨等邻近结构者,为明确侵及范围,一般需做曲面断层片检查。颈部淋巴结转移者也需影像学评估,根据具体情况可做 B 超、MRI、CT、PET-CT 检查。

2.治疗

(1)早期病例无论采用外科手术、放射治疗均有良好的疗效。

(2)中晚期范围较大者应以手术切除为主。唇缺损可用邻近组织瓣立即整复。

(3)临床未见颈淋巴结转移者,可严密观察;若临床已证实转移,则需行同侧颈淋巴清扫术。

(七)颜面部皮肤癌

1.诊断

(1)多发生于鼻部、鼻唇皱褶、眼睑、上下唇皮肤等处。主要有基底细胞癌和鳞状细胞癌,以前者较为多见。

(2)临床一般分为溃疡型与乳头状2类,常同时存在癌前病变,如老年疣、角化等。鳞癌初起时为一疣状浸润区域,进一步发展表现为皮肤破溃,形成火山口样的溃疡,表面呈菜花状,边缘及底部均较硬,经久不愈合。

(3)基底细胞癌较鳞癌生长缓慢,早期表现为黑色或棕黄色斑,伴有毛细血管扩张。以后在病变的中央部分发生潮湿、糜烂、表面结痂。痂皮剥脱后形成溃疡,边缘如鼠咬状,常侵犯深部组织。色素性基底细胞癌应注意同皮肤恶性黑色素瘤相鉴别,后者常伴卫星结节且生长迅速。

(4)基底细胞癌一般不发生区域性淋巴结转移。鳞癌发生淋巴结转移,但转移率较低。

(5)确诊需病理检查。病变侵犯深部组织者,为明确侵及范围,一般需做CT、MRI、曲面断层片等检查。颈部淋巴结转移者也需影像学评估,根据具体情况可做B超、MRI、CT、PET-CT检查。

2.治疗

以手术治疗为主。手术治疗需作较广泛切除。术后缺损根据部位大小选择植皮、局部皮瓣或游离皮瓣转移修复。有颈淋巴结转移者,应行颈淋巴清扫术。

(八)上颌窦癌

1.诊断

(1)上颌窦癌系发生在上颌窦内的恶性肿瘤,以鳞状细胞癌最多,少数为腺癌或肉瘤。

(2)因肿瘤位于上颌窦内,早期常无自觉症状。当肿瘤发展到一定程度,出现症状。根据肿瘤不同的发生部位而出现不同症状:A.内下壁先出现口腔及鼻部症状,如牙齿疼痛、移位、松动,颊沟肿胀,鼻阻塞,鼻出血,一侧鼻腔分泌物增多等;B.外下壁先出现口腔及面颊部症状,如颊部麻木、肿胀;C.内上壁先出现鼻部及眼部症状,如流泪、复视、一侧鼻根部肿痛等;D.外上壁先出现面颊及眼部症状,如面颊感觉迟钝、颊部肿胀和眼球移位等;E.后壁侵入翼腭窝可引起张口受限及神经症状,如头痛、麻木感及异物感等;F.晚期上颌窦癌可发展到上述任何部位,而出现相应症状;G.肿瘤累及筛窦、蝶窦、颧骨、翼板及颅底部可出现较严重的头疼、面部膨隆畸形、张口受限等症状。

(3)上颌窦癌颈淋巴结转移率较少。但当肿瘤突破骨壁累及牙龈或龈颊沟黏膜时,转移率则增加。下颌下及颈上深二腹肌群淋巴结是常见的转移部位,偶见转移至耳前区腮腺内淋巴结。

(4)临床应注意与牙周病、根尖病、慢性上颌窦炎相鉴别,检查方法有上颌窦穿刺液涂片、穿吸活检、上颌窦造影、X线体层摄片、CT 扫描、上颌窦探查术等。确诊需活组织检查。

(5)确诊需病理检查。为明确肿瘤侵及范围,一般需做 CT 检查,仅侵犯下壁者可做曲面断层片检查。颈部淋巴结转移者也需影像学评估,根据具体情况可做 B 超、MRI、CT、PET-CT 检查。

2.治疗

(1)以手术为主的综合治疗。

(2)早期肿瘤局限于上颌窦内无明显骨质破坏者,可施行上颌骨全切除术。若肿瘤波及眶板,则需全部切除上颌骨及眼眶内容物。若后壁及翼腭窝受累,应施行扩大根治术,包括下颌骨喙突及翼板的切除。若肿瘤已波及筛窦、颞下窝或颅底,可考虑施行颅面联合切除术。

(3)切除后的缺损可用赝复体修复。较早期病变切除后的缺损或双侧上颌骨切除后,可考虑同期进行皮瓣或骨肌皮瓣修复,以部分恢复外形和功能。

(4)临床证实有区域淋巴转移者,应同期行颈淋巴清扫术;未证实淋巴转移的较早期病变,可严密观察或行选择性颈淋巴清扫术;中晚期病变建议同期行颈淋巴清扫术。

(九)中央性颌骨癌

1.诊断

(1)中央性颌骨癌主要发生自牙胚成釉上皮的剩余细胞或异位的腺上皮。病理上可以是鳞状细胞癌或腺性上皮癌。

(2)下颌磨牙区为好发部位,临床上常早期出现下唇麻木、疼痛症状。进一步发展局部有骨性膨胀,侵犯牙槽突时,牙齿出现松动、移位及脱落,肿瘤自牙槽窝穿出,甚至伴病理性骨折。

(3)X 线摄片显示骨质中心呈不规则破坏。

(4)确诊需病理检查。为明确肿瘤侵及范围,一般需做 X 线检查,如曲面断层、CT 检查。颈部淋巴结转移者也需影像学评估,根据具体情况可做 B 超、MRI、CT、PET-CT 检查。

2.治疗

(1)手术治疗为主。

(2)肿瘤限于下颌骨一侧者应作半侧下颌骨切除;接近中线或超越中线者,应根据病变范围于对侧下颌骨颏孔或下颌孔截骨甚至行全下颌骨切除。

(3)即使颈部淋巴结处于 N_0 期,一般也需同时行选择性颈淋巴清扫术。

(4)术后配合放疗或化疗。

(十)纤维肉瘤

1.诊断

(1)来源于口腔颌面部成纤维细胞的恶性肿瘤。可发生自牙周膜、颌骨骨膜及口腔软组织内的结缔组织,偶发于颌骨内。

(2)以青壮年多见。肿瘤呈球形或分叶状,发生于口内者,生长较快,多见于牙龈、颌骨;发生于皮肤者可呈结节状。晚期导致颌面部畸形和功能障碍。

(3)肿瘤可发生血行转移,较少淋巴转移。

(4)确诊需病理检查。为明确肿瘤侵及范围,一般需做影像学检查,可根据肿瘤部位、大小等情况选择曲面断层、CT、MRI 等检查。颈部淋巴结转移者也需影像学评估,根据具体情况可做 B 超、MRI、CT、PET-CT 检查。因有较高血行转移率,需行全身检查加以明确。

2.治疗

以手术治疗为主。若有淋巴结转移,应行颈淋巴清扫术。手术前后辅助化学药物治疗。

(十一)骨肉瘤

1.诊断

(1)起源于成骨组织的恶性肿瘤,由肿瘤性成骨细胞、骨样组织及肿瘤骨组成。

(2)常发生于青少年,下颌骨较上颌骨多见。早期症状是患部发生间歇性麻木和疼痛,进而转变为持续性剧烈疼痛伴有放射性疼痛;肿瘤迅速生长,破坏牙槽突及颌骨发生牙齿松动、移位,面部畸形。可发生病理性骨折。

(3)X 线片上显示为不规则破坏,系溶骨型;骨皮质破坏,代以增生的骨质,呈日光放射排列系成骨型;兼有上述两型表现的为混合型。晚期患者血清钙、碱性磷酸酶可升高。

(4)肿瘤可发生血行转移,较少淋巴转移。

(5)确诊需病理检查。为明确肿瘤侵及范围,一般需做影像学检查,可根据肿瘤部位、大小等情况选择曲面断层、CT、MRI 等检查。颈部淋巴结转移者也需影像学评估,根据具体情况可做 B 超、MRI、CT、PET-CT 检查。因有较高血行转移率,需行全身检查加以明确。

2.治疗

以手术广泛切除为主。根据肿瘤的范围作部分或全部颌骨切除,包括肿瘤周围的软组织。术后应辅以化学药物治疗。

(十二)恶性淋巴瘤

1.诊断

(1)系原发于淋巴网状系统的恶性肿瘤,病理上分为霍奇金淋巴瘤与非霍奇金淋巴瘤 2 大类。

(2)可发生于任何年龄,但以青壮年为多。起源于淋巴结内者称结内型,以颈部淋巴结最易发生;起源于淋巴结外者称结外型,可发生于牙龈、腭、颊、口咽、颌骨等部位。结内型早期表现为颈部、腋下、腹股沟等处的淋巴结肿大。质地坚实而具有弹性,无压痛,大小不等,可移动,以后互相融合成团,失去活动度。结外型临床表现多样性,有炎症、坏死、肿块等各型。晚期多有全身症状,如发热、肝脾肿大、全身消瘦、贫血等。

(3)主要靠活组织检查确诊。确诊淋巴瘤后除详细检查全身有无肿大淋巴结外,应做胸部 X 线片、B 超,必要时做 CT 检查,以排除纵隔、腹腔等脏器部位病变。应行全身淋巴系统检查及骨髓穿刺涂片等,以便临床分期、制定治疗方案及判断预后。

2.治疗

淋巴瘤以放射治疗和化学药物治疗为主,根据组织病理类型及分期选择具体方案。

(十三)恶性黑色素瘤

1.诊断

(1)来源于成黑色素细胞,多发生自交界痣或黏膜黑色素斑。

(2)痣及色素斑常为前期病灶,一旦出现生长迅速、色素增多、卫星结节、基底浸润、溃疡及疼痛等均应怀疑有恶变。

(3)口腔内好发部位为腭部、牙龈及颊黏膜；肿瘤呈蓝黑色，扁平状或稍突起的肿块，迅速向四周扩散，并浸润至黏膜下及骨组织内。

(4)约70%早期转移至局部淋巴结，40%可出现远处转移。

(5)确诊需活组织检查证实，可行病灶冷冻后切取活检。肿瘤侵及颌骨时，一般需做影像学检查，如曲面断层、CT检查，以明确范围。颈部淋巴结转移者也需影像学评估，根据具体情况可做B超、MRI、CT、PET-CT检查。因血行转移率高，需行全身检查加以明确。

2.治疗

(1)原发灶可选用冷冻治疗或行手术治疗。手术切除范围应较一般恶性肿瘤更广泛，并同时行选择性或治疗性颈淋巴清扫术。

(2)术后配合化疗或免疫治疗。

第四节　口腔颌面部缺损畸形

一、先天性、发育性畸形

(一)唇裂

胚胎在发育过程中受某种因素影响，其正常发育及相互连接融合的过程受到阻挠，而造成相应畸形。唇裂是口腔颌面部最常见的先天性畸形，是面裂的一种。可分为综合征型和非综合征型2类。唇裂可单独发生也可伴有牙槽嵴裂或腭裂。

1.诊断

根据裂隙的程度可分为3度。皮肤与黏膜完整，肌肉部分或全部连接不全者称为隐裂。Ⅰ度唇裂：只限于红唇部裂。Ⅱ度唇裂：上唇部分裂，但未裂至鼻底。Ⅲ度唇裂：上唇、鼻底完全裂开。有单侧裂和双侧裂之分。双侧唇裂两侧裂隙可不一致。上下唇也可发生正中裂。

2.治疗

(1)术前准备

①手术年龄：唇裂手术为择期手术，视患儿体重、营养状况、有无慢性病和上呼吸道感染而定；一般单侧唇裂在3~6个月，双侧唇裂在6~8个月以上，术前最好改变喂养方法，由吸吮改为勺喂。但视患儿的适应能力，以患儿舒适为准。

②麻醉：建议采用全身麻醉，口腔插管。

③术前检查：胸片或胸透、血常规检查、肝肾功能检查，以及必要的免疫指标检查。有先天性心脏病史的患者应行超声心动检查。

(2)整复方法

①单侧唇裂整复术根据裂隙情况及个人技巧常选择以下整复方法之一。

A.下三角瓣手术法。

B.旋转推进手术法。

C.直线缝合手术法。

②双侧唇裂整复术现多主张采用保留前唇原长的整复手术,即原长法。

(3)唇裂整复术后护理

①术后即刻伤口可涂抹芦荟胶外贴减张胶条;术后24小时用生理盐水擦拭清洁伤口;5~7天拆线,口内缝线可晚拆或不拆。

②如果有继发唇畸形需要修复至少应在初次手术半年后进行。

③唇裂术后继发唇鼻畸形应在骨组织畸形矫正后(12岁以后)再进行Ⅱ期修复。

(二)腭裂

腭裂可单独发生也可与唇裂伴发。腭裂患者存在吸吮、进食、语言及听力等生理功能的障碍,且咬合紊乱及上颌骨发育不良的发生率也高于正常人群。腭裂可分为综合征性腭裂和非综合征性腭裂。同唇裂相比,腭裂伴发其他畸形的比率较高,如先天性心脏病、小下颌等。

1.诊断

根据硬腭和软腭部的骨质、黏膜、肌层的裂开程度和部位,可分为Ⅰ、Ⅱ及Ⅲ度。Ⅰ度腭裂:仅为腭垂裂;Ⅱ度腭裂:部分腭部裂开,可向前至切牙孔,Ⅱ度腭裂又分为浅Ⅱ度裂(仅限于软腭)和深Ⅱ度裂(累及硬腭可至切牙孔),Ⅰ、Ⅱ度腭裂也称不完全腭裂;Ⅲ度腭裂:也称完全腭裂,裂隙由腭垂至牙槽突。少数为非典型性病例。深Ⅱ度腭裂和Ⅲ度腭裂亦分单双侧。双侧腭裂两侧裂开程度可不一致。

2.治疗

(1)术前准备

①手术年龄:腭裂手术为择期手术,手术年龄应选择在出生后8个月以上,一般在1~2岁。在确定手术年龄时应考虑患儿的全身情况、手术的安全性、裂隙的类型和裂隙的宽度、采用的手术方法、可能的术后语音效果和对上颌骨发育的影响等诸因素,更要视医院的设备条件、麻醉、手术的技术力量而定。

②麻醉:经口腔气管内插管的全身麻醉。

③术前检查:一般检查,同唇裂的术前检查;特殊检查,伴有小下颌者应进行睡眠监测;有心脏病史或怀疑综合征患者应进行超声心动检查。

(2)整复方法:腭裂整复常用的方法包括以下几种。

①改良兰氏修复术:适用于所有类型的腭裂,裂隙较窄者可免做松弛切口。

②单瓣或两瓣后退修复术:该术式能适当延长软腭,多用于不完全腭裂患者。

③反向双"Z"形瓣成形术:该术式也是一种延长软腭的修复方法,多用于裂隙较小的不全腭裂或腭隐裂。

(3)腭裂整复术后护理与语音训练

①术后即刻护理:腭裂术后患儿清醒拔除气管内插管后,进行复苏观察2~3小时,回病室后若患儿为睡眠状态则侧卧,头向一侧,以便口内血液和涎液流出,若患儿哭闹,可在护士的指导下由家长平抱患儿。床旁应备有吸引器和氧气,必要时进行血氧监测。

②完全清醒后视患者需要可饮温凉流质(一般术后3~4小时),匀喂。术后流质2周,半

流质 2 周,1 个月后可进普食。术后选择性应用抗生素 3～5 天;若应用可吸收线缝合则不需要拆线,否则拆线时间为术后 2 周。

③在学龄前开始正式的语音训练,大龄腭裂患者可在术后 3 个月后进行语音训练。

(4)腭裂整复术后并发症

①咽喉部水肿:一般在术后 4～6 小时出现,应用适量激素,严重者需行气管切开。

②出血:局部填塞和压迫止血,必要时缝扎止血及应用止血药物。

③创口裂开或穿孔:须行二期(6～12 个月后)整复手术。

(三)牙槽突裂

牙槽突裂的发生是在胚胎发育期球状突与上颌突融合障碍所致,并发于唇裂或完全性腭裂。

1.诊断

根据裂的程度可分为完全性裂、不完全性裂和隐裂。完全性裂:从鼻腔到前腭骨的牙槽突完全裂开,口鼻腔贯通,食物易从鼻腔流出及患侧鼻翼基底塌陷等;不完全性裂:鼻底及前庭部位牙槽突有缺损凹陷,黏膜完整,口鼻腔不相通;隐裂:借助 X 线牙片、上颌骨全景片或华氏位片可见到牙槽部有骨质缺损,阴影降低区。

2.治疗

(1)术前准备

①手术年龄:9～11 岁为最佳时间,即裂隙侧尖牙未萌出,其牙根形成1/3～2/3 时。

②麻醉:采用经口内气管插管全麻,局部加用含肾上腺素的局部麻醉药以减少出血。

③术前检查:同腭裂外,应摄取以患侧尖牙为中心的前部咬合片和全口曲面断层片,了解上颌牙及牙根形成情况,明确牙槽突裂裂隙范围。还应同正畸科会诊,决定植骨区牙齿的去留以及后继治疗方案。

(2)整复方法:手术一般采取髂骨取骨术和牙槽嵴裂植骨修复术。可分 2 组同时进行。一组进行自髂骨供骨区切取松质骨。取骨量视受区要求而有不同。另一组进行受骨区的植骨床准备,充分暴露受骨区,及患侧梨状孔周缘,形成完善的植骨床,严密缝合植骨床上壁、后壁及下壁的黏骨膜。除牙槽突裂隙处外,尤应注意对梨状孔周缘处缺损骨量的补充。在患侧口腔前庭形成蒂在上方的宽大组织瓣,并充分游离松解,使之向裂隙侧转移,在无张力情况下关闭伤口。大龄(16 岁以上)患者,若裂隙已合拢且无正畸、正颌治疗需要,可考虑应用骨代用品作为植入体。

(3)术后处理

①清醒后 4 小时进流食,维持软食 1～2 周;适量抗生素 3～5 天,预防感染。

②术后髂骨取骨区常规包扎,7 天拆线。每日清洁植骨区,口内伤口若用不可吸收线缝合则 10～14 天拆线。

③术后一个月内避免剧烈体育运动。

④术后若创口裂开,部分移植骨暴露排出,则应在加大抗生素剂量同时,及时去除表面已露出的移植骨,可置碘仿纱条于创口,隔绝外界刺激。若需再次植骨,则至少间隔半年。

⑤术后 1 个月左右如果出现慢性感染的症状,如有渗出、异味或松质骨排出,那么先选择

保守观察,淡盐水漱口,服用抗生素,局部清洁。一般情况下可自愈,若出现发热,局部肿胀等则及时就医。

⑥术后视手术年龄和后续治疗进行复查(3 个月、半年或 1 年),摄以植骨区尖牙为中心的前部咬合片,了解移植骨愈合情况及牙齿移动萌出情况。

(四)腭咽闭合不全

1.诊断

腭咽闭合不全特指在发音时,腭咽口不能关闭将鼻腔及口腔分隔开。主要表现为过高鼻音(鼻腔共振异常)、鼻漏气,以及特异的代偿性发音,导致发音清晰度下降。腭咽闭合不全的患者可出现鼻反流、呛食等症状。腭咽闭合不全根据原因可以分为先天腭咽闭合不全(原发性腭咽闭合不全)和后天腭咽闭合不全(继发性腭咽闭合不全)。

2.治疗

(1)术前准备

①手术年龄:在语音发育基本完成后的任何年龄(4、5 岁以后)。

②麻醉:采用经口内气管插管全麻,局部加用含肾上腺素麻醉药以减少出血。

③术前检查:同腭裂外,应进行头颅侧位静止和发"i"音的 X 片检查;语音录音分析;鼻咽纤维镜的检查,以确定闭合不全的解剖特点。应注意检查咽部扁桃体及其他情况,如扁桃体过大应进行扁桃体摘除后再进行咽成形术。

(2)治疗方法:主要是手术,根据腭咽闭合不全的特点,手术可分为以下几种。

①咽后壁瓣修复术:适用于软腭短、咽侧壁运动良好的患者。

②腭咽肌瓣转移术:适用于咽侧壁运动差、软腭运动良好者。

③咽后壁嵴成形术:适用于边缘性或轻度腭咽闭合不全者,制作咽后壁瓣向上翻卷成嵴。

④软腭肌肉再成形术:适用于腭帆提肌及软腭肌肉复位差者。

(3)术后处理

①术后清醒拔管后,即刻应注意出血及呼吸道问题,应复苏 3～4 小时,回病房后应继续血氧检测,必要时吸氧。

②清醒后 4 小时进流质,维持软食 1～2 周;适量抗生素 3 天。或进行含有抗生素的雾化吸入。

③切口在口腔深部以及咽部,故尽量用可吸收线缝合,如果用不可吸收缝线那么也可待自行脱落。

④术后 1～3 个月进行复查,必要时开始语音训练。

⑤术后出现的打鼾症状可随时间减轻,半年后应消失。若出现加重或出现睡眠呼吸暂停症状应在复查时提出主诉,若需断蒂,则应在咽成形术 1 年之后进行。

二、后天畸形和缺损

口腔颌面部后天畸形和缺损是由疾病或损伤引起的畸形或组织缺损,也称为获得性畸形和缺损。可以是皮肤、软骨、脂肪及骨组织等缺损,以及多种组织复合缺损,多造成器官畸形和功能障碍,可造成患者严重的心理负担。

(一)病因

1.肿瘤及类肿瘤病变

近年来造成获得性畸形和缺损的主要原因之一。良性肿瘤如常见的管型瘤、神经纤维瘤及骨组织囊肿等发展压迫造成面部不对称;恶性肿瘤手术切除、术后放疗等造成组织缺损、组织萎缩等畸形。

2.损伤

(1)机械性:切割伤、撕脱伤、交通事故及动物咬伤造成的创伤等。

(2)化学性:强酸、强碱造成的组织腐蚀破坏。

(3)温度性:烧伤、冻伤等。

3.炎症

软组织的非特异性炎症,如梅毒、结核等可致畸形,但一般不会导致组织缺损。而颌面骨炎症,由于骨质坏死、溶解和排出,将造成不同程度的颌面部畸形。若发生在儿童,可能会因为累及髁突而影响颞下颌关节的发育。

4.其他原因

牙颌发育畸形、半侧颜面发育性萎缩或肥大、面瘫、放射性损伤等。

(二)诊断和治疗

通过详细询问病史,诊断较容易。但是明确病因后拟定合理可行的治疗计划则十分重要。应注意以下几点:

1.患者的健康状况

严重贫血、肺结核、糖尿病,以及严重心血管疾病不宜做整复手术。

2.手术区及供组织区情况

需注意面部有无感染,对供区组织质地、色泽、可利用组织的大小进行详细检查、评估。

3.手术时间

(1)立即整复手术:在肿瘤切除术时同时进行,如植骨、皮瓣转移修复。

(2)延期整复手术:多用于炎症、损伤引起的继发畸形、缺损,以及不适合立即整复的恶性肿瘤术后缺损。

4.年龄

年老者及儿童宜选用时间短、操作简便而效果较好的方法。

5.患者的思想准备

手术的目的是恢复功能与外形,若两者不能兼顾,则应以恢复功能为主。术前应与患者及其家人进行良好沟通。

(三)整复手术的技术特点

(1)严格无菌条件。除常用抗生素预防感染外,术前需对术区及供区做好严格消毒和准备工作。

(2)尽量爱护和保存组织。

(3)防止或减少粗大的瘢痕形成,做到手术创伤小、切口整齐、细针细线、切口对位正确、适当早期拆线(面部无张力区 5 天)、术后无感染等。

(4)应用显微外科技术。显微外科是借助手术显微镜或放大镜进行某些精细外科操作的一门技术。由于该技术的应用,改变了以前整复手术次数多、疗程长的特点,以往无法解决的大型缺损及在感染区、放射区行组织移植等难题迎刃而解,从而也减轻了患者的经济负担。在口腔颌面部缺损整复中,显微血管外科和显微神经外科是常用的手术方式。

(四)整复术中常用的组织移植

1.皮肤移植

游离皮片移植,根据厚度分为以下 3 类:

(1)表层皮片:包括表皮层和很薄一层真皮最上层的乳突层,厚约 0.2～0.25mm。优点是成活能力强、抗感染能力强,可用于轻微感染创面。缺点是收缩大、易挛缩、质地脆弱、不耐磨。多用于有感染的肉芽创面。

(2)中厚皮片:包括表皮及一部分真皮层。厚度约 0.35～0.8mm。优点是柔软、耐磨、功能恢复优于表层皮片。适合于口腔内植皮。

(3)全厚皮片:包括表皮及真皮全层。优点是成活后柔软富有弹性、活动度大、收缩小、色泽变化小。适合于面颈部植皮。

2.皮瓣移植

由皮肤的全厚层和皮下组织构成。与皮片移植不同的是,皮瓣必须有专门的血供方可成活。或者有血管蒂相连,或者行受区、供区血管吻合,前者称为带蒂皮瓣移植,临床中根据转移形式与血供来源分类;后者称为游离皮瓣移植,临床中根据血供解剖上的不同分类。

(1)优点:与游离皮片移植比较,皮瓣因带有丰富的皮下脂肪组织,其用途不仅能整复表浅创面或缺损,还可用于较深层或洞穿性的组织缺损,对保护重要组织,如大血管、脑组织更为常用。

(2)适应证

①用于面、颊、颏部等处的软组织缺损,包括肿瘤手术后缺损的立即整复。

②某些颌面器官的再造,如舌、腭、鼻、眼睑、耳郭等的缺损。

③封闭或覆盖深部组织(如肌腱、肌、神经、大血管、骨等)或有暴露的创面。

④整复颊部、鼻部等洞穿性缺损。

⑤其他:如矫治颈部瘢痕挛缩等。

3.骨移植

(1)骨骼来源:自体骨移植为主,如肋骨、髂骨、颅骨。异体骨可能导致排斥反应。但随着组织工程学的发展,合成材料加骨形成蛋白(BMP)可能为骨修复提供了更多的选择。

(2)骨移植的种类与特点

①单纯游离骨移植术:包括骨密质、骨髓的整块移植。

A.优点:简便易行。

B.缺点:有时塑形较困难,植骨可发生部分或完全吸收。

②成形性骨松质移植术:也称骨松质骨粒及骨髓移植术。需有塑形好的支架为骨粒提供支撑。

A.优点:骨松质抗感染力强,易成活。支架好塑形,操作简便。

B.缺点:不能用于感染区、瘢痕区或软组织缺少区。

③带肌蒂的骨移植术:目的是通过肌蒂部血供来增加骨骼的营养,减少骨吸收,提高骨成活率。但骨营养基本来自骨膜,抗感染力不高。另外,转移方向也受到蒂的限制。

④血管吻合游离骨移植术:近年来应用显微外科技术行血管吻合、血液循环重建的一种新的骨游离移植术。优点是不中断骨质的血供,可获得骨的原位早期愈合;抗感染能力强。可用于瘢痕区、放疗区。

4.软骨移植

多用于填塞凹陷和恢复下颌支的缺损,也可用于鼻、耳郭再造。

(1)软骨来源:多取自体新鲜软骨,如肋软骨、鼻中隔、耳郭软骨。

(2)特点:质韧,易于雕成所需形态。软骨无骨髓腔,富含成熟的软骨细胞,排异反应小,即使异体软骨也易于成活。

5.其他组织移植

(1)真皮及脂肪移植:真皮移植常用于垫平颜面部凹陷畸形及颞下颌关节成形术时充填骨间间隙。脂肪移植主要用于整复颜面部凹陷性缺损,恢复面容丰满度。

(2)黏膜移植:来源有限,临床不常使用,可用皮肤移植代替。

(3)筋膜移植:坚实而富有弹性的结缔组织,抗感染能力强,移植后反应小。常用于面瘫患者以矫正口眼歪斜或上睑下垂的悬吊。

(4)肌移植:分为带蒂和游离2类。主要用于修复面颈部凹陷性缺损或充填无效腔。

(5)神经移植:用于修复神经缺损。手术时立即整复,恢复效果好。

(6)复合组织移植:几种移植组织的联合使用,用于修复面颈部大型缺损。

(7)生物材料植入:不锈钢、涤纶、钛金属较常用。

(8)组织工程化组织移植:20世纪90年代发展起来的医工结合的新技术。以期在体内外形成生物组织,整复组织缺损,但目前距离临床要求还有差距。

(五)各类畸形及缺损整复要点

1.口角歪斜

(1)诊断:口角或颊部因瘢痕挛缩常可导致口角不在一水平线上。

(2)整复要点:瘢痕切除,设计Z成形术,将下方的瓣转向上方。

2.小口畸形

(1)诊断:出现在严重灼伤或某些炎症疾病、肿瘤切除之后。口裂变小。

(2)整复要点:在口角处沿唇红缘延伸,向外侧皮肤做长短、大小适宜的三角形切口;将该切口处的皮肤、皮下组织切除,保留黏膜;将此黏膜翻转后与上下皮肤切口缝合。

3.唇外翻或内卷

(1)诊断:口周皮肤瘢痕或组织缺损常引起唇外翻;口唇内侧黏膜缺失或瘢痕挛缩则常导致内卷,导致牙外露,口唇闭合不全,涎液外溢。

(2)整复要点:轻度可选用Z成形术;重度需瘢痕切除,选用皮瓣或黏膜瓣转移。

4.唇红缺损

(1)诊断:可见于烧伤、损伤。部分或全部唇红缺损。

(2)整复要点

①缺损少于1/3者,将剩余的唇红形成滑行瓣。

②限于半侧者,选用对侧唇红黏膜瓣带蒂转移修复。

③全部唇红缺损,主要靠口唇内侧黏膜滑行翻转至外侧,与皮肤缝合。

5.唇缺损

(1)诊断:一般指全层复合组织缺损。

(2)整复要点

①如缺损不超过全唇的1/3,可直接或松解后拉拢缝合。

②大于1/2时,选用邻近鼻唇沟组织瓣或对侧唇组织瓣交叉转移。

③缺损超过2/3时,需要以上两瓣的联合应用。

6.面颊部缺损

(1)面颊部皮肤缺损:多用邻近带蒂皮瓣转移修复。

(2)颊部黏膜缺损:小缺损可用游离植皮,大面积缺损使用邻近舌组织瓣或游离皮瓣。

(3)颊部全层洞穿性缺损:带蒂皮瓣或游离皮瓣折叠后同时修复视为首选。

(4)面颊部凹陷畸形:根据凹陷的原因选用真皮脂肪、骨、软骨或生物材料填入,以纠正畸形。

7.鼻畸形及缺损

(1)鞍鼻:鼻梁塌陷呈马鞍状,称为鞍鼻。可使用自体组织和生物材料恢复正常外形。

(2)鼻小柱、鼻翼畸形及缺损

①鼻小柱缺损:鼻中隔存在者,缺损面积小,可采用上唇皮瓣或鼻唇沟组织瓣转移整复。鼻小柱缺损同时伴上唇缺损时,可使用鼻唇沟瓣。

②鼻翼畸形及缺损:根据鼻翼缺损的范围、瘢痕组织的性质,以及缺损周围组织健康的情况,可选择使用全厚皮片、局部皮瓣、耳郭复合组织。

③全鼻缺损:指包括鼻骨、鼻软骨、鼻中隔软骨及皮肤的完全缺损。额部正中三叶皮瓣比较常用。全鼻缺损可选用胸肩峰皮管,以腕部携带转移。

第五节　口腔颌面部神经疾病

一、三叉神经痛

三叉神经痛是指在三叉神经分布区域内出现阵发性、针刺样、电击样剧烈疼痛,历时数秒至数分钟,疼痛呈周期性发作,间歇期无症状。对口腔颌面部"扳机点"的任何刺激均可引起疼痛。多发生于中老年人,女性多见,多为单侧。分为原发性和继发性。原发性三叉神经痛病因尚不明确,有中枢病因学说和周围病因学说等。继发性三叉神经痛主要由颅中窝和颅后窝的颅内病变、病灶感染及传染病等引起。

(一)诊断

(1)在三叉神经某分支区域内,骤然发生闪电样剧烈疼痛,可自发,也可因刺激"扳机点"引起。"扳机点"为三叉神经分支区域内某个固定的局限的小块皮肤或黏膜,其特别敏感,可为一个或多个。由于此点一触即发,故患者不敢触碰。疼痛性质为电击、针刺、刀割或撕裂样剧烈疼痛。患者为减轻疼痛而做出各种特殊动作,如手掌用力揉搓患侧面部、一连串迅速咀嚼动作、牙关紧咬、伸舌、咬唇、咂嘴等。发作时常伴面部表情肌抽搐,口角牵向患侧。有时可出现痛区潮红,结膜充血,流泪、流汗、流涎及患侧鼻腔黏液增多等,称为痛性抽搐。发作多在白天,每次数秒至数分钟,之后突然停止,间歇期无任何疼痛症状。疾病发展,间歇期会缩短。病程周期性发作,每次持续数周或数月,其后有一段自动的暂时缓解期。部分与气候有关,春季及冬季易发病。部分患者误以为牙痛,故可有拔牙史。原发性三叉神经痛无论病程长短,均无神经系统阳性体征。继发性三叉神经痛可有阳性体征。

(2)可采用拂诊、触诊、压诊、揉诊,对常见扳机点进行检查。扳机点在眼支为眶上孔、上眼睑、眉、前额及颞部等;上颌支为眶下孔、下眼睑、鼻唇沟、鼻翼、上唇、鼻孔下方或口角区、上颌结节或腭大孔等;下颌支:颏孔、下唇、口角区、耳屏部、颊黏膜、颊脂垫尖、舌颌沟等,并观察开闭口及舌运动时有无疼痛。

(3)感觉功能:探针轻划(触觉)与轻刺(痛觉),比较患侧与健侧。若痛觉散失,则以试管盛冷热水行温觉检查;若痛觉与温觉均丧失而触觉存在,则可能是三叉神经脊束核受损。角膜反射:患者向一侧注视,以棉絮由外而内轻触角膜。若一侧三叉神经受损,刺激患侧角膜双侧均无反应,刺激健侧角膜可引起双侧反应。腭反射:以探针或棉签轻划软腭边缘,可引起软腭上提,若一侧反射消失,则表明该侧腭后神经或蝶腭神经受损。

(4)运动功能:表现为咀嚼肌麻痹,紧咬牙时咬肌松弛无力。在初步确定疼痛分支后,可以$1\% \sim 2\%$利多卡因在神经孔行阻滞麻醉,以阻断相应神经干,为诊断性封闭。第一支为眶上孔及其周围;第二支为眶下孔、切牙孔、腭大孔、上颌结节或圆孔;第三支为颏孔、下牙槽神经孔或卵圆孔。在封闭上述各神经干后,若疼痛停止,1小时内不发作(可通过刺激"扳机点"测试),则可确定是相应分支的疼痛。

(5)拍摄颅脑CT、MRI等排除继发性三叉神经痛。

(二)治疗

包括药物治疗、针刺疗法、理疗、注射治疗、射频温控热凝术、经皮穿刺半月神经节微球囊压迫术、三叉神经根微血管减压术、三叉神经周围支切断撕脱术等。

药物治疗中,以卡马西平首选,从最小剂量开始逐渐增加至理想剂量,既能控制疼痛,又不引起不良反应,以最小有效量维持,当疼痛完全消失达4周,可逐渐减量。

(三)注意要点

(1)原发性三叉神经痛临床表现典型,容易诊断,但应明确病变的具体分支。

(2)继发性三叉神经痛其疼痛不典型,常呈持续性,一般发病年龄较小,病程短,应着重怀疑肿瘤的可能性。怀疑为继发性三叉神经痛时，需要拍摄颅脑 CT、MRI 等以明确诊断。

（3）临床上应与牙源性疾病相鉴别，避免盲目拔牙。

二、舌咽神经痛

舌咽神经痛指发生在舌咽神经分布区域的阵发性剧烈疼痛。其病因尚不明确，可能为舌咽神经及迷走神经脱髓鞘性变，也可继发于外伤、炎症、肿瘤等。

（一）诊断

好发于 35～50 岁，男性多见。阵发性剧痛位于扁桃体区、咽部、舌根部、颈深部、耳道深部及下颌后区等处。间歇性发作，昼夜均有阵痛，早晨与上午较频繁，也可在睡眠时发作。持续数秒至数分钟，可为针刺样、刀割样、烧灼样、电击样阵痛，也可为痛性抽搐。多为一侧，开始于舌根部或扁桃体区，并向耳部放射。存在"扳机点"，常位于扁桃体部、外耳道及舌根等处，吞咽、咀嚼、打哈欠、咳嗽可诱发，有时可引起晕厥、抽搐和癫痫发作，可伴心律不齐甚至心跳停搏。

（二）治疗

包括药物治疗、封闭治疗、射频温控热凝术、手术治疗等。其中治疗原发性三叉神经痛的药物均可应用于治疗本病。

（三）注意要点

需与三叉神经痛、茎突过长、鼻咽癌等鉴别。

三、面神经麻痹

面神经麻痹是指部分或完全丧失面神经功能，主要表现为面部表情肌群运动功能障碍，也称面瘫。分为中枢性面神经麻痹和周围性面神经麻痹。中枢性面神经麻痹，又称核上瘫，病变发生在面神经核以上的神经元，表现为病变对侧睑裂以下颜面表情肌瘫痪，常伴有与面瘫同侧的肢体瘫痪，无味觉和唾液分泌障碍。周围性面神经麻痹，又称核下瘫，病变发生在面神经纤维，表现为病变侧全部表情肌瘫痪（除提上睑肌），如眼睑不能闭合、不能皱眉、额纹消失、口周肌群瘫痪等，可伴有听觉改变、舌前 2/3 味觉减退、唾液分泌障碍，最多的是贝尔面瘫。

贝尔面瘫是临床上常见病因不明的急性单侧周围性面神经麻痹，有部分或完全性面瘫，两侧均可发生，并有自限性。可能与病毒感染相关。临床表现为起病急，无自觉症状，可于数小时至 2 天达到完全面瘫。面瘫症状包括前额纹消失、不能皱眉，患侧口角下垂、健侧口角向上歪斜，不能紧密闭口，不能鼓腮吹气，上、下眼睑不能闭合，睑裂扩大、闭合不全。用力闭眼时眼球转向外上方，称贝尔征。

（一）诊断

临床检查包括味觉检查、听觉检查、泪液检查等。根据诊断结果以明确面神经损害部位（表 4-5-1）。

永久性面神经麻痹是由于肿瘤压迫或累及面神经、外伤和手术意外损伤面神经等引起的不可逆的面神经麻痹。临床表现与其他原因所致的中枢性或周围性面神经麻痹相同，不同的只是面部表情肌功能未恢复。用肌电仪和电兴奋性测验无反应或不出现电位变化。

表 4-5-1　面神经麻痹的临床诊断

损伤部位	对应症状表现
茎乳孔以外	面瘫
鼓索至镫骨肌神经节	面瘫、味觉丧失、唾液腺分泌障碍
镫骨肌至膝状神经节	面瘫、味觉丧失、唾液腺分泌障碍、听觉改变
膝状神经节	面瘫、味觉丧失、唾液腺泪腺分泌障碍、听觉改变
脑桥至膝状神经节	面瘫、轻度感觉与分泌障碍，如损害听神经可发生耳鸣、眩晕
核性损害	面瘫、轻度感觉与分泌障碍，展神经核可麻痹，累及皮质延髓束可发生对侧偏瘫

（二）治疗

治疗分为急性期、恢复期及后遗症期。急性期为发病 1～2 周，主要是控制组织水肿，改善局部血液循环，减少神经受压，应用糖皮质激素联合抗病毒药物治疗。地塞米松 10mg 静脉滴注 7～10 天，泼尼松 30mg/d 口服 5 天，逐渐减量至停药，疗程共 10～14 天。抗病毒药物可选择阿昔洛韦或利巴韦林口服或静脉滴注。另可给予维生素 B_1、B_{12} 促进神经鞘修复。此期可做热敷，但不宜针刺电针等治疗。恢复期为第 2 周末至 2 年，主要是使神经传导功能恢复和加强肌收缩，给予神经营养药物，并给予肌电刺激、针刺等。进行面肌的被动和主动运动。后遗症期为发病 2 年后，按永久性面神经麻痹处理，主要是手术治疗，包括神经吻合术、神经游离移植术、面神经横跨移植、带蒂或不带蒂肌瓣和肌筋膜移植等。

（三）注意要点

（1）此病预后取决于病损严重程度及治疗是否及时得当，80％可在 3 个月内恢复，可用肌电图与电兴奋性测验判断预后。

（2）为预防本病，应防止面部，特别是耳后部受风寒。

四、面肌痉挛

面肌痉挛又称面肌抽搐症，为阵发性、不规则的半侧面部肌群不自主抽搐或痉挛。通常发生于一侧面部，多起于眼轮匝肌，逐渐向整个面部表情肌蔓延。病因尚不明确。原发性面肌痉挛是血管或血管襻移位压迫到出脑干的面神经根部，导致面肌阵发性抽搐。继发性面肌痉挛是继发于面神经麻痹或肿瘤、外伤、炎症、脱髓鞘等病变导致的面神经损伤。

（一）诊断

多发生于中年以后，女性多于男性。疾病早期抽搐多先从眼轮匝肌开始，呈间歇性，以后逐渐扩展至同侧其他面部表情肌，以口角肌抽搐最明显。肌抽搐程度轻重不等，紧张或疲倦使之加重，睡眠时减轻。多为一侧，少数伴面部轻度疼痛，舌前味觉消失。神经系统检查无其他阳性体征。晚期可伴有面肌轻度瘫痪，缓慢进展，一般不能自愈。肌电图显示肌纤维震颤和肌束震颤波。

需与继发性面肌痉挛、眼睑痉挛、三叉神经痛、舞蹈病及手足徐动症鉴别。

（二）治疗

包括药物治疗、注射治疗、理疗、针刺疗法、射频温控热凝法、手术治疗等。注射 A 型肉毒毒素是目前首选方法，在痉挛肌内注射小量 A 型肉毒毒素可产生麻痹，使痉挛减弱或消除，疗效持续 3～6 个月，一年注射 2～4 次。注射后可能出现暂时性眼睑下垂、视力障碍、复视等，但大多数可于数日后消退。

（三）注意要点

继发性面肌痉挛应积极治疗原发病。

五、非典型性面痛

非典型面痛是病因不同，性质、部位、范围均无规律的颜面部疼痛，包括蝶腭神经痛、中间神经痛、耳颞神经痛、簇集性头痛、神经官能性面痛等。一般认为是由自主神经病变引起，精神因素如紧张、焦虑、心理状态异常，以及肌功能异常也可引起非典型面痛。

（一）临床表现

（1）30～40 岁者多发，女性多见。

（2）发作性疼痛，性质不定；持续时间较长，疼痛部位深在并可转换，夜间有发作，发作与情绪和精神状态关系较明显。

（3）部位不定，无三叉神经分布规律可循。范围广泛，可超出三叉神经分布区域。

（4）常伴有神经衰弱症状。

（5）部分患者可伴有 Horner 征。即结膜和鼻腔黏膜充血水肿、流泪、流涕、鼻塞、流涎等自主神经症状或伴有舌前 2/3 味觉过敏或减弱，耳颞神经分布区内皮肤潮红、出汗等症状。

（二）诊断要点

（1）根据疼痛性质、部位和程度的不确定性进行诊断。

（2）无扳机点，无明显阳性体征。

（3）除耳颞神经痛外，阻滞麻醉止痛常无效。

（三）治疗

（1）首先排除器质性病变。

（2）主要采用药物治疗。酌情选用镇静剂、止痛剂或抗抑郁药物等。

（3）需要时转神经内科、心理科治疗。

六、味觉性出汗综合征

味觉性出汗综合征又称耳颞神经综合征或 Frey 综合征。本病主要发生于腮腺手术后，偶尔可见于颞下颌关节、下颌下腺手术及腮腺损伤后。

（一）临床表现

（1）在行腮腺区手术或腮腺区外伤后数周乃至 1 年以上发病。

（2）咀嚼或进食时，出现患侧面部潮红、发热和出汗，常在进食 30～60 秒出现。当咀嚼运动结束后 1～2 分钟即消退。

（二）诊断要点

（1）既往有腮腺区手术史或外伤史。

（2）咀嚼饮食或刺激唾液分泌时，在患侧的耳前区皮肤出现出汗、发红、发热现象。轻者只表现湿润或微小汗珠；较严重者，可集成一大滴后滴下。

（3）碘淀粉试验阳性，表现为耳前处深蓝色斑片状着色。

（三）治疗

（1）症状轻微者，不需特殊治疗。

（2）可采用 0.5％阿托品乳剂或 3％的东莨菪碱乳剂局部涂抹。

（3）对极少数症状严重者可采用耳颞神经撕脱术或鼓索神经切除术。但手术复杂，并会产生相应并发症。应权衡利弊，慎重选择。

七、流涎症

流涎症又称唾液外溢症，是指唾液分泌增多及外溢，分为生理性和病理性流涎 2 种。

（一）临床表现

（1）主要发生于儿童及老年人，无明显性别差异。

（2）可突然发病，也可逐渐发病。

（3）不断地唾液外溢，可造成患者的手帕、毛巾乃至上衣等物被浸湿。睡眠时，枕巾也被唾液浸湿。仰卧时，唾液可能流入气管，引起咳嗽，甚至可引起吸入性肺炎。

（4）外观失常，常表现呆滞、语言不清，以及其他神经科症状与体征。

（二）诊断要点

（1）依据病史和临床表现一般易于诊断。

（2）疑为脑神经疾病引起者，应建议到神经科就诊，以确定诊断。

（三）治疗

（1）生理性流涎一般无须处理。

（2）由某些可逆性疾病引起者，如口炎、损伤等，以治疗原发病为主。

（3）对轻度唾液外溢者可用抗胆碱类药物治疗，如阿托品、莨菪碱、普鲁苯辛等，但长期使用此类药物可导致口干、青光眼、头痛、尿潴留等不良反应。

（4）手术疗法适用于重症患者及护理困难者，尤其是不能恢复的神经系统疾病引起者，如呆小病等。可试行双侧腮腺导管口或下颌下腺导管口移位术，使大部分唾液自然咽下而不外溢。此外，也可行双侧腮腺导管结扎术，以使腺体萎缩，减少唾液分泌。

第六节　唾液腺疾病

一、唾液腺肿瘤

（一）黏液腺囊肿

黏液腺囊肿为口腔黏膜下小唾液腺因导管口阻塞、分泌物潴留或唾液外渗而形成的囊肿。

1.临床表现

(1)好发于下唇及舌尖腹侧,也可见于上唇、腭部、颊及口底。

(2)囊肿易被咬伤而破裂,流出透明无色液体,囊肿消失。破裂处愈合后,又被黏液充满,再次形成囊肿。

2.诊断要点

(1)囊肿位于黏膜下,呈半透明、浅蓝色小疱,黄豆至樱桃大小,质地软而有弹性,边界清楚。

(2)反复破损后,囊肿透明度减低,表现为较厚的白色瘢痕状突起。

3.治疗

(1)囊肿与黏膜无粘连者,局部麻醉下纵向切开黏膜,囊膜外面钝性分离囊壁,取出囊肿。周围腺组织尽量减少损伤,和囊肿相连的腺体与囊肿一并切除,以防复发。

(2)多次复发、下唇瘢痕与囊肿粘连者,在囊肿两侧做梭形切口,将瘢痕、囊肿及其邻近组织一并切除,直接缝合创口。

(3)不愿手术者,可在抽尽囊液后,根据囊腔大小,向囊腔内注入 2%碘酊0.2～0.5mL,停留 2～3 分钟后,再将碘酊抽出,使囊肿纤维化。

(二)舌下腺囊肿

大多系外渗性黏液囊肿,舌下腺受伤后导管破裂,黏液外渗入组织间隙所致。

1.临床表现

(1)好发于儿童及青少年。

(2)囊肿破裂后流出黏稠蛋清样液体,囊肿暂时消失。数日后创口愈合,囊肿长大如前。

(3)囊肿体积很大或伴有继发感染时,出现肿胀、疼痛,将舌推向后上方,形成"双重舌",影响进食及语言,严重者可引起呼吸困难。

2.诊断要点

(1)典型舌下腺囊肿位于下颌舌骨肌以上的舌下区,囊肿呈浅紫蓝色,扪之柔软有波动感。

(2)潜突型(口外型)舌下腺囊肿表现为下颌下区肿物,口底囊肿不明显,触诊柔软,与皮肤无粘连,不可压缩。

(3)哑铃型舌下腺囊肿在口内舌下区及口外下颌下区均可见囊性肿物。

(4)典型舌下腺囊肿应与皮样囊肿鉴别,后者位于口底正中,扪诊时有面团样柔韧感,可有压迫性凹陷。潜突型者需与下颌下区囊性水瘤相鉴别,后者穿刺见囊腔内容物稀薄,无黏液,淡黄清亮,涂片镜检可见淋巴细胞。

3.治疗

(1)根治舌下腺囊肿的方法是切除舌下腺,残留部分囊壁不致造成复发。

(2)潜突型者可全部切除舌下腺后,将囊腔内的囊液吸净,在下颌下区加压包扎,不必在下颌下区做切口摘除囊肿。

(3)全身情况不能耐受舌下腺切除的患者及婴儿,可行简单的袋形缝合术,切除覆盖囊肿的部分黏膜及囊壁,放净液体,填入碘仿纱条。待全身情况改善或婴儿长至 4～5 岁后再行舌下腺切除。

（三）腮腺囊肿

腮腺囊肿分为潴留性和先天性2大类。潴留性囊肿少见，是由于导管弯曲或其他原因造成阻塞，分泌物在局部潴留，使导管呈囊状扩张。先天性囊肿包括皮样囊肿和鳃裂囊肿。

1.临床表现

（1）腮腺区无痛性肿块，生长缓慢，无功能障碍。

（2）鳃裂囊肿继发感染，自发破溃或切开后形成经久不愈的瘘，经常从瘘口溢出黄白色豆渣样物或清亮液体。

2.诊断要点

（1）肿块柔软，可扪及波动感，边界不十分清楚，与浅表组织无粘连，但基底部活动度较差。

（2）B超检查多显示为囊性病变。

（3）潴留性囊肿穿刺为无色透明液体，可检测出淀粉酶。皮样囊肿细胞学检查可见分化良好的表皮样细胞。

（4）行瘘管造影，可显示瘘管的走行方向。

（5）第一鳃裂囊肿可伴有外耳、下颌骨畸形及咀嚼肌群发育不足等，称为第一鳃弓综合征。

3.治疗

（1）手术切除腮腺囊肿及相伴的病变组织。

（2）潴留性囊肿与周围腺体常有粘连，常需切除部分腮腺组织。

（3）第一鳃裂囊肿常伴发外耳道软骨发育畸形，面神经的位置亦可有变异，应注意保护面神经。

（4）形成第一鳃裂瘘者，术前可经瘘口注入亚甲蓝，使瘘管蓝染，易于识别。

（5）继发感染者，需先控制炎症，待急性炎症消退后进行手术。

（四）多形性腺瘤

多形性腺瘤是最常见唾液腺肿瘤，除肿瘤性腺上皮外，尚有黏液样和软骨样组织，故又称混合瘤。

1.诊断

（1）多见于青壮年，女性略多于男性。

（2）最好发于腮腺，其次为腭腺、下颌下腺及颊腺，其他部位如唇、舌等口腔黏膜小唾液腺较少见。舌下腺多形性腺瘤罕见。

（3）肿瘤生长缓慢，一般无自觉症状，当位于腮腺深叶时可出现异物感或吞咽困难。

（4）腮腺多形性腺瘤大多位于耳屏前及耳垂周围的腮腺浅叶内。位于深叶者仅占10%。

（5）发生在下颌后窝或升支内侧者，可呈哑铃状，活动度差，并可向软腭、咽侧壁隆起。

（6）腭部小唾液腺多形性腺瘤多位于硬软腭交界处，表面黏膜可因食物磨擦出现糜烂或浅溃疡。

（7）肿瘤呈圆形或不规则形状或结节状，质中或偏硬，边界清楚，无粘连可活动。

（8）当肿瘤迅速增大，出现疼痛，肿块固定或伴有面瘫时，说明肿瘤恶变。

（9）根据肿瘤发生部位、大小选择B超、CT、MRI检查。术前可做细针穿刺细胞学检查。一般不做术前切取活体组织检查，必要时可在术中做冷冻切片检查。

2.治疗

(1)腮腺多形性腺瘤手术

①解剖面神经,行保留面神经的肿瘤与腮腺浅叶切除术。瘤体较小时可在瘤体周行腮腺部分切除术。

②位于深叶者一般行保留面神经的全腮腺切除术。当肿瘤向软腭、咽侧壁隆起时,不应经口内切除,应行保留面神经的腮腺切除术(如肿瘤与浅叶腮腺无关,可保留浅叶及腮腺导管),并通过下颌骨升支前移完整切除肿瘤或暂时切断升支作为进路切除肿瘤,术后将升支重新复位、固定。当肿瘤巨大并侵入颅底时,一般采用下唇-下颌下切口,下颌骨在颏孔前劈开,外旋下颌骨,切除肿瘤。

(2)下颌下腺多形性腺瘤行包括下颌下腺及肿瘤的切除术。

(3)小唾液腺多形性腺瘤应在肿瘤外缘 0.5cm 处连同表面黏膜一并切除。发生腭部者应自骨面掀起而不保留骨膜,如骨膜受累应去除邻近薄层骨组织。

(4)复发性多形性腺瘤的手术治疗比较复杂,复发灶局限者宜局部切除;复发灶范围较大者,可作较大范围切除,但不应扩大至尚未见复发瘤的"正常"区域。面神经应尽量保留,确实无法保留者,应同期行神经吻合或移植。

(五)沃辛瘤

沃辛瘤又名腺淋巴瘤或乳头状淋巴囊腺瘤,组织发生和淋巴结有关,发生率仅次于多形性腺瘤。

1.诊断

(1)多见于中老年男性患者,男与女之比约为 6∶1。

(2)患者常有吸烟史。

(3)生长缓慢,可有消长史。

(4)好发于腮腺后下极。

(5)肿瘤呈圆形或卵圆形,表面光滑,质地较软,可有弹性感。

(6)可多发,约 12％患者双侧腮腺发生。

(7)肿瘤囊性变或伴发炎症时可明显增大。

(8)根据肿瘤发生部位、大小,可选择 B 超、CT、MRI、^{99m}Tc 核素扫描检查。^{99m}Tc 核素扫描为热结节,具有特征性。

(9)术前可做细针穿刺细胞学检查。一般不做术前切取活体组织检查,必要时可在术中做冷冻切片检查。

2.治疗

(1)多行连同肿块的腮腺区域性切除术。

(2)术中应将腺体内及其附近淋巴结一并摘除。

(六)黏液表皮样癌

黏液表皮样癌是唾液腺最常见的恶性肿瘤,病理学上分为高分化和低分化 2 种类型。高分化黏液表皮样癌预后较好,低分化者预后差。

1.诊断

(1)多见于腮腺,其次为下颌下腺。发生于小唾液腺时多见于腭腺,其次为磨牙后腺。

(2)高分化黏液表皮样癌多见于中年人,好发于腮腺,病史较长,缓慢增大,临床表现与多形性腺瘤相似。很少发生转移。

(3)低分化黏液表皮样癌少见,多见于腮腺,病史短,发展快,临床表现与其他高度恶性肿瘤一样,可早期出现疼痛、面瘫等;发生于下颌下腺者可出现舌肌萎缩、伸舌偏斜等神经受损症状。淋巴转移率较高,可发生血行转移。

(4)腭部或磨牙后区小唾液腺黏液表皮样癌位于黏膜下,黏膜下可呈淡蓝色,易误诊为黏液囊肿。

(5)根据肿瘤发生部位、大小,可选择 B 超、CT、MRI 检查。术前可做细针穿刺细胞学检查。一般不做术前切取活体组织检查,必要时可在术中做冷冻切片检查。发生在舌下腺及腭、颊、磨牙后区等部位的黏液表皮样癌,尤其是体积较大者,常需切取活检。

2.治疗

(1)高分化与中分化黏液表皮样癌

①腮腺:行肿瘤及腮腺切除。面神经未受累应予以保留;轻度粘连可考虑保留,用液氮冷冻处理面神经,也可术后配合放疗;面神经被肿瘤包裹者应予切除,并做神经吻合或移植,尽可能恢复面神经功能。

②下颌下腺:行肿瘤及肿瘤周围组织及下颌下腺摘除术。

③舌下腺和小唾液腺:行肿瘤、舌下腺或表面黏膜及周围组织的整块切除。

④高分化型颈淋巴结转移率很低,一般不必行选择性颈淋巴清扫术。

(2)低分化黏液表皮样癌:以手术为主,尽可能行扩大切除,并行选择性颈淋巴清扫术,术后配合放疗。

(七)腺样囊性癌

腺样囊性癌发病率仅次于黏液表皮样癌,也是唾液腺常见的恶性肿瘤,过去称为圆柱瘤。病理上分为腺样型、管状型和实性型,实性型分化较差。

1.诊断

(1)最常见于腭部小唾液腺与腮腺,其次为下颌下腺。发生于舌下腺的肿瘤多为腺样囊性癌。

(2)多数发展较为缓慢,病程较长。

(3)易沿神经束扩展,早期出现疼痛、神经受累症状,晚期患者疼痛更为剧烈。疼痛为自发性,也可为触发性。发生于腮腺者可出现面瘫,下颌下腺肿瘤侵犯舌神经及舌下神经,可出现舌麻木及半侧舌肌萎缩等。

(4)肿瘤侵袭性很强,可累及周围软组织、骨及血管神经束。发生于腮腺者常固定于下颌骨升支和咬肌。下颌下腺肿瘤固定于下颌下三角,晚期可与下颌骨、口底粘连形成巨大肿块。发生于口腔小唾液腺的肿瘤累及黏膜时,可见明显毛细血管扩张。

(5)肿块质地中等偏硬,可有压痛。

(6)颈淋巴转移率很低,但位于舌根的肿瘤较易发生颈淋巴结转移。下颌下腺及舌下腺肿瘤常直接侵犯淋巴结,非瘤栓转移。

(7)易发生远处转移,发生率高达 40％。

(8)根据肿瘤发生部位、大小,可选择 B 超、CT、MRI 检查。术前可做细针穿刺细胞学检查。一般不做术前切取活体组织检查,必要时可在术中做冷冻切片检查。发生在舌下腺及腭、颊、磨牙后区等部位的腺样囊性癌,尤其是体积较大者,需切取活检。

2.治疗

(1)肿瘤易沿神经扩散,手术时注意追踪性切除神经,尽可能做到切缘阴性。

(2)肿瘤侵袭性强,与周围组织界限不清,手术常很难确定正常周界,术中宜做冰冻切片检查,以确定周界是否正常。

(3)一般不必做选择性颈淋巴清扫术,但舌根部肿瘤宜同期行颈清术。

(4)肿瘤常不易切净,术后一般需配合放疗。

(5)腺样囊性癌除实性型外,一般生长缓慢,患者可长期带瘤生存。因此,即使出现肺转移,仍可考虑进行原发灶手术治疗。

(八)癌在多形性腺瘤中

癌在多形性腺瘤中又称恶性混合瘤,可分为 3 个类型:癌在多形性腺瘤中、癌肉瘤和转移性多形性腺瘤。

1.诊断

(1)主要发生于腮腺,其次为腭部小唾液腺和下颌下腺。

(2)长期存在的多形性腺瘤突然增大加快,活动受限,或出现固定、疼痛、神经受侵等症状。复发肿瘤的恶变可见肿瘤呈多发结节。

(3)癌肉瘤一开始表现为恶性,病程短,发展快,与其他高度恶性肿瘤临床表现相似。

(4)转移性多形性腺瘤从发现原发瘤到出现转移灶之间的间隔时间较长,转移前原发瘤有多次复发,并出现恶性肿瘤表现。转移灶以骨最常见,其他部位为肺、淋巴结及肝。

(5)可发生颈部淋巴结转移或远处转移。

(6)根据肿瘤发生部位、大小,可选择 B 超、CT、MRI 检查。术前可做细针穿刺细胞学检查。一般不做术前切取活体组织检查,必要时可在术中做冷冻切片检查。发生在舌下腺及腭、颊、磨牙后区等部位的恶性混合瘤,尤其是体积较大者,需切取活检。

2.治疗

(1)癌在多形性腺瘤中基本同唾液腺低度恶性肿瘤手术原则。

(2)癌肉瘤同高度恶性肿瘤,需大块根治性切除,一般不保留面神经,可行选择性颈淋巴清扫术及术后辅以放疗。

(3)转移性多形性腺瘤的原发灶,应积极进行手术,应进行转移灶的手术切除。

(九)腺泡细胞癌

腺泡细胞癌是来自浆液性腺泡细胞的唾液腺低度恶性肿瘤,大多数肿瘤细胞分化较好。

1.诊断

(1)主要发生在腮腺,偶见于下颌下腺及小唾液腺。少数可为双侧或一侧多发。

(2)好发于女性,女性与男性比为 2∶1。

（3）肿瘤生长较慢，病程一般较长。

（4）肿瘤呈圆形或卵圆形，不活动或活动受限。

（5）肿瘤质地中等偏硬，可部分囊变。

（6）少数可发生颈部淋巴结转移或远处转移。

（7）根据肿瘤发生部位、大小，可选择 B 超、CT、MRI 检查。术前可做细针穿刺细胞学检查。一般不做术前切取活体组织检查，必要时可在术中做冷冻切片检查。

2.治疗

（1）腮腺：行肿瘤及腮腺切除。面神经未受累应予以保留，紧贴肿瘤但能分离时可考虑保留，用液氮冷冻处理面神经，也可术后配合放疗；面神经被肿瘤包裹者应予切除，并做神经吻合或移植，尽可能恢复面神经功能。

（2）下颌下腺：行肿瘤及肿瘤周围组织及下颌下腺摘除术。

（3）舌下腺和小唾液腺：行肿瘤、舌下腺或表面黏膜及周围组织的整块切除。

（4）一般不必做选择性颈淋巴清扫术。

（5）晚期、复发病例可做术后辅助放疗。

（6）多次复发肿瘤远处转移率高，术后可辅以化疗。

二、唾液腺非肿瘤性疾病

（一）唾液腺结石病

唾液腺导管或腺体内形成结石，阻塞唾液分泌，从而引发一系列症状和病理变化，称为唾液腺结石病。

1.临床表现

（1）唾液腺结石可见于任何年龄，中青年多见，男性多于女性。

（2）唾液腺结石最多见于下颌下腺，其次为腮腺、舌下腺，小唾液腺结石较少见。

（3）唾液腺结石病主要表现为阻塞症状，即进食时出现腺体部位肿痛（涎绞痛），进食结束后症状可逐渐缓解。

（4）唾液腺结石的存在可引发逆行性感染，可反复发作。急性期可见导管口溢脓，腺体区肿痛加剧，并伴有全身症状。慢性期，腺体可因纤维化而呈肿块样表现，相应导管可呈索条状表现。

2.诊断要点

（1）唾液腺反复肿痛，进食时加剧，进食后可逐渐缓解。

（2）触诊可感觉导管结石的存在。

（3）X 线片可发现导管或腺体结石的存在，但对阴性结石（未完全钙化的结石）无法用 X 线片诊断。B 超也可用于诊断导管及腺体结石。造影检查对阴性结石具有一定的诊断价值。

（4）已明确有阳性结石存在者，禁行唾液腺造影。

（5）部分患者炎症反复发作，腺体纤维化可呈肿块样表现，应与唾液腺肿瘤相鉴别。

3.治疗

（1）对于结石很小、临床阻塞症状不明显者，可嘱患者口含蘸有柠檬酸的棉签或维生素 C

片或进食酸性食物,以加强唾液分泌,促使结石自行排出。

(2)位于下颌下腺导管、腺门及部分腺内导管,体积不是很大及多发性的结石,可采用唾液腺内镜取石。

(3)能扪及相当于下颌第二磨牙以前部位的唾液腺结石,可采用口内切开取石术。导管后段及腺门部的大结石,有条件时可以在唾液腺内镜辅助下切开取石。

(4)以上方法无法取出的唾液腺结石,以及下颌下腺反复感染、继发慢性硬化性下颌下腺炎、腺体萎缩,已失去摄取及分泌功能者,行下颌下腺切除术。

(5)腮腺导管结石,可采用唾液腺内镜取石。腮腺腺体结石,可根据部位行保留面神经的腮腺浅叶或全叶切除术。

(二)急性化脓性腮腺炎

急性化脓性腮腺炎是指腮腺的急性化脓性炎症。目前已少见,多发生于成年人,无性别、年龄、地区的差异,多为一侧腮腺受累。

1.病因

本病常见诱因是失水、口腔卫生不良和身体免疫力下降,多继发于严重的全身性疾病及外科手术后。少数由于腮腺区损伤和邻近组织急性炎症的扩散。慢性腮腺炎也可急性发作。致病菌主要为金黄色葡萄球菌,少数是链球菌。

2.诊断

(1)发病急,早期症状轻微或不明显。

(2)早期腮腺区轻微疼痛,导管口轻度红肿。炎症继续发展,腮腺区以耳垂为中心肿大,质硬,有压痛。疼痛剧烈,为持续性跳痛。

(3)炎症扩散至邻近组织,水肿可波及同侧眼睑、颊部、咽及会厌等处。

(4)挤压腮腺可见导管口有脓液溢出。

(5)全身症状明显,急性病容,体温可达 40℃以上。

(6)白细胞总数增加,中性粒细胞比例显著上升,核左移。

(7)脓液细菌培养可检测出致病菌。

3.鉴别诊断

(1)流行性腮腺炎:多发生于 5～9 岁儿童,有接触史,双侧腮腺可同时或先后受累。导管口无红肿,腮腺挤不出脓液。白细胞总数不高,淋巴细胞比例上升。急性期血液及尿液中的淀粉酶轻度或中度升高。

(2)咬肌间隙感染:多为牙源性感染。肿胀部位在嚼肌区,伴有明显的开口受限,腮腺导管与导管口无炎症表现。

4.治疗

(1)药物治疗:依脓液细菌培养及药敏试验结果,早期应用抗生素。

(2)切开引流术:若腮腺内已有脓肿形成,则必须切开引流。指征如下:①局部明显的凹陷性水肿。②局部跳痛并有局限性压痛点。③导管口有脓液排出。④穿刺抽出脓液。切开引流应彻底。

(3)对症治疗:补液、药物或物理降温。

（4）保守治疗：包括热敷、理疗及增加涎液分泌等，温热漱口剂漱口。

（三）流行性腮腺炎

流行性腮腺炎为流腮病毒引起的急性传染病，以腮腺非化脓性肿胀、疼痛为特征。

1.临床表现

（1）有接触史，潜伏期为 2～3 周。

（2）任何年龄都有可能发病，2～14 岁多见。

（3）一般为双侧腮腺先后受累，也可同时或单独发作，可累及双侧下颌下腺，甚至舌下腺。

（4）受累腺体明显肿大、质软。导管口无明显肿胀，无脓性分泌物溢出。

（5）可伴有全身症状，如发热、头痛、食欲缺乏等。

（6）少数病例可并发睾丸炎或脑脊髓膜炎等。

2.诊断要点

（1）一般有接触史，以前无类似发作史。

（2）受累腺体明显肿胀、疼痛。导管口无明显肿胀，无脓性分泌物溢出。

（3）实验室检查：白细胞总数不增高，但淋巴细胞比例可增高。急性期血清淀粉酶可明显升高，以后尿淀粉酶升高。

（4）可伴有全身症状，如伴发睾丸炎或脑膜炎等并发症。

3.治疗

（1）抗病毒治疗，如吗啉胍、板蓝根冲剂等。

（2）保持口腔卫生，勤漱口，以防止逆行性感染。

（3）全身症状明显者，应积极对症处理。

（4）若怀疑有神经系统、生殖系统并发症，应请相关科室会诊。

（5）发病期间，应卧床休息，隔离，以免交叉感染。

（四）假性腮腺炎

假性腮腺炎是指腮腺内淋巴结的非特异性炎症，故又称为腮腺内淋巴结炎。

1.临床表现

（1）以慢性过程为主，可急性发作。

（2）可在邻近区域发现有感染灶存在，可累及同侧之腺体。

（3）急性发作时，似急性化脓性腮腺炎，腮腺区出现肿胀和疼痛，但检查导管口正常，无异常分泌物。

（4）慢性期，可在腮腺实质内触及肿块，应与肿瘤相鉴别。

2.诊断要点

（1）急慢性过程交替。

（2）急性期，表现类似急性化脓性腮腺炎，但导管口正常，无异常分泌物。

（3）慢性期，可在腮腺区触及局限的肿块样物，可通过 B 超、CT、MRI 或细针吸活检进一步明确诊断。

（4）在邻近区域积极寻找感染灶。

3.治疗

(1)急性期按一般炎症处理原则进行治疗。

(2)若发现原发感染灶,应积极处理原发病灶。

(3)慢性炎症反复发作或抗炎效果不明显,可行手术治疗,摘除淋巴结送病理检查。

(五)慢性复发性腮腺炎

慢性复发性腮腺炎以前称为慢性化脓性腮腺炎,儿童和成人均可发生,以儿童常见。成人复发性腮腺炎为儿童复发性腮腺炎迁延不愈转变而来。

1.临床表现

(1)儿童发病以5岁左右最常见,男性多于女性。

(2)腮腺反复肿胀、疼痛,挤压腺体可见导管口有脓液或胶冻状液体溢出。

(3)发病间隔时间不等,一般间隔时间随年龄而延长。

(4)一般在青春期后可自愈,部分迁延不愈至成年。

2.诊断要点

(1)双侧或单侧腮腺反复肿胀,导管口有脓性或胶冻状液体流出。

(2)随年龄增大,发作次数减少,症状减轻,有自愈倾向。

(3)腮腺造影示主导管无异常,末梢导管呈点、球状扩张,排空延迟。

(4)儿童复发性腮腺炎应与流行性腮腺炎鉴别。流行性腮腺炎一般有接触史,受累腺体明显肿大、质软,而导管口无明显肿胀,无脓性分泌物溢出。

(5)成人复发性腮腺炎应与舍格伦综合征感染型相鉴别,舍格伦综合征为自身免疫性疾病,腮腺可表现为反复肿痛,呈弥散性肿大,但一般同时伴有口干、眼干。实验室检查可见血沉增高,抗 SS-A、抗 SS-B、抗 α-胞衬蛋白多肽抗体、类风湿因子等自身抗体滴度增高,唾液腺造影可见主导管呈羽毛状、花边状或葱皮状改变,末梢导管有程度不等的扩张,排空延迟。

3.治疗

(1)急性发作期,按一般炎症处理原则进行治疗。

(2)慢性期,按摩腺体,促进导管分泌通畅,保持口腔卫生。

(3)增强免疫力,防止感染,减少发作次数。

(六)慢性阻塞性腮腺炎

慢性阻塞性腮腺炎主要是由创伤、结石、感染和解剖等原因导致导管分泌受阻,产生阻塞症状,并可引发逆行性感染。

1.临床表现

(1)多见于中年,男性略多于女性。

(2)常为单侧腮腺受累。

(3)腮腺反复肿胀,进食可加剧症状。

(4)导管口轻度红肿,挤压按摩腺体可见"雪花样"或胶冻状唾液溢出。

(5)触诊可及肿大腮腺轮廓,病程长者,可在颊部触及呈索条状的腮腺导管。

2.诊断要点

(1)腮腺反复肿胀,部分患者与进食有关。

（2）挤压腺体，导管口有胶冻状混浊液体流出。

（3）触及腮腺有坚韧感，颊部可触及条索状导管。

（4）腮腺造影显示导管扩张可呈腊肠状，主导管、叶间及小叶间导管部分狭窄，部分扩张，部分患者可伴有点状扩张。

（5）应与成人复发性腮腺炎、舍格伦综合征感染型相鉴别。成人复发性腮腺炎，一般有幼儿发病史，腮腺造影显示主导管无异常，末梢导管呈点、球状扩张，排空延迟。

3.治疗

（1）去除阻塞原因，有唾液腺结石者去除结石；导管口狭窄者，可扩张导管口。

（2）慢性期，可采用腮腺区按摩，咀嚼无糖口香糖，促使唾液分泌。保持口腔卫生，减少逆行性感染。

（3）采用唾液腺内镜，不仅可以直视下观察导管病变，而且可经腮腺导管冲洗、灌注药物，如碘化油、抗生素等，效果良好。

（4）病变严重，经上述治疗无效者，可考虑手术治疗，手术方式为保存面神经的腮腺腺叶切除术。手术时应将腮腺导管全长完全切除。

（七）IgG4 相关唾液腺炎

IgG4 相关唾液腺炎属于 IgG4 相关系统病（IgG4-RSD）的一种，该系统病包括自身免疫性胰腺炎、硬化性胆管炎、腹膜后纤维化、硬化性唾液腺炎、假性肿瘤等，是最近一些年才被认识的一类疾病。

1.临床表现

（1）多见于中老年，无明显性别差异。

（2）病期长短不一。主要表现为双侧大唾液腺持续肿大，以下颌下腺肿大为常见。可双侧同时肿大或先为单侧，进而累及双侧。常为多个大唾液腺受累，包括下颌下腺、腮腺、副腮腺及舌下腺，泪腺亦常被累及。常有下颌下或颈部淋巴结肿大。

（3）除腺体肿大外，患者无明显自觉症状。多个腺体受累时可有程度不等的口干。

（4）触诊腺体明显增大，质地较硬，界限清楚，表面光滑或呈结节状。

（5）可有身体其他部位的同类病变，包括胰腺、胆管及腹膜后肿块。

2.诊断要点

（1）双侧或单侧下颌下腺和（或）腮腺持续肿大超过 3 个月。

（2）血清学检测显示 IgG4 水平明显增高。

（3）组织病理学表现为腺体结构存在，腺泡萎缩，间质明显纤维化，致密的淋巴、浆细胞浸润，常形成淋巴滤泡，可见胶原鞘和闭塞性静脉炎。免疫组化显示 IgG4 阳性的浆细胞浸润，IgG4/IgG 比例增高。

（4）应与舍格伦综合征、慢性阻塞性下颌下腺炎和下颌下腺肿瘤相鉴别。

①舍格伦综合征多见于中年女性，口干症状及体征明显。腮腺造影有其特征性表现。血清学检测相关自身抗体阳性，而 IgG4 水平在正常范围。组织学检查一般无纤维结缔组织增生，免疫组化无 IgG4 阳性的浆细胞浸润。

②慢性阻塞性下颌下腺炎多为单侧下颌下腺受累。有明显进食肿胀史，可查及下颌下

导管或腺体结石。血清学检测 IgG4 水平正常。

③下颌下腺肿瘤常为单侧病变,进行性增大,血清学检测 IgG4 水平正常。

3.治疗

确诊后采用免疫调节治疗效果良好。

(八)唾液腺结核

一般为唾液腺淋巴结结核,淋巴结肿大破溃后可侵入腺体内而发生唾液腺实质性结核,以前者多见。

1.临床表现

(1)受累部位以腮腺最为常见,下颌下腺次之。

(2)淋巴结结核呈局限性肿块,界清,有移动度,可有轻度疼痛或压痛感。导管口正常,分泌物清亮。

(3)唾液腺腺实质结核病程较短,腺体弥散性肿大,挤压腺体及导管,可见干酪样脓性分泌物从导管口溢出。

(4)部分肿块可扪及波动感或形成经久不愈的瘘管。

(5)可伴有其他系统结核病。

2.诊断要点

(1)唾液腺出现肿块,有时大时小病史。

(2)导管口可有干酪样脓性液体流出。

(3)腮腺造影淋巴结结核类似良性肿瘤,导管移位,腺泡充盈缺损。若结核突破包膜累及腺实质时,可见造影剂外溢,似恶性肿瘤。

(4)腺体内结核钙化,需与腺内结石相鉴别。结核钙化多呈点状;而唾液腺结石多呈球状钙化,导管内多见。

(5)细针穿吸、结核菌素皮试可辅助诊断。

3.治疗

(1)若诊断明确,则全身可行抗结核治疗。

(2)腮腺淋巴结结核与良性肿瘤在临床上无法鉴别时,可行手术切除,送病理检查明确诊断。

(3)腮腺实质结核可于腮腺导管内用抗结核药物冲洗。若形成结核性脓肿,可抽除脓液,脓腔内注入抗结核药物。

(4)抗结核治疗无效时,可行腺体切除术。

(九)唾液腺良性肥大

唾液腺良性肥大是一种非肿瘤、非炎症性的慢性唾液腺退行性病变。常与营养、代谢紊乱、内分泌功能紊乱等全身性疾病有一定关系。

1.临床表现

(1)常为双侧腺体肿大,腮腺多见。

(2)肿大腺体质软,边界不清,可有轻度酸胀感。

(3)导管口无红肿,分泌物无异常。

(4)患者可伴有系统性疾病,如肝脏病、糖尿病等。

2.诊断要点

(1)常为双侧腮腺腺体肿大,质软,有轻度酸胀感。

(2)导管口无红肿,分泌物正常。

(3)唾液腺造影,仅见腺体肥大,导管及腺体正常显影。

(4)应与舍格伦综合征相鉴别。

(5)单侧唾液腺肥大者,应与腺体占位性病变鉴别,可首选超声检查,必要时行 CT、MRI 检查。

3.治疗

有系统性疾病者,先治疗全身疾病,部分患者的腺体可恢复正常。有些患者虽系统性疾病得到控制,但唾液腺肿大仍无明显改变。

(十)舍格伦综合征

舍格伦综合征是一种自身免疫性疾病,其特征表现为外分泌腺的进行性破坏,导致黏膜及结膜干燥,并伴有各种自身免疫性病征。患者的主要症状有眼干、口干、唾液腺及泪腺肿大、类风湿关节炎等结缔组织疾病。

1.诊断

(1)好发于中老年女性。

(2)起病隐匿,说不清发病时间。

(3)唾液腺肿大以腮腺最为常见,也可伴下颌下腺、舌下腺及小唾液腺肿大。多为双侧,也可单侧发生。腺体呈弥散性肿大,边界不清,表面光滑,与周围组织无粘连。唾液分泌很少或无分泌。

(4)少数病例在腺体内可触及结节状肿块,单发或多发,质地中等偏软,界限不清,无压痛,此为类肿瘤型舍格伦综合征。极少数患者可发生恶变。

(5)患者唾液量分泌减少,可发生继发性逆行感染。腮腺反复肿胀,可有压痛。挤压腺体,有混浊的雪花样唾液或脓液流出。

(6)由于泪腺受侵,泪液分泌停止或减少,可引起干燥性角膜炎、结膜炎。患者眼有异物感、摩擦感或烧灼感,畏光、疼痛、视物疲劳。泪腺肿大可致睁眼困难,睑裂缩小。

(7)患者主诉口干、咽干、吃干性食物需汤水送咽、全口义齿固位不良。症状较重者感舌、颊及咽喉部灼热,口腔发黏,味觉异常。严重者言语、咀嚼及吞咽均困难。口腔检查可见黏膜干红、唾液少、口腔自洁作用差、牙周炎及龋齿增多。舌表面光滑潮红呈"镜面舌"。口腔科检查项目:唾液流率测定、腮腺造影、唇腺活检。腮腺造影影像主要表现为末梢导管扩张,排空功能减退。

(8)实验室检查可见红细胞沉降率加快,血浆球蛋白主要是 γ 球蛋白增高,血清 IgG 明显增高,患者血清中能检出多种自身抗体,如抗核抗体、类风湿因子、SS-A 和 SS-B 抗体等。

(9)本病常合并发生其他自身免疫病,如类风湿关节炎、系统性红斑狼疮等,此外,尚可有硬皮病、多发性肌炎等。

舍格伦综合征是内科病,病情较复杂,需进行全面检查、综合分析,然后做出诊断。

2.治疗

(1)如同其他自身免疫病一样,无有效疗法,只能对症处理。眼干用人工泪液,口干用人工唾液。并发腮腺急性感染时,给予抗菌药物。

(2)结节型舍格伦综合征可采用手术治疗,切除受累腺体,以防止恶性病变。单发性病变如腺体破坏严重或继发感染明显者,可考虑手术切除患侧腮腺。

(3)患者口腔自洁作用差,注意维护口腔卫生,以减少龋齿和牙周炎,避免腮腺的逆行性感染。

(十一)涎瘘

涎瘘是指唾液不经导管系统排入口腔而经瘘管流向面颊皮肤表面。腮腺是最常见的部位,可分为腺体瘘及导管瘘。

1.临床表现

(1)腺体或导管所在皮肤上可见瘘管,周围见瘢痕形成。

(2)瘘管口流出清亮的唾液,进食时流量可增加。

2.诊断要点

(1)一般有局部损伤史,偶可为先天性或继发于感染。

(2)腺体相应部位可见瘘管,内有清亮液体流出。

(3)可从导管口注入亚甲蓝,以判断瘘口所在部位。

(4)根据造影及唾液量的多少,可确定是导管瘘(量多)或腺体瘘(量少)。

3.治疗

(1)腺体瘘:新鲜创口清创缝合后,可直接加压包扎。陈旧者可用烧灼性药物如硝酸银或电灼器破坏瘘口的上皮组织,再行加压包扎。瘘口较大的,可切除其周围瘢痕的上皮组织后,再分层缝合,加压包扎。同时口服或注射阿托品,避免进食酸性食物。

(2)导管瘘:缺损不大者,可用导管吻合术整复;缺损较多者,需行导管改道、导管再造术或导管结扎术。

第七节 颞下颌关节疾病

一、颞下颌关节紊乱病

颞下颌关节紊乱病(简称 TMD)是口腔科常见病、多发病。同义词有颞下颌关节紊乱综合征等。TMD 的病因尚未完全阐明,是多因素疾病,是一组疾病的总称。一般认为属肌骨骼病性质,累及咀嚼肌群、关节或两者皆有。

(一)临床表现

1.常见症状

(1)颞下颌关节区、咀嚼肌区痛,开口痛和咀嚼痛。常为慢性疼痛过程,一般无自发痛、夜间痛和剧烈痛,但严重骨关节病急性滑膜炎除外。

(2)开口度异常,包括开口受限;有时为开口过大,半脱位。

(3)张闭口时出现弹响和杂音。

TMD患者可有以上一个或数个症状,有时可伴有头痛、耳症、眼症,以及关节区不适、沉重感、疲劳感等感觉异常。

2.常见体征

(1)关节区压痛。

(2)咀嚼肌区压痛或压诊敏感。

(3)下颌运动异常,包括开口度过小,但一般无牙关紧闭;开口过程困难;开口度过大,半脱位;开口型偏斜、歪曲等。

(4)可闻弹响声、破碎音或摩擦音。

TMD患者可有以上一个或数个体征,有时伴有关节区轻度水肿、下颌颤抖、夜间磨牙及紧咬牙等。

(二)诊断要点

具有上述临床表现并符合影像学诊断者。各类TMD的诊断要点如下:

1.咀嚼肌紊乱疾病类

为关节外咀嚼肌疾病,关节结构本身正常。经适当治疗可痊愈,也可进一步发展成结构紊乱或器质性病变。

2.关节结构紊乱疾病类

为关节盘、髁突和关节窝间的正常结构关系紊乱,有的可治愈,也可进一步发展成器质性病变。

3.关节炎性疾病类

各种原因造成的大开口或外伤致滑膜或关节囊的急性炎症,或殆创伤引起的慢性炎症。滑膜炎主要为关节运动时局部疼痛,且随向后上方的关节负重压力加大而加重,有的可因关节腔内积液致关节区轻度肿胀,局部压痛,同侧后牙不能紧密咬合。关节囊炎症状与滑膜炎相似,但压痛点主要在关节外侧。可口服非甾体类抗炎镇痛药物,辅以理疗。若无明显疗效可采用关节封闭治疗。

4.骨关节病(骨关节炎)类

为关节骨、软骨和关节盘的退行性改变,以非手术治疗为主。

二、颞下颌关节强直

器质性病变导致长期开口困难或完全不能开口者,称为颞下颌关节强直。临床上分为2类:第一类是一侧或两侧关节内病变,导致的关节内纤维性或骨性粘连,称为关节内强直,简称关节强直也称为真性关节强直;第二类是由于软组织或肌肉损伤产生的瘢痕限制了下颌运动,也称为颌间挛缩或假性关节强直。关节内强直常见的原因是创伤和化脓性炎症。关节外强直常见病因为软组织或肌肉损伤所产生的瘢痕,患者常有严重创伤史、感染史、放疗史或不正确的外科手术史。

(一)关节内强直

关节内强直多数发生在儿童。最常见于颞下颌关节区或下颌骨创伤后,尤其是颏部的对冲性创伤后。其次常见于颞下颌关节化脓性感染:可由本身引起;也可由邻近器官扩散而来,如化脓性中耳炎;有时,也可由血源性造成,如婴幼儿时期的肺炎等高热病后引起的脓毒血症、败血症等所致的血源性化脓性关节炎。分娩时使用产钳造成关节区的创伤,也常导致婴幼儿关节内强直。关节内强直可发生在单侧,也可发生在双侧。

1.临床表现

(1)进行性的严重开口困难或完全不能开口:纤维性关节强直一般有一定程度的开口度,而骨性强直则完全不能开口。病史一般在几年以上。

(2)面下部发育畸形:儿童时期发生关节强直者伴有面下部发育畸形,成年人发生关节强直者,面部发育畸形不明显。发生在单侧者表现为面部两侧不对称,患侧丰满,健侧反而扁平、狭长。颏部偏向患侧。双侧关节强直患者可有小颌畸形,伴下颌后缩,有的伴发阻塞性睡眠呼吸暂停低通气综合征。

(3)𬌗关系错乱:牙弓变小而狭窄,上下牙拥挤错乱,前牙深覆𬌗、深覆盖。下颌切牙向唇侧倾斜呈扇形分离,并常咬抵上腭部,后牙远中错𬌗,下颌磨牙常倾向舌侧,下颌牙的颊尖咬于上颌牙的舌尖,甚至无接触。关节强直发生在成年人,则𬌗关系无明显畸形。

(4)髁突活动减弱或消失:双手通过外耳道前壁触诊,请患者用力做开闭口或侧方运动时,髁突无动度,若为纤维性关节强直可有轻微动度。

2.诊断要点

(1)有涉及颞下颌关节的创伤史或化脓性感染史。

(2)长期进行性的严重开口困难或完全不能开口。

(3)在做开闭口和侧方运动时,髁突活动极微或无活动。

(4)儿童时期发生双侧关节强直,有典型的下颌后缩畸形,单侧强直者患侧面部丰满,健侧反而呈扁平。需注意不能误将面部扁平侧诊断为患侧。

(5)影像学检查可得到证实。

3.治疗

(1)无论是纤维性关节强直或骨性关节强直,不能完全开口者,均应手术治疗,如颞下颌关节成形术等。极少数儿童早期的纤维性强直,可试行局部理疗配合开口功能训练。半年治疗无效者,也应进行手术治疗。

(2)成年人纤维性关节强直,开口度 2cm 以上,长期稳定无进行性加重,并无明显功能障碍,而患者不要求手术者,可以不手术。

(3)手术年龄:儿童时期发生关节强直者,可早期手术,以便尽早恢复咀嚼功能,有利于下颌及面部的生长发育。但复发率高。也可在青春发育期后手术。若儿童时期发生关节强直并伴有严重阻塞性睡眠呼吸暂停低通气综合征者,则应及时手术。

(4)颞下颌关节成形术截骨的位置,应尽可能在下颌支的高位,以便恢复较好的功能。

(5)解除关节强直的同时,尽量兼顾患者的咬合、面型和气道的矫正。

(6)双侧关节强直的手术时间:双侧关节强直最好一次完成,以便术后能及时进行开口功能训练。特殊情况必须分两侧手术者,相隔时间亦不宜超过 2 周。无论是一次手术或分 2 次手术,都应先做困难的一侧。

(7)术后开口功能训练:关节强直行假关节成形术,至今尚不能完全防止术后复发。手术后是否复发与手术后开口功能训练有密切关系。术后 10 天即可进行。同时行植骨或下颌前移术者应推迟至 2 周后。一般在术后第 1~3 个月内应日夜做开口功能训练,以后可改为日间训练。训练的方式以自动和被动开口功能训练为佳。开口器应放在磨牙区左右交替训练。训练的时间一般在 6 个月以上,但临床上仍不能避免有复发者。

(二)关节外强直

关节外强直也称假性关节强直和颌间挛缩,按病因可分为 4 类:①上颌结节部位或下颌支部位的开放性骨折或火器伤,在上下颌间形成挛缩的瘢痕;②颜面部各种物理、化学的Ⅲ度烧伤后,在面颊部形成的广泛瘢痕;③鼻咽部、颞下窝肿瘤放射性治疗后,颌面软组织广泛的纤维性病变;④坏疽性口炎,或因各种原因引起的软组织纤维化及累及上下颌间软硬组织形成的挛缩的瘢痕。有时在广泛瘢痕组织中逐渐骨化,形成骨性粘连者称为骨性颌间挛缩。颌间挛缩一般只发生在一侧,但放射治疗后引起者除外。

1.临床表现

(1)进行性开口困难:瘢痕范围小的,有一定程度的开口运动;瘢痕范围大的,尤其是已骨化的瘢痕,则完全不能开口。

(2)口腔或颌面部瘢痕挛缩或缺损畸形:患侧口腔龈颊沟变浅或消失,并可触到范围不等的索条状瘢痕区,坏疽性口炎引起者常伴有口颊部软硬组织缺损畸形,牙列错乱;放射治疗或各种物理、化学的Ⅲ度烧伤引起者,在颜面部可见明显的放射性瘢痕和各种灼伤后瘢痕畸形。

(3)髁突活动减弱:颌间挛缩引起的不能开口是关节以外的病变,挛缩的瘢痕尚有一定程度的伸缩性,所以在用力做开颌运动时,可触及髁突有轻微动度,尤其做侧方运动时,活动较为明显。若挛缩的瘢痕已骨化,髁突活动可以消失。

2.诊断要点

(1)有创伤、放射治疗、Ⅲ度烧伤及坏疽性口炎等引起颌间瘢痕的病史。

(2)长期进行性开口困难或完全不能开口。

(3)能体检到颌间范围不等的挛缩的瘢痕。

(4)髁突有一定动度。

(5)影像学诊断证实颌间有瘢痕、骨化灶,而颞下颌关节的髁突、关节窝和关节间隙清楚可见。

3.治疗

(1)瘢痕范围小,早期的颌间挛缩宜保守治疗,物理治疗配合开口功能训练。

(2)一般的颌间挛缩应手术治疗。原则是切除或切断颌间挛缩的瘢痕;凿开颌间骨化灶,恢复开口度。

(3)切除或切断颌间挛缩瘢痕,恢复开口度后造成的颌间口腔内外的创面,视范围大小,可用游离皮片、带蒂组织瓣或血管化组织瓣移植修复缺损和畸形。

（4）术后开口功能训练同上述。与关节内强直相同,仍不能完全避免复发。

（5）对混合性关节强直的治疗原则是关节内、外强直手术的综合应用。

三、颞下颌关节脱位

下颌髁突滑出关节窝以外,超越了关节运动的正常限度,以致不能自行复回原位者,称为颞下颌关节脱位。按部位可分为单侧脱位和双侧脱位;按性质可分为急性脱位、复发性脱位和陈旧性脱位;按髁突脱出的方向、位置,可分为前方脱位、后方脱位、上方脱位及侧方脱位,后三者主要见于外力创伤时。临床上以急性和复发性前脱位较常见,陈旧性前脱位也时有见到。至于后方脱位、上方脱位和侧方脱位等比较少见,常伴有下颌骨骨折或颅脑损伤症状。

（一）诊断

1.急性前脱位

好发于女性。常见原因有:①打呵欠、唱歌、大笑、大张口进食、长时间大张口进行口腔科治疗等时,翼外肌过度收缩将髁突过度地向前拉过关节结节,同时闭口肌群发生反射性挛缩,使髁突脱位于关节结节的前上方,无法自行回复原位;②在开口状态下,下颌特别是颏部,受到外力的打击;③经口腔气管插管、进行喉镜和食管内镜检查、使用开口器、新生儿使用产钳等时,用力不当使下颌开口过大,髁突越过关节结节不能自行回位。

患者表现为不能闭口,前牙开𬌗、反𬌗,下颌中线偏向健侧,后牙早接触。双侧脱位患者语言不清,唾液外流,面下 1/3 变长。检查耳屏前方触诊凹陷,在颧骨下可触及脱位的髁突。关节区与咀嚼肌疼痛。X 线片显示髁突位于关节结节前上方。

2.复发性脱位

常见于:①急性前脱位后未予以适当治疗,如复位后未制动或制动时间不够,导致关节韧带、关节囊松弛;②长期翼外肌功能亢进、髁突运动过度,使关节诸韧带、附着及关节囊松脱;③老年人、慢性长期消耗性疾病、肌张力失常、韧带松弛。

患者有反复发作的病史,其临床表现与急性前脱位相同。由于患者惧怕关节脱位,不敢大张口和大声讲话。复位一般较容易,有时患者可自行手法复位。关节造影可见关节囊松弛,关节盘附着撕脱。关节 X 线片除表现为关节前脱位外,髁突、关节结节变平。

3.陈旧性脱位

急性前脱位和复发性脱位,数周仍未复位者,称为陈旧性脱位。由于长期处于颞下颌关节脱位状态。关节周围纤维结缔组织增生,复位更加困难。

临床特点:病程长,无牙颌患者、婴幼儿、重症患者易发生。临床表现与急性前脱位相似,但颞下颌关节和咀嚼肌无明显疼痛,下颌有一定的活动度,可进行开闭口运动。关节 X 线片可辅助诊断。

4.髁突颈部骨折的鉴别

颞下颌关节脱位应与下颌骨髁突颈部骨折相鉴别。

（1）髁突颈部骨折:骨折患者中线偏向患侧（单侧骨折）,或前牙呈开𬌗状态（双侧骨折）。

髁突颈部有明显压痛,皮下血肿,X线片检查可证实。

(2)颞下颌关节脱位:中线偏向健侧(单侧脱位),伴下颌前伸。

(二)治疗

1.手法复位

复位前应向患者解释手法复位的过程,消除患者紧张情绪,配合治疗。有时可按摩颞肌及咬肌,或用1%~2%普鲁卡因做颞下三叉神经或关节周围封闭,以助复位。

常用手法复位方法(图 4-7-1):患者端坐,头部应紧靠墙壁。术者立于患者前方,肘关节水平应高于患者下颌牙粭面。两拇指缠以纱布伸入患者口内,放在下颌磨牙粭面上,并应尽可能向后;其余手指握住下颌体部下缘,复位时拇指压下颌骨向下,力量逐渐增大;后将颏部缓慢上推,当髁突移到关节结节水平以下时,再轻轻将下颌向后推动,此时髁突即可滑入关节窝而得以复位。在即将复位闭颌时,术者拇指应迅速滑向颊侧口腔前庭,以避免由咀嚼肌反射性收缩而被咬伤。

复位后立即用头颌绷带固定,限制张口活动2周左右。

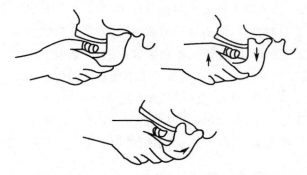

图 4-7-1 颞下颌关节脱位的手法复位示意图

2.其他治疗方法

硬化剂注射、治疗手术复位、髁突高位切除术、关节结节切除术及关节结节增高术等。

(三)注意要点

(1)颞下颌关节急性前脱位常采用手法复位;当两侧同时脱位,同时复位有困难时,可先复位一侧,紧接着复位另一侧;复发性关节脱位急诊处理仍为手法复位,但为避免反复脱位,随后一般可注射硬化剂,若无效可采用手术治疗;陈旧性关节脱位手法复位比较困难,一般以手术治疗为主。

(2)陈旧性关节脱位,由于脱位时间长、关节后部结缔组织增生,以及咀嚼肌群张力失调,手术复位一般不能完全退回到原关节窝内,只需将髁突退过关节结节顶点到关节结节后斜面即可。术后配合颌间牵引,数天后可使下颌逐渐回复到牙尖交错位关系。切不可误认为手术失败,轻易切除髁突。

(3)颞下颌关节急性前脱位复位后,为了使被牵拉过度受损的韧带、关节盘和关节囊得到修复,必须在复位后固定下颌2~3周左右,限制开颌运动(开口不宜超过1cm),以避免继发复发性脱位和颞下颌关节紊乱病。

(4)外力作用下导致的颞下颌关节脱位在临床上尚需与下颌骨髁颈骨折相鉴别。

四、急性化脓性颞下颌关节炎

（一）病因

开放性髁突骨折可由细菌感染附近器官或皮肤化脓性病灶扩散引起，也可由脓毒血症、败血症等血源性感染引起。偶尔也可由医源性（如关节腔内注射、关节镜外科等）感染造成。

（二）临床表现

（1）关节区可见红肿，压痛明显，尤其不能上、下咬合，稍用力即可引起关节区剧痛。

（2）关节腔穿刺，可见关节液混浊，甚至为脓液，涂片镜下可见大量中性粒细胞。

（3）血液化验见白细胞总数增高，中性粒细胞比例上升，核左移，有时可见细胞内有中毒颗粒。

（4）X 线片可见关节间隙增宽，后期可见髁突骨质破坏。

（三）诊断要点

（1）有局部和全身化脓性病灶（有时可找不到化脓病灶）。

（2）颞下颌关节区红、肿、热、压痛及自发痛。

（3）磨牙区咬合时可引起剧烈痛。

（4）血常规检查可见白细胞总数增高，中性粒细胞比例上升，核左移，有时可见细胞中毒颗粒。

（5）X 线片可见关节间隙增宽，后期可见髁突骨质破坏。但早期可以无阳性所见。MRI可见关节腔内大量液体。

（6）关节腔穿刺可见关节液混浊，甚至为脓液。涂片镜下可见大量中性粒细胞，抽出的关节液应做细菌培养、药物敏感试验。

（四）治疗

（1）根据细菌药敏试验，使用有针对性的抗生素，配合全身支持疗法。

（2）关节腔内穿刺抽出脓液，冲洗，局部注射敏感的抗生素。

（3）必要时可做切开引流。

（4）急性化脓性颞下颌关节炎治愈后应及时做开口功能训练，预防关节强直的发生。

（5）切开引流后，较长时期仍有脓性分泌物，可能为化脓性骨髓炎，应进一步确诊和治疗。

第八节　牙拔除术

一、普通牙拔除术

（一）适应证

1.乳牙滞留

影响恒牙萌出或造成恒牙移位者。

2.牙体病

龋坏严重或残冠、残根无法修复者。

3.根尖周病

病变严重且根管治疗效果不佳者。

4.牙周病

牙周治疗无效或无条件治疗的晚期牙周病松动Ⅲ度以上的病牙。

5.牙齿损伤

牙折断不能修复者颌骨骨折线上的病牙影响骨折愈合者。

6.移位错位牙

影响咀嚼功能、美容或正畸治疗需要者,非功能牙者。

7.阻生牙

牙齿不能正常萌出,反复引起冠周炎,形成慢性窦道,导致邻牙龋坏者。

8.病源牙

引起颌骨骨髓炎、蜂窝织炎者。

9.病灶牙

引起风湿病、肾炎、心肌炎、眼病者。

10.放射野或手术野牙

影响放疗或手术的某些牙根据情况术前或术中考虑拔除。

(二)禁忌证

(1)血压高于 24/13.3kPa(180/100mmHg)一般不宜拔牙,应先进行降压治疗。有条件者可在心电图血压监护下施行拔牙术。

(2)心脏病患者有不稳定的或近期开始的心绞痛,6 个月内发生过心肌梗死、充血性心力衰竭、未控制的心律不齐、严重的风湿性心脏病活动期等及心功能Ⅲ级或以上者,应严禁拔牙。患风湿性心脏病、先天性心脏病可以拔牙者,手术前后应使用抗生素。

(3)患有造血系统疾病者,如血友病、白血病、再生障碍性贫血、血小板减少性紫癜等,应在内科医师的配合下,全身症状、体征得到缓解控制后方可拔牙。

(4)未控制的糖尿病患者禁忌拔牙。血糖控制在 9mmol/L(160mg/dL)以内,无酸中毒症状时可以拔牙。因患者抗感染能力差,应在拔牙术前后给予常规剂量的抗生素。

(5)重症甲亢患者严禁拔牙(因拔牙可导致甲状腺危象发生)。经治疗后,若基础代谢率控制在+20%以下,心率在 100 次/分以下可予拔牙。但麻药中忌用肾上腺素,手术前后应采取抗感染措施。

(6)急性肝炎、慢性肝炎活动期、肝功能损害严重者,应暂缓拔牙。

(7)急性肾炎和有严重肾功能损害者不宜拔牙。

(8)月经期应延期拔牙。怀孕 3 个月以内和产前 3 个月内一般不宜拔牙。有习惯性流产史或早产史者应缓拔,其妊娠期内禁忌拔牙。

(9)急性炎症伴有尚未得到控制的蜂窝织炎时,一般不宜拔除引起感染的牙。控制后应予拔除。

(10)恶性肿瘤区域内,禁忌单独拔牙;颌面部曾放射治疗的区域,拔牙要十分慎重;必须拔牙时,拔牙前后应给予大量抗生素。

(三)操作方法

1.术前准备

(1)术前仔细询问病史及检查,正确掌握适应证和禁忌证。

(2)术者应核对拟拔牙位,向患者说明拔除患牙的必要性,对术中可能发生的问题应给予充分解释,必要时应签手术同意书。

2.麻醉的选择和应用

麻醉是保证拔牙术顺利完成的重要环节。局部麻醉是拔牙术主要采用的麻醉方法之一,临床上常用的麻醉药为含 1:100000 肾上腺素的 2%普鲁卡因和 2%利多卡因溶液,常用的方法为局部浸润或神经干阻滞麻醉。有关各牙位的神经分布和所采用的麻醉方法见表 4-8-1。

表 4-8-1　各牙位神经分布和麻醉方法

	神经分布		麻醉方法	
21|12	上牙槽前神经	鼻腭神经	局部浸润	局部浸润或鼻腭神经阻滞
3|3	上牙槽前神经	鼻腭神经、腭前神经末梢	局部浸润	局部浸润
54|45	上牙槽中神经	腭前神经	局部浸润	局部浸润或腭前神经
6|6	上牙槽中、后神经	腭前神经	上牙槽后神经阻滞麻醉加局部浸润	局部浸润或腭前神经阻滞
87|78	上牙槽后神经	腭前神经	上牙槽后神经阻滞麻醉	局部浸润或腭前神经阻滞
21|12	下牙槽神经	舌神经	局部浸润	局部浸润
43|34	下牙槽神经	舌神经	下牙槽、舌神经阻滞	
8765|5678	下牙槽神经、颊神经	舌神经	下牙槽、舌、颊神经阻滞	

3.手术方法

(1)待麻醉显效后方可开始拔牙。

(2)用 1%碘酊棉球消毒患牙及牙周组织,彻底分离牙龈附着;特别是残冠、残根,以减少牙龈撕裂。

(3)使用牙挺时:①应以牙槽嵴作为支点,勿以邻牙为支点;②挺喙大小适宜;右手要有支点,以防牙挺滑脱,伤及邻近组织;③用左手指挟压邻牙,以防挺伤;④应使用楔力、轮轴力、杠杆力的组合力,不能使用暴力。

(4)上牙钳时:①应再次核对患牙;②钳喙尖应插入牙龈与牙体之间的间隙;③钳喙长轴应与牙长轴一致,以防伤及邻牙或断根;④牙齿脱位时应防止对颌牙的损伤。

(5)拔牙后:①应仔细检查牙是否完整;②尽量彻底刮除根尖病变,残余肉芽组织异物、残片;③牙槽骨压迫复位;④若有牙龈撕裂,要予以缝合;⑤修整过高牙槽中隔与骨尖;⑥创伤大时可放入预防干槽症的药物。

4.术后处理

(1)咬紧纱卷半小时至 1 小时,进行压迫止血。

(2)拔牙当天不漱口不刷牙,勿进食热、硬食物,不用手触摸或用舌舐创口,以防止出血。

(3)拔牙当天不宜做剧烈运动,应注意休息。

(4)对一次拔牙数目较多,创伤大,或年老体弱者,可适量选用抗生素。

(5)有明显出血、疼痛、肿胀等术后并发症患者应及时复诊。

5.并发症及处理

(1)血肿为注射针刺破局部血管或拔牙创出血所致。

处理方法:即刻冷敷或加压包扎防止继续出血。48 小时后若出血控制,改为热敷或理疗,促进血肿吸收。为防止继发感染应根据血肿的范围及患者的身体状况选用肌内注射或口服抗生素。

(2)术后出血

①全身因素所致出血较少见,主要为出血性疾病。临床上应以预防为主,术前详细询问病史及检查,一旦发生,应针对原因进行专科治疗,必要时可少量多次输入新鲜血及成分输血助凝药物,同时必须进行局部止血处理。

②局部因素所致出血较多见,多为创伤大、软组织撕裂、牙槽骨或颌骨骨折、牙槽窝内炎性肉芽组织未彻底刮净及残留牙根、剧烈运动、过热饮食、饮酒、吸烟、吮吸拔牙创和过分漱口等所致。查明原因后,临床上以对症处理为主。

(3)术后感染主要是手术创伤较大、急性炎症期拔牙等所致,临床上以预防为主。

(4)干槽症多见于下颌阻生智牙拔除后,主要是手术创伤大、时间长,拔牙创继发感染,血块溶解脱落所致。也可由患者过早或过多漱口使血块脱落而造成。

(5)下牙槽神经损伤多见下颌磨牙拔除术,尤其是低位阻生的第三磨牙,根尖距下颌管很近,拔牙过程中极易损伤下牙槽神经。或者是将牙根推入下颌管内造成下唇麻木。

对低位阻生牙,术前应仔细观察 X 线片,了解牙根与下颌骨的关系,尽量避免术中损伤,一旦牙根进入下颌管,应及时翻瓣扩大牙槽窝后取出。若神经损伤,则术后应给予预防水肿、扩张血管及神经营养药。

①泼尼松 5mg~10mg,每日 3 次,口服 1 周。

②地巴唑 10mg,每日 3 次,口服 2 周。

③丙硫硫胺(新维生素 B_1)25mg,每日 3 次,口服 1 个月。

④理疗。

(6)牙根进入上颌窦,上颌窦腔过大和窦底距牙根较近是牙根进入上颌窦主要原因。一旦进入,原则上应予取出。一般采用翻瓣去骨法或冲洗法。

二、断根拔除术

(一)适应证

(1)根尖周组织有明显病变,应尽可能取出。

（2）断根有影响正畸治疗的可能，应取出。

（3）断根较小无病变，取根可能创伤大，甚至有可能伤及下牙槽神经或上颌窦时，可以不取断根。

（二）操作方法

1.术前准备

（1）拔牙断根时，应仔细检查断根的数目、折断的部位、断面的斜行方向等。

（2）准备好照明及器械，体位适当。

（3）断根情况不明，应摄 X 线片协助诊断。要注意下牙槽神经管及上颌窦的位置。

（4）去除牙槽窝内的碎屑，出血较多时，可用纱布或肾上腺素棉球压迫数分钟，以使术野清晰。不能盲目挺凿。

2.手术方法

（1）根钳取根法：适用于根钳可以直接夹紧牙根的单个牙根拔除。根钳夹紧牙根后，用摇动或旋转力量，将牙根拔除。

（2）牙挺取根法：应用不同类型牙挺将位于牙槽嵴以下的牙根拔除。

①直挺或根尖挺取根法：将牙挺自断根面较高的一侧插入牙根与牙槽窝骨壁之间，应用楔和旋转的力量将牙根挺出。

②三角挺取根法：多用于下颌多根牙个别残留牙根拔除。将三角挺的喙尖从已拔除的牙根的牙槽窝内插入牙槽窝底部，喙尖紧挺牙槽窝纵隔，向残根侧施加旋转力量，将牙槽窝纵隔连同残根一并拔除。

（3）分根取根法：适用于多根牙在根分叉以上折断牙根的拔除。是根据残留牙根的数目、解剖部位，应用骨凿、牙挺、牛角钳或高速气涡轮牙钻等，将牙根相互连接部分分离成各单个牙根，然后用牙挺按单个牙根拔除法将根取出。

（4）凿骨取根法：对于根端肥大、根分叉过大、牙根弯曲、骨性粘连、根尖深藏于坚实牙槽骨内又难于拔除的断根均可用此法。其步骤为切口、翻瓣、凿骨、拔除牙根、缝合等。

（5）开窗取根法：与凿骨取根法基本相同，仅适应证及切口稍有不同。此法多用于前牙及前磨牙根尖部断根的拔除。在相当于牙根处的唇侧黏膜做一深达骨面的弧形切口，翻瓣后将根尖处牙槽骨去除，暴露断根并取出。

（三）术后处理

（1）一般处理原则同牙拔除术。

（2）上颌窦内取根术后，应嘱患者 2 周内勿用力擤鼻涕及鼓腮，并用抗生素及麻黄素药水滴鼻。

三、阻生牙拔除术

（一）适应证

（1）反复引起急性冠周炎发作者。

（2）患牙或邻牙龋坏、牙槽骨吸收者。

（3）出现颊部皮肤瘘者。

（4）形成颌骨含牙囊肿者。

（5）引起三叉神经痛或怀疑是某些全身疾病的病灶牙。

（6）已导致颞下颌关节功能紊乱者。

（7）牙𬌗畸形矫治过程中的需要。

（二）操作方法

1. 术前准备

（1）详细检查阻生牙的萌出情况与邻牙的关系及周围组织情况；邻牙是否有龋、松动度或叩痛等，牙龈黏膜是否有充血、炎症，颞下颌关节运动等情况。

（2）术前摄 X 线片检查阻生牙的位置、类型、牙根数目、分叉等情况，与邻牙的关系，并进行阻力分析。

（3）了解阻生牙及邻牙周围骨质情况，在骨内的深度与上颌窦和下颌神经管的关系。

（4）应向患者交代阻生齿拔除的困难性、复杂性及术后可能出现的并发症。

2. 手术方法

（1）下颌阻生第三磨牙拔除术

①切口：切口由远中切口和颊侧切口组成。从第二磨牙远中面约 1.5cm 处开始，向前切开抵第二磨牙远中。然后沿第二磨牙颈部龈缘切开达第二磨牙近中处。再成 45°向前下，切至颊前庭沟上缘处，勿超过颊前庭沟，要切透骨膜，做黏膜瓣全层切开。

②翻瓣：自远中和颊侧切口交界处插入骨膜分离器，向后面颊侧掀起组织瓣。

③使用去骨劈开术拔牙：可先用骨凿凿去部分覆盖阻生牙的骨板，以暴露牙冠最宽径及近中颊沟为原则。使用骨凿时，应保持良好支点，忌用暴力。

④劈牙：采用双斜面骨凿，放置近中颊发育沟，与牙呈点状接触。一定在劈开前后检查，确认骨凿放在拔除牙上而不是放在牙槽骨上。常用的劈开方向有正中劈开和近中冠劈开。

⑤挺出阻生牙正中劈开后，选用薄挺，插入劈裂线，先挺出远中冠及根，再挺出近中冠及根。牙挺使用要点，同一般拔牙术。

⑥拔牙创处理先用刮匙清除牙槽窝中骨及牙的碎屑、牙囊、肉芽。舌侧骨板若有折裂，应压迫复位，若已与骨膜分离，应去除之。然后缝合创口，用棉卷加压止血。

（2）上颌阻生第三磨牙拔除术拔除上颌阻生第三磨牙的一般方法与下颌阻生第三磨牙相似，其不同点如下。

①上颌后部骨质疏松，解除阻力以凿除部分骨质为主，一般不宜采用劈牙法。

②去骨要适量，以暴露牙冠最大径为原则。

3. 术后处理

术后处理同牙拔除术，但由于拔除阻生牙创伤大，组织肿胀明显，术后可按常规给予抗生素。有引流条者，术后 24～28 小时取出，术后 1 周拆线。

4. 注意事项

（1）切口设计以暴露手术区为原则，组织瓣应保证足够的血供。

（2）拔除下颌阻生第三磨牙时，去除冠部阻力，特别是冠部骨阻力时，可采用去骨法；劈牙法主要用于解除根部阻力及邻牙阻力。有条件时,建议采用适宜的手机及车钻完成去骨及分牙。

5.并发症及其处理

同牙拔除术。

四、埋伏牙拔除术

埋伏牙是牙颌生长发育过程中发生的问题,可发生在颌骨的不同部位并有不同形式的阻生埋伏,多发生在上颌尖牙、切牙、多生牙、阻生牙等。

(一)适应证

(1)影响邻牙在正常牙列上的正常萌出。

(2)邻牙发生异常症状。

(3)局部炎症和牙列或牙殆畸形的矫治。

(二)操作方法

1.术前准备

(1)拍摄 X 线牙片和 X 线定位牙片,确定埋伏牙部位,了解牙冠和牙根及邻牙情况。

(2)通过视诊、触诊和 X 线牙片,确定手术进路和方案。

(3)清洁口腔。

2.麻醉与体位

上颌埋伏牙拔除时采用平卧位或半卧位,下颌埋伏牙拔除时采用坐位。麻醉常用神经阻滞麻醉。

3.手术步骤

(1)切口:从唇(颊)或腭侧做弧形或梯形切口。

(2)翻瓣:切开黏膜骨膜,在骨膜下翻起全厚瓣,暴露手术区。

(3)去骨:根据定位情况,用小骨凿去除覆盖牙冠部位的骨组织,显露牙冠最大径。

(4)劈开牙齿:用骨凿或涡轮牙钻将牙冠或牙齿分块劈(磨)开。

(5)挺出:用牙挺将牙齿分块挺出。

(6)清理拔牙创:刮净碎骨片和碎牙片等。

(7)缝合:用丝线缝合黏膜骨膜切口。

4.术后处理

(1)拔牙创口的碎骨、牙片要清除干净。

(2)切口严密缝合。若创口较大,可置放橡皮片引流。

(3)保持口腔清洁,可使用漱口剂。

(4)全身应用抗生素。

(5)术后 5~7 天拆除缝线。

(三)疗效标准与预后

(1)普通牙拔除后一般无特殊不适,术后 24 小时口腔即可行使正常功能。但因某些原因可出现拔牙后疼痛、出血、感染，多在术后 24～72 小时消失。严重时可发生邻牙或对颌牙损伤、牙槽骨骨折、上颌窦穿孔、下颌管损伤等，只要在拔牙术中避免暴力即可避免上述并发症的发生。

（2）阻生牙拔除因较普通牙拔除术复杂，组织创伤大，因而并发症较多且重些。除上述并发症外，还可出现晕厥、颌骨骨折等。只要严格按操作规则进行，亦可避免并发症的出现。

第五章 口腔修复

第一节 牙体缺损修复

牙体缺损是指牙体硬组织不同程度的质地和生理解剖外形的损害或异常，常表现为正常牙体形态、咬合及邻接关系的破坏，常对咀嚼、发育、面容、牙髓组织、牙周组织，甚至对全身健康等产生不良影响。

在牙体缺损较小的情况下，一般采用充填治疗方法，但如果在牙体缺损范围大、缺损程度严重、单纯的充填治疗不能获得良好的抗力和固位效果时，就应采用修复治疗的方法。此外，对于根管治疗后或伴有变色的前牙，为取得良好的保护和美观的效果，也应该考虑采用修复治疗的方法。

牙体缺损的修复是用人工制作的修复体恢复缺损牙的形态、外观和功能。用于牙体缺损修复治疗的修复体有全冠、部分冠、嵌体、桩冠、桩核冠、贴面等修复体。

牙体缺损的修复治疗过程：首先对患牙的牙体、牙髓、牙周、咬合关系等进行仔细的检查，制订出完整的治疗计划和修复设计方案，包括是否需要在修复前进行根管治疗、牙周治疗及咬合调整等；按修复设计要求对患牙进行相应的牙体预备，制备出一定的空间和外形。然后制作出一个与预备后的患牙完全密合的修复体，再以黏固剂将其粘接在预备后的牙体上，从而恢复患牙正常的解剖外形、咬合、邻接关系和功能。一个良好的修复体不单纯是一件牙体缺损部分的人工替代物，同时也应起到阻止牙体病变进一步发展，恢复正常生理功能，预防牙体、牙周支持组织病变的发生，保证口颌系统健康和各部协调等作用。

龋病是导致牙体缺损的最常见病因；外伤在前牙的牙体缺损中占有较大比例，后牙的牙折也较常见；牙颈部楔状缺损；严重的氟牙症、釉质发育不全也可导致牙体缺损；根管治疗后的牙齿也可形成牙体缺损。

一、牙体缺损分类及其治疗方案

龋病是造成牙体组织破坏缺损的主要原因，其破坏范围可以是小龋洞，也可以是大面积破坏形成残冠、残根。外伤所致的牙体缺损可以是小范围的切角缺损，也可以是破坏严重的冠折、根折。因不同的原因造成的不同范围的牙体缺损，在修复治疗上也有一定的差别。

（一）外伤牙折

外伤牙折一般发生在前牙较多，损伤程度可有所不同。

1.前牙切角及切缘缺损

一般是指位于前牙切 1/3 的牙折,对未累及牙髓的切角或切缘缺损,可以采用全瓷贴面的方法修复;树脂修复的方法简便易行,新型的树脂材料也能提供相对较长期的良好效果。若缺损已很接近牙髓,则先应尽可能采取保髓治疗,经一段时间的牙髓安抚治疗后,视牙髓的转归再进行相应的修复治疗。经观察,如果牙髓活力恢复正常,可以按照前面活髓牙的修复方法进行修复;当牙体组织缺损较大,贴面修复难以取得良好固位时,也可以采用全冠修复的方法。若保髓治疗失败,牙髓活力下降、牙髓坏死或出现牙髓炎的情况,则需要在完善的根管治疗后,再进行桩核冠的修复。

对根管治疗后的无髓前牙是否可以直接采用全冠修复,目前有不同的看法。有人认为死髓牙的强度与活髓牙并无显著的差异,无须采用桩核增加死髓牙的强度,但大多数研究者经过实验和临床观察认为,未采用桩核增加强度的死髓前牙全冠修复,远期发生冠折的危险性更大。口腔修复医师应该根据患牙缺损情况、患者年龄、患牙髓腔大小、修复需要磨除的牙体组织量等,综合考虑是否采用桩核增加强度和固位,大多数情况下建议对根管治疗后的前牙采用桩核冠修复。

2.前牙冠折

前牙冠折可发生在牙冠的中 1/3 或颈 1/3 处,可为横折或斜折,部分断面可能位于龈缘以下。这类缺损通常都累及牙髓,外伤发生后,应及时进行牙髓治疗,在完善根管治疗的基础上,进行桩核冠的修复。

前牙桩核可有多种选择,包括成品纤维树脂桩、成品金属桩、铸造金属桩核、全瓷桩核等,不同的桩核具有各自的优缺点。如果患者要求无金属修复,那么可选用纤维树脂桩核或全瓷桩核,再加上全瓷冠修复;当根管壁较薄弱,或断面位于龈下,建议采用纤维树脂桩核,有研究认为可以减少根折的发生;如果需要改变患牙的牙冠角度,那么以采用金属铸造桩核为宜;如果因为特殊原因,导致根管治疗不理想,有潜在的根尖病变危险,建议采用纤维树脂桩核,在必要时可以将桩从根管内取出,这是其他类桩核不具备的优点。成品金属桩虽然操作方便,价格低廉,但也有明显的缺点:多数成品金属桩刚度高,在患牙受到较大外力时,易发生根折;与树脂核的结合不如纤维树脂桩;因形态为预成,与根管壁的密合较差,或需要磨除较多牙体组织与之适应。因此,成品金属桩在临床应用中应慎重考虑。

严重的外伤往往除了牙折外还伴有骨组织的损伤,需要一定的时间才能愈合,在恢复期间可以先进行临时性修复。

3.后牙冠折

后牙冠折多发生于成年人,折裂多起始于窝沟底部,好发于第一磨牙,其次为第二磨牙、前磨牙。折裂的原因多与牙体牙髓治疗有关或继发于牙体牙髓病变,另外还与异常的咬合力、牙体自身结构、隐裂、牙体原有的破坏程度(包括医源性的备洞)有关。折裂类型可分为牙尖斜折、纵折和横折。其中牙纵折最为常见,折裂线从𬌗面通过髓室至髓室底,或通过髓室延伸至根管,出现冠根联合折裂。纵折牙若为活髓,可出现牙髓炎症状,咀嚼疼痛、叩痛明显。折裂牙断片松动度往往不如斜折明显,常并发牙周疾患。其次为牙尖斜折型,表现为 1~2 个牙尖折裂,深达髓角或髓室壁,但未累及髓室底。折裂线多从𬌗面斜向下至龈下,甚至牙槽嵴下 2~

3mm。折缝往往明显,且折断的部分有明显松动。患者有咀嚼痛、自发性痛和冷热痛,若牙折已久,还可能并发牙周疾患。横折较为少见,更常见于未行根管治疗的死髓前磨牙,可表现为牙冠从颈部折裂或折断。

要保留纵折的患牙是很困难的,因为后期的牙髓牙周治疗很难取得良好的效果,这类患牙的自然转归往往是牙周及牙髓病变最后导致患牙拔除。由于这类缺损通常都累及牙髓,或本来就是死髓牙,牙折发生后,对于能够保留的患牙,应及时进行牙髓治疗,注意密封,在完善根管治疗的基础上,及时进行桩核冠的修复。

斜折牙可根据折片的大小和位置不同进行处理,折片越接近冠方,松动通常越明显,可先摘除松动的小片牙体,行完善的根管治疗,再进行修复,一般预后良好。而深达牙根的斜折,其预后较差,但如果断面能够暴露,且能进行完善的根管治疗,再经过桩核冠修复,也可以取得较好的保留治疗效果。

后牙桩核可有多种选择,包括成品纤维树脂桩、成品金属桩、铸造金属桩核、全瓷桩核等,不同的桩核具有各自的优缺点。由于后牙常为多根及多根管,铸造金属桩核难以取得共同就位道,通常需要采取分体式设计,操作复杂,铸造精度要求较高。成品金属桩的优缺点则如前文所述,操作方便、价格低廉,但与根管壁密合较差。成品纤维树脂桩虽然具有不含金属、与牙体更为接近的刚度等优点,但也因其预成的形态在扁根管和弯曲根管中的应用受到限制。近年来,可塑性纤维树脂桩的出现在一定程度上解决了纤维树脂桩预成形态与根管形态不符的问题。

对于牙体组织保存较多的后牙,也有研究者认为根管桩并不能增强牙体的抗折强度,反而根管桩道的预备可能会削弱牙根的强度,提出不使用根管桩,而直接用树脂充填入根管内2mm再塑核进行全冠修复的方法。但对于无髓前磨牙,因其常受到侧向咬合力的作用,建议即使余留牙体组织较多,也应该使用根管桩。

4.牙隐裂

牙隐裂又称不全牙裂或牙微裂,指牙冠表面的非生理性细小裂纹。牙隐裂的裂纹常渗入到牙本质结构,是引起牙痛的原因之一,也是导致成年人牙齿劈裂而丧失的一种主要疾病,临床上比较多见。牙结构的薄弱环节是隐裂牙发生的易感因素,牙尖斜度越大,所产生的水平分力越大,产生隐裂的机会也越多。当病理性磨损出现高陡牙尖时,牙尖斜度明显增大,正常咬合时所产生的水平分力也增加,形成创伤性殆力,也是产生隐裂的因素之一。根据程度不同可表现为冷热刺激敏感、咬合不适感、慢性牙髓炎症状和定点性咀嚼剧痛等。

牙隐裂通常首先需要进行调殆治疗,排除殆干扰,降低牙尖斜度以减小劈裂力量,需多次分期进行。还需均衡全口殆力负担,治疗全口其他患牙,修复缺失牙,这项工作常被医师们忽视,只注重个别主诉牙的治疗而不考虑全口牙的检查和处理。当隐裂仅达釉质牙本质界,着色浅而无继发龋损时,用酸蚀法和釉质粘接剂光固化处理;有继发龋或裂纹着色深已达牙本质浅层、中层者,沿裂纹备洞,氢氧化钙糊剂覆盖,玻璃离子黏固剂暂封,2周后无症状则换光固化复合树脂;较深的裂纹或已有牙髓病变者,在牙髓治疗的同时大量调整牙尖斜面,彻底去除患牙承受的致裂力量,治疗后应及时用全冠修复。

（二）残冠

当牙冠硬组织丧失超过 1/2 时，称为残冠。可由牙体硬组织疾病、外伤等造成，其牙髓状况与患牙牙体硬组织缺损的程度有关，缺损波及髓腔者将继发牙髓、根尖周疾患。

1.前牙

前牙残冠常由龋病和外伤引起，当患牙牙冠部分缺损，髓腔未暴露且通过牙髓活力测试确定为活髓牙时，可采用间接盖髓术等方法保护牙髓活力，修复设计宜采用全冠修复。而更多见的是患牙牙冠部分缺损累及髓腔，此时应考虑露髓原因、患者的年龄和牙根发育状况来制定修复方案：对牙根尚处于发育过程中的青少年患者，因机械外伤露髓，尚未出现牙髓炎症状，可试用活髓保存治疗如盖髓术或切髓术；若出现牙髓炎、根尖周炎症状和体征，对根尖未发育成形的年轻恒牙应及时行根尖诱导形成术；对于成年人，在意外露髓直径小于 0.5mm 时可考虑盖髓术，其他累及牙髓的情况尤其是因龋病导致的残冠应行完善的根管治疗后，再进行桩核冠修复。对于尚未进行根管治疗的年轻恒牙，可使用过渡性全冠修复，待成年后视牙髓状态，行全冠修复或完善根管治疗及桩核冠修复。

前牙桩核可有多种选择，包括纤维树脂桩、成品金属桩、铸造金属桩核、全瓷桩核等；冠也有多种，包括金属烤瓷冠、全瓷冠、聚合瓷等种类，每种根据材料的不同还有多种选择。前牙因美观需要，可考虑选择纤维树脂桩加全瓷冠的组合以达到最好的美学效果。但当涉及改变牙冠角度时采用金属铸造桩核为宜。

2.后牙

后牙残冠通常由龋病、磨损等原因引起，累及 2 个以上牙尖，常伴发牙髓及根尖周疾病，常需进行完善的根管治疗。修复设计可视缺损范围考虑嵌体、高嵌体、部分冠、全冠和桩核冠，其中以全冠和桩核冠最为常见。与前牙类似，后牙全冠和桩核也有多种选择，但在选择时应最主要考虑材料的抗力和固位，而美观的考虑相对较少，故后牙冠常选用金属烤瓷冠，高强度的全瓷冠如氧化锆全瓷冠等。

后牙残冠较常出现𬌗面中央大面积窝洞的情况，此时充填体周围牙体组织少，只余留空壳状的薄层洞壁，在进行牙体预备时需要格外小心，设计上采用金属烤瓷冠，刃状颈缘，固位力足够时考虑龈上边缘等方法尽量多地保留牙体组织。

后牙残冠可能为严重磨损所致，患者可能有夜磨牙或其他不良咀嚼习惯，咬合紧，𬌗面难以预备出足够的空间。可以设计金属铸造全冠或者金属𬌗面烤瓷全冠，固位力不足时，可设计龈下边缘，视牙髓情况采用钉洞、固位沟、嵌体冠等辅助固位型，或采用桩核冠进行修复。

对于无髓前磨牙，即使余留的牙体组织较多，仍然建议使用桩核冠的方式修复，减少修复后在侧向力的作用下发生牙折的可能。

（三）残根

冠部的硬组织完全丧失或接近全部丧失则为残根。残根是否保留主要结合其松动度、长度、感染控制情况和保留价值等因素综合考虑。一般Ⅲ度以上松动，感染控制不佳和残根长度小于临床冠长的不考虑保留。要保留的残根需进行完善的根管治疗，控制感染后才能进行修复，修复设计为桩核冠。通常，残根的断面位置、松动度、修复后受力情况等将影响修复效果。

修复设计应考虑残根断面的位置。残根断面位于龈上时，可利用的牙体组织面积较多，尽量设计牙本质肩领,有助于修复后修复体和牙体整体的抗折,能很好地行使功能。残根断面部分位于龈上时,应尽量在龈上部分保留牙本质肩领,研究证明,部分的牙本质肩领也比没有牙本质肩领结构时抗折强度高。当断面完全位于龈下时,可考虑切龈后再修复,通常去除残根腐质后缺损达龈下 3mm 以上的修复效果较差,若此时牙根长度足够,也无松动,可考虑正畸牵引,使断面暴露于龈上,再行修复治疗。

残根,尤其是没有牙本质肩领的残根修复后,在恢复咬合时应尽量避免侧向力的作用,防止发生不可修复性的根折。而目前的研究表明,纤维树脂桩具有减少不可修复性折裂的优势,即使发生折裂,也多为可修复性折裂,可以将折裂的纤维树脂桩取出后重新修复,能更大程度地保存余留的牙体组织。因此,在根管壁较薄弱或断面位于龈下时,建议采用纤维树脂桩核修复残根。

二、常用修复体及其牙体预备方法

(一)嵌体

嵌体是一种嵌入牙体内部,用以恢复牙体缺损的形态和功能的修复体。按其所用材料可分为金属嵌体、瓷嵌体和树脂嵌体。与银汞和树脂充填治疗相比,嵌体为口外制作,具有机械性能更佳,边缘更密合,能够恢复缺损牙体的沟窝尖嵴,更好地恢复牙体外形与功能的优点。

1.适应证

嵌体仅可以修复牙体缺损部分,不能给剩余牙体组织足够的保护,一般活髓牙缺损均可设计嵌体修复,且修复效果优于充填体。死髓后牙为嵌体修复禁忌。

(1)各种牙体缺损已涉及牙尖、边缘嵴及𬌗面,需要修复缺损者。

(2)牙体缺损引起邻面接触不良,可用嵌体修复邻面接触点。

(3)嵌体可以设计作为固定桥基牙的固位体。

2.禁忌证

(1)死髓牙缺损,由于牙体组织变脆,不宜选用无保护功能的嵌体修复。

(2)髓腔大、髓角位置高的患牙,如乳牙或年轻恒牙,牙体预备制备就位道时容易伤及牙髓者,不宜选取备牙量相对较多的嵌体修复。

(3)𬌗面缺损范围小且表浅,不涉及较大咬合接触区者,宜选取更加方便的充填治疗。

(4)牙体缺损范围大,残留牙体组织抗力形差,固位不良者,不宜选取嵌体修复。

(5)对美观要求高的患者,前牙累及美观区域的缺损,慎用不易配色的嵌体修复。

3.操作方法

(1)预备体基本要求

①一般前牙舌侧设计唇向,后牙设计根向的单一就位道。

②嵌体洞形沿就位道方向不能有倒凹,洞壁微向外展 2°~5°。

③为获得垂直向的支撑,洞形要求底平,若洞底缺损不均匀,可采用垫底获得底平。

④嵌体洞形边缘形态根据不同材料进行选择,强度较大的金属嵌体可制备 45°角 1mm 宽的洞缘斜面;全瓷和树脂嵌体边缘容易碎裂,洞缘制备成 90°角。

⑤牙齿邻面可做片切形以恢复邻面外形及接触区。

⑥当预期固位力较差时,可制备辅助固位形,用来限定就位道并增加固位,通常采取制备鸠尾固位形、针道或固位沟的方式。

(2)牙体预备基本步骤

①去尽龋坏:选用慢机球形车针,去除软化的腐质和龋坏组织。

②确定就位道:选用圆头锥形车针去除薄弱牙体组织,适当扩大洞形,使洞外形呈圆钝曲线;洞深度一般 2mm,轴壁沿就位道方向外展 2°～5°。

③形成洞底平面:龋坏较深处或近髓处可进行垫底处理。

④制备洞缘:根据最终选择的材料预备成 45°小斜面或 90°洞缘。

⑤邻𬌗面洞形:缺损累及邻面者需制备邻面洞形即与充填体预备相似的箱状洞形或嵌体特有的片切洞形,同时需要预备增加固位力的𬌗面洞形,称为邻𬌗面洞形。

A.箱状洞形的制备:适用于邻面龋坏较大者,去除龋坏后,用中号圆头锥形车针预备邻面箱状洞形,其龈端位于接触点以下,龈阶水平,颊、舌侧边缘扩展到自洁区。邻面盒状洞形的颊舌轴壁与牙长轴略向外扩展 2°～5°,髓壁与就位道一致。

B.片切洞形的制备:适用于邻面龋坏较表浅者,去尽龋坏组织后,用细圆头锥形车针紧贴患牙颊舌向切割,颊舌侧扩展到自洁区,颈部沿龈缘线预备,即邻面形成一小平面,片切面的中心可制作箱状洞形与𬌗面固位形相连。

C.𬌗面洞形的制备:用中号圆头锥形车针制备牙𬌗面鸠尾固位型,外形适应窝沟外形,洞深一般 2mm,轴壁略外展 2°～5°,鸠尾的峡部宽度一般不大于𬌗面的 1/2。

⑥精修洞壁及洞缘斜面,确定就位道方向无倒凹,无薄弱牙壁。

(二)贴面

贴面是通过对牙体进行少量磨除,制作树脂或瓷贴面,并利用粘接固位方式修复美容区域牙体颜色异常和(或)形态异常,从而达到与天然牙相似的美学效果的一种修复方法。一般分为树脂贴面和瓷贴面 2 种。树脂贴面由于传统树脂材料色泽与耐磨性能上的不足,临床中已经较少应用,但近年出现的一些改良型树脂在性能上已经有了较大提升,其临床效果尚需进一步观察。瓷贴面因其具有色泽美观稳定,通透性与天然牙相似,表面光洁度高,与树脂粘接剂粘接性好等优点,成为临床广泛应用的贴面种类。玻璃类陶瓷因其可经氢氟酸酸蚀、硅烷偶联获得较大粘接强度,成为目前瓷贴面多选用的材料。

1.适应证

瓷贴面美观但强度有限,故主要应用于前牙美容区,避免承受较大咬合力。

(1)适用于前牙、双尖牙因釉质发育不全、龋病、外伤等引起的影响美观且不超过 2mm 的釉质缺损。

(2)适用于前牙、双尖牙由于死髓、四环素牙、氟斑牙等引起的轻度变色的美容修复。

(3)适用于前牙区畸形小牙改形、轻度扭转牙、关闭牙间隙等轻度改变牙体形态的修复。

2.禁忌证

瓷贴面的强度和遮色能力有限,故在可能会承受较大𬌗力或基牙底色较深情况下需慎重选择。

（1）反𬌗情况下的上前牙唇面，以及深覆𬌗情况下的下前牙唇面。

（2）患有磨牙症以及有前牙咬硬物习惯的患者。

（3）重度四环素牙等染色较深的患牙。

（4）切端缺损大于 2mm 的患牙不宜使用瓷贴面恢复外形。

3.操作方法

（1）预备体基本要求

①牙体预备均匀，保证足够的修复空间用来恢复牙体外形。

②牙体预备尽量在釉质层内，以提供足够的釉质粘接面。

③切端、近远中边缘嵴处可适当加大预备量，形成贴面边缘加固区。

④边缘尽量设计于易清洁区，颈缘设计齐龈或龈下。

⑤预备体光滑，内线角光滑圆钝，无倒凹。

（2）牙体预备基本步骤：瓷贴面最小厚度为 0.3～0.5mm，在颈缘处釉质较薄，一般预备0.3～0.5mm，在切端和近远中边缘嵴处，釉质层较厚，可预备 0.5～0.8mm，以获得边缘增强以及就位引导结构。

①唇面和龈端预备：唇面预备采用龈 1/2 和切 1/2 2 个方向沿牙表面预备。先选用深度指示车针，在唇面需预备区进行深度指示沟预备，颈缘处制备 0.3mm 或 0.5mm 深度，近切端处和近远中边缘嵴处制备 0.5mm 或 0.8mm 深度，然后根据指示沟深度选用中号圆头锥形车针磨除唇侧釉质。龈端先形成齐龈或龈下0.5～1.0mm 无角肩台，以便于后期精修。

②邻面预备：使用中号圆头锥形车针由唇面自然过渡于邻面，磨除 0.5～0.8mm，原则上不破坏邻面接触区，但要用砂条适当打开邻面接触，便于后期加工贴面时修整代型。若接触区已被充填体破坏或需关闭间隙，则邻面可适当磨除，但需注意贴面就位道。

③切端预备：贴面切端预备根据是否预备切端分 3 种类型：开窗型、对接型和包绕型。

A.开窗型：牙齿切端不需修复者选用，不改变前牙切导斜度，多用于上前牙。切端预备终止于切端厚度的 1/2，可适当形成 1.0～1.5mm 切端加固区。

B.对接型和包绕型：牙齿切端缺损且小于 2mm 需贴面修复者选用，多用于下前牙。磨除切端 1～2mm，保证贴面切端强度，舌侧不进行预备为对接型；舌侧进行包绕切端预备 1～2mm 者为包绕型。对接型与包绕型边缘注意要远离正中接触区。

④预备体精修：精细磨除预备体保证点线角圆钝，无薄弱牙体，并确定龈边缘位置。

（三）铸造金属全冠

铸造金属全冠是用合金材料铸造而成的覆盖整个牙冠表面的修复体。它与牙体的接触面积大，固位力强，对牙齿的保护作用好，用于牙体缺损的修复及固定桥的固位体。常用的合金有镍铬合金、钴铬合金、金合金等。

1.适应证

（1）后牙各种牙体外形严重缺损，需要以修复体恢复正常的解剖外形、咬合、邻接、排列以及𬌗曲线者。

（2）后牙区经完善根管治疗后的牙齿，为防止牙冠劈裂可预防性全冠修复。

（3）后牙固定义齿的固位体。

（4）可摘义齿的基牙需全冠改善外形，并需放置支托者。

（5）牙本质过敏严重伴牙体缺损、脱敏治疗无效者可适当选用全冠修复。

2.禁忌证

（1）前牙区美观影响大，一般为禁忌。

（2）未进行完善根管治疗，发生牙髓炎、根尖炎的患牙。

（3）对合金中某些金属过敏或口腔黏膜对流电现象敏感者慎用。

（4）牙冠短小，固位抗力或修复空间不足者。

3.操作方法

（1）铸造金属全冠基本要求

①争取以生物学性能较好的金合金作修复材料。

②铸造金属全冠以龈上边缘为佳，边缘形态可选择刃状边缘或0.5mm无角肩台。

③牙冠长、冠根比例大的患者可将冠边缘设计到龈上，并适当增加轴面突度及与邻牙的接触面积。

④铸造全冠固位力差者应增加轴沟、箱形或钉洞固位形。

⑤牙冠严重缺损者应考虑做桩核后再做全冠修复。

⑥患牙原有水平型、垂直型食物嵌塞者，全冠外形设计应考虑食物流向控制。

（2）牙体预备基本步骤：全冠牙体预备选择棒槌状车针及小号、中号圆头锥形车针，以𬌗面—颊舌面—邻面—辅助固位—精修的顺序进行。

①𬌗面预备：用棒槌状车针在𬌗面参照外形，在颊舌沟及牙尖嵴磨出深度为1mm的指示沟，以此为参照，依照解剖外形均匀磨除牙体组织。注意功能尖斜面的磨除。

②颊舌面预备：用中号圆头锥形车针按照全冠就位道方向，分别在颊舌侧近中、中部、远中制备深度指示沟深度0.5～1.0mm，直至形成宽0.5mm颈部无角肩台，然后顺序磨除指示沟间牙体组织，形成2°～5°聚合度，并尽量向邻面扩展。

③邻面预备：邻面预备应尽量保护邻牙，选用小号圆头锥形车针于邻面由颊侧向舌侧上下提拉预备，与邻牙间可保留小薄层釉质，以保护邻牙。待全部磨通邻面后，换用中号圆头锥形车针加大预备量，形成2°～5°聚合度，颈缘0.5mm无角肩台。

④辅助固位预备：牙体组织因牙冠过短等导致固位力差时，需增加固位沟，以增强固位。可选用中号圆头锥形车针于近远中或牙体组织较多处，预备深1.0mm，龈𬌗向不小于2mm的固位沟，并注意固位沟方向与就位道方向一致。若冠上需放置支托窝等结构，则需在预备体相应位置进行预备，以保证牙冠厚度。

⑤精修完成：最终修整预备体外形，形成光滑连续边缘，无尖锐点线角。最终获得刃状边缘或0.5mm无角肩台，𬌗面、颊舌面、邻面不小于1mm修复间隙，功能尖斜面不小于1.5mm修复间隙，聚合度2°～5°的预备体。

（四）金属烤瓷全冠

金属烤瓷全冠，又称烤瓷熔附金属全冠，是瓷粉经高温烧结于金属内冠而形成的修复体，因此，金属烤瓷全冠兼有金属全冠的强度和全瓷冠的美观。它的特点是能恢复牙体的形态功能，外观逼真，机械强度好，表面光滑，色泽稳定。

1.适应证

(1)氟斑牙、变色牙、四环素染色牙等,需改变颜色不宜用其他方法修复者。

(2)锥形牙、釉质发育不全等牙齿缺损,需改变外形且对美观要求较高者。

(3)前牙错位、扭转而不宜或不能做正畸治疗者。

(4)龋洞或牙体缺损较大而无法充填治疗者。

(5)需做烤瓷桥固位体的基牙。

2.禁忌证

(1)有其他相对磨牙较少修复方法并可满足修复需要者。

(2)对前牙美观要求较高,不能容忍颈缘灰线等金属烤瓷冠不良影响者。

(3)髓腔宽大的年轻恒牙、乳牙等,容易引起意外露髓者,建议先行根管治疗后修复。

(4)基牙剩余牙体抗力固位不足者,需进行桩核修复后,选用全冠修复。

(5)严重夜磨牙患者,容易产生崩瓷现象,慎用。

(6)修复间隙不足的后牙以及深覆𬌗前牙慎用。

3.操作方法

(1)金属烤瓷冠基本要求

①金属内冠的要求

A.要恢复牙冠的正确解剖形态,无铸造缺陷。

B.有足够的厚度,烤瓷部位的金属内冠厚度至少0.3mm。

C.烤瓷面的瓷粉厚度均匀,牙体缺损过多处由金属部分弥补。

D.为烤瓷面提供足够的空间,唇面至少1.0mm,切端1.5~2.0mm。

E.金属内冠表面形态光滑、圆钝,避免深凹及锐角。

F.瓷金交接边缘应离开咬合接触区1.5~2.0mm。

②不透明层应均匀地覆盖在金属表面。其厚度通常为0.2~0.3mm,即可较好地遮盖金属底色,同时构成修复体的基础色调。

③体瓷

A.体瓷的厚度一般不小于1.0mm。

B.厚度均匀。

C.比色尽可能正确,选择合适的瓷粉。

(2)牙体预备基本步骤:后牙区金属烤瓷冠牙体预备基本与铸造金属全冠类似,只是加大牙齿磨除量,以便提供足够修复空间,获得良好的瓷层美观效果。𬌗面磨除不少于1.5mm,功能尖斜面磨除不少于2mm,颊侧及邻面磨除不少于1.5mm,同时形成多种形态的肩台,舌侧金属颈环区可选择刃状边缘或0.5mm无角肩台。对于后牙区对美观影响不大区域,可设计全金属颈环,以便减少牙体预备量,以及获得更佳的边缘密合度。

金属烤瓷冠主要用于前牙区,故以上前牙为例重点介绍前牙区牙体预备步骤。前牙牙体预备,选择中号圆头锥形车针、棒槌形车针,分为切端—唇面—邻面—舌面—边缘—精修几步完成。

①切端磨除:用圆头锥形车针在切端磨出3条深度指示沟,深度为2.0mm,然后磨除沟间

牙体组织。

②唇面磨除：首先用圆头锥形车针在唇面制备 3 条深度指示沟，指示沟依照唇面外形凸度分 2 个平面，龈 1/3 与牙体长轴平行，切 2/3 顺沿唇面弧度，指示沟深度为 1.5mm。然后磨除指示沟间的唇面牙体组织，形成唇面边缘形态，边缘可制备成齐龈无角肩台。

③邻面磨除：选用圆头锥形车针小心磨除邻面牙体组织，注意保护邻牙，并形成 2°～5°聚合度，以及颈部齐龈 1.5mm 无角肩台。

④舌面磨除：舌面舌窝部分先使用中号圆头锥形车针预备颈部向切端 2 条指示沟，深度为 1.0mm(舌侧金属背板部分)或 1.5mm(有瓷层部分)，然后选用棒槌状车针均匀磨除舌侧釉质，形成舌侧窝以及舌隆突相应外形，在靠近颈缘部分参照唇面预备形成龈 1/3 轴壁，在龈端形成 0.5mm 无角肩台，边缘可位于龈上。

⑤精修完成：排龈后修整龈下边缘，美观区域距龈沟底不小于 0.5mm，非美观区可龈上或齐龈边缘，预备体其他部分线角圆钝。最终完成预备体具备切端 2.0mm，有瓷层部分 1.5mm，金属颈环部分 0.5mm 左右修复空间。

(五)全瓷冠

全瓷冠是由全瓷材料制作与金属烤瓷冠相似的硬质内冠，然后将瓷粉烧制于内冠上形成的全冠修复体。其具有完美再现天然牙的色泽与通透性的特点，是美观修复全冠类的最佳选择。目前常用的全瓷冠按照内冠材料分，有玻璃基陶瓷、氧化铝增强基陶瓷、氧化锆增强基陶瓷 3 种；按照内冠制备方法目前主要有热压铸、粉浆涂塑玻璃渗透、计算机辅助设计与制作(CAD-CAM)3 种。

1.适应证

(1)美观要求很高，其他修复方法无法达到美观要求者。

(2)前牙邻面缺损大，或冠部有多处缺损，不能使用贴面修复者。

(3)前牙牙冠氟斑牙、四环素染色等影响美观者的美容修复。

(4)因发育畸形或发育不良影响美观的前牙。

(5)有些错位牙、扭转牙而不宜于正畸治疗者。

(6)因目前全瓷冠强度与通透性间存在不可兼顾的特点，强度方面玻璃基陶瓷＜氧化铝基＜氧化锆基，而模拟天然牙色泽方面玻璃基陶瓷＞氧化铝基＞氧化锆基，故需根据欲修复牙位以及需改变的预备体色泽选择不同类型的全瓷冠。

(7)全瓷材料在进行核磁共振以及 CT 检查时不会产生伪影的影响，故后续有做口腔颌面部上述检查需要的患者，需选择全瓷修复。

2.禁忌证

全瓷冠较金属烤瓷冠牙体预备量相对较大，且内冠强度较金属强度稍差，并且修复费用较高，临床需谨慎选择适应证。

(1)乳牙或青少年恒牙牙体缺损且为活髓者。

(2)患者前牙区咬合过紧，舌侧预备量不足者，慎用。

(3)前牙区牙齿变色严重或金属桩核需美容修复者，不宜使用通透性高的全瓷材料。

(4)需做活动义齿修复固位基牙者，不宜选用全瓷修复。

（5）磨牙症患者,若需全冠修复,需慎重选择。

（6）需固定义齿修复患者,需参考殆力情况,选择合适全瓷材料。

3.操作方法

全瓷冠牙体预备步骤与金属烤瓷冠基本相同,仅在边缘以及美容区域预备量有差异。

（1）牙体预备基本要求

①前牙切缘磨除 2.0mm,后牙殆面的磨除量在 1.5mm,功能尖斜面为 2.0mm。

②轴壁应均匀磨除 1.2～1.5mm,各轴壁殆向聚合度为 6°。

③颈部边缘为无角肩台,宽度 1.0～1.2mm。

④各预备面应圆钝、光滑、连续、无倒凹,消除可能的应力集中。

（2）基本步骤牙体预备方法及步骤:同金属烤瓷全冠最终完成的全瓷预备体预备切端 2.0mm,殆面 1.5～2.0mm,轴壁 1.5mm,边缘部分1.0～1.5mm 左右修复空间。

（六）桩核冠

桩核冠是残根、残冠修复时常用修复体,它由桩核和外冠 2 个独立的结构组成。桩核的固位由插入根管内的桩获得,而与桩一体的核则形成外冠预备体外形。桩核冠具有边缘密合,可修复大面积牙体缺损,可以较方便地更新外冠等优点。目前常用的桩核为间接法的金属铸造桩核与直接法的纤维树脂桩核。

1.适应证

（1）牙冠大面积缺损,剩余牙体不能为全冠提供足够固位力,难以用其他方法修复者。

（2）固定义齿的周位体。

（3）前牙畸形,错位或扭转,可用桩核冠修复一定程度改善牙齿倾斜度。

2.禁忌证

（1）牙体缺损过大,缺少牙本质肩领,不能为桩核提供足够固位力者。

（2）未进行完善的根管治疗者。

3.操作方法

（1）桩核的基本要求

①桩根管内长度为根长的 2/3～3/4,且不短于牙冠长度。

②桩的直径为根管截面直径的 1/3。

③核的形态应与牙冠保留的牙体组织共同形成外冠制备体形态。

④外冠的边缘要放在根面牙体组织上,即基牙应具有 1.5～2.0mm足够的牙本质肩领。

（2）牙体预备基本步骤

①制备残留牙冠组织,降低残留牙壁高度,然后磨除薄壁、弱尖及无基釉,保证最终牙冠预备后剩余牙体组织至少 1mm 厚度,且有 1.5～2.0mm 足够的牙本质肩领。

②根管制备参考 X 线片,了解牙根的长短,粗细及形态,先用根管钻慢速提拉取出根充材料,深度为根长的 2/3～3/4,在根尖区至少保留约 4mm 的根充物以保证良好的根尖封闭,修整根管壁,可稍作扩大。

③间接法金属铸造桩核修复者,需保证预备体与各个轴壁与根管就位道一致并稍外展 6°,保证无牙体倒凹。

④直接法纤维桩核,可保留髓胶牙体组织倒凹以增加核固位力。

⑤金属铸造桩试戴合适黏固后,或者纤维桩树脂核固化后,便可按照设计类型的全冠,进行牙体预备。因桩核预备时保留了足够牙本质肩领,故全冠牙体预备时,边缘全部终止于牙体组织。

(七)塑料暂时冠

塑料全冠是用塑料制成的全冠修复体。它具有颜色自然美观、制作容易、价廉等优点,曾一度被广泛应用于前牙的缺损修复,但由于塑料全冠存在耐磨性差,硬度低,易老化及变色等缺点,目前已被金属烤瓷冠替代,但更多的是应用于暂时性修复。

1.适应证

(1)金属烤瓷冠、瓷全冠修复时,牙体预备后为暂时恢复患者的美观,及保持预备后间隙和牙龈稳定。

(2)受医疗条件或患者的经济条件限制,只可能用塑料全冠修复的前牙过小牙、变色牙、切端缺损不超过牙冠切龈高度1/3者。

2.操作方法

牙体预备基本与全瓷冠相同,即预备体磨除厚度至少1.0mm,以保证塑料的厚度,获得较好的强度。

临床制作暂时冠分为直接法与间接法。直接法适用于进行全冠预备时,患牙牙体外形完整者;间接法适用于全冠预备前,牙体缺损较大,已无正常外形。

(1)直接法:牙体预备前,使用藻酸盐或硅胶印模材重体取待预备牙以及相邻两牙阴模,待牙体预备后,将预备体涂布凡士林等分离剂后,将暂时冠树脂或面团期自凝树脂置于阴模中预备体位置,将阴模重新口内就位,待将要硬固前取出,即形成与患牙牙体预备前相同的暂时冠,进行边缘修整以及口内调𬌗后,抛光,暂时性黏固。

(2)间接法:进行牙体预备前,取牙体缺损区阴模灌制石膏模型,在模型上使用蜡雕刻处正常的牙体外形,然后使用藻酸盐或硅胶重体,制取石膏模型阴模,后续过程与直接法相同,进行口内复位。

(八)部分冠

部分冠是覆盖部分牙面的固定修复体。因其只覆盖部分牙面,在前牙只覆盖舌、邻面及切端,较金属全冠美观。后牙只覆盖𬌗、邻、舌面,颊侧基本不暴露金属,既兼顾了美观,同时由于部分冠常加用沟、钉固位形,固位也较好,牙体切割量轻少且较表浅,颈缘线较短,对龈缘刺激小,较全冠就位容易,黏固剂易排出,因而黏固后冠边缘密合性好。此类修复体主要用于烤瓷类修复体出现前,使用以保证美观修复,近年已经较少应用。

部分冠可分为前牙3/4冠、后牙3/4冠、开面冠和半冠。半冠因预备过程复杂,固位及美观问题现在已经少用。

1.前牙3/4冠

(1)适应证

①咬合紧、𬌗力大、深覆𬌗、覆盖小的前牙邻面或切角范围不大的缺损,不能或不适合做烤瓷冠、贴面等修复者。

②前牙固定桥的固位体,基牙为活髓牙或不宜做其他固位体者。

③需做固定夹板或咬合重建者。

(2)禁忌证:凡舌面缺损严重及邻面无法预备出足够抗力形和固位形者,以及牙髓病、尖周病未彻底治愈者不能做 3/4 冠修复。

(3)操作方法

①邻面片切:用小号圆头锥形车针自切端沿邻面方向片切或从邻面舌侧预备至唇外展隙,方向与牙长轴一致,稍向舌侧倾斜,片切面在龈方止于龈嵴顶,在唇面则止于自洁区。近远中 2 个片切面应相互平行,由于前牙唇面宽于舌面,在做邻面片切时,避免磨除过多的唇面组织,而使唇面显露较多金属,影响美观。

②切缘磨除:用棒槌形车针按前牙切缘的形态,上前牙向舌侧,下前牙向唇侧磨成与牙长轴相交为 45°的斜面。尖牙则磨成近中和远中 2 个斜面。

③舌面磨除:用棒槌形车针从切缘舌侧顺舌面解剖形态至舌隆突顶点,均匀磨除一层,使之形成凹形,其间隙约为 0.5mm。

④邻面沟制备:用中号圆头锥形车针从邻切线角中点开始,制备深 1.0mm,方向与牙冠就位道方向一致的邻面沟。

2.后牙 3/4 冠

(1)适应证

①后牙舌、𬌗面缺损、舌尖折断等修复,不宜做全冠或充填治疗者。

②𬌗面缺损需要恢复咬合者。

③固定桥的固位体。

④牙周固定夹板或多个后牙𬌗重建。

(2)禁忌证:凡舌面缺损严重及邻面无法预备出足够抗力形和固位形者,以及牙髓病、尖周病未彻底治愈者不能做 3/4 冠修复。

(3)操作方法

①邻面片切:与前牙 3/4 冠相同。

②舌面磨除:同前牙 3/4 冠舌隆突顶至龈缘的磨除,磨成与牙长轴平行的轴面。

③𬌗面磨除:用棒槌形车针在𬌗面均匀磨除 0.5~1.0mm,边缘磨成斜面。为了不使颊侧显露金属,可以保留后牙颊尖的𬌗缘,用中号圆头锥形车针在𬌗面近颊部分磨一沟,深入牙本质内约 1.5mm,在颊尖的舌侧部分作斜面。

④邻轴沟制备:用中号圆头锥形车针在邻面片切面的颊 1/3 与中 1/3 交界处,顺牙齿长轴自𬌗面向龈方磨入 1.0mm 深,沟止于片切面内。若邻面有龋坏,可制备成箱状。

⑤修整:将各轴角磨圆钝,以免蜡型在轴角处过薄。

3.半冠

这种修复体,只包盖牙冠的𬌗面和轴面的 1/2 左右,故称半冠。一般适用于牙冠轴面突度较大的患牙。制备时,除适当磨除𬌗面外,邻面、颊、舌面亦应磨除。颊舌面外形高点线较凸,在牙冠中 1/3 以上接近𬌗面者,应将凸面磨除,将外形高点线降低。但不应去除牙冠颈部倒凹。

（九）锤造金属全冠

锤造金属全冠是用白合金半成品冠套经锤压工艺制成的修复体,其外形恢复,密合度及固位力均较铸造全冠差,但不需要特殊设备,制作方法简单,若方法正确,基本上能达到修复要求。目前尚有部分基层医疗机构仍采用此法修复后牙的牙体缺损及做固定桥的固位体。

1.适应证

与铸造全冠相同,但对牙冠缺损过多及邻牙有较大间隙者,宜采用铸造全冠。

2.操作方法

基本要求与全冠相同,但有以下不同点。

(1)锤造全冠冠壁薄,可以少磨牙,𬌗面磨除 0.3～0.5mm,轴面磨去倒凹并使牙冠的最大周径降至龈缘处。

(2)冠壁厚度受限制,牙体如有缺损必须先银汞或树脂等材料充填恢复。

(3)冠经锤压成形,不能设计轴沟、针道等固位形。

(4)颈部不能做肩台制备,采用刃状边缘。

(5)取模、试合及黏固与铸造全冠相同。

三、修复

（一）印模制取

牙体缺损修复目前采用制取牙齿预备体印模,翻制石膏模型,于模型上间接制作修复体,然后口内试戴、粘接的操作流程。清晰、稳定的印模能准确反映口内预备体,是精确制作修复体的基础。

1.印模材料种类

适合于牙体缺损修复的印模材料包括藻酸盐＋琼脂类、硅橡胶类、聚醚橡胶类 3 种。

(1)藻酸盐＋琼脂类:藻酸盐单独使用流动性较差,清晰程度有限,而琼脂类流动性好,亲水性佳,但强度较差,故二者配合应用,既能获得清晰准确的预备体印模,价格又低廉。其缺点在于因琼脂类需在 40～70℃高温情况下使用,对于活髓牙预备体应慎用,并且在印模制取后应避免印模脱水变形,立即灌注模型。

(2)硅橡胶类:此类印模材使用方便,模型强度以及尺寸稳定性佳,是目前牙体缺损修复常用印模材料。多数产品包含流动性好、亲水性佳的轻体,以及流动性差、强度高的重体两组份,联合应用。

(3)聚醚橡胶:亲水性好,强度佳,尺寸稳定性好,但费用较高。

2.印模方法

选择合适托盘,排龈,吹干预备体,将印模材流动性高、精细部分的琼脂或硅胶轻体,以先缓慢从龈边缘一周再轴面,后𬌗面的顺序覆盖预备体,然后将流动性差强度高的部分置于托盘内,与口内放置,直至印模材硬固。

（二）修复体的临床试戴与黏固

1.操作方法

完成的修复体需在临床患者口内进行试戴,调整,最终黏固完成。对于牙体缺损修复体,临床试戴内容主要按照以下顺序检查与调整:邻面接触区—边缘—咬合情况—抛光处理—黏固。对于瓷嵌体,因强度有限,需先行黏固,然后进行咬合调整,最后口内抛光。

(1)邻面接触区:邻面接触区松紧度以牙线是否能够稍有阻力通过为合适标准。邻面接触过紧会导致修复体不能完全就位,以及邻牙移位。

(2)边缘:修复体边缘需达到与预备体完全密合,用探针沿预备体向修复体划过检查,外形要移行。

(3)咬合情况:任何修复体的咬合情况要按照正中咬合、侧方咬合、前伸咬合的顺序进行依次检查与调整,最终需达到正中咬合后牙接触均匀,无高点,侧方咬合时形成尖牙保护拾或组牙功能拾,前伸咬合时后牙无接触,前牙均匀接触。

(4)抛光处理:金属修复体或瓷修复体均可进行抛光处理,但在情况允许下,瓷修复体最好进行上釉过程。

(5)黏固:黏固前对预备体需使用75%酒精棉球消毒,对修复体进行适当处理,选择合适黏固或粘接材料进行最终黏固,黏固后将多余黏固剂清理干净。

2.黏固剂的种类与选择

(1)聚羧酸锌水门汀:其硬固后对牙髓刺激小,但与牙体组织无黏结力且强度较差,仅应用于活髓牙修复体全冠、嵌体黏固。

(2)玻璃离子水门汀:其硬固后对牙髓轻度刺激,且与牙体组织有一定黏结力,适合于全冠、嵌体的黏固。

(3)树脂类粘接剂:此类粘接剂与预备体以及经过处理的修复体均会产生一定黏结力,并且自身硬固后强度大,溶解度低,适合于全瓷类修复体粘接以及固位力较差的全冠、嵌体的黏固。

全瓷类修复体粘接方法:目前全瓷类修复体粘接方法主要分2类:可被氢氟酸酸蚀处理的玻璃陶瓷类,以及强度较大的氧化铝基和氧化锆基全瓷。

玻璃陶瓷类:此类陶瓷粘接前强度较差,在粘接前的调拾过程要较小心。粘接前,全瓷贴面或全冠组织面先使用氢氟酸凝胶酸蚀1分钟,然后使用气雾彻底冲洗1分钟,涂布硅烷偶联剂1分钟后吹干;修复体采用树脂粘接剂自带的牙体处理剂处理;然后将修复体涂布树脂粘接剂后口内就位,光固化2秒,去除多余粘接剂,沿边缘处光固化20秒。

氧化铝或氧化锆类:黏固前对修复体内表面进行喷砂处理,增加粘接面积,超声清洗,消毒预备体,直接采用树脂粘接剂粘接,去除粘接剂。另外由于氧化锆类修复体其内冠强度很大,可以同金属类修复体采用玻璃离子黏固。

(三)CAD/CAM 修复

目前应用于口腔修复的 CAD/CAM 系统主要包括2大类,一类是在技工室使用的 CAD/CAM,用于制作金属或全瓷材料的烤瓷冠基底冠和桥体,或用于制作金属材料的可摘局部义齿支架或全口义齿的基底托等;另一类是在诊室中使用的椅旁 CAD/CAM,可直接制作树脂或全瓷材料的嵌体、贴面、部分冠和全冠。

椅旁 CAD/CAM 的主要临床特点包括:①修复体制作精度高、与基牙密合。②修复过程快捷,由于省却了传统修复体制作过程中的翻制模型、蜡型雕刻、包埋铸造等步骤,而由计算机辅助设计和制作系统在几十分钟内一次完成修复体的制作,因而大大节约了患者就诊和等待的时间。③计算机辅助设计软件不断更新,使得设计的准确性、便利性和灵活性不断提高。

椅旁 CAD/CAM 采用的材料主要为硅基陶瓷材料,成分主要为长石类陶瓷和二矽酸锂陶瓷。先将材料制作成标准尺寸的预成瓷块,由计算机辅助制作加工单元通过切(磨)削法或放电加工法,加工成单冠、嵌体、贴面等修复体形状。

操作方法

椅旁 CAD/CAM 的临床操作的基本方法与步骤包括:对预备好的基牙进行三维形态测量,然后进行计算机图像化与设计,并模拟修复体的形态,再通过数据仿真加工,即刻完成义齿的制作。具体要求如下。

(1)修复设计:根据修复原则及临床需要选择修复体种类。

(2)牙体预备:按照全瓷修复体的预备要求对基牙进行预备。底平壁直无倒凹,殆面和肩台要留出足够的厚度,嵌体邻面的轴面角可外展 4°～6°。洞缘不能预备洞斜面,因为计算机辅助设计软件无法确定修复体的洞缘终止线。

(3)印模:使用系统配置的小型光学取景器获取光学印模。操作方法可分为 2 种:一类为口内直接法,对基牙区喷涂反光材料后,用取景器从口腔内直接获得三维信息,优点是快速简便,缺点是取像时稳定性不良,影响光学印模的精度;另一类为口外间接法,使用传统方法取印模,灌制低反光石膏模型,固定后由取景器获取光学印模,优点是精度高,缺点是延迟了修复体制作时间。在获取光学印模时,光学探头置于预备牙体之上,与牙长轴垂直且不与牙面接触,可有 10°以内的角度偏斜,观察显示器上预备牙体的形态和清晰度。

(4)计算机辅助设计:在计算机上通过辅助设计软件设计出修复体的边缘、外形、邻接点、切缘线,殆面形态,及牙尖高度和沟窝的深度。借助编辑软件可灵活修改修复体外形直至满意,将资料储存。

(5)将瓷块置于切架上固定,启动计算机辅助制作单元,将修复体磨切成设计要求的形状。冠和嵌体可在 20 分钟内切磨完成。平时应按照提示注意检查切盘、钻头,更换冷却水。

(6)修改抛光:完成修复体加工后在口内试戴,根据情况可能需少量调节咬合接触。对修复体的外表面进行高度抛光或上釉处理以增加修复体强度。也可进行外染色增加美观效果。

(7)粘接:方法同常规硅基陶瓷修复体的粘接。包括对瓷修复体的氢氟酸酸蚀和硅烷化处理,基牙的酸蚀和粘接剂处理后使用树脂粘接剂将修复体粘接到基牙上,初步固化后去除边缘多余粘接剂,再深度固化。可使用不同颜色的粘接剂进行混色处理以调整前牙的色度,获得更美观的效果。

第二节　牙列缺损的活动义齿修复

牙列缺损指部分牙齿缺失致使牙列不完整。用于修复牙列缺损的修复体包括可摘局部义齿(RPD)与固定义齿(FPD)。本节主要讲述可摘局部义齿。可摘局部义齿由人工牙、基托、连接体、固位体组成。患者可自行摘戴。

一、适应证

(1)各类牙列缺损,特别是游离端缺失者。

(2)伴有牙槽骨、颌骨或软组织缺损的牙列缺损者。

(3)拔牙后需要即刻义齿修复或过渡性修复者。

(4)需要在修复缺失牙同时升高颌间距离者。

(5)可摘式夹板兼做义齿修复和松动牙固定者。

(6)腭裂患者以腭护板关闭裂隙。

(7)可摘食物嵌塞矫治器。

(8)不能耐受固定义齿修复时磨除牙体组织者。

二、禁忌证

(1)有吞服义齿危险的精神病患者。

(2)生活不能自理,摘戴义齿困难,不能保持口腔及义齿清洁的患者。

(3)患有严重的牙体疾病(如猖獗龋)、牙周病或黏膜病未经治疗控制者。

(4)对义齿材料过敏者。

(5)缺牙间隙过小或𬌗龈距离过低致义齿强度不足者。

(6)对义齿的异物感无法克服者。

(7)对发音要求较高的患者,基托可能会影响发音质量。

三、分类

1.按义齿的支持方式分类

牙支持式义齿所承受的𬌗力主要由基牙提供支持,适用于缺牙少、基牙稳固的病例,义齿的支持、固位和稳定效果最好;黏膜支持式义齿由黏膜和牙槽骨提供支持,用于缺失牙数目多、余留牙健康情况差者,义齿的支持和稳定效果较差,易发生义齿下沉;混合支持式义齿所承受的𬌗力由基牙和黏膜共同承担,适用于各类牙列缺损,尤其是游离端缺损,义齿的支持效果较好,但易发生翘动等不稳定现象。

2.按义齿材料或制作方法分类

塑料胶连式义齿的基托为甲基丙烯酸类树脂,制作工艺较为简便,费用低廉,易于重衬和修理,但基托较厚且面积较大,异物感明显且义齿强度较差,容易发生断裂;金属铸造支架式义齿由铸造的金属支架连接义齿的各个组成部分,颌间距离小者可金属整铸,金属大连接体体积小,强度高,较舒适,但制作工艺相对复杂,费用较高,修改困难。

四、可摘局部义齿的组成

(一)人工牙

人工牙是用以恢复丧失的天然牙的部分。除少数需要定制外,绝大多数的人工牙采用市售的成品人工牙,生产商提供不同形态、颜色、尺寸和质地的人工牙供临床选用。

1.成品人工牙的种类

按制作人工牙的材料,人工牙分为:

(1)丙烯酸树脂牙:国内广泛应用,优点是质轻、韧性好、容易调磨、与丙烯酸塑料基托结合牢固、价格低;缺点是硬度、耐磨性较差。

(2)硬质塑料牙或复合树脂牙:优点是硬度好、耐磨性好、颜色效果好;缺点是与丙烯酸塑料基托结合较差,特别是人工牙盖嵴部经过打磨后,且价格较高。

(3)瓷牙:优点是硬度高、耐磨性好、颜色效果好;缺点是瓷牙较重、脆性大、不易调磨、与基托的结合为物理嵌合,脱落后不易添加修补,现很少使用。

(4)金属牙:金属牙强度好、耐磨性好,用于后牙修复。

2.定制人工牙

(1)定制树脂牙:直接在金属支架上制作树脂人工牙。支架在缺失牙位置形成金属舌背(前牙),或金属基托(后牙),直接在上面堆筑树脂,光照固化,修形抛光。要求金属与树脂的连接面形成固位珠,帮助树脂机械固位,金属表面还要通过硅烷耦联剂加强与树脂的化学结合。适用于咬合空间小的情况,或使用在套筒冠的外冠修复体上。树脂耐磨性较差,但韧性较好,而且损坏后容易修补。

(2)定制烤瓷牙:直接在金属支架上制作烤瓷牙。支架在缺失牙位置形成金属舌背(前牙)或金属基托(后牙),直接在上面堆筑瓷粉,烧结成烤瓷牙。要求支架使用烤瓷合金,局部按照烤瓷修复体的要求进行蜡型制作和金属处理。和定制树脂牙一样,适用于咬合空间小的情况,或使用在套筒冠的外冠修复体上。烤瓷耐磨性好,但损害后不容易修补。

(3)铸造人工牙:2种情况,①金属𬌗面牙,完成蜡型,单独铸造,焊接到义齿的支架上,适用于塑料可摘局部义齿;②金属牙,和支架同时铸造完成。铸造人工牙主要用于后牙缺隙空间(𬌗龈距或近远中距)较小的情况。

3.人工牙的选择和排列

根据缺牙区的位置、大小,结合患者年龄、性别、肤色、面型和喜好,选择人工牙的颜色、形态、大小等,保证人工牙功能性和美学性,以及与口腔组织的协调性。

RPD由于缺牙的数量和位置不同,选排牙原则也不尽相同。如果缺失牙数量多,比如上下颌仅余留少数前牙,排牙原则趋近全口义齿;更多的情况下,存在较多同侧和对侧剩余天然牙,排牙原则与全口义齿不同,因为补偿曲线、𬌗平面、切道斜度和牙尖高度已经由余留牙确定,通过排牙来调整这些参数比较困难,有些情况下则不需要调整。

(1)前牙的选择和排列:前牙更关乎美观和颜面的和谐效果,选牙和排牙需要关注色、形、大小。

①上下颌前牙全部缺失

A.人工牙大小:人工牙大小实际上由缺失区的间距决定,但这一间距并非直线,而是弧线,弧线的弧度和长度又取决于人工牙排列的唇向凸度和排列的形式。

B.人工牙形态:可以根据患者的面型(方形、尖形、卵圆形)、侧面型(直线型、凸型、凹型)、牙弓形态、性别、年龄和患者的喜好等来选择,这一点与全口义齿的人工牙选择原则相似。

C.人工牙的颜色：由于是全部前牙缺失，可以不必参考余留牙的颜色，根据患者的性别、年龄、肤色、患者喜好等来选择。如果前磨牙暴露明显，也可以参考前磨牙的颜色。

D.排列位置：上颌前牙人工牙一般不排列在牙槽顶上，而排列在缺失区牙槽的唇侧，并与余留牙连续；切端与余留牙的颊尖连续，调整前牙弧度，尽量满足患者的审美要求。下颌人工牙根据上颌前牙排列，调整到合适的覆𬌗覆盖关系。

第一次就诊应该包括对患者美观要求的了解，和对患者美观预期效果的讨论。有的患者会要求尽量和以前的容貌相似，甚至会将以前的照片交给医师作参考；有的患者要求改变以前的形态，尽量排列整齐。需要在完成义齿之前，一般是第二次复诊，安排试牙，请患者自己观察前牙排列的效果，根据患者的要求进行调整。

②上颌前牙全部缺失

A.人工牙大小：缺失区间距的弧度由前牙的美观效果和覆𬌗覆盖关系共同决定，前牙越唇向排列，需要人工牙越大，越内收，则人工牙越小。

B.人工牙形态：可以参考下前牙的形态，结合患者的面型、牙弓形态、性别、年龄、患者的喜好等来选择。

C.人工牙的颜色：参考下前牙的颜色，结合患者的性别、年龄、肤色、患者喜好等来选择，但上下前牙的颜色反差不要过大。

D.排列位置：由于下颌前牙存在，上前牙人工牙排列需要参考与下前牙的覆𬌗覆盖关系，同时参考美观效果。

③下前牙全部缺失

A.人工牙大小：主要由缺失区间距决定，下前牙排列唇舌向调整并不大，对人工牙大小所的影响较小。

B.人工牙形态：更多参考上前牙的形态。

C.人工牙的颜色：主要参考上前牙的颜色和下颌余留牙的颜色。

D.排列位置：与余留牙连续，切端可以进行少许的唇舌向调整，切端与余留牙连续，检查与上前牙的覆𬌗覆盖关系。

④单个牙和少数牙缺失

选排牙原则：与同名牙对称，与邻牙协调。理想的状态是缺一颗，排一颗，大小形态与同名牙对称，但常常会遇到的问题是缺牙近远中间隙要么偏大，要么偏小。

A.单个或少数前牙缺失，近远中间隙偏小。可以选择以下一项方法或几项方法组合：选择小的人工牙；调磨缺隙两侧邻牙的邻面，加大近远中间隙；扭转排牙；重叠排牙；保证中切牙的对称性，缩小侧切牙或尖牙的近远中宽度。

B.单个或少数前牙缺失，近远中间隙偏大。选择以下一项方法或几项方法组合：选择大的人工牙；略微加大人工牙之间的间隙；倾斜排牙；增加人工牙的数量。

C.上前牙缺失，咬合间隙小。选择以下一项方法或几项方法组合：上颌前牙缺失，调磨下前牙切端，提供上颌前牙舌侧基托或金属连接体的厚度空间；前后牙缺失的情况下，考虑升高咬合设计；在金属支架上定制树脂牙或烤瓷牙。

（2）后牙缺失

选排牙原则：后牙对美观影响较小，更多考虑恢复咀嚼功能及保护支持组织。选排牙主要根据缺牙区空间考虑人工牙大小，而后牙排列的空间三维取决于缺牙区𬌗龈间距、近远中间距，以及对颌牙的大小。

①缺失两端仍有天然牙的情况，后牙排列的空间明确，即后牙排列在近远中余留牙之间的空间内，与对颌牙有效接触，与对颌牙的覆盖关系与相邻的天然牙相同或协调。可能遇到下列的麻烦：

A.单个后牙缺失，近远中间隙过小。近远中间隙过小，由于人工牙空间小，容易造成破裂或从支架上脱落。选择以下一项方法或几项方法组合：调磨邻牙的邻面，增大缺牙区近远中空间；设计金属𬌗面牙，增大抗力；单个前磨牙缺失，可以设计隐性义齿。

B.多个后牙缺失，近远中间隙过小。选择以下一项方法或几项方法组合：调磨人工牙的近远中宽度，来适合缺失间隙；用前磨牙来代替磨牙；减少人工牙数量。

C.后牙缺失，近远中间隙过大。选择以下一项方法或几项方法组合：对于小的间隙，调整人工牙的排列，将间隙分散在人工牙与基牙之间，或（和）人工牙之间，后牙之间的间隙对美观不会造成太大的影响，而且这些间隙也被基托材料占据了，不会造成咬合效率降低和食物嵌塞；对于较大的间隙，可以增加一个人工牙。

D.后牙缺失区咬合间隙过小。后牙的咬合力量大，咀嚼频率高，如果咬合间隙过小容易造成人工牙脱落、破裂、过早磨穿。选择以下一项方法或几项方法组合：降低伸长的后牙牙尖，纠正𬌗曲线；后牙咬合空间不够往往是对颌牙伸长导致，所以，通过调磨伸长牙的牙尖可以提供足够的咬合空间；如果伸长过多，可以通过对伸长牙根管治疗后作冠修复来纠正𬌗曲线。老年患者后牙磨耗过重，造成垂直距离降低，可以考虑升高咬合的设计，特别是多个牙缺失。对于单个或少数后牙缺失，可以选择使用金属咬合面人工牙，提供足够的抗力和耐磨性。

②游离端义齿，后牙排列需要参考剩余牙槽嵴和对颌牙的位置：人工牙大小的选择需要与对颌牙协调，保证后牙排列的近远中向位置，𬌗龈向位置与对颌牙有效地接触。

人工牙颊舌向排列涉及牙槽嵴和与对颌牙覆盖关系。游离端义齿和黏膜支持式义齿，后牙需要获得基托下组织的支持，人工牙应该排列在牙槽嵴顶，才有利于力量的传递和维护义齿的稳定。由于牙槽嵴的吸收，可能导致与对颌牙的覆盖关系发生变化。

下颌后牙游离缺失，由于下颌剩余牙槽嵴向舌侧吸收，下颌后牙排列仍位于上颌弓的内侧，与上颌成正常的覆盖关系。

上颌后牙游离缺失，上颌剩余牙槽嵴顶正对下颌后牙颊尖——上颌后牙排列成正常覆𬌗覆盖。

上颌后牙游离缺失，上颌剩余牙槽嵴顶正对下颌后牙中央窝——上颌后牙排列成正常覆𬌗覆盖，但中央窝与下颌后牙颊尖不接触。

上颌后牙游离缺失，上颌剩余牙槽嵴顶正对下颌后牙舌尖或更偏舌侧——上颌后牙排列成反𬌗。

③后牙选排牙的一些建议：

A.前磨牙处在可视区内，颜色和形态仍然需要满足与同名牙对称、与邻牙协调的原则。

B.缺牙区殆龈间距离过小,可能导致树脂人工牙破裂时,可以采用金属殆面牙或铸造金属牙(在支架铸造时同时铸造成金属人工牙)。

C.减小咬合有效接触面积能够减小剩余牙槽嵴受力,所以牙槽嵴条件差时可减小人工牙的颊舌径,游离端义齿甚至可以减少人工牙的数目。

D.降低牙尖斜度可以减小基牙和剩余牙槽嵴的侧向受力,也可以增加义齿的侧向稳定性。

E.形成人工殆面的沟和溢出道,可以使食物快速离开牙齿殆面,减少基牙和牙槽嵴负担。

F.如果对殆为全口义齿,可摘局部义齿的正中殆与非正中殆应达到咬合平衡。

(二)基托

基托是义齿与承托区黏膜直接接触的部分。

基托的概念并不复杂,但基托在局部可摘义齿和全口义齿中的概念并不是一样的。可摘义齿的基托只是位于缺牙区的部分,像马鞍一样骑跨在牙槽嵴顶上,所以又称为鞍基。

1.主要功能

(1)在基托上安放人工牙。

(2)传导并分散殆力。

(3)修复缺损的牙槽嵴硬组织和软组织,恢复外形和美观。

(4)基托对覆盖的黏膜及其下的牙槽嵴施以功能性刺激,使其保持较好的形态和色泽:牙支持式义齿基托下的黏膜也同样受到功能性刺激。这是因为基牙在功能状态下有生理性动度,义齿也会随之垂直向下运动之故。

(5)基托必须为远中游离端义齿提供支持作用,远中游离端的支持来自牙槽嵴,利用扩大的基托面积,使单位面积内牙槽嵴承受较小的殆力,从而达到为基托提供最大支持的目的。

2.种类

根据基托材料的不同,分为金属基托、塑料基托、金属网＋塑料基托和弹性义齿基托。

弯制卡环的可摘局部义齿通常用塑料基托,整铸支架可摘局部义齿常采用金属基托或金属塑料基托。

(1)金属基托:金属基托使用并不多,缺隙较小的牙支持义齿,咬合紧的上颌前牙义齿可以使用。金属基托不能用于黏膜支持和游离端义齿,因为不能对金属基托进行重衬处理。金属基托常常采用定制人工牙。

(2)塑料基托:最常用的基托,材料为聚甲基丙烯酸甲酯树脂。

塑料基托的优点:①质轻,便于修理及重衬。②颜色近似口腔黏膜组织,还可以形成理想的牙根突起,美观。③通过厚度的调整,支撑和恢复相应部位的唇颊部外形。④基托组织面形成凹型磨光面,利用颊部的夹持作用,增强义齿的固位。

塑料基托的缺点:①强度较低,需要足够的体积才能保持强度,金属网加塑料的结构可以大大提高强度。②材料致密度低,表面不易清洁,细菌尤其是白色念珠菌易藏于其中,引起黏膜炎症。软垢及牙结石容易沉积在表面。③体积大、厚,异物感明显。④温度传导性差。

(3)金属塑料联合基托:金属支架缺失区的常规设计,既增强了基托的坚固性,又兼有塑料基托的优点。特别适用于远中游离缺失的义齿,便于重衬。

(4)弹性义齿基托:一种热塑材料,外观与塑料基托相似,颜色美观,有弹性,韧性好,可以直接形成卡环卡抱在邻牙上。适用于缺失数量较少的前牙(一般上颌2单位以内,下颌4单位以内),或近远中间隙较小的后牙。不适合大面积使用,因为材料弹性好,不利于力量的传递。不适合于游离端义齿,因为不能通过丙烯酸树脂重衬。可以和铸造支架联合。弹性义齿基托通过失蜡法注塑工艺完成制作。

3.对基托的要求

(1)基托的范围:牙支持义齿的基托限定在缺隙区,舌腭侧可至黏膜转折处,或与大连接体连续,唇颊侧可至黏膜转折处;游离端义齿的游离端需要通过基托获得更多的黏膜支持,所以伸展范围需要扩大至缺隙以外。上颌游离端基托的后缘在两侧翼上颌切迹处,中部最大伸展至硬、软腭交界的软腭上,远中颊侧应盖过上颌结节;下颌基托后缘应覆盖磨牙后垫的1/3～1/2。

(2)基托的厚度:塑料基托厚约2mm。颊、舌边缘稍厚,呈圆钝形,以便与黏膜转折密合,得到良好的边缘封闭。上颌后缘稍薄,呈斜坡状,减少对发音及吐痰的影响。

(3)基托组织面的设计

①基托组织面与黏膜表面应完全密合,这来自于准确的印模,游离端义齿需要采用功能印模技术,使游离端在工作状态下获得黏膜的支持。

②骨性突起的黏膜厚度较小,基托下沉容易造成创伤和疼痛,应做缓冲。骨突容易出现的部位有:上颌隆突、颧突、上颌结节颊侧、下颌隆突、下颌舌骨嵴以及牙槽嵴上的骨尖、骨棱等部位。

③牙槽嵴上的活动软组织会影响印模的精确性,从而影响基托的密合性,而且也不能提供基托有效的支持,应该手术切除。

(4)基托磨光面的设计:基托的颊、舌、腭面应制作成凹面形,有助于唇颊舌部对义齿的夹持作用,提供义齿固位和稳定。

4.铸造支架与义齿塑料基托或弹性义齿基托的连接

铸造支架在缺隙区牙槽嵴位置通过基托固位装置与基托连接,这是一种机械连接。这种固位装置属于小连接体范畴,形式主要是大小不同的金属网格。在制作时,金属网格部分实际上与牙槽嵴之间留有约1.5mm空隙,便于被基托材料包裹。

铸造支架大连接体与义齿塑料基托是连续的,大连接体与基托的结合方式为"对接",而不是"移行",这就需要在大连接体和金属网格的分界线位置设计"终止线",上颌终止线的位置在义齿人工牙舌侧连线的腭侧2mm,下颌就在舌板的上方。

5.人工牙与基托的连接

(1)塑料人工牙与塑料基托均为丙烯酸树脂,它们之间为化学结合。

(2)金属基托与人工牙的连接:①表面制作固位钉、固位圈等固位装置,塑料人工牙通过丙烯酸树脂包裹这些固位钉、圈等连接在金属基托上;②金属基托表面制作固位珠,光固树脂直接在基托上塑形;③使用烤瓷支架合金,在金属基托表面烤瓷形成人工牙。

(3)弹性义齿基托材料与人工牙材料并不相同,需要在人工牙上打孔,注塑后弹性基托材料与人工牙机械结合。

(三)大连接体

大连接体是连接局部可摘义齿两侧部分的结构,义齿其他的部分全部直接或间接与其相连。

1.功能

连接、提供跨弓稳定、传递和分散𬌗力。

2.设计要求

(1)坚固是保证其功能的前提,足够的尺寸是保证坚固的前提。弹性材料不能作为大连接体使用。

(2)不要设计在可动的组织上,但需要避开骨突,比如上颌隆突、腭中缝、下颌隆突、下颌舌骨嵴等,不能避开则对该区域的大连接体进行缓冲。

不可以在戴牙时,通过打磨大连接体进行缓冲。缓冲一定要在实验室支架制作前完成,而不能等到戴支架时来修磨大连接体,这样容易造成大连接体薄弱。

(3)不压迫余留牙的龈缘,上颌大连接体离开龈缘6mm;下颌舌杆离开龈缘3~4mm,如果没有足够的空间,则用舌板代替。

(4)尽量左右对称设计,边缘以直角跨越腭中线。

(5)有些大连接体有间接固位体的功能,比如下颌舌板,与上前牙接触的腭板,但必须设末端支托才能不造成推前牙向唇侧的"矫治力"。

3.具体设计

(1)上颌大连接体类型

①腭带:腭带主要用于3类缺失的RPD,腭带位于4个最外围支托之间,宽度小于4个外围支托的宽度,但和缺失区大小协调,缺失区大则腭带宽,缺失区小则腭带窄,但为保证强度,一般不少于8mm。

②前后腭带:就是我们使用的四边形框架设计,4个边以前描述为前、后腭板和侧腭板。根据具体情况,Kennedy Ⅰ、Ⅱ、Ⅲ、Ⅳ类RPD都可以使用到前后腭带大连接体。由于是封闭的四边形设计,整体强度较高,腭带的宽度可以略窄(大约6mm);由于中间不是封闭的,对舌的干扰相对较小,感觉比全腭板舒适。前腭带的前缘不要超过最前面2个支托的连线,不要覆盖前腭,Kennedy Ⅰ、Ⅱ的RPD后腭带位于软硬腭交界处,Ⅲ、Ⅳ类则位于末端支托的前方。另外前后腭带之间的距离尽量不要低于15mm,如果不能满足15mm的距离则改为较宽的腭带,或使用腭板;还有两侧的侧腭带要求相互对称。

③腭板:主要用于Kennedy Ⅰ类缺失,多数后牙缺失,缺失牙槽嵴条件差,支持能力不足的病例。腭板的前缘仍不能覆盖前腭区域,边界隐藏在腭皱襞的沟壑之中,后缘位于软硬腭交界处。

如果需要利用上前牙提供间接固位作用的时候,可以设计为腭板前缘接触上前牙舌侧,并且覆盖舌隆突,一定要设计末端支托。

如果上前牙可能在不久的将来脱落,而需要在支架上添加人工牙,也可以覆盖前腭,这种情况可以设计为腭板前缘金属网加塑料,方便添加人工牙。

如果担心腭板后缘的封闭性较差,也可以设计腭板后缘为金属网加塑料的形式,方便重衬。由于塑料比金属厚,并且存在金属—塑料对接结构,患者口感差,一般作过渡义齿使用,如后牙即将脱落,将由Ⅱ、Ⅲ类缺失转变成Ⅰ类缺失。

塑料可摘局部义齿,全塑料腭板强度较低,比金属厚,没有热传导性,口腔舒适感较差,一般不推荐做永久修复体。另一方面,随着树脂材料的性能改进,有些基托材料产品的强度已大大提高,可以有效免疫咬合力而不破坏,且便于缓冲调改,在设计合理的情况下,也能够取得良好的修复效果。

④变异腭板:变异腭板也是一种腭板型的大连接体,主要用于 Kennedy Ⅱ类缺失。牙弓一侧为游离缺失,一侧为牙支持式缺失,腭板左右不对称,连接体前缘在最近中支托的后面,不覆盖前腭区,后面在双侧有所不同,在游离缺失侧连接体向后达到上颌结节的腭侧,而牙支持侧则中止于最远中支托的前面。形态不对称,但跨越中线一定是垂直跨越,中线两侧 3mm 区域基本对称。

⑤马蹄形腭板:又称作 U 形腭板,由其形状而得名。因为双侧力量不能直接传递、支架缺乏坚固性等原因,马蹄形腭板并不作为首选大连接体,而是因为上腭存在较大隆突时不能使用腭带或前后腭带才使用。

上颌大连接体的类型和变化较多,但都有一些共同的特征:A.尽量不覆盖前腭区域,除非特殊需要,接触上前牙舌侧的腭板设计是不推荐的;B.边缘尽量离开龈缘 6mm 以上;C.垂直跨越中线,折线位于单侧;D.制作边缘封闭。

(2)下颌大连接体类型

①舌杆:舌杆窄,口感好,不覆盖龈缘,减少对牙周的影响,是首选的下颌大连接体。如果条件合适,尽量选用舌杆连接体。

舌杆至少高 4mm,上缘与龈缘的距离为 3～4mm,那么选择舌杆条件之一就是下颌牙舌侧龈缘到口底距离至少 7mm。下颌牙舌侧龈缘到口底距离。

还有一个需要注意的地方,那就是舌侧黏膜组织的形态。舌侧黏膜组织的形态分成 3 种:垂直型、水平型和倒凹型。舌杆往往位于最前端的支托更前方,义齿远端翘起会造成舌杆向下运动,所以根据不同舌侧黏膜组织形态有不同的缓冲形式。垂直型舌侧黏膜相对较垂直,舌杆与黏膜之间轻接触,水平型的舌侧黏膜组织相对较斜,必须缓冲,实际病例是舌侧黏膜组织形态从垂直到水平都有,根据水平程度增加缓冲量;而倒凹型的情况,无须缓冲,倒凹区还需要填平,以防止舌杆进入倒凹。无论是缓冲还是填倒凹,都要在模型处理阶段完成,戴牙后通过打磨来缓冲容易造成舌杆强度下降。

从截面看,舌杆像半梨形,下缘厚而圆钝,上缘逐渐变薄,与黏膜移行,这种形状既兼顾了舌杆的强度,又兼顾了舒适性。

②舌板:舌板顾名思义是一个板的形状,从下缘的舌杆向上覆盖下颌天然牙舌侧面,终止于舌隆突上缘,上缘与牙齿舌侧形态和外展隙形态一致,下缘仍是舌杆的形态,增厚圆钝。

如果不能满足舌杆的尺寸条件,即下颌牙舌侧龈缘到口底距离少于 7mm,如口底过高、舌系带附丽过高、牙龈退缩等情况,可以设计舌板。另外若设计舌杆的位置有舌隆突等情况不能设计舌杆,也可以由舌板替代。

简单地讲,其实舌板就是舌杆向上延伸至下前牙舌隆突上方形成的,下缘仍然是舌杆的形态(半梨形),上缘与牙齿舌侧形态和外展隙形态一致。

除了代替舌杆外,舌板也适合以下情况:A.间接固位功能,提供下颌义齿水平向稳定性,特别是下颌多数牙缺失,牙槽嵴低平的情况。注意:舌板不是间接固位体,虽然有一定的间接固位作用。舌板的末端必须设计末端支托,放置在第一前磨牙的近中,可以向尖牙延伸,如果第一前磨牙缺失,则放在尖牙上。如果不设计末端支托,舌板会对下前牙产生侧向推力。B.提供下前牙的舌侧支撑,类似于牙周夹板的功能。C.将舌板上半部分设计成网格加塑胶的形式,可以在下前牙拔除后添加人工牙。

设计舌板要警惕的问题:A.覆盖过多,导致局部卫生情况糟糕,易患龋齿和牙周病,需要定期的复诊和口腔卫生宣教。B.必须设计末端支托。C.游离端义齿要注意,如果前磨牙舌侧设计舌板,舌板上缘的位置一定要平齐观测线。因为如果舌板上缘在观测线上方,游离端在负荷时下沉,位于观测线上方的舌板会形成支点,导致卡环产生对基牙的扭力;但如果低于观测线,又容易导致食物嵌塞。在设计前磨牙舌板的舌侧制备导平面,舌板上缘位置容易确定,毕竟面比线容易操作。

舌杆或舌板已能满足大部分的患者的需要,更多的设计还有双舌杆、舌隆突杆和唇颊杆。

③双舌杆:又称带舌隆突杆的舌杆。可以看作是舌板去除了中间的部分,只保留了舌杆和舌板的上缘部分,舌板的上缘部分位于舌隆突的上缘。双舌杆适用于既满足舌杆的尺寸条件,又需要舌板的间接固位能力者。

双舌杆并不舒适,完全可以由舌板代替,但牙周病等原因造成下前牙之间龈外展隙(龈间隙)加大,如果用舌板可能会暴露金属舌板,双舌杆可以避免这个问题。

④间断舌板:刚才提到了牙周病等原因造成的下前牙之间龈间隙过大,可以用双舌杆解决,但下前牙间隙过大时则可以使用间断舌板。

⑤唇(颊)杆:无论舌杆、舌板,还是双舌杆,也有不能解决问题的时候,那就是下颌牙过于舌侧倾斜,舌侧倒凹过大等情况,这种情况可以使用唇(颊)杆。当然也可以考虑正畸治疗、冠修复等方法改善下颌牙舌侧倾斜,毕竟唇颊杆的舒适性和美学性都非常差。

(四)小连接体

小连接体是指连接支托、间接固位体、卡环组,以及基托到大连接体上的坚硬部分。

1.功能

小连接体的功能是传递,传递有2个方向:从修复体到基牙和从基牙到修复体。

从修复体到基牙是指义齿在行使功能时,义齿人工牙受力,通过大连接体和小连接体传递给基牙的过程。

从基牙到修复体是指义齿在行使功能时,小连接体将固位体、支托和对抗(稳定)结构的作用传递义齿。

2.设计要求

(1)坚固,如同大连接体,唯有坚固才能有效传递应力。

(2)尽量设计在外展隙位置,避免对舌的影响。

(3)小连接体垂直进入大连接体,力量容易沿义齿长轴传递,也可以保证最小的牙龈覆盖。

(4)小连接体位置应不影响人工牙排列。

（5）与殆支托和卡环组连接的部位要有足够的体积（厚度），防止折断，但保证足够的厚度并不是在实验室完成，而应该在设计和牙体预备时完成，并指示给实验室。

3.类型

根据小连接体的位置和功能分为以下几个类型：支托小连接体、卡环小连接体、邻面板、金属网格（义齿支架与塑料基托相连的部分）。

（五）支托

支托是可摘局部义齿的一个坚硬的突出部分，与天然牙殆面、舌隆突或切缘接触。

1.功能

（1）支托最大的功能就是殆力传递，义齿所受到的咬合力通过支托，传递给一个或数个天然牙。

（2）提供义齿的支持，防止义齿下沉而损伤基牙周围和支架下方的组织；维持义齿卡环与基牙的关系。

（3）防止食物嵌塞。

（4）调整支托形态，可以恢复倾斜基牙或低咬合基牙与对颌牙的咬合。

（5）改变游离端义齿的支点：如果设计远中殆支托，支点位于游离端基托和卡环之间，形成Ⅰ类杠杆。如果设计近中殆支托，支点位置前移，形成Ⅱ类杠杆。

（6）用作间接固位体。

（7）防止没有对殆的基牙伸长。

（8）舌支托可以提供舌侧对抗的功能。

2.支托放置

（1）支托设计在牙弓的位置

牙支持式义齿：支托可以直接设计在缺隙两旁的牙齿上，咬合力可以直接传递，支持更加直接，还可以避免额外的小连接体设计和由此带来的牙龈覆盖。但是如果余留牙的状态（牙体结构、牙周状态、咬合情况等）显示不能直接放置支托，再选择邻牙放置。

游离端义齿：支托位置和设计比较复杂，需要与使用的卡环组合，共同设计，而且支托位置和选择卡环密切相关。不过，总的来说，主支托通常远离游离区，这样，功能状态下基牙受到的扭力最小，基托下沉更加均匀。

支托还承担有间接固位体的功能，除了主支托的位置外，还要设计间接固位体支托的位置。间接固位体支托设计的难度比较大，而且常常受到医师经验和观点的影响。总之，间接固位体支托的位置与主支托的位置不一样，间接固位体支托位置需要远离支点线，设计在游离端的支点线对侧，理论上是越远越好，这样可以充分利用Ⅰ类杠杆的优势。

（2）最常放置支托的位置

①后牙的殆面边缘嵴——殆支托。

②前牙的舌隆突——舌支托。

③前牙的切缘——切支托。

放置支托的位置需要特殊制备，形成"支托凹"。支托位于支托凹内，理想状态下，支托应该将载荷延基牙的长轴传递，因此，支托不要设计在基牙倾斜的表面，这样基牙不能提供义齿有效的支持,而且会产生对基牙的侧向推力。

不能忽略的其他要求:𬌗支托𬌗面应该重现基牙的天然牙形态,与对𬌗形成咬合接触。支托应该有足够的金属厚度以防止破裂,尤其是和小连接体的结合部,这是一个容易发生折断的部分,厚度不能低于1.5mm。

3.类型

(1)𬌗支托:最常使用的支托类型,与牙齿𬌗面接触,为RPD提供支持。𬌗支托和它的小连接体形成的夹角小于90°,垂直载荷将使支托固定在相应的凹陷中并且减小对基牙的水平应力。再次提醒,𬌗支托与小连接体的结合部厚度不能小于1.5mm。

如果邻面边缘嵴咬合过紧不能在该位置放置支托,可以改在舌沟的位置。

牙支持式RPD,𬌗支托常常放置在缺隙两侧的基牙邻面边缘嵴,为RPD提供直接的支持。游离端义齿,𬌗支托常常前移至基牙的近中,改变游离端基托的运动半径,使牙槽嵴受力更加均匀。

(2)隆突支托:也称作舌支托,是支架与前牙舌侧隆突表面接触的部分。同时制备一个"平台"——舌隆突支托凹,支托凹底部与牙长轴垂直,这样就可以保证力量沿牙长轴传递,不至产生侧向推力。

最常放置隆突支托的牙齿是上颌尖牙,偶尔也用在上中切牙和上侧切牙,但一般不用于下颌切牙。下颌尖牙舌斜面常常过于陡峭,制备支托凹必须保证有一个明确的止点。

(3)切支托:设计在前牙切缘,多用于下颌尖牙,也用于下颌切牙和上颌尖牙。

①位置:尖牙的切角,切牙的切端。

②支托凹的形态:圆弧形的凹陷,中间深,两头浅,制备出唇舌斜面以及和小连接体连接的位置。

③支托凹的尺寸:宽度2.5mm,深度1.5mm。

多个切牙上放置切支托可以提供更大的支持,并分担受力。

设计切支托之前,必须谨慎地评估前牙的条件,因为切支托位置较高,相对舌支托,切牙受到的力矩较大。另外,切支托美观效果较差。

(六)直接固位体——卡环

固位指免疫修复体𬌗向脱位的能力。也就是说,使RPD不脱落下来。

1.可摘局部义齿通过3种方式获得固位

(1)义齿型固位:这和全口义齿的固位力一致,由3种力组成,即黏附力、分子间聚合作用力和表面张力。义齿型固位力的获得依赖于义齿的基托或大连接体与黏膜的密合度、边缘封闭性以及之间的液体状态,覆盖面积与固位力成正比。

(2)导平面、导板之间的摩擦固位:摩擦力来自于2个接触的物体,接触越密合、接触面越大(或越多),摩擦力越大。一方面多个导平面越平行,摩擦力越大,全冠修复的基牙如果经过平行研磨,邻面和舌面平行性好,摩擦力就明显增大;另一方面,缺失亚类越多,导平面越多,摩擦力也越大。

(3)直接固位体的机械固位:可摘局部义齿的主要固位力来源。

固位体:用于修复体固位和稳定的装置。

可摘义齿固位体分为直接固位体和间接固位体 2 种,功能各不相同,义齿的固位主要由直接固位体提供,间接固位体主要应用在游离端缺失情况下,辅助直接固位体行使固位功能,提供义齿的稳定。

直接固位体分为 2 类:冠内直接固位体和冠外直接固位体。而冠外直接固位体又分为 2 类:冠外附着体和卡环固位体(卡环)。

2.卡环是如何获得固位的

卡环固位是来自于卡环与牙齿表面产生的摩擦力:义齿就位后卡环尖位于倒凹区,脱位时,卡环尖运动到基牙颊侧的外形高点,卡环颊侧臂向外形变,产生向内的压力,与牙面之间形成摩擦力。例如,钴铬合金支架义齿就位后,卡环尖端位于观测线下,倒凹深度 0.25mm 的位置,脱位时,卡环尖必须翻越基牙观测线,扩张开而产生弹性形变,造成对基牙牙面的压力,从而产生摩擦力。

那么,卡环的弹性和固位力就有非常明显的关系,相同的倒凹深度弹性小的卡环固位力大,弹性大的卡环固位力小。或者,根据基牙的倒凹深度来选择不同弹性的卡环,基牙倒凹小,为了提供足够的固位力,选择弹性小的卡环,如铸造卡环;如果基牙倒凹大,可以选择弹性较好的卡环,如弯制卡环,卡环可以进入较深的倒凹。

固位臂弹性依赖于:①不同金属材料:铸造和弯制卡环弹性不同,弯制卡环具有较大的弹性;②卡环的长度:越长的卡环臂弹性越好,长的金属丝容易弯曲,而短的金属丝则很难。在选择卡环时,如果基牙只能使用短卡环,卡环弹性小,卡环尖进入倒凹位置不宜太深,以免摘戴困难,以及在脱位时造成对基牙过大的侧向压力;③卡环的粗细,卡环越粗越硬,弹性越小,反之亦然,这一点对选择弯制卡环的钢丝有很大意义,如果基牙观测线距𬌗缘近,倒凹大而深,可以选择直径偏细的弯制卡环,利用较好的弹性,更容易进入倒凹。只是要注意,不能超过材料的弹性限度,否则会造成卡环永久形变,甚至卡环折断。当卡环臂的弹性增加,可以使用的倒凹深度也可以相应增加。相反地,更坚硬的固位臂可以通过使用相对小的倒凹提供足够的固位。弹性卡环臂在小的倒凹不能提供足够的固位,而坚硬的卡环臂在更深的倒凹有可能导致基牙的移位和(或)卡环臂的永久变形,需协调卡环臂的弹性、需要的固位力大小、合适的倒凹和基牙的健康程度。

卡环的弹性与固位力有很大的关系,除此以外,固位力还与卡环与基牙的接触面积有关,铸造卡环与基牙接触面积大,摩擦力大;弯制卡环与基牙接触面积小,摩擦力小。

3.铸造卡环与弯制卡环

铸造卡环,坚硬,弹性小,卡环尖一般位于倒凹深度 0.25mm 位置。铸造卡环由于采用铸造完成,卡环种类和形式设计多样化,可以完成几乎所有类型的卡环。

弯制卡环一般使用 18-8 镍铬不锈钢丝,最大的特点是弹性大,卡环尖一般可以位于 0.5mm 的倒凹深度。由于弹性好,可以应用于 3 类导线的基牙;由于可以进入倒凹较深,具有一定的隐蔽性,可以应用于美学需要;游离端义齿中,位于支点线前面位置的基牙常设计弯制卡环,这样可以减小游离端基托下沉带来对前面基牙的扭力。卡环弹性和钢丝的直径呈负相关,钢丝越粗,弹性越差,反之亦然。弯制卡环由手工弯制而成,并不能完成所有形式的卡环,也不能和𬌗支托形成整体。杆形卡环不能由弯制卡环完成,圆环形卡环也只有部分比较简单的才能使用弯制卡环。

弯制的卡环臂必须在制作上蜡前与支架焊接,否则装盒时容易造成弯制卡环移位。

4.类型

(1)圆环形卡环

圆环形卡环又称 Aker 卡环、𬌗向戴入卡环(卡环臂尖端是从𬌗面方向进入倒凹区)、拉型卡环。

典型的圆环形卡环有 2 个臂——固位臂和对抗臂,分别包绕基牙牙冠的颊侧和舌侧;卡环臂的起始点(卡环体)常常和支托整合在一起;固位臂从起始点发出,经过基牙的非倒凹区,通过基牙外形高点,向龈方进入基牙的倒凹区。

圆环形卡环常常应用到牙支持式义齿,卡环臂包绕基牙牙冠的绝大部分,固位、稳定、支持作用均好。

圆环形卡环的缺点:卡环覆盖牙面较多,食物滞留,容易导致基牙龋坏;铸造卡环不易调节,特别是𬌗龈向调节(铸造卡环的半圆形剖面结构),需要增大或减小固位力时,很难通过调整卡环达到目的;金属暴露较多影响美观;可能会增大基牙颊舌向宽度,患者感觉不适。

①三臂卡环:典型的圆环形卡环,三臂即颊侧固位臂、舌侧对抗臂和𬌗支托。多用于Ⅰ类导线,固位倒凹区位于远缺隙侧。

三臂卡环适用于牙支持设计,不适合游离端义齿设计。如果应用于游离端义齿设计,可能出现的问题有:固位区在基牙的颊侧近中,没有能力免疫义齿游离端的翘起,义齿游离端在食物黏着力作用下翘起,同时食物进入到义齿组织面;三臂卡环的远中𬌗支托形成Ⅰ类杠杆的支点,义齿下沉造成卡环上翘,损伤基牙,和(或)导致固位体变形。而且游离端越长,杠杆的作用力越大。

材料和制作:三臂卡环不只使用铸造卡环臂,也可以弯制+铸造——联合设计。对抗臂在支架制作时一起铸造完成,弯制固位臂,焊接在支架上。卡环固位臂和对抗臂也可以一同弯制,再焊接在支架上。在下列情况下需要使用弯制卡环。

A.位于支点线前面的基牙。如 KennedyⅡ类亚类缺失区的前面基牙上设计卡环,因为基托下沉可能造成基牙扭力,弯制卡环弹性较大,可以减少对基牙的扭力。

B.在游离端义齿中,代替杆形卡环。游离端义齿常用杆形卡环设计,可以减少对基牙的扭力,但在一些情况下,不能设计杆卡,可以由弯制卡环代替。

C.游离端义齿基牙过度近中倾斜。基牙远中导平面和邻面板呈近中倾斜的斜面,义齿游离端下沉,导平面形成Ⅰ类杠杆支点,近中𬌗支托失去意义。可以设计远中𬌗支托和弹性较好的弯制卡环。

D.弯制卡环弹性较好,进入倒凹相对较深,美学性较铸造好。

②间隙卡环:常用于 KennedyⅡ类,Ⅲ类和Ⅳ类缺失,同侧没有缺隙的可摘局部义齿。

间隙卡环,顾名思义,卡环通过两基牙的𬌗面外展隙,到达颊侧固位区。在通过基牙𬌗外展隙时,形成𬌗支托形态,可以提供较强的支持效果。从间隙卡环可以发出 1 条固位臂,也可以发出 2 条固位臂。尖牙和第一前磨牙之间也是间隙卡环常用的位置,卡环臂一般只有 1 条,放在前磨牙颊侧。

发出 2 条固位臂,实质上是 2 个相背又联合的三臂卡环组成。所以又称联合卡环。

发出 2 条固位臂的间隙卡环应用在 Kennedy Ⅱ 类缺失的病例时,向近中基牙发出的卡环若位于观测线的下方(倒凹区),则游离端下沉时会对该基牙产生扭力,所以向近中发出的卡环尖应位于观测线上方的非倒凹区,起对抗和稳定作用。在 Kennedy Ⅲ 类病例上则没有此限制。

间隙卡环的卡环体位于两相邻基牙的殆外展隙,分别向近中和(或)远中殆面各延伸一殆支托。在后牙,无论设计 1 条还是 2 条卡环,都必须设计双殆支托。采用双殆支托可以防止食物嵌塞。若基牙存在食物嵌塞现象,设计这种卡环则可一举两得。

A.技术要求:

a.防止间隙卡环折断:必须制备足够的空间,以容纳穿过殆外展隙的部分;缩短穿过殆外展隙的部分,在制备牙体时需要修磨殆外展隙的颊侧和舌侧部分。

b.支托跨越 2 个基牙,支托与基牙的角度仍然小于 90°,以免产生楔力。

B.材料和制作:间隙卡环用铸造方式完成制作效果较好,可以形成完整的卡环体、支托;弯制方式也可以制作间隙卡环,但钢丝的弹性较大,而且不能制作卡环体和支托部分,对义齿的支持能力较差。

③圈形卡环:起始于近中铸造支架的卡环体及小连接体联合处,向远中围绕基牙近乎一周,止于近中的倒凹区内。适用于Ⅱ类导线。

圈形卡环是圆环形卡环的特例,因为它只有一条卡环臂。但它兼具了固位臂和对抗臂,只有卡环尖进入倒凹,其余部分都位于观测线或观测线上方。如果卡环尖位于颊侧,那么舌侧的卡环臂就行使对抗臂的功能;如果卡环尖位于舌侧,那么卡环臂的颊侧部分就等同于对抗臂。

另外,除近中有殆支托外,在殆面远中边缘嵴还设计一个支托,弹性固位臂则起始于远中殆支托处,对抗臂也可以看成是从远中殆支托发出。

圈形卡环的远中殆支托设计,可以防止基牙继续向近中倾斜,同时可以改变义齿脱位时的支点,更好行使固位臂的功能,如果没有远中殆支托,如果义齿前端翘起,以近中殆支托为支点,卡环的其他部分,特别是位于基牙的远中部分会下沉,造成基牙龈缘创伤。

远中殆支托必须设计辅助小连接体,起增加卡环强度作用,也有对抗和稳定作用。

圈形卡环适应证:末端孤立基牙。

末端孤立基牙常常向近中倾斜,而形成Ⅱ型导线,倒凹区位于基牙近中,卡环尖方向只能朝向近中,无法设计三臂卡环,所以圈形卡环适应证为末端孤立基牙第二磨牙或部分第三磨牙。前磨牙和前牙不要设计圈形卡环。

上颌末端基牙——第二磨牙常常颊侧倾斜,所以倒凹位于颊侧近中,那么卡环尖位于颊侧近中。下颌末端基牙——第二磨牙常常舌侧倾斜,倒凹位于舌侧近中,那么卡环尖位于舌侧近中。材料和制作:弯制钢丝也可以制作圈形卡环,由于卡环更长,也具有更高的弹性,可以进入更深的倒凹区。

弯制钢丝不能形成远中殆支托。

以上 3 种卡环是圆环形卡环的常用类型,和杆形卡环一起,常用于义齿设计的首选。下面还有一些圆环形卡环类型,在某些特殊情况下也会应用。

④对半卡环:由颊侧和舌侧 2 个独立的卡环臂分别与近远中殆支托连接组成,且以各自的

小连接体分别连接于支架上。适用于前磨牙,舌侧倾斜。固位倒凹位于舌侧远中,舌侧Ⅱ类导线。

对半卡环的舌侧卡环臂为固位臂,颊侧为对抗臂。

需要注意的是,如果对半卡环用于牙支持式设计,那么近中、远中支托可以保留1个,也可都保留。如果用于游离端义齿,那么必须保留远中殆支托,否则,游离端受载下沉,颊侧的对抗臂会随之下沉,造成基牙侧向受力过大。

材料和制作:铸造完成。

⑤回力卡环:回力卡环固位臂的末端起于基牙颊面近中的倒凹区,向远中延伸与远中面的殆支托相连,再绕向舌面的非倒凹区形成对抗臂,在基牙舌侧近中与小连接体相连。

回力卡环感觉很复杂,可以这样理解。空间结构上,可以把回力卡环当成是三臂卡环,只是小连接体没有连接在支托上,而是连接在舌侧对抗臂的末端。有了连接位置的变化,力量传递也就发生了变化。义齿受到负荷,力量沿着小连接体传递给对抗臂,再通过对抗臂传递给支托,最后传递给基牙。力量经过绕行,造成对抗臂变形,到达基牙的力量减弱,起到了应力中断的作用。

回力卡环适用于作为末端基牙的游离缺失病例、基牙牙冠短或是锥形牙。

作为游离缺失病例,回力卡环并不是首选。杆卡是游离端义齿主基牙的首选,如果不能选择杆卡,还可以考虑设计弹性较好的弯制卡环。

材料和制作:回力卡环只能铸造制作,不能弯制。

⑥倒钩卡环:又称为反作用力卡环或发卡形卡环。卡环固位臂从殆方弯转进入近缺隙侧倒凹内,弯转下的部分具有弹性,为其固位部分,弯曲部分应圆钝,避免应力集中和折断。

倒钩卡环为向缺隙区倾斜的基牙设计。

基牙向缺隙区倾斜,近缺隙侧存在固位倒凹。基牙组织倒凹大,或组织突起,前庭沟浅等情况,不适合杆形卡环设计,可以考虑倒钩卡环。如果是前倾磨牙,可以考虑圈形卡环(孤立基牙),或单臂间隙卡环(非孤立基牙)。

倒钩卡环对牙体覆盖较多,只要基牙坚固,对义齿的稳定性非常好。但凡事有两面,倒钩覆盖牙体组织较多,自洁作用差;上部卡环臂(也可以认为是小连接体)弹性较差,基牙负荷较大;暴露钢丝较多,美学性差。

材料和制作:铸造效果较好,弯制可以完成,但是卡环转折点角度过锐容易造成折断。

⑦延伸卡环:又称长臂卡环。适用于缺隙相邻牙常常为放置固位体的主基牙,但如果该基牙没有合适的固位倒凹,那么可以将卡环臂延长至相邻牙倒凹区获得固位。由于长臂卡环有牙周夹板的部分功能,也适用于牙周健康较差的缺隙相邻牙。

注意事项:

A.如果缺隙相邻牙没有合适的固位倒凹,需要选择相邻牙固位,延伸卡环并不是首选卡环。这种情况下,可以选择间隙卡环。只有当没法预备间隙卡环的空间,或其他原因不能使用间隙卡环时才使用延伸卡环。

B.延伸卡环只能用于牙支持设计的义齿,不能用于游离端义齿,否则会形成Ⅰ类杠杆,造成基牙损伤。

C.只有卡环尖端进入相邻的基牙到凹,卡环臂在位于缺隙相邻牙的部分不能进入倒凹,因为这部分的卡环没有弹性。

(2)杆形卡环,又称龈向戴入卡环、Roach 卡环、推型卡环。杆形卡环是由下向上产生固位作用,相对于圆环形卡环。杆形卡环的卡环臂从基托或小连接体伸出,经过龈组织止于基牙颊侧的倒凹区。杆形卡环适用于牙支持式义齿、牙支持式伴有亚类缺失及游离缺失的末端基牙,基牙倒凹区距龈方较近(颈 1/3)。

①杆形卡环优点:与牙体接触面积小,食物堆积少,有利于局部清洁;卡环在牙龈位置走行,隐蔽性好,而且与基牙接触面积小,美学效果较好;远中游离端义齿受载时可减小对基牙的扭力,杆形卡环是远中游离端义齿的首选卡环。

②杆形卡环缺点:不适合于基牙颈部和基牙邻近组织有较大的倒凹,前庭沟过浅,系带附丽过高,基牙过度向颊、舌侧倾斜;作对抗臂时功能较弱;杆形卡环的水平部分与牙龈组织之间,以及卡环的垂直部分的龈方与牙齿之间都有空间,容易滞留食物;杆形卡环的水平部分及转角部分突出于牙龈,口感较差。

杆形卡环常用作固位臂,很少用作对抗臂。由于固位臂的稳定作用差,故常与𬌗支托和其他类型卡环臂形成卡环组应用于临床,能产生良好的固位、稳定、支持作用。

③杆形卡环的非适应证:基牙龈方组织倒凹过大;前庭沟过浅,不能容纳小连接体;基牙过度颊侧倾斜,导线靠近𬌗方(不能通过外形修整降低导线);基牙过度舌(腭)侧倾斜。

如果基牙龈方组织存在倒凹较大,卡环臂的水平部分、转角部分与基牙龈方组织和龈缘部分之间存在较大的间隙,可导致食物滞留,同时口感较差。同样,基牙过度倾斜,或导线靠近𬌗方也会产生同样的效果,卡环除了与基牙牙面的接触点外,其余部分远离基牙牙面和龈组织。

④杆形卡环变异类型较多。可根据基牙倒凹位置、美观效果进行设计。

A.Ⅰ型卡环:Ⅰ型卡环臂起自无牙区的支架部分。水平延伸通过邻近的软组织至基牙处直角向𬌗方弯曲,越过游离龈缘,止于基牙唇颊面龈 1/3 处,进入倒凹深度 0.25mm 位置。整个卡环臂逐渐均匀变细,尖端宽度为 1.5～2.0mm,卡环臂的水平部分在龈缘下方 3mm,臂的横截面呈扁圆形。

Ⅰ型卡环臂较隐蔽、美观,与基牙的接触面积较小,固位力好,对基牙损伤小。适用于Ⅰ型导线基牙。因为卡环臂的水平部分在龈缘下 3mm,磨牙的空间可能不足,所以杆形卡环一般不用在磨牙,多用在前磨牙。Ⅰ杆一般用作固位臂,较少用作对抗臂。

a.牙支持式设计:Ⅰ杆可以像圆环形卡环一样,和远中𬌗支托、圆环形对抗臂搭配,用于牙支持设计。但如果缺失牙数量少,1 或 2 个缺失牙,一般不设计杆卡,更多使用圆环形卡环。

b.游离端义齿设计:游离端义齿更多选择Ⅰ杆,搭配近中𬌗支托、远中邻面板,组合成 RPI卡环组。不使用圆环形对抗臂,对抗作用来自近中𬌗支托和其小连接体,还有远中邻面板。

Ⅰ杆的最大优势是具有脱离基牙接触的能力,从而减少对基牙的扭力。这一点是游离端义齿选择Ⅰ杆的重要原因。

游离端义齿,Ⅰ杆宜配合近中𬌗支托使用,游离端受载后下沉,Ⅰ杆可以脱离开基牙。但如果采用远中𬌗支托,义齿以远中𬌗支托为旋转中心,仍然形成Ⅰ类杠杆,固位臂向𬌗方移动,使基牙受到伤害。

设计要点:第一,设计近中𬌗支托,使Ⅰ杆位于旋转轴支点的远中。第二,Ⅰ杆卡环尖必须位于基牙颊侧近远中最突点的近中或正下方,保证整个卡环组包绕基牙大于180°。Ⅰ杆卡环尖不能位于基牙颊侧近远中最突点的远中,否则游离端义齿容易从远中脱位。第三,不设计舌侧对抗臂。因为对抗臂位于导线上方,游离端基托下沉会造成对抗臂对基牙的侧向推力。

B.T型卡环和Y型卡环:适用于Ⅱ型导线基牙。

Ⅱ型导线的固位倒凹位于基牙的近缺隙侧(基牙颊侧近远中最突点的远中),如果使用Ⅰ杆,卡环尖位于基牙颊侧近远中最突点的远中,卡环组将失去对基牙的环抱作用,游离端义齿容易从向远中脱位。T型卡环和Y型卡环可以解决这个问题。

T型卡环和Y形卡环的远中尖进入倒凹,提供固位,近中尖位于基牙颊侧近中,完成卡环组对基牙的环抱。卡环的近中尖位于导线以上,没有固位功能,如果2个尖的结合部已经位于基牙近远中最突点的近中,则近中尖可以忽略,从而形成改良T型卡环和Y型卡环。

T型卡环和Y型卡环在应用到游离端义齿末端基牙时,仍然需要设计近中𬌗支托。另外,记住卡环的近中尖,或改良T卡和Y卡的最近中端必须在基牙近远中最突点的近中,否则,卡环有向远中脱离基牙的可能,从而失去固位功能。

C.U型卡环:与T型卡环和Y型卡环相似,U形卡环更适用于牙冠宽大,观测线位置低的基牙,使用情况和T型卡环相同。

(3)卡环组合

①RPI卡环组合:由近中𬌗支托、邻面板和Ⅰ杆组成,首选于远中游离缺失义齿设计。

近中𬌗支托在RPI卡环组中的特点:一是,近中𬌗支托改变了杠杆的类型。采用近中𬌗支托,游离端和卡环尖同居支托一侧,形成Ⅱ类杠杆,受咬合力游离端下沉,卡环尖同时下沉,脱离与基牙的接触,基牙不受扭力。但如果设计远中𬌗支托,游离端和卡环尖分居𬌗支托的两侧,形成Ⅰ类杠杆,受咬合力游离端下沉,卡环上翘,造成基牙受伤。二是,使用近中𬌗支托加长了对义齿游离端的距离,加长了旋转半径,使圆弧更趋平缓,牙槽嵴受力更加均匀,𬌗力也更加趋于垂直。三是,近中𬌗支托与其小连接体(还有邻面板)可提供部分对抗臂功能。

注意:保证𬌗支托的小连接体自由——不要与邻牙接触。如果小连接体与邻牙接触,那么游离端受咬合力下沉,可能造成对邻牙的扭力。

邻面板在RPI卡环组中的特点:邻面板与近中𬌗支托的小连接体共同为Ⅰ杆提供对抗作用。

设计要点:

A.导平面位于基牙远中𬌗1/3位置,导平面高度2~3mm。

B.邻面板与导平面并不完全接触,只在导平面的𬌗方接触,导平面的龈方与邻面板留有少许间隙,义齿游离端受载后下沉,邻面板可以随之产生下沉运动,不造成对基牙的扭力。

C.远中邻面板不要设计在导线的𬌗方(邻面非倒凹区),否则容易形成远中𬌗支托效果,导致Ⅰ类杠杆形成,失去RPI的意义。

游离端义齿RPI卡环组是首选的,但在下列情况下Ⅰ杆使用受限:

杆形卡环的非适应证:基牙严重颊或舌侧倾斜,组织倒凹过大,唇颊前庭沟太浅等(前述)。

在这种情况下,可考虑 RPA 卡环组合,后面会对 RPA 卡环组合进行详细的描述。

基牙近中倾斜:末端基牙近中倾斜导致导平面和邻面板形成前倾的斜面,邻面板位于基牙非倒凹区,游离端受载后,邻面板不能自由向龈方滑动,形成支托效应,基牙受到扭力过大。解决这一问题可考虑使用三臂卡环,但是卡环需要更换成弯制卡环,而且需要使用远中𬌗支托。利用弯制卡环固位臂较大的弹性,以缓冲义齿功能时对基牙产生的扭力。

②RPA 卡环组合:Eliason 在 RPI 卡环的基础上提出的。RPA 卡环由近中𬌗支托、邻面板和圆环形卡环组成,其优点和卡环结构与 RPI 卡环相似,不同的是卡环固位臂由杆形卡环改为圆环形卡环。当基牙过度向颊侧或舌侧倾斜,或组织倒凹过大,或颊侧前庭沟过浅等情况下不能设计Ⅰ型卡环臂。而基牙的倒凹又位于唇颊面近中时,可设计成 RPA 卡环。

RPA 卡环组合,近中𬌗支托小连接体和邻面板有对抗功能,可以不必设计舌侧对抗臂。由于采用近中𬌗支托设计,卡环的起始部分应当随义齿游离端下沉而下沉,这就要求卡环的起始部分应当位于到平面上,而不是导线的𬌗方(非倒凹区),以免形成远中支托效应。

(4)特殊的固位体——硬固位体:硬固位体不是卡环,它只是义齿支架的一个部分,进入到余留牙倒凹形成固位。过程是这样的:义齿支架的硬固位体部分(坚硬金属),首先进入基牙的近中或远中倒凹,义齿的其他卡环部分再旋转进入相应的位置,形成固位。这种设计一般用于牙支持式义齿,需要利用近中或远中倾斜的基牙。KennedyⅢ类缺失,上颌第二磨牙近中倾斜,硬固位体先进入近中倒凹,然后支架再旋转戴入;同理,上颌尖牙舌侧倾斜,也可以将硬固位体设计在尖牙的远中,从而不在尖牙上放置卡环。前牙缺失的 KennedyⅣ类设计也常常应用到硬固位体设计,除了不在前牙区使用卡环而增加美学效果外,还可以增加前牙基托与余留牙之间的密合程度。

(七)间接固位体

间接固位体可摘局部义齿的组成部分,用于游离端义齿,防止义齿游离端𬌗向运动和绕支点线旋转,辅助直接固位体防止义齿脱位。

游离端基托受食物黏着力和重力(上颌义齿)影响,有脱离牙槽嵴的倾向,由于直接固位体将义齿固定在牙弓上,义齿并不马上脱落,而是产生以末端支托连线形成的支点线的旋转运动,如果在游离端的支点线对侧的牙齿上放置坚硬的装置,可以免疫这种旋转的倾向。这就是间接固位体起作用的基本原理,类似于一类杠杆作用。

1.功能

(1)防止义齿游离端𬌗向运动,提高义齿稳定性,辅助直接固位体。

(2)支持大连接体,避免大连接体下沉造成黏膜受伤。比如下颌双侧游离缺失,如果没有间接固位体,可能造成舌杆龈向运动,损伤下前牙舌侧黏膜。

(3)提供亚类缺失的支持,或者换过来说,亚类缺失的近中基牙支托有间接固位体作用。

(4)小连接体对与其接触的牙齿有水平稳定左右。

(5)制备其小连接体与牙齿接触的牙面,可以形成导平面和导板的关系,提高义齿固位力。

(6)游离端基托下沉会造成间接固位体翘起,通过这个现象可以发现基托是否需要重衬。

2.类型

支托是真正的间接固位体类型。根据放置的位置可以是𬌗支托、切支托、舌支托(舌隆突支托)。第一前磨牙近中窝是放置间接固位体的理想位置,其近中𬌗支托可以向尖牙舌隆突延伸,形成舌隆突支托,二者共用一个小连接体。

舌板和双舌杆位于义齿游离端支点线的对侧,具有一定的间接固位体功能？但是下颌前牙舌隆突陡峭,而形成一个斜面,并不能提供舌板或双舌杆更好的支持,所以舌板和双舌杆并不是真正意义上的间接固位体。设计舌板或双舌杆时必须设计末端支托,放置在尖牙和(或)第一前磨牙近中。

3.设计要求

(1)强度高,没有弹性。

(2)位于游离端的支点线对侧。

(3)尽量远离支点线。中切牙位置理论上可能是离支点线最远的牙齿之一,但是中切牙支持力弱,舌面也过于垂直难于形成支托窝,并不是常规的间接固位体放置。上中切牙由于咬合影响,也不宜设计切支托。所以常用的间接固位体位置仍旧是第一前磨牙近中和尖牙舌隆突。

(4)必须位于明确的支托窝内,不要设计在斜面上,以免造成支托滑动或义齿移位。

(5)不要设计在支持力差的牙齿上。

五、操作方法

(一)检查

1.口内检查

主要包括缺隙的部位、大小、分布,缺牙区剩余牙槽嵴高度、丰满度、形态等,黏膜的厚度、弹性、系带附着高度等;余留牙牙体牙髓健康状况情况及治疗情况,牙周健康状况,牙列排列与咬合关系;唾液的量及黏稠度;口内现存修复体情况;颌位关系等。

2.颌面部检查

面部比例、丰满度以及颞下颌关节和咀嚼肌状态。

3.X线检查

拍摄根尖片或曲面断层片观察余留牙牙体牙髓及治疗情况,牙周膜宽度及牙槽骨高度,缺牙区牙槽骨密度及结构等。拍摄薛氏位和经咽侧位片观察颞下颌关节间隙大小和髁突位置,关节窝和髁突表面骨质改变。

4.研究模型检查

对于口腔情况复杂的患者可制取诊断性研究模型并上𬌗架检查,以了解余留牙咬合关系和𬌗曲线,上下颌牙间天然间隙的位置。确定可摘局部义齿的就位道调整余留牙及组织倒凹的分布并进行义齿初步设计,制作个别托盘。

(二)修复前准备

(1)拆除不良修复体。

(2)下列牙齿应予以拔除:Ⅲ度松动或牙槽骨吸收达根长 2/3 以上的牙、错位牙等对修复不利的牙、牙体缺损至龈下过深而无法保留的余留牙;手术去除基托范围内的骨尖骨突;行系带矫正术、唇颊沟加深术、牙槽突增高术等提高义齿固位力。

(3)牙周治疗控制余留牙牙周炎症。

(4)治疗余留牙牙体牙髓疾病,如因余留牙过长需磨除较多牙体组织时,可考虑去髓治疗。

(5)正畸治疗矫正移位牙、错𬌗牙等。

(6)修复治疗:可以保留的形态异常牙、残冠、残根等,经过适当治疗,可以全冠、桩冠或根帽等修复后作为基牙或作覆盖基牙;咬合面欠佳或过低者可用全冠恢复咬合;对于骨支持较差的基牙,或受扭力较大的游离缺失的末端基牙,可与邻牙做联冠修复;适合做固定义齿或种植修复的缺隙,应在可摘局部义齿修复前进行。

(7)口腔有炎症、溃疡、增生物、肿瘤及其他黏膜病变者,应先行治疗。

(三)修复过程

1.基牙预备

(1)基牙和余留牙的调磨:磨改过长、过锐的牙尖,恢复正常的𬌗平面和𬌗曲线,消除早接触和𬌗干扰;按义齿设计调整基牙倒凹;适当加大颊外展隙,避免义齿戴入时卡臂尖受邻牙的阻挡;前牙缺失伴深覆𬌗时,可适当调改下前牙切缘,以留出基托间隙。

(2)导平面的预备:在邻面板、与卡环和支托等相连接的小连接体与基牙轴面接触的部位,去除倒凹,平行于义齿就位道方向预备导平面,一般龈𬌗向为冠长的 $1/2 \sim 2/3$,约 $3 \sim 4mm$,以增强义齿的固位和稳定,避免食物嵌塞。

(3)支托凹的预备:一般预备在缺隙两侧基牙𬌗面的近中或远中边缘嵴处、尖牙的舌隆突及切牙的切端处。如咬合过紧,𬌗面重度磨耗,可将支托置于𬌗面不妨碍咬𬌗处如上磨牙颊沟区、下磨牙舌沟区等。若上下颌牙咬合过紧,或者𬌗面磨损致牙本质过敏,可以适当调磨对颌牙。

①𬌗支托凹:呈圆三角形,向𬌗面中心逐渐变窄,其近远中长度约为基牙近远中径的 $1/4$(磨牙)~ $1/3$(前磨牙);支托凹在基牙边缘嵴处最宽,约为𬌗面颊舌径的 $1/3$(磨牙)~ $1/2$(前磨牙);底面为凹形,中心部位最低,轴线角圆钝,深度 $1 \sim 1.5mm$;支托凹底一般应在牙釉质内,如已磨及牙本质,应作脱敏防龋处理。

②舌支托凹:位于前牙的舌隆突上,一般用于上颌前牙和上下颌尖牙(舌隆突明显者)。在舌面的颈 $1/3$ 和中 $1/3$ 相交界处,呈"V"字形,底部低于舌隆突,向根尖方向,深度为 $1 \sim 1.5mm$;或以舌隆突为中心,预备成圆环形,深 $1.5mm$,宽 $1.5 \sim 2mm$。

③切支托凹:在前牙的切角或切缘上,预备出唇、舌斜面,支托凹宽为 $2.5mm$,深度为 $1 \sim 1.5mm$,线角圆钝。

(4)隙卡沟的预备:通过基牙与相邻牙的𬌗外展隙,尽量利用天然牙间隙,必要时可调磨对颌牙尖。弯制隙卡沟宽度和深度为 $0.9 \sim 1.0mm$,沟底呈圆形,不应破坏邻接触点,颊舌外展隙处应圆钝,注意检查侧方𬌗间隙。铸造隙卡或联𬌗卡宽度和深度为 $1.5mm$,相邻边缘嵴处预备𬌗支托凹,适当扩大颊、舌外展隙,注意检查侧方𬌗间隙。

2.制取印模

(1)解剖式印模:在承托义齿的软硬组织处于非功能状态下取得的印模,为无压力印模。用于牙支持式义齿。根据牙弓的形态和大小选择成品托盘,托盘距牙弓内外侧应有 $3 \sim 4mm$ 的间隙,以容纳印模材料,托盘的翼缘应距黏膜皱襞约 $2mm$,不妨碍唇、颊和舌的活动,在唇、颊、舌系带处有相应的切迹,上颌托盘的远中边缘应盖过上颌结节和颤动线,下颌托盘后缘应盖过磨牙后垫;在托盘中盛入调拌好的印模材料,取上颌印模时,上颌𬌗平面约与地面平行,避免印模材料向后流动刺激软腭,用口镜牵拉患者口角,在倒凹区、较深的唇颊间隙处、上颌结节颊侧、高腭穹窿者的硬腭上可先放置适量的印模材料,然后右手持托盘,以旋转方式从一侧口角斜行旋转放入口内,托盘柄对准面部中线,使托盘后部先就位,前部后就位,在印模材料硬固前,保持托盘固定不动并完成唇颊肌功能修整。取下颌印模时,张口时下颌𬌗平面与地面平行,并让患者轻抬舌并前伸和左右摆动,以完成口底的边缘整塑。在印模材料完全硬固后,将印模垂直向脱位并从口内旋转取出。

(2)功能性印模:在一定压力状态下取得的印模,为选择性压力印模。用于混合支持式义齿或黏膜支持式义齿。

方法一:选择成品托盘,将软化的印模膏加在托盘的缺隙部位,在口内就位并整塑,获得初印模;将印模的组织面刮除一薄层,并去除余留牙部位的印模膏;然后在托盘内加适量的终印模材,将托盘在口内就位并施加一定的压力,待印模材硬固后取出,获得终印模。

方法二:同解剖式印模的方法获得初印模;灌注石膏模型,用自凝或光固化树脂制作个别托盘;在缺隙处、后缘和口底处的个别托盘边缘加印模膏,将其加热软化后在口内进行功能整塑;托盘上加适量的终印模材,将托盘在口内完全就位并进行边缘整塑,待印模材硬固后取出。

方法三:单侧或双侧游离端缺失时,方法同解剖式印模获得初印模;灌注石膏模型,设计铸造金属支架并复位于模型,在缺牙区制作暂基托;口内试戴并修整金属支架及暂基托;暂基托边缘加烤软的边缘蜡,肌功能整塑,将边缘及组织面均匀去除约 2mm 制作蜡堤取正中𬌗记录;调拌印模材置于暂基托组织面,口内就位,于正中𬌗位进行肌功能整塑,印模材硬固后取出。

3.灌注石膏模型

印模取出并消毒后应及时灌注石膏模型,特别是藻酸盐印模,以免因放置时间过长,印模材失水收缩而导致印模变形。

(1)按水粉比要求调拌石膏并在振荡器上自印模一端灌注,避免出现气泡。

(2)模型石膏应包过印模的边缘 3mm,边缘厚度为 3mm,底部厚度至少为 10mm。

(3)待石膏完全硬固后,将模型与印模分离,并进行模型修整。

4.确定颌位关系和上𬌗架

(1)缺牙少,余留牙能保持正常的咬合关系时,可在模型上利用余留牙确定上下颌牙的𬌗关系。

(2)口内仍有可以保持上下颌垂直距离和正中𬌗关系的后牙,但在模型上对𬌗不准确或不稳定时,可制作暂基托加软蜡堤,戴入患者口内,使其咬合在正中颌位,蜡堤硬固后取出,利用蜡𬌗记录使上下颌模型对𬌗。

(3)不能维持垂直距离或者垂直距离变低者,必须利用暂基托和蜡𬌗堤在口内重新确定垂直距离和正中关系,以此确定模型的正中颌位。根据需要选择相应𬌗架,必要时用𬌗叉和面弓将上颌的位置关系转移至𬌗架上,将上颌模型固定,再根据蜡𬌗记录固定下颌模型。

5.工作模型观测和义齿设计

根据设计要求将模型在观测台上进行相应方向的倾斜,画出观测线,确定软硬组织倒凹的位置,画出义齿的最终设计。

6.义齿制作

按照技工室操作规程完成义齿制作。

7.义齿初戴

(1)初戴义齿前,将基托近龈缘处及进入基牙和组织倒凹处的部分适当缓冲;义齿应按已设计好的就位道方向戴入,戴义齿时如遇有阻碍,不应强行戴入,以免造成疼痛和义齿摘出困难。可以在义齿下衬垫薄咬合纸,根据着色痕迹,确定阻碍部位,调磨义齿障碍点或基牙预备不足之处,直至义齿能顺利戴入和摘出。

(2)义齿戴入后应检查义齿各部分是否与组织密贴,卡环固位力是否适中;𬌗支托是否影响咬合;基托边缘的伸展范围是否合适,是否妨碍软组织活动,有无翘动、旋转、弹跳等不稳定现象,连接杆与黏膜接触是否适当;颌位及咬合关系是否正确;义齿的形态是否自然、美观。

8.义齿的修理

(1)基托折裂、折断:对于断端无缺损、对合好的义齿,可将其洗净拭干,准确对合断端并用502胶黏固,在基托组织面灌注石膏模型;将基托断端磨成较宽的斜面达石膏面,涂分离剂,将义齿各部分复位于石膏模型上;滴少许自凝树脂单体溶胀折断处基托表面。

将调和至黏丝早期的自凝树脂黏固于断端之间并恢复基托外形;待树脂硬固后,将义齿取下并打磨抛光;或用基托蜡恢复折断处的基托外形,装盒后用热凝树脂修补;基托强度不足可适当加厚或置加强丝增加强度。断端有缺损或不能对合复位的义齿,需将义齿断开的部分戴入口内取印模,再灌注石膏模型修理。

(2)卡环、𬌗支托折断:将义齿上残留的卡环、支托和连接体剔除,用蜡封闭缺损处,将义齿戴入口内,取印模,将义齿翻到石膏模型上,制作卡环或支托,用自凝或热凝树脂固定,同时可在模型上延伸义齿的基托并增加人工牙。

(3)人工牙折断、脱落:磨除残留人工牙和部分基托,尽量保存基托唇侧龈缘,选择颜色、形状和大小合适的人工牙,经磨改以适合缺牙间隙,先用自凝树脂单体溶胀基托和人工牙的粘接面,再用自凝树脂黏固,调𬌗并磨光。

(4)加高人工牙的咬合:将人工牙𬌗面磨粗糙,并在对颌牙的𬌗面涂分离剂;然后在人工牙𬌗面加自凝树脂,将义齿戴入口内并咬合在适当的位置,直至树脂硬固;或先在人工牙𬌗面加蜡取𬌗记录,然后根据蜡𬌗记录用蜡恢复人工牙的高度和𬌗面形态;再经装盒,用热凝树脂加高咬合。

(5)基托重衬

①直接法:将义齿组织面均匀磨除一层,使之表面粗糙。在口内(余留牙和黏膜处)和义齿(磨光面和人工牙处)涂分离剂,同时在义齿组织面涂单体使表面溶胀。调拌硬衬材料至粘丝早期并涂布于义齿组织面。将义齿戴入口内,使卡环、支托等完全就位并做功能整塑,至树脂初步硬化但尚有弹性时从口内取出,浸泡于温水中加速聚合。待树脂完全硬固后,去除进入倒凹的部分并磨光。将义齿重新戴入口内,使其完全就位并进行调𬌗。

②间接法:将义齿组织面均匀磨除一层,使之表面粗糙。在义齿组织面加调拌好的印模材。将义齿戴入口内,使卡环、支托等完全就位并做功能整塑,至印模材硬固后取出。去除多

余的印模材,将义齿直接装盒。开盒后去除义齿组织面的印模材,填塞热凝树脂。进行热处理,打磨和抛光。

第三节 牙列缺损的固定义齿修复

固定义齿又称固定桥,它是以缺牙间隙两端或一端的天然牙作为基牙,利用固位体黏固于基牙上,患者不能自行摘戴的一种牙列缺损的修复方法。

一、适应证

1.缺牙的数目和部位

一般适宜于修复缺失 1～2 个牙的单个非末端游离缺失、间隔缺失或单个牙的末端游离缺失。但切牙全部缺失,只要尖牙条件良好,也可做固定义齿修复。

2.基牙的健康情况

(1)牙体、牙髓情况:牙冠的形态和高度正常,有龋病或其他牙体缺损者需经过完善的充填治疗,有牙髓病变者需经过完善的牙髓治疗,基牙牙冠要有足够的强度。

(2)牙周支持情况:牙齿无松动,牙龈健康,牙槽骨吸收少于根长的 1/3,有足够的牙根长度和牙周潜力,冠根比例正常,有根尖病变者已经过完善的治疗并趋于愈合。

(3)排列位置与咬合关系:基牙的排列位置和咬合关系基本正常,无过度的倾斜、扭转、伸长和错位,𬌗曲线正常。

3.缺牙区牙槽嵴的吸收情况

拔牙后 3 个月左右,牙槽嵴形态已稳定,缺牙区牙槽嵴不宜吸收过多。

二、禁忌证

1.缺牙区牙槽嵴情况

(1)拔牙时间短,拔牙窝未完全愈合者。

(2)牙槽嵴缺损过多者。

(3)缺失牙多,近远中缺隙过大者。

(4)黏膜有病变者。

2.基牙的健康情况

(1)因牙周病导致的较明显的松动,牙槽骨吸收大于1/3。

(2)基牙牙根过短。

(3)严重倾斜移位,重度深覆𬌗、深覆盖。

(4)临床冠过短,或髓腔过大。

(5)根尖口尚未闭合。

(6)有龋病、其他牙体牙髓和根尖病变未经完善治疗者。

（7）牙体缺损达龈下过深者。

3.余留牙及口腔卫生状况

（1）余留牙有重度牙周病、严重龋病、根尖病变需继续拔牙者。

（2）口腔卫生差、大量牙石、软垢聚积者。

三、操作方法

1.检查

（1）口内检查

①缺牙间隙

A.缺失牙的部位和数目，缺牙间隙的殆龈向高度。

B.拔牙窝是否愈合，牙槽嵴的高低、形态，是否平整，有无骨尖、骨嵴、倒凹等。

C.黏膜的厚度、弹性、色泽、动度，有无病变，系带附着位置是否过高。

②余留牙

A.牙体牙髓情况有无龋坏、缺损、磨耗、变色、形态异常，牙髓活力，充填体的材料是否完整。

B.牙周健康状况牙齿松动度，临床冠长度，牙龈健康情况，牙周袋深度，叩痛。

C.排列与咬合关系有无倾斜、扭转、移位、过长或下垂，有无殆关系和殆曲线的异常，有无早接触和殆创伤。

③其他软硬组织情况：有无炎症、溃疡或其他病变。

④口内现存修复体形态、与组织的关系和功能状态。

（2）颌面部检查

①颜面的对称性，面部比例，垂直距离。

②颞下颌关节和咀嚼肌的状态。

③下颌运动是否有异常，有无关节弹响、张口受限、关节和（或）肌肉疼痛、头痛等症状。

（3）X线检查

①基牙和其他余留牙的根尖片或全口曲面断层片

A.髓腔大小、髓角高度，龋坏部位、深度，牙髓状态。

B.牙根的长度、数目、形态，根尖口是否闭合。

C.根尖病变的程度和范围，牙髓治疗是否完善。

D.牙周膜宽度、牙槽骨高度和吸收方式。

E.根周和缺牙区牙槽嵴骨组织的骨小梁密度和结构，硬骨板的厚度。

F.拔牙窝愈合情况，有无残根或残留骨片。

②颞下颌关节薛氏位和经咽侧位片：如患者有颞下颌关节问题则需拍以上关节片检查关节间隙大小和髁突位置，关节窝和髁突表面骨质改变。

2.设计

(1)选择基牙

①基牙的支持作用:基牙应能为固定桥提供良好的支持。基牙的支持能力来源于其牙周组织,基牙支持能力的大小与基牙牙根的数目、大小、形态,牙周膜的面积和牙槽骨的健康状况密切相关。

②基牙的固位作用:基牙应能为固定桥提供良好的固位。基牙的固位能力主要取决于其牙冠的情况,与牙冠的大小、形态,牙冠的高度,牙冠硬组织的健康状况密切相关。

③基牙的共同就位道:固定桥的基牙之间应有共同的就位道。在选择基牙时应注意牙齿的排列位置和方向。

④基牙数目的确定:临床上一般根据牙周膜的面积确定基牙的数目。基牙牙周膜的面积的总和应等于或大于缺失牙牙周膜面积的总和。

(2)选择固位体:全冠是临床上固定桥最常用也是固位能力最好的固位体类型。前牙等美观要求较高者可选用烤瓷熔附金属冠或者全瓷冠,后牙美观要求不高者可选用全金属冠。基牙为残根残冠者须先进行桩核修复。

(3)设计桥体:桥体是修复缺失牙形态和功能的部分。桥体的唇颊面要达到美观要求,桥体的咬合面要满足功能要求,为减轻基牙的负担后牙桥体的殆面可适当减径,减小咬合面面积。桥体的龈端一般设计为改良盖嵴式的接触式桥体,要满足以下要求。

①桥体龈端与牙槽嵴黏膜紧密接触而无压力。

②桥体龈端与牙槽嵴黏膜接触面积尽量小。

③桥体的龈端尽量为凸形。

④桥体龈端应光滑、高度抛光。

(4)设计连接体:临床上固定桥的连接体一般设计为固定连接体,应在保证自洁的基础上有足够的强度,防止弯曲变形和断裂。

3.准备

(1)拆除不良修复体。

(2)缺隙的处理

①拔牙

A.重度松动或牙槽骨吸收达根长 2/3 以上的牙。

B.牙体缺损或劈裂至龈下过深的牙。

C.重度倾斜移位的牙。

D.根尖病变过大无法治愈的牙。

E.过短的残根。

②缺牙区牙槽嵴的修整

A.去除骨尖。

B.矫正附着位置过高的唇、颊、舌系带,切除增生的软组织。

③治疗黏膜病变。

（3）基牙和其他余留牙的处理

①牙周治疗去除牙石，治疗牙龈炎和牙周病，牙槽骨、牙龈形态修整。

②牙体牙髓治疗

A.有龋病、牙髓炎、根尖周炎、楔状缺损等牙体牙髓疾病的余留牙，或治疗不完善者，应行完善的治疗。

B.基牙牙冠缺损大或畸形，剩余组织的抗力型和固位型差，需做桩核修复者，必须先进行根管充填。

C.为了进行基牙预备、外形调整或调𬌗而需磨除过多牙体组织的基牙，应先做牙髓失活和根管充填。

③正畸治疗：正畸治疗矫正倾斜移位牙、错𬌗牙，关闭或集中散在的牙间隙。

④调𬌗：对颌牙和其他余留牙调𬌗，磨短伸长牙，改善𬌗接触关系，以及𬌗曲线和𬌗平面。

4.修复过程

（1）基牙预备

①活髓牙预备前应先进行麻醉处理。

②根据固定桥固位体的设计进行基牙预备，方法与牙体缺损修复的牙体预备基本相同，各基牙间必须形成共同的就位道。

③基牙为残根或残冠者，需先做桩核修复，核的轴壁需与其他基牙形成共同就位道。

（2）排龈见牙体缺损修复。

（3）制取印模并灌注石膏模型见牙体缺损修复。

（4）基牙的暂时性修复见牙体缺损修复。

（5）固定桥制作目前临床常用的固定义齿类型主要有全金属固定桥、金属烤瓷桥和金属烤塑桥。全金属固定桥只需在工作模型上制作蜡型，经包埋、铸造和磨光后，即可在患者口内进行试戴，然后黏固。金属烤瓷或烤塑桥需先制作金属桥架，然后将其在口内试戴。

（6）金属桥架试戴与比色：金属桥架经初步磨光后在患者口内试戴，检查是否能顺利就位，有无翘动，固位是否良好，边缘是否密合。桥体及连接体是否符合设计要求。前牙固定桥固位体和桥体的唇面、切端、舌面和邻面，或后牙固定桥固位体和桥体的颊面、𬌗面、舌面和邻面，以及桥体的龈端等部位是否有容纳烤瓷或烤塑的足够空间。

金属桥架试戴合适后要进行比色，为修复体确定最适宜的颜色。要求与金属烤瓷冠相同。

（7）固定桥的完成金属桥架试戴合适后，送回技工室进行烤瓷或烤塑。

（8）固定桥试戴将完成的固定桥在口内试戴和调𬌗，最后进行上釉和抛光。

①能够完全就位，无障碍点，无翘动和弯曲变形。

②固位体的边缘与基牙预备体密合，表面平滑、移行、无悬突。

③固定桥与邻牙接触点的部位、大小和松紧度与自然牙列相同，无接触点过紧、过松或位置异常。

④咬合接触均匀、稳定，无早接触和𬌗干扰。

⑤固定桥的外形和颜色与邻牙和对颌牙协调，自然、美观。

⑥桥体龈面应与牙槽嵴黏膜紧密接触而无压力，接触面积尽量减小。

（9）固定桥黏固

①清洁：用棉球擦拭或用三用枪冲洗基牙预备体、邻牙和牙槽嵴表面，去除杂质和出血。

②隔湿：将干棉卷置于基牙唇颊侧前庭沟内和下颌基牙的舌侧口底位置。

③消毒：用酒精棉球分别消毒基牙预备体表面和固定桥固位体的组织面，然后吹干。

④黏固：将调拌好的水门汀涂于固定桥固位体的组织面上，然后立即将固定桥戴入口内，使其完全就位，去除多余的水门汀，保持稳定，待水门汀完全硬固。

⑤修复后复查。

四、固定桥的制作

固定桥是修复牙列中缺失的一个或几个天然牙，恢复其解剖形态和生理功能的一种常用修复体，它由固位体、连接体、桥体及基牙组成。

固定桥的种类很多，临床上通常根据其结构不同分为：双端固定桥、单端固定桥、半固定桥3 种基本类型，及采用 2 种或 3 种基本类型联合制成的复合固定桥。除了上述几种类型的固定桥外，还有一些特殊结构的固定桥，如种植固定桥、固定—活动联合固定桥和黏结固定桥等。

双端固定桥的两端都有固位体，而且桥体与固位体之间是固定连接体，在临床上使用最为广泛。

单端固定桥又称悬臂固定桥，固定桥仅一端有固位体，另一端为游离端，或者仅仅与邻牙相接触，桥体与固位体之间是固定连接体。

半固定桥又称应力中断式固定桥，固定桥的两端均有固位体，一端与固位体固定连接，另一端由活动连接体连接，活动连接体为栓道式装置，固定桥黏固后，连接于桥体上的栓体嵌合于基牙固位体的栓道内，形成有一定动度的活动关节。

固定义齿的制作，由于所用材料不同，其制作方法和要求各异。常用于制作固定义齿的材料有金属、树脂和陶瓷，因而制成的固定义齿有整体铸造金属固定桥、金属-树脂联合固定桥、金属翼板黏结固定桥、金属烤瓷固定桥和全瓷固定桥等。整体铸造金属固定桥因铸造精度不佳、美观性能差，仅可用于缺牙间隙较小的后牙固定义齿修复。

（一）固定桥的应力分析

修复体作为恢复缺损或缺失组织的机械结构，与机体有着密切的关系。当机械外力施于修复体上时，通过它可使机械的或物理性的外力，由于机体的生物反应而转变为生理功能。因此，对于修复体的要求，既应符合生物学原则，又必须应用机械力学和工程学的基本规律，使其建立在生物力学的基础上。

1.固位体

固位体是覆盖于基牙牙冠上的嵌体或冠。桥体的黏力传至固位体，固位体承受的黏力传至基牙上。但固位体受的力与单个的嵌体和冠显然不同，它还要承担桥体的黏力。由于固定桥的结构，使固位体上受的力为压应力和拉应力。因此，固位体的设计应特别注意去克服上述2 种力产生的破坏作用。

Ziada 等采用光弹应力分析对 Rochette 黏结桥的应力强度与方向进行了研究，发现 Rochette 桥的邻舌面及舌侧连接体区应力集中,提示 Rochette 桥失败的主要原因是固位孔处的变形。

2.桥体和连接体

(1)桥体:桥体是恢复缺失牙形态和功能的主要部分。固定桥在咀嚼运动中所增加负荷是由桥体传递至基牙牙周支持组织来承担的。为了保护基牙,减少基牙的负荷,桥体的设计是非常重要的,增加桥基牙数目、减小桥体粭面颊舌径的宽度、减少牙尖斜度、扩大舌侧外展隙等措施常被用于减少基牙的负荷。

桥体的粭面形态应根据缺失牙的解剖形态,具有适当的尖、窝、沟、嵴,以充分发挥机械效能。但亦应避免过锐过陡的尖、嵴,并使粭接触点尽量分布均匀或接近粭面中心,以在行使功能时减少对基牙的非轴向力。

由于减小了固定桥绕支点线旋转的力矩,桥体减径可以减小基牙牙周膜应力的大小。有研究表明,在整个固定桥受垂直均布载荷时,桥体减径对基牙牙周膜内应力降低的幅度很小。但在桥体颊侧边缘嵴受垂直集中载荷时,桥体减径可以明显降低基牙牙周膜内应力水平。在桥体减径时,可根据具体情况适当减少工作尖的外斜面。

桥体粭面金属部分应有足够的厚度,以免疫弯曲变形。影响桥体挠曲强度的因素有粭力、桥体的厚度、宽度与长度、桥体材料的机械强度。在相同条件下,桥体弯曲变形量与桥体厚度的立方和宽度成反比,与长度的立方成正比。若粭力超过材料的弹性限度,桥体就会发生变形或折断。

(2)连接体:连接体是起连接作用的,它把桥体与固位体连接成为一个整体,并传递桥体的粭力到固位体和基牙上。许多研究表明,固定桥的薄弱环节在连接体处,在满足粭间隙、粭外展隙要求的同时,要保证连接体的强度要求,防止断裂或开焊。

固定桥中最大应力出现在桥体连接区域的组织面部分。通过三维有限元法分析龈外展隙曲率对三单位固定桥抗折性的影响,发现增大龈外展隙曲率半径可以提高抗折性。大量的研究显示,固定桥的连接体是最易发生折裂的部位,而且,增加连接体的面积不能有效减少其折裂性的可能,且桥体材料的选择对连接体的易折性影响较小。应采用机械强度高的材料。

Yang 用二维有限元分析证实牙槽骨高度降低的牙可以考虑作固定桥基牙,但牙槽骨严重吸收的固定桥,其连接体处的应力集中较正常者严重,提示要增加连接体处的强度。

3.固定桥表面的应力

1971 年 Farah 用光弹法分析四单位固定桥表面的应力分布,发现支持组织良好时,固定桥以整体状态行使功能;而支持组织较差时,将使固定桥形成悬转臂,并发现当桥体粭面受载时,连接体处应力集中,有拉应力和剪应力,且单端固定桥连接体处的应力大于双端桥。

通过固定桥表面应力的分析,可以发现桥体、固位体粭面的载荷着力点及连接体处是各种应力集中的区域。

(二)金属固定桥的制作

金属固定桥以金属全冠或嵌体等作固位体,以金属粭面或金属人工牙作桥体,用铸造合金以整铸或焊接方式完成。常用的金属有金合金、银合金、镍铬合金、钴铬合金和铜合金等。

1.整铸法铸造金属固定桥

整铸法铸造固定桥是在工作模型上制作固位体、桥体、连接体的熔模,然后采用铸造的方法完成固定桥的金属支架部分,再制作固定桥的树脂部分。

(1)制作代型和上𬌗架:将灌制好的人造石或超硬工作模型制成可卸代型,并按临床取的𬌗记录上𬌗架。固定桥的制作应在𬌗架上进行,最好采用可调式𬌗架以便正确地恢复固定桥的正中𬌗与非正中𬌗关系。

(2)固位体熔模的制作:在制作固定桥熔模时,先制作固位体熔模,再制作桥体及连接体熔模。

对于金属-树脂联合固定桥的固位体,若位于前牙、前磨牙区,多为金属-树脂全冠、3/4 冠;若位于磨牙区,多为嵌体、高嵌体、3/4 冠、全冠等。

固位体熔模的制作方法和步骤,与嵌体和冠修复体熔模的制作方法相同。

(3)桥体熔模的制作

①前牙桥体熔模的制作:前牙桥体的金属部分分为增力桥架和金属舌背 2 种。增力桥架可以支持一定的𬌗力,其主要作用是加强固位体与桥体的连接,并作为桥体非金属部分的支架,适用于前牙咬合正常的患者。

A.前牙桥体增力桥架熔模的制作要求和方法

增力桥架的宽度:为了使桥架能承受𬌗力,不变形或折断,切端和桥体龈部应留出一定间隙,以备树脂恢复牙体外形,预留的切龈宽度最好相当于桥体切龈高度的 1/3。

增力桥架的厚度:金属过厚,则树脂太薄,易折断,且唇面透出金属色泽或影响舌侧咬合;过薄,不能支持𬌗力。增力桥架的厚度以 1~1.5mm 为宜,可根据桥体的唇舌径而定,但不能小于 1mm,其厚度一般应与桥体的长度成正比例。

增力桥架的形态:应与桥体位置和牙弓的弧形相适应。可以在每个桥体的中部作成十字形,放于咬合力最强的部位,即位于唇舌向的中 1/3 和切龈向的中 1/3 处。咬合紧、𬌗力大、桥体的唇舌径较小者,不宜制作增力桥架,可制作金属舌背。

制作方法:将嵌体蜡条按要求制成厚度、宽度合适的一个或数个十字形,在工作模型上制作成增力桥架形状,然后,根据桥体的位置和牙弓的弧度,将十字形蜡条安放在适宜的部位。根据𬌗架上的咬合关系,校正增力桥架熔模的位置和形态。

B.前牙桥体金属舌背熔模的制作:制作金属舌背时,其唇面应制作倒凹或固位形,使唇面树脂有良好固位;切端作成斜面,以保护切缘树脂,而又不影响美观,金属背的舌侧面应具有一定的解剖形态。

②后牙桥体熔模的制作:后牙承受的𬌗力大,桥体应采用金属制作。将固位体熔模就位于代型上后,在工作模型缺牙区的牙槽嵴上,放置烤软的基托蜡片或印模胶,使与对颌牙𬌗面保持 1.5~2.0mm 的间隙,然后在蜡或印模胶上涂分离剂,以便与桥体的熔模分离。放置大小和厚度相当于桥体的软蜡(嵌体蜡)于失牙间隙处,关闭𬌗架,使上、下颌牙在正中𬌗位接触。根据桥体设计,修整桥体解剖形态,再详细检查桥体的咬合关系,牙尖高度、沟、窝、嵴等,使其与对侧同名牙形态协调。此时,取下熔模,检查其厚度,若过薄可在龈端加蜡或加树脂;过厚,可进行修整,使之达到要求。然后,在桥体龈端中部作 U 形或 V 形固位形,以增强桥体金属部分

与树脂部分的连接。

（4）连接体熔模的制作：根据连接体的连接方式和制作方法不同，固定桥的连接体可分为固定连接体和活动连接体。

①固定连接体熔模的制作：固定连接体是指桥体和固位体完全地、坚固地连接在一起，成为一个整体。固定连接体应位于基牙的接触区，由于连接体是固定桥结构中的薄弱环节，在连接体的设计中，应特别注意连接体的强度，制作整体铸造连接体熔模时，连接体应有一定的宽度和厚度，使桥体与固位体、固位体与固位体之间应有坚固的连接，防止桥体或固位体承受殆力时连接体折断，其面积不应小于 $4mm^2$，连接体四周外形应圆钝不能形成狭缝，且应形成正常的唇颊、舌外展隙以及邻间隙，切忌将连接体占据整个邻间隙或压迫牙龈，妨碍清洁与自洁作用。

其制作方法是将固位体熔模与桥体熔模用软蜡连接，形成连接体，最后在固位体殆面和桥体殆面适当的部位安插铸道针。

②活动连接体的制作：活动连接又称活动关节连接，活动连接体的种类很多，但制作方法基本相同。制作固位体的熔模时，放入栓体的部分应较厚，其外形稍大而略平。这样栓道制成后，固位体仍有适当的体积，而保持固位体的坚固性。用于制作活动连接体栓体和栓道的合金，应具有良好的机械性能，才不至于因桥体受力而变形或磨损。栓体应与栓道密合，以免基牙受扭力而松动。

固位体的熔模完成后，再制作栓道。先用探针在熔模的远中面刻画出栓道外形。栓道的方向，应与固定义齿的戴入道一致。然后用尖头蜡刀或 $700^\#$ 裂钻将刻纹加深、加宽制成栓道外形。栓道的殆龈深度应为其宽度的 2 倍，从殆方向龈方聚合成梯形。栓道壁不能有倒凹，其点、线角应清楚。然后将固位体进行包埋铸造。铸造完成后，再用细裂钻修整栓道内壁，使之光滑、无倒凹、点线角清楚。

在工作模型上试戴固位体，制作栓体熔模。在栓道中涂一薄层分离剂，将嵌体蜡烤软后压入栓道内，修整栓的外形，冷却后用探针将栓取出，检查栓的形状是否完整，点、线角是否清晰。然后将栓体熔模放入栓道，用热探针插入桥体与栓体熔模之间，使其融合为整体，常规安插铸道。

如果采用成品的栓体和栓道，可将栓道嵌入活动端的固位体熔模内，栓体固定在桥体熔模内与栓道相应的位置上，分别进行包埋、铸造。采用成品栓体和栓道制成的活动连接体，嵌合严密，固位良好。

（5）包埋、焙烧、铸造：固定桥熔模制作完成后，常规安插铸道。根据设计要求，选用相应的铸造合金及其配套包埋材料包埋熔模，焙烧、铸造按常规方法完成。

（6）固定桥金属部分的研磨、抛光：铸造完成后，喷砂去除包埋材料，切割铸道，放回殆架上的工作模型上试戴，调殆，打磨抛光。

（7）固定桥树脂部分的制作：在固定桥金属部分完成后，在工作模型上完成桥体的树脂部分。

①前牙桥树脂部分的制作：选择大小、形态、颜色与缺失牙相对的同名牙协调一致的树脂牙，磨改后，放于增力桥架或金属舌背唇面上相应的位置，然后用牙色自凝塑料形成舌面外形，

并完成桥体底与龈端的接触部分,塑料凝固后打磨抛光。

也可用蜡完成前牙桥体的舌侧外形,装盒,去蜡,充胶,热处理与可摘局部义齿相似。

②后牙桥体树脂部分的制作:在金属桥体的龈方,用白色蜡或浅色蜡制作桥体雏形。然后在桥体的龈底加软蜡,趁蜡软时,把固定桥戴在工作模型上就位,修整桥体底部周围边缘,完成桥体外形。然后常规完成充胶、热处理。

固定桥树脂部分的制作也可用复合树脂完成。

2.焊接法铸造金属固定桥

焊接法铸造金属固定桥的方法是将固位体、桥体分别铸造成金属以后,通过焊接将固位体,桥体连接成一整体。固位体的制作方法同嵌体和全冠,固位体、桥体均是采用铸造法完成,连接体则是通过焊接法完成,其焊接区即为固定桥的连接体。

(1)焊接:桥体铸造成功以后,放在殆架的工作模型上校正,将桥体与固位体焊接。焊接前,应先打磨桥体与固位体的焊接面,保持焊接面的清洁,使焊金畅流,焊接牢固。将桥体放置在适当的位置,用蜡固定桥体的金属部分于固位体上,关闭殆架,仔细检查桥体位置和咬合关系。

采用耐高温包埋料将桥体和固位体包埋固定。为了防止焊接时损坏固位体的边缘和焊金流入固位体的组织面,包埋时仅暴露焊接区,其余的桥体和固位体金属部分均包埋起来。后牙固定桥应暴露桥体和固位体焊接区的殆面和舌面;前牙固定桥,包埋时必须暴露焊接区的舌面和由切端至龈端的整个焊接邻近区。

焊接方法:包埋料凝固后,用微火逐渐烤热模型,使蜡完全挥发。蜡去尽后,在焊接处放置少许焊媒和一小块焊金。继续加热,然后以还原火焰正对焊接区,焊金熔化后,流入焊接面内,即可将桥体金属部分与固位体(金属)焊接在一起。待模型冷却后,将焊接好的固定桥从模型上取出,如系金合金可用吹管火焰或酒精灯火焰微热,立即置于50%盐酸中,去除金属表面的氧化物。

在工作模型上试戴固定桥的金属部分,如顺利就位,则进行调殆、打磨,若试戴有问题,不能在基牙上就位,则可能是焊接收缩,或固位体变位,需脱焊后,重新焊接。若基牙制备不平行,则应重新制备基牙。

(2)采用焊接法制作连接体时注意事项

①应在工作模型上固位体完全就位后,方可开始焊接,否则,焊接后固定桥不能顺利就位。

②焊接连接体只能在邻接点的位置,形成椭圆形的焊接面。前牙焊接面位于邻面的中1/3处,稍向切龈方向伸展。后牙焊接面位于邻面的殆1/3处,稍向颊舌向伸展。

③桥体与固位体的焊接面不能磨除过多,否则间隙过大,影响焊接。焊接时,不能加热过久,以免焊接面氧化,使焊接失败。如果焊金只是表面熔化,未流入各个焊接面,则形成了假焊,需加少许焊媒继续加焊。

④焊接时,为了防止连接处收缩过大,可先焊接一侧,然后再焊接另一侧。焊接前包埋时,包埋不应过厚,范围不宜过大,以免由于散热,焊接处不易达到焊接温度,影响焊接效果。

⑤焊接连接体的焊接面应稍大,焊接才坚固。若焊接面小,当桥体承受殆力时,焊接面易断裂。

⑥在焊接、打磨等各步骤中，均应注意保护固位体的边缘，否则影响固位体与基牙的密合。

采用焊接的方法制作连接体，特别适用于长桥。对于多单位的长桥，由于铸造收缩、变形，整体铸造的长桥常常就位困难，将固定桥分段就位后进行焊接，固定桥易于就位。除固位体与桥体之间可通过焊接的方法制作连接体外，固位体与固位体之间也可通过焊接的方法连接，但应注意保留正确的外展隙。

3.制作金属翼板黏结固定桥

金属翼板黏结固定桥又称马里兰桥，是以金属铸造的翼板为固位体及树脂或烤瓷桥体组成的固定桥。翼板的形态为板状，经电解蚀刻或酸蚀刻，采用酸蚀复合树脂技术将翼板固位体黏结于基牙上。

(1)金属支架的制作：在工作模上涂布分离剂，用滴蜡成形法制作蜡黏支托，用成品蜡完成翼板熔模。要求翼板的厚度不小于 0.5mm，熔模边缘稍薄，密合无间隙，熔模的桥体部分设计有固位装置，供唇颊面的非金属部分结合。

上前牙翼板熔模的切端和龈端分别离开模型切缘和龈缘 1～2mm，下前牙翼板熔模的龈端离开龈缘 1～2mm，后牙翼板亦离开龈缘 1～2mm。舌翼板熔模最好覆盖大部分舌面，黏支托也较常规可摘局部义齿的黏支托大。

桥体的非金属部分采用复合树脂或塑料时，应采用金属舌背的设计，金属舌背延伸至切缘，加强对树脂或塑料的支持，其延伸以不直接显露金属为宜，以免影响美观。后牙的桥体应为金属黏面，桥体的龈面和轴面设计可按常规固定桥的要求。

熔模完成后，常规包埋、铸造、打磨、抛光。由于金属翼板的厚度仅为 0.5mm，喷砂磨光时容易变形，宜选择较低的压力进行喷砂，一般压力不超过 0.15MPa。

金属支架在工作模型试戴，检查就位情况、翼板边缘和模型是否密合、戴入后有无摆动松动现象、有无早接触等。

(2)桥体的非金属部分制作：桥体的非金属部分可选用塑料、复合树脂、烤塑、烤瓷等材料制作。在制作过程中需注意的是金属翼板及桥架与树脂材料的结合面应作喷砂处理，以增加金属与树脂的结合强度。

4.金属固定桥制作中可能出现的问题及处理

金属固定桥采用铸造的方法制作，在制作过程中可能出现的问题多为熔模制作的问题和铸造缺陷，其产生原因与处理方法与合金嵌体、金属冠制作过程中可能出现的问题及处理相同。

金属固定桥的就位困难是其制作过程中常见的一个问题。引起金属固定桥就位困难的原因有：制备体有倒凹或多个制备体不平行，无共同就位道；熔模在从工作模型上取出时变形，熔模在包埋时变形；铸造合金收缩的补偿不足；固位体组织面有小金属瘤、桥体组织面有高点等。

铸造合金的收缩需要通过包埋材料的膨胀加以补偿，各种铸造金属的铸造收缩不同，在固定桥熔模包埋时，应采用铸造合金的配套包埋材料，同时在调拌包埋材料时须注意水（液）粉比、调拌速度和时间，严格按照厂家说明操作。

有圈包埋时，在铸圈内使用衬里，可缓冲包埋材料的膨胀，减小对包埋材料膨胀的限制，铸圈衬里越厚，对凝固膨胀和热膨胀的限制越小。

铸圈可限制包埋材料的水平向膨胀,而不影响垂直向膨胀,造成水平向和垂直向膨胀的不均匀。为了使包埋材料的膨胀在各个方向都获得一致和最大的膨胀,可采用无圈包埋,消除对包埋材料膨胀的限制。

在制作多单位的长桥时,不宜采用整体铸造的方法制作,采用焊接连接体的方法可以减少因熔模变形、铸造金属在不同方向上不均匀收缩的影响,有助于固定桥的顺利就位。

(三)全瓷固定义齿的制作

1.制作全瓷固定义齿

随着新型陶瓷材料的研制成功,全瓷修复体制作工艺的不断创新,操作技术的提高,全瓷修复体由早期仅能制作嵌体、贴面、3/4 冠、全瓷冠、底层冠现已逐渐发展到可制作固定桥。

(1)热压铸全瓷固定桥:近年来 Ivoclar(义获嘉)公司推出了第二代铸瓷——冠桥材料。这种瓷不仅克服了铸瓷的脆性,还扩大了适应范围,可制作固定桥,使口腔修复在功能和美学上又跨入一个新层次。新型的铸瓷 Lithium Disilicate Glass-Ceramic 瓷块,经铸造制作成冠桥的基底部,以代替金属底层,然后再用饰面瓷堆塑解剖外形。目前用这种瓷可制作全冠、前牙3 单位固定桥,如前磨牙瓷固定桥。IPSEmpress 1 弯曲强度为 $120\sim200$MPa,IPSE mpress 2 弯曲强度为 250MPa。为了提高强度,增加韧性,将白榴石玻璃陶瓷,经热压后其弯曲强度试验结果为 $350\sim400$MPa。

①适应证和非适应证

A.适应证

a.缺牙间隙正常者,基牙牙冠无严重缺损或已做根管治疗者。

b.上下颌牙𬌗关系正常者。

c.牙齿排列整齐,无明显错位者。

d.基牙变色,或有缺损者。

e.前牙缺失者。

B.非适应证

a.前牙深覆𬌗者、𬌗力大、基牙有创伤者。

b.牙列错乱不整齐,基牙间隙小,无法制备出全瓷冠厚度者。

②基牙制备:全瓷固定桥基牙的制备方法与热压铸全瓷冠基本相同,但制备固定桥基牙时,应注意以下事项。

A.各基牙的固位体具有共同就位道:若各固位体戴入基牙的方向各不相同,则固定桥就不能戴入。所以在制备基牙时,各基牙所制备的轴面、轴沟、针道等的𬌗龈向均应彼此平行,与固定桥的戴入方向一致,才能获得各固位体之间的共同就位道。现在全瓷固定桥的固位体,多为全瓷冠,各基牙的轴面应严格要求,必须完全平行,否则勉强使全瓷固定桥就位,将会导致瓷裂,致固定桥失败。对于长桥或多基牙固定桥,尚需先制作研究模,用平行仪观测确定就位道,以便了解各基牙应如何制备,才能获得共同就位道。

B.增强固位体的固位力:固定桥固位体承受的𬌗力大于单个全瓷冠所受的𬌗力,因此对固位形要求更高,在制备固定桥的基牙时,需要采取适当的措施增加固位形,以提高固位力。例如适当的加长制备体的轴面,减小𬌗龈向聚合度,使之尽量平行,也可适当的增加辅助固位形,

355

力求使固定桥两端的固位力接近。

C.基牙制备后应加以保护:若制备基牙时,磨除牙体组织使牙本质小管暴露产生过敏现象,可用药物脱敏,如 Gluma 脱敏剂,脱敏效果良好,也不影响全瓷修复体黏结效果。

脱敏后用暂时固定桥修复失牙并保护基牙。暂时固定桥一般在模型上完成,经试戴修改调𬌗磨光后用暂时黏结剂黏结。

③固定桥的制作技术

A.取印模、灌模:制作成可摘代型,基牙制备体上涂隙料,近颈缘 1mm 处不涂隙料。

B.制作熔模:首先制作出固定桥基牙,桥体的天然牙解剖形态,然后将熔模外表面切去部分,最终留出 0.5～1.0mm 厚的熔模(底冠),这种方法称为回切法,也可采用滴蜡法直接形成底冠,底冠熔模厚度应均匀,其厚度应不小于 0.8mm。

固位体与桥体连接处应坚固,𬌗(切)龈向应有 4mm 高度,并有 4mm 厚度(唇、舌),因连接体处是应力集中区,防止在行使功能时该处折断。此外,桥体是主要受力区,在保证功能的前提下,也应注意美观的问题。

C.插铸道:根据铸件大小和形态的不同,全瓷固定桥整体完成后,可选用直径 2～3mm,长度 6～8mm 的蜡条,前牙桥铸道蜡条插在固位体切端,后牙桥放置在熔模𬌗面最厚处,分别将两固位体上的铸道蜡条固定于铸道座上。若桥体较长有数个桥体,则可在桥体上增设铸道,使铸件铸造完整,并保证铸造成功。若先制作热压铸桥底层则铸道直径用 3mm 蜡条,铸道长3～8mm,铸道安插在固位体底冠熔模切端。

D.包埋:包埋前称熔模重量,以确定铸造时所需瓷块的量,根据熔模整体的大小,选择铸圈。熔模固定在铸道座上后,外围用纸作圈,然后按比例调拌特制专用包埋料,搅拌 30 秒后包埋。待 1 小时后包埋料完全硬固后,去除纸圈,修整铸圈底部,使之平整。

E.焙烧铸圈、铸造

a.焙烧铸圈:将铸圈、瓷柱、瓷块放入烤箱,从室温开始,以 5℃/min 的升温速度,升至250℃,保持 30 分钟,升到 850℃,保温 60 分钟。

b.铸造:然后将瓷块、瓷柱依次放入铸圈,再放入 EP 500 铸瓷炉内,设定程序。底层瓷桥热压铸程序起始温度 700℃,以 60℃/min 升温速度升至 920℃(保持 20 分钟),真空开始温度为 500℃,真空结束温度 920℃,大气压 0.5MPa。全瓷整体桥热压铸除升温至 1075℃,真空结束 1075℃外,其余均与底层热压铸程序相同。铸造前设定好上述程序,按开始键,铸造机保持在 0.5MPa 的大气压下,并在真空状态铸造。程序自动运行,铸造完成后蜂鸣声提示。

在铸圈冷却至室温后,分割铸圈,取出瓷柱,用 50～100μm 玻璃珠(白刚玉粉)喷砂,粗喷保持 0.4MPa 大气压,露出铸件后,用 0.2MPa 大气压力细喷。不能用氧化铝喷砂,因其破坏力大,易损伤铸件。

若为底层瓷桥,上述步骤完成后,将铸件放入氢氟酸液中,投入超声波机振荡 10 分钟,取出清洗吹干后,在 0.1MPa 气压下再次喷砂,去除白色反应层。

F.试戴:去除铸件上的铸道,轻轻打磨不宜用力过大,并用冷水降温,以免产热引起微裂纹。在代型上试戴修整,若为全瓷整体固定桥,可根据口内比色情况染色上釉完成;若为底层瓷固定桥,则需再塑饰瓷,按照牙本质瓷、切端瓷、颈瓷、透明瓷涂塑,然后烧结完成。饰瓷颜色应根据临床比色选配、使全瓷固定桥色泽逼真,具有良好的美观效果。上饰瓷前,底层桥应经 Al_2O_3 喷砂处理。

饰瓷烧结程序是从 403℃开始,以 60℃/min 的升温速度升至 800℃,保温,然后干燥 6 分钟,真空状态从 450℃开始,799℃时结束真空状态。

最后上釉完成全瓷固定桥。

G.黏结:与全瓷冠相同。黏结前先用 4.5% HF 酸酸蚀瓷固位体冠内表面约 2 分钟,冲洗去除 HF 酸,干燥,然后在其表面涂一层硅烷偶联剂。基牙表面常规酸蚀,干燥后用树脂黏结剂黏结。黏结后用探针、牙线去除固位体边缘残余黏结剂完成黏结。

④修复效果分析:根据临床长时期的应用及观察,认为 Empress 2 制作的修复体颜色、形态、边缘密合度,以及基牙龋坏等与 Empress 1 无差异,但修复体的折裂或折断率,Empress 2 制作的固定桥,经 12 个月观察完好无损,Empress 1 制作的全瓷冠 50 件中有 4 件折断。

Empress 2 从组成结构、加工工艺上作了大的改进,其强度和韧性有较大提高,可以制作前、后牙 3 单位全瓷固定桥,但对 Empress 2 全瓷固定桥的设计、制作均较金瓷固定桥要求更加严格,要求桥体的宽度不得大于 8mm(小于天然磨牙宽度 10mm),固定桥的连接体处不得小于 4mm×4mm=16mm²,同时全瓷固定桥的设计制作等还应与患者口腔牙齿形态、牙齿大小、结构及上下牙的咬合情况相适应和协调,基牙制备体的𬌗龈向高度对全瓷固定桥的修复效果有影响,制备体 5mm 高的全冠固位力大于 3mm 高度的全冠固位力,要求基牙制备体高度应不小于 4~5mm。

⑤失败原因

A.经临床应用发现瓷折裂多位于𬌗面的牙尖及中央窝处,因此要求在临床上制备基牙时,𬌗面要有足够间隙,使瓷具有一定厚度,以增加𬌗面瓷的强度。

B.制作底层固位体和桥体时,瓷层的厚度应均匀,防止堆塑外层瓷烧结过程中,收缩率差异过大,引起底层折裂,造成失败。

C.喷砂时,用力应均匀,施压应轻,不宜过大,否则易产生修复体边缘缺损,或崩瓷及裂纹,造成修复体失败。

D.全瓷固定桥连接体处有折裂:由于连接体连接着固位体与桥体,固位体由基牙牙根支持,桥体是由桥体下牙槽嵴上的黏膜支持,黏膜有一定的厚度和弹性;连接体为了桥体和固位体的形态和美观,并根据生理功能的需要建立唇(颊)侧和切(𬌗)方楔状隙,使咀嚼时有部分食物通过楔状隙排溢,在食物通过时,可摩擦牙面,保持牙面清洁,并适当地给牙龈组织起按摩作用,促进其血循环,因连接体还必须制备出唇(颊)侧和切(𬌗)方的楔状隙。因此,从固定桥的受力状况和连接体的结构来分析,连接体是全瓷固定桥的薄弱环节,是固定桥应力集中区域,故该处易出现折断。

(2)渗透全瓷固定桥:具有与天然牙相似的光反射、折射和透射作用,同时渗透陶瓷修复体的颜色具有类似天然牙的亮度和透明度,因其弯曲强度高可制作前、后牙全冠,上、下颌的前牙 6 单位固定桥及后牙 3 单位固定桥,但不适宜于𬌗关系异常的患者。

渗透全瓷固定桥制作方法是在复制的专用石膏代型上用铝瓷或尖晶石粉浆,涂塑成固定桥的底层,置于炉内烧结后,形成多孔的铝瓷桥雏形,再用玻璃料涂布后烧结。玻璃熔化后渗入氧化铝微粒间的孔隙中,形成高强度的复合体。桥的底层形成后,再堆塑饰面瓷,完成修复体外形。

渗透陶瓷具有强度高,其弯曲强度可达 450MPa,最高可达 600MPa;透光性好,色泽自然美观,耐磨性好。但制作底层时铝瓷烧结和玻璃渗透烧结,均需较长时间才能完成烧结过程,而且还需特殊的高温烧结设备,费时、费用较高。

①适应证和非适应证

A.适应证

a.前牙及后牙缺失者。

b.缺隙的邻牙因外伤折断.或龋坏已治疗者。

c.前牙有牙间隙者。

d.对美观要求较高者。

e.前牙为种植体基牙伴前牙缺失者。

f.釉质发育不全并有缺牙者。

g.对金属过敏的缺牙者。

B.非适应证

a.基牙错位,不易获得共同就位道者。

b.基牙牙颈部严重缩窄,不易制备出制备体颈部形态者。

c.年轻患者,髓室未完全形成,髓角过高者。

d.深覆𬌗患者,制备不出间隙,全瓷固定桥固位体不能达到要求的厚度者。

e.基牙制备体的𬌗面不能制备出 1.5mm 间隙者。

f.有夜磨牙习惯者。

②基牙制备:基牙的牙体制备方法和要求基本与渗透全瓷冠相同。但应注意必须为瓷厚度提供足够的间隙,以保证全瓷固定桥的坚固性,同时制备体的线角和点角均应圆钝,防止应力集中造成全瓷固定桥固位体的折裂,并应建立固位体的共同就位道。

③固定桥的制作技术

A.取印模、灌模:根据固定桥在牙弓上的位置及上、下牙咬合情况,可取部分牙列印模或全牙列印模,用硅橡胶取模,超硬石膏灌模。模型硬固后,用蜡将基牙上的缺损和倒凹填塞。

B.建立桥体舌侧的形态:在缺牙间隙的牙槽嵴黏膜上用嵌体蜡形成桥体的舌侧形态,建立的过程中应参考上、下𬌗关系,为桥体唇(颊)面瓷层留出足够的厚度,唇(颊)面不应有倒凹。

C.基牙制备体上涂隙料:在基牙制备体上涂代型塑料 2~3 层,其厚度约 45μm,但基牙颈部不涂。

D.复制模型:用硅橡胶取已涂隙料的初模,可一次完成印模,也可取二次印模,即先用稀的印模材取内垫,然后再用托盘取牙列的印模。用特制石膏灌模,2 小时后脱模。

待模型干燥后,用铅笔画出基牙制备体的颈缘线,然后在基牙代型上刷一薄层封闭剂。将模型切割制作成可摘代型。

E.塑铝瓷粉浆:称定量铝粉,采用专用液调拌均匀,超声振荡数分钟,混合成均质粉浆,并在真空状态中处理 1 分钟。然后快速涂塑桥体的唇(颊)侧,再堆塑基牙制备体,将基牙代型完全包裹。通过毛细管作用,代型很快吸收了粉浆中的液体,使氧化铝颗粒缩合形成桥的毛坯,用刀修刮,按照标准条件形成瓷桥的底层结构。注意堆塑过程中应持续不断进行,不能停顿,否则粉浆易干燥,而且在固位体底层与桥体底层连接处应堆塑厚些,以保持连接体的坚固性。底层厚度至少 0.5mm,骀面至少 0.7mm,底层结构应具有天然牙形态的雏形。底层结构完成后涂一层稳定剂。

F.烧结底层:烧结程序从室温开始,经 6 小时升到 120℃,再经 2 小时升至 1120℃,保持 2 小时,断电,降温至 400℃打开炉门,冷却至室温,取出底层瓷桥。这种烧结是将代型与堆塑的铝粉一同放入烤炉内。

在烧结过程中代型工作模收缩变小,烧结后的底层瓷桥很容易从工作模上取下,且无残留物。铝瓷颗粒表面熔接,形成多孔铝瓷桥的底层。

G.试戴:将取下的瓷桥底层放在主模上检查修整,了解其适合性和精度。在试戴时不应加压,经细粒金刚钻调改后逐渐代人基牙制备体代型上。检查各固位体的厚度(壁厚 0.5mm,骀面厚度 0.7mm),并修整形态。最后用蓝色试液检查烧结后的底层结构,其目的是检查底层结构有无隐裂(微裂纹),如果发现隐裂,应重新制作新的瓷桥底层。

H.玻璃渗透瓷桥底层:将玻璃粉与蒸馏水混合成稀薄的浆,大量涂刷在底层结构的表面上。但不覆盖桥体的底部,以便在玻璃渗入时,空气可从底部溢出。

将底层涂刷后放在 0.1mm 厚的铂箔片上(约 60mm×10mm×0.1mm)。然后进行烧结,将烤瓷炉预热至 650℃,30 分钟后升至 1100℃,保温 6 小时,断电,降至 400℃,开炉,冷却至室温,完成玻璃渗透过程。

用粗粒度的金刚石钻将底层结构上多余的玻璃料去除,玻璃粉尘中含有锐利的颗粒,操作人员应注意保护眼睛及面部,也可使用吸尘器。使用 35~50μm 的 Al_2O_3 在 0.6MPa 的压力下用微喷砂器喷砂,而固位体和桥体颈部只能用 0.3MPa 压力喷砂。

I.塑饰面瓷形成全瓷固定桥:在塑饰瓷前先磨除瓷桥底层上的玻璃颗粒,然后再涂塑 VitaAlpha瓷。Alpha 饰瓷具有临床上所需的各种瓷,有遮色牙本质瓷(不透明)、牙本质、半透明瓷、透明瓷、校正瓷、颈部瓷、切端瓷等,各类瓷均具有 A、B、C、D 色系,可根据临床医师的选色进行选瓷涂塑。

涂塑饰瓷时,首先在冠的颈部塑半月形遮色牙本质瓷,用这种瓷将全瓷固定桥的底层全部覆盖。再用牙本质瓷覆盖遮色瓷,形成全瓷固定桥的最后形态,前牙桥的切端应超过正常长度 1.0mm,以备烧结时收缩。烧结温度为 960℃。最后塑釉质瓷,涂塑方法是从颈部向切端延伸,并恢复两侧固定桥的接触点。烧结温度为 940℃。

J.黏结:全瓷固定桥修复体完成后,在临床上试戴、调骀,达到要求后,经喷砂处理及 HF 酸处理后,用 Panavia 21 树脂黏结剂黏结。

K.渗透全瓷固定桥操作中应注意的事项

修整工作模时,工作模型必须保持干燥,因不干燥,易修去过多的石膏,影响修复体的精度和适合性。

在代型上涂塑铝瓷粉浆时,若制作全瓷固定桥,应从桥体部分开始,因桥体体积大,而基牙只是在其表面涂一层。同时在这一操作步骤中必须形成连接体。在涂刷粉浆时,粉浆必须保持湿润度。

为保持底层结构的坚固性和抗力，底层所有的部分至少应有 0.5mm 厚度。

当用玻璃渗透时，首先必须用足够的玻璃料涂塑底层结构，才能确保完全渗入铝瓷内。且不应将玻璃料涂在固位体内面或桥体的基底部，以便烧结时空气的溢出，烧结后小心从铂箔上取下瓷桥。

上饰面瓷形成固定桥的解剖形态时，应在颈部以半月形塑不透明瓷（遮色瓷），再用牙本质瓷涂塑，形成全瓷固定桥形态，使制作的全瓷固定桥色泽自然，层次分明，美观。

渗透全瓷修复体 20 世纪 90 年代后期逐渐在我国口腔修复临床上应用，制作全瓷冠较多，制作固定桥较少，以前牙桥居多，也有制作 3 单位固定桥，4 单位固定桥，甚至 6 个单位固定桥者。Mclaren 和 White 通过临床患者追踪，渗透全瓷冠 3 年成功率为 96％，瓷裂和核裂比例为 0.6％，并认为前牙修复体成功率较后牙高。Sorensen 等报道渗透全瓷固定桥 3 年成功率，前牙为 100％，前磨牙为 89％，而磨牙为 76％。多数学者认为全瓷固定桥的失败是由基牙（或核）的支持不足，连接体面积小，达不到 4mm×4mm，以及疲劳张力和微裂纹扩展造成。笔者认为临床医师对适应证的选择、修复体设计、操作规程必须严格控制，特别是制作时各节段、时间、温度等程序必须按要求进行，一丝不苟，可大大提高其成功率。

（3）铸造全瓷固定桥：铸造陶瓷因其强度和韧性尚不够理想，只能制作𬌗力小的前牙桥。这种固定桥的制作方法步骤基本与铸造全瓷冠相似，但应注意选择制作铸造全瓷固定桥时，缺牙间隙不应超过原天然牙的近远中径，且不适宜为咬合异常者制作铸造全瓷固定桥。

制作铸造全瓷固定桥时，首先应对基牙进行牙体制备，使两固位体获得共同就位道。然后用硅橡胶印模材料取精确的印模。在基牙上完成固位体熔模，其形态应与邻牙协调，根据上下颌的𬌗关系制作桥体熔模，熔模应恢复桥体应有的解剖形态，并达到外形美观的要求。在固位体与桥体之间加蜡形成连接体。连接体的熔模应具有一定𬌗龈向高度及颊舌向的宽度，使完成的铸造全瓷固定桥的连接体具有一定的坚固性和抗力作用。

铸造全瓷固定桥熔模完成后，进行包埋、铸造、晶化热处理、上釉，其方法同铸造全瓷冠，不再赘述。

2.制作暂时固定桥

暂时固定桥是全瓷固定桥在治疗和完成修复前的保护性暂时修复体；是高质量永久性修复体黏结前的过渡性修复体。暂时固定桥的使用时间，因需要而不同，时间可从数小时、数天到数月。

（1）作用

①保护基牙制备体暴露在口腔中，避免空气以及食物的酸、碱、辣的刺激或温度对牙髓的刺激。

②暂时固定桥修复后，恢复基牙及缺失牙的正常形态，建立完整的牙列。从而恢复了患者的面部外形及面容的美观和功能，患者可以正常地进行工作和社交活动。

③保护基牙制备体与对颌之间的间隙：牙齿是不断移动的，基牙制备后与对颌牙产生一定的间隙，若不戴暂时固定桥，牙齿移动向𬌗方伸长，则基牙制备体与对颌间的间隙将会变小，影响全瓷固位体的厚度，直接影响到全瓷固定桥的成败问题。

④防止食物滞留在基牙制备体上,保护基牙制备体的清洁卫生。

⑤暂时固定桥试戴时,可帮助医师检查各基牙之间是否具有共同就位道。若暂时固定桥在口腔基牙上就位困难,则尚应检查并修整基牙制备体,使各基牙获得共同就位道。

⑥通过暂时固定桥,特别是前牙全瓷固定桥,根据暂时固定桥在口腔内的试戴,观察、研究固位体桥体是否与同名牙、邻牙协调,美观自然,可酌情适当调整固位体和桥体的形态,使其达到近乎天然牙列美观的要求。

(2)制作方法

①基牙制备后暂时固定桥的制作

A.在工作模型上制作暂时固定桥

当2个或2个以上的基牙完成后,清洗、干燥牙体表面。并选择与缺牙侧邻牙相近似的牙色自凝塑料。

取藻酸钠印模或硅橡胶印模。印模应包含基牙制备体及邻牙,并取对颌印模,使之上下模型有良好的𬌗关系,以便制作出形态、功能良好的暂时固定桥。

将印模灌注成石膏模型,在基牙制备体上及缺牙区牙槽嵴上涂藻酸钠分离剂。

若为前牙全瓷固定桥,应选择成品牙面,或塑料牙,其大小形态应根据缺失牙的牙位和缺隙而定。若为塑料牙因其较厚,应将舌侧磨薄,以便自凝胶与之相连接。前牙桥的固位体及桥体均可用成品牙面或塑料牙制作,因手工雕塑的牙体形态不如牙面及塑料牙形态好。

待石膏模型上的分离剂干固后,将上下颌模型对好𬌗关系,两侧用红笔划线。取适量牙色自凝塑料加入单体调拌成糊状,至丝状后,取适量放在固位体及桥体舌侧用浸有单体的棉签,修整舌侧外形,然后将浸了单体的已制备好的牙面(塑料牙)逐个放在应有的位置上,使之与自凝塑胶有牢固的结合。然后修去多余自凝胶,将对颌模型与自凝胶舌侧面咬合,修去多余塑料。将其放在温水中固化变硬。

从石膏模型上取下暂时固定桥,修整外形,由粗到细打磨光滑,抛光完成。

戴入口内基牙制备体上,修整外形及触点,调𬌗,建立正中𬌗及非正中𬌗平衡。最后抛光,暂时黏结剂黏结。

若为后牙暂时固定桥可用牙色自凝塑料制作,待调拌的塑料至丝状后,先堆塑2个固位体,恢复外形、对咬合,形成𬌗面,然后再塑桥体和连接体,使桥体与固位体连接牢固,置对颌模型于其上,形成𬌗面外形。将暂时桥及模型放于温水中,自凝胶变硬后,取出固定桥,修整,打磨,抛光,完成。

B.在工作模型上完成固定桥熔模制作暂时固定桥

取基牙制备体及缺牙区牙嵴印模,灌注成石膏模型。

在模型上用蜡雕塑固位体及桥体外形,使之与同名牙及邻牙协调对称,这种方法更适用于缺牙间隙异常的情况。

固位体和桥体熔模的龈缘位置及颈部形态,可雕塑得比较完美和理想,建立舌侧𬌗关系,修整舌(腭)侧形态。

可装盒用热水去蜡,热凝塑料充填完成,也可用自凝塑料完成。可根据临床所选配的颜色,充塞所需牙色塑料。

开盒,打磨,抛光,完成暂时固定桥。

②基牙制备前暂时固定桥的制作

A.在患者清洁口腔后取基牙及缺牙区印模,印模应包含基牙邻近的 2～3 个牙,以便获得上下颌的殆关系。将印模放入水中,防止干燥收缩。

B.进行基牙牙体制备。

C.取制备体及缺牙区印模,灌注成石膏模型。

D.待模型干燥后涂分离剂,调牙色自凝塑料,将塑料堆塑在 2 个基牙唇、舌面及缺牙间隙处,再将早先取的印模放在固位体桥体的唇舌侧,从殆方轻轻向龈方移动,完成固位体唇舌侧外形,然后去除印模再完成桥体形态,完成暂时固定桥制作。

(3)注意事项

①暂时桥固位体、桥体的龈缘位置应适当,特别是固位体的龈缘不能伸至龈沟底,破坏龈上皮附丽,一般要求齐龈缘即可。

②暂时固定桥应建立正中殆、非正中殆的咬合平衡,若有早接触点,有殆创伤,则基牙将会产生损害,甚至病变、基牙移位等,均会影响全瓷固定桥修复效果。

③自凝塑料制作的暂时固定桥应将其放入温水浴中凝固变硬,使单体释放,否则单体残留于桥内,将对牙龈缘及牙嵴黏膜以及基牙牙髓等产生刺激。

④基牙制备体制备完成后不应长期暴露在空气中及口腔中,应尽早将暂时固定桥戴上,以保护基牙。

⑤暂时固定桥的黏结,采用暂时黏结剂以便全瓷固定桥完成后,取出暂时固定桥黏结永久修复体。若用恒久黏结剂(磷酸锌黏结剂)不仅将来不易去除暂时固定桥,而且其中的酸刺激牙髓,因此绝不能使用此黏结剂。

3.全瓷固定桥修复后的问题及处理

全瓷固定桥由陶瓷材料制作,目前虽可提供高强度的陶瓷材料,但尚不够理想。而且制作陶瓷修复体的操作技术,制作工艺尚不够成熟,不完全规范化,在制作全瓷固定桥的工艺过程中,尚不能杜绝工艺缺陷的出现。全瓷固定桥修复可能出现以下问题。

(1)过敏性疼痛

①固定桥黏结时疼痛:制作全瓷固定桥要求瓷固位体有一定厚度,需要磨除较多的牙体组织,活髓牙磨除后牙本质暴露,固定桥就位时产生机械摩擦,黏结时消毒药物刺激,冷热刺激等产生疼痛;黏结剂中游离出酸刺激牙髓,也可引起黏结时疼痛。例如过去临床上应用的磷酸锌黏结剂,黏结活髓牙时,使患者牙髓受游离酸刺激产生疼痛。待黏结剂凝固后,疼痛逐渐缓解消失。现已改用对牙髓无刺激的黏结剂。

②全瓷固定桥黏结后疼痛:固定桥黏结后近期内遇冷热产生疼痛。可能是由于制备牙体时,切割组织较多接近牙髓,或者牙体制备后未采用暂时桥。遇到上述情况最好即时对近髓或露髓处采用氢氧化钙护髓,用黏结剂暂时黏结固定桥保护牙髓,观察一段时间,待制备体无过敏现象后再作恒久全瓷固定桥黏结。

若全瓷固定桥已黏结,可嘱患者暂时不用新桥咀嚼食物,并注意禁食过冷过热水及食物加重刺激。这样保护并结合患者自身的修复能力,数周后过敏现象可逐渐缓解。

建议采用口腔修复科常用的 3M ESPE 玻璃离子黏结剂黏结。

③全瓷固定桥使用后发生过敏：全瓷固定桥黏结后可以咀嚼食物，功能良好，但发现对冷热感觉不适，甚至疼痛。遇这种情况应仔细检查固位体颈部边缘是否将制备过的牙体组织完全覆盖，若有颈部牙本质暴露，则可产生冷热过敏现象，长期下去可形成牙髓炎，这种情况多发生在固位体的远中颈缘，常不易查觉，这时应重新制作固定桥。

（2）咬合时痛

①全瓷固定桥黏结后咬合时痛：全瓷固定桥黏结后，咀嚼食物时发生疼痛，这种情况因桥的固位体𬌗面或桥体𬌗面有早接触点。有早接触点，咀嚼时固定桥𬌗面受力较大，𬌗力较集中，可引起创伤性牙周膜炎。经过调𬌗处理，使𬌗力分散，桥固位体的𬌗力减小，则咬合时疼痛可消失。

若疼痛加剧，调𬌗也未能消除疼痛，必要时，可在局部麻醉下拆除固定桥，待愈合后重做全瓷固定桥。

②全瓷固定桥使用后咬合痛：全瓷固定桥在口腔中使用一段时间后发生咬合时疼痛，这种情况应进行正中𬌗位、非正中𬌗位的详细检查是否有早接触点，是否有牙齿松动，研究确诊是否有创伤性牙周炎或根尖周炎，必要时可照 X 线片协助确诊。处理方法为调𬌗，牙周治疗。可直接在固位体𬌗面钻孔处理，也可拆除固定桥根管治疗。

③龈缘炎

全瓷固定桥黏结后出现牙龈充血、红肿或刷牙时少量出血，引起咬合时痛。这种情况可能由以下原因造成。

A.黏结固定桥时.龈缘下溢出的多余黏结剂未去除干净，刺激龈组织。应用器械，牙线等去净多余黏结剂。

B.固位体边缘过长，压迫龈缘，或是固位体边缘不密合，造成食物残渣堆积，引起龈缘菌斑附着。

C.固位体与桥体轴面形态恢复不良，不利于自洁及对牙龈的按摩作用。

D.固位体与邻牙的接触点恢复不良，产生食物嵌塞压迫牙龈。

（3）全瓷固定桥折裂

①瓷折裂的部位：全瓷固定桥的折裂常见是由于瓷表面受压力，在瓷体的组织面产生张应力使瓷修复体碎裂，陶瓷修复体内有微裂纹，裂纹处受到应力，使裂纹两界面分离，导致瓷折裂。常见全瓷固定桥折裂部位有以下几处。

A.固位体的𬌗面牙尖及中央窝：当全瓷固定桥承受𬌗力时，固位体𬌗面牙尖及中央窝将受到较大的外力，由于固位体下面是牙体组织或是金属核，对固位体承受的𬌗力不能产生缓冲作用，很易使固位体组织面产生微裂纹，反复的𬌗力作用，使微裂纹逐渐扩展，最后导致瓷折裂。全瓷固定桥固位体的瓷折裂，影响固定桥的稳固性，将导致固定桥松动脱落而失败。

B.固位体颈部和颊侧、舌侧：从牙体力学的研究，表明牙齿的颊部是应力集中区，且长期受交变应力作用，固位体的颊、舌侧因固位体在咀嚼食物时产生垂直向力和斜向力（侧向力），这种力对固位体的颊、舌面来说受到的是张应力或剪切应力，使其颊面或舌面折裂破碎，这种颊舌面和颈部折裂在临床上经常出现。

C.固定桥的固位体底瓷与饰瓷界面:由于 2 种瓷的弹性模量或膨胀系数不匹配,或因杂质会导致 2 种瓷在界面出现裂纹,致瓷折裂。弹性模量是应力与应变的比值。材料的变形性能主要用弹性、塑性和粘性来描述。弹性模量是度量材料刚性的量。陶瓷的弹性模量较大,其极限应变小于 0.1%～0.2%,因此其抗冲击,抗热冲击性能差,陶瓷具有脆性。在晶体内部常含有与基体不同的物质,即杂质。受到载荷作用时,在杂质和基体的边界处产生应力集中,而致全瓷固定桥固位体折裂。

D.固定桥连接体:Koutayas 等研究了双端渗透陶瓷固定桥受载时对断裂强度的影响,证实全瓷固定桥可承受较大的垂直向𬌗力。Kerm 等对渗透铝瓷固定桥 5 年追踪研究,双端全瓷固定桥使用 5 年后在连接体处折断。有学者综合临床及文献资料认为全瓷固定桥大约有60%以上的断裂发生在连接体处。

②瓷折裂的预防措施

A.增加瓷层厚度:全瓷固定桥的𬌗面应具有 1.5～2.0mm 的厚度,以增强其抗力,全瓷固定桥的𬌗面是发挥咀嚼功能的区域,直接承受𬌗力的冲击,故应有足够的厚度,以承担较大的𬌗力。

此外,全瓷固定桥的轴壁特别是颊面、舌面,在𬌗面受到咀嚼压力时,颊、舌侧也受到相应的应力,故轴壁应有 1.5mm 厚度。

B.全瓷固定桥固位体的颈部形态应设计适当:牙体组织应力分析证实牙颈部是应力集中区,且常产生交变应力,固位体颈部形态应设计恰当,同时应有一定厚度。可设计凹面型,其厚度约为 0.5～0.8mm。

C.制作全瓷固定桥时,按操作规程操作:因制作全瓷固定桥的陶瓷材料不同,其操作程序步骤也有差异。但要求制作的技术人员一丝不苟、认真、负责地完成每步操作程序。例如陶瓷修复体制作过程,均必须烧结才能完成,烧结工艺包括气氛、升温速度、最终烧结温度、保温时间等。若烧结温度过高,保温时间过长,则会引起晶粒过分生长,或个别晶粒异常长大,导致重结晶产生,反而使材料性能下降。所以必须按操作程序制作修复体。

D.防止应力集中及侧向外力:全瓷固定桥的𬌗面是行使咀嚼功能的主要和唯一的区域,也是应力最集中的区域,为了减小应力集中及侧向𬌗力对基牙牙冠和牙根的损伤,应减小固位体和桥体𬌗面牙尖的斜度,使𬌗力形成多点分布,达到𬌗分散到多处固位体和桥体上。

E.选用黏结力强的黏结剂使全瓷固位体与基牙牙体形成整体:天然牙的牙釉质与牙本质是梯度材料,结合牢固,牙釉质承受𬌗力时,牙本质起到缓冲作用,有利于对牙釉质的保护。有学者曾设计采用树脂黏结剂,进行适当的界面处理,使全瓷固定桥承受的𬌗力,能够快速有效地转移并分散,全瓷修复体上承受的应力得以减小、缓冲,使全瓷修复体能长期使用,发挥功能。这种观点是个大胆创新的设想。

F.全瓷修复体完成后表面处理:陶瓷修复体经过多种步骤制作完成,瓷表面常存在微裂纹,这种微裂纹是将来瓷折裂的隐患。可将瓷修复体表面上釉、打磨、抛光,以消除微裂纹。采用热膨胀系数小于体瓷的釉瓷上釉,使瓷修复体表面形成压应力,可有效地缓解裂纹扩展。

此外,还可采用真空烧结减少气孔的形成,增加致密度,从而提高陶瓷强度。也可对陶瓷表面进行离子交换,增加陶瓷强度。

G.增强固定桥连接体强度:特别应增加连接体的龈向高度,一般学者们建议连接体处应为 4mm×4mm,并建议在基牙制备体近桥体侧,加邻轴沟,以增加连接体的体积,从而增加连接体强度。这种方法要根据基牙的具体情况来决定,有条件才能选用。

H.选用弯曲强度、断裂韧性高的陶瓷制作全瓷固定桥:从陶瓷材料的根本问题上克服全瓷固定桥的脆性。

瓷折裂后,瓷的断端有时会刺激口腔唇、舌组织。甚至当桥的连接体处折断时,使桥体与固位体分离,桥体殆面不能再继续发挥功能。一般发生有瓷折裂时,应将全瓷固定桥摘除,重新再制作。

在制作全瓷固定桥时,制作的各步骤均应严格把关,认真操作,并仔细检查,每一步是否有微裂纹存在及气孔和晶粒缺陷,若发现均应重新再制作。如制作渗透铝瓷固定桥,已发现底瓷有微裂纹,则应重新作底层及玻璃渗透,最后再饰面瓷。

(四)树脂类固定桥

树脂类固定桥主要是指固定桥采用树脂制作。一般来讲,由于树脂易于老化,强度不足,对牙龈等有一定刺激,故目前一般仅用树脂类固定桥作为暂时性固定桥使用。下面以暂时性固定桥的制作来介绍树脂类固定桥的制作。树脂类暂时固定桥一般采用间接法制作,包括以下几种方法:

1.采用印模成形法树脂桥

(1)准备牙体预备前的石膏模型,在桥体处用成品牙恢复,然后在石膏模型上制作一薄膜阴模。

(2)牙体预备后取模,翻制石膏模型,并将其置于薄膜阴模内检查是否精确就位,任何妨碍就位的邻间隙突起都应磨除。

(3)在石膏模型的牙预备体及相邻牙上涂布分离剂,干燥备用。

(4)将调拌均匀的塑料注入阴模内,并在模型上就位,待塑料硬固后,去除石膏模型,取出塑料桥,打磨抛光,临床调殆,黏固。

2.热凝丙烯酸塑料桥

牙体预备、取印模、灌制石膏、脱模后在石膏模型上制作固定桥的蜡型、装盒、充填塑料、热处理、完成丙烯酸塑料桥的制作、口内试戴、调殆、抛光、最后黏固。

3.自凝丙烯酸塑料桥

在牙体预备后的石膏模型上用笔刷法蘸自凝塑料单体逐层涂塑制成暂时塑料桥。此法制作的桥体方便,但色泽、外形、塑料质地控制等方面存在不足。

4.硬质复合树脂桥

牙体预备后取印模灌制石膏模型,在石膏模型上涂布分离剂,用蜡恢复缺损牙的牙冠外形,组织面必须完全贴合,边缘密合,雕刻合适后取下桥体蜡型。调拌少许人造石膏,滴入蜡型内,避免产生气泡,同时插入一根金属棒,以免石膏代模折断。蜡型近远中接触区加一小滴蜡,使修复桥体有良好的邻接关系。将多余石膏堆于玻璃板上,将蜡型舌面水平向压入石膏内,注意不要有气泡,埋入约 1/2 的蜡型。石膏硬固后,用蜡刀在四周做定位凹槽,修整倒凹,然后涂分离剂,再倒上半部石膏,覆盖蜡型及下半部石膏。等石膏硬固后,撬松上下 2 层石膏,用开水将蜡冲净。在有代模的模型上填塞硬质塑料。先填舌侧,由一侧填塞至另一侧至有多余的树脂溢出为止。唇侧按配色要求,选择适合的树脂,先填牙颈部层,然后体层切端层分层堆塑,形态修整合适后,盖上 2 层石膏模型用手捏紧并加压,使上下 2 块石膏模型基本贴合,然后分开,去除多余树脂,修整满意后表面涂硬化剂,置聚合锅内加水至浸没模型,加压,升温至 120℃后维持 7 分钟。打开聚合锅,去净冠内石膏,磨光、试戴,黏固即可。

五、固定义齿修复美学

固定义齿可用于恢复牙体缺损、牙列缺损,与可摘局部义齿相比,固定义齿具有固位支持效果好、咀嚼效率高、方便、美观、舒适的优点。固定义齿在满足生物原则和机械原则的基础上,应遵循美学修复原则,恢复牙体正常的解剖形态、色泽和生理功能,恢复牙列的自然美。

(一)美学修复材料

选用美学修复材料是获得理想美学效果的基本条件。随着人们审美要求的提高和修复美学材料的发展,口腔修复体正向着自然、逼真、美观、舒适的方向发展。口腔固定修复经历了从金属全冠到开面冠、3/4 冠,再到塑料全冠,进而到金属烤塑、烤瓷冠、全瓷冠的变化过程。在这些修复材料中,陶瓷材料由于具有良好的生物学性能和美观的修复效果,成为主流材料。非贵金属烤瓷修复是目前临床应用最广泛的修复方式,具备陶瓷美观、生物相容性好及强度高的优点,但易出现颈缘层次不清楚、颈缘灰线、金属底层影响瓷层颜色再现的问题。近年来,贵金属烤瓷和全瓷材料发展很快,可明显改善固定修复的美学效果。全瓷冠桥的制作技术有粉浆涂塑和渗透玻璃陶瓷技术、热压铸陶瓷技术、CAD/CAM 机加工技术、CAD/CAM 机加工和渗透复合技术。为了模仿天然牙的层次感,全瓷冠桥一般为多层次的制作方法,即用上述各种方法完成高强度全瓷基底冠或者桥架后,再分层涂塑饰面瓷,易于成型,同时减小修复体表面硬度,避免过多地磨耗对颌牙。

(二)固定修复与牙龈美学

牙龈美学是固定修复美学的重要组成部分,健康的牙龈是获得理想牙龈美学的前提基础。

1.修复材料对牙龈的影响

(1)金属:金属材料对牙龈健康的作用取决于其生物相容性的好坏,直接受到其耐腐蚀性的影响。一般来说,合金的耐腐蚀性越差,细胞毒性就越高。组织细胞的反应取决于析出离子的种类,铂、银、金的毒性较小,锡、钼、铬的毒性较大。金属离子还有可能激活免疫细胞,产生过敏反应,进而引发牙龈炎症。高敏感患者可出现红、肿、痛、苔藓样反应,甚至发生系统性病变。较易引发过敏反应的金属是镍(占发病率 15%)、钴(占发病率 8%)、铬(占发病率 8%),再是汞、铜、金、铂、钯、锡、锌。

临床上使用的非贵金属烤瓷修复体多采用镍铬合金,除易引发牙龈炎症外,牙龈变色的情况也常有发生。色差仪分析显示,变色牙龈的明度值和饱和度降低,颜色变得紫红,尤其是边缘龈和龈乳头的改变更显著。

金属烤瓷冠修复后牙龈变色的原因一直存在争议,一部分学者认为是基底冠中的镍、铬和铝瓷竞争形成氧化物经光线折射所致;而另一部分学者认为是底层冠中的镍、铬在电化学的作用下析出、聚集并进入牙龈,导致牙龈变色;还有学者推测可能是修复体颈部悬突刺激或损伤引发炎症所致。有研究发现牙龈变色时牙龈组织结构发生了改变,牙龈组织存在明显炎症反应,且与时间存在明显正相关,变色牙龈的吞噬细胞发生凋亡,机体的免疫防御系统受到破坏,并促进了自由基的产生,最终在自由基代谢失衡下引发牙龈变色。

有一种牙龈染色现象是可逆的,即金瓷冠粘戴后,游离龈发生变色,冠取下后,牙龈色泽又恢复正常状态。常用的非贵金属不透光,若唇侧龈缘处的牙体预备不足或不规范,基牙游离龈就会呈现出暗色,这是由于游离龈的光透性及金属底层冠对牙根的阻光作用造成的,可采用瓷边缘技术,或选择耐腐蚀的材料覆盖金属边缘,抑制金属氧化物的溶解、析出,同时遮盖金属黑线。非贵金属的腐蚀防护包括在冠内壁涂饰金粉、在颈缘烧制金泥、沉积镀金等。

贵金属合金用于烤瓷修复可减少因金属离子析出而造成的牙龈毒性和变色。贵金属含量增多有利于耐腐蚀性的提高,金铂合金、金钯合金最常用于金瓷冠的制作。

(2)瓷:临床研究证实,全瓷修复体的生物相容性好,对牙龈的刺激性小。只是对牙体的预备要求较高,应避免因牙体预备不足,造成悬突导致牙周疾病。采用高强度的铝瓷、锆瓷全瓷核桩可有效地减少牙龈变色,并提高修复体的透明性,牙龈区也更加自然美观。对金属过敏的患者,也应换用全瓷修复体。

2.修复技术对牙龈的影响

修复治疗与牙周健康密切相关,在修复前应获得最佳的牙龈状态,同时在修复中应以最小的创伤来维持修复牙齿周围正常健康的牙龈外貌。

(1)修复前的牙龈预备:修复前首先要对基牙及失牙区的牙龈健康状态进行评估,对患有龈炎或牙周疾患的应先予治疗以恢复健康。其次,应对牙龈做修复美学的评估,对影响修复美感的牙龈做相应的修整和处理。如对牙龈增生者可行龈成形术,以恢复牙龈的波浪状曲线美;对轻度牙龈退缩者,可适当调整邻牙的牙龈曲线,也可将修复体颈缘设计成龈色或根色,以达到视觉上的和谐;对一些不愿做正畸治疗的错位牙和扭转牙,可通过牙龈成形术,以改善牙龈缘曲线或调整牙面长宽比例使之协调;对失牙区牙槽骨缺失较大的可考虑在修复前行牙槽骨重建术或在桥体部分设计义龈,重建和谐自然的龈齿关系。

(2)龈齿边缘线的设计:修复体龈边缘的位置关系到牙龈的健康与美观。有学者对不同边缘水平的金瓷冠分析表明,冠边缘位于龈下时,龈沟内酶活性均提高,龈下边缘会使牙周组织发生炎症反应,出现细胞营养障碍、细胞渐进性坏死等变化,唾液成分的改变也会进一步加强底层金属的电化学腐蚀。

有调查显示,在微笑时大约有 67% 的人会显露牙龈,在大笑时这一比例将提高到 84%。尽管修复体龈下边缘线对牙周健康不利,但临床上在进行前牙的瓷修复时常常倾向采用龈下边缘线,以期获得美观效果,而龈上边缘线仅仅适用于牙龈退缩、牙冠轴面突度过大的后牙修复。

采用龈下边缘线时操作中应注意以下几点:

①牙体预备:要求冠边缘和附着上皮间保持1mm或更大的距离,应避免损伤牙龈及上皮

附着,因为龈沟内面上皮的损伤可能改变游离龈的高度,使冠边缘外露或出现颈缘"黑线"影响美观。同时,为提供瓷料的美观厚度及避免颈缘悬突对牙龈的刺激,唇颊侧颈缘需磨除 1mm 的肩台宽度。

在牙体预备过程中,机械刺激会导致牙龈组织中成纤维细胞和内皮细胞明显增生,并出现一过性的血管扩张。Ito H 认为牙体预备有时会伤及牙龈,金属核上的金属残渣有可能移植入牙龈引起着色。Sakai T 等发现金属离子可影响黑色素细胞的新陈代谢并诱导黑色细胞渗入牙龈组织结构表面,从而发生病理性色素沉着。

②收缩线的应用:牙体预备前就应将收缩线放于龈沟内,使牙龈暂时向侧方或根方移位,减少操作时对龈组织的损伤。另外,取模时应再次使用收缩线,这有助于控制龈沟液渗出及出血,暴露龈下边缘线,且有利于印模材料的充盈。

③暂时修复体:在完成永久修复前维持牙龈位置形态并保护牙髓,保持预备空间的措施;同时,作为最终修复体的导板,其外形、大小、形态和边缘放置都将为最终修复体提供参考,暂时修复体质量的好坏直接影响最终修复体的牙龈反应程度。$0.2\mu m$ 的粗糙度是塑料表面有无细菌黏附的界限,常规的抛光处理很难达到如此的光洁度,所以塑料表面通常都有细菌黏附。暂时修复体必须与牙体边缘密合,表面光滑,应避免其边缘压迫牙龈,以致牙龈退缩,使用时间不宜超过 2~3 周。

(3)永久修复体的设计制作:为维护牙龈的健康美,瓷修复体必须具备良好的适合性,要求其龈边缘与患牙衔接处形成连续光滑一致的面,避免形成任何微小的肩台。修复体还应恢复生理性外展隙,便于牙龈的自洁和生理性按摩,同时也应恢复好邻接触点,以避免食物嵌塞引起牙龈炎症,桥体尽量采用轻接触的改良盖嵴式设计,修复体应光滑,防止菌斑附着,对牙龈产生刺激。

(三)固位体的美学要求

设计固位体时,应根据患者的年龄、性别、职业、生活习惯及性格特点等来决定修复体的形态、排列、颜色和𬌗关系等,并适应个体口颌系统生理美、功能美的特点。修复体的轴面应具有流畅光滑的表面、正常牙冠的生理突度,以利修复体的自洁、食物排溢及对龈组织的生理按摩作用。良好的邻面接触关系不仅符合美观要求,也有利于防止食物嵌塞,维持牙位、牙弓形态的稳定。𬌗面形态的恢复不能单纯孤立地追求解剖外形美,而应与患牙的固位形、抗力形,以及与邻牙、对颌牙的𬌗面形态相协调。𬌗面尖嵴的斜度及𬌗面大小应有利于控制𬌗力,使之沿牙体长轴方向传递。

为了达到恢复解剖生理功能和美学的要求,使瓷冠有足够的伸展空间,有时需在修复前完成对牙齿正畸治疗或根管治疗。在牙体预备和固位体制作过程中,应注意避免瓷层厚度不足使做出的瓷冠缺乏层次感,牙冠的体部、颈部、切缘不易区分,缺少光泽。瓷冠制作时还应模仿同名牙研磨出牙齿表面不规则的发育沟、窝和自然磨损,在光线照射下使入射光线形成漫反射而产生光泽,从视觉上更容易造成与天然牙相似的感觉。

在固定修复时,对高位微笑和中位微笑的患者,还必须注意处理好烤瓷冠边缘与牙龈缘的关系,不能因颈缘区金属边缘外露,患者为掩盖不美观金属色而影响自然微笑。

（四）桥体的美学要求

在冠桥修复时，桥体的美学设计也十分重要。桥体的唇颊面以美观为主，颜色应与邻牙协调，大小和形态应该与美观和功能适应。桥体的大小指近远中横径和切龈向的长度，缺隙正常时较易解决，缺隙过大或过小时则应利用视觉误差加以弥补，使过大过小的桥体看起来比较正常。如较大的缺隙，桥体唇面应增大外展隙，加深纵向发育沟；缺隙过大时，可在唇面制成一个正常宽度的牙和一个小窄牙，或2个基本等宽的牙。如遇较小的缺隙，在基牙预备时应多磨除基牙缺隙侧邻面的倒凹，加大间隙，或加深桥体唇侧的横向发育沟。唇颊面还应注意唇面的突度和颈嵴的形态，都应参照对侧同名牙。桥体唇颊面的颈缘线应与邻牙协调，若桥体区牙槽嵴吸收过多，可采用银色瓷恢复或将颈部区染成银色。桥体的邻间隙处不能压迫牙龈，以免引起炎症。桥体龈面的唇颊侧与牙槽嵴黏膜应恰当接触，在舌侧则尽量扩大其外展隙，减少与牙槽嵴顶舌侧的接触，有利于食物残渣的溢出，且美观舒适，自洁作用好。当固定桥修复需要适当减小桥体𬌗力时，可通过缩减桥体舌侧部分的近中、远中径，加大固位体与桥体之间的舌外展隙，减小桥体𬌗面的接触面积，减轻𬌗力，同时可以维持颊侧的美观。

（五）连接体的美学要求

连接体是连接固位体和桥体的部分，既要有足够大小，保证固定桥的抗变形能力，又不能影响美观效果。连接体应位于基牙近中或远中面的接触区，在前牙区可适当偏向舌侧，面积不小于$4mm^2$，连接体四周外形应圆钝和高度抛光，注意恢复桥体与固位体之间的楔状隙及颊舌外展隙，利于自洁作用及食物流溢。

（六）医患审美统一

医患审美观念的统一是前牙修复成功的重要环节。尊重患者的审美需求，耐心说明修复方法、操作过程，以及能够达到的美学效果，使患者理解并对美观效果有客观的心理预期，才能使医患审美认识达到统一。

医师在决定治疗之前，尤其是在使用新技术、新材料之前，必须仔细检查患者的口腔局部及全身健康情况，根据具体情况向患者推荐合适的治疗方法，并解释说明原因及费用等情况，征得患者同意后方可进行治疗。同时，必须加强与患者的沟通，正确对待患者的要求，严格掌握适应证，维护良好的医患关系。

作为口腔修复医师，除了要熟练掌握口腔医学知识和技能外，还必须具备美容学、心理学的知识，具有较高的审美能力及审美品位。对不同的患者能够根据其各自的特点，如性别、年龄、职业、肤色、面部特征等选择合适的修复方法，适当的修复体形态及颜色，达到"以假乱真"的效果。同时，口腔医师有责任和义务向患者提供口腔健康教育和指导，使患者掌握正确的修复体维护方法，建立良好的口腔卫生习惯，维护口腔健康和美观效果。

（七）固定修复美学误区

1.美学修复就是做烤瓷冠

有些患者认为牙齿不整齐或是颜色不好看，就找到医师要求做烤瓷冠，把前边露出来的牙齿全部做上烤瓷冠，看上去就能更美观。但美学修复要考虑牙齿的排列、牙齿与口唇的关系、牙齿与牙龈的关系等,这些都不是简单地仅通过做烤瓷冠就可以解决的,可能还需要借助正畸或者牙龈手术。美学修复的方法有很多种,贴面、全瓷冠等也是较理想的修复方法。医师需要充分与患者沟通,了解患者需求和个性特征,仔细检查制订方案,才能达到个性化的自然美观效果。

2.为了效果好尽量多做瓷冠

一般情况下,多做瓷冠能减小修复难度,提高修复效果,但是做瓷冠的过程对牙齿来讲是种不可逆的损伤,因此,修复医师应在修复范围、修复方式与修复效果中找到最佳的平衡点,通过漂白、充填、贴面与瓷冠相结合的综合治疗方式,达到牙体损伤最小、魅力提升最大的效果。

3.瓷牙越白越好

美容修复应强调局部与整体之间的和谐,单个美的形式要服从于整体美的需要。天然牙具有自然的光泽,制作瓷冠时,应尽量符合天然牙的色彩,并与患牙邻近的牙齿、肤色、年龄等相匹配。较白的,略带一点极少的红、黄色,多层次感的牙齿才更自然,更有活力。不同牙位的颜色也应有区别,自然过渡,更逼真。不考虑实际情况,一味追求白牙,只能突出假牙。

4.牙齿越整齐越好

符合生理美、功能美、形态美的牙齿才能达到理想的美学效果,有时受各种条件限制,不可能把牙齿都排列整齐,或者虽然把牙齿排列得很整齐,但同时影响了其他美学指标,呈"义齿相",那么牙齿排列整齐就不能硬性要求。有些情况下,为了突出个性,还可以特意设计一些细微的不齐排列,看起来反而会更自然、更有性格。

5.饰齿和纹齿

饰齿和纹齿是装饰牙齿的方式,前者利用牙科粘接材料或在牙齿表面备洞,然后将钻石珠宝之类饰物粘接或镶嵌粘接在牙面上,后者是用钻针在牙齿表面纹上图案,涂上颜色,造成比别人更酷的效果。在天然牙上备洞钻孔会破坏牙齿的釉质层,甚至更深的本质层,造成牙体的人为破坏,引起牙本质敏感,甚至出现疼痛症状,导致牙髓炎,这种以牺牲健康来引人注目的做法绝不可取。可以考虑在义齿上进行装饰,来获得与众不同的效果。

第四节　牙列缺失修复

牙列缺失指上颌、下颌或上下颌天然牙的全部缺失。其病因除龋病及牙周病之外,还可为老年人的生理退行性改变所致。有时也可由全身疾病、外伤或不良修复体等引起。由于在颌骨上没有天然牙存在,亦无咬合关系,牙列缺失无论在形态或功能上的改变,均比牙列缺损严重,也妨碍患者社交,身心健康常严重受损。

一、治疗

(一)正常𬌗关系

上下颌弓的位置关系可分为水平关系和垂直关系。正常的水平关系指上、下颌弓的前后位置关系正常,形状和大小大致相同。侧面观上下颌弓的唇面基本在同一平面上,或上颌弓位于下颌弓的稍前方,此种关系,有利于人工牙的排列。正常的垂直关系,指上、下颌弓的上下关系,在正中𬌗位时,上下牙槽嵴之间的距离即颌间距离中等者,表明牙槽嵴有一定高度和宽度,有利于排列人工牙及义齿的支持和固位。颌位关系正常的患者通常按照常规的方法和步骤进行即可。

采用普通全口义齿修复时,临床医师应注意取得准确的印模,正确记录患者的水平关系和垂直关系,进行合理的排牙。可以采用个性化托盘,二次印模法取模,保证印模的精确。通过试排牙的方法可以验证排牙的合理性。

需要注意的是单颌牙列缺失的患者,即使是正常颌位关系,由于天然牙列的𬌗曲线很少符合全口义齿平衡𬌗的要求,可能对全口义齿的固位不利,需要在修复前适当调磨余留牙。除了通过调𬌗改善𬌗曲线和𬌗平面以外,还应该通过功能性印模、适当的排牙位置改善单颌全口义齿的固位。而天然牙和无牙颌的负荷能力相差较大,患者常保留原有的饮食和咀嚼习惯,给单颌全口义齿的固位和支持组织的负荷造成不利影响。需要通过在基托内加金属网或制作腭侧金属基托的方式增加义齿强度,防止折裂。此时,采用种植义齿修复可能会获得更佳的效果。

(二)异常𬌗关系

异常𬌗关系可能是由本来的颌位关系异常、缺牙后的不良咀嚼习惯、牙槽嵴萎缩等因素造成的。除由不良咀嚼习惯造成的异常颌位关系可以校正外,其他因素造成的异常颌位关系难以改变,在这种条件下制作全口义齿难度较大,难以获得良好的固位和稳定。

1.水平关系异常

(1)上颌前突的位置关系:上颌弓位于下颌弓的前方和侧方,上颌弓大,下颌弓小。此种关系,前牙的排列比较困难。排牙时上前牙尽量内收,可排在上颌牙槽嵴顶的位置,尽量竖直上前牙,减小覆盖,下前牙的排列可以略微唇侧移动,如果覆盖仍然过大,可稍微加深覆𬌗,避免出现开𬌗的现象,注意排除前伸𬌗干扰。后牙区一般可以排成正常𬌗。

(2)下颌前突的位置关系:下颌弓位于上颌弓的前方和侧方,上颌弓小,下颌弓大。此种关系,人工牙的排列较为困难。下颌轻微前突时,前牙区可以通过下前牙略向舌侧排,略舌倾,上前牙略向唇侧移位,稍加大唇倾角度进行代偿。前突过多时,过分排牙代偿不仅影响美观还会影响义齿稳定,应排成反𬌗关系。

后牙区,从矢状面观,如上下牙槽嵴的连线与𬌗平面的交角大于80°,则认为上下颌骨关系正常,可以排列正常的尖窝接触关系。当上下牙槽嵴的连线与𬌗平面的交角为80°或略小,仍可排成正常𬌗,但要减小后牙覆盖,上后牙仍可在正常位置,功能尖排在牙槽嵴顶连线上,下后牙可略向舌侧排列,并将舌窝向舌侧拓宽;上牙微向颊侧倾斜,上颊尖可略降低,使之既不妨碍舌活动的空间,也能使𬌗力尽可能向牙槽嵴方向传导。当上下牙槽嵴的连线与𬌗平面的交角明显小于80°,即下牙弓明显宽于上牙弓时,后牙需排反𬌗关系,第一前磨牙位置仍可在正常位置,第二前磨牙呈过渡关系,即上第二前磨牙颊舌尖均为支持尖,将下第二前磨牙舌窝向远中扩展,容纳2个支持尖,上磨牙颊尖和下磨牙舌尖为支持尖,呈反𬌗关系,排成反𬌗时注意要交叉排牙。

2.垂直关系异常

(1)颌间距离大的患者,多数是长期缺牙未及时修复,牙槽嵴严重吸收所致。颌间距离大,方便排列人工牙,但因人工牙离牙槽嵴顶较远,容易产生不利的杠杆作用,在咀嚼时易引起翘动。注意功能尖排在牙槽嵴顶的连线上,尽量避免唇舌倾斜造成咬合时的杠杆作用。当颌间距离过大,确实影响义齿稳定时,应考虑适当降低颌间距离修复,或采用种植义齿的方法修复。

(2)颌间距离过小者,通常上下牙槽嵴丰满,虽然有利于义齿的固位和支持,但由于颌间距离过小,往往给排牙带来困难,常需磨除人工牙的盖嵴部,否则无法排入。

(三)牙槽骨重度吸收

当牙缺失后,上下颌骨的改变主要是牙槽嵴的萎缩,维持天然牙生存的牙槽突是随着牙的生长和功能行使而发育和保持的。牙缺失后,牙槽突逐渐吸收形成牙槽嵴,牙槽嵴的吸收即行加快。随着牙槽嵴的吸收,上下颌骨逐渐失去原有形状和大小。牙槽嵴的吸收速度与缺失牙的原因、时间及骨质致密程度有关。牙槽嵴的持续吸收与患者全身健康状态和骨质代谢状况有关,而且与修复义齿与否及修复效果好坏有关。未做全口义齿修复者,由于上下颌骨得不到足够的功能刺激,牙槽嵴萎缩程度较义齿修复者严重。而局部颌骨受力过大者牙槽嵴吸收也加快。所以若全口义齿不做必要的修改,或不进行周期性更换以适应牙槽嵴的持续吸收,则在行使功能时义齿处于不稳定状态,可导致局部压力集中从而加快剩余牙槽嵴吸收。

对牙槽嵴中度吸收的患者,上颌可以通过充分利用后堤区获得一定的固位力。下颌牙槽嵴的承力面积小,吸收往往快于上颌牙槽嵴,使原本固位条件就较差的下颌全口义齿更难获得较好的固位。可以通过理想的基托磨光面形态,利用唇(颊)舌肌肉之间的相互作用获得一定的固位和稳定。除了合理的排牙外,良好的咬合关系也是维持义齿稳定的关键。

此时,种植钉的植入能明显改善固位和稳定效果。牙槽嵴严重吸收后,常规种植钉没有足够的骨量高度,可以植入不参加支持只提供固位作用的小型种植钉,方便经济,效果明显。还可以使用义齿稳定剂,暂时性地加强义齿的固位和稳定。

二、全口牙列缺失的修复

全口牙列缺失是指上颌和下颌的天然牙全部缺失,上下颌为无牙颌。牙列缺失最常见的病因是龋病和牙周病。牙列缺失后,患者的牙槽嵴吸收,逐渐变低变窄;唇颊部肌肉向内凹陷,口角下陷,面容苍老。由于牙列缺失,患者的咀嚼功能、发音功能严重障碍,面部美观受到影响,甚至影响全身健康,造成心理障碍。牙列缺失的修复治疗方法有2种,一种是采用全口义齿(又称总义齿)修复,这是长期一直广泛采用的治疗方法。另一种修复治疗方法是采取种植固定义齿或种植覆盖全口义齿修复,由于医疗条件、费用的原因,目前在国内应用较少。

全口义齿是由人工牙和基托组成的,靠基托与承托区黏膜之间的吸附力和大气压力得以固位,恢复无牙颌患者的咀嚼、发音功能和面部美观。

(一)适应证

全部牙齿缺失。拔牙创愈合良好,牙槽嵴平整,无锐利骨尖和骨突,无妨碍义齿就位的组织倒凹,口腔黏膜正常。

（二）禁忌证

（1）口腔黏膜、颌骨有未治愈的损害病变。

（2）对基托塑料过敏者。

（3）有精神障碍，不能协作完成义齿修复治疗和适应义齿使用者。

（三）操作方法

1.修复前准备

（1）问诊：在开始全口义齿修复之前应首先了解患者来就诊的目的和要求，即患者的主诉是什么。还要了解患者既往的口腔病史、治疗修复史和全身病史。问诊的过程并不只是简单的采集病史，而是医患交流的开始。通过问诊，既有助于准确了解患者失牙的原因，对以往修复治疗的体验，对以往修复治疗效果的认识，以及对新义齿的要求和期望。

（2）检查：

①临床检查：在修复开始前，对患者进行全面检查，根据情况制订修复计划，还可以预先估计新义齿可能达到的修复效果。

A.颌面部检查：患者面部形态是否对称，上唇长短和唇颊的丰满度，下颌是否前突或后缩，开闭口、下颌前伸和侧方运动有无异常，颞下颌关节有无弹响、压痛，咀嚼肌有无扪痛。

B.口内检查

a.无牙颌牙槽嵴：拔牙创愈合情况，是否有残余牙根、残片；牙槽嵴是否平整，有无过锐骨尖和骨突；牙槽嵴丰满度是丰满还是刃状或低平；是否有松软牙槽嵴。

b.颌间距离：颌间距离适中，既有足够的空间利于排牙，也利于义齿稳定；牙槽嵴低平者颌间距离过大，虽方便排牙，但咀嚼时义齿较易翘动；颌间距离过小者，虽有利于义齿的稳定，但修复间隙不足，排牙较困难，常需磨改人工牙的嵴盖部或暂基托。

c.上下颌弓水平位置关系：上下颌弓之间的前后左右位置关系。上下颌弓形态和大小相近，前后位置和后部宽度关系基本正常，则较易修复。若因上下颌骨近远中关系异常，牙槽嵴过度吸收，导致上下颌前部牙槽嵴前后位置关系异常（如上颌前突/下颌后缩，或上颌后缩/下颌前突），或上下颌弓后部宽度不协调，都会给全口义齿的修复特别是人工牙排列和咬合关系的恢复带来一定困难。

d.唇、颊系带：系带附着处距牙槽嵴顶的距离。系带距牙槽嵴顶过近时将会影响义齿的边缘封闭。

e.口腔黏膜：是否有红肿、溃疡及异常增生。牙槽嵴黏膜厚度、移动性。

f.唾液：唾液分泌是否过多或过少，黏稠度如何。

C.旧义齿检查：对戴用旧义齿的患者，应先检查旧义齿的外观，了解义齿材料老化、磨损程度，有无缺损、折裂，以及卫生状况等。然后将旧义齿戴入患者口内，检查基托伸展范围、密合程度和固位力，检查人工牙排列位置、咬合接触、颌位关系和义齿稳定性等。

②其他检查：若有长时间未愈合的拔牙创者，则应拍摄X线牙片确定是否有未拔除的残根。有颞下颌关节症状者，必要时应进行X线检查。对戴用不适合的旧义齿，存在黏膜广泛红肿、压痛者，应进行唾液真菌培养，以确诊是否有白色念珠菌感染。

（3）修复治疗计划与医患沟通：在经过问诊和口腔检查后，应确定患者是否适合进行全口义齿修复,义齿修复前需要进行哪些准备和处理,开始义齿修复的时间,义齿修复的治疗过程、材料选择和时间安排等。然后,就修复治疗预期可能出现的各种问题,与患者及家属进行充分的沟通。包括修复前各项准备的必要性,义齿修复的时间安排、材料选择、费用,义齿修复可能达到的效果,可能遇到的问题与处理方法,以及对患者本人在修复治疗中的配合作用和要求等,得到患者及家属的充分理解和同意,签署知情同意书。

①修复前的外科处理

A.牙槽嵴修整术:牙槽嵴有妨碍义齿就位的过大倒凹,如两侧上颌结节颊侧均有明显倒凹;若上颌结节下垂,与下颌磨牙后垫接触,义齿修复间隙不足;下颌隆突过大,影响义齿就位;或有尖锐的骨嵴、骨尖时,需做牙槽嵴修整术。

B.系带成形术:唇颊系带接近牙槽嵴顶时,为改善义齿固位,需做系带松解成形术。

C.炎症组织切除术:长期戴用不合适的旧义齿导致的黏膜慢性炎症性增生(缝龈瘤),即使停戴义齿增生组织也不能自行消退,需手术切除。

②修复前的其他准备:因戴用不适合的义齿导致黏膜创伤、炎症者,需停戴义齿至少1～2周,避免机械刺激,使黏膜恢复健康。有义齿性口炎的患者,应进行抗霉治疗。停戴旧义齿会造成患者生活不便,因此,更好的办法是采用组织调整材对患者的旧义齿进行组织面重衬。组织调整材是一种临时性软衬材料,衬于旧义齿基托组织面,增加基托密合固位,缓冲咀嚼压力,促进炎症愈合,并使承托区黏膜受到生理性刺激和锻炼。组织调整材使用一般不超过1个月,不宜长期使用,黏膜恢复正常后即可开始新义齿修复。

2.制作

(1)取印模:全口义齿修复必须采用二次印模法,即先用成品托盘取初印模,制作个别托盘,再加终印模材取得终印模。二次印模法能够准确取得义齿承托区组织的形态和周围组织的功能状态,以保证义齿基托与黏膜密合,边缘伸展适度。常用二次印模法有以下2种。

①方法一

A.选择成品托盘:选择大小与无牙颌颌弓合适的成品无牙颌托盘,将选择好的托盘在口内试戴,托盘与牙槽嵴之间应为印模材留有厚度3mm左右的空间。上颌托盘后缘两侧覆盖翼上颌切迹,后缘中部盖过腭小凹;下颌托盘后缘至少覆盖磨牙后垫的1/2,托盘的唇颊舌侧边缘要短于前庭沟或口底移行皱襞1～2mm。

B.取下颌初印模:吹干托盘,将适量调拌好的藻酸盐印模材盛入托盘。嘱患者放松张口并轻抬舌,用口镜牵拉一侧口角,迅速将托盘旋转放入口内就位。在印模材尚未凝固前嘱患者抬舌前伸,用舌尖舔上唇唇红缘外侧,而后用舌尖舔两侧口角,完成口底边缘整塑;操作者用手指牵拉患者下唇向上,牵拉颊侧组织向上、向前、向内,完成唇颊边缘的整塑,整塑的同时保持托盘与牙槽嵴位置稳定,直至印模材完全凝固后从口内取出。完成的印模应完整无缺损,无脱模和变形,表面清晰、准确,边缘圆钝,伸展适度。

C.取上颌初印模:调拌足量藻酸盐印模材盛入选择好的上颌托盘内,同样手法放入口内。轻拉开上唇,托盘前部先半就位,使印模材渐向后流动,这样可避免产生气泡,然后让托盘向上向后完全就位。同时作唇颊侧手法整塑以形成圆钝的完整边缘。保持托盘位置稳定,至印模材完全凝固。从口内取出并检查印模质量,然后立即送去灌注石膏模型。

D.灌注石膏模型:初印模取得后应立即灌注石膏模型。模型表面清晰完整,边缘包过印模边缘,上颌后缘在腭小凹后 4～5mm,下颌后缘包括整个磨牙后垫。模型最薄处有足够的厚度。

E.制作个别托盘:用铅笔在石膏模型上沿唇颊侧前庭沟底和口底黏膜皱襞底画一条线,在这条线的牙槽嵴一侧距离 3mm 再画一条线,此线代表个别托盘边缘位置,即比模型边缘短 3mm,系带处同样让开 3mm。下颌个别托盘边缘线向后至磨牙后垫上线。上颌个别托盘边缘线绕过翼下颌韧带皱襞,向后延长到腭小凹后 4mm。

用基托蜡对模型表面进行缓冲处理和填倒凹。需缓冲处理的是牙槽嵴的缓冲区,如切牙乳突、上颌隆突、下颌隆突、松软牙槽嵴等。需填倒凹的部位可能有牙槽嵴唇侧、上颌结节颊侧、下颌舌骨后窝(下颌舌骨嵴后下)。然后在模型表面均匀涂布石膏分离剂。

调拌自凝树脂,制成 2mm 厚薄片,轻压铺贴在石膏模型上,沿个别托盘边缘线切去多余部分。再在托盘前部正中牙槽嵴顶处自制连接一个手柄,手柄与牙槽嵴垂直相连,离开牙槽嵴约 25mm 后弯成直角伸出口外。也可以用 2mm 厚的光固化树脂模型制作个别托盘,修整成形后要在光固化灯箱内固化。

材料硬固后将个别托盘从模型上取下,打磨光滑边缘。将个别托盘在口内比试,检查托盘组织面是否贴合,边缘长度是否合适,边缘伸展过长处应调磨,距离黏膜皱襞和系带 3mm。完成后的个别托盘边缘应厚 2～3mm。

F.个别托盘的边缘整塑:边缘整塑的目的是获得印模和使完成后的义齿基托边缘在不影响周围组织功能活动的前提下充分伸展,以获得足够的吸附力和边缘封闭,并有利于分散咬合压力。下颌牙槽嵴低平者,下颌舌侧基托边缘应充分伸展,舌侧远中边缘应进入下颌舌骨后窝,可增强下颌义齿的固位和稳定。将印模膏边缘整塑棒用火焰烤化,黏固在个别托盘边缘,然后将个别托盘边缘添加的整塑材料烤软,托盘在口内就位,进行边缘功能整塑,边缘整塑可逐段进行。边缘整塑方法同初印模边缘整塑。整塑时应避免将印模膏整塑材料压入托盘组织面,进入组织面的印模膏应及时用刀刮除,否则影响托盘密合性和印模准确性。上颌腭侧后缘和下颌磨牙后垫处托盘直接伸展到位,不必整塑。完成整塑的个别托盘边缘伸展适度,光滑圆钝、宽度、形态与移行沟一致,具有良好的边缘封闭作用。个别托盘边缘整塑是二次印模法的关键步骤,不能省略。

G.取终印模:选择专用的全口义齿终印模材,如硅橡胶终印模材或氧化锌丁香油糊剂终印模材。将调拌好的终印模材均匀涂布在个别托盘组织面及边缘,用与初印模相同的方式将托盘旋转放入口内就位,然后进行肌功能修整,稳住托盘至材料硬固。

②方法二

A.选择成品托盘:同方法一。

B.初印模与个别托盘:用成品托盘加印模膏取初印模。印模膏是热塑性材料,首先将印模膏浸泡在 60～70℃的热水中使其软化,然后选取一定量的软化印模膏置于托盘内,用手指压出牙槽嵴的凹陷。将托盘旋转放入口内就位,稳定托盘防止其移位,同时在印模膏硬固前完成唇颊侧及舌侧组织的边缘整塑,与方法一相同。印模膏硬固后将初印模从口内取出,检查初印模印模膏组织面和边缘的准确性和完整性,必要时将局部印模膏边缘在酒精灯上烤软或添加印模膏后,重新将印模在口内就位后重新进行局部整塑。

初印模完成后用自来水冲洗冷却,然后用刮刀将印模膏初印模的组织面刮除一层,刮除厚度为 1~2mm。不同部位的刮除厚度应根据无牙颌的功能分区,主承托区应少刮除,副承托区适当多刮除,缓冲区应多刮除。组织面刮除一层的印模膏初印模直接作为个别托盘。

C.终印模:取适量藻酸盐印模材,加大藻酸盐印模材的粉液比例,调拌流动性更强的印模材糊剂,均匀涂布在印模膏个别托盘组织面和边缘,放入口内就位并进行功能整塑,待印模材硬固后从口内取出。

按方法二制取印模的操作较简单,但印模质量较方法一差。

(2)工作模型灌注与修整:可用一般灌注法和围模法灌制石膏工作模型。模型材料为硬石膏。石膏应包过印模边缘,形成一定厚度的基底。石膏硬固后小心脱模,避免损伤模型组织面和边缘。在石膏打磨机上打磨修整模型基底,使底面平整,侧面与地面垂直。形成宽于、高于印模边缘 2~3mm 的模型边缘。打磨后及时用流动水冲洗,避免打磨掉的石膏残渣黏固在模型组织面上。

上颌模型需制作后堤区,具体制备方法是在上颌模型腭侧腭小凹后 2mm,从腭小凹向两侧翼上颌切迹,用雕刻刀各刮出一条"V"字形沟,此沟中间处深 1mm,向腭小凹和翼上颌切迹逐渐变浅,然后将沟呈弓形向前方扩展,且逐渐变浅,中间最大宽度 5mm。这 2 部分弓形的凹陷即为模型后堤区。完成的义齿基托组织面在此处突起,压紧后堤区黏膜,形成腭侧后缘封闭。

(3)颌位关系记录:上下牙列缺失后,上下颌骨失去了牙齿的咬合支持和稳定的位置关系,正中消失且无法复制,在全口义齿制作前需要利用𬌗托确定并记录上下无牙颌的垂直和水平位置关系,通常是在无牙颌处于适当垂直高度的正中关系位建立全口义齿的正中𬌗。

①制作𬌗托:颌位关系记录前需要在模型上制作全口义齿𬌗托。𬌗托由暂基托和蜡𬌗堤组成,在确定颌位关系时代替缺失牙列,并保证其在口内固位和稳定。

A.制作暂基托:工作模型组织面经填倒凹和缓冲处理,涂布藻酸盐石膏分离剂,铺自凝树脂或光固化暂基托树脂。暂基托应有足够的厚度(2mm),坚硬不变形,与组织密合,有良好的边缘封闭,固位稳定好。

B.制作蜡𬌗堤:在酒精灯上均匀烤软一片基托蜡片,卷成卷,注意一定要使蜡卷每层之间连成一体。将蜡卷弯成"U"形,压到暂基托牙槽嵴上方。用热蜡刀将蜡卷与暂基托烫到一起,修整蜡卷,去除超长的部分,形成蜡𬌗堤,使上颌𬌗堤前部高度约加 20~22mm(从暂基托唇系带旁到蜡𬌗堤的𬌗缘),宽度约 5mm,蜡堤后部的高度 16~18mm,宽度 10mm;前部蜡𬌗堤唇颊面形成略唇倾的弧形斜面,蜡𬌗堤切缘位于唇侧基托边缘前 2~3mm,距切牙乳头中点 6~8mm。下颌蜡𬌗堤前部宽约 5mm;后部宽约 10mm;𬌗堤从前向后延伸至磨牙后垫前缘,高度约等于磨牙后垫高度的 1/2,与牙槽嵴平行。

②确定丰满度和𬌗平面:将上颌𬌗托在口内就位,检查上唇及面颊部外形突度和组织紧张程度,必要时增加或减少上颌前部蜡𬌗堤唇颊侧突度,形成正常的上唇和面部丰满度。用平面板检查蜡堤平面,必要时添加或用烫蜡板调整蜡𬌗堤高度,使前部蜡𬌗堤下缘位于上唇下缘下 1~2mm,与两侧瞳孔连线平行,后部与耳屏鼻翼线平行,形成上颌蜡堤𬌗平面。

③确定垂直距离:上下颌垂直关系以鼻底至颏底的距离表示,称为垂直距离。天然牙列正

中位咬合时鼻底至颏底的距离称为咬合垂直距离。下颌处于姿势位时上下颌牙列分开 2～3mm 的间隙（息止𬌗间隙），此时鼻底至颏底的距离称为息止颌位垂直距离。

确定垂直距离的方法有多种，临床上多采用息止颌位法，并以其他方法辅助判断。

A.息止颌位法：息止颌位时鼻底至颏底的距离减去息止𬌗间隙 2～3mm。

B.面部形态观察法：观察面下部与整个面部是否协调、自然。口唇是否闭合自然，有无口角下垂，有无皮肤紧张、表情僵硬或面容苍老等表现。

C.面部比例等分法：瞳孔至口裂的距离约等于鼻底至颏底的距离（二等分法）；发际至眉间点和眉间点至鼻底的距离与鼻底至颏底的距离大致相等（三等分法）。

D.发音法：根据戴上下𬌗托时发唇齿音和齿音的清晰程度来判断垂直距离是否适当。

E.拔牙前记录：利用事先保留的患者拔牙前正中𬌗位时的侧面外形轮廓记录。

F.参考旧义齿：先确定旧义齿的咬合垂直距离是否正常，义齿若有磨耗和息止𬌗间隙过大，则应适量升高垂直距离。

将上下𬌗托在口内完全就位，检查闭口咬合时上下颌暂基托后部无干扰，根据上述方法判断上下𬌗托咬合时的垂直距离是否合适，通过调整下颌蜡𬌗堤高度，使上下颌𬌗托咬合在正常的垂直距离。

④确定正中关系：正中关系是无牙颌患者可重复的下颌参考位置，所谓确定正中关系位就是确定在适当垂直距离下，下颌对上颌的最后位置，即髁突在关节窝的生理后位。

确定颌位关系的方法有𬌗托咬合法和哥特式弓描记法。其中𬌗托咬合法确定正中关系的方法包括如下。

A.卷舌后舔法：在上颌暂基托腭侧后堤区中线处黏固一个直径约 5mm 的小蜡球，嘱患者向后卷舌，舌尖舔到蜡球的同时闭口咬合至上下𬌗堤轻轻接触。

B.吞咽咬合法：患者在做吞咽动作时下颌能够后退咬合在正中关系位。

C.后牙咬合法：医生将两手示指放在两侧后部上下𬌗堤之间，让患者轻轻咬牙，当患者感觉咬合自然有力时，医生将示指向两侧移开，上下𬌗堤咬合接触。

D.肌肉疲劳法：让患者保持下颌前伸状态一段时间，直至肌肉疲劳，然后再下颌后退咬合。如先反复进行齿音的发音练习。

E.诱导暗示法：对精神紧张、动作失调的患者，首先要帮助其放松，消除紧张。比如先与患者交谈，让患者从镜子中观察自己下颌的动作。有时可以利用相反的动作指令得到下颌后退的结果。

采用𬌗托咬合法确定正中关系时，要在上𬌗托两侧后部蜡𬌗堤面上用蜡刀分别刻 2 条不平行的"V"字形沟，并在蜡𬌗堤表面涂布一薄层凡士林。将下颌后部蜡𬌗堤高度降低 1mm，在此处添加𬌗间记录材料，如𬌗记录用硅橡胶、印模石膏或烤软的蜡。将上下𬌗托在口内就位，用上述方法使下颌后退咬合在正中关系位。待𬌗间记录材料硬固后，将上下𬌗托从口内取出，在口外检查是否对𬌗准确稳定。将上下𬌗托再次戴入口内，验证正中关系咬合是否准确。术者可将双手小指指肚向前伸入患者外耳道内，检查正中关系咬合时两侧髁突撞击小指指肚的力度，如果未感觉到撞击或两侧撞击的力度不一致，说明下颌未后退，或发生下颌偏斜。也可将双手示指置于患者两侧颞肌中份，根据咬合时颞肌中份收缩力度，判断下颌是否后退及有无偏斜。最后,用蜡刀在蜡殆堤唇侧刻画排牙标记线,包括中线,闭口时口角位置——口角线,微笑时上唇下缘位置和下唇上缘位置——唇高线和唇低线。

采用哥特式弓描记法确定颌位关系的方法是先同法完成上颌殆托,确定丰满度、殆平面。然后用软化的印模膏将描记装置黏固在上殆托和下颌暂基托上。其中描记板固定在上颌暂基托腭侧中间部位,前后左右与殆平面平行,适当低于蜡殆堤高度。描记针固定在下颌暂基托后部。将固定描记装置的上下颌暂基托戴入口内就位,检查描记板与描记针的位置关系,描记针应与描记板垂直,位于描记板的中央。调节描记针的高度,使描记针与描记板接触时下颌处于正常的咬合垂直距离。在正中咬合及前伸和侧方运动时均只有描记针与描记板接触,上下颌暂基托其他部位无接触干扰。用黑色水笔在描记板表面均匀涂黑,然后让患者闭口,保持描记针与描记板接触的同时反复进行下颌前伸、后退和左右侧方运动,描记针将在描记板上描记出下颌水平运动的轨迹。此轨迹应为突向后的锥形,锥形的尖端即为下颌后退的最后位置,描记针位于此尖端时下颌即处于正中关系位。将描记针固定塑料片黏固在描记板上,固定片中间的小圆孔对准描记轨迹的尖端。让患者下颌后退咬合,使描记针固定在圆孔内,然后调拌印模石膏充填在上下颌暂基托之间的空隙内,待石膏硬固后连同上下暂基托一起从口内取出。

(4)模型上殆架

①面弓转移上殆架:面弓转移是利用面弓将上下颌与髁突铰链轴(转动中心)的空间位置关系转移至殆架上。

先将面弓的殆叉在酒精灯上烤热后插入上殆托蜡殆堤唇颊侧固定,使叉柄与中线一致,然后将上殆托戴入口内。松开髁梁或弓体固定螺丝以及固定叉的万向节螺丝,将殆叉柄套入面弓万向节,将面弓两侧的耳塞伸入外耳道内并固定(或将髁梁对准两侧髁突外侧铰链轴点),确定参考平面(鼻翼耳屏面或眶耳平面),将万向节螺丝旋紧。然后松开面弓髁梁或耳塞,将面弓连同殆叉及上颌托整体从口内取出。

锁住半可调殆架髁导盘内的髁球,调节切导针,使上下颌体平行。将面弓的髁梁固定在殆架的髁球处,调整万向节高度,使参考平面与殆架上下颌体平行。将上颌模型在殆托上就位,调拌石膏将上颌模型固定在上颌体架环上。当石膏硬固后,松开螺丝,将面弓从殆架上拆除,将殆架上下翻转,利用颌位关系记录将下颌模型与上颌模型对合在一起。再调拌石膏,将下颌模型固定在下颌体的架环上。

②前伸颌位关系记录与髁导斜度的确定:模型上殆架后,将上下殆托重新戴入患者口内,在上下颌蜡殆堤之间添加适量颌间记录材料(烤软的蜡或记录硅橡胶),让患者下颌前伸 6～7mm 并咬合至上下颌蜡殆堤前部接触,待颌间记录材料硬固后从口内取出,此即前伸颌位记录。

将殆架上的髁球锁松开,上颌体适当后退,将前伸颌位关系记录在石膏模型上就位。然后,从大到小或从小到大调整一侧髁导盘倾斜角度,同时观察前伸颌位关系记录上下颌接触关系的变化。当前伸颌位关系记录前后都均匀接触时,固定髁导盘倾斜角度,此即该侧髁球的前伸髁导斜度。同法确定对侧髁球的前伸髁导斜度。再根据公式算得侧方髁导斜度(侧方髁导斜度＝12＋前伸髁导斜度/8),旋转殆架侧柱,调整侧方髁导斜度至相应的刻度并固定。

（5）选择人工牙

①选择前牙：根据患者的年龄、性别、肤色、面形、蜡殆堤上的排牙标志线，以及患者的要求，选择确定人工前牙的材质、颜色、形态和大小。

②选择后牙：后牙的材质和颜色应与前牙一致，后牙的形态应根据牙槽嵴的情况选择，牙槽嵴丰满者，可选择解剖式人工牙，排列解剖式平衡；牙槽嵴低平者可选择改良殆型人工牙，比如舌向集中殆、平面殆（无尖牙）。还应根据后部牙槽嵴近远中长度（口角线与磨牙后垫前缘间距离）选择后牙大小，牙槽嵴条件差者应考虑减数排牙。

（6）全口义齿蜡型试戴：全口义齿排牙和基托蜡型完成后需在患者口内试戴。试排牙的目的有两个，一个是验证颌位关系，一个检查人工牙的排列有无异常。如果试排牙时发现颌位关系异常，必须重新确定颌位关系，模型重新上殆架。人工牙排列位置与咬合的异常，可及时在殆架上调改，最终得到患者的认可。

①颌位关系检查

A.垂直距离：将义齿蜡型戴入口内，嘱患者放松，观察患者面部组织形态是否自然，若垂直距离过低，则口角下垂、下颌显得前突，息止殆间隙过大；若垂直距离过高，则面部表情紧张、上下唇闭合困难，息止殆间隙过小或无。

B.正中关系：引导下颌后退，作正中咬合。采用外耳道触诊或颞肌中份扪诊，检查下颌是否退回正中关系位。口内观察下颌后退咬合时上下颌人工牙尖窝交错关系、殆覆盖关系、中线是否正确，咬合关系与在殆架上是否相同，下颌是否为近中或远中关系，有无侧方偏斜，咬合时义齿蜡型是否有扭转、移位或翘动等颌位关系异常的表现。

若检查发现颌位关系有误，则必须重新确定颌位关系。如果上颌人工牙排列位置无异常，那么可只去掉下颌双侧后牙或去掉全部下颌人工牙，下颌重新铺蜡殆堤，或用颌间记录材料，重新确定颌位关系。然后利用新的颌位关系记录，将下颌模型重新上殆架，重排下颌牙后再试牙。

②人工牙排列位置检查

A.中线：检查义齿中线是否居中，与面部中线协调一致。上下颌义齿中线是否一致。

B.上前牙切缘：自然放松状态下，上颌人工前牙切端在上唇下露出 $1\sim2mm$，与下唇唇红的干湿交界线接触。上前牙切端与下唇的位置关系正常时，唇齿音发音清晰、准确、自然。从上颌切牙切缘到尖牙和前磨牙牙尖所形成的曲线称为笑线。美观的笑线一般呈两端向上翘、中间向下弯的曲线，曲度应与下唇的曲度一致。笑线与种族、年龄、性别和患者的个性有关。笑线的弯曲度随年龄增加渐平直；男性比女性更平直。

C.上颌尖牙与口角的关系：上颌尖牙应位于口角，起支撑口角的作用。尖牙的颈部向唇侧突出，近远中向垂直或颈部稍向远中偏。

D.前牙的高度和颈缘线：前牙的高度和颈部龈缘的位置适宜，微笑时上前牙露出 $2/3$，下前牙露出 $1/2$，避免露龈微笑。第一前磨牙的高度应与尖牙相协调。

E.上唇丰满度：检查上唇形态，判断上唇丰满度是否合适。必要时适当调整上前牙唇舌向位置或倾斜角度，以及唇侧基托厚度。上颌前部牙槽嵴过突者，可去除唇侧基托，改为无唇翼义齿。

F.人工牙与牙槽嵴顶位置关系：义齿粭平面应平分颌间距离，后牙粭面略高于舌侧缘，第一磨牙粭面平齐磨牙后垫1/2高度。后牙颊舌向位置应尽量靠近牙槽嵴顶，前牙亦应避免过于偏离牙槽嵴顶。

G.覆粭覆盖关系：上下前牙浅覆粭、浅覆盖，正中粭时上下前牙不接触。上下后牙颊舌侧覆粭覆盖正常。

H.粭曲线：上下后牙均有适当的横粭曲线和纵粭曲线。

全口义齿试戴后，完成蜡型，经装盒、装胶、热处理、开盒和磨光，完成全口义齿制作。

（7）全口义齿初戴

①戴牙前检查：义齿戴入前，先检查义齿的外观。检查义齿基托组织面有无塑料小瘤、残留石膏，边缘是否过锐，是否进入组织倒凹，若有则应先予磨除。

②义齿就位：牵开一侧口角，将义齿旋转放入口内，再沿一定方向慢慢就位。不要用力过猛，以免因局部基托进入倒凹而擦伤黏膜。上颌义齿就位方向需向后上倾斜，或先将前部就位，再使后部就位。下颌舌骨嵴较突者，应将下颌义齿从后向前倾斜就位。

③义齿固位

A.基托密合性：义齿就位后，检查基托与黏膜是否密合，有无吸附力，是否存在组织支点导致基托翘动，黏膜是否压痛。可在义齿基托组织面涂布压力指示剂后将义齿重新就位，做准确定位后适量调磨缓冲。容易形成组织支点的部位包括上颌硬区、上颌隆突、颧突和下颌隆突等。

B.基托边缘伸展：义齿就位后，检查义齿唇颊舌侧基托边缘是否伸展到位。嘱患者做一些软组织的功能活动，比如大张口、抬舌、伸舌、咧嘴、吸吮等，以及牵拉唇颊组织的活动等。检查义齿有无松动、脱位，或周围组织活动受限、疼痛。如果基托边缘伸展过长，影响周围软组织活动，那么应磨除过度伸展的部分。

义齿基托变形或基托边缘伸展不足，影响义齿固位者，应重新修复。

④颌位关系：检查戴入义齿后的咬合垂直距离和正中咬合关系，方法与试排牙时相同。如果发现颌位关系异常，那么需要重新义齿修复。

⑤咬合检查：义齿就位，保持咬合面干燥，将薄咬合纸放在上下颌义齿人工牙之间，分别进行正中、侧方和前伸咬合。正中咬合可采取快速叩齿运动；侧方咬合动作为下颌从正中粭向左右两侧滑动（或只向一侧滑动）到上下后牙颊尖相对；前伸咬合动作为下颌从正中粭向前滑动到上下前牙切端相对。完成咬合动作后，将义齿取出，检查咬合接触印记的部位、范围、强度、数量。

⑥选磨调粭：根据咬合检查的结果（咬合印记），选择性调磨某些咬合接触点，达到去除个别点的正中粭早接触和前伸、侧方咬合接触滑动过程中的粭干扰，获得咬合平衡的目的。

A.解剖式平衡粭的选磨调粭：

a.正中粭与侧方粭调粭：首先检查正中粭咬合，若存在非功能尖（上牙颊尖或下牙舌尖）早接触，则应调磨此非功能尖。若支持尖（上牙舌尖和下牙颊尖）与对粭沟窝或边缘嵴在正中粭有早接触，则需结合此牙尖在侧方运动时作为平衡侧的接触情况。若该功能尖作为平衡侧时存在粭干扰，则调低此牙尖。若该功能尖作为平衡侧时不存在粭干扰，则调低此功能尖相对的对颌牙的中央窝或边缘嵴。侧方咬合时工作侧如果有咬合干扰,那么应调磨非功能尖(上后牙颊尖舌斜面或下后牙舌尖的颊斜面)。前牙部尤其是尖牙处为保持形态只调磨上颌牙的舌侧。

b.前伸𬌗调𬌗:前伸咬合检查时,如果前牙存在𬌗干扰,那么调磨时应避免磨短上前牙切端而影响美观,可调磨上前牙切端舌斜面或下前牙切端。后牙存在前伸𬌗干扰时,应调磨上牙颊尖的远中斜面和下牙舌尖的近中斜面。

调𬌗应少量多次,咬合检查与调𬌗交替反复进行。每次调磨后要擦除原有咬合印记,重新用咬合纸检查。早接触与𬌗干扰的调磨一般均应单颌进行,不要同时调磨相对的尖与窝。控制调磨量,越调磨接触点越多,达到多点接触的平衡、均匀的咬合接触。避免过量调磨导致人工牙𬌗面形态破坏,甚至垂直距离降低。

B.舌向集中𬌗的调𬌗:舌向集中𬌗在正中𬌗及侧方和前伸咬合时后牙均为上牙舌尖在下牙中央窝内正中自由区的接触滑动,上下后牙颊尖脱离接触,保持0.5~1mm 的间隙。前伸咬合时除上后牙舌尖与下后牙中央窝接触外,上下前牙切端同时接触。调𬌗时磨除所有其他多余的后牙咬合接触点。与解剖式平衡相比,舌向集中𬌗显著减少了正中𬌗和非正中𬌗咬合接触点的数量,简化了平衡接触关系,减小了在咬合接触滑动过程中产生的水平向作用力。有利于增强义齿的稳定性,有效减轻支持组织的负荷,简化了全口义齿的排牙和调𬌗。

⑦医嘱

A.注意口腔卫生,饭后取下义齿,用软毛牙刷和牙膏刷洗义齿后再用清水冲洗。睡前取下义齿,刷洗干净后用冷水浸泡。不要用热水和其他有腐蚀作用的清洁剂浸泡。避免挤压、磕碰义齿。初戴义齿后医生应就全口义齿的使用和可能出现的问题与应对方法对患者进行必要的指导。

B.初戴全口义齿可能会有异物感、恶心、唾液分泌增加或发音不清等情况。要增强信心,耐心试用,不适感1~2周内即可消失。

C.初次戴牙后,先练习用后牙咀嚼,吃软一点的小块食物,暂时不要吃较硬的食物,避免用前牙啃咬较硬的大块食物。经过一段时间练习、适应后再逐渐增加食物的硬度。

D.若有疼痛等症状,则应及时到医院复诊,切勿自行修改。

三、单颌牙列缺失的修复

单颌牙列缺失是指上颌或下颌牙列缺失,其对颌为天然牙列或牙列缺损需用可摘局部义齿或固定义齿修复。单颌牙列缺失修复的方法是制作单颌全口义齿,又称半口义齿。单颌牙列缺失后,对颌天然牙经常出现伸长、倾斜、𬌗磨损、曲线异常等问题,致使在咬合运动中,义齿的稳定性差,修复时要注意人工牙的排列和调整。

(一)适应证

单颌牙列缺失(上或下无牙颌)。拔牙伤口愈合,口腔黏膜正常。牙槽嵴无尖锐的骨突和骨尖及妨碍义齿就位的倒凹。在正中𬌗位时,对𬌗的天然牙与无牙颌牙槽嵴之间有适当的距离,以便于人工牙排列。

(二)禁忌证

(1)口腔黏膜、颌骨有未治愈的损害病变。

（2）对基托塑料过敏者。

（3）有精神障碍，不能协作完成义齿修复治疗和适应义齿使用者。

（4）在正中𬌗位时，对颌天然牙咬及无牙颌牙槽嵴黏膜，或颌间距离过小，排牙有困难，而患者不同意拔牙或将过长牙失活并大量调改。

（三）操作方法

1.修复前准备

单颌牙列缺失患者的问诊、检查、修复治疗计划及修复前准备，基本与全口义齿相同，但尚需注意以下几点。

（1）对颌天然牙的检查：确定有无牙体牙髓疾病、牙周病。有无缺失牙，拔牙创愈合情况，是否进行了修复，修复体状况。对颌天然牙𬌗面形态、𬌗曲线是否正常，有无过长、过度磨耗、低𬌗、牙体缺损。在适宜垂直距离时，无牙颌牙槽嵴顶黏膜与对颌天然牙之间是否有足够的间隙排列义齿人工牙。对颌牙弓与无牙颌颌弓的位置关系等。

（2）对颌牙的治疗和修复：制定治疗计划和修复前准备应包括对颌牙的相应治疗与修复，如拔除松动牙，拆除不良修复体，牙体牙髓、牙周治疗，过长牙牙髓失活、根管治疗。单颌全口义齿修复前，磨改对颌天然牙，调整𬌗曲线、𬌗面形态，修复牙体缺损。对颌缺失牙如果需要固定义齿修复，那么应在单颌全口义齿修复前完成。如果缺失牙需要进行可摘局部义齿修复，那么可与单颌全口义齿修复同时进行。

2.制作

单颌无牙颌由于与天然牙相对，咬合力大，牙槽嵴负担重。而且对颌天然牙位置、𬌗曲线、𬌗面形态不理想，单颌全口义齿的人工牙不容易排在牙槽嵴顶上，且不易与对颌牙形成平衡𬌗。导致义齿不稳定，容易出现压痛、牙槽骨吸收、义齿人工牙磨耗快、基托易折断等问题。

（1）上颌全口义齿

①前牙与下牙排成浅覆𬌗、浅覆盖，正中时上下前牙不接触。

②排列后牙时可采用舌向集中𬌗。只有上牙舌尖与对颌牙中央窝接触，简化咬合接触，有利于获得咬合平衡，减轻咬合负担，并可使上牙舌尖排在牙槽嵴顶上，使𬌗力作用于牙槽嵴顶。如果下牙弓与无牙颌弓后部宽度差距较大，那么必要时可排成反𬌗。

③上颌义齿腭侧采用金属基托或塑料基托内加金属网，增强基托强度。采用硬质树脂人工牙，防止磨耗。

（2）下颌全口义齿

①前牙与下牙排成浅覆𬌗、浅覆盖，正中时上下前牙不接触。

②后牙排舌向集中𬌗，人工牙减数减径，必要时基托组织面软衬，尽量减轻牙槽嵴负担。

③采用硬质树脂人工牙。

第五节　颌骨缺损修复

颌面缺损修复是用人工材料修复上下颌及面部组织器官的缺损或缺失，并恢复其部分生理功能的一种技术。

一、修复原则

1.早期修复

上颌骨部分或全部切除后将导致牙列缺损、口鼻腔相通、面中份软组织凹陷和口鼻歪斜，这些解剖结构的异常会造成患者吞咽困难、发音异常、咀嚼功能下降和容貌受损。结构、功能和容貌异常严重损伤患者的心理和精神健康。如果上颌部分切除术后，不立即进行早期的修复治疗，那么创面愈合过程中的疤痕挛缩还将导致患者张口受限，加重颜面畸形，给以后的修复治疗和患者的心理康复带来很大的困难。因此，尽早进行修复治疗是非常必要的。早期修复不仅能分隔口鼻腔、恢复功能、改善容貌，而且在患者心理上会起到一定的安慰作用。所以，术后需立即戴上即刻外科阻塞器（腭护板）、颌导板这类预成修复体。早期修复对面颊部及鼻缺损的患者，还能起到保护创面、防止周围组织挛缩的作用。因此，面部缺损也以早期修复为原则。

2.恢复生理功能

颌骨缺损修复应尽量恢复患者的吞咽、语音和咀嚼等生理功能。

3.恢复面部外形

对颌骨缺损患者应采取外科、放射和修复的全程协作医疗的方式，通过手术切口的美观设计和创面植入半厚皮片、早期修复、在放射治疗中佩戴无金属的阻塞器和开口训练，有效地恢复患者的面形。面部缺损的修复在恢复外形的基础上应使赝复体表面颜色及透明度与周围的皮肤接近。

4.保护余留组织

除不能治愈的残根或过度松动的牙、锐利的骨尖、骨突，不能利用反而妨碍修复的瘢痕组织等外，应尽量保留剩余组织。

5.获得足够的支持和固位

颌骨缺损的修复体往往大而重，缺损区缺乏有效的支持组织，在修复设计时要争取利用口内现有的基牙支持条件和骨组织支持条件。对于松动度较小的天然牙，应进行彻底的牙周治疗予以保存，并以联冠的方式加强以作为基牙，为颌骨缺损修复提供一定的支持和固位。尽量保留残根以提供支持和固位。骨组织除了能够提供黏膜形式的支持外，还可以通过植入种植体为颌骨缺损的修复提供有效的支持和固位。

6.轻巧、使用方便、舒适耐用

重量对固位是不利的。因此，义颌要尽可能设计制作得轻巧，不能过厚，阻塞部分应做成中空形式以减轻重量，或开顶式更能减轻重量。颌骨修复体还要容易摘戴、使用方便、舒适耐用。

二、治疗

颌面部是人体暴露在外面的最重要的部分，不但构成每个人的容貌特征，而且还担负着极为重要的咀嚼、语言、吸吮、吞咽及呼吸等生理功能。因此，颌面部缺损会给患者造成多方面的影响,若不及时治疗,还会产生继发畸形,带来更严重的影响。在修复颌面部软硬组织缺损之前,需要考虑如何配合颌面外科手术获得成功;在手术后即刻使患者能尽量减轻痛苦,尽快恢复部分功能;防止和治疗颌面手术后的并发症及后遗症;配合放射治疗成功等方面的内容。

1.单侧上颌骨缺损

肿瘤切除或外伤等导致的上颌骨获得性缺损,常使口腔和鼻腔相通,造成患者进食和吞咽困难、言语不清,以及心理创伤等。对肿瘤患者有一种重要考虑是不要把肿瘤可能复发的区域隐蔽起来,所以常认为选择用可摘义颌修复比用生物组织重建永久关闭缺损要好。目前也有用外科植骨与颞肌瓣转移将缺损的上颌骨重建后,再植入种植体,然后做种植体固位的修复体的方法。但通常主要还是用义颌修复的方法。

如果打算用义颌修复的方法恢复缺损,那么颌面修复医师初次问诊的时间应在外科切除手术之前,需对患者的口颌情况做彻底检查,取印模作为诊断和治疗模型,取𬌗关系记录,并把模型按𬌗关系记录到适当的𬌗架上,并获得需要的 X 线片。如果时间允许,那么应完成常规的预防性治疗,对能抢救的龋坏牙要尽量治好,对已不能治愈的牙要拔除,并要与患者讨论修复计划,要向患者解释修复治疗的利益、限度和程序。当修复医师已获得有助于修复治疗的资料后,要与颌面外科医师会诊,讨论有关修复缺损的许多因素。

获得性上颌骨缺损患者的修复治疗可分为 3 个阶段,每一阶段有其不同的目的。最初的阶段称为即刻外科阻塞器,也就是腭护板,是需要在手术前预制,在外科切除术后即刻戴上的修复体。这种修复体需要经常、间隔地对其做修改,以适应缺损区组织愈合的快速变化。腭护板主要作用是在手术后初期,恢复和保持口腔功能在适当的水平。第二阶段称暂时义颌。这一阶段的目的是给患者提供一个较舒适、有一定功能的修复体,直到组织完全愈合。暂时义颌的阶段是可变的,如果患者的缺损腔小,而腭护板又比较合适,也可不需要戴暂时义颌的阶段。当手术切除范围与手术前决定的有变化,手术后组织快速改变程度大和缺损广泛时,就迫切需要做一个新的暂时义颌或对腭护板做较大的修改。因此,是否需要做与何时做暂时义颌,取决于腭护板的功能水平,通常在手术后 2～6 周时开始进行。手术后 3～6 个月时,缺损腔组织愈合良好,大小稳定后,这时可做正式义颌。

(1)上颌骨单侧缺损,健侧较多余留牙的修复:主要采取中空式义颌。上颌骨切除后,义颌比一般局部义齿大得多、重得多。所以减轻重量特别重要。可将义颌的阻塞器部分做成中空式的;或阻塞器部分有限延伸,做成低位的,不占据整个缺损腔,可使义颌的高度降低,便于义颌摘戴,且戴用有限延伸的阻塞器义颌能较明显地改善语音;还可以采取颊翼开顶式义颌和颧颊翼义颌。

(2)上颌骨单侧或单侧部分缺损的无牙颌患者的修复:可在剩余上颌部植入种植体,制作种植体固位的义颌,种植体的数目和位置是由缺损腔和供骨区的性质所决定的。对具有腭穿孔的无牙颌患者,全口义齿固位从理论上说是不可能的,因为漏气和支持组织太少,承力面积大大减少,吸附力和边缘封闭受影响。为了使义颌能尽可能多地获得固位、稳定和支持,主要是利用缺损腔,使义颌阻塞器部分占用缺损腔内的关键区域而获得固位,但义颌在行使功能时易翘动。具体可以使用硅橡胶两段式修复体。

2.双侧上颌骨缺损

双侧上颌骨缺损,使患者的上颌区从鼻道到口腔前庭形成一个顶小口大的锥形缺损腔,口腔与鼻腔甚至咽腔完全贯通。在此缺损区中无明显的软、硬组织倒凹和可利用的支持骨组织,最邻近缺损区周边的硬组织即上颌骨颧突,骨质较为致密、坚实,是上颌骨缺损后唯一可利用为上颌修复体提供支持和固位的组织结构。上颌骨缺损修复,曾采用中空式全上颌赝复体修复,但由于缺损区无可利用固位的结构,故修复体难以获得固位。有人尝试在修复体上用硅橡胶作软衬垫,以提高修复体与缺损组织间密合性。利用大气压力使修复体获得固位,但未能成功。而后有人采用颧颊翼咽鼻突义颌修复上颌骨大型缺损,使修复体固位得到改善,但仍未能获得足够的固位力。

应用种植体-环形支架-磁性附着体固位的全上颌骨修复体的修复方法,使殆力通过磁性附着体、支架、种植体,传导至颧突支持,可以获得满意的修复效果,是目前较理想的全上颌骨缺失的修复方法。

3.下颌骨缺损

获得性下颌骨缺损,多由位于舌、口底、下颌骨和周围组织的恶性肿瘤的切除,创伤,火器伤,放射性骨坏死去除死骨,偶尔也由治疗颌骨骨髓炎而造成。缺损可发生在下颌的任何部位。缺损的范围大小不等,可使下颌骨连续或不连续,因此,对功能和形态破坏的程度各不相同。

下颌骨缺损修复常有张口受限、植骨区颊沟平浅、咬合错乱等特点,与上颌骨缺损修复相比难度更大。

下颌骨缺损后是否保持或恢复了下颌骨的连续性是下颌骨缺损修复中的关键问题。如下颌骨不连续,余留骨段有活动性,其修复的重点应在颌骨缺损的修复,即恢复下颌骨的连续性,其次才是牙列缺损修复。当下颌骨具有连续性,则修复的重点是牙列缺损。

(1)不连续的下颌骨缺损的修复设计:此类缺损通常是患者因各种原因不能进行植骨修复所致,其修复应为下颌骨缺损区植骨术前的准备,其修复目标是使下颌骨的余留段保持在正常位置上,并与上颌保持良好的咬合关系,解决植骨前过渡时期的咀嚼问题,在一些缺损区较小或不能植骨的患者,也可直接进行修复。对不同的情况分别可以采用上颌带翼导板、下颌翼状导板、双牙列式上颌义齿、可摘或固定局部义齿等进行修复。

(2)连续的下颌骨缺损的修复设计:连续的下颌骨缺损即患者已通过植骨或骨代用品植入恢复了下颌的连续性,其下颌骨重新形成了一个双侧联动的整体功能单位。此时的下颌骨缺损仅有牙槽嵴和牙列缺损,因此,即可将连续的下颌骨缺损简化地看成需采用义齿修复的牙列缺损,因而义齿修复的原则基本上也适用于植骨后的下颌骨缺损修复。可以采用可摘局部义齿、固定义齿和种植义齿进行修复。

三、操作方法

1.上颌骨缺损的修复

(1)腭护板的设计和制作

①外科医生在上颌设计图上明确画出手术范围,包括将要切除的骨组织相应的天然牙以及软腭。

②修复医生应严格根据外科的手术范围设计腭护板。

A.设计要点：建议在紧邻缺损区的第一个基牙上设计Ⅰ型杆卡环，在其余2～3个较为强壮的天然牙上设计间隙卡。根据手术范围的后界预测腭护板的后界，腭护板应覆盖手术后界以后10～15mm的软腭组织。

B.临床操作要点：常规隙卡间隙预备，选择合适托盘并用红蜡片将上颌托盘加长以能覆盖整个软腭为宜。印模制取方法与活动义齿相同，印模后边缘应到软腭后缘。常规灌注模型。

C.模型设计：在将要切除的颌骨上的天然牙上以"一"做标记。在基牙上划出卡环的位置。在手术侧牙列的唇颊侧画出修复体的前缘和侧缘，在软腭上划出修复体的后边缘。必要确定颌位关系方法同活动义齿。附与模型设计一致的设计单，将设计单和模型送技术室。

③技师操作要点如下。

A.将模型固定在颌架上。严格按照医生的设计单和模型设计将画有"一"的石膏牙平牙颈部刮除，在此基础上再刮去3mm深度的石膏以降低牙槽嵴高度，然后将唇颊侧的石膏刮去3mm深度以减小宽度。

B.用不锈钢丝弯制卡环，蜡型需严格按照模型设计范围制作。

C.仅排前牙不排后牙。

D.常规装盒制作完成。

(2)暂时阻塞器制作

①由腭护板转化而成的暂时阻塞器，将术前预成的腭护板做适当调改使之与术后变化了的口腔软硬组织相适合，然后在腭护板组织面与缺损区相对应的位置添加无刺激性的自凝树脂材料，再戴入口内，可根据缺损的大小进行多次操作，直到所添加的树脂与缺损内表面软组织紧密切合，在患者含水鼓腮时无鼻渗漏为止，最后从阻塞器的顶部进入将中央部的树脂磨除形成中空开敞式阻塞器。

②对于术前没有预成腭护板的患者，可在术后2～3周设计制作中空开敞式或中空封闭式阻塞器，设计与腭护板相同，完成模型设计后交与技师加工。由于术后早期缺损腔形状变化较大，取模后应尽快戴入，否则易出现阻塞器难以就位的情况。

(3)长期阻塞器的设计和制作：支架中空(开敞式或封闭式)阻塞器。

①设计要点

A.支持设计：牙和黏膜混合支持。选择多个基牙，前后牙上均设计支托；尽可能地利用牙槽嵴获得黏膜支持。

B.固位设计：以卡环固位为主，利用缺损区倒凹固位为辅。一般固位体不少于3个，紧邻缺损区的基牙选择Ⅰ型杆卡环。

C.大连结体设计：腭板式。

D.咬合设计：前牙以美观为主，设计为浅覆𬌗浅覆盖；缺损侧后牙为轻微接触，只起支撑面颊和防止对颌牙伸长的作用，不建议患者用患侧后牙咀嚼食物。

②临床治疗步骤

A.基牙加强处理：紧邻缺损区的基牙做联冠加强，前牙舌侧预留带状支托间隙，后牙预留𬌗支托间隙和小连接体间隙，近缺损腔的邻面制作成邻面导板。

B.基牙预备:对联冠以外的基牙行常规预备。

C.取模:选择与患者牙弓适合的托盘,将托盘后缘用红蜡片加长,以盖过缺损后缘 15mm 为度;将红蜡片烤软加在托盘相对缺损腔的位置上,在口内就位,可反复操作使所加蜡的外形与缺损腔接近;使用海藻酸盐印模料制取印模。

D.技术室灌制石膏模型:翻制耐高温模型,制作金属支架。

E.临床试金属支架,调𬌗。

F.支架改型个别托盘的制作:技术室将支架复位于模型之上,用自凝树脂或光固化树脂铺在缺损腔内表面及支架的金塑交界区域,制成支架改型个别托盘,将模型沿金塑交界线切割,将缺损侧模型弃之,保留牙列侧模型,在其短端制作固位槽。

G.颌位关系的确定:于支架改型个别托盘的口腔面相当于牙槽嵴的位置放置软蜡条,将其就位于口腔。嘱患者做正中咬合。

H.制取缺损区功能印模:对支架改型个别托盘的组织面的表面和边缘做反复的整塑使之在咬合状态下与缺损区表面的软组织紧密切合,然后对该表面做0.5mm的回切后涂托盘黏结剂,在其表面涂布 2mm 厚的硅橡胶印模材料,然后戴入口内,让患者咬至正中𬌗后紧咬合直至材料彻底结合。

I.灌制复合模型:将支架功能印模复合体从口内取出,修除多余部分,然后将牙列侧模型复位在支架中,用蜡封闭模型与支架之间的间隙,然后灌注模型,建议采用围盒灌注法。

J.上𬌗架:复合模型和下颌模型,依照咬合关系固定在𬌗架上。送往技术室加工制作。

完成的修复体戴入和复诊同活动义齿。

此外,对于无牙颌伴颌骨缺损者、全上颌缺损者,必须采用种植覆盖式修复体设计,其设计和操作建议参照种植义齿部分内容。

2.下颌骨缺损的修复

(1)下颌骨切除患者的矫形治疗:下颌骨一侧缺损,健侧下颌内移,使咬合关系错乱,健侧为覆盖加大,缺损侧为反𬌗或呈无咬合关系。下颌骨中部缺损,两侧下颌断骨内移,使两侧均为大的覆盖关系或无咬合关系。所以术前应预成翼状导板,手术后立即戴上。翼状导板既可设计在上颌也可在下颌,目前临床多设计在上颌,分不可调式和可调式,其设计和制作要点如下。

①不可调式翼状导板,适用于下颌骨缺损量不多,有较多的稳固余留牙存在者戴用。翼状导板戴在患者上颌。在上颌后牙上制备隙卡沟,利用多个卡环固位。翼板从上颌后牙的腭侧向下伸向同侧下颌后牙的舌侧,至距口底 2mm 的龈缘表面。一侧下颌骨切除者,翼板设在健侧。下颌骨中部缺损者,设在双侧。在正中咬合时,舌翼紧靠在下颌后牙的舌侧,使下颌骨不能向内移位。颊翼的高度要在适当张口度时仍能起作用,而在闭口时离口底约 2mm,患者不感到压痛。

②可调式翼状导板,适用于陈旧性下颌骨缺损,下颌骨已难回到正常下颌骨位置上的患者。其与不可调式翼状导板的不同之处在于:其一,在设计方面,翼板塑胶与基板塑胶之间有 3~4mm 的间隙,两者之间由 2~3 根直径为 1.0mm 或1.2mm 的钢丝相连。通过对这些钢丝的调解达到调节翼板的位置的目的。其二,在颌位确定方面,因这类患者颌位的特殊性,颌关

系应取在下颌骨最大矫正位,而不是在正中𬌗位上。其三,在使用方面,导板就位、检查合适后,将翼板和基板间的加力钢丝同时向外方加力,使翼板对余留下颌牙齿整体保持 50g 的压力,其后每 2 周加力 1 次,直至将下颌骨推到正常位置并保持在该位置。

(2)下颌骨缺损的修复:下颌骨缺损,需先植骨,然后再做修复体修复。植骨的位置、形成、宽度和厚度与义齿功能恢复的好坏密切相关。因骨完全愈合约需半年时间,故植骨后一般半年后才能做永久性修复,特殊情况可提前到 3 个月。在条件允许的情况下也可选择种植修复。

第六章 口腔正畸

第一节 错𬌗畸形的检查和诊断

一、一般检查

(一)一般情况

1.基本情况

包括患者的姓名、性别、年龄、通信地址、职业、联系电话。

2.主诉

即患者最主要想解决的问题和要求,医师在制订治疗计划时必须纳入考虑。

3.现病史

包括牙颌畸形出现的时间,是否进行性加重,是否做过相关治疗以及效果。

4.既往史

是否曾患有系统性疾病、有无过敏史等,另需注意是否有外伤史、有无不良的口腔习惯和牙颌畸形遗传史。

5.心理层面内容

对患者心理层面进行评估,应对矫治难度、矫治方案、是否依赖患者配合、是否需要心理层面沟通做出判断。

(二)颜面检查

颜面部的检查包括正面和侧面。

1.正面检查

(1)面部三等分:正常人面部应为均衡的三等分,以发际点、眉间点、鼻下点为界,3个部分长度基本相等。

(2)面部对称性及面中线:面部的不对称可能有骨性、功能性及软组织不对称,必要时配合正位片检查。

(3)唇齿关系:正常情况应是上唇自然松弛状态下,上下唇接触或上中切牙切缘在上唇唇缘下 2mm,微笑时应暴露上切牙牙冠的 3/4 或上唇缘位于上切牙颈缘水平,大笑时只应有少许牙龈暴露。

(4)颏部高度:对于颏部过高、面型前突的患者,尤其是成年女性,拔牙内收矫治后可能会表现为颏部过高更加明显,正面显得瘦削,需要特别注意。

2.侧面检查

(1)侧面型:根据面部侧貌轮廓将侧面型分为以下 3 类:

①直面型:上、下颌骨前后关系协调,软组织额点、鼻底点和颏前点基本在一条直线上。

②凸面型:鼻底点在额点和颏前点连线的前方。

③凹面型:鼻底点在额点和颏前点连线之后。

(2)鼻唇角:侧貌中鼻小柱与上唇间形成的角。正常值为成年男性 86°±13°,女性 90°±12°。鼻唇角的大小与上颌骨的前后位置、上切牙唇舌向倾斜度及鼻小柱的倾斜度均有关。

(3)颏点:通过软组织鼻根点和眶点分别做眶耳平面垂线,理想的颏点应在上述 2 条垂线之间的区域。如果颏点位于该区域后方为下颌后缩,如果颏点位于该区域之前则为下颌前突。

(4)颏唇沟:颏唇沟深多见于垂直向发育不足的患者,如骨性深覆𬌗畸形。另外,前牙深覆盖也可引起下唇外翻、颏唇沟变深。

(5)面下 1/3 高度及下颌角的大小:两者与患者的生长型相关。正常的下颌角大小约为125°。垂直生长型患者下颌角较大,面下 1/3 高度增加;水平生长型患者下颌角较小,面下 1/3 高度减小。

(三)口内检查

口腔内部常按口腔前庭、固有口腔和牙齿 3 部分检查。

1.口腔前庭

观察牙龈有无充血、肿胀、萎缩,以及有无牙周袋,检查上唇系带的形态及附丽情况。

2.固有口腔

检查黏膜是否健康;检查舌的大小、位置、边缘有无牙齿印迹;检查腭盖形态是否高拱;同时检查有无腭裂、咽炎、扁桃体炎、腺样增生等。

3.牙齿及咬合

应检查牙齿的数目、大小及是否有龋洞、缺失、松动和修复体等。

正常𬌗及其特征是诊断和治疗牙颌畸形的重要依据和治疗标准,进行全面的正畸检查和诊断才能拟定适宜的治疗计划。

1972 年 Andrews 提出了正常𬌗的 6 个标准(表 6-1-1)。

表 6-1-1　Andrews 正常𬌗标准

Andrews 正常𬌗标准
①上、下颌牙弓间的关系,其中上颌第一磨牙的近中颊尖应咬在下颌第一磨牙的颊沟上,其远中颊尖的远中边缘嵴应咬合于下颌第二磨牙的近中颊尖的近中边缘嵴;近中舌尖咬合在下颌第一磨牙的中央窝,上、下颌前磨牙为颊尖对楔状间隙,舌尖对窝的关系;上颌尖牙正对下颌尖牙与第一前磨牙间楔状间隙;前牙覆𬌗、覆盖正常,中线一致
②切牙、尖牙、前磨牙及磨牙均有正常的近远中向倾斜度
③切牙、尖牙、前磨牙及磨牙有正常的唇(颊)舌向倾斜度
④牙弓内无旋转牙
⑤牙列中无间隙,接触点紧
⑥Spee 曲线平或有轻微曲度

以正常殆为参照对患者进行牙列及咬合的检查,检查内容包括牙列式,个别牙错位的情况,上、下颌牙弓形态及对称性,磨牙、尖牙关系,前牙覆殆覆盖,拥挤度,殆曲线等。

(四)功能检查

检查内容包括张口度、张口型、关节弹响等颞下颌关节情况及是否具有不良习惯等。

二、特殊检查

(一)模型分析

模型分析是从三维角度对记存模型上牙齿、牙槽骨及基骨的形态和位置关系进行的测量和评价,为口腔正畸患者的临床诊断、矫治计划的制订提供参考指标。模型分析是在记存模型上进行的。记存模型是矫治前、中、后所制取的可以记录患者牙殆情况的模型。

1.记存模型的主要用途

(1)作为研究分析错殆的重要手段。

(2)帮助确定矫治计划。

(3)治疗过程中作对照观察,治疗前后作对比以评估疗效。

(4)司法鉴定时的重要法律依据。

2.记存模型的制作与要求

记存模型应准确、清晰,并能反映患者的实际咬合关系,应包括全部的牙齿、牙槽突、基骨、移行皱襞、腭穹、唇颊系带等部分。

记存模型的印模和模型灌制方法与义齿修复基本相同。正畸印模应尽量伸展,使软组织移位以充分显示基骨形态。选择的托盘大小应适当,形状要尽量与牙弓协调一致,托盘边缘要有足够的高度才能获得基骨的正确形态。医师制取印模的动作要熟练,争取取得患者的配合一次成功。一般先取下颌印模以利于患者适应,再取上颌印模。

取得准确印模后应及时灌注模型。灌注模型时尽量借助抽气式调拌器调拌石膏,并在振动器上灌模以避免产生气泡,印模边缘一定要灌制完整,以便模型能反映基骨、黏膜转折的全貌。模型应有足够的厚度以备选磨,并保证记存模型底座的高度。

上下模型应能准确对合,并与患者口中关系核对,用记号笔在模型上作标志线,一般在双侧上颌第一磨牙近中颊尖垂直向下画线至下颌牙。若通过模型上的牙难以准确确定关系,应以蜡片或硅橡胶殆堤记录牙尖交错咬合关系。

记存模型要求修整整齐、美观,并能准确反映出患者牙殆情况。临床上常采用模型修整器修整法或橡皮托底座修整法,对灌制的初始模型进行修整加工。

(1)模型修整器修整法:采用模型修整器磨改模型的基座,使其大小、高度、角度、长短等指标达到一定的标准,其步骤如下:

①先修整下颌模型底面,使之与殆平面平行,模型座的厚度约为尖牙到前庭沟底总高度的1/2。

②修整下颌模型座后壁,使之垂直于底面和牙弓正中线并距离最后一个牙远中约1/2牙冠宽。

③按照实际咬合关系准确对好上下颌模型,以下颌模型为标准修整上颌模型,使上颌模型的后壁与下颌模型后壁在同一平面上。

④修整上颌模型底面使之与下颌模型底面平行。

⑤使上下颌模型的侧壁与前磨牙及磨牙颊尖平行,周边宽度为1/2磨牙颊舌径宽度。

⑥使下颌模型底座前壁成弧形,与牙弓前部一致。

⑦上颌模型底座前壁呈尖形,前尖在两中切牙之间,后尖在尖牙唇面中部。周边宽度可视前牙唇向倾斜度而定,若上前牙唇向倾斜明显,则周边相应较宽,以免磨坏前牙唇面。

⑧磨除上下颌模型侧壁和后壁的夹角,使其形成一与原夹角平分线垂直的壁。

(2)橡皮托底座修整法:模型基座通过成品橡皮托一次灌注完成,步骤如下:

①选择大小合适的成品橡皮托,将初步修整的模型试放入托中,精修使模型的前庭沟与橡皮托的边缘平齐,模型基座宽度适宜。

②先成形上颌模型基座。将石膏调拌好后放入橡皮托内,再将浸湿的模型放入托中。要求模型中线对准橡皮托中线,两侧对称,去除多余石膏,刷笔抹平模型边缘使之与橡皮托上缘成一平面。

③上颌基底石膏凝固后,将上下颌模型在正中咬合位置用蜡固定。

④将调拌好的石膏放入下颌橡皮托中,放置下颌模型,要求上下模型底平行,托之后壁处同一平面,上下橡皮托中线对齐,同法抹平下颌模型边缘。借助直角形座可较容易达到标准。

⑤待石膏凝固后,去除橡皮托取出模型,必要时做适当修整。

灌注理想的模型,要求将上下颌模型一起从后壁、侧壁、侧角处立起时模型不能分开,底面平行,中线正确等。

3.模型的测量分析

在记存模型上可多方位观察患者的牙、牙弓及咬合情况,特别是对牙、牙弓能进行较准确的测量分析,可弥补临床上口腔检查的不足。

(1)牙冠宽度的测量:用分规或游标卡尺测量每个牙冠的最大径。对未萌出的牙,如混合牙列期未萌恒牙的测量,可在X线牙片上测量牙冠宽度后再计算出未萌牙的真实宽度。

$$X = \frac{Y \cdot X'}{Y'}$$

X为恒牙宽度,X'为X线牙片上恒牙宽度;Y为模型上乳磨牙宽度,Y'为X线片上乳磨牙宽度。

临床上大多数错位牙在牙弓的前、中段,因此,一般以下颌第一磨牙之前牙弓内各牙的牙冠宽度之和代表牙弓应有长度或必需间隙。若需做全牙弓分析,则一般分3段,下颌前牙为前段,下颌前磨牙与第一磨牙为中段,下颌第二、第三磨牙为后段,全部牙冠宽度的总和为全牙弓应有长度或全牙弓的必需间隙。

(2)牙弓弧形长度的测量:可用一根直径0.5mm的黄铜丝来测量牙弓整体弧形的长度。铜丝的形状与个体牙弓弧形一致,并经过后牙邻接点和前牙切缘。一般从一侧下颌第一磨牙近中接触点沿下颌前磨牙颊尖、下尖牙牙尖经过正常排列的下切牙切缘至对侧下颌第一磨牙近中接触点。测量铜丝的直线长度,一般可测量3次取均值,即为下牙弓现有弧形长度或可用间隙。同法可测得上颌牙弓的弧形长度。

（3）牙弓拥挤度分析：牙弓应有长度与牙弓现有弧形长度之差或必需间隙与可用间隙之差，即为牙弓拥挤度。

现有牙弓长度的测量应考虑生长发育及磨牙矢状关系不调等对可用间隙的影响，如生长发育期下颌的发育可以增加可用间隙，而上下第一磨牙为远中关系时，若希望下颌第一磨牙前移使磨牙为中性关系，则减少了可用间隙。

（4）𬌗曲线的曲度：将直尺放置在下切牙切端与最后一个下磨牙的牙尖上，测量牙齿颊尖连线的最低点至直尺的距离，两侧的平均值加 0.5mm 为整平牙弓或改正曲线所需的间隙。

（5）牙弓长度和宽度的测量：由中切牙近中接触点至左右第二恒磨牙远中接触点间连线的垂直距离即为牙弓总长度。此长度可被两侧尖牙连线和两侧第一磨牙近中接触点连线分为 3 段，分别为牙弓前段长度、牙弓中段长度、牙弓后段长度。牙弓宽度一般分 3 段测量，前段为双侧尖牙牙尖间的宽度、中段为双侧第一前磨牙中央窝间的宽度、后段为左右第一磨牙中央窝间的宽度。

（6）牙弓对称性的测量分析：用于估计左右两侧牙齿在横向和纵向的位置差异。通常以腭中缝为横向对称性分析的参考平面，测量双侧各同名牙至中线间的距离可了解左右是否对称；通过牙弓末端作腭中缝的垂线，比较两侧同名牙在矢状方向上到该线的距离，可观察左右两侧同名牙前后位置的对称性，了解某侧牙是否有前移。

（7）牙槽弓长度及宽度的测量：牙槽弓长度是上中切牙唇侧牙槽弓最凸点至第一恒磨牙远中接触点连线的垂直距离。牙槽弓宽度即两侧第一前磨牙颊侧牙槽骨最凸点间的距离。

（8）基骨弓长度及宽度的测量：基骨弓长度是中切牙唇侧黏膜移行皱襞处牙槽骨的最凹点到第一恒磨牙远中接触点连线的垂直距离。基骨弓的宽度即左右侧第一前磨牙颊侧移行皱襞处牙槽骨最凹点间的距离。

（9）腭穹高度的测量：通常用特制的腭穹高度测量尺，将尺的水平部分置于上颌第一磨牙𬌗面，调整有刻度的垂直部分，使之与腭穹顶接触，测量腭穹的高度。

4.Bolton 指数分析

错𬌗畸形的病例中常出现牙冠宽度大小不调导致不能达到良好的𬌗关系。Bolton 指数是指下颌牙近远中宽度之和与上颌牙近远中宽度之和的比例关系。前牙比可对 6 个下前牙与 6 个上前牙的协调情况进行分析，全牙比则反映 12 个下颌牙与 12 个上颌牙的协调关系。

我国人正常𬌗的 Bolton 指数，前牙比为 78.8％±1.72％，全牙比为 91.5％±1.51％。根据以上比例，可以判断上下牙弓牙齿宽度是否协调，以及不协调所在的牙弓段。Bolton 指数大于标准值，则说明下颌牙齿近远中径宽度相对上颌牙齿大，临床上可表现为覆𬌗、覆盖减小，下牙弓拥挤或上牙弓间隙，上切牙唇向错位或下切牙舌向错位。根据上下牙齿宽度不调的程度，临床上可通过减径、拔牙，或增加牙量相对不足的上颌、减小下颌牙齿近远中径宽度等方法进行协调。但 Bolton 指数分析法也有不足之处，即没有考虑各牙长轴的倾斜度，某些错𬌗畸形如双颌前突，其指数可能正常但错𬌗确实存在。

5.诊断性牙排列试验

正畸临床上，某些牙列拥挤的病例，确定是否拔牙矫治有困难时可采用在模型上排牙试验

来协助诊断,预测疗效。以上颌牙列拥挤为例,牙排列试验方法及步骤如下:

(1)拟做牙排列试验的模型最好采用硬石膏灌制,以尽量避免模型分割时被损坏。

(2)将上下颌模型置于正中咬合状态。若咬合关系不好,可用咬蜡片记录关系并上𬌗架。

(3)用铅笔画出中线(面部正中矢状面中线)和上下颌第一磨牙咬合标志线。

(4)在上颌第一磨牙前各牙的唇面用铅笔标出相应的牙位号,在各牙颈缘上 2~3mm 处定点并将各点连成一线。

(5)按照连线水平锯开石膏模型。

(6)从左右第一磨牙近中垂直锯入,注意尽量不伤及接触点和牙冠宽度。

(7)将锯下的前段牙列逐个牙分开,注意尽量保存牙冠宽度,适当修除各牙近远中根部石膏。

(8)在模型上被锯去牙的区域放置少量黏蜡,按照中线和下牙弓的关系将锯下的左右中切牙、侧切牙、尖牙排列好。根据剩余间隙的大小,可判断是否需要拔牙以及拔牙的部位,能否扩弓矫治并可立即预测疗效。若需拔牙矫治,可排好第二前磨牙,根据余留的间隙量确定磨牙需前移的量,对设计支抗有参考价值。

(9)如果下牙弓排列不齐亦需调整,上颌牙的排列应考虑下牙弓调整后的位置。

(二)X 线头影测量分析

X 线头影测量是对 X 线头颅定位照相的影像进行测量分析,了解牙、颌、颅面软硬组织的结构及其相互关系,使对牙、颌、颅面的检查、诊断由表面形态深入到内部的骨骼结构中去的一种检查手段。要进行头影测量分析,首先要定义和定位标志点,通过标志点建立参考线、参考平面,并对它们进行线、角的测量。几十年来,X 线头影测量成了口腔医学各专业特别是口腔正畸、口腔颌面外科等学科的临床诊断、治疗设计和研究工作的重要手段。

1.X 线头影测量的主要作用

(1)研究颅面生长发育:X 线头影测量是研究颅面生长发育的重要手段。头影测量技术最早的应用即是颅面生长型的研究。借助头影测量,可以从横向和纵向研究生长发育,既可通过对各年龄组群体的 X 线头影测量分析进行横向研究,也可对个体的不同时期进行纵向分析研究。

(2)牙、颌、颅面畸形的诊断分析:通过 X 线头影测量分析可了解畸形的部位、性质及机制,判断是骨骼性畸形还是牙性畸形。

(3)确定错𬌗畸形的矫治设计:通过 X 线头影测量,分析颅面结构各部分的相互关系,了解错𬌗畸形的机制,确定颌骨及牙齿矫治的理想位置,从而制订出正确可行的治疗方案。

(4)错𬌗畸形矫治前、中、后的牙颌、颅面形态结构变化的比较研究:X 线头影测量常用于评价矫治过程中牙颌颅面形态结构发生的变化,从而了解矫治器的作用机制,矫治后是否达到预定牙位及颌位,以及矫治后的稳定和复发情况。

(5)正畸-外科联合治疗的诊断和矫治设计:对需进行外科正畸的严重颅面畸形患者,必须通过 X 线头影测量分析,明确畸形的机制,确定手术部位、方法及所需切除或移动颌骨的量,应用 X 线头影图进行剪裁、拼对、模拟手术效果图,为外科正畸提供充分的根据,从而提高诊疗水平。

2.头颅定位 X 线片的拍摄原理和方法

头颅定位 X 线片必须借助头颅定位仪定位拍摄。头颅定位仪通过其左右耳塞与眶点指针三者构成的眼耳平面与地面平行,从而保证每次照相时,头位恒定于此位置,使得各测量结果有比较分析的价值。

X 线由球管射出时呈辐射状,使投照物体的影像放大,而产生模糊的半影。为了减小定位片的放大误差,要求 X 线源(球管)与被照物之间保持较大距离,一般应大于 150cm。另一方面,投照物体与胶片间的距离,也是影响 X 线影像清晰和真实的重要因素,物片距越小,则 X 线影像放大和失真越小。因而在投照时,投照物与胶片要尽可能紧贴,以减小其放大误差。

3.头影图的描绘

X 线头影像需精确地转移到描图纸上,才能方便准确地进行测量分析,描绘头影图时需准备 X 线影像片、硫酸描图纸、毫米尺、半圆仪及硬质尖锐铅笔等。描图在良好光源的 X 线观片灯或专用的描图桌上进行。描绘图的点线必须精准细小,特别是解剖标志点定位要准确,以减少误差。对因头颅本身厚度或个体两侧结构不对称而出现部分左右影像不完全重合者,应按其平均中点来描绘。

4.常用 X 线头影测量的标志点及平面

(1)头影测量标志点:标志点是用来构成线距、角、平面的点。准确定位的标志点是进行测量分析的基础。头颅测量的标志点可分为 2 类:一类是解剖标志点,即能真正代表颅颌面的一些解剖结构;另一类是引申的标志点,这类标志点是通过头影图上解剖标志点引申而来。

理想的标志点应该是易于定位及在生长发育过程中相对稳定的解剖标志点。但并非所有常用的标志点均能符合这一要求。有些标志点如鼻根点、蝶鞍点等是位于矢状面上的单个点,通常比较清晰易于定位。而有些是双侧的点如下颌角点、关节点等,由于面部不对称而使两侧点不能重叠,需取两点的中间点作为校正标志点。此外,头颅 X 线片的拍摄质量和描图者的经验也会影响标志点的可靠性。

①颅部标志点

鼻根点(N):正中矢状平面上鼻额缝的最前点。代表面部与颅部的交界处。

蝶鞍点(S):蝶鞍影像的中心。

耳点:外耳道的最上点。常以定位仪耳塞影像的最上点为代表,称为机械耳点。外耳道影像的最上点为解剖耳点。

颅底点:正中矢状面上枕骨大孔前缘的中点,常作为后颅底的标志。

Bolton 点:枕骨髁突后切迹的最凹点。

②上颌标志点

眶点:眶下缘最低点。当患者面部两侧对称及在完好定位下,左右眶点才位于同一水平,但实际上很难达到。一般 X 线片上可显示左右 2 个眶点的影像,故常选用两点之间的点作为眶点,以减小其误差。

前鼻棘点:前鼻棘之尖。前鼻棘点常作为确定腭平面的标志点之一。

后鼻棘点:硬腭后部骨棘之尖。

翼上颌裂点:翼上颌裂轮廓的最下点。该点提供了确定上颌骨的后界和磨牙的近远中向间隙及位置的标志。

上牙槽座点(A)：前鼻棘与上牙槽缘点间的骨部最凹点。

上牙槽缘点：上牙槽突的最前下点。

上中切牙点：上中切牙切端最前点。

③下颌标志点

髁顶点：髁突的最上点。

关节点：下颌髁突颈后缘与颅底下缘的交点。关节点常在髁顶点不易确定时代替髁顶点。

下颌角点(Go)：下颌角的后下点。常通过下颌平面和下颌支平面交角的角平分线与下颌角的交点来确定。

下牙槽座点(B)：下牙槽突缘点与颏前点间骨部的最凹点。

下牙槽缘点：下牙槽突的最前上点。

下切牙点：下中切牙切端最前点。

颏前点(Pos)：颏部的最突点。

颏下点(Mes)：颏部的最下点。

颏顶点(Gn)：颏前点与颏下点的中点。

④常用软组织侧面标志点

额点：额部的最前点。

软组织鼻根点：软组织侧面鼻与前额间最凹点。

眼点(E)：睑裂的眦点。

鼻尖点：鼻软组织最前点。

鼻下点(Sn)：鼻小柱与上唇皮肤连接点。

软组织颏前点(Pos)：软组织颏部最前点。

上唇突点(UL)：上唇最突点。

下唇突点(LL)：下唇最突点。

(2)头影测量平面：在进行角度、线距和比例测量前必须先建立参考平面或参考线。大多数参考线为连接2个标志点的直线。有的平面相对稳定，可用于确定头位(如眼耳平面)和影像重叠定位(如前颅底平面和Bolton平面)，称为基准平面。某些平面则用于描述头颅中不同形态学单位之间的角度差异，称为测量平面，如腭平面、下颌平面等。

前颅底平面(SN)：连接蝶鞍点与鼻根点的连线。常作为面部结构与颅底关系的定位平面。

眼耳平面(FH)：由耳点和眶点的连线构成，用于构建"理想水平面"。大部分个体在正常头位时，眼耳平面与地面平行。

Bolton平面：由Bolton点与鼻根点连线构成的平面。

腭平面(ANS-PNS)：前鼻棘与后鼻棘的连线。

𬌗平面(OP)：在X线头影测量分析中使用2个平面。一个是解剖平面，即前牙覆𬌗或开𬌗中点与第一恒磨牙咬合中点之间的连线；另一个为功能𬌗平面，由均分后牙接触点而得，常使用第一恒磨牙及第一乳磨牙或第一前磨牙的接触点，这种方法形成的平面未涉及切牙。

下颌平面(MP):下颌平面的确定方法有 3 种。①下颌下缘最低部的切线;②Go 点与 Gn 点的连线;③通过 Mes 点与下颌角下缘相切的线。

面平面(N-Po):鼻根点与颏前点的连线。

Y 轴(Yaxis):S 点和 Gn 点的连线。

5.常用硬组织测量项目

(1)上下颌骨常用测量项目

①SNA 角:蝶鞍点-鼻根点-上牙槽座点角。该角反映上颌相对于颅部的前后位置关系。当此角过大时,上颌前突,面部侧貌可显凸面型;反之,上颌后缩,侧貌呈凹面型。

②SNB 角:蝶鞍点-鼻根点-下牙槽座点角。该角反映下颌相对于颅部的前后位置关系。当此角过大时,下颌前突,反之下颌后缩。

③ANB 角:上牙槽座点-鼻根点-下牙槽座点构成的角。其值为 SNA 角与 SNB 角之差。反映上下颌骨相对的前后位置关系。当 SNA 大于 SNB 角时,其为正值;反之,则为负值。

④NP-FH(面角):指面平面(NP)与眼耳平面(FH)的后交角。此角反映下颌的突缩程度。该角越大表示下颌越前突,反之则表示下颌后缩。

⑤NA-PA(颌凸角):指 NA 与 PA 延长线的交角。此角反映上颌相对于整个侧面的关系,当 PA 在 NA 前方时,此角为正值,反之为负值。此角越大表示上颌的相对突度越大。

⑥上下牙槽座角(AB):AB 或其延长线与面平面的上交角。该角反映上下颌基骨相对于面平面的位置关系。若 A 点在面平面之前,该角为负值,反之为正值。此角越大表明上颌基骨对下颌基骨的相对位置越后缩;反之,此角越小则表明上颌基骨对下颌基骨的相对位置关系为前突。

⑦MP-FH(下颌平面角):下颌平面(MP)与眼耳平面(FH)的交角。此角代表下颌体的陡度,也反映面部的高度。

⑧Y 轴角:Y 轴与眼耳平面相交的下前角。此角表示面部相对于颅部向下向前发育的程度,也表示颏部的突缩程度,此角越小则表示颏部越突,反之则表示颏部越后缩。Y 轴同时代表面部的生长发育方向。

(2)牙、殆与骨骼间关系的常用测量项目

①殆平面角(OP-FH):殆平面与眼耳平面的交角。殆平面前低后高为正角,反之为负角。此角越大,平面越陡,为安氏Ⅱ类面型倾向;此角越小,则平面越平,为安氏Ⅲ类面型倾向。

②1-SN 角:上中切牙长轴与 SN 平面相交的下内角。此角反映上中切牙对前颅底的相对倾斜度,过大表示上中切牙唇倾,反之则舌倾。

③上中切牙倾角(1-NA):上中切牙长轴与鼻根点(N)-上牙槽座点(A)连线的交角,代表上中切牙的倾斜度和突度。

④上中切牙突距(1-NA 距):上中切牙切缘至鼻根点(N)与上牙槽座点(A)连线的垂直距离(mm),上中切牙切缘在 NA 线之前为正值,反之为负值。

⑤下中切牙-下颌平面角(1-MP):下中切牙长轴与下颌平面相交的上内角。此角反映下中切牙相对于下颌平面的倾斜度,过大表示下中切牙唇倾,此角过小表示下中切牙舌倾,与 1-SN 对应)。

⑥下中切牙倾角($\overline{1}$-NB)：下中切牙长轴与鼻根点(N)-下牙槽座点(B)连线的交角,代表下中切牙的倾斜度和突度。

⑦下中切牙突距($\overline{1}$-NB 距)：下中切牙切缘与鼻根点(N)-下牙槽座点(B)连线的垂直距离。

⑧下中切牙𬌗平面角($\overline{1}$-OP)：下中切牙长轴与𬌗平面相交的下前角。此角表示下中切牙与𬌗平面的关系。

⑨上下中切牙角(1-$\overline{1}$)：上下中切牙长轴的交角。此角代表上下中切牙的突度关系。角度越大表示突度越小,反之表示突度越大。

6.常用 X 线头影测量分析法

至今已报道的 X 线头影测量分析法有几十种之多,其核心是将上述的各标志点形成不同的参考线和参考平面并进行测量。下面介绍 2 种简便、常用的测量方法。

(1)Downs 分析法：以眼耳平面为基准平面,共包含 10 项测量内容。

①骨骼间关系的测量,包括面角、颌凸角、上下牙槽座角、下颌平面角、Y 轴角等 5 项测量内容。

②牙𬌗与骨骼间关系的测量,包括𬌗平面角、上下中切牙角、下中切牙-下颌平面角、下中切牙-𬌗平面角、上中切牙凸距等 5 项测量内容。

Downs 分析法的测量内容比较完善,至今仍被各国正畸医师广泛应用。

(2)Tweed 分析法：主要测量内容由眼耳平面、下颌平面与下中切牙长轴所组成,代表面部形态结构的颌面三角形的 3 个角,即①眼耳平面-下颌平面角(FMA);②下中切牙-眼耳平面角(FMIA);③下中切牙-下颌平面角(IMPA)。

Tweed 认为 FMIA 65°是建立良好面型的重要条件,因此,FMIA 65°成为矫治追求的目标。在 3 个角中,FMA 很难通过正畸发生改变。因而要达到 FMIA 的矫治目标,主要依靠改变下中切牙的位置和倾斜度来完成。

7.常用软组织测量项目

软组织形态与其下方覆盖的硬组织形态并非完全一致。在外科正畸病例的诊断分析及矫治设计上,软组织测量分析具有更重要意义。常用的软组织测量项目有：

(1)面型角(FCA)：额点-鼻下点连线和鼻下点-软组织颏前点连线的后交角,代表软组织的面型突度。

(2)鼻唇角(NlJA)：鼻下点-鼻小柱点连线和鼻下点-上唇突点连线的前交角,代表上唇与鼻底的位置关系。

(3)面上部高(UFH)：分别从 E、Sn 点向 GSn 连线作垂线,两垂线间距。

(4)上唇长(ULL)：分别从 Sn 点和上口点向 Sn-Pos 连线作垂线,两垂线间距。

(5)下唇长(LLL)：分别从 Mes 点和下口点向 Sn-Pos 连线作垂线,两垂线间距。

UFH、ULL、LLL 之间的比例关系代表面部上中下之间的比例。

(6)对唇突度的分析主要使用连接 Pos 的 3 条线即 E 线、H 线、Sn 线。

E 线(审美平面)：指 Pos 点与鼻尖点的切线,测量上下唇至该线的距离可反映上下唇相对于鼻和软组织颏的平衡状况。在平衡良好的侧貌中,下唇接触 E 线,而上唇在该线稍后方 0.5～1.0mm。当下唇位于 E 线之前时,所测的 E 线至下唇的距离为正值。

H 线:Pos 点与上唇相切的线。测量鼻点、鼻唇沟、上下唇、颏唇沟,以及颏前点与该线的距离,可反映它们之间的位置关系。

Sn 线(Sn-Pos):软组织颏前点与鼻下点的连线。测量上下唇与该线的距离,可反映唇部的相对突度,上下唇突度分别为 ULP 和 LLP。

(7)H 角:H 线与 NB 的交角,代表软组织颏部与唇的位置关系。

8.电子计算机化的 X 线头影测量

电子计算机化的 X 线头影测量是将头影图上所确定的各测量标志点转化为坐标值,计算机软件算出各测量项目的结果并进行统计分析。具有效率高、测量准确、信息量大、便于储存等显著优点,基本操作步骤如下:

(1)描绘头影图及确定标志点。

(2)将头影图放于图形数值化仪上,依次输入各标志点。图形数值化仪可将各标志点默认为坐标系中的坐标值并输入计算机。

(3)利用测量分析软件计算出角度或距离值,并进行统计分析。可根据需要选择分析法或任意选择几项测量内容进行分析。

近年来,X 线摄像数值化技术使得头颅定位片测量分析更为简化。数码图像读取直接输入计算机,我们只要用鼠标按需要确定标志点,计算机即可根据其数字模型完成测量分析工作。

(三)面貌照相

口腔正畸临床用面部照相,主要是记录患者在进行治疗前的殆、颌、面情况,以及治疗中、治疗后各自相应的变化。

1.面像

包括正面像、微笑正面像、45°像、侧面像。正面像显示面部高度、左右面部发育是否对称、面型,以及其他的面部畸形;侧面像显示侧面凸度、深度,以及下颌的斜度、颏部的突度等。

2.口内像

一般需拍摄咬合位的正面像、左右侧位像、上下牙弓殆面像、覆殆覆盖像,共 6 张照片。拍摄时,助手用口唇拉钩将口唇尽可能拉开,上下殆面像还需借助反光板拍摄,以求取得较为正视的拍摄画面。

3.定位像

要使获得的面像具有可比性,即可以通过测量来进行分析比较,其前提是患者的体位具有可重复性,这可以通过拍摄正面及侧面定位像来实现。由于近年来 X 线头颅定位摄像的发展,可采用 X 线头颅定位仪,在拍 X 线片的同时,拍摄正侧位照片。

(四)锥形束 CT 检查

20 世纪 60 年代,出现了计算机体层扫描技术(CT),实现了人体的检查、诊断由表面形态深入到内部的骨骼肌肉等结构中去的飞跃。21 世纪初出现了用于口腔科的锥形束计算机体层扫描技术(CBCT),它不仅可以提供直观立体的三维图像,还可以通过旋转从任意角度进行颅、颌、面内部结构的观察。

1.同传统CT相比CBCT的优点

(1)成像精度高:CBCT的体积元是各向同性的,可以观察任意角度的体层图像和三维图像,能保持1∶1的比率,对组织的放大率可以忽略不计。在组织结构及三维空间方面CBCT均具有相当的精确性。

(2)放射剂量低:CBCT使用锥形束投照和特殊探测器接收技术,极大降低了放射剂量,提高了放射检查的医疗安全性,利于临床推广应用。

(3)扫描时间短:锥形束CT的射线和探测器呈锥状对患者进行投照,在单次旋转内就可获得设定区域的解剖结构的全部信息,极大限度地减少扫描时间。

(4)拍摄伪影少:由于扫描时间短,由运动造成的伪影及口内植入体等金属造成的伪影均大大减少,还可以避免传统曲面体层片发生于前牙区的燃烧状影像。

(5)费用相对低:CBCT设备购置成本降低,相对容易获得,患者检查费用相对较低。

(6)使用更简便:对患者进行影像学拍摄相对简单,同时三维影像的多层面重建及分析观察更加直观和方便。

2.CBCT在口腔正畸学中的应用

(1)阻生牙、埋伏牙、额外牙的定位:通过CBCT三维重建,可以显示任意方向多个平面包括冠状、矢状、横断面、斜面等断面图像,精确显示埋伏牙的数量、大小、牙体的表面形态、所在位置、萌出方向、邻牙牙根的吸收情况及其与周围组织的关系,指导临床医师明确手术路径,制订治疗方案。

(2)头颅正侧位片和曲面体层片的分析:CBCT生成的头颅正侧位片和曲面体层片与传统的头颅正侧位片和曲面体层片相似,但可视性增强。CBCT技术可以实现1∶1的放大率,避免了传统的投照技术由于被投照结构与接收器的距离不同,造成的影像存在不同的放大率,不可避免地出现2个下颌骨体边缘等缺陷,使得测量更加准确。同时,CBCT在头颅正侧位片中排除了颈椎和枕骨重叠的干扰,在生成的曲面体层片中避免了前牙区的燃烧状影像。

(3)牙体、牙周、牙列重建:CBCT可以同时观察到牙冠和牙根的形态及走向,可为临床治疗中调整牙齿的转矩、轴倾度提供参考。同时,还可以清晰地观察传统平片很难发现的牙周骨骼异常如骨裂、穿孔、牙槽骨各部位的吸收,有助于诊断和治疗计划的制订。通过重建牙列,去除周围的骨组织,可以从唇舌向观察咬合关系,还可以观察到牙根近远中向和唇舌向的排列关系,使对治疗效果的评价更加精确。

(4)骨组织重建:CBCT三维重建可以清楚地展现上下颌骨与颅底的相对关系,有助于正畸诊断骨骼的分型。通过观察上下颌骨的形态大小、牙槽嵴的高度和牙槽骨的形态,可以了解患者的上下颌骨及牙槽骨的对称性等。同一患者不同年龄的三维牙列影像还能记录牙齿、骨骼和软组织的生长发育过程。

(5)软组织重建:通过CBCT对软组织进行重建,可以对正面、侧面和自定义任意角度的面像进行分析,判断颌面软组织与骨组织的对称性,避免了二维面像造成的视觉误差,还可以通过调整影像的透明度明确相关软组织与骨骼的特定关系。

(6)上气道、上颌窦的相关评价:CBCT可以实现对三维气道最简捷精确的分析和评价。

长期口呼吸和继发性的上气道阻塞严重影响颅颌面骨骼的生长发育和正常咬合的建立,导致不同程度的错𬌗畸形。上颌窦的形态和位置对后牙萌出、牙列建𬌗,牙槽骨的生长相互影响,上颌窦的底部呈不规则的形态,其下壁由前向后盖过第一前磨牙、第二前磨牙、第一磨牙、第二磨牙及第三磨牙的根尖,与上述牙根尖隔以较厚或较薄的骨质,或无骨质相隔而突入窦腔仅覆以黏膜,正畸临床上需要充分考虑其对牙齿移动规律的影响。

(7)颞下颌关节评价:口腔正畸领域对颞下颌关节在正畸矫治设计中的影响日益受到重视。由于解剖结构重叠的影响,颞下颌关节结构的观察在普通平片及体层片上效果不理想。CBCT 根据三维断面的位置关系及左右侧颞颌关节的位置差异可以准确地判断功能性的关节偏斜及器质性病变,清晰地显示关节表面的骨质变化、关节间隙、双侧对称性等,有利于口腔正畸临床准确地诊断和正确地矫治设计。

(8)头影测量三维分析系统的建立:在以往的头影测量数据处理上,很多学者提出了不同的分析方法,但仅限于将三维图像转换为二维平面进行测量分析。随着三维影像技术的发展,越来越多的学者认识到在三维影像中选择标志点已成为可能,建立一套三维的分析方法对诊断和治疗十分必要且意义重大。

三、诊断

(一)病因、分类和机制的诊断

1.病因的诊断

明确畸形的病因是制订合理的矫治计划的关键,也是矫治成功和防止复发至关重要的前提。不同因素所致的错𬌗畸形其矫治计划是不同的,对于有明显遗传因素导致的骨性畸形,仅仅通过正畸手段进行矫治往往不能获得很好的效果,一般需要等待成人后配合外科手术,才能获得最佳的面部美观和口颌系统功能。但如果是环境因素所致的骨性畸形,那么在患者生长高峰前和高峰期通过去除病因,建立良好的口颌系统生长环境,引导颌骨的生长,可以获得较好的效果。对于口腔不良习惯所致的错𬌗畸形,诊断时没有明确病因,矫治过程没有去除病因,矫治必然失败,复发也是肯定的。

2.错𬌗的分类

错𬌗畸形的分类诊断不仅用于表述和记录,还可以让医师一目了然地获得错𬌗畸形的病因、形成机制和临床表现的信息,有利于临床诊断、矫治设计和科学研究,以及正畸医师们的相互交流。临床上常用分类:个别牙及组牙错位的分类、Angle 分类法、Moyers 病理学分类法、Ackerman-Proffit 分类法等。

3.矫治难度的评估

对患者存在问题的严重性进行评估,一方面可使医师对矫治的难易做到心中有数,另一方面可让患者知道其所存在的问题,对其美观、功能造成的影响,以及矫治难度和最终矫治效果。为此,Tweed-Memfield 设计了将颅面分析难度系数加上牙列分析难度系数,用来评估错𬌗畸形矫治的难度总指数。一般来说,难度的顺序:严重的功能异常、上下颌骨在三维方向的不协调、牙量与骨量的不调和个别牙错位。在判断畸形难易度时,还应结合患者的年龄、牙周情况、颞下颌关节、是否合并口腔其他疾患,以及心理状态和配合程度进行综合考虑。

4.心理诊断

患者心理状态的诊断已是现代正畸诊断学中的一个重要组成部分。可通过心理测量表进行评估(在我国应用较为广泛的有艾森克个性量表、躯体自信量表、症状自评量表、口腔科焦虑量表等)。了解错殆畸形对患者心理所造成的影响,评估患者矫治错殆畸形的动机。患者希望从正畸治疗中获得什么,在矫治过程中的合作程度,对治疗计划的制订有着至关重要的作用。对于有严重心理障碍的患者及其父母亲友,可以建议先到心理咨询师处进行疏导,再开始错殆畸形的矫治,同时矫治过程中注意调整患者的心理状态,让患者获得生理和心理的健康。

(二)生长发育状况的评估

1.生长发育期

可为矫治时机及矫治方法选择提供参考。选择生长高峰前期和高峰期进行错殆畸形的矫治,可以充分利用儿童的生长潜力,达到"事半功倍"的效果。同时,此阶段对骨性畸形患者可以通过抑制或者促进颌骨的生长,协调上下颌骨的关系。而成人期患者因其生长发育已基本结束,组织的生物学反应性较低,牙周组织的细胞成分减少,组织改建速度慢,改建所需要的时间较长,故其矫治所需的疗程较长,保持时间也相应较长。此外,对于轻、中度骨性畸形早期可借助牙代偿矫治其错殆畸形,而严重的骨性畸形需配合正颌外科方法矫治的患者应待生长发育停滞后才能进行。

2.面部生长型

该诊断主要用于治疗方案的设计参考。面部生长型包括平均生长型、水平生长型和垂直生长型。临床上常常通过头侧位片测量分析判断面部生长型,常用的有 Y 轴角、下颌平面角、面轴角和前后面高比等进行判断。水平生长型患者由于其肌肉的张力以及咬合力较大,深覆殆改正较为困难,后牙伸长矫治深覆殆,常因咬合力较大导致复发;此外,这类患者的牙移动较慢,拔牙间隙关闭较困难,一旦诊断患者为水平生长型,应该根据其特点制订相应的治疗方案。而垂直生长型患者深覆殆较易矫治,但后牙伸长将导致下颌骨向下向后旋转,影响面部的美观,因此,矫治深覆殆主要是压低前牙,避免后牙伸长;同时这类患者拔牙间隙容易丧失,要加强支抗设计。

3.面部生长剩余量

主要用于为矫治计划的制订及矫治后稳定性的预测提供信息。上下颌骨的生长发育存在差异性,一般下颌骨向前下生长晚于上颌骨。因此,对于生长发育期的儿童,有必要对其剩余生长量进行预测,估计剩余生长量对治疗及稳定性的影响,更好地确定矫治机制。如Ⅱ类错殆畸形可根据剩余生长量决定是利用颌骨差异性生长改善颌骨关系,还是通过拔牙或者Ⅱ类牵引方法矫治,而Ⅲ类错殆畸形的患者是否应该通过"过矫治"来避免颌骨剩余生长量的差异性导致错殆畸形的复发。同时,对于剩余生长量大,可能会严重影响面部美观、稳定的患者,应该果断暂缓治疗,待成人后配合外科手术矫治骨性畸形。

正畸患者多数为生长期的儿童,矫治时间常常持续 2 年左右,因此,面部生长发育状态的评估和预测对矫治时机的选择、矫治计划的制订和预后均有十分重要的意义。

（三）颜面部畸形的诊断

1.面部对称性

不对称是影响正貌的主要畸形表现。诊断包括面中线两侧相对应的部位在垂直向和水平向的评价,如眼裂、鼻翼、口裂是否平行,有无歪斜、下颌偏移,颏点是否居中等。一旦诊断面部不对称,一定要寻找导致问题的原因,如下颌偏斜是功能性还是发育性的,患者有没有外伤史,是否是病理性变化所引起的如单侧髁突良性肥大、偏面萎缩综合征等,做出正确的诊断以便确定最佳的矫治方案。

2.面型的诊断

包括面部的正面和侧面特征,特别是面下 1/3 是否过长或过短。对于面下 1/3 过长患者应明确是上颌骨、下颌骨垂直向发育过度还是仅仅因为颏部发育过度,这对选择治疗方案有着重要作用。面下 1/3 较短的患者常常表现出骨性深覆𬌗。侧面分析可以了解患者是直面型、凸面型还是凹面型,并判断面型的异常是由于上颌骨、下颌骨还是上下颌骨发育异常所造成的。

3.鼻、颏部发育状态

较大的鼻子可以掩饰前突的上牙弓;而较小的鼻子,颏部发育较差的患者,常常呈凸面型。诊断时,应注意区别引起鼻唇角异常的原因,观察鼻子的形态和鼻小柱的倾斜度。由鼻小柱倾斜所造成的鼻唇角过锐,内收前牙并不能改变鼻唇角的大小;若鼻唇角过小是由于上唇前倾所致,则内收前牙改变唇的倾斜度,增大鼻唇角,可以获得较好的面部美学效果。此外,当颏部发育较差时,正常突度的上下唇也常常位于审美平面前方,让患者感觉双唇前突,因此,正畸医师要做出正确的诊断,与患者进行沟通,分析问题所在,以便做出正确的矫治方案。

4.唇的形态和位置

唇厚度和长度在不同的个体差异较大。相同的骨骼类型由于唇的厚度不同显示唇的突度不同,较厚的上下唇,颏部的软组织较薄者表现为突面型;唇厚度较正常者表现为直面型;而上下唇较薄,颏部软组织相对较厚者表现为凹面型。因此,做出诊断不仅仅要考虑患者的骨骼类型,还要考虑唇的形态对面型的影响。唇间隙也是临床十分关注的问题,包括正常(0～2mm)、过大、无间隙。唇间隙过大,开唇露齿,微笑露龈,原因可能为上颌骨或(和)前牙前突、上颌骨垂直发育异常、唇长度过短或(和)张力不足。诊断时应区别引起唇间隙过大的原因。上下唇无间隙,常常为面下 1/3 垂直向发育不足或上下唇过长所致,患者可能表现为唇突度较大,这时仅仅内收前牙并不能降低唇的突度,诊断时应该明确导致唇突度增大的机制,以便采用相应的矫治措施。评价唇形态和位置应该在唇放松位、微笑位和动态位上观察。

（四）牙及颌骨三维形态畸形的诊断

1.矢状向分析

评价上下颌骨对颅骨、上下颌骨之间以及牙齿对颌骨在矢状向关系,颏部发育情况,上下前牙以及磨牙在矢状向关系。以上诊断主要在头侧位定位 X 线片上和模型上进行。

2.垂直向分析

患者垂直向的异常可表现出前牙开𬌗、前牙深覆𬌗、后牙开𬌗。诊断时通过分析 X 线头影测量片和模型区别垂直向异常的性质、部位和严重程度。

3.横向分析

宽度异常可通过 X 线头颅的后前位片、模型以及临床检查进行诊断。此类患者临床表现为后牙的锁𬌗或者反𬌗。诊断重点在于判断畸形的性质、部位和严重程度，以便制订恰当的矫治机制。

（五）牙齿排列和牙弓畸形的诊断

1.牙齿的排列

通过模型计测分析了解患者牙齿在牙弓内排列状态，牙齿的大小、形态、数目有无异常；有无牙列拥挤、间隙、错位情况。牙列拥挤的患者应该明确拥挤位于前段、中段还是后段牙弓，这对决定拔牙部位有一定的帮助。此外，还应分析上下牙齿的大小比例是否协调，如果 Bolton 指数过小，那么应进一步评价是下前牙过小还是上前牙过大；如果 Bolton 指数过大，那么应评价是下前牙过大还是上前牙过小，以便为制订矫治计划提供依据。

2.牙弓的形态与对称性

上下牙弓形态是否协调，是否对称；牙弓中线与面中线是否一致。中线不一致不仅与牙错位、咬合紊乱、牙代偿有关，更可能是颌骨发育异常等所致，故应分析引起不一致的原因。临床上，上牙弓中线与面中线不一致常常是牙齿错位或牙轴倾斜所引起，而下牙弓中线与面中线不一致可能是牙齿错位所造成，也可能是下颌功能性偏斜或颌骨异常导致的，诊断应明确畸形的部位和性质，以便选择恰当的矫治计划。

（六）口颌系统功能异常的诊断

评价咀嚼功能、吞咽功能、呼吸功能、语言功能、口周肌功能、牙周组织健康以及颞下颌关节有无异常。主要通过问诊、面部观察、X 线头影测量分析、肌肉运动以及颞下颌关节检查等进行诊断。

临床检查发现患者有颞下颌关节疾病症状时，应请关节科医师会诊，必要时，应对其进行深入检查，包括许勒位 X 线片、关节造影，甚至 CT 及磁共振等特殊检查，以明确诊断，共同制订矫治计划。

一般而言，临床上错𬌗畸形的诊断多分为"初始诊断""阶段性诊断""最终诊断"3 步，在获得"初始诊断"并确定矫治计划和措施后，由于在矫治过程中，有些因素是正畸医师不能控制的，如患者的合作、生长因素，以及矫治机制对个体的有效性，因此，正畸医师要密切观察矫治进展，定期对初始诊断进行核查，再进行"阶段性的诊断"，评估最初制订的矫治计划和矫治措施，必要时应重新修订矫治计划以便尽快到达矫治目标，或修改矫治目标，让患者在错𬌗畸形矫治中得到最大的收益。矫治结束后，正畸医师必须对矫治效果及其稳定性进行评估，并做出"最终的诊断"。因此，正畸学的诊断是一个诊断过程。

第二节 支抗

正畸矫治过程中，任何施予矫治牙使其移动的力，必然同时产生一个方向相反、大小相等的力，而免疫矫治力反作用力的结构称为支抗。这些结构可以是牙、牙弓、口唇肌肉或颅面骨骼。

一、支抗大小的分类

Steiner 根据拔牙后允许后牙前移的量将支抗分为 3 类（图 6-2-1）：

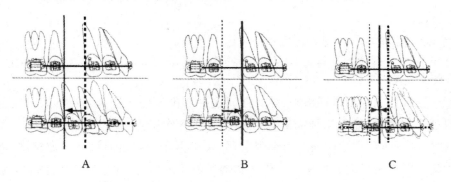

图 6-2-1　支抗

A.最大支抗　B.最小支抗　C.中度支抗

1.最小支抗

这种支抗设计允许后牙前移量超过拔牙间隙量的 1/2，可用于前牙区需要间隙量较少的病例。但是，同时应注意上下后牙近中移动的潜在差异，即上颌后牙比下颌后牙更容易向近中方向移动。因此，当上下颌后牙都允许近中移动拔牙间隙 1/2 时，下颌可以考虑为最小支抗，而上颌则可能要设计为中度支抗。也就是说上下颌在设计支抗时，后牙近中移动的距离应当有不同的考虑。

2.中度支抗

这种支抗设计允许后牙前移量为拔牙间隙量的 1/4～1/2。与最小支抗相比，需要中度支抗的患者，要求更多地限制后牙前移，以便让更多的拔牙间隙用于前牙的矫正。在矫正过程中，应密切观察前牙的进展情况、所剩拔牙间隙量及后牙前移量。常规使用颌外支抗或腭杠、腭托等装置。如果是 Ange Ⅱ 类患者更应十分注意，在第一阶段矫治中上颌就应加强支抗与支抗的控制，并密切注意上磨牙有无向前移位。下颌弓丝可作后倾曲并在磨牙颊面管前端设计停止曲，防止磨牙前移，或用Ⅲ类颌间牵引，先移下颌尖牙向远中，以排齐下前牙。此时，由于用上颌作为支抗来排齐下前牙，必须密切注意上颌磨牙有无前移的现象；必要时，可增加上颌口外支抗。当下前牙排齐后，在矫正的第二阶段改用Ⅱ类牵引移动上前牙向远中、下后牙向近中。注意磨牙关系和尖牙关系的调整。如果第二阶段下颌拔牙间隙已完全关闭，磨牙已达中性𬌗关系时，上切牙仍显前突，上牙弓内还有剩余间隙，则必须用口外支抗或口外力防止上磨牙前移，同时使上前牙舌向移动。

3.最大支抗

这种支抗允许后牙前移量不得超过拔牙间隙的 1/4。前牙严重前突或牙列严重拥挤需要前牙大量后移而不希望后牙前移时，一般需要最大支抗。对这类患者而言，除了后牙做支抗预备外，可使用种植支抗、使用颌外支抗等支抗增加方式来提供强支抗。需要最大支抗的患者在矫正过程中，可能需要长期使用口外弓或种植支抗以增强后牙区的支抗，同时还会产生使上下前牙远中移动的作用。

患者需要什么支抗,不仅取决于所需要的骨骼改变形式,还取决于牙量骨量不调的程度和期望的切牙内收量。从拔牙间隙使用分配的角度看,也可以简单讲,取决于允许后牙前移的程度。牙弓的拥挤度解除和切牙内收所需的间隙量可以根据模型测量与 X 线头影测量分析来确定。

二、支抗部位的分类

1.前牙交互支抗

属于颌内支抗。在这里单列出来,是要强调这种有价值的支抗或备抗形式的重要性。这种支抗的原理非常简单,如中切牙间隙,相互对牵,互为作用力、反作用力。临床工作中看到中、侧切牙扭转和排齐所产生的交互力量现象,如果使尖牙顺利地向拔牙间隙移动,那么前牙移动所产生的交互力足以完成这一点。尖牙移动所需要的力是借助其牙冠与侧切牙的接触而获得的。如果尖牙不能沿弓丝滑动,那么这种交互力将使中、侧切牙向前移动,而不是尖牙向后移动。因此,使用弓丝时,不能将其完全结扎入尖牙托槽槽沟内,这一点十分重要。尖牙后退的程度取决于中、侧切牙所存在的不规则程度及前突的程度。这个简单而基本的原理,已对拔牙病例支抗的成功控制做了很大贡献。由于它取代了增加后牙支抗负担的尖牙后退装置,使正畸医师在完成最初尖牙后退时,丧失支抗很少或几乎无任何支抗丧失。如果能在很少或不丧失后牙支抗的情况下,将尖牙移动到拔牙间隙和排齐切牙,那么剩下的支抗控制需要由 2 部分组成:①所需切牙内收程度的支抗控制;②颌间关系的矫正。由于上下牙弓所包含的生物机械学作用不同,所以其支抗控制应分别考虑(图 6-2-2A)。

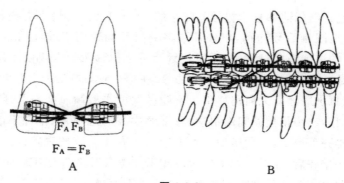

图 6-2-2

A.交互支抗,关闭中切牙间隙　B.颌间支抗(Ⅱ类牵引)

2.颌内支抗

颌内支抗指在同一牙弓内,以部分牙齿作为抗基来移动同一牙弓内的其他牙齿。例如利用牙周支持力较大的磨牙作为抗基来移动牙周支持较弱的前牙。有时,仅仅利用磨牙作抗基还不够,由于反作用力的因素,后牙仍会发生前移。此时,可以将一部分反作用力通过一些装置转移到同一颌内的腭部、唇部、下颌舌侧部及其他牙上。常用的装置有腭杠或腭杆、腭托、唇挡及舌弓等装置。

3.颌间支抗

有时矫正需要较大的支抗力,可利用一个颌内的整个牙弓或多颗牙齿作为抗基,来移动对颌的若干牙齿。例如,采用Ⅱ类或Ⅲ类牵引来移动上颌或下颌前牙向远中方向,同时改善磨牙关系(图 6-2-2B)。

三、下牙弓支抗的特殊考虑

下颌的支抗由于下颌骨质密度大于上颌骨,下颌磨牙前移时较上颌磨牙来得慢。Bio-grossive矫治技术就是利用骨皮质密度较大的特点,将磨牙牙根移入皮质骨中,从而减缓磨牙的近中移动。通常下颌中度支抗通过增加牙齿数目就能达到支抗要求。由于下颌的位置关系,通常较难使用口外力来增加支抗,一般可以使用舌弓、种植支抗等方式来达到最大支抗的设计要求。增加支抗是支抗设计过程中重要的一步,而矫治过程中如何节省支抗则是支抗保护的一个重要方面,同时注意支抗增加和支抗保护2个方面才能达到矫治设计的目标,完成我们的矫治目的。

四、上牙弓支抗的特殊考虑

上牙弓的支抗控制比下牙弓更为困难,在需要最大支抗时,总是需要头帽附着于上第一磨牙的颊管上或种植支抗的应用才能够完成支抗要求。头帽的类型取决于患者的面型,通过控制磨牙伸长与否来决定头帽的牵引方向与角度。在Ⅱ类错𬌗矫治过程中,应该对上颌后牙支抗做到最有效的控制,因为上颌通常设计为最大支抗。同时,还应该要求患者对戴头帽采取良好的合作。如果患者实在不能配合,无奈之下那么可试用腭杆通过上颌磨牙的整体移动控制来帮助支抗的控制。此外,舌对腭杆的压力,也可使上颌第一磨牙的伸长受到限制,磨牙伸长降到最低限度。那些来源于组织力的上牙弓唇挡对某些病例也可能是增加支抗的途径之一。种植支抗对上颌最大支抗的设计是非常有用的。

使用诸如水平牵引或局部牵引曲之类的持续作用力同时内收 6 颗上前牙,可使上后牙支抗负担加重,在需要严格控制支抗的方丝弓矫正病例中应避免使用,例如上颌的中度支抗与最大支抗设计、下颌的最大支抗设计。只有上颌的最小支抗、下颌的中度与最小支抗才会考虑使用,并且,在临床上要严密观察,防止后牙的过度近中移动而带来支抗丧失的后果。支抗的丧失在个体之间存在一定的差异,即便是最小支抗的设计,临床观察也不可忽视,否则就会出现支抗丧失。

五、口外力的应用

口外力,即力量来自口腔外。例如头帽产生的力量通过常用的口外弓(面弓)传递至口内牙列或牙。正畸口外弓的历史可以追溯到 19 世纪后期的 Kingsley 时代。常需要配合固定矫治或功能矫治器辅助治疗颌骨关系不调。口外力除了产生骨骼改变以外,还用于影响牙齿移动和控制后牙支抗。这里简单讨论与 Edgewise 矫正器有关的各种头帽的使用(图 6-2-3)。一般由 2 部分组成,即面弓和头帽。头帽产生的远中向的力量通过佩戴带环的磨牙传导至上牙弓和上颌骨，也就是说根据所施加的正畸力或矫形力及佩戴时间，产生磨牙远移或限制上颌骨的结果。与Edgewise矫正器的配合使用，限制了上颌磨牙的近中向移动，也就达到了加强上后牙的支抗的目的。

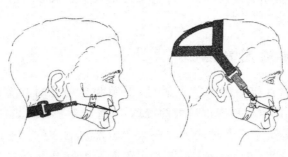

图 6-2-3　头帽口外弓的使用

A.低位牵引，伸长磨牙　　B.高位牵引，压低磨牙

面弓由口内外弓构成。口内外弓在前端焊接在一起。一般口内弓在磨牙颊面管的近中弯制"U"型曲或焊接阻挡装置，起到阻挡作用，防止面弓前段压迫前牙或托槽。外弓末端长度一般终止于插放口内弓的磨牙，也称中位，在此磨牙的远中和近中称长弓和短弓。

磨牙的阻抗中心位于根分叉处，理论上力线通过阻抗中心，磨牙就不会倾斜。如果力线高于抗力中心或低于抗力中心就可能出现磨牙的近中倾斜或远中倾斜，可通过调整口内外弓之间的夹角实现。有时还会使用到长弓、短弓来调整，应用中一定要考虑力线与阻抗中心的关系。

头帽分高位、中位和低位，中位头帽有时也叫联合头帽，低位头帽也叫颈带；临床上也称顶支抗、枕支抗和颈支抗。可以看到，头帽的位置对磨牙产生垂直向的影响。比如，中位牵引头帽产生水平或与𬌗平面平行的牵引力，会保持磨牙的现有垂直距离；如果前牙深覆𬌗，可使用颈支抗，因为此口外弓的应用有伸长磨牙打开前牙咬合的作用；同样，前牙浅覆𬌗患者，可考虑使用高位头帽，得到压低后牙的效果。

临床常见的J形钩也与头帽配合使用。J形钩直接挂于弓丝或弓丝上焊接的牵引钩上，与口外弓一样与头帽弹性连接。使用高位头帽和J形钩一般用于内收上前牙，且有压低上前牙的作用，由于内收力量来自头帽，节约了磨牙支抗，所以适用于上前牙伸长、需最大支抗的病例。需要注意力量不能太大，否则可能造成前牙牙根的吸收。

如果头帽与口外弓用于加强支抗，要根据患者具体情况选择口内外弓、头帽组合，另外，注意使用轻柔、持续的正畸力。患者的配合在很大程度上影响了矫治效果，故应注意患儿的医从性，这也是为什么一些医生不愿意使用口外弓的重要原因，目前微螺旋种植钉的支抗的广泛应用，有效解决了依赖患者的问题。

第三节　机械性活动矫治器

机械性活动矫治器是一种可以由患者或医师自行摘戴，用来矫治错𬌗畸形的装置，依靠卡环的卡抱和黏膜的吸附作用获得固位。医师可根据需要在矫治器上增减其附件，来达到矫治错𬌗畸形的目的。机械性活动矫治器、功能性矫治器与固定矫治器共同构成矫治技术的 3 大体系。

一、基本结构、功能及制作要点

机械性活动矫治器由固位、加力和连接 3 部分组成,三者缺一不可。

(一)固位部分

机械性活动矫治器的固位部分是指矫治器中起固位和支持作用的部分,是防止矫治器因自身的重力、矫治力和肌功能作用等因素而发生脱位的装置,是机械性活动矫治器的重要组成部分,也是矫治器发挥矫治力的必要保证。临床常用的固位装置有卡环、邻间钩、单曲舌卡等。

1.卡环

卡环是机械性活动矫治器的主要固位装置。有单臂卡环、箭头卡环和连续卡环等。

(1)单臂卡环:只有一个卡臂,用不锈钢丝沿牙冠唇颊侧牙颈部弯成形状如 C 形的卡环臂,跨过𬌗面后形成连接体埋入基托内,是一种临床常用的卡环。

①功能:多用于磨牙、前磨牙的固位,有时也用于切牙、尖牙或乳磨牙。其卡环臂位于牙颊面靠颈缘处,卡臂尖端伸入邻间隙的倒凹区内约 0.5mm,起固位作用。其优点是不妨碍牙齿的萌出,缺点是固位力欠佳,尤其是牙齿倒凹不明显或临床冠较短的义齿。

②制作方法与要点

A.常用直径 0.8~1.0mm 的不锈钢丝弯制。

B.取一段约 5cm 长的不锈钢丝将末端磨圆钝,用尖头钳先将钢丝末端弯入邻间隙内 0.5mm,再形成与基牙颊面观测线下倒凹区密贴如 C 形的卡臂,然后沿𬌗外展隙转至舌腭侧,形成埋入基托内的连接体。

C.钢丝转至舌腭侧后应离开黏膜 0.5~1.0mm,以便于包埋入基托。

(2)箭头卡环:由美国 Adams 于 1957 年设计,又称亚当斯(Adams)卡环。

①功能:主要用于第一恒磨牙,也可设计在乳磨牙、前磨牙、切牙或尖牙上,主要是利用卡环横臂梁(卡环体部)连接的 2 个类似箭头的突起卡抱在基牙颊侧近远中倒凹处起固位作用。牙冠高、倒凹明显的牙其固位效果好,对于基牙无倒凹者,可将箭头嵌入两邻牙楔状隙内(事先将模型上相当于牙龈乳头的石膏刮除),抵住其两邻接点下的牙体组织以增强固位。箭头卡有多种变异形式,其横臂梁还可焊接圆管、拉钩等附件,以便插入唇弓、唇挡或挂橡皮牵引圈等。

②制作方法与要点

A.常用直径 0.7~0.9mm 的不锈钢丝弯制。乳牙、切牙或尖牙用 0.7mm 的不锈钢丝弯制,恒磨牙用0.9mm的不锈钢丝弯制。

B.先用雕刻刀刮除石膏模型上基牙颊侧牙颈部近远中面的石膏,深约 0.5mm;是否做刮除应视倒凹区深度决定。

C.取一根约 8cm 长的不锈钢丝,按基牙颊面近远中宽度,用铅笔在钢丝的中段做记号,两记号间将是箭头卡环的横臂梁,然后用梯形钳沿记号将钢丝两端弯向同一方向,使之形成 2 个略小于 90°的卡环桥部。

D.在距两内角顶2～3mm处,用尖头钳将钢丝向反方向弯曲180°,形成2个箭头,再用钳喙夹住箭头平面作与基牙长轴成45°、与卡环桥部亦成45°的弯曲,使箭头平面紧贴楔状隙的牙面上。

E.应注意使卡环桥部稍离开基牙的颊面,最后将两游离端沿接触点颊侧,越过猞外展隙至舌腭侧,钢丝转至舌腭侧后离开模型0.5mm形成埋入基托的连接体。

(3)连续卡环:主要用于后牙上,是一种沿前磨牙、磨牙牙冠颊面连续弯曲、绕过最后一个磨牙远中面至腭侧弯向近中形成连接体的卡环,其包括2个或2个以上基牙,又称长臂卡环。

①功能:主要作用是增强固位、防止后牙颊向倾斜。同时该卡环不影响咬合,不会分离相邻两牙的邻接点,且其支抗力较强,在内收前牙时可以免疫其反作用力,避免后牙前移或产生近中倾斜,临床常用作后牙的支抗设计。其外形与单臂卡环相似。临床常用的有2种形式:A.末端游离式连续卡环:常包括2个磨牙,类似单臂卡环,其卡环臂是游离的,可将其游离末端弯成拉钩,用作牵引;也可将其末端与前牙区双曲唇弓焊接成一体,以增强固位。B.闭合式连续卡环:一般包括2～4个后牙,无游离端,其长臂的近远中均弯成连接体埋于基托内,也可在其卡环体处弯曲成牵引圈或焊接拉钩用于牵引。这2种形式的连续卡环可与邻间钩并用以增强固位。

②制作方法与要点

A.常用直径0.8～0.9mm的不锈钢丝弯制。

B.末端游离式连续卡环的弯制:对恒磨牙萌出不足的情况,先修整石膏模型的第一、第二恒磨牙颈缘区,并将第一恒磨牙近中邻间隙处石膏修去0.5mm;取一段钢丝将尖端磨圆钝,用梯形钳将尖端弯入第一恒磨牙的近中邻间隙内,然后沿第一恒磨牙及第二恒磨牙牙冠颈缘外形弯制卡环臂,从第二恒磨牙远中面转向舌侧,弯成埋入基托的连接体。有时也可将这种卡环的卡臂延长到前磨牙,将卡臂尖端弯成小的半圆形钩,钩在双曲唇弓上,并焊接成一体。

C.闭合式连续卡环的弯制:方法基本同游离式连续卡环,只是将卡臂的两端都转向舌侧,形成2个连接体埋入基托内。

2.邻间钩

也称颊钩或钩状卡环,是一种固位力较强的固位装置。

(1)功能:多用于邻接关系良好的第一、第二前磨牙间或前磨牙与磨牙之间的固位,也可用于前牙上。利用卡环的钩状末端,在两邻牙的楔状隙处钩住邻接点下方,增强矫治器的固位力。由于其弹性小,故能发挥较强的固位作用。

(2)制作方法与要点

①常用直径0.7～0.9mm的不锈钢丝弯制。

②先用雕刻刀将石膏模型颊侧两牙的邻接点下方龈乳头处修去0.5～1.0mm。

③取一段钢丝,将钢丝尖端磨圆钝后,用梯形钳或尖头钳将钢丝尖端弯曲成小于90°角的弯钩,也可在钢丝尖端加焊银呈小球状,然后将钩状尖端卡入两牙接触点的龈方,再沿颊外展隙折向猞外展隙至舌腭侧形成埋入基托内的连接体。对于牙冠长、楔状隙明显者,也可将钢丝末端弯成圈状或呈三角形插入两邻牙的楔状隙内。

3.单曲舌卡

(1)功能:多用于矫治深覆𬌗的上颌平面导板矫治器,利用其末端卡在基牙舌面颈部的倒凹区内固位。其优点是不影响后牙的伸长及咬合功能。临床上常与邻间钩并用,以增加固位作用。

(2)制作方法与要点

①常用直径 0.7~0.8mm 的不锈钢丝弯制。

②使用日月钳或尖头钳,根据基牙舌面的近远中宽度确定曲的长度,先形成与基牙舌面颈部观测线下的弧形一致的单曲,使单曲平面与基牙长轴垂直,钢丝末端部分形成埋入基托内的连接体。

③若基牙舌面牙颈部无倒凹,则可在基牙作带环,在带环的舌面颈 1/3 处焊一横丝,以加强单曲舌卡的固位作用。

(二)加力部分

机械性活动矫治器的加力部分是指矫治器对错位牙施加矫治力发挥矫治作用的装置,也称作用部分。临床常用的装置有唇弓、各类弹簧、螺旋器、弹力橡皮圈和永磁体等。根据其功能和制作介绍如下:

1.双曲唇弓

(1)功能:主要用于内收前牙,关闭前牙散在间隙、缩小前部牙弓,矫治唇向错位的前牙,减少前牙覆盖;也用于保持和稳定矫治完成后的效果;唇弓上还可焊接弹簧或牵引钩等附件,以矫治各种错位的牙。

(2)制作方法与要点

①常用直径 0.7~0.9mm 的不锈钢丝弯制。

②唇弓的 U 形双曲一般与牙体长轴方向一致,弯制成直曲。双曲的宽度一般为尖牙唇面近远中宽度的 1/2~2/3,其高度在 U 形曲顶部距黏膜转折约 4~5mm 处。制作 U 形双曲时应平行、对称、圆滑,不应弯成锐角。

③唇弓的中段一般位于切牙唇面颈 1/3 与中 1/3 交界处,必须弯成适合牙弓大小的弧形,使弓丝弧度与前牙弓弧度一致。

④唇弓末端在尖牙与第一前磨牙之间,经𬌗外展隙越过𬌗面进入舌腭侧形成埋入舌腭侧基托的连接体。有时也可设计成从一侧最后磨牙远中舌侧向颊侧沿牙弓弧形至前牙唇侧,再延伸至另一侧最后磨牙远中弯入舌侧,形成连接体埋入基托,称为长唇弓。

⑤为了防止长唇弓弓丝过长而变形,可在中切牙区加固位丝,也可在弓丝上焊各种弹簧等附件。

2.双(三)曲舌簧

(1)功能:为附着在基托组织面盒状凹内的弹簧装置,可推舌(腭)侧错位牙向唇颊侧移动,临床上常用于矫治舌(腭)向错位的牙。打开弹簧的双曲,可产生推动错位牙移动的矫治力。此簧的游离臂应置于被移动牙的舌侧龈缘处,长度与牙冠宽度基本相等。在加力后其游离臂置于被移动牙的舌侧颈部或舌隆突区,并且弹簧的双曲平面应与牙长轴垂直,以减小牙移动的倾斜度。

（2）制作方法与要点

①材料：常用直径 0.4～0.6mm 的不锈钢丝弯制。

②弹簧的双（三）曲应形成平行的平面，此平面应与被矫治牙的长轴垂直，并置于被矫治牙的舌侧龈缘处。

③石膏模型上需唇颊向移动牙的颈缘处刻一 0.5～1.0mm 的沟，用于放置双（三）曲舌簧的第一个曲。

④取一段长约 5cm 的不锈钢丝，用细丝钳先弯制第一曲，注意其弧度要与牙颈缘线一致，长度与牙的近远中宽度基本相同或稍短；再用细丝钳于远中舌侧边缘 3/4 处回转形成第二曲（有需要时，按同样的要求弯制第三曲）。应注意 2 个曲的转折处一定要圆钝，不能形成锐角。

⑤平行的双（三）曲弹簧平面形成后，用梯形钳在弹簧平面中央处夹住双（三）曲平面，将钢丝向下弯成圆滑的直角后形成连接体。

⑥连接体的末端弯成小圈，其弧度与黏膜一致，并离开黏膜约 0.5mm，只将其后 2/3 埋入基托内。

3.单曲纵簧

（1）功能：主要利用调节 U 形曲所产生的矫治力，使错位牙向近、远中移动。常用于矫治近中唇向错位的尖牙，使其向远中移位，进入已拔除的第一前磨牙的位置。双曲或多曲纵簧功能与单曲纵簧基本相同，只不过曲越多力量越轻柔。

（2）制作方法与要点

①常用直径 0.5～0.6mm 的不锈钢丝弯制。

②注意单曲应圆滑，避免形成锐角。

③将石膏模型上尖牙唇侧近中邻间隙近牙颈部石膏刻去 1.0mm，然后用梯形钳将钢丝尖端弯成一个小圈，使小圈与尖牙近中邻面颈部贴合，再将钢丝顺尖牙唇侧龈缘的弧度弯至尖牙远中部，再形成一较宽的纵形曲，高度约 8～10mm，曲面平行并离开牙龈黏膜 0.5mm。

④双曲或多曲纵簧弯制方法与单曲纵簧相似，形成 2 个或多个纵形曲。

⑤钢丝末端沿第二前磨牙近中邻面转至腭侧形成连接体埋入基托内。

4.圈簧

又称环圈簧、眼圈簧、别针簧、指簧。由弹簧臂、圈及连接体 3 部分构成。

（1）功能：圈簧的作用非常灵活，可将其附着在基托内，打开簧圈使弹簧臂产生弹力，可使错位牙向近、远中向或唇颊向、舌向移动，也可将其连接体部焊接在唇弓上，做直牵引或压低前牙等移动。

（2）制作方法与要点

①常用直径 0.5～0.6mm 的不锈钢丝弯制。

②取一段钢丝用尖头钳先形成一小圈，圈的直径约 2～3mm，也可根据需要弯制 2 个小圈，然后将一游离端根据放置的位置弯制成一定形态的弹簧臂，另一端弯至舌（腭）侧形成连接体，埋入基托内或焊于唇弓上。

5.爪簧

多用于活动矫治器，有简单爪簧、单曲爪簧、双曲爪簧等。

（1）功能：将其焊接在唇弓上，用以唇弓定位或压低前牙，实现垂直向移动牙齿；也可在唇弓内收上切牙用简单爪簧防止前牙伸长。

（2）制作方法与要点

①常用直径 0.4～0.5mm 的不锈钢丝弯制。

②取一段钢丝，用尖头钳将其一端先弯成小钩（如爪状），钩住前牙切缘中部，再按需要位置将弓丝弯制单曲或双曲，并将另一端弯成小钩或小圈，钩在或焊在唇弓上。

6.U 形簧

形状如字母 U 而得名，可用于固定矫治器，也可用于活动矫治器，它可以埋在基托内或焊在唇弓上。

（1）功能：加力后可推牙向近中或远中移动。若推牙向远中移动，则整个簧应位于移动牙的近中；若推牙向近中，则簧的位置应放在移动牙的远中。

（2）制作方法与要点

①常用直径 0.5～0.6mm 的不锈钢丝弯制。

②将钢丝的游离端从牙的唇、颊侧近中或远中轴面角处，顺着近中或远中面弯至舌侧牙槽黏膜上，再弯制一两钢丝之间距离约 3～5mm 的 U 形弯曲，并在距离邻牙的舌侧牙龈约 3mm 处弯成圆形小圈，小圈约离开组织面 0.5mm，以便固定在基托内。

③弯制完成后用蜡固定于模型上，然后用自凝树脂涂塑，也可以弯制形成曲后，一端焊于唇弓，另一端用作加力臂。

7.分裂簧

又称扩弓簧。

（1）功能：通过打开不锈钢丝簧曲，可以扩大牙弓或推磨牙向远中。前者将分裂簧置于腭中缝相当于第一、第二前磨牙处，在第一、第二磨牙处腭中缝同时也放置一形状如 M 形的分裂簧，分裂簧加力后可扩大上颌牙弓；后者将分裂簧置于后牙拥挤处的基托内。如果将分裂簧置于牙弓局部则可以对局部牙弓进行扩大。

（2）制作方法与要点

①上颌常用 0.9～1.0mm 的不锈钢丝、下颌常用 0.8mm 的不锈钢丝弯制。

②可弯成单菱形、双菱形或 U 形等形态，其大小与形状应根据其所安放的位置和所起作用的不同而进行设计选择。

③弯制时，先用日月钳或梯形钳形成菱形的尖端，然后依设计于钢丝两端对称处将钢丝两端弯向内，形成一菱形，再于两侧钢丝交叉处各自向外弯曲，形成菱形开口，钢丝的末端再向外弯成波浪状，形成小连接体埋入基托内。

④弯制好的分裂簧各部分应离开黏膜 1mm 左右，以免加力时压迫黏膜；同时，为便于调节加力，分裂簧应充分暴露于基托外，离开基托 3～4mm。分裂簧的开口位置，根据其作用不同而进行选择。

⑤用分裂簧扩大牙弓，一般每 1～2 周调节加力 1 次，每次使裂缝加宽 1～1.5mm，约 3～4 个月，即可达到扩大牙弓的目的。

8.螺旋扩弓器

又称螺旋器,临床常用市售成品螺旋器。

(1)功能:①扩大双侧牙弓,螺旋器常置于牙弓中线处;②扩大单侧牙弓,螺旋器常置于需扩大牙弓侧;③前牙及前牙弓唇向开展,螺旋器与牙弓前部垂直,基托前后分裂;④推磨牙向远中,螺旋器与牙弓后部平行,基托局部分裂。

(2)应用及制作要点

①先将螺旋器根据需要置于石膏模型上相应的位置,应离开组织面2~5mm。

②用蜡片将其暂时固定于模型上。

③弯制固位装置、邻间钩或单臂卡等。

④基托树脂涂塑,应注意避免树脂进入螺旋器中央的调节部分,同时包埋好导杆和螺帽部分。

⑤螺旋器的调节,加力时,每次旋转1/4圈,可扩开0.20~0.25mm,快速扩弓每天加力2次,慢速扩弓则每周加力1~2次。

(三)连接部分

机械性活动矫治器通过连接部分,将固位部分与加力部分连接成一个整体,从而发挥矫治力的作用。临床常用的连接装置有基托、环托、腭杆、舌杆或唇(舌)弓等形式。

1.基托或环托

基托是由复合树脂涂塑于邻接牙齿舌腭面和覆盖在黏膜上的树脂组成;环托是基托范围扩大的一种基托,它是环绕牙弓内外,覆盖于唇颊舌腭侧黏膜上的环形基托。

(1)功能:基托是活动矫治器的基础部分,它将加力部分的各种弹簧、附件及唇弓和固位部分的各种装置连接成一整体,以便发挥矫治器的作用,并有支持和固位作用。

(2)制作方法与要点

①基托可用室温固化型树脂或加热固化型树脂制作,临床一般选用室温固化型树脂。

②基托外形与活动义齿基托相似,厚约2.0~2.5mm,厚薄应均匀,下颌前牙舌侧的基托要稍厚些以防折断,基托下缘与后缘要圆滑,表面应光滑,基托组织面与黏膜组织应紧密贴合,无气泡或结节。临床可选用不同颜色的基托材料制作。

2.唇(舌)弓和舌腭杆

凡需在唇(舌)弓上焊接辅簧者,均可以将其当作是连接体部分。为了患者舒适和发音方便,临床常用唇(舌)弓代替部分环托,舌腭杆代替部分基托。尤其是下颌前牙区因舌侧倒凹大,常用舌杆代替前部基托;上颌腭部中央基托则用腭杆代替。但需注意舌腭杆不能进入倒凹区,并离开黏膜1mm。其制作方法与可摘局部义齿相同。

二、常用机械性活动矫治器的制作与应用

(一)霍利保持器

由双曲唇弓、一对磨牙卡环及树脂基托组成。

1.适应证

适用于唇侧或舌侧错位牙齿的保持,防止扭转牙的复发。

2.作用原理

利用唇弓和树脂基托使牙齿和颌骨稳定于矫治后的特定位置,以防止复发。

3.临床应用及注意事项

双曲唇弓应与前牙轻轻接触而无压力,卡环应具有良好的固位作用,基托可覆盖全部硬腭,也可制作成马蹄形。为了增强固位,还可在双曲唇弓远中焊接单臂卡于前磨牙上,有时也可在后牙上做连续卡环。保持器舌侧基托的边缘应与牙列舌侧牙面密贴,以起到良好的保持作用。通常第1年需要全天戴用保持器,第2年开始根据患者具体情况酌情调整,逐步过渡到夜间戴用,对于某些特殊的错𬌗畸形甚至需要终身戴用保持器。

(二)𬌗垫式活动矫治器

利用𬌗垫式活动矫治器,可纠正反𬌗、解除锁𬌗等不利牙齿的锁结关系及其造成的损害;平面式𬌗垫矫治器还可解除上下颌相对运动时的锁结,有利于上下颌骨位置的协调。根据临床需要可以设计成上颌双侧后牙𬌗垫式活动矫治器、上颌单侧后牙𬌗垫式活动矫治器、上下颌平面式𬌗垫牵引钩矫治器等多种形式。

1.适应证

(1)上颌双侧后牙𬌗垫式活动矫治器:常用于矫治前牙反𬌗、下颌前突等畸形。

(2)上颌单侧后牙𬌗垫式矫治器:主要适用于单侧后牙反𬌗、锁𬌗,健侧有𬌗垫而患侧无𬌗垫。

(3)上下颌平面式𬌗垫牵引钩矫治器:常用于颌间牵引,矫治上颌或下颌前突及发育不足,解除上下颌之间的不利限制。

2.设计与制作

(1)固位装置常用邻间钩、箭头卡环或单臂卡环。

(2)𬌗垫可根据矫治需要设计成双侧后牙𬌗垫或单侧后牙𬌗垫;𬌗面形态可根据矫治需要设计成解剖式形态、半解剖式形态或平面式形态。

(3)在反𬌗的上前牙舌侧,一侧后牙反𬌗的后牙舌侧放置双曲舌簧等作用部件,用树脂基托将各部分连接成为一整体,对于上下颌需要牵引的可在基托的适当位置安置牵引钩。

3.临床应用

(1)矫治器𬌗垫的高度以解除锁结为宜,𬌗垫过高可造成患者的不适及颞下颌关节的损害。

(2)固位应良好,加力应适宜。

(3)每间隔1～2周加力一次,随着覆𬌗覆盖关系的逐渐改善,可分次磨低𬌗垫,每次磨除0.3～0.5mm的厚度,直至𬌗垫全部被磨除。

(三)口腔不良习惯矫治器

该类矫治器通常是在一般机械性活动矫治器上设置一些辅件如腭舌刺、栅栏、唇挡丝等,以阻止一些口腔的不良习惯,并同时矫治因不良习惯所致的错𬌗。

1.适应证

不良唇、舌习惯及吮指习惯等及其所致的错牙合。

2.结构与制作

口腔不良习惯矫治器同样由固位部分(卡环、邻间钩等)、加力部分(腭舌刺、腭珠、栅栏、唇挡丝及加力簧等)和连接部分(基托等)组成。具体的结构可根据患者的情况进行选取。

(1)腭舌刺用直径 0.7～1.0mm 的不锈钢丝弯制,纠正不良伸舌时将其置于口腔的前腭部,尖端磨圆钝,除在进食和口腔清洁时取下矫治器外,其余时间都应戴矫治器。

(2)栅栏、唇挡丝要采用直径 0.9～1.0mm 的不锈钢丝弯制,用于纠正不良吮吸习惯或唇习惯;腭珠是设置在基托后部腭顶处的可转动的小轮子,直径约 5mm 大小,用于诱导舌放置在正常的位置上。

(3)根据不良习惯所致的错牙合情况,可选用唇弓或双曲舌簧等装置来矫治散在间隙或舌向错位牙等错牙合。

3.临床应用

(1)该类矫治器要求固位良好,否则容易造成软组织损伤。

(2)应向患者家长说明口腔不良习惯矫治器的作用原理,取得家长的理解和支持。患者的配合是成功的关键,要求患者必须按医嘱戴用矫治器。

(3)矫治完成后,应分次拆除腭舌刺、唇挡丝等装置,并强调口腔不良习惯矫治器应继续戴用半年以上。

(四)螺旋器分裂基托矫治器

根据螺旋器安放在基托的位置不同,其产生的作用也不同。它是一种慢速扩弓器,利用打开螺旋器产生的力量可使牙弓扩大、推前牙向唇侧移动、推后牙向颊侧或远中移动等效果,达到矫治目的。

1.适应证

常用于上下颌牙列及局部牙齿的扩弓治疗。

2.设计与制作

(1)该矫治器包括箭头卡环、单臂卡环、双曲唇弓、基托及螺旋器等附件。

(2)其制作参见本节中螺旋扩弓器的制作与使用要点。

3.临床应用

(1)螺旋器分裂基托矫治器一般每隔 2～3 天加力 1 次,每次旋转 90°(1/4 圈),可开大 0.20～0.25mm 的间隙。

(2)在临床使用时,应在螺旋器钥匙的手柄上拴绳子类的物品,加力时将绳子拴在手上,以防止发生螺旋器钥匙误吞。

(五)带翼扩弓活动矫治器

该矫治器能同步扩大上下颌牙弓而不需要做上下颌 2 个扩弓矫治器,由眉式唇弓、箭头卡环、前后扩弓簧、基托和翼板组成。仅在上颌设计扩弓加力部分,通过矫治器向下延伸的翼板,在扩大上颌牙弓的同时扩大下颌牙弓。该矫治器由我国著名口腔正畸专家陈华教授设计,具有省时、省力、省料、高效的优点。

1.适应证

(1)适用于上下颌牙弓均有狭窄,后牙为中性关系,临床牙冠高度足够,需要上下颌扩弓者。

(2)前牙轻度拥挤或上前牙排列虽整齐但伴唇向倾斜,同时有下前牙轻度拥挤者。

(3)适用于年龄较小的患者。

2.设计与制作

(1)对好上下颌工作模型的咬合关系,并在前牙及两侧后牙上做咬合记号。

(2)在上颌腭中缝相当于前磨牙和磨牙处各制作一个扩弓簧,前者设计成单菱形,后者可设计为M形或单菱形或双菱形,若前后均设计为单菱形则其底部应相对。

(3)固位部分设计为左右上颌第一前磨牙及第一磨牙制作邻间钩、单臂卡或箭头卡环,左右上颌侧切牙及尖牙制作眉式唇弓(适用上前牙唇向位并排列整齐者)或双曲眉式唇弓(适用于前牙轻度拥挤者)。

(4)伴有前牙反𬌗,矫治器应附加后牙𬌗垫,使反𬌗牙脱离锁结关系。

(5)在上颌腭侧设计基托及两侧后牙腭侧设计翼板,翼板垂直向下延伸至下颌后牙舌侧,前缘至下颌尖牙舌侧面远中,后缘至第二磨牙舌面远中轴面角处。

(6)按照设计制作好支架,将支架根据需要置于石膏模型上相应的位置,扩弓簧与组织面应有2~3mm的间隙,以免加力后扩弓簧压迫硬腭黏膜而产生疼痛,然后用自凝树脂涂塑完成基托,亦可制作蜡型,经装盒、充胶等过程,热凝树脂完成制作,打磨抛光。

3.临床应用

(1)患者试戴合适后,于腭中缝处将上颌基托分裂。

(2)加力后复诊时,若发现有腭黏膜压痛或压迹,在处理时切忌缓冲基托组织面,可通过压迫基托的凸面,使基托腭弓部分变平即可。

(3)在扩弓的过程中,应密切观察下颌后牙的横𬌗曲线的曲度,其较平时即可停止扩弓。

(六)导弓式矫治器

导弓式矫治器实际上是一种变异𬌗垫矫治器,其不同点在于𬌗垫矫治器是通过打开上下牙弓的咬合以解除锁结关系,利于推上前牙唇向移动而解除反𬌗关系;而导弓式矫治器则是解除锁结关系后可借助诱导弓的弹力和激发肌肉活动所产生的力,关闭下前牙散在间隙,诱导下颌向后移动,使下颌进行生理性调位,是一种机械-功能相混合的活动矫治器。

1.适应证

常用于矫治乳牙期或替牙期伴下前牙散在间隙的前牙反𬌗。

2.设计与制作

(1)应先确定好下颌后退位并上𬌗架固定。在上颌后牙处放置固位卡环,𬌗面设计为平面𬌗垫,上前牙区放置双曲舌簧,将双曲唇弓延伸至下前牙区形成诱导弓。

(2)通过上颌舌簧及诱导弓的适当加力来解除前牙反𬌗,纠正上下颌的咬合关系。

3.临床应用

(1)因其固位要求高,在对下前牙诱导弓进行加力时,其大小应适宜。

(2)𬌗垫应设计为平面式,以不对下颌产生不利诱导作用为原则。

（3）反咬合解除后，分次磨减𬌗垫，在形成正常覆𬌗后仍应继续戴用一段时间以巩固其疗效，否则易复发。

（七）金属支架式活动矫治器

该矫治器是 1919 年由美国牙科医师 Crozat G.B.发明的用锻制的金属丝制成的活动式唇舌弓弹簧矫治器，是一种无基托的活动矫治器。因为无大面积的基托覆盖，所以其体积小，矫治器外露少，同时又可随时取下清洗，更有利于口腔卫生，对成年人来说更容易接受。但由于该矫治器结构复杂，制作难度大，现在逐渐被固定矫治器替代，在此不作详述。

第四节　功能性矫治器

功能性矫治器是一种本身并不产生任何机械力，而通过定向传递咀嚼肌和口周肌的收缩力，改变错位的牙颌器官，诱导其生长发育向正常方向进行，达到矫治错𬌗畸形目的的矫治器。功能性矫治器改变口面肌对牙和颌骨所施力的大小、方向和作用时间，使得口颌系统的神经-肌肉环境更有利于颅、颌、面生长。有些功能性矫治器直接将肌力传递到牙齿；有些则可诱导骨的生长，协调上下颌骨关系。

一、分类

功能性矫治器经过近百年的发展，其设计不断变化，种类繁多，除少数固定式功能矫治器，如 Herbst 矫治器、Jasper Jumper 矫治器、Forsus 矫治器等外，多为可以自行摘戴的矫治器，如肌激动器、功能调节器、生物调节器等。

临床上常将功能性矫治器归纳为 3 大类，即简单功能矫治器、肌激动器类和功能调节器。

（一）简单功能矫治器

此类矫治器直接将肌力传递至牙，包括上颌平（斜）面导板、下前牙树脂联冠斜面导板、口腔前庭盾、唇挡等。

（二）肌激动器类

这一类功能矫治器都要改变下颌的位置，刺激附着于下颌的咀嚼肌兴奋，由此产生的力传递至牙、颌骨，起到功能性颌骨矫形作用，所以一般又称为颌骨功能矫形器，包括肌激动器、生物调节器、Herbst 矫治器、Twin-block 矫治器等。

（三）功能调节器（FR）

又称 Frankel 矫治器，这种类型的功能矫治器虽然也改变下颌的位置，但其主要起作用的部位在牙弓之外的口腔前庭，矫治器通过颊屏和唇挡改变口周肌的动力平衡，从而影响牙弓、颌骨的发育。按照其矫治目的分为 FR-Ⅰ、FR-Ⅱ、FR-Ⅲ和 FR-Ⅳ型。

二、适应证

主要适用于口面肌功能异常所引起的功能性错𬌗畸形或部分早期的骨性错𬌗，还可用于矫治某些不良习惯和矫治后的功能保持。以错𬌗类型分析,功能性矫治器主要用于矫治长度不调,既适用于安氏Ⅱ类错𬌗,也适用于安氏Ⅲ类错𬌗,还可用于矫正高度不调和后牙的宽度不调,但不适用于牙列拥挤、牙齿错位与拔牙病例。

就功能性矫治器对骨性生长改良的矫治效果而言,其最佳矫治时期应在青春生长迸发期前1~2年,但某些功能性矫治器(如 Herbst 矫治器)对年轻成人也可能会产生一定的积极作用。

三、功能性矫治的治疗程序

(一)诊断

通过临床口内外检查、口面功能分析、模型分析和 X 线头影测量分析,确定患者错𬌗畸形的类型、错𬌗形成的主要因素,从而正确制订矫治计划和选择最适矫治器。

(二)设计

确定咬合重建的标准,选择功能性矫治器的类型以及对患者的预后进行评估。

(三)咬合重建

根据矫治目标,从矢状、垂直和横向三维设计下颌的新位置,并用𬌗蜡完成𬌗位记录,通过𬌗蜡将牙模转移至𬌗架,在新的位置关系上制作矫治器,通过功能性矫治使下颌在该位置上建立新的𬌗关系。

1.矢状方向

下颌在矢状方向上移动的目的是建立中性磨牙关系。对于安氏Ⅱ类错𬌗,下颌前移的程度以使Ⅱ类磨牙关系改变为中性甚至偏近中为准。一般下颌前移 5mm 左右;若矢状不调严重,可分次前移下颌;若为Ⅱ类错𬌗的亚类,因功能原因造成者,可仅前移远中关系侧,中性关系侧保持原位。对于安氏Ⅲ类错𬌗,下颌尽可能后移至上、下切牙对刃。

2.垂直方向

下颌垂直打开应超过息止𬌗间隙,一般在磨牙区分开 4mm 左右。覆𬌗越深,垂直打开程度越大;反之,覆𬌗越浅,垂直向打开越小。一般而言,下颌前移量与垂直打开量之和在8~10mm。

3.中线考虑

对于𬌗干扰等功能因素造成的上下中线不一致,在咬合重建时应使上、下中线一致。

𬌗位记录完毕后,将𬌗蜡放在石膏模型上核对,如果与设计有任何不符,应重新进行𬌗位记录。

(四)技工室制作

技师按照正畸医师填写的设计单和要求,完成功能性矫治器的制作。

(五)临床应用

1.临床试戴

患者先行试戴一段时间,对不适之处稍加修改。

2.戴用矫治

对于活动式功能性矫治器患者,要求尽量延长矫治器戴用时间(每天不少于 14 小时),戴用时间越长,矫治效果出现越快。

(六)后期治疗

在功能性矫治完成后通常需要使用固定矫治器排齐牙齿、完成全口牙的精细调整,以获得良好的咬合关系。

四、常用的功能性矫治器的制作及应用

(一)上颌平面导板和斜面导板矫治器

1.作用原理

(1)抑制下前牙垂直萌出或压低下前牙。

(2)促进上下后牙垂直萌出。

(3)斜面导板有引导下颌向前,刺激下颌骨矢状向生长的作用。

2.适应证

平面导板适用于后牙牙槽高度过低引起的前牙深覆𬌗。斜面导板适用于矫治前牙的深覆𬌗、深覆盖,上颌位置正常、下颌后缩,磨牙关系多为远中的错𬌗畸形。

3.主要结构和制作要点

主要结构由卡环、唇弓、基托、平(斜)面导板组成。

(1)卡环或邻间钩:卡环应有良好的固位且不妨碍后牙的萌出。常用的固位装置有邻间钩、单臂卡或后牙连续卡环等。若做成固定式平导,则效仿 Nance 腭托的做法,将包埋于平(斜)面导板中的钢丝直接焊接到固位带环上,利用固位带环固位。

(2)唇弓:除起固位作用外,还可内收上前牙或对抗上前牙的唇倾。唇弓的粗细和位置根据矫治需要而不同。若需内收上前牙,可用直径 0.7mm 的较细不锈钢丝弯制,其位置放在前牙牙冠的近切 1/3;若需作矫治后的保持用,则用直径 0.9mm 的较粗不锈钢丝弯制,置于前牙牙冠的中 1/3 和颈 1/3 交界处。

(3)基托:基托远中游离端应伸展到上颌最后一个磨牙的腭侧,以防止因颌间距离升高、颊肌收缩压力加大使后牙舌侧移动。

(4)平(斜)面导板:在上前牙腭侧基托的前缘加厚,形成一半月形与𬌗平面平行的平面板称为平面导板;若形成一与𬌗平面约成 45°的斜面板则称为斜面导板。导板的厚度要求是,当下前牙咬在导板上时,上下颌后牙𬌗面分开 1.5~2mm,导板的左右径应达到两侧尖牙的远中,导板的前后径约为 7~8mm。若需要内收上前牙,则舌侧基托贴近牙面的部分应缓冲。

4.临床应用

(1)初戴上颌平(斜)面导板时,若有个别下颌切牙过高,应适当磨改,使更多的下前牙咬于平(斜)面导板上。

(2)随着下前牙被压低,有时需加高平(斜)面导板,以保证上下颌后牙𬌗面分开 1.5~2mm 的间隙。

(3)如果需同时内收上颌前牙,那么加力前可将上颌平(斜)面导板前缘的组织面适量磨除或缓冲,形成空隙以容纳前牙内收时移位的黏膜组织,以免引起炎症。

(4)每 3～4 周复诊一次,检查上颌平(斜)面导板上有无下颌前牙咬合形成的痕迹、是否影响下颌的侧方运动、颞下颌关节及下前牙有无不适或疼痛。每次复诊应检查治疗效果,深覆𬌗、深覆盖有无改进,并分析原因。

(二)下前牙树脂联冠斜面导板

1.作用原理

(1)利用下前牙区树脂导板斜面解除反𬌗锁结及诱导反𬌗牙的前移。

(2)解除咀嚼肌张力过大所致的下颌的逆时针旋转生长,反覆𬌗深所致的后牙萌出不足。

(3)刺激后牙牙槽骨的生长及牙齿的萌出。

2.适应证

主要用于矫治前牙反𬌗。乳牙期多数前牙反𬌗及部分或个别早期萌出的恒切牙反𬌗者,尤其适合于反覆𬌗较深、反覆盖不大的前牙反𬌗。

3.制作方法

制作时应在下颌后退的位置上进行,可用自凝树脂直接在口内完成,也可在石膏模型上完成。导板可套在下前牙上,也可用黏固剂粘接在下前牙上。斜面与上前牙腭侧接触,斜面与上前牙纵轴交角应小于 45°,否则上前牙容易被压低。

4.临床应用

(1)下前牙树脂联冠斜面导板粘接就位于下前牙后,检查上下前牙的咬合情况,若个别牙齿有早接触,则应进行调磨,并指导患者正确戴用下前牙树脂联冠斜面导板。

(2)戴用下前牙树脂联冠斜面导板 1～2 天后,若无不适反应,即可练习用上前牙与导板进行咀嚼。

(3)若上前牙已有唇向移动,而斜面导板只与上前牙的舌侧龈组织接触,则应根据反𬌗的程度及牙齿的反应,调磨斜面导板或增大导板斜度继续矫治。

(4)矫治混合牙列及恒牙列早期的严重前牙反𬌗,戴用斜面导板 2～3 个月后,若仍无效果,则应改用其他方法进行矫治。

(三)肌激动器

肌激动器有各种类型和改良,但以 Andresen 设计者为最早,所以又称 Andresen 矫治器。随后,在长期的临床应用过程中又经过不断的改良和完善,主要用于矫治青春发育高峰期安氏Ⅱ类错𬌗。矫治器在前移下颌的同时控制牙萌出,从而调节上下颌骨的矢状关系,并通过矫治器其他附件产生垂直向及水平向的控制作用。肌激动器还可用于治疗安氏Ⅱ类 2 分类、安氏Ⅲ类,以及开𬌗畸形,但不适用于安氏Ⅰ类牙列拥挤及上颌前突病例。

1.基本结构

肌激动器结构简单,主体为一块塑料基托,无特定的固位装置,也无产生机械力的加力装置。

(1)基托:塑料基托是肌激动器的主体。基托的上颌部分覆盖整个上腭部,远中达第一恒磨牙的远中;下颌部分向下延伸至口底,后缘必须达到下颌磨牙舌面的远中。上、下颌基托相连,在前牙区形成下切牙塑胶帽。若塑胶帽仅仅覆盖下切牙切缘,则在阻碍下切牙垂直萌出的同时不影响其唇向移动;若不需要下切牙唇向移动,塑胶帽应包盖过下切牙切缘 1/3。后牙区相应的基托部分有牙萌出的导面,通过调整塑胶导面,可以控制、引导后牙的垂直向萌出。基托的大小和形态与上下牙弓相匹配,但下颌只有处于设计的颌位关系时才能戴入。

(2)诱导丝:一般用直径 0.9～1.0mm 的硬不锈钢丝弯制,可弯制成普通的双曲唇弓。该唇弓可将肌肉的矫治力传导至上前牙,如果上前牙腭侧牙槽部分的基托被调磨缓冲,上前牙在唇弓的影响下将向腭侧倾斜移动。

2.矫治原理

以安氏Ⅱ类错殆畸形为例,肌激动器的矫治力来源于咀嚼肌,在口内也主要依靠咀嚼肌松散固位。Ⅱ类错殆患者在开始治疗前,咀嚼肌群呈平衡状态。戴入矫治器后,咀嚼肌群的平衡被打破,肌激动器所产生的矫形力使下颌每向前移动 1mm 产生 100g 的力;下颌垂直打开8mm,可产生高达 500g 以上的肌肉牵拉力。下颌因矫治器牙导面的引导被迫固定在向前、向下新的位置上,下颌下肌群和提下颌肌群由于受到牵拉而反射性地拉下颌向后。下颌本身虽受到向后的拉力,但其位置被固定于前伸位置处,因此,矫治器对下牙弓施以向前的推力。由此产生的收缩力使矫治器在口内得以固位,如果下前牙被塑胶帽包压而后牙殆间无塑料基托阻挡,这一收缩力可抑制下前牙萌出并刺激后牙萌出,有利于深覆殆的矫治。由于下颌-矫治器-上颌已连为一体,这一牵拉下颌向后的力通过唇弓和牙导面传至整个上牙和上颌,使其向前的发育受到抑制。

功能殆平面的确立对矢状关系不调的殆治具有重要意义,功能殆平面的高度及倾斜度是神经肌肉及生长发育力作用于牙列的结果。在利用肌激动器进行治疗时应特别重视。由于上下后牙垂直萌出的方向不同,上后牙向下、向前,而下后牙垂直向上,肌激动器通过后牙牙导面控制上、下后牙的不同萌出,从而调整功能殆平面的高度及磨牙关系。在Ⅱ类错殆的治疗中应抑制上后牙的垂直萌出,促进下后牙萌出,使其在较高的水平位置上建立功能殆平面,有利于建立Ⅰ类磨牙关系;反之,对于Ⅲ类错殆,应抑制下后牙垂直萌出,促进上后牙自由萌出。

大多数病例下颌前移为 5mm 左右,咬合打开超过息止殆间隙 2mm,磨牙区分开 4mm 左右,同时要确定中线关系。

3.肌激动器的制作

(1)上殆架:严格按殆蜡记录将牙模上殆架,并在整个矫治器制作中保留殆蜡在上、下牙弓之间,以确保颌间关系的稳定同时便于形成牙导面。为便于操作,殆架应当反上,即前牙区朝向殆架的关节轴。

(2)后牙的牙导面和前牙区的塑胶帽预备:后牙的牙导面要根据牙齿的形态和要进行的移动逐一在殆蜡的舌侧面雕刻出来,上、下牙导面的交界处一般位于殆间隙的上 1/3。去除前牙区殆蜡并根据设计准备形成不同的塑胶帽。

(3)弯制上颌双曲唇弓并固定在牙模上:唇弓应在上颌尖牙远中越过殆面,注意不得影响上、下牙齿的萌出。

(4)填塑胶:上、下颌分别进行,然后在殆蜡记录的关系上形成颌间后牙区和前牙区将矫治器联为一体。打磨抛光,最后在牙模上核对无误。

4.临床应用

(1)试戴期:矫治器试戴 1 周后,绝大多数患者能够适应,并保持矫治器在正确位置。少数患者入睡后矫治器可能不自觉脱出口腔。应检查是否垂直打开的距离不足,或是下颌前移的距离过大。

(2)矫治期:戴用矫治器适应后,每4~6周复诊一次。复诊时:①检查牙导面与牙齿接触部分的"光亮区",如矫治安氏Ⅱ类1分类错𬌗,上颌牙齿接触的"光亮区"应在近中龈侧,而远中塑料被缓冲,以刺激上后牙向远中𬌗向萌出;下颌牙导面的"光亮区"在远中龈侧,而近中塑料被缓冲,以刺激下后牙向近中𬌗向萌出。对矫治不利的"光亮区"应当调磨;如果缺少"光亮区",说明牙导面未起作用,应在不改变下颌位置的条件下考虑重衬。②对混合牙列期的患者,应当检查后牙导面是否影响乳、恒牙的替换与萌出。应将影响乳、恒牙替换和第二磨牙萌出的塑胶部分磨除;相反,如果个别牙齿萌出过多或需阻止其萌出,应在牙齿的𬌗面增加塑胶𬌗垫阻萌。③缓冲上切牙腭侧基托,并调整唇弓与上切牙唇面接触关系,以促进上切牙腭向移动。若上切牙已到位,则应在其腭面用自凝塑胶重衬,以保持其位置。

由于肌激动器体积较大,戴入后影响发音和咀嚼,一般在夜间及休息时戴用,每天确保戴用至少14小时。戴用时间越长,疗效越佳。安氏Ⅱ类1分类错𬌗一般在治疗10~12个月后,后牙达到中性𬌗关系,前牙覆𬌗覆盖关系正常。

肌激动器用于治疗安氏Ⅲ类错𬌗的情况较少,其设计遵从功能矫治器的基本原则。应当注意的是,后牙导面应抑制下后牙萌出,而允许上后牙自由地向下、向前萌出移动。

5.肌激动器与口外弓的联合应用

肌激动器对替牙期安氏Ⅱ类1分类低角型病例的面型改善非常有利,但对高角型病例却十分不利。这是由于:①在垂直向控制上,肌激动器抑制上后牙的垂直萌出而促进下后牙的自由萌出,可能导致𬌗平面和下颌平面的向下向后旋转,使面高增加;②在矢状向控制上,肌激动器主要是促进下颌骨的向前生长发育,但对上颌向前发育的抑制作用却非常有限,因此,对有上颌前突趋势的Ⅱ类患者治疗效果有限。此外,肌激动器治疗中上切牙的舌向移动为倾斜移动,有可能造成上切牙的舌倾、伸长;下切牙塑胶帽理论上可限制下切牙唇倾,但临床效果并不肯定。

口外弓是替牙期治疗安氏Ⅱ类1分类错𬌗的有效装置,能够有效地抑制上颌骨的向前生长发育,并且可通过改变牵引力的方向抑制上后牙的萌出,但是,口外弓并不直接促进下颌骨的向前生长发育。

基于以上特点,将口外弓与肌激动器联合起来组成口外弓-肌激动器,充分发挥两者的互补作用,用于早期矫治安氏Ⅱ类下颌后缩伴有下颌平面角增大,或合并上颌前突趋势病例的矫治。口外弓多采用高位牵引,牵引力通过上颌阻抗中心与上牙弓阻抗中心之间,有助于保持𬌗平面的相对稳定,防止其发生向下向后旋转。替牙期牵引力一般为250~300g/侧,保持期则为100~200g/侧。

(1)口外弓-肌激动器的适应证:①替牙期安氏Ⅱ类1分类错𬌗;②期望前移下颌并向后作用于上颌,改善Ⅱ类骨骼关系;③适用于高角病例,可达到最佳垂直控制;④不适于下颌平面角较低、颏点位置靠前的病例。

(2)构造:口外弓-肌激动器分为肌激动器部分和口外弓2部分。

①肌激动器:在Andresen矫治器的基础加以改进。

A.基托:上颌基托与所有牙齿的𬌗面和切缘贴合。切牙和尖牙处,基托向唇(颊)侧延伸盖过牙冠 2mm;为减小矫治器体积,腭部塑料基托可用 1.2mm 直径的不锈钢丝弯制的腭杆代替。下颌基托类似于总义齿者,应尽可能向口底伸展,因为支抗主要来源于下颌舌侧骨皮质;下颌牙齿的舌侧和𬌗面均与基托贴合,基托延伸至颊尖,前牙盖过唇面并向龈向伸展2～3mm。

B.上前牙控根簧:用 0.5～0.6mm 直径的不锈钢丝弯制而成,簧高 6～8mm,可对上切牙进行根舌向/冠唇向控根。控根簧必须与高位口外唇弓合用,否则会加重切牙伸长。若上切牙转矩控制不重要,则可将控根簧改为双曲唇弓(0.8mm 直径)。保持前牙处基托不变,双曲唇弓对切牙也有轻度控根作用。注意上前牙的内收只能在Ⅱ类颌间关系矫正之后,而不能在矫治开始时。若上切牙舌倾,可在切牙的腭侧增加前腭弓(0.7mm 直径),用以唇向开展上切牙。

下切牙有少许散隙时可用下双曲唇弓;内倾的下切牙可以加用下舌弓;对颏肌紧张的病例可以增加下唇挡。

C.口外弓管:置于双尖牙区,垂直方向上离上颌牙齿 1mm。Van Beek 设计将口外弓内弓直接埋入肌激动器两侧尖牙与侧切牙之间的塑料基托中,口外部分与高牵引头帽相牵引。

②口外弓:联合矫治的重要部分。牵引力的方向(包括施力点)、力的大小和力的作用时间,对治疗结果有重要影响。

A.牵引力方向:口外弓的外弓末端至第一恒磨牙近中,外弓稍向上方倾斜,与内弓呈约200°左右的角度,牵引力向后上方。重要的是保持牵引力通过上颌阻抗中心与上牙弓阻抗中心之间,才能达到使𬌗平面倾斜度保持不变的作用。改变牵引力的方向,𬌗平面将发生旋转。

B.牵引力大小与牵引时间:口外牵引力直接作用于上颌,调整口外力的大小,可调整上颌对骨性Ⅱ类矫治的贡献。若患者上颌前突明显,则可加大牵引力(可达 1000g/侧),每日戴用较长时间(16 小时以上),以产生最大限度的上颌反应。若患者的Ⅱ类骨骼关系主要由下颌后缩造成,则应使用轻力(200～400g/侧),每日戴用 12～14 小时,以减小上颌的反应;同时为增加下颌的贡献,疗程可以延长,一般需要 2 年。由于骨性Ⅱ类病例中下颌后缩的成分占优势,临床应用中多采用较轻的矫形力。

(3)𬌗关系建立:根据 Tuenge 等对猴的研究,口外力可通过牙尖咬合关系从上颌传导至下颌,使髁突在功能运动中位置较正常靠后。作为适应性改变,下颌颈部与髁突后份吸收,并由于关节凹改建而后移。口外力间接作用于下颌,产生不利于Ⅱ类骨骼关系矫正的改变,因此,必须解除咬合锁结,并使髁突脱离关节凹,防止这种改变的发生。这是联合矫治中𬌗重建的一个主要原因。

𬌗重建时上下颌的咬合分离应比息止𬌗间隙稍大,第一恒磨牙间分开 2～4mm。下颌前伸应使尖牙达到或接近Ⅰ类关系,但前伸不宜过度,以下切牙计,前伸不宜超过 5mm。若存在功能因素引起的下颌偏移,𬌗重建时应加纠正。

(4)临床应用

①用口外弓-肌激动器治疗之前,若存在明显的牙列不齐和上牙弓狭窄(下颌前移至Ⅰ类关系时宽度不调超过 3mm),则应当使用简单活动矫治器排齐牙列或扩弓,使联合治疗能顺利进行。小量的上牙弓狭窄可在治疗中通过重衬解决。重衬每 8 周进行一次,在上颌后区包括腭托部分的基托组织面放入足够的自凝塑胶,戴入后嘱患者紧咬片刻,在塑胶凝固之前取出矫治器,去除多余塑胶,再次戴入并检查是否完全贴合,然后取出修整。重衬时应当注意不能改

变下颌的三维方向。

②初戴矫治器时,首先检查肌激动器在口内与牙齿和组织的贴合情况,然后戴上口外弓,检查口内弓与口外弓位置是否正确,并根据治疗需要调整牵引力的大小和方向。

需要联合矫治的病例大多数需要严密的垂直向控制以防止殆平面旋转,为此,口外力必须通过上颌和上牙弓的阻抗中心之间,以使牵引力均匀分布于切牙和磨牙区域。临床上戴入肌激动器和口外牵引后嘱患者稍稍张嘴,矫治器不发生脱位,以保持牙冠前后段的垂直压力相同;若矫治器后部脱位,则说明牵引力过于靠前;若矫治器前部脱位,则说明牵引力过于靠后。这2种情况都要对牵引方向进行调整。

少数特殊的Ⅱ类病例,如下颌平面角较大,同时伴有前牙深覆殆或者前牙开殆,改变殆平面倾斜度是治疗计划的一部分,则应对牵引力方向进行相应改变。对于前者,为压低上前牙,牵引力方向应尽可能靠前,矫治器后部有脱位的趋势,其在口内的固位依靠提下颌肌力,此外,可加大转矩簧的力使矫治器稳固。对于后者,牵引力应当偏后,使磨牙承受更大的垂直向分力,并磨除下切牙区塑胶促进其萌出。

使用口外弓-肌激动器的患者一般不需要后牙的垂直伸长,特别是上后牙的萌出应当尽量避免,因此,上下后牙之间的塑胶常常要求完整保留,使其起到夹板结构的作用。少数患者当下颌前伸至磨牙关系中性、前牙正常覆殆覆盖时,上下后牙间有明显的垂直间隙,需要下后牙的萌出,以使咬合稳定。此种患者在矢状关系矫治有效后,需要磨除下后牙殆向的塑胶以使后牙建殆。

③戴用口外弓-肌激动器的患者每6~8周复诊一次。为保持矫治器与组织的严密贴合,即使不需要扩弓,也应每6~8个月对整个矫治器进行重衬。

Ⅱ类关系矫正、咬合稳定后,可逐渐减小戴用时间,隔日夜间戴用3个月,然后每周2次戴3个月,以保持疗效。联合治疗结束后多采用固定矫治器进行二期治疗,使后牙殆关系更加完善。少数患者治疗顺序恰恰相反,先用固定矫治器治疗,然后用口外弓-肌激动器作为主动保持,最终完成骨性Ⅱ类的矫治。

(四)功能调节器

功能调节器(FR)系由德国医师 Frankel 设计并倡导,是近代对功能矫形治疗推广应用中起着很大促进作用的一种有影响的功能性矫治装置。FR 矫治器与传统的肌激动器功能性矫治器不同,该矫治器大部分结构都位于口腔前庭,其特点是颊屏离开牙弓,阻挡唇颊肌的压力,使牙弓扩大,以及颊屏、唇挡的边缘延伸至前庭沟底刺激骨膜下骨质增生使牙槽基骨弓扩大。通过使牙槽骨扩大,牙弓整体向颊侧移动,解决不良的姿势行为型,建立正常的口腔功能间隙。引导并促进牙颌正常发育。

1.矫治原理

(1)调整口周肌的动力平衡:Frankel 认为肌肉和口周囊性组织,特别是颊肌和口周组织,在替牙阶段对牙弓的发育具有潜在性的抑制影响。不正常的口周肌肉功能产生异常的作用妨碍正常的生长发育。因而他所设计的 FR 矫治器将颊屏和唇挡作为一种肌肉训练器,成为与牙弓形态相适应的"功能性基质"。其作用方式与传统的其他活动功能性矫治器不同的是,力不是由内向外的,而是将颊屏作为一种人为的支架结构来隔除外部的肌力,使舌发挥作用,促使牙槽突和基骨形态良好地发育。这种未经舌侧加力,仅使内外肌力动态协调平衡而获得的牙弓扩展效果是稳定的。

(2)建立正常的口腔功能间隙:Frankel 特别强调,戴用 FR 矫治器进行功能矫形治疗不仅仅是解决不良的姿势型,还要建立正常的口腔功能间隙。出生后在功能间隙的发育中,囊性肌肉部分的功能影响增加,肌肉的姿势行为型具有控制间隙的潜能,我们必须建立起功能间隙的概念,因为它很重要,而一般的固定或活动矫治器治疗不能直接改变间隙和扩大囊的体积。FR 功能调节器设计的指导思想之一就是针对此问题,使口腔功能间隙的容积得到改变。

(3)促进基骨的生长:将颊屏和唇挡伸展到前庭沟底以下,使软组织受到牵拉张力,使颌骨骨膜受牵张刺激,促使骨膜下骨质增生,基骨扩大,牙齿产生整体移动。

(4)下颌位置的调整:在改变下颌矢状不调的方法和作用上,FR 调节器与其他功能性矫治器有所不同,FR 是以体积很小的下颌舌托接触下颌黏膜,激活黏膜的本体感受器维持下颌的前伸位,矫治器基本上不接触牙齿,而其他功能性矫治器是以重建形成的树脂接触牙齿和颌骨维持下颌的前伸位,一次前伸的量可达 5～6mm,打开的量超过息止殆间隙,甚至可达 8～10mm 之多。这样的重建,常使下前牙唇侧倾斜和上前牙过分地舌倾,虽可减少覆盖,但不利于中性关系的建立,而 FR 功能调节器基本上不接触牙齿,而且强调下颌的前伸量每次不超过 2～3mm,覆盖过大者可以逐步前伸,打开的量足够容纳矫治器的横跨钢丝通过即可,不但避免了以上不利的不良反应,还可使患者更舒适和更有利髁突地进行适应性改建和唇封闭练习。

2.分类及应用

目前临床上应用最广泛的 Frankel 生物调节器是 FR-Ⅱ型和 FR-Ⅲ型。据文献报道,在美国应用功能调节器 80% 为 FR-Ⅱ型。以下仅着重介绍 FR-Ⅱ型和 FR-Ⅲ型的制作要点。

3.FR-Ⅱ型生物调节器的制作

(1)FR-Ⅱ型生物调节器的结构:由颊屏、唇挡、舌托、舌丝、尖牙卡、腭杠等支持丝构成。

(2)FR-Ⅱ型生物调节器的制作

①模型:强调模型必须清晰反映全牙列、牙槽突、上颌结节、唇颊舌系带、前庭沟,以及整个前庭区黏膜皱襞。模型的边缘要有 5mm 左右的宽度,以利于下一步的修整和铺隔离蜡。

②模型修整:Frankel 反复强调模型修整是制作有效矫治器最重要的基础保证。

A.画轮廓线:首先沿前庭沟最凹处,用 4H 铅笔画出前庭沟底线,然后初步确定出上颊屏、下唇挡所在的部位轮廓。

B.平整模型:在颊屏及唇挡处,平行于前庭沟底线,向外修整出 5mm 的宽度,以便留出铺蜡及充塑胶的厚度。

C.下唇挡区的修整:深度为从牙槽最凹处向下 5mm,或距下切牙龈缘下约 12mm,方可使唇挡得到适度的伸展。从侧面观,修整后的下牙槽唇面应是垂直的。

D.上颌颊屏区的修整:从前庭沟底线,沿牙槽骨的方向往下刻 3～4mm 深度,即为颊屏伸展的量(具体情况还可根据患者局部解剖形状,可用手指触扪进行判断)。为了准确无误也可用游标尺估测。一般前庭沟的参考深度应离上颌后牙龈缘 10～12mm。

E.注意点:颊屏修整区域,前缘从尖牙牙根区起,后缘至靠近上颌结节处(上颌结节不要求进行修整)。修整时应让出颊系带区。对 FR-Ⅱ型,仅修整需牵引的上颌颊屏前庭沟区、下唇挡前庭沟区,下颌颊屏区不需修整。

③殆重建:

A.下颌前移量:一般约为 2.5mm(Frankel 认为最好一次前伸不超过 3mm),当覆盖中等(矢状向不调仅有 2～4mm 时),下颌可前伸至切对切关系。

B.垂直打开量:约 2.5～3.5mm,不能超过切对切,达到允许钢丝跨过间隙不接触到牙齿即可。

C.对需前移较大患者,应分步推进,以避免肌肉处于明显紧张状态,使患者更能适应。

④上殆架:将上下颌模型按殆重建的蜡堤记录准确地上于简单的殆架上,殆架上好后,画出下唇挡及颊屏铺蜡区。蜡堤暂不能丢弃,以便随时检查殆架关系是否准确、稳定。

⑤铺隔离蜡:颊屏区铺蜡的厚度视个体牙弓所需开展的量而定,一般为:

A.在牙齿的区域厚度为 3～4mm。

B.上颌牙槽区为 2.5～3mm。

C.下颌牙槽区从牙齿区域的 3～4mm 厚逐步减薄至下颌边缘区的仅 0.5mm 厚。

此外,对Ⅱ类 1 分类患者第一前磨牙区牙弓狭窄需扩弓者,牵张区蜡的厚度可稍厚,但过厚的蜡将使矫治器体积过大,患者戴后不适,也不利于唇封闭练习。下唇挡区倒凹明显可适当少许铺蜡,以免矫治器取戴时擦伤黏膜。

⑥金属丝的制作及作用

A.下颌舌侧支持丝:选用 1.2mm 不锈钢丝弯制。此外,为了弯制方便,可将钢丝分成 3 段,中段为水平部与下颌舌侧根尖牙牙槽外形相一致,位于下前牙舌侧龈缘之下 2～3mm,并离开黏膜 1～2mm,便于塑胶填充。注意钢丝不要妨碍舌系带。两侧的横跨钢丝由第一、第二乳磨牙或第一、第二前磨牙之间越过,不要接触到上下牙的殆面。其末端形成 90°圆钝弯曲向前进入颊屏,与隔离蜡相距 1mm 便于充胶,进入颊屏的两侧末端须与平面平行,便于以后此部锯开达到下颌逐步前伸的目的。舌侧支持丝也可用一根丝弯制,其优点是舌托不易断裂,但弯制较困难。

舌侧支持丝作用:将舌托与颊屏相连,当下颌逐步前伸时可维持下颌的位置,同时也是矫治器的主要支架。

B.下前牙舌侧丝:选用 0.8mm 不锈钢丝,顺着下前牙的舌侧面,位于舌隆突上,末端沿舌侧支持丝前达尖牙或乳尖牙的远中。

下前牙舌侧丝的作用:阻止下前牙伸长,改善深覆殆。在少数情况下需下前牙唇侧开展,此时可用 0.5mm 或 0.6mm 钢丝弯成舌簧。一旦不需唇向移动下前牙时,仍需改成 0.8mm 的舌侧丝。

C.下唇挡连接丝:选用 0.9mm 的不锈钢丝弯制,仍可分为 3 段,为让开唇系带,中段形成"∧"形缓冲,连接丝应位于龈缘之下约 7mm,离开黏膜 1mm。两侧末端对称平行进入两侧的颊屏。

D.上颌唇弓:用 0.9mm 的不锈钢丝弯制。唇弓的水平部位于上切牙冠的中部,为一圆滑的弓形,不需与个别排列不齐的牙齿接触,两侧由侧切牙的远中向龈方形成一向上的弧形或 U 形曲,曲的顶部达尖牙根位置的中部,要有足够的宽度以不妨碍尖牙的萌出为原则,曲要离开黏膜 2mm。若上前牙有间隙,需要内收关闭间隙,可将曲形成类似上颌活动矫治器的 U 形曲。但内收上前牙不是 FR-Ⅱ型矫治器治疗的目的,若内收过多不仅妨碍下颌的前伸,还会使矫治器不能很好地就位于上后牙的槽沟内,使矫治器下垂影响 FR 的矫治效果。

上颌唇弓的作用:连接和稳定矫治器,同时还可将下颌前伸后,伸肌后退之力通过唇弓传递于上颌,但此力较弱。

E.上颌舌侧弓:0.8mm 不锈钢丝制作,舌侧弓的中部沿上前牙舌面形成一弧形位于上切牙舌隆突上。两侧由尖牙近中处回弯形成一"Ω"形曲,曲与腭部外形一致离开黏膜 1mm,长度 5~6mm,曲的远中段紧贴尖牙和第一乳磨牙槽沟或第一前磨牙之间越过,形成 90°弯曲向上后进入颊屏。

上颌舌侧弓的作用:保持上前牙的位置,防止其继续萌出,以改进深覆𬌗,以及辅助腭弓增加支抗,使矫治器稳定于上颌。

⑦腭弓:用 1.0mm 的不锈钢丝弯制,在第二乳磨牙远中位置形成与腭穹窿外形相一致的弧形腭弓,腭弓的中部弯一小的向后弯曲的 U 形小曲便于牙弓扩展后,颊屏接触牙槽时可以作必要的调整,腭弓离开黏膜 1~1.5mm,两侧分别从第二乳磨牙远中邻面的槽沟处(预先磨出)或前磨牙和第一恒磨牙之间所分的牙间隙处紧密地越过,进入颊屏区,然后垂直往上形成一长 6~7mm,宽约 5mm 的 U 形曲,离开隔离蜡约 1mm,再往下返回第一恒磨牙,于颊沟处形成支托,支托末端止于中央窝,两侧支托必须平行,便于牙弓向两侧开展。

腭弓和支托的作用:连接和稳定矫治器,另外,可起到支抗和使矫治器就位于上颌,同时阻止磨牙向前向下萌出,控制垂直方向的生长发育的作用。若上颌牙第一恒磨牙萌出不足,腭弓可从第二乳磨牙远中越过,支托相应地向前放在第二乳磨牙面的颊沟,止于中央窝。

上尖牙卡:尖牙唇侧卡(尖牙诱导丝),选用 0.8mm 不锈钢丝弯制横曲。从颊屏向前方伸出,曲尖端与上尖牙颊面接触,曲后端直接进入颊屏包埋于颊屏中。尖牙卡相当于颊屏在尖牙处的延伸,由于Ⅱ类错𬌗在异常肌功能作用下尖牙间宽度不足,尖牙卡可离开尖牙和牙槽 2~3mm,以消除消除异常的肌功能,使尖牙正常萌长,牙槽宽度得以发育。为了增加尖牙间基骨宽度,颊屏甚至可以延伸到尖牙窝处。

尖牙诱导丝的作用:诱导尖牙的萌出、阻断异常肌力和辅助腭弓使矫治器能稳定地就位于上颌。同时,尖牙诱导丝可以调整、导引和矫治轻度尖牙唇向错位。

应注意问题:全部金属丝弯制完成后,应用粘蜡固定。所有进入颊屏的钢丝均应离开隔离蜡约 1mm,以便包埋于塑胶内。避免其外露损伤软组织。

⑧塑胶部分的制作及作用

A.下颌舌托:为便于矫治器完成后磨光,先糊塑下颌舌托。舌托上缘离开龈缘 2~3mm,以免妨碍下后牙的萌出,后缘止于第二乳磨牙或第二前磨牙的远中,下缘至口底。由于此区域舌系带的附着,以及放置有舌侧支持丝等,而充填塑胶的范围窄小,因此,塑胶可稍厚,约 3~4mm。塑胶硬固后,先打磨抛光放入模型的正确位置上。

舌托的作用:改善口周肌不良姿势行为的一个重要组成部分。舌托仅与舌侧黏膜相接触,不接触下牙。当下颌倾于退回到原来的后缩位时,引起牙槽突舌侧的压力感受,产生感觉传入冲动,刺激牙龈和牙周膜的本体感受器,形成一种负反馈,调控下颌前伸肌消除不良干扰信息,使肌功能恢复正常。

B.下唇挡:用自凝塑胶形成。唇挡的厚度约 2.5～3mm,横断面呈泪滴状,边缘要圆钝光滑。唇挡的外形似一平行的眼镜形,上缘离开龈缘约 4～5mm。

唇挡的作用:消除紧张的颏肌作用,使颏唇沟变浅,促进基骨生长,改善下唇的姿势,利于唇封闭练习。

C.颊屏:先将已完成打磨的舌托和唇挡准确无误地放到模型的正确位置上,继而用蜡条将已铺好的上下颌的隔离蜡连在一起,并使蜡表面光滑。然后,用自凝塑胶糊塑,上颌糊塑的伸展深度达前庭沟底,特别是在上颌第一前磨牙和上颌结节处。上部前缘达上尖牙的根部。颊屏的厚度 2.5～3mm。塑胶硬固后,用热水浸泡后除去隔离蜡,取下矫治器,进行磨光处理,打磨过程中应特别注意矫治器的所有边缘均应圆钝光滑,以免刺激黏膜。

颊屏的作用:可三维方向扩大口腔功能间隙,消除颊肌、口轮匝肌所形成的不平衡结构,牵张刺激上颌侧方基骨的生长(扩大基弓),训练口周不良的姿势行为。

D.完成后的试合及试戴。

E.唇挡和舌托的前伸调整:若患者覆盖大于 7mm,下颌需逐步前伸者,在矫治调整时,为避免重新制作矫治器,可将颊屏的前下部(包括舌侧支持丝、舌托、唇挡)水平、垂直锯开,以便逐步前伸,伸至所需位置,可于口中用自凝塑胶固定,从口中取下修整磨光。

4.FR-Ⅲ型功能调节器的制作

(1)模型:取模及模型要求同 FR-Ⅱ型。

(2)FR-Ⅲ型生物调节器的结构:由颊屏、上唇挡、下唇弓、舌托、舌丝、腭杠等支持丝构成。

(3)殆重建

①应尽量地使下颌后退,以脱离反殆的锁结为原则,前牙能呈切对切关系为好。对不同程度患者应按个体状况决定分步后退及打开的距离,并取决于反覆殆的深度。对反覆殆浅者,打开的程度应使上下前牙之间相距 2～3mm,使唇封闭时维持最小张力。

②在临床操作中为使下颌获得最大的后退位,需要请患者下颌放松,医师用拇指放在下颌颏部柔和地轻轻推下颌往后,一般临床上下颌只能退到前牙切对切的关系,在此位置维持 1 分钟左右,如此反复 2～3 次,使患者习惯此位置,即可用马蹄形的软蜡放入口中进行重建,注意上下中线必须一致。

③相对于上颌,FR-Ⅲ型矫治器殆重建时下颌的就位方向与 FR-Ⅱ型就位方向正好相反,临床上不需分牙和磨除乳磨牙的远中邻面。

(4)模型修整:由于 FR-Ⅲ型的唇挡位于上颌,所以 FR-Ⅲ型仅在上颌模型上进行修整,修整上唇挡区时,应仔细地检查、触扪患者此区的解剖结构状况,通常上唇软组织可允许唇挡深入前庭沟底约 5mm,所以模型上此区可由沟底往上刻 5mm 左右,颊屏区的模型修整如同 FR-Ⅱ型,下颌模型不修整。

(5)铺隔离蜡:FR-Ⅲ型矫治器主要是矫治Ⅲ类错殆,达到刺激上颌骨的发育和抑制下颌骨的发育的目的。所以与 FR-Ⅱ型不同,为使已完成的 FR-Ⅲ型颊屏离开上颌而紧密接触下颌,仅需要上颌铺隔离蜡,下颌不铺蜡。可先在上下颌模型上用铅笔画出颊屏和上唇挡所在区域的轮廓。上颌颊屏区蜡的厚度为 3mm 左右，若后牙牙弓狭窄，蜡可稍厚。蜡的下缘与上后牙的颊尖齐平。上唇挡区蜡的厚度为 2.5～3mm。

（6）金属丝的作用和制作

①下颌唇弓：FR-Ⅲ型的唇弓放置于下颌，选用 1.0mm 不锈钢丝弯制，沿着下切牙唇面龈乳头之上（于模型上在此位置刻一极浅的槽沟，主要目的是保证矫治器戴入时唇弓位于牙冠上，减少下切牙的舌向倾斜），两侧至尖牙远中向龈方弯成 90°至龈缘下约 5mm 处，再向后弯曲进入颊屏，两侧末端均与平面平行，并离开黏膜 1mm，以便塑胶包埋。

下唇弓的作用：FR-Ⅲ型就位于下颌，所以下唇弓的作用是与腭弓一同起支架和支抗作用，并抑制下颌生长。

②𬌗支托：可分为下颌𬌗支托及上颌𬌗（反覆𬌗较浅时用）支托 2 种。

下颌𬌗支托：选用 0.9mm 不锈钢丝，沿着下颌第一恒磨牙（或第二乳磨牙）的中央沟形成支托，两端沿磨牙近远中向龈方弯曲，离开牙龈进入颊屏。

上颌𬌗支托：仅用于反覆𬌗较浅的Ⅲ类错𬌗，可在上颌第一磨牙上（或第二乳磨牙）放置上颌支托。选用 0.7mm 不锈钢丝弯制，支托沿着最后一个磨牙的中央沟放置，钢丝呈双股，末端由磨牙的远中面弯向前进入颊屏；其位置在腭弓的下面，其作用为保证𬌗的打开；一旦反𬌗解除，即可磨除支托以利于上后牙的向前向下萌出。

𬌗支托的作用：防止下磨牙向上和向前萌出，允许上后牙自由向下向前萌出，和保证咬合的打开以利于前牙反𬌗的矫治。同时与唇弓一起增强 FR-Ⅲ型的下颌支抗。

③腭弓：选用 1.0mm 不锈钢丝弯制，类似于 FR-Ⅱ型的腭弓，两侧末端由最后一个磨牙远中外形高点之下越过，离开隔离蜡约 1mm，进入颊屏，两侧末端相互平行。

腭弓的作用：由于 FR-Ⅲ型矫治器是在下颌尽量后退位时进行重建制成的，所以当矫治器戴入口中时，下颌伸肌有向前复位的趋势，此向前之力通过下唇弓传递到上颌腭弓，促使上颌向前发育。同时腭弓与下唇弓、支托共同起矫治器的支架作用，扩展口腔功能间隙。

④上颌舌侧丝：形态类似于 FR-Ⅱ型的上颌舌侧弓，但其位置放置和作用完全不同。选用 0.7mm 不锈钢丝弯制，其中央水平部约位于切牙的舌隆突上，切缘下 2～3mm 处，沿着上切牙的舌面形成弧形；若希望上前牙继续萌出，舌侧丝可不接触舌隆突，当需要开展上前牙向唇侧时，舌侧丝的中部可以分开，形成交叉舌簧，以利于反𬌗的解除。舌侧丝由尖牙远中越过间隙时应不接触牙齿进入颊屏，此点不同于 FR-Ⅱ型。因为 FRⅢ型矫治器的作用是希望上牙列和上颌向前发育。

⑤上唇挡连接丝：一般选用 0.9mm 不锈钢丝弯制。在上切牙前庭区形成，其弯制类似于 FR-Ⅱ型的下唇挡连接丝。

（7）塑胶部分的作用和制作

①上唇挡：FR-Ⅲ型的唇挡外形类似 FR-Ⅱ型的下唇挡，但位于上颌前牙的前庭区（而不是 FR-Ⅱ型的下颌前牙区），伸展面积稍大。唇挡的厚度约 2～3mm，并离开牙槽 2.5～3mm，唇挡的剖面如倒的水滴状，上缘圆钝尽量向上伸展，如此方能牵拉鼻中隔前上颌韧带和骨膜，促使骨沉积和解除上唇压力。

在矫治过程中，由于上颌的向前发育，唇挡可能与牙槽黏膜相接触，此时，可将两侧唇挡连接丝由颊屏中磨出，取下向前调至所需位置，用自凝胶在口中重新定位，使唇挡与牙槽黏膜保持 2.5～3mm 距离,而不必重新制作矫治器。

上唇挡的作用:解除上唇对上颌发育不足的抑制作用;牵张上颌前庭沟区的骨膜组织,刺激骨的生长;将上唇肌力通过唇挡传至下唇弓,对下颌引发负反馈信息,促使下颌后退。

②颊屏:与前述 FR-Ⅱ型矫治器糊塑的方法基本相同。所不同的是,为抑制下颌的发育,FR-Ⅲ型矫治器的颊屏与下牙/牙槽直接接触,因此,一定要避免刺激下牙龈,以避免软组织创伤和溃疡。为此,须适当地缓冲(或磨除)倒凹区,以免摘戴时擦伤黏膜组织。

颊屏的作用:使支抗就位于下颌,通过牵张促使上颌横向开展和矢状向发育,同时抑制下颌的发育。

第五节 固定矫治器

一、方丝弓矫治器

(1)方丝弓矫治器由带环、托槽、弓丝及其他附件组成。

①带环:常用的是第一磨牙的成品带环,并带有颊面管和牵引钩。

②托槽:方丝弓矫治器常用金属双翼托槽。托槽的中部是容纳弓丝的槽沟,槽沟的宽度和深度有 2 种:一类是 0.018 英寸(宽)×0.025 英寸(深);另一类是 0.022 英寸(宽)×0.028 英寸(深)。

A.高度:指由牙尖或切缘到槽沟的𬌗向底面之间的距离(图 6-5-1,表 6-5-1)。

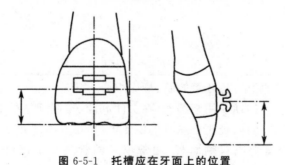

图 6-5-1　托槽应在牙面上的位置

表 6-5-1　常用的托槽定位高度(mm)

牙位	上颌	下颌
中切牙	4.5	4.0
侧切牙	4.0	4.0
尖牙	5.0	5.0
第一前磨牙	4.5	4.5
第二前磨牙	4.5	4.5
第一磨牙	4.5	4.5

B.轴倾度:正常排列的牙齿长轴均有一定的倾斜度(图 6-5-2,表 6-5-2)。托槽粘接时,必须考虑这个因素。

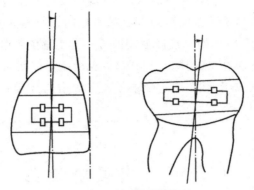

图 6-5-2　托槽的轴倾度

表 6-5-2　托槽的轴倾度

牙位	上颌		下颌	
	不拔牙病例	拔牙病例	不拔牙病例	拔牙病例
中切牙	2°	2°	0°	0°
侧切牙	4°	4°	0°	0°
尖牙	0°	6°	0°	0°
第一前磨牙	0°	—	4°	—
第二前磨牙	0°	0°	4°	4°
第一磨牙	0°	0°	6°	6°
第二磨牙	0°	0°	6°	6°

C.近远中位置:托槽的中心与牙冠的唇、颊面中心一致。

③矫治弓丝:一般矫治初期使用细圆丝,在关闭间隙、弯制理想弓形时使用方弓丝。

④末端颊面管:颊面管的内径规格有 0.018 英寸×0.025 英寸和 0.022 英寸×0.028 英寸 2 种。颊面管可以是单颊面管或双颊面管,通常单颊面管用于下颌磨牙;双颊面管用于上颌磨牙。

(2)基本操作步骤:以拔牙矫治远中错殆病例来说明(图 6-5-3)。

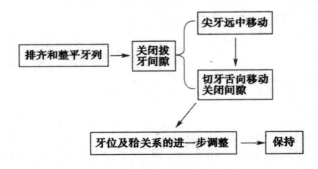

图 6-5-3　方丝弓基本操作步骤流程图

二、直丝弓矫治器

直丝弓矫治器又称预置矫治器。它源于方丝弓矫治器,将方丝弓矫治器的 3 个序列弯曲融入托槽及颊面管中。矫治过程中,一根有基本弓形的平直方弓丝插入托槽及颊面管中,就可以完成牙齿在三维空间上的移动,所以称为直丝弓矫治器。优点是很少弯制弓丝,简化临床操作,减少椅旁操作时间,也避免因弓丝弯制误差造成的牙齿往返移动,缩短了疗程。直丝弓矫治器自问世之日便很快得到应用和推广,其后经过 Roth、Bennett、Mclaughlin 等改进,矫治技术日趋成熟,形成轻力作用下的组牙滑动技术等特点,已被 80% 的正畸医师所采用。

(一)正常𬌗的六项标准

直丝弓矫治器的理论基础是正常𬌗六项标准,是直丝弓矫治器的发明者 Andrews 于 20 世纪 60 年代研究了 120 名未经正畸治疗的正常𬌗后得出的结果。

1.磨牙关系

上颌第一磨牙近中颊尖咬合于下颌第一磨牙近中颊沟上,上颌第一磨牙的远中颊尖咬合于下颌第二磨牙近中颊尖的近中斜面上,上颌尖牙咬合于下颌尖牙和第一前磨牙之间。

2.牙齿近、远中倾斜(冠角、轴倾角)

牙齿临床冠长轴与𬌗平面垂线所组成的角为冠角或轴倾角,代表了牙齿的近、远中倾斜程度。临床冠长轴的龈端向远中倾斜时冠角为正值,向近中倾斜时冠角为负值。正常𬌗的冠角大都为正值。

3.牙齿唇(颊)-舌向倾斜(冠倾斜、冠转矩)

牙齿临床冠长轴的唇(颊)舌向倾斜度称为冠倾斜或冠转矩。不同牙齿有不同的冠转矩:上切牙冠向唇侧倾斜,冠转矩为正;下切牙冠接近直立;从尖牙起,上、下后牙牙冠都向舌侧倾斜,冠转矩为负,磨牙比前磨牙更明显,下颌比上颌为甚。

4.旋转

正常𬌗应当没有不适当的牙齿旋转。后牙旋转后占据较多的近远中间隙;前牙正好相反,占据较少的近远中间隙。

5.间隙

正常牙弓中牙齿都保持相互接触,无牙间隙存在。

6.𬌗曲线

正常𬌗的纵𬌗曲线较为平直,或稍有 Spee 曲线,Spee 曲线深度在 0~2mm。Spee 曲线较深时,上颌牙齿可利用的𬌗面受限,上牙弓间隙不足以容纳上牙。整平较深的 Spee 曲线将使下牙弓的周径和弓长增加,使下牙弓的𬌗面能与上牙弓建立良好的接触。颠倒的 Spee 曲线为上颌牙齿提供的𬌗面过大,上牙的间隙过多。

未经正畸治疗的正常𬌗群体中牙𬌗可能存在着某些差异,但都符合上述六项标准,偏离其中任何一项或几项,即会造成𬌗关系异常。正常𬌗六项标准是𬌗的最佳自然状态,也是正畸治疗的目标。

(二)直丝弓矫治器的原理

在正常𬌗六项标准的基础上,Andrews 于 20 世纪 70 年代初设计出直丝弓矫治器的系列托槽与颊面管,它们是矫治的关键部件,矫治所希望达到的牙齿位置,包括近远中的倾斜、唇(颊)舌向倾斜,以及牙弓内外侧位置都已包含在托槽与颊面管之内,当一根有基本弓形的平直弓丝纳入托槽与颊面管后就使牙齿按正确的位置移动。它和标准方丝弓矫治技术的最大区别是取消了后者的3个常规的序列弯曲。

1.消除第一序列弯曲

正常牙齿在牙弓中的唇(颊)、舌位置有所差别,若以牙齿唇(颊)面的最突点至牙齿接触点连线的距离代表牙冠突度,各个牙齿的冠突度都不相同,这种差别在上牙弓比下牙弓更明显。例如上颌侧切牙较靠舌侧,冠突度较小;尖牙较靠唇侧,冠突度较大。直丝弓矫治器通过调节托槽底板的厚度,使牙齿在牙弓中保持正确的唇(颊)舌向位置。

上颌第一磨牙颊侧尖连线与牙齿接触点连线成10°;下颌第一磨牙近中颊尖与远中颊尖连线与牙齿接触点连线平行,以此设计直丝弓磨牙颊面管的补偿角度。

2.消除第二序列弯曲

以上颌尖牙为例,正常上颌尖牙牙冠长轴根部向远中倾斜,冠长轴与殆平面垂线之间成角为11°。标准方丝弓矫治器在黏着托槽时将托槽向近中适量倾斜或在方丝上弯制第二序列弯曲来使牙齿达到这种位置。直丝弓矫治器尖牙的托槽槽沟包含了11°的角,弓丝纳入槽沟内时将自动产生11°的根部向远中倾斜的力,当弓丝恢复到原来平直形状时,牙齿就完成了所需要的移动,尖牙根向远中倾斜了11°。

直丝弓矫治器的托槽根据不同牙齿的位置,在槽沟上加入了不同的近远中倾斜角度,此角度是根据临床冠确定的而不是整个牙长轴。

3.消除第三序列弯曲

正常殆上颌尖牙牙冠稍向舌侧倾斜,转矩角-7°。标准方丝弓矫治器在弓丝上弯制第三序列弯曲来完成上颌尖牙-7°的位置。直丝弓矫治器在尖牙托槽底加入了-7°的角。当平直的弓丝纳入槽沟后,将受扭曲而自动产生使牙冠舌向倾斜7°的力,当尖牙达到这一位置时,弓丝恢复原来平直形状,尖牙也不再受扭力。直丝弓矫治器参照正常殆的六项标准在不同牙齿的托槽上均加入了唇(颊)舌向转矩角。

以上3点为直丝弓矫治器最基本的特征。同样,此角度是依据临床冠长轴而不是牙长轴。

对拔牙病例,为防止拔牙隙两侧牙齿在被牵引移动时发生倾斜或旋转,直丝弓矫治器在相应牙齿的托槽上增加了抗旋转、抗倾斜设计。

直丝弓矫治器用双翼宽托槽,配合高弹性弓丝的使用,可以自动完成扭转牙的矫治,而不需要在弓丝上弯制相应的弹簧曲。

(三)直丝弓矫治器的组成部分

直丝弓矫治器的组成部分同方丝弓矫治器,包括矫治弓丝、托槽、带环、磨牙颊面管及其他一些附件。但所不同的是直丝弓矫治器托槽与颊面管在某些部位的设计有别于方丝弓矫治器。

1.托槽

直丝弓托槽槽沟均为0.022英寸×0.028英寸,托槽远中翼龈端上置有永久性识别标志。

(1)Andrews托槽:在直丝弓刚问世的几年内,Andrews根据ANB角的大小,拔牙、不拔牙病例,支抗大小等因素设计了 12 种直丝弓托槽系列,而每个系列的每个牙的托槽又各不相同,如此繁杂,很不利于临床使用。

(2)Roth 直丝弓托槽:Roth 根据多年使用 Andrews 托槽积累的一些经验,于 1976 年设计出了 Roth 直丝弓托槽。他的主要设计思想是一种托槽系列能适合大部分患者。他设计的托槽包含了矫治完成后牙齿在三维方向的轻度过矫正的角度,允许牙齿的轻微倾斜移动,而不像 Andrews 托槽那样要求牙齿完全是整体移动,并主张切牙托槽位置稍靠切缘,以省去弓丝的代偿弯曲。

(3)MBT 直丝弓矫治器托槽:Mclaughlin 与 Bennett 根据多年临床使用直丝弓矫治器的经验,特别是创造性地使用滑动法关闭拔牙间隙,得出了一些体会,1993 年对直丝弓矫治器的托槽设计进行了改良,并于 1997 年与 Trerisi 共同发展了 MBT 直丝弓矫治器,现该矫治技术正被广泛推广和应用。

MBT 托槽区别于 Andrews、Roth 托槽之处主要在于:①增大上切牙根舌向转矩角和下切牙冠舌向转矩角;②上颌第二前磨牙托槽底增厚;③增大上磨牙冠舌向转矩角;④减小上、下前牙特别是尖牙的轴倾角;⑤减小下尖牙和后牙特别是磨牙冠舌向转矩角。

(4)中国人直丝弓矫治器:20 世纪 90 年代初期,学者们根据直丝弓矫治器的原理,对我国正常𬌗人群牙齿的转矩角、轴倾角及冠凸距进行了研究,得出了中国人直丝弓矫治器全部有关数据,同时开发了适合中国人牙齿特征的直丝弓矫治器托槽和颊面管,即 Z2 直丝弓矫治器系列。后来又开发出了 HX 直丝弓矫治器。

(5)自锁直丝弓矫治器:通过托槽自带的自锁结构替代传统结扎的一类矫治器。最早是 1976 年加拿大 Herbert Hanson 设计的 SPEED 矫治器。根据自锁结构分为 2 大类。①滑道式(或称被动式)自锁托槽,自锁结构为弹性很小的金属外臂,对纳入槽沟后的弓丝不施加结扎力,自锁结构关闭后形成光滑坚硬的金属滑道,托槽和弓丝间的摩擦力很小。如 Activa、Twin-block 和 Damon 等托槽。②弹簧夹式(或称主动式)自锁托槽:自锁结构为弹性较好的弹簧夹,当纳入槽沟的弓丝尺寸较小时,弹簧夹对弓丝不施加结扎力,托槽和弓丝间的摩擦力很小;当纳入槽沟的弓丝尺寸较大(如方丝)时,弹簧夹将和弓丝接触而形变,其回弹力将强制地把弓丝固定在槽沟内,托槽和弓丝间的摩擦力增大。如 SPEED、In-Ovation、Smart-Clip 等托槽。

自锁直丝弓矫治器的特点:①低摩擦力及滑动机制。最大的特点是减小了矫治系统内部的摩擦力,更加适合滑动机制移动牙齿。不同自锁托槽系统的摩擦力又因托槽本身的设计、作用状态不同而各有差异。②美观和舒适。减小了尺寸,更小巧美观。无结扎圈(丝),感觉更光滑舒适,易于口腔卫生保持。③复诊时间及疗程:椅旁操作时间显著缩短,复诊间隔周期延长。矫治效率高,疗程较短。

2.磨牙带环与颊面管

(1)磨牙带环:直丝弓矫治器有各种规格的带环供临床选择和使用,带环选择要求同方丝弓矫治器。

(2)颊面管:直丝弓矫治器的颊面管类似托槽,含有轴倾角、转矩角和补偿角。轴倾角控制磨牙的近远中倾斜度,转矩角控制磨牙颊舌向倾斜度,补偿角控制磨牙近远中尖的颊舌向旋转。临床矫治时要根据患者具体矫治设计来确定磨牙颊面管的位置高度,然后焊接在带环上进行黏固。

(四)直丝弓矫治技术临床基本矫治步骤

直丝弓矫治器源于方丝弓矫治器,因而遵循方丝弓矫治器的矫治原则,但又具有自己的特点。

1.排齐整平

此步骤基本要求同方丝弓矫治技术:排齐错位的牙齿,整平异常的殆曲线。但不同之处在于此阶段要求采取尖牙向后结扎和末端弓丝回弯,其目的是防止前牙唇倾与覆殆加深。

尖牙向后结扎是用结扎丝从弓丝最远中的磨牙颊面管至尖牙托槽之间进行 8 字连续结扎。所有拔牙与不拔牙病例,只要不希望尖牙牙冠长轴前倾者都需要采用此法。

末端弓丝回弯是指将颊面管末端弓丝紧贴颊面管远中向龈方弯至 90°,或者在颊面管的近中处弓丝上弯制 Ω 曲,然后将 Ω 曲与颊面管结扎。

2.关闭拔牙间隙

用滑动法关闭拔牙间隙,此阶段要求牙弓完全平整。用 0.019 英寸×0.025 英寸不锈钢丝在两侧尖牙托槽的近中(尽量靠近侧切牙的远中,便于弓丝的滑动)放置牵引钩。此钩与最远中颊面管之间用螺旋簧或弹力牵引圈进行牵引(50～150g 牵引力),一次完成 6 个前牙的整体后移,此时,视情况是否设计增强支抗,在关闭拔牙间隙的同时矫正磨牙关系。

滑动法是直丝弓矫治技术特有的关闭拔牙间隙的方法。直丝弓矫治器有时也用关闭曲来关闭拔牙间隙。

三、矫治程序

直丝弓矫治器的基本形态来源于方丝弓矫治器,与方丝弓矫治技术一样,可人为地将治疗过程分为 3 个治疗阶段:

第一阶段:治疗早期,排齐牙列与整平牙弓。

第二阶段:工作期,在关闭拔牙隙(拔牙病例)或牙弓剩余间隙(非拔牙病例)的同时,矫治磨牙关系,建立正常前牙覆殆覆盖。

第三阶段:治疗后期,牙齿位置与殆关系的完善。

(一)第一阶段:排齐牙列与整平牙弓

此期矫治目标为牙列不齐的排齐,改正深覆殆、排平殆曲线。由于直丝弓矫治器中已预成有内收外展、轴倾角、转矩角,整平牙弓即为使矩形的槽沟排列为一条线。与方丝弓矫治器相比,直丝弓矫治器的这些预设置使初期的排齐排平治疗具有以下特点:

1.直丝弓矫治器排齐与整平阶段前牙的不利移动

直丝弓矫治器的前牙托槽包含有轴倾角,当前牙特别是尖牙位置不正、冠远中倾斜时,第一根弓丝入槽后,尖牙托槽的轴倾角使尖牙冠近中倾斜,从而引起切牙的伸长和唇倾.覆盖加大,覆殆加深。这种不利移动的程度与尖牙托槽设置的轴倾角大小有关,也与尖牙牙冠远中倾斜度有关。尖牙牙冠越向远中倾斜,或尖牙托槽的近中轴倾角越大,切牙唇倾、伸长的不良反应越明显。Roth 上颌尖牙托槽轴倾角为 13°,HX 上尖牙托槽的轴倾角为 7°,相比较而言,HX 矫治器的这种不利移动程度较轻。

如果在排齐的同时使用牵引力远中牵引尖牙以防止前牙唇倾,由于初始弓丝较软,即使使用较小的牵引力,也往往超过弓丝本身的刚度,弓丝变形,尖牙向远中倾斜,第二前磨牙将向近中倾斜,Spee 曲线曲度加深、前磨牙区开𬌗;尖牙向远中倾斜,尖牙托槽槽沟近中部位更加𬌗向,因而进一步加深前牙的覆𬌗;同时容易发生磨牙前倾、旋转,牙弓形态也有可能改变,牙弓中段缩窄,拔牙间隙明显减小。

2.矫治要点

(1)轻力原则:牙齿排齐阶段应用细、弹性好、圆形、有持续矫治力的弓丝(超弹性钛镍丝是首选),循序渐进地更换弓丝,保持矫治力的持续、柔和。例如尖牙唇侧低位、切牙拥挤,此时应用细的钛镍丝,尖牙扎入槽沟,而切牙松结扎或不结扎。最好选用低弹性模量的超弹性钛镍丝和热激活钛镍丝,产生的矫治力并不会随牙列严重错位、弓丝变形较大而增大,并且也不会因错位牙向正常位置移动、弓丝变形减小而矫治力量衰减明显,释放的是衰减缓慢的轻力。严重牙列错位病例使用热激活超弹性钛镍丝,因其在室温下变软容易结扎就位,超过口腔温度的情况下才激活释放矫治力,患者也容易适应加力初期的不适。

在低弹性模量弓丝应用于临床之前,正畸医师是通过不断增加不锈钢丝的横截面积,即由细至粗、由圆形至方形更换弓丝来排齐牙列、完成牙位调整的,矫治早期往往通过弯制水平曲、垂直曲等增大弓丝长度的方法能来增大弓丝弹性,Burstone 称之为"弓丝横截面变化的正畸"。弹性好的钛镍合金丝的出现,特别是近年来低弹性模量的超弹性、热激活钛镍合金丝的推出,使正畸治疗变得更容易。临床医师通过选择不同弹性模量的弓丝完成牙位的调整,Kapila 称其为"弓丝弹性模量变化的正畸"。

0.018 英寸×0.025 英寸超弹性钛镍丝是牙列排齐排平期过渡至工作期的过渡弓丝,使用时间一般为 2～3 个月。

(2)细丝上不能使用牵引力:因其使前后牙段向牙弓中份倾斜,加重深覆𬌗,拔牙病例后牙支抗丧失。

(3)尖牙后结扎:防止排齐时前牙前倾和伸长、尖牙近中倾斜,保持现有的牙弓长度使之不再增加。用 0.20mm 直径的结扎丝从牙弓最远中的磨牙颊面管至尖牙托槽之间进行"8"字形连续结扎,结扎力度合适为宜,再安放主弓丝。复诊时,将变松的结扎丝再次拧紧,或者重新更换结扎丝即可。在整个排齐平整阶段,不论弓丝更换与否,每次都要做这种处理,直至开始关闭拔牙间隙为止。

重度支抗采用种植体加强支抗病例,为了尽量减少对支抗磨牙的影响,排齐牙列时尖牙可与种植体结扎在一起。

所有拔牙、非拔牙病例,只要不希望尖牙牙冠前倾者都应采用尖牙后结扎,目的是减少尖牙冠因其轴倾角排齐时对切牙的唇倾和伸长的不良反应。有研究发现,尖牙后结扎处理后,尖牙牙冠远中移动、牙根也向远中竖直,尖牙与侧切牙之间可出现间隙,切牙可因唇肌的张力而后移。后结扎力量若过大,尖牙远中移动较多,但极易发生磨牙近中移动、支抗丧失。

(4)弓丝末端回弯:将颊面管后方的末端弓丝紧贴颊面管向龈向弯折。钛镍弓丝末端要经过退火处理以便于弯折。此操作并不能保持牙弓长度、防止前牙唇倾，只是回弯后弓丝末端不再刺激颊黏膜。当使用不锈钢圆丝排齐牙列时，可在磨牙颊面管近中弯制"Ω"曲，然后用结扎丝将"Ω"曲与颊面管牵引钩结扎，称之为弓丝后结扎，可防止牙弓长度增加、前牙唇倾。

（5）第二恒磨牙特别是下第二恒磨牙尽早使用带环：可以增加后牙的支抗单位，同时有利于排平过大殆曲线。

（6）改正深覆殆：第一期治疗的主要目的之一。前牙段使用种植体、J 钩、多用途弓等手段压低前牙改正深覆殆的方法，可根据患者的具体情况而采用。多数情况下使用连续的平直不锈钢方丝弓不断整平，必要时可将其弯成摇椅形、反殆曲线曲度的弓丝，配合Ⅱ类牵引可有效改正深覆殆。该反殆曲度弓丝一般用 0.018 英寸×0.025 英寸或 0.019 英寸×0.025 英寸不锈钢方丝弯制，曲度最深部位在第一、第二前磨牙（弓丝长度只达第一磨牙），若第二磨牙纳入矫治，则曲度最深部位在第二前磨牙和第一磨牙。此时，切牙段将形成冠唇倾的正转矩，后牙段也是冠颊向的正转矩。上下颌后牙段的正转矩都应消除。

下切牙的唇倾在绝大多数病例都是很不利的，因此，必须在下切牙段消除这种不利的弓丝弯曲。HX 直丝弓矫治器切牙设置−4°的负转矩的目的之一也是不希望下切牙唇倾。

上切牙牙长轴向近中倾斜，使用过大殆曲度弓丝压低上切牙的施力点——托槽位于其阻力中心唇侧，不论是否消除上切牙段的过大的正转矩，均会引起上切牙唇倾。因此，上颌使用过大殆曲度弓丝时，一定要配合上前牙的向后牵引。上颌的颌内牵引会引起后牙的支抗丧失，在加强支抗的情况下可行。Ⅱ类牵引不仅可消除上切牙唇倾的效应，其升高下磨牙的作用也有利于深覆殆的改正。

一般不主张下颌使用反殆曲度的圆丝、钛镍方丝弓来改正深覆殆。圆丝对下切牙的唇倾是没办法控制的。没有消除后牙段和切牙段正转矩的成品反殆曲度钛镍丝会引起切牙更加明显的唇倾、后牙外翻。若牙列还未排平，只能使用钛镍丝时，则可选用 0.019 英寸×0.025 英寸切牙段带＋20°转矩的成品反殆曲度钛镍丝。

（7）在托槽槽沟未完全排平之前，最好不要进入关闭拔牙间隙阶段：大多数病例在 0.018 英寸×0.025 英寸或 0.019 英寸×0.025 英寸不锈钢方丝就位后 1～2 个月，牙弓才能完全整平。严重深覆殆病例整平时间更长。

3.支抗

直丝弓矫治器前牙托槽均有不同程度的冠近中倾斜的轴倾角，排齐时前牙冠易近中移动，尽管尖牙后结扎减小了切牙的唇倾，但却加重了磨牙的负担。直丝弓矫治器矫治的第一期较方丝弓矫治器容易出现支抗丧失，是支抗要求最高的时期。可使用方丝弓技术中口外弓、种植支抗、腭杠、腭托、舌弓等各种加强、保护支抗的措施。

矫治早期若急于求成，非但不能缩短治疗时间，反而造成后牙前移，支抗丧失，其原因有以下方面：

（1）迅速排齐托槽。矫治力过大，消耗后牙支抗。

（2）迅速排平过大的 Spee 曲线，后牙近中殆方萌出移动。

（3）竖直远中倾斜的尖牙。

（4）早期使用粗方丝弓，因上切牙托槽冠转矩为冠唇向、根舌向的正转矩，前牙冠唇倾，增加使后牙向近中移动的反作用力。

(5)用唇弓扩弓,牙弓是前窄后宽,扩弓时使后牙向窄的近中方向移动。

(二)第二阶段:关闭拔牙间隙、矫治磨牙关系

拔牙间隙的用途为解除拥挤、改正中线、调整磨牙关系,大多数的Ⅰ、Ⅱ类病例还需要内收前牙、改善前突的唇形。在关闭拔牙隙时首先应计算清楚该间隙的用途,及前、后牙各自的移动距离。

1.关闭曲法关闭拔牙间隙

直丝弓矫治器源于方丝弓矫治器,可以顺理成章地使用关闭曲法关闭拔牙间隙。关闭曲法使用0.018英寸×0.025英寸方丝弯制,方丝弓矫治技术中的各种关闭曲均可使用。间隙关闭过程中,应注意发现并处理可能影响牙齿移动的因素,调整控制支抗,保持牵引力的稳定,使间隙关闭能顺利完成。根据支抗需要,可选择先移尖牙向远中,再关闭尖牙近中的间隙,此时关闭曲位于侧切牙远中;也可直接同时内收6个前牙,此时关闭曲位于尖牙远中。

单独移尖牙向远中后,尖牙常发生远中倾斜、远中旋转。这时应重新使用钛镍丝再排平,甚至需在尖牙近、远中各弯制垂直曲改正,再关闭尖牙近、远中间隙。

Roth提出的双匙孔形关闭曲可较好地控制间隙关闭过程中的牙移动,0.018英寸×0.025英寸不锈钢丝在尖牙近、远中弯制2个关闭曲。其优点有以下方面:

(1)用一根弓丝便可完成间隙关闭。

(2)结合了完全倾斜移动和滑动移动的优点。

(3)允许医师选择关闭间隙的途径:打开尖牙远中关闭曲,关闭尖牙远中间隙,打开尖牙近中关闭曲,关闭尖牙近中间隙。

(4)控制尖牙在间隙关闭过程中的旋转。

2.滑动法关闭拔牙间隙

滑动法关闭拔牙间隙由Bennett和McLaughlin于1989年提出,该法吸收了Begg技术组牙移动方式,使用较柔和的力,在方丝上一次完成6个前牙的后移和控根,使拔牙间隙关闭。滑动法是直丝弓矫治技术特有的关闭拔牙间隙的方法。自锁托槽的运用,使直丝弓矫治器在关闭拔牙间隙时更容易,对支抗的考虑更少。

(1)弓丝:0.022英寸×0.028英寸托槽用0.019英寸×0.025英寸不锈钢方丝,提供了最大的刚度稳定牙弓形态,并有足够余隙使弓丝通过后牙槽沟滑动。更粗的弓丝限制自由滑动;而较细的弓丝不易控制前牙的转矩和覆𬌗。弓丝应超出颊面管远中约2mm,有利于弓丝沿颊面管滑行。

(2)托槽完全直线化:这是滑动法关闭间隙的前提条件。在开始关闭间隙之前应使用0.019英寸×0.025英寸不锈钢方丝整平1~2个月,待方丝能在托槽和颊面管内自由滑动时再使用牵引力关闭间隙。整平过程中要将尖牙或牵引钩与磨牙颊面管牵引钩相结扎。

(3)牵引力:牵引钩位于尖牙托槽近中弓丝上。牵引力力值在50~150g,多数情况下为100g。

(4)牵引方式:镍钛螺旋弹簧能产生持续的轻力,提供了最有效、最稳定的关闭拔牙隙的牵引力与施力方式。但它不易清洁,对口腔卫生保持不好者,也可使用更换橡皮圈或弹性后结扎

关闭拔牙隙。Ⅱ类病例可选择性使用Ⅱ类牵引改正磨牙远中关系。由于下颌骨质密度较大，下后牙不易前移，许多Ⅰ类病例也需选择性地使用Ⅱ类牵引。使用患者自行更换的橡皮圈时，间隙关闭初期用 3.5oz 的 5/16 英寸橡皮圈行颌内牵引，间隙关闭后期用 3.5oz 的 1/4 英寸橡皮圈，Ⅱ类牵引一般选用 3.5oz 的 3/8 英寸橡皮圈。

（5）应在控制上前牙正转矩的前提下关闭拔牙间隙。上切牙托槽位于其阻力中心殆方，当牵引后移前牙，特别是使用Ⅱ类牵引时，上切牙发生的是牙冠较牙根后移较多的控制性倾斜移动，上切牙直立、伸长，覆殆加深。当需上切牙整体后移时，应特别重视控制上切牙的转矩和垂直向位置。首先要保持轻力，不能因为牙移动较慢而使用较重的力；其次在上切牙段弓丝弯制正转矩。HX 直丝弓中切牙托槽转矩设置为 15°，较正常殆者的 9°增大了 6°，其目的就是为了保持上切牙后移时为整体移动。而在较严重的Ⅱ类病例，或需上切牙后移较多改善前突面型病例，就显得正转矩增加得不足。此时，应在上尖牙近中段弓丝对上切牙额外弯制 15°左右的正转矩。

（6）为防止覆殆加深，可将弓丝弯制成反殆曲度弓形或在拔牙隙处弯制后倾弯。下颌弓丝切牙段应消除这种弯曲形成的正转矩。而上颌过大殆曲度弓丝在上牙段形成的正转矩，正好可补偿上前牙后移动时的正转矩不足，同时也可更好地控制上前牙的垂直向位置，减少其伸长，达到更好的整体内收。

（7）关闭拔牙间隙时，后牙段有向近中倾斜、尖牙向远中倾斜，以及前后牙段向拔牙隙旋转的不良反应。正常殆的后牙均不同程度的近中倾斜，HX 直丝弓矫治器的后牙轴倾角设置为 0°；正常尖牙有 6°的近中倾斜，HX 尖牙托槽设置增加其近中轴倾角达 7°，目的就是对抗后牙前移过程中的近中倾斜和尖牙的远中倾斜。同时尖牙、前磨牙托槽还有抗旋转设置。当牵引力为轻力时，大多数情况下牙齿不会倾斜、旋转，而是整体移动。但若牵引力过大或弓丝不够粗，则易出现后牙近中倾斜、尖牙远中倾斜，以及前后牙段向拔牙间隙旋转、牙弓缩窄。

（8）在滑动关闭间隙的过程中，根据需要来控制支抗。

（9）影响滑动的因素

①牙弓整平不够：托槽槽沟完全直线化是使用滑动法关闭拔牙间隙的必要条件，否则，残余的转矩、旋转或倾斜将加大滑动时的摩擦阻力。

②3 种滑动阻力：即使牙弓完全整平，弓丝与托槽之间也存在旋转阻力、倾斜阻力和转矩阻力，对滑动不利。

③矫治器部件损坏：托槽与颊面管损坏、弓丝弯折，以及结扎丝、牵引钩形变等造成的阻挡，均可影响自由滑动，此时需更换损坏的部件。

④弓丝长度不足，弓丝未超出颊面管，则弓丝末端会"卡"在颊面管内不能滑行。这时，应更换弓丝。

⑤牙齿阻挡：对颌牙齿或托槽的干扰有时会阻挡间隙的关闭，下牙弓较常见。需要重新黏结托槽，或调磨相应牙齿的托槽结扎翼，有时甚至要暂时去除托槽，待干扰消除之后再重新黏结。另外，应当注意新萌出的磨牙有可能影响弓丝的向后滑动，颊面管后的弓丝应适时剪短，保持在 2mm 左右。

⑥组织因素：拔牙区龈组织堆积、拔牙区骨皮质过薄、埋伏多生牙、下沉牙等都可能造成滑

动阻力增加。

⑦牵引力过小:常见于低角病例或间隙关闭接近完成时。

在每次复诊时应当仔细检查上述情况是否存在并及时予以处理。

3.间隙关闭过快不利的影响

较快地关闭拔牙间隙并不是一件对治疗有利的事,不仅不能缩短疗程,也会影响矫治后的牙面美观和良好咬合功能的建立。拔牙间隙关闭过快的不利影响:①上切牙转矩丧失,过于直立,影响美观和后牙中性关系的建立、上颌拔牙间隙的完全关闭;②前牙段和后牙段向拔牙隙倾斜,后牙前移,支抗丧失;③拔牙区前后牙段向拔牙隙旋转,牙弓缩窄;④上磨牙颊倾、下磨牙舌倾;⑤拔牙区龈组织堆积,牙移动速度减慢。

因此,不论使用哪种方法关闭拔牙间隙,矫治力都不应太大,速度也不应太快,欲速则不达。轻的持续性矫治力是矫治成功的关键之一。

(三)第三阶段:完成阶段

直丝弓矫治器为各阶段的治疗提供了方便,但受益最多的应当是完成阶段。与标准方丝弓矫治器相比,在矫治器安放准确的前提条件下,直丝弓矫治器预成的3个序列弯曲使临床医师在完成阶段仅仅需要少量的工作。在治疗的全部过程中,前90%的工作由矫治器完成,而后10%工作则需要医师自己完成。

但是,个体之间牙冠形态、大小的变异,使得直丝弓矫治器预成三序列弯曲并非完全适于每一个患者;同时前期治疗中因托槽位置黏结误差、转矩控制不当、支抗控制失误等因素,以及过矫治的考虑,完成阶段的调整仍然是非常重要的。

完成阶段的目标是按正常𬌗六项标准和功能𬌗目标对牙位与𬌗关系进行精细调整。使用 HX 矫治器,完成病例时应仔细分析现有牙位与正常𬌗测量值之间偏差有多少,根据患者矫治前骨骼关系异常程度制订的矫治目标是否已全部达到,分析没达到的部分是哪种原因并在尽可能的情况下进一步调整。此期更多的是对牙位做最后的精细调整,达到轴倾角、转矩、旋转、间隙等的完善。

在牙位精细调整之前,最先要检查的是功能状态下𬌗是否协调。牙尖交错位 ICP 位与下颌正中关系位 CR 一致,尽管这非常难于做到,也应将这2个位置尽量协调,且临床检查无𬌗干扰。下颌在各个方向的运动范围内都不应有𬌗干扰,包括:下颌前伸时上颌4颗切牙与下前牙均匀接触,其他牙齿均没有接触;正常情况下上颌侧切牙较中切牙低 0.5mm,若侧切牙过长,下颌前伸时会出现早接触;若过短,则开𬌗,且不美观。侧方咬合时,仅工作侧尖牙接触,工作侧其他牙齿、平衡侧所有牙齿均不应有接触。侧方咬合时平衡侧绝对不应有𬌗接触,工作侧尖牙保护𬌗最理想。若工作侧是后牙、尖牙均匀接触的组牙保护𬌗也是较理想的状态。评估功能运动时𬌗接触方式后再制订牙位最后调整的位置。

完成阶段虽有许多问题需要考虑,但并非每一个病例都需要进行每一项工作。以下是第三期矫治中常需要调整的问题:

1.调𬌗

错位牙移动到新位置后,其边缘嵴等部位未经正常咬合磨耗,常早接触形成𬌗干扰。中国人是蒙古人种,切牙舌侧为铲形,即近远中边缘嵴特别突出,常造成早接触,牙齿松动。一旦出现早接触,在治疗的每个时期都应调殆,而不应等到第三期才开始。

2.托槽位置的重新再定位

经验丰富的医师也常有将托槽位置粘错的时候,且许多患者矫治初期尖牙或前磨牙萌出不足、牙齿严重错位,医师第一次粘贴托槽时难以做到位置准确。此外,牙齿经长距离移动后,原先以为正确的托槽位置可能变得不正确。因此,第三期先要做的是检查托槽位置,并在评估功能运动时殆接触方式后制订最后的牙齿位置,将位置不当的托槽重新粘贴,完成牙位的内外侧位置、轴倾角、补偿角和转矩角。

3.轴倾角调整

前牙、前磨牙、磨牙都有不同程度的近中倾斜。调整托槽的垂直向标志线与冠长轴重合,再从细丝至方丝的更换排齐,使轴倾角都能达到设计位置。

4.牙根平行

牙冠轴倾角合适,牙根一般都已平行。拔牙病例为防止间隙复发,拔牙隙两侧牙齿的牙根需更靠近一些。如拔除第一前磨牙病例,上颌尖牙牙根应更向远中,牙冠有 7°的近中轴向倾斜。

5.转矩的调整

完成前牙、后牙的转矩。正常情况下,上切牙为 8°～9°正转矩,下切牙直立,后牙均为负转矩,且下颌更明显。前、后牙良好转矩能保证牙根位于松质基骨内、殆力的良好传导,以及牙槽骨的健康。

全尺寸方丝弓可完成转矩调整,如 0.021 英寸×0.025 英寸钛镍丝或 0.021 英寸×0.025 英寸 TMA 丝,弓丝完全入槽,最好使用 0.25mm 较粗的不锈钢结扎丝。TMA 丝可弯制,还可行局部微调。不主张使用该尺寸的不锈钢方丝,因其刚度太大,不易完全入槽,同时力量太大,易引起牙根吸收。

拔牙病例关闭拔牙间隙时对前牙良好转矩的控制是该期调整成功的关键。例如,较长时间的Ⅱ类牵引,上颌弓丝较细或者上切牙丝正转矩不足,常造成上切牙的舌倾;若已过度舌倾,在第三期再在切牙段施加过大正转矩,往往效果不佳,且易引起牙根吸收。这种情况应在关闭拔牙隙时即注意控制,上颌使用足够粗的方丝弓,并且有适当的正转矩。

6.轻度过矫治

旋转牙、过大殆曲线深覆殆往往需要过矫治。

7.适当的颌间牵引

在矫治第三期,Ⅱ类或Ⅲ类磨牙关系均应已矫治,轻度颌间关系不调可使用长Ⅱ类或长Ⅲ类牵引。矫治前的中线不齐也应在工作期矫治。

前磨牙段的轻度开殆、轻度的Ⅱ类或Ⅲ类关系可选择性使用短Ⅱ类、短Ⅲ类牵引,既改正了垂直向不调,又可协调矢状关系。

完成阶段的全过程中要注意防止牙弓间隙的重新出现。

良好的牙齿轴倾度、转矩、内外位置,以及 ICP 位良好的Ⅰ类殆接触、功能殆平衡,是矫治效果能得以保持的前提条件。在拆除矫治器之前,应使用 1～2 个月的细圆丝,以利于牙齿的生理移动、定位,以使牙弓形态在唇(颊)舌、肌的作用下和咬合力作用下少量调整,达平衡位置。在此期间,没有牙位的复发、间隙的复发,才可行保持。

四、常用矫治弓丝、性能及应用

早在公元前 400 年希波克拉底就在他的书中描述牙齿不整齐的矫治。希腊的黄金时期 Etruscan 人（罗马人的祖先）便用矫治器保持牙列间隙防止牙列因缺牙导致的牙弓塌陷，古埃及罗马人的坟墓中也发现牙齿用黄金丝捆扎在一起。因此，最早的牙齿矫治材料便是黄金丝。

20 世纪初，美国正畸学者 Angle 发明的数种矫治装置以及方丝弓矫治器中的正畸弓丝主要是金合金材料，还有黄铜丝和镍钢材料。此类金属材料具有光泽度好、易成形、刚度较小的优点，可以全尺寸地放入方丝弓托槽槽沟内，对牙位可进行三维位置的控制；但其屈服强度低、价格昂贵使它们的应用范围受限。1929 年奥氏体相的不锈钢丝以其较大的强度、高弹性、抗腐蚀、价格便宜等性能而逐渐取代金合金丝成为最主要的正畸弓丝。随后，钴铬合金丝、钛镍丝、β-钛丝、多股不锈钢丝、热激活钛镍丝等正畸弓丝应用于临床，使正畸治疗变得更简易。

正畸治疗不同时期，选择合适的合金丝种类、尺寸是矫治成败的关键因素之一。近年来，正畸弓丝的种类越来越多，其性质差异也较大，虽然扩大了正畸临床选择的范围，但也给临床医师的选择带来一些困惑。

（一）正畸弓丝的一般力学性能

理想的正畸弓丝应具有以下性能：高强度、较大的有限回弹、低的刚度、良好的可成形性、高的贮存弹力能力、高生物相容性和环境稳定性、低表面摩擦力、可焊接能力等。正畸弓丝弹性形变回弹产生的轻的、衰减缓慢的、持续的矫治力是移动牙齿的理想矫治力源。

正畸常用弓丝的力学应力-应变关系如图 6-5-4。描述其材料力学特性的术语有刚度、弹性限度、弹性、低摩擦、有限回弹、强度、回弹能力、可成形性、生物相容性、可焊接性、美观等。

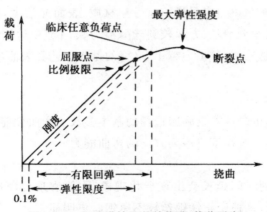

图 6-5-4　正畸弹性弓丝的挠曲-载荷形变

1.刚度

又称为负荷形变率。与材料的弹性模量成反比。低刚度或低负荷挠曲率的弓丝有以下益处：①提供较小力值的能力；②在卸载过程中，力的持续时间长；③更容易和精确地控制力的大小。弓丝刚度低即弹性好，表明弓丝可产生轻矫治力，随着错位牙移动，弓丝变形量减小而仍能维持合适的矫治力，并且易于弯制弓丝而达到所需矫治力量。

2.弹性限度

或称比例极限。弓丝从弹性形变过渡至塑性形变(不可回复变形)时的点。

3.有限回弹

即最大弹性变形能力,又称之为最大挠度、激活范围等。临床上弓丝形变(临床任意负荷点)往往超过其弹性限度,弓丝回弹时不能回复到最初的位置,弓丝变形点与回复点之间的弓丝变形量即为弓丝的有限回弹。可计算为材料的杨氏强度(YS)与弹性模量(E)之比(YS/E)。高有限回弹意味着弓丝较大的变形后仍能回复到初始状态的能力。

4.强度

弓丝免疫破坏的能力,即能承载负荷的极限力值。可计算为刚度与弹性限度之和。

5.回弹能力

或称弹性区、回弹模量(MR),贮存能量,是移动牙齿所贮存的回弹能力量,是强度和弹性的结合,回弹能力(区)越大,移动牙齿能量越多。

6.可成形量

弓丝在塑性形变至折断之间的范围,高成形性弓丝易于弯制而不易折断。

7.生物相容性和环境稳定性

生物相容性为弓丝的抗腐蚀能力和组织耐力,环境稳定性为弓丝在口腔内经历足够长时间仍能保持其理想性能的能力。

8.可焊接性

可焊接其他弓丝作为矫治附件。

9.摩擦力

弓丝与托槽槽沟、弓丝与结扎丝之间的摩擦力将影响牙齿移动、支抗丧失,理想的移动牙齿的正畸弓丝材料其表面摩擦力应尽量小。弓丝材质、表面光洁度,以及弓丝尺寸、横截面形状均将影响其摩擦力,粗丝较细丝、方丝较圆丝摩擦力大,TMA丝较钛镍丝摩擦力大,不锈钢材料者最小。弓丝表面越光洁,摩擦力越小,良好的抛光工艺和表面离子注入技术可提高弓丝表面的光洁度。

10.牵张、弯曲和扭曲

弓丝的牵张、弯曲和扭曲性能是临床选择的基本参数。弯曲性能是弓丝在第一、第二序列方向的弯曲能力,扭曲是弓丝在第三序列方向的弯曲能力。

11.老化

正畸弓丝在口腔内随时间延长会出现老化现象,主要表现为摩擦力增加、矫治力传递减弱、超弹性降低和易折断,这种变化钛镍丝较不锈钢丝更明显。

(二)正畸弓丝的分类

按材料分类可分为:不锈钢丝、钴铬合金丝、钛镍合金丝、复合材料弓丝等;按表面涂层可分为:离子植入型(聚四氟乙烯树脂)、喷雾涂层型、套管型;按形态分类可分为:圆形、矩形、多股3种形态。

1.不锈钢丝

不锈钢丝最早应用于正畸临床始于20世纪30年代,但最终取代黄金合金弓丝成为正畸治疗最主要的弓丝是在 20 世纪 60 年代。其原因主要为：①黄金合金丝太软，而不锈钢丝刚度高；②不锈钢丝可以做得更细些，托槽也可更小些，有利于美观；③不锈钢丝有很好的防腐性能、冷加工硬化制作容易、摩擦力更低。

不锈钢丝含 71％铁、18％铬、8％镍，以及少于 0.2％的碳。在不锈钢中进行碳的淬火冷处理，有利于提高不锈钢的屈服强度和弹性模量。不锈钢丝弯制后残余应力明显地影响其弹性。弓丝弯制曲、弹簧后进行热处理可释放残余应力，增加刚性。Marcotte 推荐 399℃热处理 11 分钟。Funk 推荐将不锈钢丝加热至其变成草黄色即可。

不锈钢丝是正畸治疗的主要弓丝。其优点是具有一定的弹性和刚度、价廉、易弯曲、可焊接，在托槽沟中的摩擦力比其他弓丝小；缺点是移动牙齿时，因刚度大，牙移动后力值变动幅度大，在排齐较严重的错位牙时，常需选择直径较小的钢丝或弯制曲，并且需经常加力及更换弓丝。

(1)澳丝：20 世纪 50 年代澳大利亚正畸医师 Begg 和金属冶炼专家 Wilcock 研制出澳大利亚特种不锈钢，一般简称为"澳丝"，它以较粗的弓丝经热处理后于冷却状态下拉伸至一定规格而成。这种材料强度大，弹性好，刚度与弹性之间趋于平衡；弹性恢复能力较强，不易变形；应力衰减极慢，当外力消失时弓丝形变也完全恢复，在矫治过程中使牙齿移动较大距离而不必重新加力。这些特性保证了在迅速打开咬合的同时又能控制牙弓形态和保持磨牙的稳定性。"澳丝"与 Begg 托槽共同成为 Begg 技术成功的基础之一。但其脆性较大，弯曲时应缓慢进行，避免形成锐角而使弓丝折断。只有圆丝规格。

(2)多股弓丝：又称辫状丝、麻花丝，由多股细的不锈钢丝缠绕而成，横截面有圆形和矩形 2 种规格。其刚度与同直径的钛镍丝相当，但可弯制成形，适于前期排齐牙列的治疗。但摩擦力相对增大，末端不光滑，易刺伤牙龈。

(3)华西牌不锈钢丝：1991 年开始，四川大学华西口腔医学院与攀枝花钢铁研究院合作，以澳丝性能系数为参考，采用特殊的技术路线和工艺，研制出独具特色成分、综合力学性能和弹性能达到澳丝水平、部分性能优于澳丝的 H8 不锈钢丝系列产品。

2.钴铬合金丝

约含 40％钴、20％铬、15％镍、15％铁、7％钼和 2％锰。商品名有 Elgiloy、Azura 和 Multiphase。Elgiloy 有 4 种类型：软的(蓝色)、柔软的(黄色)、半弹性的(绿色)、弹性的(红色的)。蓝色的 Elgiloy 最软，弯曲变形的成形性最好，将其热处理后可增加其刚度而成形性降低。黄色的 Elgiloy 较蓝色的成形性差但弹性增加。红色的 Elgiloy 弹性最好，而成形性最差，热处理后弹性更增大但最易折断。除红色的 Elgiloy 丝外，其他的钴铬合金丝均较不锈钢丝的弹性差，但经热处理后弹性与不锈钢丝相近。热处理温度为 482℃，时间为 7～12 分钟。

钴铬合金丝最大的优点是较不锈钢丝易于弯制成形而不易折断，临床上常用于弯制各种曲、弹簧，而热处理后其弹性与不锈钢丝相似。但钴铬合金丝与槽沟的摩擦力较不锈钢丝大。

3.钛合金丝

(1)钛镍合金丝：20 世纪 60 年代初，美国海军军械研究所实验室在冶炼制造一些"指状"镍钛合金棒时，偶然发现了镍钛合金的形状记忆效应。镍钛合金弓丝的英文名"nitinol"，Ni 代表镍，Ti 代表钛，nol 为海军军械研究所的缩写。由于镍和钛 2 种元素均无细胞毒性，因此，镍钛合金很快在生物医学工程系统中得到推广和应用。钛镍合金丝最初于 1971 年引入正畸治疗，含 52％镍、45％钛和 3％的钴。最初的钛镍合金丝并没有形状记忆功能。种类较多，其商品名有 Niti、Nitinol、Orthonol、Sentinol 和 Titanal 等。不同品牌的钛镍记忆合金丝由于生产工艺不同而性能略有差异。其最明显的优点是具有很大的弹性回复能力，在较大的变形状况下均能回复到初始状态，并且使之变形的力较不锈钢丝小很多，其弹性模量是不锈钢丝的 1/4。因此，钛镍合金丝的主要用途为矫治初期拥挤的改正、旋转改正、牙列排齐排平等时期。

钛镍记忆合金丝经热处理后会改变其力学性能。热处理后改变其晶体结构从而产生"记忆"功能。"形状记忆"即当弓丝加热至其相变温度（TTR）时恢复至最初生产时的形状的能力。首先在高温下将弓丝弯成理想形状，冷却后，弓丝可受外力而变形，但当加热至其相变温度时将回复至最初高温下所成形状。这是因钛镍记忆合金丝的结晶体从马氏体转变成奥氏体的缘故。

钛镍记忆合金丝尽管在牙列排齐排平过程中有诸多优势，但也有缺点：与托槽槽沟的摩擦力较不锈钢丝大；可成形性差，在直丝弓矫治技术中适用，而不适用于需弯制各序列变曲的方丝弓矫治技术；过度弯曲将影响其弹性回弹能力，甚或引致其折断，因此，不推荐使用钛镍记忆合金丝弯制各种曲。颊面管远中弓丝末端因钛镍记忆合金丝成形性差不易弯折而常引起患者不适，这时可在口外将末端退火后在口内打弯。

①与钛镍记忆合金丝相关的名词

A.奥氏体相：温度相对高或卸载（去除外力）时，钛镍合金丝形成的紧密接触的六面体结晶体状态，形变时产生的应力较大。

B.马氏体相：温度相对低或加载（受到外力）时，钛镍合金丝形成的四面体结晶体状态，形变时产生的应力较小。

C.相变：钛镍记忆合金丝的结晶体在马氏体与奥氏体之间的转变。

D.相变温度（TTR）：钛镍记忆合金丝的结晶体在马氏体与奥氏体之间的转变时的温度。它不是一个点，而是一个范围。

E.形状记忆效应（SME）：弓丝可受外力而变形，但具受机械外力或热刺激后恢复至初始形状的能力。包括热激活效应和超弹性效应。

F.超弹性：又称拟弹性，钛镍丝受外力变形后（但没有产生塑性形变，仍在其弹性形变范围内），当外力去除卸载后钛镍丝有回复到原来形状的能力。机械外力或热量增加引致的马氏体向奥氏体相变的过程中，当 2 种结晶体均混合存有时，应变增加明显，而应力变化不明显，这种情况下弓丝产生的是持续、衰减缓慢的矫治力，当矫治严重错位牙时能保持弓丝产生恒定的理想矫治力。

G.热激活效应：当温度降低时钛镍合金丝的奥氏体相转变为马氏体相时期，和当温度升高时钛镍合金丝的马氏体相转变为奥氏体相时期的超弹性的温度效应。

②钛镍合金丝的种类

A.马氏体稳定型合金丝：这是最早的普通钛镍合金丝，如 nitinol。室温下和口腔环境中均为稳定的马氏体相，在正畸治疗过程中不发生相变现象，因而不具有超弹性，卸载过程中力的衰减比较迅速，也不具有形状记忆功能；其成形性差、脆性大，而且不能焊接，热处理后弹性消失。

B.奥氏体超弹性合金丝:这类合金丝主要由奥氏体构成,有少量马氏体相,具有形状记忆功能、超弹性和非常好的弹性回复能力。无热激活效应。奥氏体活性合金丝受初始外力时产生奥氏体相的弹性变形,可因弓丝继续变形而引发马氏体相变,此过程中随应变增加产生的应力没有明显增加,又称为超弹性弓丝。

20世纪80年代由中国北京有色金属研究总院研制成功的中国镍钛丝即属于此类"超弹性镍钛合金弓丝"。Burstone等发现中国镍钛丝回弹性是普通型镍钛丝的1.6倍,而刚度却只有它的36%;加载曲线和卸载曲线的应力-应变斜度很平,即该弓丝能提供持续的轻力;卸载曲线随加载力的大小而改变,即加载载荷较小时刚度较大,加载载荷较大时刚度反而较小。

C.马氏体超弹性合金丝:室温下主要为马氏体,具有温度激活效应,又称为热激活合金丝。室温下很软,易变形,口腔内温度时弹性立即增加,从而产生移动牙齿的矫治力,一旦相变全部完成,口腔温度便不再对弓丝弹性产生影响。奥氏体与马氏体间的相变温度范围应很窄,因为室温与口腔内温度的差异并不大。

D.钛镍铜铬合金(CuNiTi):属奥氏体活性超弹钛镍合金丝。在钛镍合金中加入铜可增加其强度,减小滞后现象(即弓丝加载与卸载之间转换时的应力水平的差异、能量丧失),能准确确定奥氏体相变的相变温度。铜使相变温度超过口腔内温度,而0.2%~0.5%的铬使该相变温度降低。

Ormco公司生产的CuNiTi弓丝有4种类型:CuNiTi 1型:奥氏体相变温度为15℃,拟弹性,重力,不常用;CuNiTi 2型:奥氏体相变温度为27℃,拟弹性,适用于痛阈平均或较高、牙周健康、需矫治力恒定牙移动快速的患者;CuNiTi 3型:奥氏体相变温度为35℃,热激活能力,适用于痛阈平均或较低、牙周健康或略差、需轻的矫治力的患者;CuNiTi 4型:奥氏体相变温度为40℃,热激活能力,适用于痛阈很低、牙周健康较差、需轻的矫治力、初始弓丝为方丝的患者。

Tomy International生产的L & H Titanwires也是一类低滞后超弹性钛镍合金丝。通过二步热处理(600℃处理5分钟,280℃处理180分钟)并加入铜,减小了钛镍合金丝的应力滞后,减小了弓丝释放的应力水平,产生持续的轻力,此外,该弓丝与托槽槽沟的摩擦力也较小,有利于拥挤牙沿弓丝的滑动。

成品的0.019英寸×0.025英寸反殆曲线钛镍丝能有效改正深覆殆,大约需3个月的时间。前牙段预成20°正转矩的平的和带反殆曲线的钛镍弓丝也有成品出售。

(2)β-钛合金丝

①TMA:含80%钛、10%钼、6%锆和4%锡。TMA的刚度为不锈钢丝的1/3,2倍于马氏体相的钛镍合金丝,成形性优于不锈钢丝,可焊接。因此,适用于牙位精细调节的矫治结束前期,特别是转矩控制。反殆曲线带T形曲的TMA弓丝适用于同时内收及压低前牙。TMA丝表面粗糙,摩擦力较不锈钢丝和钛镍合金丝大。

②低摩擦TMA:离子植入技术是一种防止弓丝表面腐蚀、磨损的处理技术。GAC公司和Ormco采用氮离子加速渗透注入弓丝内部,以减小弓丝表面的摩擦力,Ormco公司声称可减小TMA 54%的表面摩擦力,称为低摩擦TMA。

（3）钛铌结束期弓丝（TiNb/FA）：最近才推出的一种矫治结束前细调节牙齿三维方向位置的弓丝，不含镍，刚度只有 TMA 的 60％，易于弯制。

4.复合材料弓丝

将 2 种或 2 种以上形态的材料，或者数种不同性质的材料结合在一起生产出来的、在弓丝不同部位具有不同弹性性质的弓丝。Forestadent 公司生产的 Triple Force 弓丝是复合材料钛镍合金丝的一种，在前牙段弹性好可释放较轻的矫治力，前磨牙段释放的矫治力增加，磨牙段矫治力最大。GAC 公司生产的 Sentalloy Bioforce 弓丝也是一种钛镍复合材料丝，在中切牙释放 80g 矫治力，从侧切牙、尖牙、前磨牙至磨牙释放矫治力递增，磨牙处可达 320g。

5.美学弓丝

与牙齿色泽相近的正畸弓丝出现已有数年，但临床上仍然很少使用。最早的美学弓丝是在金属弓丝表面喷涂一层塑胶，颜色与牙齿色泽相近，但力学性能很差，并且其色泽还会变色，很快被淘汰。在金属弓丝表面喷涂聚四氟乙烯树脂，涂层可做到非常薄，并可减小钛镍弓丝的摩擦力。表面喷涂最初是在钛镍合金丝表面，现在也可在不锈钢丝表面喷涂，但仍然存在涂层脱落的问题。

1992 年 Talass 设计了透明、同心圆层状结构纤维的弓丝，称之为 Optiflex，弹性模量小。

1997 年 Kusy 研制出单向纤维加强型聚合体复合材料弓丝（UFRPs），由树脂与陶瓷材料组成。先将这 2 种材料磨碎，再在电磁波照射下聚合，其中陶瓷纤维呈单向排列成线状或网状结构。这种美观弓丝的色泽与牙齿颜色相近，弹性较好，弹性模量介于钛镍丝与 TMA 丝之间，但摩擦力较大。

陶瓷托槽配合美学弓丝使用，对患者而言，美观不言而喻。但此类弓丝因其力学和生物相容性的不足，大多只适用于矫治初期，工作期仍然以钛镍丝和不锈钢丝为主。

（三）正畸弓丝的临床选择

1.牙齿排齐阶段

应用细、弹性好、圆形、有持续矫治力的弓丝，超弹性钛镍丝是首选，热激活超弹性钛镍丝具有温度响应能力、可产生持续的轻力，是理想的初始牙列排齐的弓丝。新的低弹性模量超弹性钛镍合金方丝弓在矫治的早期也可使用，如在 Damon 自锁矫治系统中推荐使用 0.014 英寸×0.025 英寸、0.016 英寸×0.025 英寸的 CuNiTi 方丝，可减小弓丝与槽沟之间的余隙，有效控制牙齿唇（颊）舌向错位、旋转，一般情况下对牙齿转矩没有影响，严重错位牙可进行部分转矩的矫治。0.018 英寸×0.025 英寸超弹性钛镍丝是牙列排齐排平期过渡至工作期的过渡弓丝，使用时间一般为 2～3 个月。

2.关闭间隙、调整磨牙关系

拔牙病例关闭间隙、不拔牙病例的颌间牵引调整磨牙关系阶段，应用弓丝的原则是采用粗、矩形、刚度大的弓丝以稳定牙弓形态，不锈钢丝是最佳的工作期弓丝，0.018 英寸×0.025 英寸是最常用的尺寸，直丝弓矫治技术中推荐 0.019 英寸×0.025 英寸不锈钢丝。圆的、细的、钛镍丝等弹性好的弓丝不适于该期。

3.结束期

精细调整牙位时期，特别是使用直丝弓矫治器时，托槽内预成的内收外展、牙冠轴倾角、冠转矩都应通过选择合适的正畸弓丝而得以充分体现；而方丝弓矫治器因需通过弓丝弯制而完成牙位的三维位置调节，具有良好弹性而又具有良好可成形性的 TMA 方丝是较好的选择，较大尺寸的 0.021 英寸×0.025 英寸的超弹性钛镍丝适用于直丝弓矫治器的结束阶段。

第六节　无托槽隐形矫治器

无托槽隐形矫治技术是一种新型牙颌畸形矫治技术，是最新的计算机图像处理和辅助设计技术、快速成形技术应用于口腔正畸领域的产物。该技术是在数字模型上排布牙齿移动，并将每一个移动步骤经光固化快速成型输出为实物模型，再以此实物模型为模具，制造出序列透明矫治器。患者经顺序戴用这些矫治器就可使牙颌逐步由矫治前的状态变化至矫治的目标状态，最终完成错𬌗畸形的治疗。

一、无托槽隐形矫治技术的优缺点

随着无托槽隐形矫治材料及辅助手段的不断完善，以及正畸医师临床经验的不断增加，无托槽隐形矫治技术在临床上的应用不断得到深入和推广。基于该技术的本身技术原理和特点，其主要的优点和局限性包括以下一些方面：

1.优点

（1）美观隐蔽：隐形矫治器采用透明的高分子材料制成，配戴上矫治器以后不易被周围人所察觉出，因此，在矫治过程中不会过多地影响患者的形象，同时方便摘戴，对日常生活影响小；对演员、主持人等特殊职业的人群来说，隐形矫治器是一个良好的选择。

（2）方便舒适：由于隐形矫治器的结构简单，不像固定矫治器中的托槽和弓丝等结构会有可能刺激唇颊黏膜和周围软组织，因此，患者配戴上隐形矫治器后的异物不适感较小。

（3）安全可靠：隐形矫治器设计过程中借助于计算机辅助设计技术对矫治力和矫治量进行严格控制，确保了矫治过程的安全性；由于隐形矫治器的结构相对简单，因此，发生矫治器破损而刺伤口腔软组织等意外的机会较少，即使发生了矫治器的损坏或者丢失，也能很方便地重新制作。

（4）操作简便：由于矫治器配戴简单且矫治量在矫治器加工过程中已确定，医师的椅旁操作时间、患者复诊时间和复诊次数均明显减少；同时，由于隐形矫治器结构中没有带环、弓丝和托槽等，临床配戴和调节矫治器的过程都比较简单。

（5）清洁卫生：隐形矫治器是可摘戴的，因此，患者可以保持他们日常的口腔卫生习惯，进行常规刷牙和使用牙线，不受托槽和弓丝的束缚。相对于固定矫治器，隐形矫治器治疗期间更容易保持良好的口腔卫生，从而避免了牙龈炎、牙齿脱矿和变色等常见矫治并发症的出现。

（6）疗效预测：借助于计算机辅助设计技术在矫治器设计中的应用，可以在矫治进行前了解并告知患者整个矫治过程和矫治结果，有利于矫治方案的修改、确定，以及进行良好的医患交流和探讨。

2.局限性

(1)矫治前的评估、诊断、方案设计：正畸医师必须结合自身的经验水平和患者的实际牙颌情况进行详尽的矫治前评估，做出正确、全面的诊断和治疗设计，然后将精确的硅橡胶印模寄送到专门的公司进行周密的治疗方案设计、确定及制作加工，对医师的专业化水平要求较高。

(2)患者的配合：无托槽隐形矫治器是一种活动矫治器，所以患者的治疗动机和良好配合对于获得理想的矫治效果是非常关键的，比如严格按照治疗计划进行矫治器的序列更换，每天保证配戴22小时以上，少喝热饮以免矫治器变形或着色，防止矫治器因无色透明而遗失等。

(3)拔牙病例及骨性畸形：应用无托槽隐形矫治器治疗拔牙病例及骨性畸形增加了治疗的难度，且疗效难以保证。在拔牙病例中，无托槽隐形矫治器很难实现关闭拔牙间隙后的牙根平行化，即使使用附件辅助，其效果也非常有限。

(4)前牙覆𬌗：无托槽隐形矫治器矫治前牙开𬌗效果不佳，其对深覆𬌗的疗效一直存在争议，一项回顾性研究发现无托槽隐形矫治技术不能有效改善深覆𬌗，PAR指数低于40%。

(5)精确的牙移动及咬合调整：作为一种活动矫治器，无托槽隐形矫治器很难同时在三维方向上实现牙齿的精确控制，如关闭拔牙间隙后的牙根平行控制，牙齿的竖直、旋转、伸长等移动。由于缺乏有效的颌间作用机制，无托槽隐形矫治器在咬合的精细调整方面略显不足，如牙冠的颊舌向倾斜、咬合接触、咬合关系、前牙覆盖等。

(6)治疗时间：无托槽隐形矫治器是经计算机辅助设计的一系列有严格次序的活动矫治器，需要按照既定方案逐个移动目标牙齿，所以，严格、精确的治疗方案设计尤为重要。如果在治疗中途需要修正治疗方案，那么整个疗程则会大大延长。

目前，无托槽隐形矫治技术仍处于不断的发展和进步阶段，其应用中尚存在一些问题有待解决。一般而言，无托槽隐形矫治器主要用于轻、中度牙列拥挤或间隙，能通过压低或唇倾前牙得以矫治轻、中度深覆𬌗，非骨性畸形的牙弓缩窄，正畸治疗后的轻度复发等情况。对于拥挤量超过5mm、骨性矢状向不调超过2mm、正中𬌗位与正中关系位不调、严重旋转错位（>20°）、严重倾斜错位（>45°）、开𬌗、牙齿伸长移动、临床牙冠太短、多个牙缺失等病例的治疗效果尚不太理想，其相应的材料、临床应用技术等也尚待进一步提高。

二、适应证

临床初步应用表明，在以下几种情况下，无托槽隐形矫治技术可以获得具有良好预测性的治疗效果。

1.对矫治器美观性和隐蔽性有较高要求的患者

对多数在青少年时期已经进行过固定矫治器治疗的成人患者来说，他们常常不愿意再次接受影响美观的固定矫治器的治疗；同时，作为成人患者，他们对牙列美观以及矫治器的美观性和隐蔽性更为关注。

2.需要较简单牙齿移动的患者

如果患者的错𬌗畸形程度较轻，治疗设计只需要简单的轻度牙齿唇向开展或是轻度牙弓扩大，那么，这类患者也适宜选择无托槽隐形矫治技术。

3.牙周状况不良或是对龋齿有易感性的患者

有研究表明,经过无托槽隐形矫治以后,患者口内的菌斑量和牙龈炎程度都比矫治前有很大程度地减低。相对于固定矫治器而言,无托槽隐形矫治器能一定程度上减少菌斑的附着,并使牙齿的邻面更容易清洁,因此,更适合对龋齿易感的患者。

4.需要修复治疗的患者

无托槽隐形矫治系统中的应用软件也可以用来观察预期修复治疗的治疗效果。通过这类软件的牙列图像显示,可以对不同修复治疗设计的实际效果进行多次的改变和对比选择,最终确定修复设计方案以后再开始正式的治疗。当修复科医师首先将牙列缺失修复后的视觉效果图展示给患者以后,患者就能更好地理解预期要实施的治疗内容和治疗效果。

5.有短根牙或者对牙根吸收具有易感性的患者

有研究表明,经过隐形矫治的患者都未观察到可测量性牙根吸收的发生。因此,对牙根较短或者是对牙根吸收具有易感性的患者,选择无托槽隐形矫治并进行合理的牙齿移动设计和牙齿移动量的控制,对牙根吸收的发生具有有效的预防意义。

6.覆𬌗较浅或者是有轻度开𬌗的患者

配戴隐形矫治器以后,咬合力会使后牙受到压入力的作用,因此,通常在隐形矫治治疗中,患者的覆𬌗都会增加1～2mm。因此,对覆𬌗较浅或者是前牙有轻度开𬌗的患者,结合患者的错𬌗情况以及患者对矫治器的要求,可以考虑选择隐形矫治器。

7.有重度牙齿磨耗的患者

由于隐形矫治器的本身结构覆盖在后牙𬌗面上,这些𬌗面的塑料部分就起到了类似𬌗垫的作用,一定程度上可以防止牙齿磨耗的发生。因此,对具有重度牙齿磨耗或者有夜磨牙习惯的患者来说,无托槽透明塑胶隐形矫治器也是一个可以考虑的选择。

8.口内已有多个修复体的患者

如果患者口内已经有多个烤瓷牙、合金冠或者其他类型的修复体,如果要在这些修复体上黏结或者去除固定矫治器的托槽及其他附件,势必会给这些修复体带来一定的损害,而隐形矫治器则可以避免这些情况的发生。

9.轻度反𬌗的患者

由于无托槽隐形矫治器可以使上下颌后牙之间脱离反𬌗的锁结关系,并为牙齿间的相互移动提供了光滑的斜面,所以,隐形矫治器可较好地控制前牙及后牙的反𬌗。

三、矫治步骤

1.患者的知情同意

在治疗开始之前,应具体、详细、全面地向患者介绍隐形矫治与传统固定矫治技术的主要区别,隐形矫治的主要特点、治疗程序及预期疗效等情况,并需强调隐形矫治是一种活动矫治方法,良好的疗效需要患者的全面合作;治疗设计中可能根据需要增加一些附件,在部分牙齿或者在上、下颌的牙齿上黏结部分固定矫治器,以便进行个别牙齿精确位置及牙弓间关系的调整。另外,也有必要向患者简单介绍矫治器的使用和保养情况。

2.获取临床资料

临床医师需要提供患者完整、详尽的检查和诊断资料,包括临床检查记录病历、记存模型、X线片(头颅侧位片、全口牙位曲面体层X线片等)、面像及口内像等,将所有资料寄往隐形矫治器的加工生产公司后,隐形矫治公司的设计专家小组根据提交病例的治疗难度、是否适合隐形矫治、医师的设计方案、医师的隐形矫治经验等具体情况,与医师进行交流探讨得到确认后,再通知医师开始制取硅橡胶印模和咬合记录。

3.制取硅橡胶印模

为了获取牙齿清晰、解剖形态准确的印模,通常采用具有准确性高、稳定性好的硅橡胶印模材料。取模、灌模后,将超硬石膏模型连同无托槽隐形治疗计划表寄往隐形矫治器的生产加工公司,通过层析扫描进行牙颌模型的数字化三维重建,最后通过快速成形技术和热压膜成形技术加工制作出患者的系列无托槽透明塑胶隐形矫治器。

4.咬合记录的获得

由于目前技术上还无法获得具有虚拟化铰链轴的虚拟化 Typodont 𬌗架,因此,所有的咬合记录都是在正中𬌗位获取的。临床上常用具有较高精确度和空间稳定性的硅橡胶材料,该材料使用方便、能在口内迅速凝固、具有足够的操作时间。在获得正确咬合记录的基础上,通过相应软件的处理,就可以获得真实的上下颌牙列的咬合接触状态。

5.隐形矫治的动态可视化与确认

在数字化牙颌模型的基础上,根据获得的上下颌牙列的咬合关系,无托槽隐形矫治设计的专业人员就可应用相应的软件将重建好的虚拟化三维模型进行"切分"处理,分离开每个单独的牙齿,按照临床医师确定的矫治计划来分阶段、单独地或同时移动牙齿,从而最终矫治错𬌗畸形,这是一个动态的可视化过程。根据支抗设计的要求,设计出每一个步骤可以同时移动牙齿的数量;也就是说,对支抗要求低的病例,可以设计同时移动多个牙齿。一般情况下,每一步牙齿移动的距离不超过 0.25~0.3mm。

通过 Align 公司的 ClinCheck 等类似软件,临床医师可以根据制订的治疗计划对每一步牙齿移动的设计进行必要的修改,一旦修改完成,则最终的治疗设计就全部完成。经仔细检查校对 ClinCheck 文件以后,如果没有发现任何问题,临床医师可接受此设计,正式授权隐形矫治器的生产与运输;如果有任何不满意之处,医师也可直接进行修改。

6.隐形矫治器的加工和生产

临床医师确认了 ClinCheck 的治疗设计,就意味着授权了公司通过光固化快速成型的加工技术,将计算机中每一个治疗步骤的三维牙颌模型转换成应用特殊塑料制作成的实体模型。然后,利用热压膜成形装置在塑料实体模型上制作隐形矫治器。隐形矫治器的打磨、激光蚀刻、消毒、包装过程都通过自动化操作和控制来实现。

四、常用临床操作技巧

1.邻面去釉(IPR)

在无托槽隐形矫治技术开始应用的病例中,对轻、中度的牙列拥挤病例,常采取邻面去釉来获得间隙的治疗设计。

(1)适应证

①非龋病易感性个体。

②牙体组织有足够的宽度,且其形态适合邻面去釉。

③解除前后牙区的轻、中度牙列拥挤。

④改善因牙周病等造成的牙龈间隙。

⑤纠正上下颌牙齿之间的牙量不调。

⑥协调牙弓两侧牙齿的形态。

⑦减轻牙弓前突的程度而避免拔牙治疗。

(2)禁忌证

①龋病易感者,或有大面积充填体的患牙。

②过小牙或牙冠形态异常(如牙冠最宽处在龈方而不是𬌗方)。

③对冷热刺激较敏感者。

④口腔卫生较差者。

⑤重度牙列拥挤(>8mm)或者牙弓前突程度严重的患者。

(3)操作原则

①选择正确的适应证。

②保证在安全范围内去釉(最大去釉量不超过原牙釉质厚度的50%,牙齿邻面釉质的厚度为0.75~1.25mm,同时邻面釉质存在正常的生理磨耗,这是邻面去釉法的解剖生理基础)。

③临床操作规范。

④在制取硅橡胶模型之前完成保守去釉量。

⑤矫治过程中可能结合临床实际情况追加去釉量。

(4)注意事项

①用专用器械实施邻面去釉。

②注意保护周围的软组织。

③应在牙齿扭转矫治之后再进行邻面去釉,只有充分排齐后才能在正确的触点位置进行邻面去釉;若必须在扭转牙部位进行邻面去釉,则需在分牙后进行。

④前牙的邻面去釉可能会因外形的改变而影响美观,操作前要与患者沟通。

(5)操作技巧

①先在石膏模型上进行排牙试验,确定准确的去釉量。

②把握好去釉的量、部位和时机。

③先用牙线确定是否有邻接触点存在。如果没有邻接触点,应该用间隙测量尺测量出已有的间隙,邻面去釉后的间隙减去已有的间隙即为实际增加的邻面去釉量。

④复诊时用牙线检查触点,确认牙齿是否实现了预期的移动量。

⑤在邻面去釉记录表上详细记录去釉量和去釉时间。

⑥邻面去釉完成后,对邻面实施抛光并涂氟化物凝胶防龋。

⑦测量间隙时不要用力把测量尺压入间隙,应轻力感触去釉量的大小。

(6)操作方法：邻面去釉的常用临床操作方法有 3 种，即高速金刚砂车针、慢速金刚砂片和手用金刚砂纸，操作时要尽量避免伤及龈乳头及唇舌软组织。

2.附件的应用

在固定矫治技术中，由矫治弓丝等部件产生的矫治力是借助于托槽、颊面管等传递到错位的牙齿上的。在无托槽隐形矫治技术中，虽然在通常情况下，牙齿的表面是不需要黏结任何部件的，但在一些情况下，基于牙齿移动距离、移动方式、支抗设计、矫治器的固位等考虑，无托槽隐形矫治技术中需要设计和黏结附件。附件的主要应用是使矫治器在移动牙齿过程中更好地控制牙齿，另外，在一些情况下，通过附件可以增强矫治器的固位力。

附件常用于下述情况：牙齿解剖形态不能提供矫治器在其上密合就位所需的倒凹；为临床上实现牙齿的某种移动提供足够支抗而需要提高矫治器的夹持力；由于牙齿移动生物力学和矫治器施加矫治力的方式所限，不使用附件就无法施加临床需要的特定方向矫治力。

根据设计附件的目的不同，附件主要分为 3 种类型：协助移动型附件，加强固位型附件以及提供其他辅助功能的附件。①协助移动的附件能起到引导或帮助相应牙齿发生伸长、旋转和平移等移动的目的；②加强固位的附件则是针对一些固位力不强的情况，如临床冠短、倒凹不足、牙齿缺失或被拔除以及牙齿间大小差异明显等，通过设计加强固位的附件来增强矫治器的固位力；③辅助型附件可以是直接放置于目标牙齿上来行使功能，也可以放置于牙弓内其他牙齿上，或者放置于对侧牙弓的牙齿上与其他的组分（如弹性牵引圈）联合作用。

虽然附件的设计在无托槽隐形矫治技术中已经较为广泛使用，但是有关附件的详细设计规则仍在不断探讨中。目前，也尚无可常规应用和设计的各种型号和形状的商业化产品。

在隐形矫治病例的设计内容中，临床医师应根据治疗计划合理、科学和有效地设计不同部位、不同作用、不同形态、不同大小的附件，并详细地在治疗计划表格中清楚地说明；针对一些隐形矫治临床经验尚比较缺乏的医师，隐形矫治器生产公司的设计专家也会根据需要，对临床医师设计内容中有关附件的设计提出意见和建议，并与临床医师最终商讨确定以后，再进行隐形矫治器的加工和生产。

3.过矫治

在固定矫治技术中，对牙齿错位较严重而比较容易复发的牙齿，如过度扭转的牙齿，在矫治设计时为了防止牙齿矫治以后一定程度的复发，常常会设计适量的"矫枉过正"，这就是固定矫治技术中过矫治的概念。因此，固定矫治技术中的过矫治是指将预见到治疗结束后有复发可能的牙齿排列到超过矫治量的位置；而在隐形矫治技术中，也有过矫治的设计，但其概念与固定矫治中的过矫治概念是有所区别的。在隐形矫治中，当牙齿的最终排列位置已接近矫治目标但仍与原计划有偏差时，这时就可能需要添加装置来产生能实现理想结果的额外矫治力，这样为达到过矫治目的而增加的矫治器就能更有效地将牙齿移动到目标位置。因此，隐形矫治中的过矫治就是指在矫治设计中设计出牙齿排列超过"理想"位置的状态，其目的是为了抵消因牙齿排列落后于矫治目标而可能造成的偏差。

4.临床应用模式

通过分析近年来国内外口腔正畸临床应用无托槽隐形矫治技术的情况，目前应用无托槽隐形矫治技术的主要临床应用模式有以下方面：

（1）上、下颌同时应用隐形矫治。

（2）上颌隐形矫治＋下颌常规固定矫治。

（3）下颌后段固定矫治治疗＋前牙段隐形矫治。

（4）个别严重错位牙齿的局部片段固定矫治＋上、下颌隐形矫治。

（5）治疗前阶段固定矫治＋后阶段隐形矫治。

（6）隐形矫治治疗＋精细调整阶段固定矫治。

（7）固定矫治后局部拥挤或间隙复发的隐形矫治。

五、治疗预测评估

按照矫治结果的可预测性，可将临床病例分为 3 类：①高度可预测性病例是指能够精确实现模拟矫治目标的病例；②中度可预测性病例是指需要有一定无托槽隐形矫治经验的医师进行治疗，方能精确实现模拟矫治目标的病例；③低度可预测性病例是指需要有丰富的隐形矫治及固定矫治经验的医师进行治疗，方能精确实现模拟矫治目标的病例。

（一）可预测性分类

1.高度可预测性病例

（1）临床牙冠有足够高度、能够良好配合的成人患者。

（2）关闭＜4mm 散在间隙。

（3）2～4mm 的唇、颊侧扩弓。

（4）有足够间隙的切牙扭转。

（5）拔除下切牙的矫治。

（6）Ⅰ～Ⅱ度深覆𬌗病例。

（7）牙性反𬌗病例。

2.中度可预测性病例

（1）牙齿的控根移动。

（2）远中移动后牙超过 4mm。

（3）需要进行颌间牵引的治疗。

（4）牙周条件差的病例。

（5）牙冠萌出高度已够，但配合不佳的青少年病例。

（6）前牙轻度开𬌗，需要前牙内收的非拔牙病例。

（7）前牙中度开𬌗，需要拔牙内收牙弓的病例。

3.低度可预测性病例

（1）前磨牙及下颌尖牙重度扭转的治疗。

（2）前突无内收间隙需要拔牙的治疗。

（3）前磨牙拔除病例中，需要前移后牙的治疗。

（4）临床牙冠偏短的患者。

（5）不能配合戴用矫治器的患者。

（二）病例选择

临床上，可根据病例的难易程度及医师的经验水平来选择适应证及相应的矫治方案（下列的符号意义：●初级　■中级　◆高级）。

1.牙量骨量不调（拥挤、间隙）

（1）拥挤

①轻度拥挤

●扩弓/唇倾/邻面去釉

②中度拥挤

●扩弓/唇倾/邻面去釉

■拔除下颌切牙

■远中移动磨牙

③重度拥挤

●扩弓/唇倾/邻面去釉

■拔除下颌切牙

■远中移动磨牙

■拔除前磨牙联合固定治疗

（2）间隙

①轻度间隙

●关闭所有间隙

●集中间隙后修复治疗

●通过 IPR 内收下牙增大覆盖，再内收上牙关闭间隙

②中度间隙

●关闭所有间隙

●集中间隙后修复治疗

●通过 IPR 内收下牙增大覆盖，再内收上牙关闭间隙

③局部间隙

●关闭所有间隙

●集中间隙后修复治疗

■关闭所有间隙，必要时辅助方法或固定矫治

④重度间隙

●集中间隙后修复治疗

■关闭所有间隙，必要时辅助方法或固定矫治

■通过 IPR 内收下牙、增大覆盖后，再内收上牙、关闭间隙

2.长度不调（ClassⅡ，ClassⅢ）

（1）ClassⅡ

①牙性

■保持Ⅱ类关系，仅排齐牙列

◆远中移动磨牙,需配合Ⅱ类牵引

◆邻面去釉(IPR)

◆拔牙病例,隐形矫治器配合附件和(或)固定矫治器

②骨性

■保持Ⅱ类关系,仅排齐牙列

◆远中移动上颌磨牙,改善Ⅱ类关系,或 IPR

◆尖牙至磨牙 IPR

◆术前用隐形矫治器排齐后进行正颌外科手术治疗

◆拔牙病例,隐形矫治器配合附件和(或)固定矫治器

(2)ClassⅢ

①牙性

■保持Ⅲ类关系,仅排齐牙列

◆隐形矫治器前移上颌前牙,需配合Ⅲ类牵引

◆前移上颌前牙为修复开辟间隙,通过拔牙和Ⅲ类牵引关闭间隙,内收下牙

◆IPR 后内收下颌前牙

②骨性

■保持Ⅲ类关系,仅排齐牙列

◆拔牙掩饰治疗

◆隐形矫治配合外科手术治疗

3.宽度不调(牙弓狭窄、反𬌗或锁𬌗)

(1)牙弓狭窄

①牙性

A.双颌

◆扩弓

B.单颌

●扩弓

■缩小对颌牙弓

②骨性

A.上颌骨骨缝未融合(儿童)

■保持狭窄的牙弓,仅排齐

◆快速扩弓后再用隐形矫治器排齐

B.上颌骨骨缝已融合(成人)

●保持狭窄的牙弓,仅排齐

◆手术扩弓后再用隐形矫治器排齐

(2)反𬌗

①牙性

A.前牙

■前移上颌牙或内收下颌牙

B.后牙

a.颊向

●保持反𬌗,仅排齐牙列

■扩弓或缩小对颌牙弓

b.舌向

■扩弓或缩小对颌牙弓

②骨性

A.前牙

见 Class Ⅲ

B.后牙

◆手术扩弓后再用隐形矫治器排齐

4.高度不调(深覆𬌗、开𬌗)

(1)深覆𬌗

①切牙过度萌出

■用附件压入切牙

◆维持深覆𬌗,仅排齐牙列

②后牙萌出不足或过度磨耗

■维持深覆𬌗,仅排齐

◆排齐后再行后牙修复

◆隐形矫治并用辅助方法升高后牙

(2)开𬌗

①牙性

A.切牙唇倾

●内收切牙,相对伸长

B.切牙直立

◆通过附件绝对伸长

②骨性

■维持开𬌗,仅排齐牙列

◆术前隐形矫治排齐牙列,然后手术

六、无托槽隐形矫治器的配戴及复诊

1.配戴的注意事项

为了让患者能较早地适应隐形矫治器的配戴和使用,通常在具有矫治力的系列隐形矫治器戴入之前,先制作一个无矫治力量设计的类似透明保持器的装置,在隐形矫治器制作加工的1个月时间里,可以让患者充分熟悉将来隐形矫治器的配戴、清洗等方面的配合,从而也能更快地适应隐形矫治器的配戴。

临床配戴正式的矫治器时,应向患者详细介绍隐形矫治器的配戴、清洗和保护方法,包括以下几个方面内容:

(1)在戴用隐形矫治器之前,建议患者一定仔细阅读隐形矫治器的使用说明书,从而对隐形矫治器的摘戴、清洗,以及正确刷牙和使用牙线等事项有全面的了解。

(2)除正常进食、进水、刷牙,以及使用牙线外,其他时间都应正确配戴矫治器,并保证每日配戴至少 22 个小时。只有配戴隐形矫治器,才会发挥其治疗作用。

(3)应当向患者进行说明,根据治疗的需要,有时会在某些牙齿上黏结一些与牙齿颜色相同的附件,其作用是能更加顺利地移动牙齿。

(4)应告知患者平时应尽可能地将上下颌牙齿轻轻地咬合在一起,尤其是在每次更换一副新隐形矫治器以后最初的 3~4 天时,这样可使矫治器更加容易就位并有效发挥其矫治效能。

(5)告知患者只有当目前使用的矫治器完全就位且牙齿与矫治器之间不存在任何空隙的时候,才可以使用下一副矫治器;否则,应继续配戴目前的矫治器直到所有牙齿与矫治器之间的空隙消失,即使是已经到了该更换矫治器的时候。

(6)嘱咐患者一定要按照医师的医嘱根据矫治器的序号配戴及更换矫治器。通常情况下,配戴每副矫治器的时间为 2 周,但如果每日配戴时间少于 22 小时的话,则配戴每副矫治器的时间有时需要延长数天到 1 周。切忌一定不能无顺序地混乱配戴矫治器。

(7)当不戴用矫治器的时候,一定将矫治器存放在矫治器盒子中以防止损坏或者遗失。

(8)一定要保存好最近已经使用过的至少 3 步的矫治器,以防止出现目前正在使用的矫治器不慎丢失或矫治器无法就位等情况。在这些情况下,正畸医师也许会逆着原矫治器使用的顺序找到并重新使用上一副配戴良好的矫治器。

(9)隐形矫治治疗结束以后,都必须配戴透明的保持器以保持治疗效果。通常情况下,需要患者全天配戴保持器 6 个月,之后长期只在夜间睡眠时配戴保持器。

2.复诊中的检查内容

(1)隐形矫治器配戴是否合适,是否有固位不良、固位过紧的情况并进行分析和调节。

(2)观察是否发生了预期设计的牙齿移动。

(3)检查是否需要进行进一步的邻面去釉及去釉量的大小。

(4)检查附件是否有脱落的情况,是否可以完全就位等。

(5)对邻面接触过紧而牙齿移动不理想的牙齿,应邻面处理,松解牙齿的接触关系。

第七节 错𬌗畸形的预防和早期矫治

一、预防措施

早期预防是指发生错𬌗畸形以前采取预防性措施,去除可能造成错𬌗畸形的危险因素,终止错殆畸形的发生。错殆畸形的预防应从妊娠期开始,注意母体的健康和胎儿的保护。婴儿出生后需要及时检查、定期观察,防止错殆畸形的发生和发展。

(一)早期预防

从胚胎 40 天牙胚开始形成到 18 岁第三磨牙萌出,牙、殆、颌、面在这么长的时期内的生长发育,会受到遗传、口腔功能作用力、外力等各种因素的影响,可能形成错殆畸形。

1.胎儿期的预防

母体的健康、营养、心理及内外环境对胎儿的早期发育十分重要。在妊娠的 40 周中,胎儿在母体逐步完成着各脏器的发育成形。尤其是妊娠初期 3 个月,异常因素容易导致胎儿相应器官的畸形,而妊娠后期又是神经系统的重要发育期,故母体的健康是优生和避免胎儿发育畸形的关键。健康情况应予以重视,防止一些疾病、外来伤害的发生,如急性发热性疾病、风疹、射线、烟酒等均可影响胎儿在子宫内的正常生长发育。

2.婴儿时期的预防

(1)正确的喂养方法:人工喂养方式不当可能造成牙颌畸形,比如婴儿平卧或坐位吸吮,及人工奶头开孔小或大,会影响翼外肌的正常功能,导致患儿下颌前突、反殆或下颌后缩等畸形。奶瓶如果压迫上颌骨或下颌骨,可能造成所压迫的颌骨发育不良。因此,提倡母乳喂养,喂养的姿势为约 45°斜卧位或半卧位。正确的喂养位置和足够的喂养时间(每次约半小时),是婴儿正常吸吮活动的保障。婴儿正常吸吮时,唇颊肌及口周肌功能收缩运动,可以刺激面颌部的正常生长发育。如果只能采用人工喂养时,最好使用解剖形的扁平奶嘴使与口唇外形吻合,才不会泄漏空气。此外,奶头孔不宜过大,以使有足够的吸吮功能活动,刺激面颌部的正常生长。重要的是,无论母乳喂养还是人工喂养,婴儿都不能平躺着吮奶,因为长期平躺着吮奶,可能使下颌过度前伸、偏斜,而造成乳牙反殆甚至偏殆。

(2)正确的睡眠姿势:婴儿多数时间是在睡眠和床上活动,应经常更换睡眠的体位与头位,以免因长期处以一种体位与头位,可能使头受压变形而影响面颌的正常生长。

(3)破除口腔不良习惯:婴幼儿时期常因吸吮活动不足或缺乏与周围亲人的情感交流,而常有口腔不良习惯,如吮指、吮咬唇或咬物等,如果发现有口腔不良习惯,应尽早破除,长时间的口腔不良习惯将影响牙颌面的正常生长发育。

3.儿童时期的防治

(1)饮食习惯:儿童时期全身和颅颌面的生长发育很快,应注意食用富含营养和一定硬度的食物,促进和刺激牙颌正常发育。

(2)防龋:乳牙从 3 岁建殆直至 12 岁左右才被恒牙替换完,因此,在儿童时期保持乳牙列的健康完整十分重要。应养成儿童良好的刷牙和口腔卫生习惯,可通过窝沟封闭等预防龋坏的发生。若已发生龋坏应及时治疗,恢复乳牙冠的正常外形以保持牙弓的长度及正常的咀嚼刺激,进而保障后继恒牙顺利萌出建殆。

(3)及时拔除多生牙及滞留牙:及时拔除多生牙及滞留牙能防止正常恒牙错位萌出,减少错颌畸形的发生。

(4)防治疾病:若有扁桃体过大、鼻炎、鼻窦炎,则应尽早治疗以维持呼吸道通畅,从而避免口呼吸习惯,长期呼吸功能异常,可造成牙颌畸形,通畅的鼻呼吸才能促使腭部在发育过程中正常下降。一些影响生长发育的急性或慢性病也应尽早治疗,否则将影响牙及颌骨的发育。及早防治全身性疾病如佝偻病、消化不良等,各种疾病造成的全身发育不良也会累及面颌骨及牙齿,产生相应的错颌畸形。

(5)宣传教育:使患儿及家长获得一些相应知识,协助医生预防错𬌗畸形的出现,是非常重要的一项工作,包括定期口腔检查。

(二)预防性矫治

乳牙期及替牙期的局部障碍,如乳牙或恒牙早失、乳牙滞留、恒牙萌出异常等,均可导致错𬌗畸形的发生。尽早发现这些局部障碍并及时正确处理,可预防由其导致的错𬌗畸形。

1.乳牙或恒牙早失

乳牙、恒牙早失均影响咀嚼或发音功能,乳牙早失后可导致恒牙错位萌出、邻牙向失牙间隙倾斜、对颌牙伸长,而致上下牙弓咬合关系紊乱。

(1)乳牙早失的处理:一般应维持间隙,保持牙弓长度,以便后继恒牙萌出时有足够的间隙,方法是采用缺隙保持器。

①缺隙保持器的适应证及要求

A.适应证:乳牙早失,X线片显示后继恒牙牙根尚未发育或仅形成不到1/2,牙冠𬌗面有较厚的骨质覆盖,间隙已缩小或有缩小趋势;一侧或双侧多数乳磨牙早失,影响患儿咀嚼功能者。

B.要求:不妨碍牙及牙槽高度及宽度的正常发育;能保持牙弓长度;能恢复一定的咀嚼功能。

②常用的缺隙保持器

A.丝圈式缺隙保持器:适用于个别后牙早失。注意丝圈应离开牙槽嵴1~2mm,不妨碍牙槽嵴正常发育,并与邻牙有良好的接触以保持缺隙的宽度。

磨牙已向近中移动,缺隙变小的患者可在增加前段牙弓支抗后,用螺旋弹簧开展间隙,推第一磨牙向远中。

B.活动义齿式缺隙保持器:用于多数乳磨牙早失缺隙的保持,并可恢复一定的咀嚼功能。活动义齿式缺隙保持器,其结构与制作和一般的简单活动义齿类似,可设计双臂卡环,不用𬌗支托以免妨碍牙槽高度的发育。注意:3~6个月定期观察,不能妨碍新牙萌出,有必要时需重新制作。

(2)恒牙早失的处理:视情况采取保持缺隙的方法待以后义齿修复;或待乳牙替换完成后进行全面的矫治计划;对个别恒牙早失亦可经正畸治疗用邻牙代替早失牙。

①上中切牙早失:可酌情将侧切牙移至中切牙的位置上,并保持中切牙宽度的间隙,待成年后做全冠修复,恢复中切牙的外形。同时让尖牙前移并磨改外形以代替侧切牙,第一前磨牙顺次前移代替尖牙,其余后牙均顺次前移,使上下颌牙列建立良好的尖窝关系。

②第一磨牙早失患者:若缺隙区牙槽宽度足够,可利用双侧前磨牙、前牙、健侧第一磨牙作支抗,移动缺失侧的第二磨牙向近中以代替第一磨牙。矫治过程中应仔细观察,注意调𬌗并防止第二磨牙近中移动时牙冠倾斜,同时防止对颌磨牙伸长形成𬌗干扰。酌情让第二磨牙前移

代替第一磨牙。

2.乳牙滞留的处理

乳牙未脱,X线片显示后继恒牙胚正常,牙根已形成1/2以上,对侧同名牙已萌,或后继恒牙已错位萌出,应尽早地拔除滞留的乳牙,以便恒牙在萌出的过程中自行调整。乳下切牙滞留,下切牙舌向萌出的患者,在拔除乳下切牙后,由于舌的活动,舌向错位的下切牙可能向唇侧移动到正常的位置。上侧切牙舌向萌出的患者,若与下切牙已建立咬合关系并形成反殆,常需要矫正。乳磨牙粘连的患者拔除粘连的乳磨牙后,应密切观察前磨牙的萌出。若前磨牙根已基本形成但又缺乏自行萌出的能力,则应根据患者的牙龄、上下牙列拥挤等情况全面考虑后再进行治疗。

3.恒牙萌出异常

(1)恒牙早萌的处理:恒牙萌出时间明显提前,临床检查有轻度松动,X线牙片显示牙根刚开始形成,其长度不足1/3或牙根未形成,即可诊断为恒牙早萌。多系先导乳牙根尖周感染破坏了牙槽骨及恒牙胚的牙囊而使后继恒牙过早萌出。由于牙根刚开始形成或尚未形成,过早萌出的恒牙易受外伤或感染而脱落。

对早萌牙的正确处理是阻止其继续萌出,方法是采用阻萌器。阻萌器是在丝圈式缺隙保持器上加焊一根阻萌丝。定期观察牙根发育情况,若牙根已形成1/2以上,可取下阻萌器让其萌出。

(2)恒牙迟萌、阻生及异位萌出的处理:恒牙在应萌出的年龄不萌,而对侧同名牙已萌出时为迟萌。X线牙片显示未萌恒牙牙根已大部分形成,位置异常,部分或全部阻生在牙槽骨中。常见原因有萌出间隙不足、乳牙滞留、恒牙萌出道异常等。

分析迟萌、阻生的原因,尽早拔除迟脱的乳牙、残根、残冠、额外牙,切除囊肿、牙瘤和致密的软硬组织。若恒牙牙根已形成2/3以上而萌出力不足,可用外科手术开窗、导萌阻生牙及迟萌牙。

(3)恒牙萌出顺序异常的处理:恒牙萌出顺序异常,如第二磨牙先于前磨牙、尖牙萌出可用第一磨牙前的固定舌弓维持牙弓长度,以便后继尖牙、前磨牙替换后有足够的间隙自行调整、排齐。若上颌第二磨牙已向前移或形成远中关系,则需设计矫治器将上颌第二磨牙推向远中,以便保持磨牙中性关系。

4.系带附着异常的处理

对唇系带附着异常致上中切牙间间隙者,临床上需做唇系带修整术。常先用固定矫治器使左右侧切牙中切牙向中线靠拢关闭间隙,待将间隙关闭后,从牙槽嵴顶仔细地切除附着的异常唇系带及全部纤维组织,以保持间隙关闭后效果。通常不主张先行唇系带手术再关闭间隙,因为手术瘢痕会影响间隙的关闭。舌系带过短的患者常发生下牙弓过宽、前牙开殆,在矫治错殆的同时,做舌系带延长术,使舌恢复正常的功能活动。

二、早期阻断性矫治

阻断性矫治是对乳牙期及替牙期因遗传、先天或后天因素所导致的正在发生或已初步表现出的牙、牙列、咬合关系及骨发育异常等,采用简单的矫治方法进行治疗,或采用矫形的方法引导其正常生长、达到阻断畸形的发展、建立正常牙颌面关系的目的的矫治。

(一)混合牙列期的暂时性错𬌗

混合牙列期由于恒牙的萌出和乳牙的替换,出现的暂时性错𬌗一般可在生长发育中自行调整,不需矫治。但必须仔细分析,跟踪观察,以便及时正确处理。常见的混合牙列期暂时性错𬌗有:上颌左右中切牙萌出初期,左右中切牙间出现一间隙;上颌侧切牙初萌出时,牙冠向远中倾斜;中、侧切牙萌出初期,出现轻度拥挤;上下颌第一磨牙在建𬌗初期,为偏远中𬌗关系;混合牙列期出现前牙深覆𬌗。

上颌左右中切牙萌出初期,左右中切牙间出现一间隙。这是上颌侧切牙牙胚挤压中切牙根,使中切牙牙根向近中倾斜所致,当侧切牙萌出后间隙即逐渐消失。

上颌侧切牙初萌出时,牙冠向远中倾斜。是上颌尖牙牙胚压迫侧切牙牙根,使侧切牙牙根向近中倾斜所致。当尖牙萌出后,侧切牙即可恢复正常。

中、侧切牙萌出初期,出现轻度拥挤。主要是因为恒牙比乳牙宽度大。当乳磨牙被较小的前磨牙替换时,其余留间隙可供前牙调整,加上颌骨前部的宽度增长,所以前牙的拥挤可自行调整而排列整齐。

上下颌第一磨牙在建𬌗初期,为偏远中𬌗关系。在乳磨牙被前磨牙替换时,可利用剩余间隙自行调整,但下颌第一磨牙向近中移动的距离比上颌第一磨牙多,可能使上下第一磨牙调至中性𬌗关系。

混合牙列期出现前牙深覆𬌗。主要是切牙冠长度较大,同时后牙垂直生长不足所致。当第一磨牙高度生长及前磨牙冠全萌出后,深覆𬌗可能自行调整。

(二)不良习惯的矫治

口腔不良习惯在生长发育过程中破坏了正常的肌力、𬌗力的协调平衡,使口颌系统受到异常的压力,造成牙弓、牙槽骨及颌骨发育异常。口腔不良习惯持续的时间越长,错𬌗畸形发生的可能性和严重程度越大。因此,应尽早破除口腔不良习惯,阻断畸形的发展。

1.吮指习惯

婴儿时期可在吮吸的手指上涂抹小檗碱(黄连素)等苦味药水或将手指戴上指套以阻断其条件反射。有的可在拇指戴金属丝制的指套或金属指套。国外还采用在口中放入奶嘴形橡皮乳头的方法,这种方法造成的损害较吮指习惯小。儿童时期,可采用说服教育,鼓励儿童自行改正。绝不能责备和打骂,以免影响患儿的心理健康。必要时可戴唇挡,如由于吮拇指所引起的上颌前突、深覆盖、牙弓狭窄等,可戴前庭盾。由于吮指习惯引起前牙开𬌗并伴有继发性吐舌习惯者,可戴具有腭刺、腭网或腭屏的舌习惯矫治器。

2.舌习惯

舌习惯主要有吐舌、舔牙和伸舌 3 种不良习惯。主要采用附有腭刺的舌习惯破除器矫正。此矫治器可防止舌前伸,不能吐出,久之即可矫正舌的不良习惯,而牙也能向𬌗方萌出,矫正开𬌗畸形。

3.唇习惯

唇习惯以咬下唇多见,易形成前牙深覆盖、深覆𬌗。幼年儿童可先用前庭盾,使唇与牙隔离,可防止吮咬。如前庭盾不能固位,可用胶布封闭嘴唇,前牙改观后,唇肌张力加强了,则前庭盾可自行在口内固位。纠正咬下唇习惯,也可用矫正舌习惯的矫治器,在矫治器上附加双曲唇弓焊唇挡丝,同时利用双曲唇弓矫治上前牙前突及牙间隙。

4.口呼吸习惯

对口呼吸的儿童,须首先检查和治疗鼻咽部的疾病,去除引起口呼吸的诱因。疾病治疗后若仍有口呼吸习惯,则需随时提醒患者闭口用鼻腔呼吸,也可用前庭盾或夜间用不干胶封闭嘴唇矫正口呼吸。前庭盾可做唇肌锻炼以增强其肌力,使其能自然闭合。口呼吸导致的错𬌗畸形,在矫正口呼吸后可进行矫治器矫治。

5.偏侧咀嚼习惯

对具有偏侧咀嚼的儿童,首先必须去除病因,治疗龋齿,缺牙作缺隙保持器,必要时进行修复,错𬌗也应进行矫治。然后教患儿加强废用侧的咬肌锻炼,使用该侧咀嚼。全口进行调𬌗,去除𬌗干扰。及早戒除偏侧咀嚼,可改善颜面偏斜畸形。

(三)牙齿数目异常的处理

1.牙数目过多

由于牙胚在发育过程中发生异常而形成一个或数个额外牙。牙弓中存在额外牙常使正常的恒牙迟萌或错位萌出。临床检查可见已萌出的额外牙大多形状异常,位于牙弓内或牙弓外,常伴恒牙错位,牙弓内数目较正常多。未萌额外牙常使恒牙分开,牙弓中出现间隙。临床检查发现额外牙,一般均应照 X 线牙片或全颌曲面体层 X 线片确诊。

矫治:尽早拔除额外牙。多数额外牙早期拔除后,错位恒牙可自行调整;若恒牙舌向错位,个别牙反𬌗,或恒牙间间隙较大,可用简单的矫治器矫治;阻生的额外牙和冠根倒置于牙槽骨中的额外牙,如果位置高不压迫恒牙牙根,不妨碍恒牙的移动,同时外科手术拔除困难时,可以定期观察暂时不予处理。

2.牙数目过少

乳牙列中先天性缺牙较少,多见于恒牙列中。外胚叶发育不全的患者有多数牙先天缺失,并伴有毛发稀少、皮脂腺与汗腺分泌减少、指甲发育不全等。牙齿缺失的原因包括遗传因素与先天发育异常。外胚叶发育不全的患者常有明显的家族史。

矫治:先天性缺牙与恒牙早失的处理类似。在混合牙列期可以定期观察其自行调整,待恒牙列期问题明确后再根据错𬌗的情情处理。原则上对个别牙缺失的患者,尽量选用后牙前移的替代疗法,而多数牙缺失的患者则只能用义齿修复的方法恢复牙列和咬合,以恢复其咀嚼功能。

(四)牙列拥挤的早期矫治

1.轻度牙列拥挤的矫治

对于轻度牙列拥挤可在替牙期、恒牙早期利用乳恒牙交替后的剩余间隙进行及时的早期矫治。尤其对于临床上可拔牙与可不拔牙的临界病例,在此时大多可采用不拔牙矫正,达到外形满意、咬合理想、事半功倍的作用。

(1)适应证:混合牙列末期,恒牙早期;轻度拥挤 4mm 以内;软组织侧貌无前突。

(2)方法:对于轻度拥挤又很难自行调整的错𬌗畸形,采用固定矫治器,主要利用前磨牙与乳磨牙替换后的剩余间隙或其他间隙矫正拥挤牙,同时也可利用口外弓推磨牙向后开拓间隙,因为此时第二磨牙尚未萌出。

2.中度牙列拥挤的矫治

混合牙列期中度牙列拥挤患者,一般不进行早期矫治,可以定期观察至恒牙列期再酌情按牙列拥挤矫治法矫治。

3.严重牙列拥挤的矫治

混合牙列期经间隙分析诊断为严重牙列拥挤的患者,矫治前应十分慎重。因为疗程长达3～4年,患者必须合作,应在有丰富临床经验的正畸医师监控下进行。如果医师经验不足,患者不能坚持定期复诊,那么宁可观察,等待恒牙替换完,拥挤程度确定后再进行矫治。如果患者及家长要求矫治的心情十分迫切,可考虑用序列拔牙法,早期解除牙列拥挤。

由于序列拔牙需治疗数年,至少每半年应拍摄全颌曲面体层片,取牙模型一副,观察患儿的牙秴生长发育情况。由于序列拔牙法疗程太长,难以取得患者的合作,且对儿童全身与颌骨的发育常常估计不足,很多人不主张用此法来矫治牙列拥挤。目前用现代固定矫治器技术对牙列拥挤的矫治并不困难,宁可到恒牙列早期畸形明确后做一次性矫治。

(五)反秴的早期矫治

早期反秴的患儿多为牙性及肌性反秴,如果不进行治疗,那么上颌骨的生长长期受障碍,下颌骨不断往前生长,可形成安氏Ⅲ类骨性反秴,同时随着时间的增长,牙颌畸形将越来越严重,治疗也越来越困难。因此,反秴患者应尽早矫治以阻断畸形的发展。

1.多数乳前牙反秴的矫治

多数乳前牙反秴是乳牙列期常见的错秴畸形。乳前牙反秴应尽早矫治,可以早到患儿合作的时候,一般在4岁左右即可进行矫治。若矫治的时间太晚(6～7岁),乳牙根已吸收,则给治疗带来困难。

(1)调秴:乳前牙反秴,反覆秴浅者,可采用调磨法即调磨下切牙切缘的舌侧部分、上切牙切缘的唇侧部分,使上下前牙解除反秴锁结关系。特别应注意调改未磨耗的乳尖牙,以便下颌闭合运动时无咬合干扰而回到正常的位置,同时应训练患儿克服前伸下颌的习惯。

(2)上颌秴垫式矫治器:乳前牙反秴,反覆秴中度者,可选用附双曲舌簧的上颌秴垫式活动矫治器推上前牙向唇侧并后退下颌,秴垫的高度以脱离前牙反秴的锁结关系为宜,注意双曲舌簧的弹簧平面应与上切牙长轴垂直,靠近牙颈部,使用轻微的矫治力。当反秴解除后应及时磨低秴垫,以免秴垫压低后牙,且有利于治疗效果的稳定。矫治器一般7～10天复诊加力一次,每次打开舌簧1mm,嘱吃饭时必须戴用矫治器,反秴解除后应注意调改上下乳前牙的咬合早接触点,特别是过高的乳尖牙牙尖,一般在3～6个月内可完成矫治。

(3)下颌联冠式斜面导板:乳前牙反秴,反覆秴较深者,可以设计下颌联冠式斜面导板,一般在6个下前牙上做,下前牙联冠向后上延伸一斜面至反秴的上切牙舌侧,斜面与上切牙长轴成45°以引导上切牙向唇侧,下颌后退至正常位置。斜面不能太平,否则会造成垂直压入分力过大,不仅压低了切牙,也无引导上切牙向唇侧的力;斜面的斜度也不能太大,斜度过陡时,上切牙受力过大,不利于上切牙调整。特别注意有时个别反秴患儿戴用联冠斜面导板后,前伸下颌将斜面咬在上切牙的唇侧,加重了畸形并使下颌更向前伸。由于戴下切牙联冠斜面导板后,后牙咬合打开,后牙可以继续萌出,对改正前牙深覆𬌗有利。下颌联冠斜面导板一般是粘接在下前牙上,2～3 周内畸形可明显改善,有时可在反深覆𬌗改正之后,为方便患者进食改为𬌗垫式矫治器继续推上切牙向唇侧,使前牙反𬌗完全纠正。以上各矫治器必要时均可配合头帽、颏兜,特别对反覆盖大,反覆𬌗浅者。

2.混合牙列期个别切牙反𬌗的矫治

混合牙列期个别切牙反𬌗,多系乳牙迟脱而使个别上颌切牙舌向错位与下切牙呈反𬌗关系或下切牙唇向错位与上切牙呈反𬌗关系。

(1)咬撬法:适用于 1～2 个刚萌出且反𬌗的切牙,上切牙长轴垂直或内倾,下切牙可能轻度唇向错位,反覆盖小,正在建立反覆𬌗或反覆𬌗小,牙弓内有足够空间容纳错位牙。

在家长的监护下,教患儿手持一个略窄于反𬌗上切牙宽度、有一定弹性的木片或竹片,将其一端放置于反𬌗上颌牙的舌面,嘱患者闭嘴,则木片咬于下颌错位牙的切缘唇面。然后用手压木片的另一端,其力的大小以反𬌗牙唇面龈组织稍发白色、患儿感觉牙齿发胀为度。每次饭前若能坚持有节奏地重复此动作 20 次,1～2 周后,反𬌗上牙即向下牙的唇面逐渐萌出。如果无效,反覆𬌗加深,可改用其他矫治方法。

(2)上颌𬌗垫式矫治器:主要用上颌𬌗垫双曲舌簧活动矫治器,解除牙的锁结关系后,用双曲舌簧推反𬌗牙向唇侧移动。

3.骨性反𬌗的早期矫治

骨性反𬌗是上下颌骨大小不调所致的上下颌矢状向关系异常的错𬌗畸形,常为上颌骨发育不足,或下颌骨发育过度所致。使用面罩前牵引矫治器,口内矫治器可设计为上颌活动矫治器附后牙平面𬌗垫,增加卡环或邻间钩以增强固位,基托包绕上颌后结节,在尖牙远中放置牵引钩。采用橡皮圈以一侧 300～500g 的重力前牵引,牵引方向为向前、下与𬌗平面呈向下约30°,可促进上颌骨周围骨缝的缝间生长,使上颌骨向前、下方生长;如果牵引方向与𬌗平面平行,上颌除向前移外还将产生旋转(前份上旋,后份下旋),同时随着面罩向后方的反作用力,可将下颌向后移并抑制下颌生长。

4.后牙反𬌗的早期矫治

乳牙和混合牙列时期,都可能出现单侧或双侧多数后牙反𬌗。

(1)调𬌗:仔细调改尖牙及乳磨牙咬合的早接触点,以便下颌尽早地回到正常的闭合道位置。

(2)治疗龋齿:及时治疗后牙区龋齿,改正单侧咀嚼习惯。

(3)单侧后牙反𬌗采用单侧𬌗垫式活动矫治器:在健侧做𬌗垫升高咬合,双曲舌簧移舌向错位的后牙向颊侧。

(4)双侧后牙反𬌗:乳牙列期双侧后牙反𬌗较少见,矫治方法为仔细调𬌗,去除𬌗干扰,使下颌恢复正常的功能运动,并观察牙弓的调整。若第一恒磨牙萌出后仍为反𬌗,则应采用矫治器进行矫治,通常是扩大上牙弓以纠正后牙反𬌗,可选用以下矫治器。

①活动式扩弓矫治器:附双侧上颌后牙平面𬌗垫,腭侧用分裂弹簧或扩大螺旋以扩大牙弓,改正后牙反𬌗。

②固定式扩弓矫治器:可采用 W 形扩弓矫治器或四角圈形扩弓矫治器扩大上牙弓,纠正双侧后牙反𬌗。真性上颌发育不良的骨型反𬌗,则应使用矫形力分开腭中缝,以达到真正扩大上颌骨的目的。

第八节　常见错𬌗畸形的矫治

一、牙列拥挤

(一)病因

造成牙列拥挤的直接原因为牙量骨量不调,牙量(牙冠宽度总和)相对大于骨量(牙槽弓总长度),牙弓的长度不足以容纳牙弓上的全数牙齿。造成牙量骨量不调受多因素的影响,主要有以下原因:

1.进化因素

人类演化过程中因环境与食物结构的变化,咀嚼器官表现出逐步退化减弱的趋势,以肌肉最快,骨骼次之,牙齿最慢,这种不平衡的退化构成了人类牙齿拥挤的种族演化背景。

2.遗传因素

牙齿的大小、数目、形态,及颌骨的大小、位置、形态均在一定程度上受遗传的影响。

3.环境因素

乳恒牙的替换障碍如乳牙早失、乳牙滞留等均可引起牙列拥挤的发生。一些口腔不良习惯也可以造成牙列拥挤,如长期咬下唇可造成下前牙舌倾,合并拥挤。另外,长期食用精细柔软的食物使咀嚼功能退化,也可导致牙槽、颌骨发育不足,造成牙量骨量不调。

(二)临床表现

(1)多发于前牙部位,但也见于后牙部位。

(2)表现为唇舌向、近远中向、高低位等各个方面的错位,后牙部位拥挤可造成后牙反𬌗、锁𬌗。

(3)牙列拥挤破坏了牙弓的正常形态,导致上下牙列咬合紊乱而影响正常口腔功能;妨碍局部牙齿的清洁,好发龋齿、牙周病。

(三)诊断

1.牙列拥挤分度

即牙弓应有弧形长度与牙弓现有弧形长度之差或必需间隙与可利用间隙之差,可分为:

(1)轻度拥挤(Ⅰ度拥挤):牙弓中存在 2~4mm 的拥挤。

(2)中度拥挤(Ⅱ度拥挤):牙弓拥挤在 4~8mm。

(3)重度拥挤(Ⅲ度拥挤):牙弓拥挤超过 8mm。

2.单纯性牙列拥挤的诊断

全面的口腔检查,并结合 X 线头影测量,模型分析及颜面美学(特别是面部软组织侧貌,即上下唇与审美平面的关系、鼻唇角的大小)是正确诊断的基础。通过 X 线头影测量,结合模型测量可排除骨性畸形的存在,从而区分单纯拥挤和复杂拥挤并计测出拥挤度。在模型计测中,除牙不调量(拥挤量)的计测外,还应加入 Spee 曲线曲度,切牙唇倾度等因素的评估,即牙弓内所需间隙＝拥挤度＋平整 Spee 曲线所需间隙＋矫治切牙倾斜度所需间隙等。

一般而言,牙弓平整 1mm,需要 1mm 间隙;切牙唇倾 1mm,则可提供 2mm 间隙。此外,Bolton 指数的计测可了解上下颌牙量比是否协调,明确牙量不调的部位;Howes 分析可以确定患者的根尖基骨是否能容纳所有牙齿;并以此全面预测其切牙及磨牙重新定位的可能位置及关系,预测牙弓形态改变及支抗设置时可能获得的间隙量。而头影测量结合颜面及肌功能运动分析,则可以判断肌肉及咬合功能是否异常,特别是唇的长短、形态、位置和肌张力是否能容纳牙排齐后的牙弓空间变化量,是否能达到较满意的面容,这对治疗预后是非常重要的。最后,综合分析决定是否用非拔牙或拔牙矫治。在临床中对拥挤的治疗,关键在于确定是否拔牙。

3.复杂拥挤的诊断

复杂牙列拥挤是指合并有牙弓及颌骨发育不平衡、唇舌功能异常或咬合功能障碍失调的牙列拥挤畸形。

在这类拥挤中,除由于牙量、骨量不调可造成牙列拥挤外,颌骨生长发育异常导致的牙齿代偿移位,更加重了拥挤程度。因此,在诊断中首先应确定治疗骨骼发育异常对拥挤的影响及预测生长可能导致的进一步拥挤。结合模型使用 X 线头影测量分析,特别是 Tweed-Merrifield 的间隙总量分析法、Steiner 的臂章分析和综合计测评估表,以及 Ricketts 的治疗目标直观预测(VTO),对这类拥挤的诊断和治疗设计很有帮助。

(四)矫治

1.单纯性牙列拥挤的矫治原则

牙列拥挤的病理机制是牙量、骨量(可利用牙弓长度)不调,一般表现为牙量相对较大,而骨量相对较小。因此,牙列拥挤的矫治原则是减少牙量或(及)增加骨量,使牙量与骨量基本达到平衡。

(1)减少牙量的方法:①减少牙齿的宽度,即邻面去釉;②拔牙;③矫治扭转的后牙可获得一定量的间隙。

(2)增加骨量的方法:①扩大牙弓(包括牙弓的长度和宽度);②功能性矫治器如唇挡、颊屏等刺激颌骨及牙槽的生长;③推磨牙向远中,可增加牙弓的可用间隙;④外科手术延长或刺激颌骨的生长,如下颌体 L 形延长术、牵张成骨术(DO)等可增加骨量。在制订矫治计划时应对病例做出全面分析,决定采用减少牙量或增加牙弓长度或两者皆用的矫治方案。一般而言,单纯拥挤的病例,轻度拥挤采用扩大牙弓的方法,重度拥挤采用拔牙矫治,中度拥挤可拔可不拔牙的边缘病例应结合颌面部软硬组织的形态、特征及切牙最终位置的控制和家属的意见,严格掌握适应证,选择合适的方法,也可不拔牙矫治。

2.不拔牙矫治

对轻度拥挤或一些边缘病例,甚至中度拥挤者,通过扩大牙弓长度和宽度及邻面去釉等以提供间隙解除拥挤,恢复切牙唇倾度和改善面型。但扩弓是有限的,应注意扩弓的稳定性,其横向扩弓量一般最大不超过 3mm,特别是原发性拥挤(指遗传因素所致)扩弓的预后不如继发性拥挤(环境因素引起的拥挤)的效果好。

(1)扩大牙弓弧形长度

①切牙唇向移动:适于切牙较舌倾,覆𬌗较深,上下颌骨与牙槽骨无前突、唇形平坦的病例。多采用固定矫治器,也可用活动矫治器及唇挡等。

A.固定矫治器:其方法是在各牙上黏着托槽,用高弹性的标准弓丝(0.36mm,0.4mm,β-钛丝)或设计多曲弓丝或加 Ω 曲使弓丝前部与切牙唇面部离开 1～2mm 左右间隙,将弓丝结扎入托槽内;每次加力逐渐打开 Ω 曲;对内倾性深覆𬌗的病例,可用摇椅形弓丝,上颌加大 Spee 曲线或多用途弓,将内倾的切牙长轴直立,同时增加了牙弓长度,达到矫治拥挤的目的。

B.活动矫治器:用活动矫治器时,在前牙放置双曲舌簧推切牙唇向移动排齐前牙。切牙切端唇向移动 1mm,可获得 2mm 间隙,较直立的下切牙唇间移动超过 2mm,可导致拥挤的复发。这是因为唇向移动的切牙占据了唇的空间位置,唇肌压力直接作用在下切牙的唇面的结果。临床中,下切牙的拥挤是最常见的错𬌗畸形。据报道,对 15～50 岁(白人)研究结果表明:下切牙无拥挤及拥挤度在 2mm 以内者占 50%,中度拥挤(拥挤度在 4mm 以上)者占 23%,严重拥挤为 17%。下切牙的拥挤随年龄增加而增加(有些正常𬌗也发生拥挤)且主要发生在成人早期,第三磨牙的萌出与拥挤增加是否相关尚有争议,有学者认为可能系多因素(包括种族、年龄、性别,以及第三磨牙的存在等)所致,但还应进一步研究。下前牙拥挤矫治后容易复发且很普遍,复发原因为多种混合因素作用的结果。尤其是下前牙区,嵴上纤维组织对矫治旋转的复发有重要作用。除口周肌肉作用外,还包括矫治计划、牙齿的生理性移动、牙周组织的健康、咬合、唇张力过大等,建议下前牙拥挤矫治后戴固位器至成年初期以保持治疗效果。

C.唇挡:传统常用于增强磨牙支抗,保持牙弓长度,矫治不良习惯等。现代正畸临床中对替牙期或恒牙列早期可用唇挡矫治轻到中度牙列拥挤,多用于下颌,也可用于上颌。既可单独作为矫治器使用,也可与固定矫治器联合使用。

唇挡常用直径为 1.14mm(0.045 英寸)的不锈钢丝制成。两端延伸至第一恒磨牙并于带环颊面管近中形成停止曲,以便调整唇挡位置,末端插入颊面管。唇挡大致分为有屏唇挡和无屏唇挡。有屏唇挡于两侧尖牙间制作自凝塑胶屏,无屏唇挡则于不锈钢丝上套制的一塑料管,以及多曲唇挡。多曲唇挡的制作方法:用直径 1mm 的不锈钢丝从上下颌两侧尖牙间形成前牙垂直曲和前磨牙区的调节曲,上颌前牙垂直曲高 7～8mm,宽 4～5mm 共 4 个或 6 个曲(避开唇系带);下颌前牙区在尖牙区形成高 5～6mm,宽 3～4mm 的垂直曲,前牙区可形成连续波浪状;前磨牙区的调节曲高、宽均为 3～4mm。前牙垂直曲和调节曲的底部应在一个平面上,在紧靠颊面管前形成内收弯作为阻止点。唇挡及其延伸部分将唇颊肌与牙齿隔开,消除了唇颊部异常肌压力,而舌肌直接作用于牙齿和牙槽上,从而对切牙唇向扩展(切牙前移1.4mm/年,切牙不齐指数减少 2.2mm/年),牙弓宽度的扩展(有屏唇挡磨牙间宽度增加 4.2mm/年,特别是前磨牙间宽度增加最明显:3|3 扩展2.5mm,4|4 4.5mm,5|5 5.5mm),由于唇挡位于口腔前庭,迫使唇肌压力不再直接作用于前牙,而是通过唇挡传至磨牙。唇肌作用在唇挡上的压力为 100～300g,测得唇挡作用在下磨牙的力在休息状态下为 85g,下唇收缩时的最大力值为 575g,一般大于自然状态下 1.68g 的力即可使牙齿移动,因此,唇挡可产生推磨牙向远中、直立

或整体移动(2mm 左右)。同时唇挡伸至前庭沟牵张黏骨膜,刺激骨膜转折处骨细胞活跃,骨质增生。用唇挡矫治牙列拥挤可获得 4～8mm 间隙,因此,唇挡是早期解除轻到中度拥挤的一种有效方法,为牙列拥挤的早期非拔牙治疗提供了一条新思路。

唇挡的形态,位置以及与唇部接触面积等因素对切牙的作用影响很大。一般唇挡置于切牙的龈 1/3 且离牙面和牙槽 2～3mm,后牙为 4～5mm。唇挡应全天戴用,必须提醒患者经常闭唇,以便发挥唇挡的功效,1 个月复诊 1 次,并进行必要的调节。对拥挤的病例建议用有屏或多曲唇挡更为妥当。因为,有屏唇挡与唇部接触面积大,唇挡受力也大,从而对牙的作用越大,疗效更好。

②局部开展:对个别牙错位拥挤的病例,可在拥挤牙部位相邻牙齿之间用螺旋推簧进行局部间隙开拓,排齐错位牙,注意增强支抗。

③宽度的扩展:牙列拥挤的患者牙弓宽度比无拥挤者狭窄,采用扩大基骨和牙弓宽度的方法可获得一定间隙供拥挤错位的牙排齐并能保持效果的稳定。但是后牙宽度扩大超过 3mm 效果不稳定,且可能导致牙根穿破牙槽骨侧壁的危险。牙弓宽度的扩大有以下方法:

A.功能性扩展:对轻度或中度牙列拥挤伴颌弓宽度不足者,可采用功能性扩展。多用功能调节器或下唇挡达到目的。牙弓外面的唇颊肌及其内面的舌体对牙弓-牙槽弓的生长发育及形态,牙齿的位置起着重要的调节和平衡作用。功能调节器(FR-Ⅰ)由于其颊屏消除了颊肌对牙弓的压力并在舌体的作用下使牙弓的宽度增加。此外,唇挡、颊屏等对移行皱襞黏膜的牵张也可刺激牙槽骨的生长,采用此种方法通常需要从混合牙列中期开始治疗并持续到生长发育高峰期结束。

B.正畸扩展:扩弓矫治器加力使后牙颊向倾斜移动可导致牙弓宽度的增加。常用于牙弓狭窄的青少年及成人。扩弓治疗每侧可获 1～2mm 间隙。常用唇侧固定矫治器:增加弓丝宽度、以一字形镍钛丝等配合四眼圈簧(QH)及其改良装置扩弓,同时排齐前牙;也可在主弓丝上配合直径 1.0mm 不锈钢丝形成的扩大辅弓(如 Malligan 骑师弓);还可以根据患者颌弓、牙弓大小、腭盖高度、需要扩大的部位及牙移动的数目选用的不同形状、大小、数目的扩弓簧,放置在舌侧基托一定位置的活动矫治器,舌侧螺旋扩大器及附双曲舌簧扩大矫治器达到治疗目的。

C.矫形扩展:对上颌骨狭窄,生长发育期儿童(8～15 岁),打开腭中缝,使中缝结缔组织被牵张产生新的骨组织,增加基骨和牙弓的宽度,后牙弓宽度最多可达 12mm(牙骨效应各占 1/2),上牙弓周长增加 4mm 以上,可保持 70% 左右的效果。患者年龄越小,新骨沉积越明显,效果越稳定。成年患者必要时配合颊侧骨皮质松解术。在生长发育期儿童腭中缝开展时,产生下颌牙直立,牙弓宽度增加的适应性变化;而有些病例应同时正畸扩大下牙弓,才能与上牙弓相适应。在腭开展治疗以后,停止加力,应保持 3～6 个月,让新骨在打开的腭中缝处沉积。去除开展器后更换成活动保持器,开展后复发倾向较明显,部分患者在未拆除扩展器时就会发生骨改变的复发,建议患者戴用保持器 4～6 年。

腭中缝扩展分为:

a.快速腭中缝开展:每日将螺旋开大 0.5～1.0mm,每日旋转 2 次,每次旋转 1/4 圈,连续 2～3 周,所施加的力最大可达 2000～3000g,使腭中缝快速打开,可获得 10mm 以上的开展量,其中骨变化 9mm,牙变化 1mm。其矫形力的大小和施力速度超过了机体反应速度,学龄前儿童一般不能用重力开展,否则易并发鼻变形(呈弓形隆起),影响美观。

b.慢速腭中缝开展:加力慢、小,每周将螺旋打开 1mm,(每周旋转 1～2 次,每次旋转 1/4圈),产生1000～2000g 的力,在 2～3 个月内逐渐打开腭中缝。可获及 10mm 的开展量(骨、牙各 5mm)。以较慢的速度打开腭中缝,腭中缝组织能较好地适应,近似于生理性反应,且效果两者基本相同,但慢速扩展较快速扩展更稳定。最常采用的方法是 Hyrax 扩弓矫治器和Hass 扩弓矫治器。

④推磨牙向远中移动

适应证为:上颌牙列轻、中度拥挤。第二乳磨牙早失导致第一磨牙近中移动,磨牙呈轻远中关系。上颌结节发育良好,第二恒磨牙未萌,且牙根已形成 1/2,无第三磨牙或拔除的患者;临床上多通过 X 线片显示第三磨牙形态,当第三磨牙形态位置基本正常时,拔除第二磨牙,将来以第三磨牙替位。磨牙远中移动常用的方法有以下几种:

A.Pendulum 矫治器:钟摆式矫治器,基本设计为 Nance 腭托增加支抗,及插入远移磨牙舌侧的弹簧。

B.Jones Jig 矫治器:Nance 腭托增强支抗,0.75mm 颊侧活动臂钢丝,其远中附拉钩以及可自由滑动的近中拉钩,中间为镍钛螺旋弹簧。滑动拉钩在向后与第二前磨牙托槽结扎时压缩螺旋弹簧,产生约 70～150g 磨牙远移的推力,每月复诊一次。

C.Distal Jet 矫治器:腭托管上安置滑动的固定锁,其内的滑动弓丝插入磨牙舌侧管,压缩弹簧产生磨牙远中整体移动的推力。

D.Lupoli 矫治器:加力的螺钉焊接在前磨牙和磨牙带环上,压缩腭侧反折钢丝的螺旋产生推力并锁定。患者自行调节螺钉加力;方法为每日 2 次,每次 1/4 圈。优点:磨牙快速整体移动,能控制牙移动方向,基本无支抗丧失,效果稳定。

E.磁斥力远移磨牙:用改良 Nance 腭托增加支抗,1.14mm(0.045 英寸)不锈钢丝形成蛇形曲,曲的近中焊接在第一前磨牙带环唇侧,远中抵住磨牙带环颊面管近中,磁铁被分别用0.014英寸结扎丝紧扎固定在磨牙带环牵引钩近中和蛇形曲上,此时磁铁应相互接触产生225g起始推力,形成蛇形曲的目的在于随着牙齿的移动,近中磁铁可在曲上向远中滑动,确保磁力的持续和恒定。

F.Ⅱ类牵引推磨牙向远中:上颌弓丝上的滑动钩,并用约 100gⅡ类颌间牵引推上磨牙向远中移动,但下颌用与锁槽沟大小密合的方丝弓以防止下切牙唇倾并保持牙弓宽度。

G.螺旋弹簧推磨牙向远中:下颌磨牙因其解剖位置和下颌骨的结构特点,推磨牙向远中较难,其移动量取决于第二、第三磨牙是否存在。某些病例,可照 X 线片,如果 $\overline{8}$ 形态、位置基本正常或 $\overline{7}$ 不能保留,此时可拔除 $\overline{7}$ 以减少磨牙远移阻力,将来以 $\overline{8}$ 替位 $\overline{7}$。一般采用固定矫治器的磨牙后倾弯,螺旋弹簧,下唇挡等配合Ⅲ类颌间牵引,远移或直立下磨牙,防止下切牙前倾;还可采用 MEAW 技术。

H.活动矫治器:采用分裂簧或螺旋扩大器推磨牙向远中,其反作用力使切牙唇向移动。

I.口外弓推磨牙向远中:口外弓附螺旋弹簧配合口外牵引,12～14 小时/天,300g 左右的力推磨牙向远中可获得较多的间隙,但应根据患者的面部垂直向发育调整牵引方向。

J.骨支抗推磨牙向远中：采用骨支抗力系移成人的下颌磨牙向远中，局部麻醉下将微种植体植入下颌支前缘或下颌体（上颌颧牙槽嵴根部、腭部等）种植体与骨发生骨整合效应形成绝对骨支抗单位。如果第三磨牙存在应拔除，为磨牙远移提供间隙，采用固定矫治器平整，排齐牙齿后用硬的 0.018 英寸×0.025 英寸或0.019 英寸×0.025 英寸不锈钢丝和螺旋弹簧推磨牙向远中，第一前磨牙与种植体紧结扎增强支抗，下颌第一磨牙向远中移动平均约 3.5mm，最大可达 7.1mm。

⑤邻面去釉（IPR）：邻面去釉不同于传统的片磨或减径。此法一般是对第一恒磨牙之前的所有牙齿，而不是某 1、2 个或 1 组牙齿；邻面去除釉质的厚度仅为 0.25mm，而不是 1mm 或更多；此外，两者使用的器械和治疗的程序也有区别。牙齿邻面釉质的厚度为 0.75～1.25mm，同时邻面釉质存在正常的生理磨耗，这是邻面去釉法的解剖生理基础。在 2 个第一恒磨牙之间邻面去釉最多可获得 5～6mm 的牙弓间隙。

A.适应证：邻面去釉的适应证要严格掌握。主要针对：轻中度拥挤，不宜拔牙的低角病例；牙齿较大或上下牙弓牙齿大小比例失调；口腔健康，少有龋坏；成年患者。

B.治疗程序：邻面去釉须遵循正确的程序并规范临床操作。固定矫治器排齐牙齿，使牙齿之间接触关系正确。根据拥挤或前突的程度确定去釉的牙数，去釉的顺序从后向前。使用粗分牙铜丝或开大螺旋弹簧，使牙齿的接触点分开，便于去釉操作；最先分开的牙齿多为第一恒磨牙和第二前磨牙。使用涡轮弯机头，用细钻去除邻面 0.2～0.3mm 釉质，再做外形修整，同时对 2 个牙齿的相邻面去釉；操作时在龈乳头方颊舌向置直径 0.51mm（0.020 英寸）的钢丝，保护牙龈和颊、舌软组织，去釉面涂氟。在弓丝上移动螺旋弹簧，将近中牙齿向去釉获得的间隙移动。复诊时近中牙齿的近中接触被分开，重复去釉操作。随着去釉的进行，牙齿逐渐后移，并与支抗牙结扎为一体。整个过程中不用拆除弓丝，当获得足够间隙后前牙能够排齐。整个治疗时间 6～12 个月。

⑥无托槽隐形矫治器：20 世纪开展的一种新的正牙技术，其基本原理是，牙齿移动时经过若干微小阶段才能达到最终位置。在牙移动的每个微小阶段精制一个新的透明塑胶托称排牙器，患者通过戴一系列排牙器，牙齿通过若干个微小移动，则可达到排齐的目的。

3.拔牙矫治

拔牙问题在诊断设计中是一个十分重要的问题，决定每一个患者是否拔牙，拔多少牙，拔哪些牙，即拔牙设计是否正确，将直接影响矫治效果，而拔牙设计取决于矫治设计的理念。由于早期 X 线头影测量技术尚未引入正畸，对生长发育的认识不足及正畸治疗的对象主要是生长期儿童患者。正畸之父 Angle 主张不拔牙（即保留全口牙齿），以确保矫治后牙齿排列整齐、美观和良好的口腔功能。后来，Tweed 研究证明，矫治时过度扩大牙弓，追求保留全口牙齿，则矫治后导致复发。20 世纪 20 年代 Begg 研究结果表明，原始人由于食物粗糙，牙齿在咬合面及邻面均发生磨耗，与现代人比较，原始成年人的牙列在近远中面磨耗量每侧大致相当一个前磨牙的宽度。而现代人由于食物精细，导致咀嚼功能降低，表现出咀嚼器官不平衡退化，表现出牙量相对大于骨量，所以拔牙矫治逐渐为人们接受，到 20 世纪 70 年代拔牙病例占的百分比很高。20 世纪 80 年代对拔牙病例进行纵向回顾性研究发现，拔牙矫治并不能防止复发，特别是防止下前牙拥挤的复发；矫治技术的提高，检查诊断更加先进科学，设计更加严密，对一些有生长潜力的患者,即使有明显拥挤,也常采用不拔牙矫治达到理想的疗效。拔牙矫治还与医师的诊治水平、设计倾向及患者家属的意向有关。尽管如此,拔牙矫治应根据严谨的生理学基础,即咀嚼器官在颌骨、肌肉、牙齿等部位退化的不平衡因素或口腔不良习惯作用下造成的骨量小于牙量,以及不良习惯引起上下牙弓形态、大小,或者牙弓与基骨形态、大小失调而造成上前牙前突,并且应严格遵循拔牙的普遍原则及方法。

(1)拔牙目的:牙列拥挤是最常见的错𬌗症状,正畸拔牙的主要目的是为解除拥挤和矫治牙弓前突提供足够的间隙,此外,上下牙弓的近远中关系不调,磨牙关系的调整通常也需要用拔牙的方法提供必要的间隙才可能达到目的。单纯牙列拥挤只涉及牙和牙槽,拔牙的主要目的是解除拥挤,是否拔牙主要根据拥挤的严重程度。一般而言,轻度拥挤采用扩大牙弓的方法;中度拥挤(多数)要拔牙,其中可拔牙可不拔牙的边缘病例结合面部软硬组织形态,选择合适的手段,能不拔牙的尽可能不拔牙,重度拥挤通常采用拔牙矫治。复杂拥挤拔牙的目的除消除牙列拥挤外,还要改善上下牙弓之间近远中关系不调和垂直不调,以掩饰颌骨畸形达到全面矫治牙颌畸形的目的。

(2)考虑拔牙的因素:在诊断中通过模型和 X 线头颅侧位片进行全面分析。在决定拔牙方案时应考虑以下因素:

①牙齿拥挤度:每 1mm 的拥挤,需要 1mm 间隙消除。拥挤度越大,拔牙的可能性越大。

②牙弓突度:前突的切牙向舌(腭)侧移动,每内收 1mm,需要 2mm 的牙弓间隙。

③Spee 曲线的曲度:前牙深覆𬌗常伴有过大的 Spee 曲线,为了矫治前牙深覆𬌗,需使 Spee 曲线变小或整平需要额外间隙。

④支抗设计:拔牙病例必须考虑的首要问题。在矫治时应根据前牙数量、牙列拥挤量及磨牙关系调整等情况,严格控制磨牙前移量,采用强支抗(即后牙前移应控制在拔牙间隙的 1/4 以内)、中度支抗(即矫治中允许后牙前移的距离为拔牙间隙的 1/4~1/2)、弱支抗(至少 1/2 以上)。

⑤牙弓间宽度不调:上下牙弓间牙量不调或 Bolton 指数不调。在决定拔牙矫治时,除了考虑上述牙-牙槽因素外,面部软硬组织结构,特别是上下颌骨的形态,相互关系及其与牙槽间的协调关系等重要因素也需考虑。因为拔牙矫治既影响牙槽结构,也通过牙槽、牙弓变化影响面颌部的形态及其相互关系。这包括垂直不调和前后不调的程度。

A.垂直不调

垂直发育过度即高角病例拔牙标准可适当放宽,而垂直发育不足即低角病例拔牙应从严。其原因有 3 点。下颌平面与下切牙间的补偿关系:多数高角病例颏部显后缩,治疗时切牙宜直立,使鼻-唇-颏关系协调,轻直立的切牙还可代偿骨骼垂直不调,同时建立合适的切牙间形态和功能关系;反之,多数低角病例颏部前突,切牙应进行代偿性唇倾有利于面型和切牙功能。拔牙间隙关闭的难易:高角病例咀嚼肌不发达,颌骨的骨密度低,咀嚼力弱;支抗磨牙易前移、伸长,关闭拔牙间隙较容易,且磨牙的前移有利于高角病例伴有前牙开𬌗倾向患者的矫治。相反,低角病例咀嚼肌发达,咀嚼力强,骨致密,支抗磨牙不易前移、伸长。主要由前牙远中移动完成拔牙间隙的关闭,而前牙的过度内收不利于前牙深覆𬌗的矫治。磨牙位置改变对下颌平面的影响:采用远移磨牙或扩大牙弓的方法排齐牙列时,可造成下颌平面角的开大,这对高角病例的面型和前牙覆𬌗均产生不利影响,但对低角病例有利。

B.前后不调:面颌部前后不调的程度,对上下颌骨基本正常时常采用对称性拔牙以保持上下颌骨关系的协调。但 Bolton 指数明显不调则可进行非对称性拔牙;对上颌前突或正常,下颌后缩恒牙列早期病例,首先采用功能性矫治器协调上下颌骨关系,然后根据上前牙前突程度、牙列拥挤度及磨牙关系的调整等决定上下颌对称性或非对称拔牙或只拔上颌牙齿;当上颌正常或发育不足(后缩),下颌前突治疗时,可轻度前倾上切牙和舌倾下切牙以代偿Ⅲ类骨骼不调,此时可考虑下颌拔牙,但上颌拔牙要慎重,必要时可拔除第二前磨牙有利于磨牙关系的调整。当上下颌及牙弓均前突可采用上下颌对称性拔除前磨牙以利于内收前牙。此外,拔牙矫治还要考虑上下唇的突度和中线的对称性等。

利用 Kim 拔牙指数即垂直向异常指数(ODI)与前后异常指数(APDI)之和结合上下中切牙间夹角及上下唇的突度的指标决定患者是否拔牙。

$$拔牙指数 = ODI + APDI + \frac{|上下中切牙夹角 - 130|}{5} - (上下唇突度之和)$$

其中|上下中切牙夹角-130|表示上下中切牙夹角与 130 之差的绝对值。上唇突度:上唇突点位于审美平面之前为"+",之后为"-";下唇突度:下唇突点位于审美平面之前为"+",之后为"-",单位为 mm。当拔牙指数>155 时,不拔牙的可能性大(尽可能避免拔牙);当拔牙指数<155 时,拔牙的可能性较大。

(3)拔牙部位的选择:对确定需要拔牙的患者,重要的是拔牙部位的选择。此选择主要是从牙齿的健康状况,拔牙后是否有利于牙齿的迅速排齐,间隙的关闭和侧貌观唇是否前突及错𬌗的类型等考虑。拔牙越靠前,越有利于前牙拥挤、前突的矫治;拔牙越靠后、后牙前移越多,越有利于后牙拥挤的解除和前牙开𬌗的矫治。一般而言,临床中常采用的拔牙部位首先拔除病牙,然后为第一前磨牙、第二前磨牙、第二磨牙,以及第三磨牙等。

①拔除 $\frac{4|4}{4|4}$ 或 $\frac{4|4}{}$:最适于前牙拥挤或前突、鼻唇角小、唇前突的患者。拔除第一前磨牙后可提供最大限度的可利用间隙,明显地简化前牙排齐的第一阶段的治疗过程,改善唇部美容效果。同时还能最小量地改变后牙咬合,从而有利于维持后牙弓形的稳定和后牙的正常关系。在矫治设计时,拔牙间隙的利用的预测、估计非常重要,应严格根据患者的牙弓形态,充分考虑选择不同的支抗设计才能达到理想的治疗目标。此外,在关闭拔牙间隙时,应注意保持牙弓宽度,以及尖牙、第二前磨牙的接触和牙根平行,以获得永久稳定的效果。

②拔除 $\frac{5|5}{5|5}$:对前牙区拥挤或牙弓前突较轻,颜面及唇形较好,不需要改变前牙倾斜度及唇位,但后牙拥挤或磨牙关系需要调整,特别是下颌平面角大的前牙开𬌗或开𬌗趋势的患者。此外,第二前磨牙常在形态表现出畸形及阻生错位等必须首先拔除。但是如果牙列拥挤主要表现在前牙区或分布较广泛时,会给治疗带来很大困难,延长疗程。此时必须十分谨慎地设计支抗以防止磨牙前移,间隙丧失。

③拔除 $\frac{4|4}{5|5}$:适于上前牙拥挤或前突明显,下切牙轻度拥挤或前倾,磨牙呈远中关系,需要调整磨牙关系的患者。

④拔除 $\frac{5|5}{4|4}$：适于上前牙区拥挤或前突较轻，不需改变上切牙倾斜度和唇倾度，下颌平面角较大的Ⅲ类患者。

⑤拔除第二恒磨牙：对单纯拥挤的患者很少选择拔除第二恒磨牙。但是，有时为了简化疗程和达到更好的治疗效果也可选择拔除该牙。如上牙唇倾前突，但侧貌正常或上颌及上牙弓前突，但下颌基本正常或因第二乳磨牙早失，造成第一磨牙近中移位导致磨牙关系异常，而第二磨牙已经建𬌗或前牙轻度拥挤伴开𬌗及开𬌗趋势高角病例可以选择拔除该牙矫治开𬌗。但一般而言，拔除第二磨牙，间隙远离需矫治的拥挤部位，同时，也使第三磨牙的萌出变得复杂，将造成在第三磨牙萌出后还需进行再次矫治，使疗程延长。但对后牙弓发育差，第三磨牙严重阻生的患者，由于拔除第二磨牙后，有助于第三磨牙的替位萌出，所以可选择拔除第二磨牙。但此时第三磨牙形态，位置正常，以便将来替位萌出。如果第三磨牙先天缺失，原则禁忌拔除第二恒磨牙。

⑥拔除下切牙：适于单纯下切牙拥挤，拔1个下切牙可达到迅速排齐和稳定的结果。也适于上下前牙Bolton指数不调，例如上颌侧切牙过小，下前牙牙量过大，拔除1个下切牙，有利于建立前牙覆𬌗覆盖关系并保持稳定结果。

⑦其他：在拔牙矫治的病例中，临床上大多采用对称性拔牙，但也可由于一些牙的畸形，严重错位、龋坏、牙周病、𬌗障碍等必须首先拔除丧失功能的病牙。此外，在单纯拥挤治疗中除非第一恒磨牙严重龋坏，通常严禁拔除第一恒磨牙，特别是决不能考虑对称性拔牙而拔除对侧第一恒磨牙，因为从生理功能、疗程、治疗难度、结果上都不能这样选择。上颌中切牙严重弯根，骨内横位阻生压迫邻牙根或外伤折断线在龈下1/3以上无法保留者可拔除，上中切牙拔除后，可利用拔牙间隙解除拥挤或以侧切牙近中移位并修复为中切牙外形，同时应以尖牙前移代替侧切牙并改形；对侧切牙完全腭侧错位，尖牙与中切牙相邻已无间隙或侧切牙呈锥形、严重错位，且上中线可接受者，可拔除锥形侧切牙，以尖牙近中移动代替侧切牙，可以简化疗程；第三磨牙与下切牙的拥挤有无关系尚存争议，所以第三磨牙的拔除与否，不因它是否引起牙列拥挤而决定，而应以它是否成为"病原牙"为依据。

4.复杂拥挤的矫治

对复杂拥挤的治疗，此时拔牙的目的除解除牙列拥挤外，还要改善上下牙弓之间前后向关系、横向关系和垂直关系不调，以掩饰颌骨畸形，因此，正确选择拔牙部位特别重要，除上述单纯拥挤中拔牙考虑外，还必须结合对其他畸形的矫治设计。例如对伴Ⅱ类上颌前突的拥挤病例，当仅在下牙弓存在拥挤时，可拔除上颌第二磨牙和下颌第一前磨牙（但此时必须有形态及位置正常的上颌第三磨牙牙胚存在），这样既有利于推上颌牙列向远中，也有利于下颌拥挤的矫治；而当下颌无拥挤，仅上颌前突伴拥挤时，则考虑只拔除上颌第一前磨牙，可在矫治上颌拥挤的同时，使上切牙代偿后移，以解除上颌前突畸形。在伴有其他牙颌畸形的复杂拥挤中，牙列拥挤的矫治，应在治疗第一阶段进行。与常规正畸步骤一样，随着拥挤的解除，应进一步精确地控制间隙的关闭，平行牙根，转矩牙轴，建立稳定的咬合关系，最后达到全面矫治牙颌畸形的目的。

二、牙列间隙

牙列间隙可分为独立间隙及牙列散在间隙,独立间隙最常见为中切牙间间隙,也可表现为因乳牙脱落、恒牙阻生等造成局部间隙;散在间隙则可由于牙位异常(如不良习惯、牙周病、舌体过大等引起)、牙数牙量异常(如先天缺失牙、过小牙),以及骨量异常增加(如颌骨发育过度)等因素单一或混合造成,受环境因素及遗传因素的影响。

(一)临床表现

牙列中出现间隙,即为牙列间隙,若仅有一处间隙,则为独立间隙,超过一处则为散在间隙。

(二)诊断

1.独立间隙

(1)中切牙间隙:临床中常见,造成的原因如下。

①中切牙间存在多生牙,此时间隙较大,拍 X 线片确认额外牙,可明确诊断。

②由于越隔纤维位置异常、嵌入中切牙之间,此时间隙常不超过 2mm,腭侧中切牙间龈乳头肥大,拍 X 线片可见中切牙间牙槽嵴顶"V"形暗影,可明确诊断。

③由于唇系带位置较低,纤维嵌入中切牙之间,此时牵拉上唇,中切牙间龈乳头泛白,可明确诊断。

④由于侧切牙恒牙胚压迫中切牙牙根、在替牙早期可出现生理性中切牙间间隙,拍 X 线片并做临床检查排除其他可能性后,可明确诊断。

(2)由恒牙阻生造成的独立间隙:由于萌出间隙不足或牙胚位置异常、发育异常等因素,可造成萌出区域出现间隙。拍摄牙片可明确诊断。

2.散在间隙

(1)牙位异常:牙齿位置异常,使得局部或整体牙弓周径增加,出现牙列间隙,具体原因如下。

①不良习惯:舔牙、咬唇不良习惯所致的牙间隙多表现为前牙唇倾,有散在间隙,深覆𬌗深覆盖,磨牙关系异常。咬上唇不良习惯可导致下前牙间隙、磨牙近中关系,可通过临床询问及观察获得相关信息,明确诊断。

②牙周病:牙周病所致者表现为前牙唇倾、伸长,前牙发生病理性移位,前牙有散在间隙,有的病例可见到下前牙咬伤上颌牙龈,牙常伴有松动,拍 X 线片可见牙周病理性改变,即可明确诊断。

③舌体过大等软组织异常:临床少见,上下牙列出现散在间隙,做舌体检查时,可见舌体过大。

(2)牙数、牙量异常

①先天缺牙或龋坏:先天缺失牙所致的牙间隙,因缺牙部位不同,临床表现也不同。先天缺牙部位以上侧切牙、切牙、前磨牙多见。切牙先天缺失导致邻牙移位,可见中线偏移,若上切牙先天缺失,则前牙可以出现浅覆盖或对刃𬌗关系,甚至反𬌗。下切牙先天缺失时,前牙常为

深覆殆深覆盖关系。临床也可见由遗传因素或其他因素造成的多数牙先天缺失。

②过小牙：常出现于上颌侧切牙，导致上前牙散在间隙，有时可见第二前磨牙过小，此时近远中可出现间隙。

（3）骨量异常增加：当牙量正常而颌骨发育过度时，将出现散在间隙，这种情况多受遗传因素的影响。此外，由于肢端肥大症等全身疾病所致的颌骨发育过度，也可出现较多散在的牙间隙，通过拍摄头颅侧位定位片，进行模型测量，可明确骨量异常的诊断。

（三）矫治

矫治原则：一为去除病因，即破除不良习惯、舌体过大导致的间隙，必要时做舌部分切除术。二为增加牙量或减小骨量。增加牙量是指集中间隙修复，但应遵循美观、咬合接触好的原则；减少骨量是指减小牙弓长度关闭间隙。在临床矫治设计中究竟是采用集中间隙修复还是关闭间隙，要根据缺牙数患者的年龄、形成间隙的原因、间隙所在部位与殆关系和患者及家属协商决定。

1.中切牙间间隙的关闭

临床中，因中切牙间多生牙、唇系带纤维组织粗壮、附丽纤维过多嵌入切牙间而导致中切牙间隙的患者多见。一般在混合牙列进行治疗，但恒牙列早期就诊者也较多。对多生牙所致间隙的治疗原则及方法如后述（见多生牙），而对系带异常所致的中切牙间隙则必须适时结合外科系带矫治术。应当注意，仅通过手术使中切牙间隙自动关闭的观点是错误的。相反，由于手术后瘢痕的形成，将使中切牙间隙关闭更难。

最好的方法，是在系带矫治手术前（或手术后立即进行）排齐牙齿及关闭间隙治疗。常采用中切牙托槽间弹簧关闭法、局部弓丝加橡皮圈牵引滑动关闭法及磁力关闭法。一般而言，若中切牙间隙小，在手术前就可以将间隙完全关闭；如果间隙大，而且系带粗壮附着位置低，间隙关闭困难，则应在正畸治疗中（剩小量间隙时）施行手术，术后立即继续进行正畸关闭间隙，这样完全关闭剩余间隙与伤口愈合同时完成，能使不可避免的手术瘢痕稳定在牙齿的正确位置内，不会产生关闭障碍和复发。

应当注意，系带矫治手术的关键是牙间纤维组织的切除，并不需要将系带本身组织大量切除，只需做一简单切口，并深入中切牙间隙区，仔细切除与骨连接的纤维，然后精细地缝合，就完全能达到预定的治疗目的。此外，中切牙间隙关闭后大多有复发趋势，因此，建议用嵴上韧带环切术（CSF），或嵴间韧带切断术，以及舌侧丝黏着固定进行长期的保持。

2.牙列间隙的矫治

（1）缩小牙弓关闭间隙：若前牙间隙，牙弓又需要缩短的患者，可内收前牙关闭间隙。若同时存在深覆殆，深覆盖应在内收前牙间隙时打开咬合。内收前牙可用活动矫治器的双曲唇弓加力，若存在深覆殆，可在活动矫治器舌侧加平面导板，先矫治深覆殆，然后再内收前牙关闭间隙。若需要矫治不良习惯，可在活动矫治器上附舌屏、舌刺或唇挡丝。若关闭间隙需要牙齿进行整体移动或需要调整磨牙关系，则采用固定矫治器通过间隙关闭曲或牙齿沿弓丝滑动缩小牙弓，关闭间隙并配合颌间牵引矫治后牙关系。

对上下前牙散在间隙需关闭的病例，一般应先关闭下颌间隙后，再关闭上颌间隙，同时应充分估计间隙关闭后的覆殆、覆盖关系，必要时压低切牙。此处，还应随时注意保持磨牙的正常拾关系。当间隙关闭后,保持十分重要,应按保持的要求戴用,调改咬合,才能防止畸形的复发。

(2)集中间隙修复或自体牙移植:牙弓长度正常、牙齿总宽度不足(例如先天性缺牙、拔牙后及牙体过小)导致的牙间隙,则应集中间隙采用修复(例如义齿、冠桥、种植)或自体牙移植的方法。在进行矫治设计时,应根据间隙分布、牙体形状、咬合关系等决定修复或自体移植的部位和牙齿移动的方向,应尽可能不影响上牙弓中线,并保持对称关系。在下牙弓可不必考虑中线,主要考虑有利于咬合关系和修复或自体移植。临床上集中间隙多采用固定矫治器,因为多数病例常见邻牙倾斜移位、对颌牙伸长、前牙深覆拾等问题。此外,邻牙应竖直,移动牙牙根应平行,正畸治疗中对缺失牙较多的病例,很难获得支抗,可采用微种植体支抗法,或者固定矫治器与活动矫治器联合应用的方法,即在活动矫治器上设计后牙义齿,使前牙深覆拾打开,以便在下前牙上黏着托槽。同时有义齿的活动矫治器可增加后牙支抗,防止关闭间隙时后牙近中倾斜移动,矫治结束尽快处理间隙。这样既可恢复功能和美观,又可保持矫治效果。

三、前牙深覆盖

前牙深覆盖为口腔正畸就诊患者中常见的错拾畸形,是体现上下前牙矢状关系不调的一种体征,可由骨、神经肌肉、牙等单因素或多因素不调造成,受遗传及环境 2 方面影响。

(一)临床表现

(1)前牙深覆盖患者可伴有前牙大小、数目的异常。

(2)前牙深覆盖患者常伴有上颌发育过度和(或)下颌发育不足,此时磨牙大多为远中关系,少数可为中性关系。

(3)前牙深覆盖患者可伴有上下切牙前倾和(或)下切牙舌倾,伴/不伴牙列拥挤等其他错拾畸形。

(4)前牙深覆盖患者可原发或继发有咬下唇、吮指等不良习惯。

(二)诊断

1.定义

上前牙切端至下前牙唇面的最大水平距离超过 3mm 者,称为前牙深覆盖。

2.分度

(1)Ⅰ度深覆盖:前牙覆盖为 3~5mm。

(2)Ⅱ度深覆盖:前牙覆盖为 5~8mm。

(3)Ⅲ度深覆盖:前牙覆盖为 8mm 以上。

3.分类

(1)牙性:上下颌骨之间与颅面关系一般正常,磨牙关系可为中性拾。前牙深覆盖主要是由上颌前牙唇向错位或下颌前牙舌向错位引起,无明显的骨骼异常。

(2)功能性:因神经肌肉反射引起的下颌功能性后缩,也可以为拾因素所致。上颌发育一般正常,下颌在牙尖交错位时被迫处于后缩的位置,形成磨牙远中关系、前牙深覆盖。如上下牙弓宽度不调,下颌在尖窝交错时被迫处于后缩位置,形成磨牙远中关系、前牙深覆盖;而口腔功能异常,如口呼吸、翼外肌功能不足等可产生远中错𬌗;口腔不良习惯,如吮指习惯、咬下唇习惯等都可能造成远中错𬌗。当前伸下颌至中性𬌗关系时,其上下颌牙弓矢状关系能协调。

(3)骨性:上下颌骨发育异常而导致上下颌为远中错𬌗关系,后牙为远中𬌗。头颅侧位定位片分析 ANB 角通常大于 5°,伴有上颌骨矢状向发育过度和(或)下颌骨矢状向发育不足,前牙区牙槽骨发育过度和(或)后牙区牙槽骨发育不足。

(4)由以上几种因素复合造成。

(三)矫治

1.早期矫治

(1)尽早去除病因,例如破除各种口腔不良习惯,治疗鼻咽部疾患,拔除上颌额外牙及扩展宽度不足的上牙弓等。

(2)对存在上下颌骨关系不调的安氏Ⅱ类1分类错𬌗患者,进行矫形治疗以免影响颌骨的生长。

①促进下颌向前生长:Ⅱ类错𬌗的主要因素是下颌后缩,因此,对大多数Ⅱ类错𬌗病例,近中移动下颌是矫正前牙深覆盖、远中磨牙关系和增进面部和谐与平衡的有效方法。从替牙期到恒牙早期,下颌经历了生长快速期,在此阶段宜采用功能矫治器如肌激动器、Twin-block 矫治器、Herbst 矫治器,刺激、促进下颌的向前生长,对许多Ⅱ类错𬌗前牙深覆盖和远中磨牙关系的矫正起到很好的作用。

②远中移动上颌与抑制上颌向前生长:远中移动上颌的难度很大,真正的骨骼畸形需要采用外科手术。但是,抑制上颌向前的发育却是可以做到的。在生长发育早期使用口外弓,限制上颌向前生长,与此同时,下颌能自由地向前发育,最终建立正常的上下颌矢状关系。

③后部牙槽嵴高度的控制:除颌骨矢状关系不调外,Ⅱ类错𬌗常伴有颌骨垂直关系不调。根据几何学原理,后部牙槽嵴高度减小,下颌将向前向上旋转,下颌平面角减小,颏点位置前移,这对高角病例的治疗有利;相反,后部牙槽嵴高度增加,下颌将向后向下旋转、下颌平面角增大,颏点位置将后移,这对低角病例的治疗有利而不利于高角病例侧貌的改善。

口外弓通过改变牵引力的方向对后部牙槽嵴高度的控制能起到较好的作用。高角病例使用高位牵引,低角病例使用颈牵引,面高协调者使用水平牵引。功能性矫治器,例如肌激动器则不然,治疗中后部牙槽嵴高度增加、下颌平面角增大的情况常常发生。因此,对以下颌后缩为主、下颌平面角较大的Ⅱ类高角病例,临床上常将高位牵引口外弓与肌激动器联合使用。

改变颌骨的生长的最佳治疗时间在青春生长迸发期前1~2年。由于改变生长型是有限度的,大多数有颌间关系不调的安氏Ⅱ类1分类错𬌗病例需要在恒牙早期进行二期综合性矫治。

2.综合性矫治

(1)矫治原则:恒牙早期前牙深覆盖病例大多数为安氏Ⅱ类1分类错𬌗,伴有不同程度的颌骨及颅面关系不调。轻度或中度骨骼关系不调时,正畸治疗常常需要减数拔牙,在间隙关闭过程中,通过牙齿上下、前后的不同移动,代偿或掩饰颌骨的发育异常。对于尚处于青春生长迸发期前或刚刚开始的部分患者,可以抓紧时机,进行矫形生长控制。严重的骨骼异常需要在成年之后进行外科正畸。

(2)恒牙期安氏Ⅱ类1分类错殆的治疗目标：①通过拔牙解除牙列拥挤，排齐牙列；②减小前牙的深覆殆；③减小前牙的深覆盖；④矫正磨牙关系。

为达到这一矫治目标，需要拔牙提供间隙。常用的拔牙模式是拔除14、24、34、44，有的患者也可拔除14、24、35、45。上牙弓拔牙间隙主要用于前牙后移、减小覆盖；下牙弓拔牙间隙主要用于后牙前移、矫正磨牙关系。

(3)正畸治疗方法：恒牙期拔除4颗前磨牙的安氏Ⅱ类1分类错殆患者的矫治多采用固定矫治器。以方丝弓矫治器为例，矫治过程如下：

①排齐和整平牙弓：应用弓丝以由细到粗、由软到硬、由圆到方为原则。整平牙弓时常可戴用平面导板打开咬合。若需增强磨牙支抗，可配合使用腭杆、口外弓等辅助装置。

②颌内牵引：远中移动上尖牙，使尖牙与第二前磨牙靠拢，下颌尖牙一般不需要单独向远中移动。

③内收切牙、减小覆盖：内收上前牙是矫正前牙深覆盖的主要方法。若上前牙需要较多的后移，则应当使用方丝，对上切牙进行内收的同时行根舌向（冠唇向）的转矩控制。上前牙内收时，由于"钟摆效应"，前牙的覆殆将会加深，使原本在第一阶段得以控制或矫正的深覆殆重新出现。为此，在弓丝的关闭曲前后弯人字形曲，在内收的同时，继续压低上切牙。

④磨牙关系矫正：由于上颌的6颗前牙分2阶段向远中移动，下颌6颗前牙同时向远中移动，下颌磨牙的前移将比上颌磨牙多；另外，在内收切牙时常配合使用Ⅱ类颌间牵引，起到保护上磨牙支抗，消耗下磨牙支抗的作用，这进一步改变了上、下磨牙前移的比例；治疗中若使用口外弓，上磨牙的前移会得到更有效地控制。通过这些共同作用，使前后牙段发生不同比例的近远中移动，最终前牙达到正常的覆盖关系，磨牙建立中性殆。

四、前牙深覆殆

上前牙切缘覆盖下前牙牙冠唇面1/3以上者；或下前牙切缘咬合于上前牙牙冠舌面切1/3以上者，称为深覆殆。深覆殆是上下牙弓及颌骨垂直向发育异常所致的错殆畸形，主要机制为前牙区牙及牙槽高度过高，后牙及牙槽高度过低，或两者兼之。

（一）临床表现

(1)深覆殆患者的上颌切牙牙轴可能唇倾，也可能直立，甚至舌倾。其中非常典型的错殆类型是安氏Ⅱ类2分类，表现为上颌中切牙舌倾，上颌侧切牙唇向，上牙列拥挤，下颌切牙舌倾拥挤。前牙覆盖小，但覆殆很深，严重者上颌切牙舌面与下颌切牙唇面接触，呈闭锁殆。磨牙关系为远中关系。

(2)上下牙弓多为方形，下牙弓曲线曲度过大；上牙弓因切牙舌倾、伸长，造成反向曲线。

(3)患者一般为方面形，面下1/3高度较短，下颌平面角小，下颌角区丰满。由于前牙深覆殆，闭合后下颌处于功能性远中位或远中位，下颌的前伸及侧向运动受限，只能做开闭口铰链式运动。表现在X线片上为下颌髁突后移位，关节后间隙减小。下颌运动长期受限的一些患者，可能出现咬肌、颞肌、翼内肌压痛和张口受限等颞下颌关节功能紊乱症。患者唇肌张力较大,颏唇沟较深。

（4）由于上下切牙呈严重闭锁殆,深覆殆可能引起创伤性牙龈炎、急性或慢性牙周炎,导致牙槽骨吸收,牙齿松动和重度牙齿的磨耗。

（二）诊断

1.分度

（1）Ⅰ度:上前牙牙冠覆盖下前牙牙冠唇面 1/3～1/2,或下前牙咬合在上前牙舌面切端 1/3～1/2 处。

（2）Ⅱ度:上前牙牙冠覆盖下前牙牙冠唇面 1/2～2/3,或下前牙咬合在上前牙舌面切端 1/2～2/3 或舌隆突处。

（3）Ⅲ度:上前牙牙冠覆盖下前牙牙冠 2/3 以上,甚至咬在下前牙唇侧龈组织处,或下前牙咬合在上前牙舌侧龈组织或硬腭黏膜上,导致创伤性牙龈炎、牙周炎。

2.分支

（1）根据深覆殆发生机制和部位不同,将其分为牙性深覆殆和骨性深覆殆。

①牙性:上下颌前牙及牙槽过长,后牙及牙槽高度发育不足;上前牙牙轴直立或舌倾,下前牙有先天缺牙或下牙弓前段牙列拥挤;磨牙关系可能为中性、远中尖对尖或完全远中;面下1/3短,头影测量显示颌骨的形态、大小基本正常,面部畸形不明显。

②骨性:不仅有上下前牙舌倾、前牙及牙槽发育过度、后牙及牙槽高度发育不足等问题,同时伴有颌骨与面部的畸形。头影测量显示 ANB 角大,后、前面高的比例（S-Go/N-Me）超过 65%,腭平面、殆平面以及下颌平面三平面接近平行,下颌平面角小于正常,下颌支过长,下前面高短,下颌呈逆时针旋转生长型。

（2）根据颌骨垂直向关系将其分为低角型深覆殆、均角型深覆殆和高角型深覆殆。

①低角型:前牙深覆殆,下颌平面平坦,下颌平面角小于正常。下颌生长属于逆时针旋转型。

②均角型:前牙深覆殆,下颌平面角正常。

③高角型:前牙深覆殆,下颌平面较陡,下颌平面角大于正常。下颌生长属于顺时针旋转型。

（三）矫治

1.替牙期及恒牙初期

（1）牙性深覆殆:由牙或牙槽在垂直向发育异常引起。

①治疗原则:改正切牙长轴,抑制上下切牙的生长,促进后牙及牙槽嵴的生长。

②治疗方法:常用上颌活动矫治器,平面导板上附双曲舌簧,平面导板高度以打开后牙咬合 3mm 左右为宜。矫正上切牙内倾的同时矫正深覆殆,让下颌及下切牙自行调整,待上切牙牙轴改正,深覆殆改善后,视下颌情况作活动或固定矫治器排齐下前牙,改正下切牙内倾和曲度过大的矢状曲线。

（2）骨性深覆殆:除牙或牙槽在垂直向发育异常外,同时伴有上下颌骨间位置的失调。

①治疗原则:首先矫正内倾的上前牙,解除妨碍下颌骨发育的障碍,引导颌面部正常生长,刺激后牙及牙槽嵴的生长,抑制前牙及牙槽嵴的生长。

②治疗方法:可使用上颌活动矫治器或固定矫治器,先粘上颌托槽以矫正上切牙长轴,解除闭锁;如覆𬌗深,可同时在上牙弓舌侧作平面导板,打开后牙咬合以利后牙生长,并使下颌自行向前调整,待上切牙长轴矫正,深覆𬌗改善后,作下颌固定矫治器排齐下牙列并矫正矢状曲线;如仍为远中关系,可进行Ⅱ类牵引,如后牙长度仍不足时,可在双侧后牙作垂直向牵引以刺激牙及牙槽嵴的生长。

2.恒牙后期及成年人

因为生长发育已基本结束,治疗重点应是矫正牙及牙槽嵴的异常。但使用的矫治力应更轻、更柔和,以利于牙周组织改建。

(1)牙性深覆𬌗:可用固定矫治器,先矫正内倾的上颌切牙以解除对下颌的锁结,上牙弓舌侧可附平面导板打开后牙咬合以矫正深覆𬌗。咬合打开后再粘下颌托槽排齐下牙列,改正𬌗曲线使上下前牙建立正常的覆𬌗,覆盖关系。

(2)骨性深覆𬌗:成人骨性深覆𬌗,特别是前、后面高比例过大,下颌平面角小的患者,治疗十分困难。严重的骨性深覆𬌗患者打开咬合、改正深覆𬌗难度很大,必要时可以采用外科-正畸治疗。

五、前牙反𬌗

前牙反𬌗可分为个别前牙反𬌗及多数前牙反𬌗。个别前牙反𬌗这里不再赘述。多数前牙反𬌗指3颗以上的上颌前牙与下颌前牙呈反覆盖关系。前牙反𬌗时,磨牙关系多数为近中,但也有少数情况下磨牙关系为中性。在中国,前牙反𬌗较为常见,其患病率较白种人高。由于前牙反𬌗影响患者的口腔功能和颜面美观,并且随着生长发育,畸形可能会逐渐加重,因此,多数患者或其亲属要求矫治的愿望较强烈。严重的前牙反𬌗和近中错𬌗还会对患者的心理健康有较大的影响。

(一)临床表现

(1)上颌前牙(全部或4颗切牙)反𬌗,严重者可为全牙弓反𬌗。当一侧后牙也出现反𬌗时,会出现下颌偏斜。上颌牙列尤其是前牙段常有不同程度的拥挤,有时拥挤程度还较重。下颌牙列一般较为宽大,拥挤程度较轻。上前牙多唇倾,下前牙多舌倾。尖牙关系和磨牙关系多数为近中关系。

(2)下颌的综合长度较大,下颌体长度也较大。下颌平面角有高角型、正常或低角型。下颌位置相对前突,体现为颏部前突明显。上颌水平向长度不足,面中部凹陷,上颌骨位置相对后缩。上下颌间关系为骨性Ⅲ类。

(3)前牙反𬌗患者面部软组织厚度发育基本正常,并可见到软组织通过厚度改变来代偿相应部位的骨骼畸形。不过畸形严重者软组织侧貌呈明显的Ⅲ类面型。

(4)口颌系统功能多异常,表现为咀嚼肌活动不协调,咀嚼效能减低,吞咽运动异常,语音功能异常和颞下颌关节功能紊乱等。

(二)诊断

1.分类

(1)按牙型分类:磨牙关系中性的前牙反𬌗为 Angle Ⅰ类;磨牙关系近中的前牙反𬌗为

AngleⅢ类。牙型分类只考虑上下牙齿的咬合关系。

（2）按骨骼型分类：骨骼Ⅰ型（ANB角≥0°）；骨骼Ⅲ型（ANB角＜0°）。骨骼型只考虑上下颌骨的前后向位置关系。多数情况下牙型和骨骼型一致，但也有两者不一致的。

（3）按畸形机制分类

①牙性前牙反𬌗：由于牙齿萌出、替换过程中的障碍，上下切牙位置异常而造成。临床表现为单纯前牙反𬌗，反覆盖小，磨牙关系多为中性关系。下颌的形态、大小正常，上下颌骨关系没有明显异常，颜面基本正常。

②功能性前牙反𬌗：又称为假性Ⅲ类错𬌗。咬合干扰和早接触是诱发功能性前牙反𬌗的主要原因。另外，长期的口腔不良习惯、不正确的哺乳姿势、扁桃体肥大等也可引起功能性前牙反𬌗。临床表现为反覆盖较小，反覆𬌗较深，磨牙关系多为轻度近中。下颌骨大小、形态基本正常，但位置前移，显示出轻度的下颌前突和Ⅲ类骨面型。下颌可退至上下前牙对刃关系，当下颌后退或处于下颌姿势位时，侧面型较牙尖交错位时改善。

③骨性前牙反𬌗：上下颌骨在三维方向上的大小、形态和位置关系异常，表现为下颌骨的形态明显异常，下颌角钝，下颌体长，下颌前突或下颌基本正常，但上颌明显后缩。前牙反覆盖较大，磨牙关系多呈明显的近中（完全近中、甚至更明显），尖牙也是近中关系。前牙反𬌗或全牙弓反𬌗，ANB角＜0°，侧貌为凹面型（显著的Ⅲ类骨面型）。多数患者下颌不能后退至前牙对刃位置，少数也可后退至上下前牙对刃关系，但下颌后退后侧貌改善不明显，仍可呈现骨性Ⅲ类面型。部分患者伴有下颌骨左右不对称畸形，表现为下颌偏斜。骨性前牙反𬌗又称为真性Ⅲ类错𬌗或真性下颌前突。

骨性前牙反𬌗从垂直方向上可分为3类：①高角型：下颌平面陡、下颌角大，前牙反覆盖较小、反覆𬌗较浅，开𬌗或呈开𬌗倾向；②低角型：下颌平面平、下颌角正常或较小，前牙反覆盖较大、反覆𬌗较深；③均角型：面部垂直关系协调。

2.鉴别诊断

由于骨性前牙反𬌗和功能性前牙反𬌗的错𬌗及矫治设计和治疗的致病机制不同，故需要进行鉴别。表6-8-1说明了两者的主要区别。

表6-8-1 骨性前牙反𬌗和功能性前牙反𬌗的鉴别诊断

比较项目	功能性前牙反𬌗	骨性前牙反𬌗
磨牙关系	轻度近中	完全近中
尖牙关系	同上	同上
前牙关系	反覆盖较小、反覆𬌗较深	反覆盖较大、反覆𬌗较浅
上前牙	直立或轻度唇倾	明显唇倾
下前牙	唇倾，有时有散隙	舌倾
ANB角	＞0°	＜0°
下颌角	正常	较大
下颌平面角	正常或较小	较大

比较项目	功能性前牙反𬌗	骨性前牙反𬌗
颌骨长度	正常	下颌过大、上颌过小
下颌可否后退	可退至前牙对刃	不能后退
正中关系位的软组织侧貌	面型协调	下颌前突、上颌后缩
家族史	无	有
治疗	正畸治疗	正畸或外科手术
预后	良好	不良

此外,还应明确单纯正畸与外科正畸病例的鉴别。需要外科正畸的病例与可用单纯正畸手段完成的病例相比,磨牙为近中关系、下颌前突、颏部前突、中面部矢状发育不足、Ⅲ类骨面型、下切牙代偿性舌倾等特征更显著,同时伴有面高失调、前牙开𬌗或开𬌗倾向。在决定治疗手段时,应综合多种因素决定。一般来说,追求美学效果时,较多采用手术治疗。ANB$<-4°$、l-MP$<82°$、SNP$>83°$、颏角 IDP-MP$<69°$、联合变量 CV$<201°$是外科治疗的指征。

(三)矫治

前牙反𬌗不经矫治有随生长逐渐加重的趋势,所以早期矫治尤为重要。早期矫治方法相对简单,且有利于颌面部向正常方向发育。有的前牙反𬌗病例矫治较简单,但如果同时伴有牙列拥挤、牙弓高度与宽度的不调以及颜面不对称时,则矫治难度较大。前牙反𬌗特别是骨性前牙反𬌗病例,矫治后随生长发育有复发的可能,因此不少病例要分阶段治疗,矫治的时间比较长。不同类型前牙反𬌗患者治疗方法有所不同,现简述如下:

1.上颌𬌗垫矫治器

适用于乳牙期、替牙期以牙齿因素为主的前牙反𬌗。患者反覆𬌗较浅、反覆盖较大,上前牙牙轴较直立并可有轻度拥挤。伴有双侧后牙反𬌗时可以在矫治器上设计分裂簧扩展上牙弓。

2.下前牙树脂联冠式斜面导板矫治器

适用于乳牙期以功能因素为主的前牙反𬌗病例,患者反覆𬌗较深、反覆盖不大、牙列较整齐、不伴有拥挤。

3.肌激动器

适用于替牙期以功能性因素为主的前牙反𬌗,也可用于恒牙早期上切牙舌倾、下切牙唇倾的牙性反𬌗病例、但不适用于骨骼畸形较明显或者牙齿拥挤错位的反𬌗病例。

4.功能调节器Ⅲ型(FR-Ⅲ)

适用于乳牙期和替牙期,对功能性反𬌗和伴有轻度上颌发育不足、下颌发育过度的病例有较好的效果。由于该矫治器不直接作用于牙齿,对切牙即将替换或正在替换的患者,其他矫治器很难发挥功能时,FR-Ⅲ有其独特的作用。

5.上颌前方牵引矫治器

适用于替牙期或乳牙期上颌发育不足为主的骨性前牙反𬌗,恒牙早期病例也可以试用。

6.固定矫治器

对恒牙早期需要拔除四个前磨牙矫治的前牙反𬌗病例,固定矫治器可以在建立适当的前牙覆𬌗、覆盖关系的同时,排齐牙列,矫正前牙反𬌗并调整磨牙关系,是一种较好的选择,治疗期间要使用Ⅲ类颌间牵引。由于Ⅲ类牵引有使上磨牙伸长的作用,易使咬合打开,因此对高角病例的使用应慎重。

7.正畸-正颌外科联合治疗

重度下颌骨性前突畸形和上颌发育受限或伴有其他错𬌗畸形,如开𬌗、下颌偏斜等可进行正颌外科手术。

六、开𬌗

开𬌗主要是上下牙弓及颌骨垂直向发育异常,上下颌牙在牙尖交错位及下颌功能运动时无接触。开𬌗患者除高度、长度异常外,面部宽度显著减小,上下牙弓明显狭窄。

(一)病因

1.口腔不良习惯

常见的不良习惯为吐舌习惯,其形成的前牙区开𬌗间隙呈梭形,与舌的形态一致。此外,如伸舌吞咽、吮拇指、咬唇等均可造成前牙区开𬌗,咬物习惯(如咬铅笔等)可能在咬物的位置形成局部小开𬌗。

2.下颌第三磨牙前倾或水平阻生

推下颌第二磨牙向𬌗方,使之高出𬌗平面,同时常伴有舌习惯等因素,多见于全口多数牙无𬌗接触的患者。

3.严重的佝偻病

患儿可呈现大范围开𬌗,其特征是前大后小的楔形间隙。

4.遗传因素

关于开𬌗是否存在遗传的问题,一些学者对此有不同的看法,尚需进一步研究。有的患者在生长发育过程中,上颌骨前份呈向前、上旋转,下颌骨呈向后、下旋转的生长型,可能与遗传有关。

5.医源性因素

如不恰当的正畸治疗及不良修复体等。

(二)临床表现

1.牙及牙槽嵴

后牙萌出过多,牙槽嵴发育过度;前牙萌出不足,牙槽嵴发育不足。磨牙可能呈中性、远中或近中关系,伴有前牙开𬌗或前磨牙开𬌗或磨牙开𬌗。

2.颌骨

上颌可能正常或宽度发育不足,腭穹高拱,其位置向前、上旋转;下颌支短、下颌角大、角前切迹深,下颌体向前、下倾斜度增大,下颌骨向后、下旋转。

3.面部

严重的开𬌗患者呈长面型,面下 1/3 过长,微笑时露上前牙牙龈;面宽度减小。

4.功能损害

咀嚼及语音功能显著降低,且随开𬌗程度及范围的增大,功能降低更明显。

(三)诊断

开𬌗的形态改变取决于后下面高的大小并反映在下颌支、下颌角及下颌高度的改变。

1.功能性开𬌗

主要与口腔不良习惯紧密相关,常见于乳牙列及混合牙列早期。

2.牙-牙槽性开𬌗

此型开𬌗系指牙-牙槽垂直关系异常,即前牙萌出不足,前牙槽高度发育不足或(和)后牙萌出过度,后牙槽高度发育过度,颌骨发育基本正常,面部无明显畸形。

3.骨性开𬌗

主要表现为下颌骨发育异常,下颌支短,下颌角大,角前切迹明显,下颌平面角(FH-MP)大,PP、OP、MP 三平面离散度大,Y 轴角大,下颌呈顺时针旋转生长型,前上面高/前下面高＜0.71,S-Go/-N-Me＜62%,面下 1/3 过长,严重者呈长面综合征。上牙弓狭窄,后牙槽高大,可能伴有上下前牙及牙槽高度代偿性增长,常有升颌肌功能活动低下,甚至出现肌功能紊乱。侧貌可显示为正常面型、凹面型或长面型,这是骨骼近远中不调所致。

临床上将牙颌畸形垂直向异常指数(ODI)、前面高比等作为诊断有无前牙开𬌗及开𬌗趋势较好的指标。对国人而言,当 ODI 72.8°时,表现为开𬌗或具有开𬌗趋势。ODI 越小,骨性开𬌗的可能性越大。乳牙开𬌗的特征为:ODI、ANB 角均小,下颌支(Ar-Go)短,其中 ODI 是一敏感的指征有助于诊断开𬌗趋势,以达到早期诊断,早期治疗的目的。临床中评价开𬌗患者的预后对此类患者是选择正畸治疗或正颌外科非常重要。除考虑畸形的严重程度,年龄、生长发育状态和生长潜力,结合医师的水平及患者的要求外,可采用面高指数(ANS-Me/N-Me＜0.57,指数愈小,预后越差),下颌平面角(FH-MP 在 16°～18°时,正畸治疗效果很好,在 28°～30°疗效欠佳;在 32°～35°效果不肯定,大于 35°效果差);1-MP 角等于或大于 89.5°时常常选择正畸治疗。对年龄较大,生长发育基本停止,下颌角前迹较深,1-MP 角较小,颏部前突的前牙骨性开𬌗病例多采用正颌外科矫治。

(四)矫治

前牙开𬌗特别是骨性开𬌗的治疗和保持是最困难的正畸问题之一。因为许多患者不仅有牙-牙槽或颌骨异常,还伴有神经肌肉的异常。一般认为牙-牙槽型开𬌗比骨性开𬌗容易治疗,预后也好。矫治开𬌗的原则是找出病因,并尽可能抑制或消除,根据开𬌗形成的机制,对患者前牙及后牙-牙槽骨进行垂直向调控是成功治疗的关键。同时肌功能训练是非常重要的辅助手段,可达到消除或改善开𬌗,稳定疗效的目的。

1.功能性及牙性开𬌗的矫治

这类开𬌗主要由不良习惯引起。特别是舌肌功能异常所致的伸舌吞咽、吐舌习惯及肌功能异常所导致开𬌗。首先判明和消除局部因素,从 7～9 岁 80%的儿童可自行关闭开𬌗,进行肌功能训练,关闭开𬌗间隙。

(1)医疗教育:首先对患儿及家属说服教育,说明不良习惯的危害性,请家长、老师监督提醒儿童戒除不良习惯。

(2)治疗与开𬌗发生有关的疾病:治疗扁桃体炎、鼻炎、腺样增殖、舌系带异常、巨舌症、关节病等相关的疾病。

(3)矫治器破除不良习惯:对舌习惯、舌位置异常、伸舌吞咽等不良习惯的儿童戴用带有舌刺(舌屏、腭网)的矫治器,咬唇习惯的儿童戴用唇挡,年幼患者一般在破除不良习惯后,上下切牙可自行生长萌出关闭开𬌗间隙。

(4)肌功能训练:颅面形态受咀嚼肌大小、形态和功能的影响,提下颌肌影响面部的宽度和高度,被拉长的肌肉可辅助矫治开𬌗。因此,开𬌗儿童进行咀嚼肌训练,可导致颌骨形态发生改变,下颌明显自旋。所以肌功能训练是改善口腔周围肌肉异常功能,利用口腔周围的肌力来改善开𬌗,稳定效果十分重要的手段。

①口腔周围肌肉功能异常:在做肌功能训练时,必须判明患者在吞咽及姿势位时各肌肉异常状态。例如舌异常的患者,在吞咽时舌向前伸出,在安静时舌位于上下前牙之间。

②咀嚼肌异常:伸舌吞咽时舌位于上下前牙之间,所以,在吞咽时不能保证下颌在咬合位,因此,咀嚼肌力逐渐减弱,口不闭合,口轮匝肌肌力常常较弱。

③肌肉训练方法:异常的肌功能大多是无意识状态下发生的,并反复持久地存在,要去除很困难,若患者不合作,训练不会获得成功。所以,让患者充分了解训练的目的,认识到目前异常肌肉状态及其危害性,以激发患者产生改变这种异常功能的愿望后,再教患者肌肉处于何种状态才是正常的,而且必须开始正确的训练。a.舌训练:教患者学会舌摆在正确的位置并能进行正确运动,例如正确吞咽及在语言、吞咽和休息时使其舌放在正确位置和正常运动并养成习惯。但有的病例,舌已适应了牙齿的位置并行使相应功能。此时,则首先矫治开𬌗后,再进行肌功能训练(如在腭盖处放置口香糖,然后用舌将其压贴压开,并保持舌在此位置进行吞咽的训练方法)以保持疗效。b.咀嚼肌训练主要指颞肌、咬肌的强化训练。儿童学咬软糖,每天咬5次,每次1分钟。青少年及成人尽可能做紧咬牙,并做大张闭口运动或做正常吞咽动作时紧咬牙,使咀嚼肌伸长、强壮以达到治疗和防止开𬌗复发的目的。

(5)矫治器治疗:单纯采用上述方法已难以矫治已形成的开𬌗畸形,并且这种开𬌗间隙反过来可导致不良习惯的加重。所以,应尽早关闭开𬌗,阻断其开𬌗和不良习惯的恶性循环。在临床治疗中,牙性前牙开𬌗矫治比较容易,多采用固定矫治器治疗(特别是 MEAW 技术),在上下牙列黏着托槽,用上下协调弓丝。①一般上弓丝应做成反纵𬌗曲线,下弓丝做成过度的Spee 曲线拴入,同时在开𬌗区的弓丝上形成颌间牵引钩;②多曲弓丝,在后牙区形成水平多曲并加大后倾弯,前牙区采用颌间垂直橡皮圈牵引矫治;③或在 Ni-Ti 方丝或不锈钢方丝上形成"摇椅形"弓丝。加前牙垂直牵引矫治开𬌗,均可达到关闭前牙开𬌗隙的疗效。

当开𬌗关闭后,应用咬合纸检查是否所有的牙都恢复了接触关系并进行调𬌗。固定矫治器一般保持到获得正常吞咽和唇舌功能后才更换为活动保持器。常用 Hawley 式保持器、前牙黏结式牵引唇弓及后牙𬌗垫等保持。

2.骨性开𬌗的矫治

骨性开𬌗主要由于颌骨垂直向发育异常、颌骨旋转等因素造成,临床中骨性开𬌗常导致唇、舌肌、咀嚼肌功能异常以适应骨骼发育的异常,此时口腔不良习惯是这些发育异常的结果而不是病因。因此,尽早解除开𬌗病因,控制颌骨的异常生长发育和改变其生长方向,关闭开𬌗间隙非常重要。

在青春发育高峰期前改变生长治疗的关键是抑制上颌骨和上后牙的垂直生长,并辅以咀嚼肌训练。常采用的矫形装置包括:后牙𬌗垫颏兜垂直向牵引,𬌗垫式功能性矫治器,腭托式垂直加力矫治器,固定功能性矫治器,种植支抗压入,𬌗垫式功能性矫治器高位牵引,头帽(压后牙,改变𬌗平面)高位牵引,磁斥力𬌗垫式矫治器头颏牵引及固定矫治器高位牵引等(必要时辅以后牙颊侧骨皮质松解术),将后份牙-牙槽骨压入或限制其生长,使下颌前上旋转,以调整颌骨关系,但需保持到生长发育停止。此外,同时尽可能地利用前牙区牙-牙槽骨的代偿性伸长,以关闭开𬌗间隙(方法同牙-牙槽开𬌗,采用颌间牵引)。对生长发育停止的成人患者,轻、中度开𬌗采用增加牙代偿的掩饰骨骼的畸形及 MEAW 技术。严重者采用微植体骨支抗压入磨牙的技术;对由于下颌向下后旋转或(和)后牙萌出过度造成的成人严重骨性前牙开𬌗病例,可采用钛螺钉种植体(直径 2.3mm,长 14mm)植入上颌双侧颧突和下颌颊侧牙槽骨,3 个月后用链状橡皮链或密螺旋弹簧牵引,上下磨牙压入,下颌向前上旋转,后缩的颏前移,开𬌗关闭,面下 1/3 减少,达到类似正颌外科的疗效,且植入术的创伤很小,疗程短。

对特别严重的骨性开𬌗(例如长面综合征,Ⅲ类骨性开𬌗),则应在成人后采用外科正畸的方法才能完全矫治畸形。

3.拔牙矫治

(1)拔除第三磨牙或第二磨牙:拔除第三磨牙或第二磨牙(以第三磨牙替位)适用于面型较好无明显前牙拥挤或前突的病例。后牙前移引起"楔状效应",使咬合接触点前移,有助于前牙开𬌗的关闭。拔除第三磨牙有利于第二磨牙的萌出,有利于第一、第二磨牙向远中竖直;有些病例第三磨牙过度萌出或近中阻生升高,第三磨牙拔除后可降低后牙高度,消除病因。如果第三磨牙未萌,X 线片牙冠形态基本正常可拔除第二磨牙以第三磨牙替位。采用 MEAW 技术,通过直立压低磨牙改变异常的𬌗平面达到关闭开𬌗的目的。

(2)拔除前磨牙:对突面型,有明显前牙拥挤或伴双颌前突的病例拔除前磨牙,前牙内数的"钟摆效应"使上下切缘的距离减少,有助于关闭开𬌗。这一拔牙模式多采用滑动技术在平整和关闭间隙的过程中就可关闭开𬌗,同时也应常规施用前牙垂直牵引。

(3)拔除第一恒磨牙:常用于第一恒磨牙龋坏、釉质发育不良、错位、缺失,而后牙槽过长的病例。应注意治疗中后牙的垂直向控制及注意防止其后牙前移而影响前牙的内收。

第九节　复发与保持

一、复发的生物学基础

(一)复发的常见观点

关于正畸治疗后复发的原因,学者们提出了各种各样的观点,至今没有形成一致的意见。

大致分为以下几种观点。

1.殆学派

许多早期学者认为,合适的殆关系对矫治结果的稳定最为关键。Kingsley 也提出,殆关系在决定矫治后牙齿位置的稳定性上是最重要的因素。良好的殆关系确定着牙齿位置的稳定,多数学者认为良好的尖窝锁结关系适合稳定基本要求,如果矫治结束时没有达到一个良好的尖窝锁结关系,那么殆关系就不会稳定,牙齿的位置也不会稳定,也就是说矫治结果不会稳定,复发就是必然的。临床上看到的磨牙尖对尖的关系就极不稳定。

2.根尖基骨学派

20 世纪 20 年代中期,以 Axel Lundstrom 为首所形成,他提出根尖基骨在错殆的矫正后的稳定与正常殆关系的维持中起着最重要的作用。Mc Cauley 提出尖牙间宽度和磨牙间宽度若维持原状,则可以最大限度地减少保持的时间。Nance 也指出,牙弓长度的增加只能在有限的范围内得到永久性的维持,也就是矫治过程中不要过度地增加牙弓的长度。这也可以看出,这些学者都不赞成在畸形的矫治过程中对基骨进行过度的改建,如临床的牙弓扩大、前牙的过度唇倾、后牙颊向倾斜等都会影响基骨的状态,成为矫治后的不稳定因素。

3.下颌切牙学派

Grieve 和 Tweed 提出下颌切牙必须保持直立并位于下颌基骨之上才能达到稳定。近年来越来越多的学者认识到下颌切牙区是畸形最易复发的部位,这种复发都与矫治过程中下颌切牙位置发生过多的变化有关,特别是下颌切牙的唇倾或舌倾。因此,在牙颌畸形矫治的过程中要尽量得避免下颌切牙的唇舌向位置的变化,如果发生一定变化,那么就需要有较长时间的保持,个别情况需要进行永久保持。

4.肌肉学派

Rogers 首先介绍了建立适当的功能性肌肉平衡的必要性。这一认识已由其他学者所证实。牙列在口腔中位置的保持最基本的条件之一就是牙列内外肌功能的平衡,错殆畸形的矫治过程中会破坏牙列或牙齿在口腔中的肌力平衡,矫治结束后需要建立新的平衡,如果平衡没有及时建立起来,就会导致畸形的复发。平衡的建立有 2 个主要因素,一是肌肉的改建,在牙颌畸形矫治的过程中骨改建最先进行,牙周组织随着齿槽骨的改建而改建。而颌骨上附着的肌肉也会随着殆关系的变化而发生改建,这种改建较骨和牙周组织慢,需要更多的时间来完成。二是肌肉适应性改建的范围,如果我们的矫治超出了肌肉适应的能力,那么勉强改变的骨组织、牙齿和牙周组织也一定会发生不同程度的复发。因此,错殆畸形的矫治一定要考虑肌肉因素。

现代的矫治后稳定和保持的概念是对诸多理论和观点的综合。要求在正畸诊断、设计与矫治过程中,不仅要注意将牙齿移动至合适的稳定位置,还必须注意在正常的肌肉平衡范围内建立合适的殆关系,同时对牙齿与根尖基骨或基骨的位置关系,以及这些基骨之间的相互关系,也要给予充分的考虑。

(二)复发的主要原因

复发的原因是多方面的,主要的原因有:①矫治器拆除后,经正畸治疗移动过的牙齿牙龈及牙周组织的改建尚需一段时间;②治疗后牙齿可能处于一个不稳定的位置,持续的软组织压力使其具有了复发的倾向；③生长发育可能会影响矫治效果的稳定。

1.肌动力平衡的最终改建尚未完成

在错𬌗畸形形成过程中，咀嚼肌群等颜面肌肉组织随着颜面畸形的形态发展，功能也呈现与之相适应的变化，同时功能的畸形又会助长形态的发展，即产生了与畸形相适应的肌动力平衡。

错𬌗畸形经矫治后，恢复正常形态，同时也破坏了原有的肌动力平衡。但畸形形态矫治完成往往先于功能和动力的改造，也就是说，肌动力的改造落后于𬌗、颌形态的改造，这样，在畸形形态矫治完成后，新的形态还可能受到旧的动力平衡的影响而被破坏，呈现不稳定状态，因而导致了复发。所以矫治后的新位置和新形态必须保持至肌系统改建完成，新的动力平衡建立后。

2.牙周膜纤维张力未恢复平衡

每一个牙齿的周围都有牙周韧带包绕支持，并使之与相邻牙齿分隔。当牙齿行使功能受力时，牙周韧带可发挥缓冲作用，能吸收瞬间受到的重力，避免牙齿局部受到过大的压力或拉力。同时牙周韧带还具备"主动稳定"功能，即当牙齿受到较小的持续力（如唇颊肌、舌肌力）时，牙周韧带能够产生对抗力来维持牙齿的平衡，从而使牙齿不发生移动，处于相对稳定的状态。

在牙齿正畸移动过程中，矫治器所产生的力往往大于牙周韧带"主动稳定"的域值，因此在牙根的两侧分别出现破骨和成骨现象，使得牙齿能够缓慢完成正畸移动。但是即便牙齿停止了正畸移动，只要矫正器未拆除，正常牙周组织的修复就不会进行。因为此时牙与牙之间通过弓丝被动连在一起，只有当牙齿独立承担咀嚼力，不受邻牙干扰时，牙周韧带才会在随后的3～4个月里开始重建。此时牙齿受到来自唇颊舌肌的力量作用时，牙周韧带"主动稳定"的功能对于维持正畸后牙齿周围的平衡从而使之达到稳定是相当重要的。因而在拆除固定矫治器后戴用活动保持器时，一方面对牙齿位置起到相对固定的作用，另一方面又允许牙齿单独受力，可在微小范围内移动，有利于牙周韧带的重建。

牙龈纤维在牙齿正畸移动中也会发生断裂，但是牙龈中的胶原及弹力纤维的重建较牙周韧带更为缓慢，胶原纤维一般需要4～6个月的时间，而牙槽嵴顶的弹力纤维的重建则需要相当长的时间，甚至在矫治器去除后一年还有力量作用于牙齿使之发生移位。因此，对严重扭转的牙齿，建议在治疗前或治疗结束后离断牙槽嵴顶的弹力纤维，使其更为稳定。

错位牙矫治后，在牙周结缔组织纤维及牙周膜纤维的张力建立起新的平衡前，牙齿不能稳定于新的位置，尤其扭转牙，更易复发。必须保持若干时间，以等待牙槽骨改建的完成，恢复牙周膜纤维张力的平衡。

3.𬌗的平衡尚未建立

在矫治过程中，由于改变了上下颌牙、牙弓或颌骨的位置，建立了新的𬌗关系，在上下颌牙齿的牙尖斜面关系未经咬合调整达到平衡前，错𬌗有复发的趋势。所以必须保持一定时间，以期待通过𬌗磨耗或人工调𬌗而建立新的平衡𬌗。

4.口腔不良习惯未破除

不良习惯与建立畸形的肌肉动力平衡有关。有时畸形虽已矫正，但造成畸形的不良习惯未完全戒除,新的肌肉动力平衡未建立,矫治效果也不会稳定。因此,必须保持到口腔不良习惯彻底破除为止。

5.生长型可能影响矫治效果

一般的正畸治疗都是在生长发育期进行的,需时 18～30 个月,多在 14～15 岁时结束。颌骨的生长是向横向、纵向及垂直向发展,而横向生长最早完成。但纵向及垂直向生长发育则常常持续到几年以后,甚至到成人阶段。也就是说,矫治后患者的颌骨仍按照原来的方式生长发育,这种生长型的延续则是复发的原因,保持时应认真考虑这一因素。

6.第三恒磨牙的影响

早期及现今的文献中将第三磨牙作为引起下前牙拥挤的因素之一。在正畸治疗后的复发中,也被有些学者认为是因素之一。到目前为止,对第三磨牙在下切牙稳定性中的作用还没有一个统一的观点。但是无论第三磨牙是否对牙齿排列的稳定性有影响,保持是必不可少的。

二、影响正畸治疗后复发的主要因素

1.保持器戴用时间不够

患者不按医嘱佩戴保持器是临床最常见的造成复发原因之一。也是可避免的原因。

2.生长发育的影响

对骨骼畸形导致牙齿错位的骨性错𬌗患者来说,矫治后持续的骨骼生长对𬌗关系的保持将是非常麻烦的一个问题。正畸治疗后骨骼的生长往往遵循矫治前的方向,例如治疗前垂直向骨性开𬌗的患者其骨骼主要表现为下颌升支发育不足,下颌后缩。矫治后仍然继续原生长型,其结果必然导致开𬌗的复发。矢状向主要表现在骨性Ⅱ类和Ⅲ类的患者,其固有生长型的继续表达将会破坏矫治结束时取得的理想的上下颌咬合关系。

骨骼的生长发育不仅会影响牙齿的咬合关系,也会对牙齿位置的稳定性有潜在作用。根据生长发育的规律,下颌骨的生长高峰期晚于上颌骨,当治疗后下颌骨继续向前生长,下颌骨生长量大于上颌骨时,位于下颌骨之上的下切牙不能完全随着下颌骨前移,而是受到上颌的限制,从而导致下切牙产生拥挤。

如果不认识到正畸治疗结束后仍然持续的生长发育,以及它所带来的影响,我们就无法维持正畸效果的稳定性。对于处于生长期的患者,其佩戴保持器的时间应至少持续到生长基本停止。

3.拔牙与否的影响

拔牙与非拔牙的争论起源上世纪初,其核心问题就是对牙齿稳定是否有利。Angle 认为自然界赋予了每个人一副完美的牙列,错𬌗畸形只是由于局部因素导致的,而 Tweed 则认为拔牙治疗有利于牙齿排列的保持。

拔牙与否对正畸稳定性的影响的探索虽然已有将近百年的历史,人们在现代正畸领域中这个问题仍始终困扰着每一个正畸医师。正是由于这种不确定性,作为正畸医师只能选择在矫治后尽可能长时间的保持来保证矫治效果。

4.牙齿大小失调的影响

在保持中常常忽视上下牙齿大小的不协调。Ballard曾报道在500例患者的模型中发现90%的模型存在牙齿大小不调。如果上颌前牙相对于下颌前牙过大，那么必然至少存在下列几种情况中的一种：深覆𬌗、深覆盖、深覆𬌗伴随深覆盖、上前牙拥挤、后牙𬌗关系异常。如果下颌前牙过大，则有可能出现的补偿是①前牙切对切关系；②上颌前牙散在间隙；③下颌切牙拥挤；④包括尖牙在内的下颌后牙远中关系，即上颌后牙相对于下颌而位于近中。

上述几种情况都不属于正常的𬌗关系，而且也不稳定，极易导致𬌗在矢状向和垂直向的复发。研究发现，Bolton指数与保持阶段牙齿排列存在密切相关性，提示我们在正畸诊断中应重视上下牙量的协调与否，对于相差较大的病例应采取相应措施，如邻面去釉、恢复过小牙的正常形态等。

5.牙弓宽度改变的影响

对于牙弓宽度不调的患者，我们往往采用扩弓治疗。许多学者都证实，快速扩弓容易复发。因此，必须将横向关系过矫正，才可望在复发后产生更正常的𬌗关系。此外，还要用扩弓矫正器原位保持或戴用活动保持器。

实验结果表明，慢速扩弓伴随骨缝内骨组织持续的生理性生长，其本身就是复发潜力最小的最好保持形式。

从解剖学上来看，腭部扩展的限制并非腭中缝的融合，而是随着年龄成熟而出现的骨缝形态学改变。随着年龄的增长，骨缝的锯齿状结构发生进一步的交叉和嵌合，从而使得年龄较大的骨缝难以扩展。骨缝形态学上的这些改变早在十三四岁时就可能发生了。因此，在这些成熟性改变之前用轻力扩弓，不仅可产生最大限度的骨缝扩展，而且随着生理性骨骼沉积可增加其长期稳定性。

牙弓宽度尤其是尖牙间宽度，在正畸治疗中由于对牙弓形态的改变而往往被扩大，特别是在不拔牙病例中为了排齐牙齿而扩大了尖牙间宽度。许多学者认为应将这一宽度视为固定的，而在此基础上形成新的牙弓形态，否则在保持阶段尖牙间宽度会向治疗前复发，进而导致牙齿拥挤的出现。相关研究发现上尖牙间宽度不论治疗中扩大或缩小，保持阶段相对比较稳定；而下尖牙间宽度则容易在保持阶段减小，仅有少数病例表现为扩大。但是在某些病例中不可避免的需要扩大尖牙间宽度，此时良好的保持则显得尤为重要。

6.下牙弓的特殊考虑

（1）尖牙间宽度：许多作者对保持结束后的患者做了调查，发现几乎所有患者的下颌尖牙间宽度都倾向于回到或维持矫治前宽度。少数人对尖牙间宽度的相对稳定理论持异议。有人提出，如果将下颌尖牙沿下颌弓向远中移动，所增加的尖牙间宽度可望稳定。而现有研究结果表明，下颌尖牙无论是倾斜或整体远中移动，都很少能增加尖牙间的宽度，而且与未来下切牙拥挤的程度也无明显的关系。目前临床上更偏向于原始尖牙间宽度作为一个固定指标可以指导临床的正畸诊断和治疗。

（2）下颌前牙的长期稳定性：一般认为，治疗前后的头影测量参数对下切牙的长期稳定性没有预示性。保持后头影测量参数的改变也无法解释保持后拥挤。无论尖牙间宽度维持原状或增加或缩小,在保持结束后,牙弓的宽度和长度都明显减小,而牙齿的拥挤增加。故有2个结论对临床保持具有一定指导意义:①安氏Ⅱ类2分类与Ⅰ类和Ⅱ类1分类相比,对维持尖牙间宽度的增加具有较大的能力。②Ⅱ类2分类患者从保持结束到结束后10年,其牙弓长度的减小程度明显比Ⅰ类和Ⅱ类1分类小。

鉴于上述各种可能导致牙齿排列及咬合关系复发的各种因素,口腔正畸医生必须面对一个问题:如何在临床中对各类错𬌗尽可能地维持它们的矫治效果。

三、保持的原则及注意问题

一般说来,保持的类型和期限与被移动牙的数目及移动的距离、患者年龄、𬌗关系、错𬌗的原因、矫治的速度、牙尖的长度、牙周组织的健康状况、牙弓关系的协调、肌肉的压力、邻面接触关系及细胞代谢等因素有关。

(一)保持的原则

保持的原则主要有3个方面:①控制不期望的颌骨生长;②建立颌内外肌张力平衡;③建立稳定的𬌗平衡。

(二)矫治方案设计中应注意的问题

1.对患者生长发育阶段进行评估

正畸治疗一般要持续2~3年,因此,整个治疗贯穿于青少年患者的生长发育,而且在治疗后的若干年中还将继续着生长发育。在制订治疗方案时需要对患者的生长潜力进行预测,包括生长量和生长方向,以及治疗所产生的正面或负面影响。在安氏Ⅱ类患者中上颌的生长是不利于治疗的,而下颌骨的生长则对治疗有利。生长方向也很重要。下颌骨向下、后的生长方向会使Ⅱ类骨性面型加重,只有下颌骨向前、上方向的生长才有利于颌骨间矢状关系的协调。

在选择拔除牙位方面也要考虑到生长。对于Ⅱ类患者中我们常常要面临的是拔除下颌第一双尖牙还是第二双尖牙的选择。对于生长潜力不足的患者应考虑拔除第二双尖牙,以利于下颌磨牙的前移,磨牙关系调整至中性。若此时选择拔除第一双尖牙,则矫治过程中需采用Ⅱ类牵引来调整磨牙关系,不利于保持阶段的稳定。对于具有较强生长潜力且生长方向为向前、向上的患者,在选择下颌拔牙牙位时可能应偏重第一双尖牙。此时患者在治疗过程中的生长将帮助磨牙关系的改善,下前牙的适量内收也将保持正常的覆𬌗、覆盖关系。若不充分考虑到这一点,下前牙将伴随着下颌骨的向前生长而前移,当受到上颌的阻力时就易引起前牙拥挤的复发。

2.仔细分析导致错𬌗的原因,并对因治疗而不是简单的对症治疗

如开𬌗患者中有一部分是由于不良口腔习惯造成的,还有一部分是骨骼垂直向不调导致的。对于不良习惯引起的开𬌗,应将破除不良习惯作为首要治疗目标,否则无论治疗结果如何完美都不能保持稳定。对于骨骼垂直向不调引起的开𬌗,要考虑如何控制骨骼不利的继续生长,或通过牙齿移动来掩饰骨骼畸形,或是采取手术的方法彻底改善骨骼畸形。因此在治疗之初确定错𬌗的原因是十分重要的。

3.上下颌牙齿的牙量协调与否

相关研究显示,Bolton指数与牙齿排列的稳定性有密切关系。对于上下牙量比例不调程度较重的病例应从拔牙的牙位或是邻面去釉等方面考虑使牙量更为协调,有利于殆关系的稳定。

4.第三磨牙

虽然目前关于第三磨牙对牙齿拥挤复发的影响尚无定论,但不能完全不考虑其萌出对整个牙弓的影响。因此制订治疗方案时,应将其作为影响因素考虑。拔牙治疗可以为牙弓后部提供相对更大的空间,更利于第三磨牙的萌出,减小阻生的机会,并在适当的时机选择拔除。

(三)治疗中保持的考虑

(1)牙齿过度矫治扭转牙过度矫治常可预防矫治后复发。

(2)早期治疗在颌骨生长发育的旺盛时期矫治能获得比较稳定的效果。

(3)矫正治疗以及牙颈部周围纤维切断扭转牙等矫治后,只靠机械保持不能获得自然保持的情况下,可将该牙颈部周围纤维切断以获得稳定的结果,减少保持时间。

(4)永久性保持有的病例及时延长保持器戴用时间也不能防止复发,如畸形钉状侧切牙、上中切牙间隙、严重扭转牙及恒牙缺失等,临床上通常采取冠桥等固定修复、可摘局部义齿或固定保持器作为永久性保持。

(5)正颌外科有些错殆畸形仅依靠机械矫正治疗难以使错殆得到改善,需要配合手术治疗,如严重下颌前突畸形及开殆畸形等。

(6)口腔不良习惯破除咬唇、吐舌等口腔不良习惯,在保持器去除前破除。

(四)矫治后保持的考虑

1.Ⅱ类错殆的保持

Ⅱ类错殆复发一方面是由于上颌牙齿前移、下颌牙齿后移造成的,另一方面则是由于下颌的生长相对于上颌滞后。

在骨性Ⅱ类错殆中,这2方面因素可能同时作用。此类错殆的矫正中,往往使用口外力抑制上颌生长以协调Ⅱ类骨型,同时也采用Ⅱ类颌间牵引来移动下牙列向近中。当矫治力去除后,上下颌骨按照原来固有的生长型生长,而Ⅱ类牵引的去除后,牙齿在矢状向一般会出现1~2mm的复发。牙齿的复发在矫治结束后半年内基本可以稳定,而颌骨的生长则可能持续较长的一段时间。

因此,对于骨性Ⅱ类较严重的病例,矫治后可以先戴用半年的功能矫治器以维持牙齿矢状向的位置关系。此时矫治器不必做成下颌前伸的位置,而是维持矫治结束覆盖正常时的下颌位置。半年后可改用口外弓配合上颌保持器以限制上颌生长,防止Ⅱ类骨型加重,从而使咬合关系得以维持。对于骨性因素较小的Ⅱ类错殆,预计骨骼的生长不会对牙殆关系的复发造成很大影响时,则在矫治刚结束时在夜间戴用功能矫治器以防止殆关系的复发,白天戴用上下颌传统的保持器。

总的原则就是,骨性越严重、矫治后年龄越小的患者戴用功能矫治器和口外弓的时间越长。

2.Ⅲ类错殆的保持

骨性Ⅲ类错殆矫治后是一个非常困难的问题。一方面,矫治过程中牙齿存在代偿性移动,具有向原来位置回复的倾向,另一方面下颌骨的继续生长极易导致Ⅲ类错殆的复发。因此,在制订治疗计划时应充分考虑到患者目前的生长发育状态、评估患者未来的生长量,以及是否需要正畸-正颌联合治疗。

对于Ⅲ类错殆,一种观点认为应尽早开始治疗,利用患者的生长时期,尽量促进上颌骨向前生长,抑制下颌骨向前下生长趋势。长期研究表明,治疗阶段颌骨的生长方向和生长量是受到良好控制和改良,一旦去除矫治力,Ⅲ类错殆又出现复发趋势。因此保持阶段将需要一直维持一定量的矫形力(头帽颏兜)来维持原有的矫治效果。另一种观点相对保守,认为应先观察患者的生长趋势,待发育高峰期稍后再决定是否开始治疗。此时患者的生长趋势已经较为明显地表现出来,医师能够相对容易地判断未来颌骨的生长量,从而确定是否在正畸治疗的范围之内。从这一阶段开始治疗,到治疗结束时患者的生长高峰期已过,生长量也保持在较小的范围之内,从而能大大降低保持阶段的难度。

对那些由于不良习惯、个别牙错位、功能性殆干扰引起的牙性Ⅲ类错殆,保持阶段一般可不用保持器,依靠上下牙齿建立的覆殆关系就能防止其复发。

3.深覆殆的保持

深覆殆的矫治往往根据患者垂直向生长型的不同而有所选择。对高角型深覆殆病例通过前牙压低来矫正深覆殆,例如采用多用途弓压低下前牙,此时下颌平面角不会发生较大改变,从而能较好地维持现有的垂直向骨型,避免因下颌平面角的顺时针旋转而加重。在保持阶段可采用带有前牙平面导板的上颌活动保持器,导板高度应保持在前后牙均有咬合接触。前4~6个月应全天戴用,包括吃饭时间,以此来维持对下前牙的持续压低力,防止复发。

对低角型深覆殆病例在矫治中往往采用上下颌后牙分开的方式来促进后牙的生长,从而打开咬合,此时需要下颌升支的生长量能与上下颌咬合分开量相当,这样才能维持覆殆的稳定性。通过测量下颌平面与 FH 平面或 SN 平面的交角可估计出打开咬合的程度,矫治后下颌平面角增大,保持应持续到原有生长型回复或完全生长停止为止。

无论是高角型还是低角型深覆殆,矫治阶段的过矫正都有利于覆殆的保持。

4.开殆的保持

造成开殆畸形的原因往往分为骨性或牙性原因。骨性开殆病例的后部齿槽骨发育过度,下颌升支生长量不足,从而造成下颌平面顺时针旋转,出现前牙开殆。在矫治结束后若这一生长趋势仍然持续,将极易导致开殆复发。因此对于这类错殆在保持阶段应考虑在戴用常规保持器的同时辅助口外弓高位牵引,以限制后部齿槽骨的继续生长,维持下颌平面倾斜度,从而达到维持覆殆的目的。

牙性开殆往往是由于吐舌等不良习惯造成的。在保持阶段不良习惯若不去除,对于覆颌的保持是极为不利的。因此,在保持器上制作舌刺等辅助装置可以防止舌肌力量对牙齿的影响,防止开殆复发。

5.扭转牙齿的保持

临床上我们经常可以见到扭转的牙齿虽经过治疗排齐,但是若没有坚持戴保持器,则很容易向原来的扭转方向复发。复发后的牙齿排列与治疗前惊人地相似。有研究表明,牙齿在根尖完全闭合之前移动到新的位置,将会比较稳定。对于扭转的牙齿也应在牙根完全形成之前进行矫正。

横隔纤维手术的应用是目前被认为能有效防止扭转牙齿复发的手段之一。此手术主要离断牙槽嵴顶的弹力纤维和胶原纤维,防止由于纤维束重建的相对滞后而造成的牙齿扭转复发。对于扭转的牙齿保持的最佳方式还是固定保持器进行永久保持。

四、保持的方法

为了使牙和颌骨稳定于矫治后的特定位置,保持良好的临床矫治效果,一般需要戴用保持器进行保持以防止复发。

(一)保持器应具备的条件

(1)尽可能不妨碍各个牙齿的正常生理活动。

(2)对于处在生长期的牙列,不能影响牙颌的正常生长发育。

(3)不妨碍咀嚼、发声等口腔功能,不影响美观。

(4)便于清洁,不易引起牙齿龋蚀或牙周组织的炎症。

(5)结构简单,容易调整,摘戴方便,不易损坏。

(二)保持器的种类及应用

1.活动保持器

(1)Hawley 保持器标准型:适用于唇侧或舌侧错位牙齿矫治后的保持,以及防止扭转牙的复发,是临床最常用、历史最悠久的活动保持器。为 Hawley 于 1920 年设计,由双曲唇弓、一对磨牙卡环及树脂基托组成。双曲唇弓应与前牙轻轻接触而无压力,卡环应具有良好的固位作用,基托可以覆盖全部硬腭,也可做成马蹄形。这种保持器允许牙齿有生理范围内的调整,唇弓控制切牙位置,曾用于关闭多带环固定矫治器所致的牙间隙。由于直接粘接技术的广泛应用,一般不再需要用它来关闭间隙,偶有需用带环的患者在保持时可考虑选用。

制作 Hawley 保持器时固位卡环的位置非常重要,卡环放置位置不当,会影响牙殆关系,破坏正畸治疗结果。在下颌制作 Hawley 保持器时要注意,如果制作时没有去除倒凹,其将很难戴入且摘戴时很易折断。

(2)改良 Hawley 保持器 Ⅰ 型:由双曲唇弓、一对磨牙箭头卡环及树脂基托组成。在第一前磨牙拔除的病例中,由于 Hawley 保持器标准型是将双曲唇弓横过拔牙间隙,不能保持已关闭的拔牙间隙,甚至适得其反。因此,对 Hawley 保持器标准型进行改良,将唇弓焊接在磨牙箭头卡环的颊侧桥体上,有利于保持关闭后的拔牙间隙。

(3)改良 Hawley 保持器 Ⅱ 型:其结构简单,由上下颌树脂基托及一个包埋于牙弓两侧最后磨牙远中面基托内的长唇弓组成。唇弓在牙弓的两侧各弯制一个垂直曲,调节双曲可以关闭牙弓内的少量间隙,而且该双曲唇弓无越过咬合面的部分,所以不会影响咬合。

(4)改良 Hawley 保持器 Ⅲ 型:该保持器适用于初诊时尖牙唇侧错位的患者,由唇弓、固位卡环和基托组成。它的特点是唇弓通过侧切牙和尖牙之间由唇侧进入舌侧,并由尖牙卡环来控制尖牙的位置,同时又可提供良好的固位作用。

(5)Hawley 保持器的其他改良型:在 Hawley 保持器基托上前牙的舌侧基托设计平面导板,使下切牙轻微接触平面导板,有利于深覆𬌗矫治后的保持;在 Hawley 保持器基托上前牙的舌侧基托设计斜面导板,使下切牙轻微接触斜面导板,有利于 Angle Ⅱ 类错𬌗矫治后的保持。

(6)牙齿正位器:牙齿正位器目前多使用预成品,有多种规格,也可自行设计制作。它是用软橡胶或弹性树脂制成的一种具有可微量调整牙齿位置的保持器,其上下颌连成一体,覆盖所有牙冠,有利于咬合关系及牙位的稳定,适合于有一定生长潜力的患者矫治后的保持。

(7)负压压膜保持器:由弹性塑料制作,覆盖所有牙列的牙冠,用于矫治后的保持,有利于咬合关系及牙位的稳定,效果良好。压膜保持器外形美观,体积较小,目前应用较为广泛。

(8)功能性保持器:对于生长发育期已经进行了功能矫形治疗的患者,为了充分保持已取得的骨性和功能性矫形的效果并使肌功能平衡完全建立,又或者为了防止随着生长发育的进行而导致错𬌗的复发时,均可以选用唇挡、生物调节器、前庭盾等进行功能性矫形治疗的矫治器,来作为功能性保持器。当治疗结束后,可将原功能矫治器做适当的改动作为保持器继续使用,直到生长发育期基本结束为止。在保持时,还应配合其他的一些方法,如肌功能训练、调𬌗等,以便加快肌肉、牙齿对新环境的适应。

2.固定保持器

设计和应用各种固定装置直接粘接于牙冠表面来进行保持,其不受患者合作因素的影响,且保持效果稳定、可靠,适用于需长期或终生保持的患者。

(1)固定舌弓或唇弓:根据保持的需要,在两侧第一磨牙带环上焊接与牙齿舌面或唇面接触的舌弓或唇弓,用于牙弓长度或宽度经矫治改变后的保持;也可在两侧尖牙上制作带环,然后焊接唇弓或舌弓。临床上下颌尖牙之间的固定舌弓最常用,当下前牙拥挤经不拔牙矫治排齐后,尖牙之间的固定舌弓常需使用到第三磨牙萌出或拔除后。

(2)黏固式前牙固定舌侧保持器:可以用麻花丝较容易地制作尖牙间黏固式保持器。青少年后期下切牙常常发生拥挤或加重拥挤的程度,特别是下前牙经过唇向开展矫治后的病例,主要原因是生长中唇肌的压迫。此时可用舌弓,将其在舌侧靠近舌隆突的位置与前牙粘接在一起,以便保持前牙的位置。

(3)牙间隙矫治后的固定保持丝:主要用于中切牙间隙矫治后的长期保持。取一段长短合适的麻花丝,将其弯制成一段弧形,与中切牙舌侧贴合,将其粘接在两中切牙舌隆突以上不影响咬合处,既允许中切牙有一定的生理动度,又能保持中切牙的位置。

(三)保持期限

由于正畸治疗完成后复发趋势可能始终存在,所以一般情况下正畸治疗完成后要求进行至少 2 年的保持,保持的时限受患者的年龄、健康状况,错𬌗的病因、类型及程度、矫治方法和矫治持续的时间等多种因素的不同而有较大的差别。不同的学者对此提出了从不保持到永久保持的各种建议。

一般情况,要求患者在最初的 6~12 个月内,白天晚上都戴用保持器;此后 6 个月内,只每天晚上戴用;再后 6 个月,隔日晚上戴用。如此逐渐减少保持器的戴用时间,直至牙齿稳定,不需再戴保持器为止。个别情况，如患者年龄小、矫治时间短、错𬌗程度轻等可适当缩短保持期限；而成年患者、遗传性错𬌗、扭转牙等的保持则应适当延长期限。

五、复发的预防

保持器去除后，患者几乎都有复发的倾向，针对不同的错𬌗畸形可采取以下预防复发的方法。

1.牙齿过度矫治

对某些患者常可预防矫治后的复发，如深覆𬌗或开𬌗，应矫正到超过正常覆𬌗的程度，扭转牙也有必要进行过度矫治。

2.早期治疗

在颌骨生长发育的快速期进行矫治，能获得比较稳定的效果。

3.牙颈部周围纤维切断

扭转牙矫治后，靠通常的保持方法往往不能得到稳定的效果，可对该牙进行牙颈部周围纤维切断，可减少保持时间并防止复发。

4.永久性保持

有的病例延长戴保持器的时间也不能防止复发，可采取固定或可摘修复体作为永久性保持器进行永久保持，如畸形钉状侧切牙、上中切牙间隙、严重扭转牙及恒牙缺失等。

5.外科正畸

有些错𬌗畸形仅仅依靠机械矫治治疗难以得到全面改善，往往须配合正颌外科手术治疗，如下颌前突畸形及开𬌗畸形等。

6.口腔不良习惯戒除

咬唇、吐舌等口腔不良习惯，在保持器去除前必须完全戒除，才能防止复发。

第七章 口腔种植

第一节 种植手术术前准备和手术器械

一、术前准备

1.患者的准备

患者需要在手术之前进行相关的术前检查,主要包括血常规、凝血 4 项,以及血糖、血压的检查。局部麻醉不能在空腹的情况下进行,以免产生不良反应。女性患者术前应擦去唇膏、粉脂等;男性患者应剃除胡须。

2.护士的准备

对外科器械、种植工具盒、种植涡轮机头、手术衣、铺巾等应提前进行打包消毒。对种植机、椅位进行检查,确保其可以正常使用。手术室每天紫外线消毒 2 小时,地面、工作台面用含氯消毒液进行清洁。

3.医师的准备

确定手术计划后与患者进行充分交流,在患者充分知情同意的情况下签署手术知情同意书。根据术前的分析结果相应地准备好手术当天要使用的种植体、愈合帽、特殊手术器械等。

4.术前对患者进行消毒

患者的消毒应分为口内消毒和口外消毒。

(1)口内消毒:1 瓶盖聚维酮碘加 2 瓶盖生理盐水混合稀释后,嘱患者进行口内的含漱消毒,含漱 3 次,每次 1 分钟。

(2)口外消毒:用氯己定棉签或纱布对患者口周进行 3 次消毒,消毒范围:上界自眶下缘,下界至锁骨上缘,两侧至耳前。

5.洗手和穿手术衣

首先应对指甲进行修剪并按照六步洗手法进行洗手,在整个洗手穿衣的过程中应保持双手位于胸前并高于肘部。洗手完毕后用消毒液清洗双手的每一个部位,擦干。在护士的配合下,穿手术衣,戴手套。整个过程应遵循无菌原则。

6.铺巾

护士打开外科器械手术包外层并摆放于推车上,助手洗手、穿衣、戴手套后打开外科器械包内层,取出头巾、胸巾和洞巾。首先将头巾折叠至一定大小摆放于患者的眼部,注意不要遮住患者的鼻孔;将胸巾放于患者的胸前,向上至锁骨上缘;最后完成洞巾的摆放,将手术野暴露于洞巾开口内。

7.助手摆放器械

将手术器械按照手术中使用的顺序依次摆放于主刀医师一侧,安装手术刀片、连接种植手机和吸唾管,打开种植器械盒。

二、手术器械

用于牙种植手术的器械一般包括专用的种植器械设备和与外科通用的普通器械。前者包括种植机、种植外科配套器械、骨增量处理专用器械等,其中种植外科配套器械常常是种植系统专用。

(一)种植专科器械

1.种植机

一般由马达、配套减速机头、冷却冲洗系统等组成。种植机具有扭矩高、可精确控制、钻速范围大、自动泵水冲洗降温等特点,有的还有光纤光源照明等功能。种植机是通用设备,适于各种种植体植入手术。

2.种植外科器械

一般包括种植体植入窝预备器械、种植体装卸器械和种植手术测量器械等,多集中置于一个耐高温的器械盒中,便于使用和消毒灭菌。该器械一般与种植系统配套专用。

(1)种植体植入窝预备器械:主要为与种植机头或扭矩扳手配套使用的钻针。根据其形状分为球钻、枪钻、麻花钻、圆盘钻等,根据其功能分为定位钻、侧切钻、深度钻、扩孔钻、成型钻和攻丝钻等。

①球钻多用于定位、修整牙槽嵴顶。

②枪钻用于穿透骨皮质和初步确定轴向。

③圆盘钻一般用于叶状种植体植入时种植沟槽的预备。

④侧切钻主要用于调整种植窝轴向。

⑤深度钻、扩孔钻用于确定种植窝的深度和直径,钻针上有明显的刻度标记,常常配置长短 2 种规格的钻针。

⑥攻丝钻用于在种植窝骨壁上攻丝。

球钻、枪钻、麻花钻等,与减速机头配套使用;攻丝钻可为手动,与扭矩扳手配套使用。有些种植系统的成型钻也使用手动成形。

当骨质结构较疏松时,可采用骨挤压器协助预备种植窝。

(2)种植体装卸器械:指在种植窝预备好后将种植体安装进入种植窝或者将种植体从其中取出的器械。主要分为敲击装卸器械和螺旋装卸器械。

敲击装卸器械包括传力器和牙科锤,用于植体表面光滑的种植体、叶状种植体,以及中空种植体等的装卸,器械为手用。敲击就位的种植体由于各种原因需卸除时则很困难。所以这类种植窝深度和直径的预备要求较高。

螺旋装卸器械用于表面带螺纹的柱状种植体的装卸,有手用也有机用,有各种与种植系统配套的螺丝刀、扭矩扳手等,一般安装和卸除皆可。

由于一些种植系统的种植体卸除比较困难,在安装植入前用相应的植体测试件进行测试,可有效减少或消除卸除种植体的可能性,提高一次安装成功的概率。

另外,种植体携带体的装卸、愈合螺丝的装卸,以及愈合基台的装卸等都有配套的螺丝刀、扭矩扳手等器械,有的种植系统的携带体的卸除是用敲击器械。

(3)种植手术测量器械:种植手术常常需要在术中对种植位点的距离、方向或植入力量等进行测量,以确定种植体的位置、深度,评估种植体的轴向及连续多颗种植体的空间关系,检测种植窝预备的情况,了解植入种植体的初期稳定性。种植窝的定点测量,常用的有直尺、卡尺、分规等,种植系统多配备有专用的测量尺。

测量杆:深度的测量常用匹配的测量杆,有时也可用带刻度的钻针替代。

方向杆:轴向的测量常用方向杆,同样也可用同直径的钻针替代,多颗方向杆用来测量多颗植体的平行等位置关系。

扭矩扳手:种植体植入初期稳定性的评估,常用扭矩扳手在安装种植体就位时测量。

(4)其他种植专用器械:有的种植系统常常匹配有机用器械延长器、扳手协助稳定器械,以及一些维护器械。叶状种植体有改形器械。机用器械延长器常在𬌗龈距离大、邻牙妨碍种植窝预备需延长钻针等器械时使用;扳手协助稳定器械在种植体植入时,协助稳定种植体的方向;种植体改形器械常用于叶状种植体的改形,使植体与种植槽及修复牙体长轴匹配和协调;维护器械常用于种植窝预备器械的清理和维护,如钻针阻位器的装卸、钻针内给水通道的清理等。

(二)常规外科器械

外科器械包括手术刀、手术剪、骨膜剥离匙、刮匙、组织镊、血管钳、牵引钩、持针器、缝针缝线、巾钳、吸引器(管、头)、口镜、开口器,以及咬骨钳等。种植手术常用 3 号刀柄配 11 号(角形尖)或者 15 号刀片(15c)(小圆),有时后牙区可用 12 号(镰状刀片);一般为执笔式执刀。为便于口内操作,常常配置多件不同种类的骨膜剥离匙,多以小型号为主;刮匙主要用于清理种植床的软组织,以及即刻种植的牙槽窝的搔刮清理,多为常用的口腔刮匙;双头直角式牵引钩和单钩等牵引钩;缝针常用圆针,用角针时应小心,防止撕裂组织;缝线以丝线应用最为常见,由于细尼龙线不易黏附食物残渣等,不易导致伤口感染,它的应用也渐渐增加;吸引管是种植手术必不可少的器械,主要用于吸出冷却水、血液、唾液等,也可用于骨屑收集,对手术的顺利进行非常重要(包括吸引器);口镜应常规配备,它不仅牵开口颊,还可反射光源,便于观察后牙区种植体的位置、轴向等;手术剪、组织镊、血管钳、持针器、咬骨钳等器械按口腔外科手术常规配置即可;另外,还应配置钢尺、分规、不锈钢杯碗等器械。

第二节　牙种植体植入术

以修复为导向的种植外科在口腔种植治疗中扮演着重要角色。种植外科操作的基本原则包括无菌原则、种植体表面无污染原则、种植手术中的微创原则、良好的初期稳定性原则、无干扰性愈合原则，以及尽量保留健康的软组织原则。常规的种植手术应包括术前检查与分析、局部麻醉、手术切口设计、翻瓣、修整牙槽骨、预备种植窝、植入种植体、放置覆盖螺丝或愈合帽和伤口缝合等过程，其中预备种植窝又可分为定位、校正方向、扩孔、颈部成形、螺纹成形等步骤。

一、一期手术

（一）体位

患者多斜躺在口腔综合治疗台的治疗椅上，上颌与术者肩部的高度相当，下颌与术者的肘部相当。以有利于手术术野的显露和方便手术操作的进行为原则。

一般情况下，医师常用坐位，位于患者的右侧或头顶上方。

（二）手术区的消毒灭菌

1.口内消毒

一般用 0.1％氯己定溶液含漱，每次 1 分钟，共 3 次。

2.口外消毒

可用 0.5％氯己定溶液、氯己定醇溶液、碘伏等消毒，共 3 次。范围主要是面部，上至眶上缘，下至颈上线，两侧至耳前。

3.医护人员

手术时术者和助手除了戴口罩帽子外，应洗手，穿无菌手术衣，戴无菌手套，必要时可戴防护镜或面罩。

（三）消毒巾铺置

可用三角形术野铺巾法、四边形术野铺巾法、孔巾铺巾法等进行铺巾，注意显露区小于消毒区。前两者一般还要再用中单、大单或大孔巾盖全身，应常规用无菌小单包头。

（四）麻醉

1.麻药

常用的麻药有酰胺类（利多卡因、布比卡因、甲哌卡因、阿替卡因）和酯类（普鲁卡因、丁卡因等）。丁卡因主要用于表面麻醉；普鲁卡因已少用；利多卡因是应用最广、效果最好的局部麻醉药之一，具有起效快、穿透性强等优点；布比卡因虽然起效比利多卡因慢，但镇痛时间要长2～3 倍；甲哌卡因的效果和毒性与利多卡因相似，常用的剂型含有肾上腺素；与利多卡因相比，阿替卡因的麻醉效果要强很多，持续时间要长几倍，是近些年在国内使用越来越多的口腔局部麻醉剂，在种植手术的麻醉中取得较好的麻醉效果，即使在下颌后牙区，也可获得好的麻醉效果。

2.麻醉方法

多采用口腔局部麻醉。有浸润麻醉和阻滞麻醉等方法。种植体植入术为口腔牙槽外科手术,下颌和上颌后牙区多采用阻滞麻醉,其余采用浸润麻醉。目前有部分麻醉药浸润麻醉效果肯定,可采用浸润麻醉完成在口腔所有区域的种植手术。

有学者认为,下颌后牙区的种植手术一般采用局部浸润麻醉,这主要是减少损伤下牙槽神经的可能性。因为在浸润麻醉下,当器械接近下颌管时,患者有疼痛等不适感,可警示术者。但该观点尚缺乏足够的证据支持。一般情况下采用阿替卡因等药物进行局部浸润麻醉能满足手术的镇痛要求,对个别骨皮质厚或对麻醉剂耐受的患者,适当加大剂量、延长麻醉时间和采用骨膜下注射等,一般能取得满意的效果。

(五)手术切口设计

应重视种植手术的切口设计。正确的切口有利于术野的显露和术者的操作;有利于伤口的愈合,防止伤口的裂开;有利于形成较好的软组织美学效果。切口应满足以下基本要求:在尽可能减少创伤的情况下充分显露术野,保护邻近的结构(牙龈乳头、神经),尽量保存软组织。

1.切口类型

根据近远中向切口的位置,分为嵴顶切口、偏唇颊侧切口、偏腭侧切口等类型,一般情况下还需辅助颊舌向等切口。应根据种植体系统(一段式或二段式、埋植或非埋植)、种植部位(上颌或下颌)等选择切口。同样,附加切口也应根据具体情况设计,注意保护龈乳头,减少创伤。

(1)嵴顶切口:位于牙槽嵴顶中间,适用于二段式非埋置种植体,一段式种植体。

(2)偏唇颊侧切口:位于牙槽嵴顶偏唇颊侧位置,适用于下颌的二段式埋置种植体的植入手术。

(3)偏腭侧切口:位于牙槽嵴顶偏腭侧位置,适用于上颌的二段式埋置种植体的植入手术。

二期手术切口的选择受种植部位、种植体位置、美学处理等因素影响,可选择上述3种切口,也可用环切刀做环行切口。

现在有些学者采取不切开翻瓣而直接制备植入窝的方法,这需要对牙槽骨和黏骨膜的准确评估和丰富临床经验。该方法不太适于需要骨增量处理的病例。另外,软组织的丢失也是需要考虑的问题。

2.翻瓣

一般在黏骨膜下进行,主要采用钝性分离的方法。在满足显露要求的前提下尽量减小剥离范围。

3.种植体植入窝预备

这是种植手术最关键的步骤,应注意力高度集中,精心操作。

(1)修整牙槽嵴:翻瓣后,首先尽量去除牙槽嵴顶残留的软组织,以免带入种植窝而影响种植体的骨结合;其次应对尖锐的嵴顶进行修整,但应注意修整对牙槽嵴高度的影响,尤其在后牙区,以免因错误判断而损伤神经等解剖结构。软组织去除可用刮匙或大号球钻,骨修整一般用大号球钻。

(2)定位:确定种植窝在牙槽嵴的近远中和颊舌向的位置。位置的选择受缺牙部位、牙槽骨的质和量、对颌牙的情况、上下颌关系、邻牙的轴向、骨愈合状态等诸多因素影响。单颗缺牙定位相对简单,连续多颗可用按治疗方案设计制作的外科模板辅助定位。定位用 0.5mm 小球钻或三角形先锋钻进行。

（3）植入方向：确定种植窝在牙槽骨中的空间位置。轴向受牙槽骨的可用骨量、牙槽骨形态、上下颌关系等多因素影响。轴向的设计与种植体的位置确定紧密相关。可按牙槽骨的形态、邻牙、对颌牙，以及上下颌关系等确定。连续多颗可用外科模板辅助确定，精确的外科模板是正确轴向的有效帮助。一般用直径 2.0mm 的裂钻进行。术中应对轴向进行检测，及时调整，防止偏向、侧穿或损伤邻近的解剖结构。

（4）植入深度：确定种植窝的长度。在轴向确定的同时，用有刻度的直径2.0mm裂钻预备至设计长度。

（5）逐级扩孔：用种植系统配置的扩孔裂钻按已确定好的位置和轴向进行扩孔。常规是从小直径到设定直径逐级预备。在小直径时可反复提拉，减少热损伤；在最后一级直径预备时，则应注意保持钻针的稳定，尽可能减少晃动，且减少反复提拉，尤其在植入柱状种植体和骨质疏松的情况下。应注意的是在预备过程中，需确保支点的稳定。

（6）攻丝：在种植窝内壁预备与种植体表面螺纹相一致的阴性螺纹。这适合于表面有螺纹的种植体。攻丝在较大程度上受骨质的影响，根据骨质可选择全长度攻丝、仅在骨皮质攻丝和不攻丝，以保证良好的初期稳定性。在一些卸除较困难的种植系统，应重视种植窝的攻丝处理。

（7）测量：在术中应用专用测量器械对种植窝的位置、轴向，以及预备的深度进行测量，以保证手术的顺利进行。如果是多颗植入，应注意测量种植窝之间的位置和平行关系，以保证种植体之间的必要间隙和就位道。应多次反复进行，并进行必要的调整，以保证种植体位置的准确。

（8）冲洗：减少热损伤的有效措施。从先锋钻定轴向和深度、逐级扩孔、攻丝，到种植体植入，都应当用冷却的生理盐水冲洗。另外，在种植窝预备完后，应用生理盐水反复多次冲洗，去除死骨碎屑等。

（9）安装植入种植体：带螺纹种植体为旋入，可用扳手手动或种植机机动旋入。光滑无螺纹种植体采用敲击就位，用牙科锤和传力杆敲击植入。在从包装中取出种植体时应注意防止种植体滑脱，避免种植体表面接触手套或非钛器械。在旋入过程中，可适当侧向加力，以轻微调整种植体的轴向位置，在即刻种植的种植体安装植入时，可防止种植体位置偏移。光滑种植体敲击植入时，注意传力杆的轴向和种植体保持一致，防止因侧向加力导致偏移；另外，不要直接用传力杆接触种植体顶端进行敲击，以防损坏种植体连接部。

在种植体植入就位后，取下携带体，安上愈合螺丝或者牙龈成型器。

另外，种植体的连接方式不同，尤其为角度连接（八角、六角、三角等）时，对种植体连接部位的角度方向有相应的要求，以保证角度基台的顺利使用。此时，应根据种植系统要求的方向植入种植体。有的种植系统提供不同连接方向的角度基台。

在植入完成的同时，可用扭矩扳手或种植机对植入的种植体进行初期稳定性的检测评估。

（六）缝合伤口

将黏骨膜瓣复位，缝合伤口应尽可能在无张力的情况下完成。张力过大是术后伤口裂开最常见的原因。如果张力大，那么可以通过切断骨膜或软组织瓣等方法减张。常用的缝合方法有间断缝合法、褥式缝合法、改良褥式缝合法、"8"字缝合法、连续缝合等。可单用，也可间断加褥式联合使用。缝线用尼龙线可减少食物残渣的黏附,以减少感染的机会。也可用软组织移植等技术关闭伤口。

(七)术后处理

1.局部处理

手术完成后,放置纱球(卷)于术区,嘱患者咬住压迫 30 分钟左右。24 小时内可用冰袋冷敷,以减轻肿胀。用漱口水含漱,保持口腔清洁。遵医嘱进食。

2.术后用药

主要有抗生素、皮质类固醇激素和镇痛剂。

(1)抗生素:主要是预防感染。应注意适应证的掌握,选用合适的药物;多数患者口服给药即可,必要时可静脉给药;根据病情确定给药时间;常用的药物为青霉素类、头孢菌素类、大环内酯类,以及氟喹诺酮类等药物,必要时可联合甲硝唑类药物。

(2)皮质类固醇激素:主要缓解肿胀。一般选用地塞米松口服,糖尿病患者可服用肿痛安胶囊等中成药。

(3)镇痛剂:多数情况下,患者当天可能感受到疼痛,可选择布洛芬缓释胶囊或双氯芬酸钠缓释胶囊等药物。手术完成后可给予一次剂量的镇痛剂,嘱患者必要时可按医嘱再服用。

(4)医嘱:注意全身情况的观察,在出现呼吸困难、局部明显肿痛等时应及时复诊。

(八)术后拆线

一般在术后 7～10 天进行,也可根据具体情况调整。

二、二期手术和软组织处理

一期植入的种植体经过 2～6 个月的愈合期,需进行二期手术,取出愈合螺丝,安装龈成型基台,必要时需行相应的软组织处理。

(一)术前准备

1.临床检查

主要了解局部软组织情况,如种植体表面黏膜的健康状况、附着龈的范围、牙龈的厚度等,还需检查局部黏膜是否穿孔和种植体暴露的现象。

2.X 线检查

主要用根尖片和曲面断层片进行检查。观察评估种植体骨结合情况,了解种植体的位置。

3.器械和材料准备

一般安装拆卸愈合螺丝和龈成型基台的工具与种植体配套专用,有的种植系统配有环行切刀、去骨钻等工具,不同的修复方式龈成型基台也有所不同。应分别消毒备用。

(二)手术

1.消毒和麻醉

基本同一期手术。麻醉范围局限,一般小于一期手术。

2.定位

可利用患者的手术记录、原外科模板、X 线结果及探诊等手段进行定位。

完善的手术记录和保存完好的原外科模板有助于种植体的定位;X线检查(尖片和曲面断层片)也是常用的定位手段;用探针探诊接触到种植体时可感觉到金属,当黏骨膜较薄时,常可透过黏膜隐约地看到种植体。

3.切口

(1)切开法:定位后在植入的种植体的牙槽嵴顶表面切开黏骨膜,显露愈合螺丝。根据种植体的数量及间距、种植体的部位、黏膜厚度和是否需进行软组织处理等因素选择嵴顶切口还是偏舌腭侧切口。该方法一般不去除软组织,适合附着龈较少和需要做软组织处理的患者。

(2)环切法:定位后,在愈合螺丝的上方切小口,显露螺丝中心,选择与种植体直径配套的环切刀,旋转切除愈合螺丝表面的软组织。方法简便,一般不缝合。但该方法要去除一定的附着龈,适合后牙区种植床附着龈较丰富的患者。该方法要求定位较准确,注意刀平面与种植体顶端平面尽量平行。

4.清理

在切开后,剥离愈合螺丝表面的黏骨膜,注意剥离范围控制在种植体的颊舌侧之间。观察在种植体愈合螺丝表面是否有骨组织存在。暴露愈合螺丝,去除其表面的黏骨膜(环切法),若有骨组织存在,则应用专用器械或小骨凿清理去除。

5.安装龈成型基台

用螺丝刀拧下愈合螺丝,安装上龈成型基台。根据牙龈的厚度、种植部位、种植床的近远中距离和上部结构的修复方式等因素选择相应类型的基台。一般要求基台高于龈表面1mm左右。

6.缝合

切开法一般要进行缝合,要求龈成型基台与牙龈紧密贴合。环切法一般不缝合。

第三节　种植义齿的修复

一、修复原则

1.明确并去除咀嚼系统健康隐患

种植义齿修复原则贯穿在整个治疗过程中。众所周知,人类在进化过程中,随着食品构成的变化及摄入食品工具的不断改进,咀嚼系统不需要像原始社会那样生撕硬咬。虽然牙齿外观没太大的变化,但咀嚼肌发生一定程度萎缩,骨组织质量退变,导致咬合力下降;同时口腔微生态也发生了变化,牙殆畸形发生率升高,牙疾病率、牙脱落率随之上升。如咀嚼系统殆创伤引起咬合力与牙周支持力不平衡,牙槽骨吸收、牙松动、脱落。在种植义齿修复治疗中,必须明确牙齿脱落的原因,从根本上去除病因,种植义齿的修复必须建立在符合生物机械学原理的基础上,有效、稳定地恢复咀嚼功能。

2.在缺失牙区建立形态自然、结构稳定、固位佳、功能良好的种植义齿

种植体与骨组织呈骨性结合,咬合力通过种植体传导到周围的支持组织,可为种植义齿提供良好的支持。对生理功能范围内的𬌗力,种植体周围的骨组织有良好的力学适应性。种植体与周围骨组织的骨性结合程度直接影响种植义齿的支持力。骨性结合率越高,种植体周围的骨支持量越大,能够提供的支持力越大。

种植体在颌弓上的位置、方向和数目是影响种植义齿修复效果的重要因素,在相同的条件下,种植体的数目越多,支持力越大,且每个种植基牙上承受的力量相对减小。例如,在下颌颏孔之间,在上颌两侧上颌窦侧壁前方,种植体有足够的长度植入骨内,特别是下颌种植体经颌骨中心进入下颌骨下缘的骨密质,其支持力较好,而在颌后段的种植体较短,支持力较差。

由于种植体形态一般呈圆柱或带一定锥度单根型结构,种植义齿修复应适当减小颊舌径和牙尖斜度,以使𬌗力方向尽量接近于种植体的长轴,减小种植体的侧向扭力,建立稳定协调的咬合关系。

全颌固定种植义齿的咬合设计应根据对颌牙情况而定,对颌牙为全口义齿或可摘局部义齿时,应设计为平衡𬌗,而对颌牙为固定局部义齿、天然牙时,或肯氏Ⅲ类、Ⅳ类缺失修复时,应该设计为组牙功能𬌗或尖牙保护𬌗。

全颌覆盖式种植义齿应该按照单颌全口义齿的原则设计咬合。而局部种植义齿的咬合设计为组牙功能𬌗。

种植义齿上部结构通过种植体基台获得固位。在行使咀嚼功能时,种植义齿上部结构固位力应能抵御咀嚼功能活动中的各种作用力而不发生移位和脱落。

种植义齿的固位与金属支架的固位方式有密切关系,采用基台外固位时基台的聚合度、𬌗龈高度、基台与固位体的密合度均影响固位力。采用螺栓固位方式,其固位力与螺栓的紧固度及数量有关。而覆盖式种植义齿的固位力则与附着体形式有关。

种植基牙的连线形成支点线,固定种植义齿的支点线可以是直线或三角形、四边形支持面,后二者的稳定性较好。影响其稳定性的因素有:①2个种植基牙的桥体与支点线位置的关系,当桥体中心位于支点线上时,稳定性较好;桥体中心位于支点线一侧或前方时,偏离越多则稳定性越差。②多个种植基牙的种植义齿有三角形或四边形的支持面,只要种植基牙固位好,则稳定性极佳。③设计有单端桥体时,悬臂的长度影响种植义齿的稳定性,悬臂越长,稳定性越差,对固位也极为不利。

可摘种植义齿的稳定性类似可摘局部义齿,种植基牙的分布尽量按三角形或四边形分布,让种植义齿的中心与种植基牙连线的中心接近或一致。

3.不损伤口腔余留牙及软硬组织,恢复重建口颌系统功能

牙齿的解剖外形、排列、咬合关系维持着牙列的功能,并保护牙周及支持组织。牙列不同程度的缺损均对形态和功能有影响。口腔种植治疗应在不损伤口腔余留牙前提下,恢复缺失前牙的发音、美观和切割食物功能,磨牙的咀嚼功能,并恢复面下1/3高度,重建口颌系统功能。

合理的种植修复设计,是种植体与骨组织形成骨性结合并保持长期稳定的关键。种植义齿应按要求恢复人工牙轴面的适当突度,适当的外展隙和邻间隙,容易自洁,有利于上皮龈袖

口紧贴种植体颈部表面，以保证种植体周健康。维持与余留天然牙的邻接关系、触点接触良好，无咬合高点。

多个种植基台做联冠修复时，必须拥有共同就位道，不能影响相邻牙的正常功能，触点位置及范围与同名牙相似。

种植义齿修复设计中，应尽可能让𬌗力沿种植体长轴传导，适当减小垂直向𬌗力，严格控制侧向力。若减小人工前牙与基台的水平距离，则人工后牙的功能尖应位于种植体顶部区。

近年来口腔种植修复美学的研究和应用发展很快，如龈乳头成型术、美学牙龈基台、美学瓷基台修复、诊断性排牙、适当的过度修复获取软组织塑形等。

二、修复过程

种植义齿的修复过程与常规义齿修复类似，也包括取印模和模型，颌位记录，制作金属支架，排牙、试戴和戴牙等过程，但由于使用种植体提供固位、稳定和支持作用来恢复缺失牙的形态和功能，其修复过程存在较大不同。另外，种植义齿按照固位方式不同，可分为固定种植义齿、覆盖种植义齿和局部种植可摘义齿。通常按照缺失牙数目和固位方式分为单颗牙缺失的种植修复、多个牙缺失的种植固定桥修复和无牙颌的种植义齿修复。下面简单介绍种植修复的基本修复方法和技术。

（一）个别托盘的制作

（1）在模型上用铅笔画出个别托盘边缘的范围，其范围比常规取印模时的黏膜转折线短约 2.0mm，在系带处留出足够空间。下颌托盘要包括磨牙后垫和下颌舌骨线，上颌的个别托盘后缘区需超过颤动线 2.0～3.0mm。

（2）在种植体上方做一个占位蜡块。

（3）涂分离剂，待干燥后将自凝树脂在画线范围内均匀涂布，厚度 2.0～3.0mm，待其硬固后，按画线标记修整边缘，备用。

（4）将做好的个别托盘在种植体对应位置打孔，孔直径 5.0mm 左右，以便转移体的螺丝能从孔内传出，并在托盘的两侧做几个小孔以防印模材与托盘分离。

（二）制取印模

（1）用专用的扳手卸下种植体上的愈合基台，冲洗种植体顶端，彻底清洁并吹干种植体内部。

（2）根据缺牙区的𬌗龈距离选择合适的实心基台，用基台扳手将其旋入种植体内，用棘轮扳手锁紧。

（3）按照基台高度选择转移体，将转移体安装到基台上，使其完全就位。注意转移体的颜色标记应和基台一致（此为基台平面转移，若不接基台，直接将转移体接入种植体，则为种植体平面转移）。

（4）选择合适的托盘或用制作的个别托盘，用聚醚型印模材料或硅橡胶取模。取模时将硅胶置于托盘中，吹干口腔内种植区及牙𬌗面，注射精细硅橡胶，然后将盛有硅橡胶的托盘在口腔内就位。

（5）待硅橡胶凝固后，取下印模，松开螺钉，将转移体从基台上取下，连接基台替代体，并将其放入印模中，在转移体插回印模时，确保转移体头部的狭缝或凹面方向与印模内一致。

（6）将基台保护帽用临时粘接剂固定在基台上，以维持种植体周围软组织形态并保护基台。

（7）检查确认印模完整、清晰后将印模送到技工室灌制工作模型。

（三）制作人工牙龈、灌注工作模型

（1）将人工牙龈材料调匀后，用注射器注射到替代体周围，注射高度需高出转移体与替代体接缝处 2mm 左右，勿过厚或过薄。注射范围近远中向以邻牙为界，唇舌向覆盖牙槽嵴顶区，在边缘形成一定厚度，并用酒精棉球按压形成平面，用尖刀片修整边缘。

（2）待人工牙龈硬固后，灌注工作模型，石膏硬固后，分离印模与模型，获得带有替代体的工作模型。

（四）取颌位记录与上𬌗架

单个牙或少数（2～3 单位）缺牙种植冠桥的修复，咬合关系稳定者，可将工作模型按照患者固有的正中关系位直接上𬌗架；多数牙缺失或全颌牙列缺失时，余留天然牙咬合关系已经不能用来确定下颌的正中关系位，甚至不能确定生理性垂直距离，则需要记录和转移𬌗关系，以便进行咬合重建。具体方法如下。

1.少数牙缺失的颌位记录

缺牙数目较少，但口内仍有保持上下颌垂直关系的牙时，取正中关系颌位记录。方法：将软蜡片卷成长方形蜡条，让患者做正中咬合，硬固后从口内取出，将𬌗关系转移到工作模上后上𬌗架。

2.部分牙缺失或全颌牙列缺失的颌位记录

需要确定垂直高度及正中关系的颌位记录，方法与常规修复方法相似，不同之处是种植义齿时可利用已安装的基台支持固定暂基托，提高咬合记录的准确性。具体方法如下。

（1）在工作模型上用自凝塑料制作暂基板，然后在左右 2 个末端种植体和 2 个中间种植体对应处打孔，用技工室实验螺丝固定。

（2）从模型上取下基板，放入口内试戴合适后重新转移到工作模型上制作蜡𬌗堤，𬌗堤在螺丝孔处余留空间，以备拆卸。

（3）按照常规记录正中关系位和垂直距离。用面弓转移记录上颌的位置，将上颌模型固定到𬌗架上，然后根据颌位记录将下颌也固定到𬌗架上。

（4）制作上部结构。

3.粘接固位种植体支持的单冠

（1）将基台塑料修复帽在基台替代体上就位。

（2）根据缺牙间隙高度截短修复帽，修复帽表面全部用蜡覆盖，蜡层的厚度至少 0.2mm。

（3）完成的蜡型与对颌牙之间留出 1.5～2.0mm 的瓷层空间。在蜡型舌侧牙龈上方 2mm 处形成明显的凹形肩台，以利于金瓷连接。

（4）安插铸道、包埋、铸造完成金属基底冠。与常规烤瓷冠不同，种植牙基底冠的蜡型较厚，需要较粗的铸道。

（5）将完成的金属基底冠在模型上试戴，取下人工牙龈，检查基底内冠是否与替代体精密吻合，试戴合适后抛光。

（6）完成烤瓷堆瓷时要降低牙尖高度和斜度，如果种植体直径小，就要减少颊舌径，在不影响美观的前提下加大与邻牙间的舌侧外展隙。

4.螺丝固位种植体支持固定局部义齿

（1）金属基底支架的蜡型制作在模型上将螺丝固位的基台安装到种植体的替代体上，确定准确就位后拧紧螺丝。

（2）选择合适的桥塑料修复帽就位到基台上，根据殆龈距离的大小将其截短并固定。

（3）制作修复体的蜡型完成后，蜡型与对颌牙之间留出 1.5～2.0mm 的瓷层空间，桥体蜡型的龈缘离开黏膜 1.0mm。

（4）安插铸道、包埋、铸造完成金属基底支架。

（5）试戴金属基底冠先在模型上试戴，取下人工牙龈，检查各基底冠与替代体之间是否精密吻合。然后口内试戴，去除愈合基台，在种植体上方安装配套基台并固定后，将金属基底冠就位在基台上，使其能达到被动就位。

（6）完成烤瓷。

5.螺丝固定种植支持全颌义齿

（1）排牙及试戴：遵循全口义齿的排牙原则在殆架上排列人工牙，排好牙后在患者口内试戴，检查颌位记录是否正确、是否美观等。

（2）制作导板：在殆架上用硅橡胶制取人工牙的唇颊侧及前牙切缘、后牙殆面的形态记录，作为导模。用沸水冲掉排牙的蜡，人工牙被固定在导模内面。将导模复位至殆架上，人工牙舌侧空间可用来确定金属支架的空间位置。拆除基板暴露穿龈环替代体，在模型上制作金属支架蜡型。

（3）制作金属支架的蜡型、包埋、铸造：在穿龈环上方安装预成塑料修复帽并用修复螺丝固定。根据颌龈距离将其截短，然后用铸造蜡或成型塑料将修复帽连成一体。支架的龈方应离开黏膜 2.0mm，在支架蜡模的唇颊面和殆面设计针状固位型供人工牙附着；在金属与塑料交界处制作交接线。蜡型完成后安插铸道，包埋铸造。

（4）先在模型上试戴，调整就位后打磨抛光。然后在患者口内试戴支架，将支架在患者口内就位，检查边缘适合性及是否达到被动就位。

（5）排牙、完成种植义齿：金属支架在口内试戴合适后，将其放回到工作模上，按照全颌义齿的排牙原则排列人工牙。修整上部结构的蜡型，完成外形雕刻后，装盒填胶完成总义齿。

（五）安装修复体

1.粘接固位的单冠和螺丝固位的固定局部义齿的安装

（1）拆下模型上的基台，将其安装在口腔内种植体上方，锁紧，稍调整接触点使修复体就位，并与天然牙形成点状接触。

（2）确定被动就位精密吻合后，用修复螺丝将上部结构固定在基台上，调殆，使紧咬牙时与对颌牙均匀接触，尽量利用天然牙引导咬合，建立种植牙保护殆。一定要避免任何殆干扰及咬殆高点。试戴 1 周后复诊，再次拧紧修复螺丝。

2.螺丝固位的全颌义齿的安装

(1)将完成的义齿上部结构就位于患者口腔内,确认上部结构被动就位,边缘与穿龈环精密吻合。

(2)按 2、5、3、4、1、6 的顺序上紧螺丝,需注意螺丝在口内的位置与在模型上一致。

(3)调𬌗:正中𬌗时上下牙均匀广泛接触,非正中𬌗时若对颌是天然牙则形成组牙功能𬌗,若对颌是全颌义齿则形成平衡𬌗,无任何𬌗干扰。

(4)使用配套扳手拧紧修复螺丝、固定上部结构。先用暂封材料封闭螺丝孔,预约患者定期复诊。1 周后如果效果满意,那么重新上紧螺丝并将螺丝孔永久封闭。

第四节　常用骨增量技术

种植床的骨质骨量是口腔种植治疗成功的最重要的影响因素。牙种植治疗中,常常遇到种植床骨量不足的问题,而骨量不足不仅缩小了种植治疗的适应证,而且增加了治疗的失败风险。经过多年的探讨、研究,目前临床已出现了多种增加种植床骨量的技术,使牙种植的临床适应证得到进一步扩大。

一、骨移植技术

骨移植技术是最常用的骨增量技术。骨移植治疗效果受种植床的骨缺损情况、骨移植的材料、骨移植的方法,以及医生的操作技术等因素的影响。在临床上骨移植技术常常和其他骨增量技术联合应用。

(一)骨缺损的分类

在种植治疗中,根据周围组织是否能包围固定骨移植材料将骨缺损分为间隙性骨缺损和非间隙性骨缺损。

间歇性骨缺损为腔隙状,周围组织能包围固定骨移植材料,如刚拔除牙的牙槽窝、骨裂开、上颌窦提升形成的腔隙。此类缺损需根据裂隙大小选择骨移植治疗。间隙较小时不需要植骨,如拔牙后即刻种植时,种植体和牙槽窝壁之间的间隙小于 1.5mm,不植骨也能获得骨缺损的愈合;间隙较大时,可植入颗粒状人工骨移植或块状自体骨移植。

非间歇性骨缺损是指缺损区不能包围固定植入骨材料,植入的材料不易获得稳定性。如牙种植体植入后,唇颊侧骨壁穿通暴露的缺损及种植床的水平吸收等。

(二)骨移植的材料种类

根据材料的来源可分为自体骨材料、同种异体骨材料、异种骨材料和人工合成骨替代材料。

1.自体骨材料

自体骨同时具有骨生成性、骨诱导性和骨传导性,被认为是最有效的骨移植材料,是骨组织替代中的"金标准"。其无排斥反应,能较快地和周围骨组织整合,可以最大限度地保持骨母细胞及成骨细胞的活性,同时骨基质中的骨形成蛋白(BMP)等细胞因子可诱导骨母细胞及成骨细胞的分化,加快成骨作用。

自体骨材料主要包括皮质骨、松质骨、皮质骨与松质骨的混合物。松质骨的骨髓丰富,骨诱导能力较强,血循环重建早,骨生成能力强,但机械稳定性差,吸收程度相对大些;皮质骨机械稳定性好,吸收程度小,但骨诱导能力相对差;皮质骨、松质骨的混合物可以兼具二者的优点。

自体骨来源部位有口腔内和口腔外。口腔内有颏部、下颌骨外斜线区、上颌结节等,种植床创口附近也是自体骨屑的常用来源地;口腔外有髂骨、肋骨、颅骨等。供骨区的选择应根据所需骨移植物的数量及质量决定。应选择骨皮质多的供区,减少吸收的风险。颏部取骨有切牙神经受损并发症,可供骨量少,不作首选;上颌结节取骨并发症少,但骨的质量不足;外斜线骨的质量都好,两侧可取,并发症少,应用超声骨刀已大大降低了外斜线区取骨的难度;髂骨可供骨量大,但骨吸收难以预期,有步行障碍风险;颅骨皮质骨量大,并发症少。

但是,自体骨移植常常需要开辟第二术区,术后取骨区可能出现疼痛、血肿及感觉丧失等并发症,手术增加了患者的痛苦和费用,接受程度较低。

2.同种异体骨材料

同种异体骨是指来源于同一种系的不同基因型的其他个体的骨移植材料。同种异体骨骼多由骨库贮存,克服了取骨受限、二次手术创伤的缺点。同种异体骨经过冷冻干燥、脱钙、脱脂、脱蛋白等处理后,免疫原性降低,保持骨诱导能力。异体骨移植还有传染疾病的风险,尚存在法律和伦理方面的问题。随着异体骨处理技术不断完善,其在骨缺损修复的应用会越来越多。

3.异种骨移植材料

异种骨移植是指用经过处理的其他动物骨骼结合或不结合其他因子的方法修复骨缺损的方法。异种骨的来源有牛骨、猪骨和珊瑚等,可供骨量丰富,价格较低,可提供骨支架,具有骨传导作用。从牛骨中提取的无机骨基质为引导新骨组织的再生提供了理想的框架结构,从而促进骨缺损的修复过程,目前已广泛应用于种植临床,且取得较好的肯定的治疗效果;珊瑚来源的异种骨材料具有良好的生物相容性,通过骨引导的方式而达到骨再生,但吸收较快,缺乏骨诱导性,常结合其他技术应用。

4.人工合成骨替代材料

人工合成骨替代材料多为纯无机的材料,具有极好的生物相容性,有足够的抗压强度和硬度,在临床上被广泛应用。材料品种很多,有羟基磷灰石(HA)、磷酸三钙(TCP)、聚乳酸(PLA)等。羟基磷灰石由钙磷构成,结构与人骨相似,具有良好的生物相容性,但缺乏孔隙、颗粒较小、易分解;磷酸三钙成分上与人骨相似,可与宿主骨发生化学性结合,具有良好的组织相容性,是一种生物可降解材料(图7-4-1)。

(三)骨移植的方法

在种植治疗中应用的骨移植方法很多。根据骨的来源可分为自体骨移植技术和非自体骨移植技术。根据骨材料的形状可分为块状骨移植技术和骨屑移植技术,块状骨移植主要是块状自体骨移植,最常见的方法是外置式植骨,即将移植材料固定于牙槽嵴表面以增加高度或厚度,研究表明该方法的效果肯定,具有很高的愈合率,相应的种植体存留率也较高。根据骨材料放置的部位可分为外置式植骨、内置式植骨、三明治植骨等技术。内置式植骨是将牙槽骨垂直劈开后将移植材料置入其间,以增加牙槽骨的宽度;三明治植骨是通过牙槽突水平截骨,上移牙槽突,夹心放置移植材料。

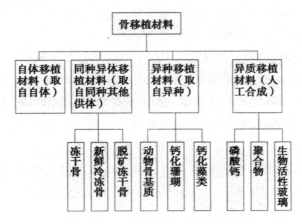

图 7-4-1 常用骨移植材料类型

在临床上,骨移植技术常常联合其他技术,如 GBR 技术、上颌窦提升术等;也常常多种骨移植技术联合应用,如自体骨和人工骨替代材料、多种人工骨材料联合应用等;移植骨材料也常常与复合生长因子等用于骨缺损的修复。具体应用应根据患者的病情、医疗机构的材料设备及医务人员的技术综合考虑。

骨移植成功的关键是骨材料及方法选择适当、骨材料固定良好、无张力关闭、伤口无感染。在骨缺损的修复程度上,建议适当过度修复。

二、骨挤压术

种植部位的骨的质和量是影响种植体成功率及远期效果最重要的因素。牙缺失后牙槽骨会出现骨萎缩和吸收,出现牙槽骨的骨密度降低和骨质疏松,这些都可能导致种植体获得初期稳定性不足。20 世纪 90 年代出现的骨挤压技术可以改善种植床的骨质,减少因钻孔备洞所致的骨丢失,相对增加骨量,已经成为一项普及和简单实用的种植体植入辅助技术。

由于骨挤压术能增加种植床骨密度,备洞骨量损失小,改善种植体初期稳定性,所以它扩大了种植治疗的适应证,减少了种植体侧穿的可能性,也减少了种植体唇(颊)舌侧骨缺损的可能性,不仅增加了种植治疗的成功率,而且降低了使用其他骨增量技术的可能。

骨挤压术的操作稍有难度,敲击式骨挤压术在操作时方向不易精确控制;骨密度高时,患者有较强烈的头颅震动感;在下颌骨缺牙区,难以获得好的挤压效果。

骨挤压术是在种植体植入术中,种植床骨密度较低,或者骨的颊舌向厚度不足时,常用的一种改善骨质和相对增加骨量的方法。它需要专用的器械,逐级挤压备洞。多须结合应用种植窝预备的钻孔技术。

常用的骨挤压术有敲击式挤压和旋入式挤压。前者的挤压器为圆柱或圆锥形,用口腔锤敲击进行操作;后者的挤压器为圆锥螺旋形,用扭矩扳手旋入进行操作。

骨挤压器的工作端常常与种植体系统配套,其工作端的直径与相应的种植系统一致,工作端上有与种植体长度规格一致的长度标记。敲击式骨挤压器的工作端有圆柱形和圆锥形。圆柱形操作稍微不便,尤其直径级差较大时;圆锥形操作方向容易控制些。工作头有凸和凹 2 种,前者主要对种植窝侧壁进行挤压;后者对根向的骨组织也有挤压作用。螺旋形骨挤压器一般为锥形,必须先用先锋钻确定轴向和深度,再用挤压器逐级挤压。

骨挤压器有直柄和曲柄 2 种。前牙区多用直柄,后牙区多用曲柄。直柄一般比曲柄更易精确控制方向等,曲柄在张口度有限时也能操作。

在确定应用骨挤压术后,先进行种植体三维方向的确定,球钻定点,先锋钻定轴向和深度,再根据骨质的情况选择在不同的直径进行不同程度的挤压。注意事项:

1.对骨密度的判断

尽管术前的 X 线检查、骨密度专业检查等能帮助医生做出初步的判断,但有经验的医生能在切开和翻瓣后对骨质有较准确的判断,并确定进行什么程度的挤压。

2.骨挤压程度的选择

种植医生对挤压程度的选择常常考虑术中挤压时的敲击力量大小或旋入力量大小、挤压后挤压器的稳定性、牙槽嵴颊舌侧骨的状态等因素,有时挤压程度可达 3mm,有时 0.5mm 也可获得满意的效果。

3.力量和方向控制

挤压操作时应控制好力量、方向等。力量的掌握要观察挤压器的进度、患者的反应及牙槽骨的状态;方向的掌握常常需要用先锋钻预先确定,如果颊舌侧骨质明显不同,可能会导致方向的偏差,应注意及时调整。

4.下颌缺牙区的应用

一般下颌骨骨密度高,骨皮质多,不需要进行骨挤压。如果确实骨质疏松,那么应注意控制挤压的力量和程度。骨挤压技术在进行经牙槽嵴上颌窦提升时常常联合应用。

三、上颌窦提升术

因牙槽骨吸收、上颌窦气化、骨质疏松等,上颌后牙缺失区常常垂直骨量不足,使该区牙种植治疗的临床应用受到很大限制。上颌窦提升术是指通过手术将上颌窦的下壁位置提升,在新形成的空间植入或不植入骨移植材料,从而增加上颌窦下壁至牙槽骨嵴顶的骨量。随着种植技术和生物工程材料的发展,目前已经有多种方法可提升上颌窦,同期或延期植入种植体,并取得了较好的临床效果。

提升上颌窦的手术方式主要有经侧壁上颌窦提升术、经牙槽嵴顶上颌窦提升术等。

一般根据牙槽嵴顶到上颌窦下壁的距离(也可称为窦嵴距),选择不同的上颌窦提升术式。传统的观点认为:

①窦嵴距大于 12mm,常规植入种植体。

②窦嵴距 8～12mm,可行经牙槽嵴顶上颌窦提升术,轻度提升上颌窦,植入种植体。

③窦嵴距5～8mm,可行经牙槽嵴顶上颌窦提升术或经牙槽嵴顶上颌窦提升术,提升上颌窦,同期植入种植体。

④窦嵴距小于5mm,行经侧壁上颌窦提升术,根据骨质、初期稳定性等确定是同期还是延期植入种植体,并适当延长等待修复的时间。

上颌窦疾病对上颌窦提升术的影响:上颌窦常见的疾病有急慢性炎症、肿瘤、囊肿、息肉等,急性炎症、肿瘤等一般不宜手术;慢性炎症易穿孔,增加手术难度。

(一)经侧壁上颌窦提升术

1975年,Tatum首先开展了上颌窦提升植骨术,后改良成为经典的经侧壁上颌窦提升术。该手术在上颌窦侧壁开窗,直视下将上颌窦下壁黏膜剥离并向上向内推,在上颌窦下壁黏膜和上颌窦之间植入骨移植材料,有效地增加了种植区的垂直骨量。经侧壁提升术适用于连续多颗上颌后牙缺失、牙槽嵴极度萎缩、窦嵴距不足5mm者。经侧壁提升在直视下操作,植入足够量的移植材料,能控制提升高度,有效保护窦黏膜和准确定位。但手术复杂,创伤相对较大,手术时间较长。

1.术前检查

(1)口腔检查:除进行常规种植类检查外,应注意殆龈距离和张口度的检查。

(2)X线检查:全景片是常规检查,应注意评估窦嵴距、上颌窦前后距、下壁形态、是否有横隔;观察窦黏膜的健康情况,是否有炎症、囊肿等。若有必要,则加拍瓦氏位等进一步了解炎症等窦内情况。应注意全景片的失真问题,放置标志钢球可有效评估失真率。螺旋CT和CBCT可以在任意方向准确测量窦嵴距、拟开窗位置骨壁厚度,了解横隔、上颌窦黏膜等的情况。

2.手术步骤

(1)麻醉:常规采用局部麻醉、浸润麻醉可以获得肯定的效果。

(2)切口:常规采用牙槽嵴顶切口或牙槽嵴偏腭侧切口,辅助近中垂直切口。必要时可辅助远中垂直切口。

(3)翻瓣:从骨面翻起黏骨膜瓣,主要为颊侧瓣,显露术区。

(4)开窗:一般用球钻沿设计窗口边缘磨除骨组织开窗。当显露浅蓝色的黏膜时,停止钻磨。操作中注意压力控制,常轻压骨面检查磨除程度。超声骨刀具有不损伤软组织的特性,在上颌窦开窗中有不易穿孔的优势。开窗范围一般应包括拟植入种植体的范围,底边位于下壁以上3mm左右,近中边离邻牙牙根3～5mm左右,面积适中。

(5)剥离窦黏膜:骨壁钻磨完成后,可感受窗口骨块浮动。用专用的上颌窦提升剥离匙先仔细剥离下壁窦黏膜,再剥离近中和远中黏膜。应重视近中部分的黏膜剥离。在剥离过程中剥离匙应紧贴骨面,不能悬空。剥离完成后,如果黏膜没有穿孔,那么通常可见窦黏膜随呼吸浮动。超声骨刀的蝶形工作头有助于黏膜的分离。

(6)预备种植窝:在设计植入部位逐级备孔。由于上颌骨后牙区往往骨质为Ⅲ、Ⅳ级,常须结合骨挤压技术,以提高种植体初期稳定性。用钻针备洞时注意用骨膜剥离匙或明胶海绵等保护窦黏膜。

(7)植骨:在提升形成的新空间里植入骨材料,一般多选用吸收少的材料。窗口一般覆盖屏障膜。如果是同期植入种植，那么一般先填骨材料，再安装种植体，再次填充骨材料；如果是延期种植，那么仅填充骨材料。

3.术后处理

由于手术创伤较大，术后应适当加大抗生素剂量，一般可静脉给药或口服药物抗感染。其余用药同常规种植手术。

另外，可局部用麻黄素滴鼻剂滴鼻。注意嘱咐患者尽量不要擤鼻、打喷嚏等。

目前认为，经侧壁上颌窦提升术是可预期的骨增量技术，骨移植材料是安全的，可获得较肯定的效果。要考虑殆龈距离，如果牙槽嵴骨萎缩重，殆龈距离过大，那么应考虑联合应用Onlay植骨术。

（二）经牙槽嵴顶上颌窦提升术

1994年，Summers报道的一种骨凿技术，理论基础是造成上颌窦下壁骨折，折断的骨组织可诱导种植体根尖周围骨的再生，种植体植入后骨结合和骨再生同时进行，此为经牙槽嵴顶上颌窦提升术。即在牙槽嵴顶预备种植窝，同时挤压种植窝周围骨组织，增加骨密度。在接近上颌窦下壁时，用骨挤压器向上敲击窦下壁，使其出现骨折，继续敲击使骨折片和窦黏膜向上移位。可植入骨材料，通常同期植入种植体。

经牙槽嵴顶上颌窦提升术适用于上颌后牙单颗牙或间隔牙缺失者。该术式简易、创伤小、手术时间短，可增加种植床的骨密度，提高种植体的初期稳定性。但其提升高度较小。

1.术前检查

同侧壁开窗提升术。

2.手术步骤

常规消毒铺巾、局部浸润麻醉，选择牙槽嵴顶切口（非埋植型），或选择偏腭侧切口（埋植型），翻瓣。

种植窝预备及种植体植入：用先锋钻在拟植入种植体位置钻孔，至距离窦下壁约1mm处，逐级扩孔，直至设计的直径。将骨挤压器放入所制备的种植窝内，轻敲挤压器，使窦下壁骨折，渐渐上推，直到设计长度。注意上升速度不可太快，每次1mm左右。捏住患者患侧鼻孔，嘱鼻呼气，检查窦底黏膜是否穿孔。植入种植体，缝合伤口。

如果患者上颌后牙区骨质较疏松，那么可增加骨挤压程度，在较小直径备洞时即用骨挤压器挤压种植窝，以增加种植体初期稳定性。

3.术后处理

基本同经侧壁开窗上颌窦提升术。

（三）上颌窦提升术的并发症

1.窦黏膜撕裂或穿孔

是常见的并发症。可能与上颌窦黏膜厚度、炎症、窦下壁形态、操作不当、过度提升等因素相关。在开窗术中，小的穿孔可用屏障膜修复，大的穿孔需要择期再行提升术。

2.术中出血、感染等

此类并发症发生率低。前者与术中损伤血管有关，后者可能与原上颌窦炎症、穿孔、术中污染等相关。

（四）注意事项

1.关于窦嵴距和提升术式的关系

窦嵴距是决定术式的最重要因素。传统认为小于 5mm，须开窗提升；10～12mm 一般常规种植，不用提升；5～10mm 采用经牙槽嵴提升。随着上颌窦提升技术的改善和种植体制备技术的改进，5mm 以下也有学者采用经牙槽嵴提升技术，并获得好的疗效。

2.关于窦嵴距与种植体植入的关系

传统认为小于 5mm 时，宜采用延期种植体植入。目前认为，若能获得好的初期稳定性，则可同期植入种植体。

3.关于种植体超出原上颌窦下壁的程度

2 种术式相比，经侧壁开窗法获得的程度要大些，一般可到 10mm 甚至更高；经牙槽嵴顶法升到 5mm 也可获得好的疗效，用超声骨刀行经嵴顶提升可达更高。

4.关于提升的同时是否植骨

经侧壁开窗法肯定要植骨。经牙槽嵴顶法尚有不同意见。一般认为，种植体需要有足够的长度被骨包绕，才能有较好的临床效果，尤其远期效果。有的学者认为包绕长度小于 5mm 时即需要植骨，有的小于 4mm 单纯提升也有很好的疗效。

5.植入的骨材料

常用的有自体骨、人工骨材料、人工骨与自体骨的混合应用等。

自体骨包括松质骨、皮质骨或带血管的骨瓣。通常的供骨区为髂骨、腓骨、下颌骨颏部、下颌磨牙后区、上颌结节部。自体骨明显优于异体骨，但也存在骨量不足、吸收过快、第二术区创伤等不足。人工骨材料主要有羟基磷灰石（HA）、磷酸三钙（TCP）、异体骨、异种骨等，效果肯定，无第二术区创伤。人工骨与自体骨混合应用较多。考虑到吸收及远期疗效等因素，目前更倾向于用吸收少的骨材料。

四、引导骨再生技术

引导骨再生技术（GBR）是根据不同细胞迁移速度各异的特点，利用屏障膜阻挡迁移速度较快的结缔组织和上皮细胞，允许有潜在生长能力、迁移速度较慢的成骨细胞优先进入骨缺损区，实现新骨再生的一种技术。屏障膜和骨移植材料的使用是 GBR 的 2 个关键影响因素，对维持骨再生空间的稳定发挥着重要作用。

（一）适应证

GBR 应用广泛，在全身条件许可前提下，局部适应证主要包括：

（1）术前增加种植区骨量。

（2）即刻种植时的骨缺损。

（3）种植手术中出现的骨裂开或骨壁穿孔。

（4）种植体周围炎造成的骨吸收。

（5）配合其他骨增量手术。

（二）局部风险因素

（1）未控制的牙周病。

（2）术区急、慢性感染。

（3）未控制的口腔局部病变。

（三）临床操作步骤

1.瓣的设计

植骨材料在黏膜下的无干扰愈合和软组织创口的无张力关闭是 GBR 获得成功的关键所在。骨缺损区局部增量后，牙槽嵴体积增加，通常需在唇/颊侧做骨膜松弛切口以利于创面关闭。

切口和瓣的设计应遵循口腔外科已有原则，其中包括创造一个宽基底的瓣以保证良好血供。含有 2 个垂直松弛切口的梯形瓣和只有一个松弛切口的角形瓣是常用的设计形式。

2.切口设计

包括缺牙区牙槽嵴顶水平切口和垂直向松弛切口。

（1）牙槽嵴顶切口设计

①上颌：牙槽嵴顶略偏腭侧切口。

②下颌：牙槽嵴顶正中切口。

（2）垂直松弛切口设计

①下颌：牙槽嵴顶切口延伸至邻牙龈沟内，转向前庭区做垂直松弛切口。

②上颌：上颌前牙区是美学敏感区，是否需要增加垂直松弛切口及切口是否需要包括龈乳头尚存争论。

由于轮廓扩增后软组织创口的无张力关闭至关重要，因此，增加垂直松弛切口常不可避免，此时，可将其设计在尖牙的远中，以免瘢痕线显露或术后通过激光手术予以去除。

保留龈乳头的切口设计，可减少邻面牙槽嵴的吸收，但是瓣太小，垂直线样瘢痕处于美学关键部位。累及龈乳头的瓣基底宽，视野清晰，血供好，但可能引起较多的邻面牙槽嵴吸收。

因此，在遵守 GBR 原则的基础上，切口设计可以是个性化的。

3.植入植骨材料

理想的植骨材料应具备骨传导作用、骨诱导作用和骨生成作用。但迄今尚无任何一种材料能同时满足 2 种以上的特性，因此，有学者建议将不同的材料混合应用，自体骨屑直接覆盖于暴露的种植体表面，然后在其外侧覆盖低替代率的植骨材料。种植体植入并同期 GBR 时，覆盖于种植体表面的植骨材料厚度应不小于 2mm。

4.屏障膜的放置与固定

屏障膜的覆盖范围应超过缺损边缘至少 2mm，其中胶原膜放置时应平整无皱褶。

胶原膜的固定方法：一是将膜边缘嵌入黏骨膜下方，直抵骨壁，靠黏骨膜瓣的挤压固位；二是在膜的中央穿一小孔，用种植体覆盖螺丝固定；三是用膜钉固定于邻近骨壁上。缝合时应避免膜发生移动。

5.创口关闭

（1）创缘无张力对合。通常用 15 号刀片在唇/颊侧瓣内进行减张缝合。

（2）避免太多缝线，缝线之间的最佳距离是 2～3mm。

（3）牙槽嵴顶切口多用 5-0 缝线间断单线缝合；松弛切口多用 6-0 缝线间断单线缝合。连续多颗牙的缺牙间隙等预计会显著肿胀的区域,应用 4-0 缝线。

(四)同期 GBR 手术的决策标准

针对不同骨缺损类型,制订恰当的治疗方案。当满足以下条件时,GBR 可与种植体植入同期进行。

(1)符合功能和美学需求的种植体的三维植入位置。

(2)种植体有一定的初期稳定性。

(3)种植体周骨缺损形态为成骨效果好的有利型骨缺损。

骨缺损的分类有多种,Vanden Bogaerde 将种植体周骨缺损分为闭合性和开放性骨缺损,是临床判断骨缺损严重程度的一种简易方法,缺损区的剩余骨壁数越多,骨愈合能力越强。

五、骨牵张术

在种植临床中,牙槽嵴高度不足是常见的问题。尽管上置法植骨术和 GBR 等技术在一定程度上可以增加骨的高度,但仍然存在骨的增量有限、需要供骨区、并发症多等不足。牵张成骨(DO)技术在矫正骨高度严重不足的骨缺损时有肯定的效果。

牵张成骨技术是指通过牵张装置对切开后的骨组织施加特定大小的牵引或扩张力,促进有关细胞的增殖、骨及相关组织的再生,使骨段间隙内再生新骨以延长或扩宽骨骼,达到矫治骨骼发育不足或修复骨缺损的一种外科技术。

(一)基本原理

当骨组织受到缓慢而稳定的牵引力时,受力区间充质干细胞骨向分化与成骨细胞增殖功能增强。DO 是根据骨组织的生物学特点,将部分切断或完全切断后仍保留骨膜、软组织附着及血供的两骨质段,通过机械装置,施以一定强度渐进性的规律性牵张力,使切开的两骨段逐渐分离,激发机体的再生修复潜能,牵开的间隙内形成再生新骨,从而增加短小的骨骼长度、增宽缩窄的骨骼,以及修复骨缺损区。在牵张过程中,附着在骨组织上的血管、神经、肌肉皮肤、黏膜、骨膜等组织都得以相应延展和扩张,在骨愈合同时骨再生的过程中,在张力作用下发生新骨生成、增殖、分化、胶原纤维形成,血管再生和基质钙化等组织学过程。

(三)垂直向牵张成骨的优缺点

1.优点

避免了取骨和供骨区手术,避免第二术野问题。形成新骨的同时伴有软组织的延展,避免了植骨时软组织不足的问题。可与其他骨增量技术联合应用。避免移植物及引导膜的暴露,减少了移植骨的吸收。一些病例可在局部麻醉下完成。

2.缺点

疗程较长、费用高,需要二次手术完成。牵张器携带不便或加重痛苦,并增加了感染机会。牵张过程中耠关系不易控制。可能出现牵张器折断、脱落,牵开间隙中新骨生成不良、纤维愈合,甚至骨断端不连接等问题。

(四)基本阶段

可分为骨切开、延迟期、牵张期、固定期 4 个基本阶段。

1.骨切开阶段

在预计牵开的部位施行骨切开术或骨皮质切开术，并安置牵张器。关键是完整地保留骨膜，保护舌侧黏骨膜。

2.延迟期

指骨切开术后到开始施加牵张力的阶段，一般为 5～7 天，切开的两骨段借助牵张器的固位装置原位固定。时间长短应根据部位、软组织损伤程度等调整。

3.牵张期

为牵张成骨术的关键阶段。在此阶段应注意牵张速率、牵张频率、牵引方向等因素的控制。牵张速率指每日牵开的距离，速度过慢易致成骨过早融合，过快则引起间隙内纤维组织形成，而导致骨不连接。一般为 0.5～1.5mm/d，以 1mm/d 较理想。牵张频率指每日调节的次数，一般 2～4 次/天，即每次牵开 0.25～0.5mm。还应注意保持方向的正确和稳定。

4.固定期

为牵张结束后，固定牵张器至拆除的时期，一般为 8～12 周。

对于牙槽骨 DO 后种植体植入时机的选择，尚存在较大争议。临床最常见的种植体植入时机的选择在牵张结束后 8～12 周。

目前骨牵张发生并发症的概率相对较高。在牵张过程可能发生牵张方向舌侧偏移、移动骨段或基骨骨折或坏死、移动骨段吸收或刺破黏膜造成黏膜裂开、牵张器折裂等并发症。在牵张后可能发生术区感染、骨增量效果欠佳等并发症。

目前认为，垂直骨牵张可获得 3～20mm 的垂直骨高度。在骨牵张成骨内植入的种植体可获得高的成功率，与常规种植术类似。

参考文献

1.陈卫民.口腔疾病诊疗指南[M].3 版.北京:科学出版社,2017.

2.周学东,李继遥.牙体牙髓科诊疗与操作常规[M].北京:人民卫生出版社,2018.

3.秋云,杨利伟.口腔疾病概要[M].北京:人民卫生出版社,2016.

4.宋恒国,张景华.口腔疾病诊断与实用技术[M].上海:上海交通大学出版社,2018.

5.曲竹丽,王喜军.口腔修复学实训教程[M].西安:西安交通大学出版社,2016.

6.张栋梁.口腔正畸临床高效矫治[M].北京:北京工业大学出版社,2019.

7.李刚.口腔疾病[M].2 版.北京:中国医药科技出版社,2020.

8.张志愿.口腔科学[M].北京:人民卫生出版社,2018.

9.林野.口腔种植学[M].北京:北京大学医学出版社,2014.

10.段银钟.正畸临床拔牙矫治[M].西安:世界图书出版西安有限公司,2019.

11.刘大力.牙周病的诊疗思路与临床操作[M].上海:上海交通大学出版社,2020.

12.孟焕新.临床牙周病学[M].2 版.北京:北京大学医学出版社,2014.

13.高学军,岳林.牙体牙髓病学[M].2 版.北京:北京大学医学出版社,2013.

14.樊明文.牙体牙髓病学[M].北京:人民卫生出版社,2012.

15.田杰.口腔正畸现代无托槽隐形矫治技术[M].北京:人民卫生出版社,2014.

16.陈谦明.口腔黏膜病学[M].5 版.北京:人民卫生出版社,2020.

17.倪志红.口腔颌面部常见疾病诊断与治疗[M].郑州:郑州大学出版社,2013.

18.李一.口腔颌面部肿瘤就医指南[M].北京:科学出版社,2017.

19.陈扬熙.口腔正畸学[M].北京:人民卫生出版社,2012.

20.张清彬.颞下颌关节与面痛就医指南[M].北京:人民卫生出版社,2020.

21.周永胜.口腔修复学[M].3 版.北京:北京大学医学出版社,2019.

22.周曾同.口腔黏膜病学[M].北京:人民卫生出版社,2015.

23.孙正.口腔科诊疗常规[M].北京:中国医药科技出版社,2012.

24.张文峰,熊均平.口腔内科学[M].郑州:郑州大学出版社,2014.

25.凌均棨.口腔内科学高级教程[M].北京:中华医学电子音像出版社,2017.

26.刘洪臣,于海洋.口腔修复体制作[M].北京:人民卫生出版社,2020.

27.马净植.口腔疾病诊疗指南[M].北京:科学出版社,2013.

28.周学东,白玉兴.口腔科医生手册[M].北京:人民卫生出版社,2017.

29.张志愿.口腔颌面外科学[M].北京:人民卫生出版社,2020.

30.宫苹.口腔种植学[M].北京:人民卫生出版社,2020.

31.孟焕新.牙周病学[M].4 版.北京:人民卫生出版社,2020.

32.周学东,叶玲.实用牙体牙髓病治疗学[M].北京:人民卫生出版社,2020.

33.华红,刘宏伟.口腔黏膜病学[M].北京:北京大学医学出版社,2018.